『유어 스파인, 유어 요가』를 향한 찬사

버니Bernie가 내놓은 책들은 모두 빈틈없는 정보들로 가득 채워져 있었기에, 그가 새로운 책을 낼 때마다 어떤 내용이 더 있을까 하는 궁금증을 낳는다. 이 책에서도 역시 심층적으로 살펴봐야 할 내용들과 새로운 보석과도 같은 정보들이 실려 있다. 그의 전작들과 마찬가지로, 『유어 스파인, 유어 요가』에서도 모든 요가 수련생들이라면 군침 돋게 만드는 정보들과 참조 문헌들로 가득 차 있다. 이 책은 전신에 대한 전체론적인 음 · 양론적 시스템을 소개하는 매뉴얼이다. 나는 이 책에서 특히 사이드 바인 '중요한 내용'을 좋아한다. 이 부분은 해부학적, 기능적 요가에 대한 내용들을 다루며 이러한 내용들을 접할 수 있음에 감사할 따름이다. 독자들 역시 안전하고 정보에 입각한 수련과 교육을 위해 여기에 담긴 통찰력을 연구하고 자신의 것으로 흡수하길 적극 권장한다.

— Sarah Powers, Insight Yoga Institute의 공동 설립자이자 『Insight Yoga』의 저자

훌륭하게 연구되고 상세한 정보들로 가득 찬 이 책에는 척추와 그 주변 구조에 대해 알고 싶은 모든 것이 들어 있다. 버니는 가장 밀도 높은 해부학적 정보들을 흥미로우면서도 활용도와 접근성 높게 만드는 흔치 않은 재능을 가지고 있다. 수년 동안 해부학을 공부해온 사람으로서, 이 책에는 나의 학생들을 바라보고 아사나를 가르치는 방식을 변화시킨 많은 통찰력이 포함되어 있다.

— Rachel Scott, 교육 디자이너, 교사 및 작가

모든 학생들은 버니의 책을 읽으면 더 나은 교사가 된다는 사실에 동의한다. 그는 단순하고 명료하게 놀라운 과학적 사실들을 설명하고 지혜와 연민에 찬 마음으로 조언과 정보들을 제공하되, 에둘러 이야기하지 않는다. 이 책을 대신할 책은 없을 것이다. 귀중한 보석과도 같은 책이다.

— Anat Geiger, 수석 요가 교사 트레이너

모든 움직임 전문가들과 교육자들이 반드시 읽어야 할 책! 『유어 스파인, 유어 요가』는 버니의 뼈 형태에 대한 세심한 연구와 분석을 보여주며 요가와 움직임에 대한 기능적 적용이라는 관점으로 그 내용을 간결하게 설명한다.

— Jo Phee, 수석 요가 교사 트레이너

『유어 스파인, 유어 요가』를 읽다 보면 '포괄적'이라는 단어가 떠오른다. 자연의 법칙을 거스르지 않고 받아들이게 하는 안전하고 효과적인 요가 수행에 대한 글을 읽는 것은 참으로 신선한 감각을 느끼게 해준다. 스케일의 법칙과 헤드 스탠드에서 신체 크기가 안전에 미치는 영향에 대한 내용은 이 책에서 제시하는 탁월한 근거 기반적 제안들 중 좋은 예시이다. 자가 수련을 위한 자료들, 요가 교사를 위한 가이드 또는 교사 훈련을 위한 실용적인 매뉴얼인 『유어 스파인, 유어 요가』는 신체 축 구조에 대해 매우 조직적이면서도 이해하기 쉽게 설명하고 있으며, 이러한 내용들을 철저한 연구를 통해 비판적인 탐구의 자세를 견지하고 있다.

— Daniel Clement, Open Source Yoga School 이사

철저하고 실용적이며 근거에 기반을 두면서도 읽는 재미까지 주는 요가 책을 만나는 것은 드물다. 그러한 책들 중에서도 『유어 스파인, 유어 요가』는 특출하다. 요가에 견고한 기반을 두고 있으면서도 유사 과학에서 완전하게 자유롭다. 과학에 뿌리 깊은 기반을 두고 있으면서도 전혀 어렵지 않은 관점으로 저술한 그 노력에 감사를 표한다. 버니 클락Bernie Clark은 복잡한 주제를 이해하기 쉽고, 공감할 수 있고, 무엇보다도 요가 교사와 실무자들에게 실제로 적용할 수 있도록 하는 재능이 있다. 『유어 스파인, 유어 요가』는 실행 가능한 도구들을 제공하여 바로 실습 및 교육에 적용할 수 있게 해준다. 동시에 앞으로 몇 년 동안 무엇을 할지 곰곰이 생각해보고 숙고할 수 있는 많은 기회를 주었다.

책의 구성 역시 너무 마음에 든다. '지도자에게 보내는 메모' 및 '중요한 내용' 섹션은 매우 많은 생각들을 도출하게 한다. 궁극적으로 『유어 스파인, 유어 요가』는 지도자와 학생들에게 해부학과 정렬에 대한 우리의 선입견에 의문을 제기하고 배울 것이 항상 더 있음을 상기시킨다. 이 책은 보편적으로 받아들여지고 만병통치식의 단어인 '정렬'이라는 위험하면서도 많은 이들을 낙담시키는 신화를 완전히 무너뜨린다. 이 책의 내용은 모든 스타일의 요가 강사 연수 프로그램에서 절대적으로 필수 요소가 되어야 한다.

— Kat Heagberg, Yoga International 편집장

버니 클락이 또 해냈다. 이 책은 기적에 가까운 걸작이다. 대학교에서 가장 좋아하는 교수들이 그러하듯, 클락은 당신을 과학적 합의와 논쟁을 포함하는 정교한 해부학적 여정을 능숙하게 안내할 것이다. 그리고 각 단계마다 당신의 지식은 확장되고 도전을 받으며 성장할 것이다. 『유어 스파인, 유어 요가』는 반복해서 읽고 또 읽을 가치가 있는 책이다.

— Josh Summers, 『Power of Mindfulness』의 공동 저자, 팟캐스트 Everyday Sublime: Shedding Light on Yin Yoga and Meditation의 호스트

이 책은 그 자체로 기념비적인 첫 번째 책인 『유어 바디, 유어 요가』 시리즈의 후속편이다. 클락은 이 책에서 '몸의 축 구조'에 대해 자세히 설명하고 이 주제에 대한 자신의 식견을 보여준다. 해부학에 대한 그의 이해는 내 작업에 필수적이라고 평가하는 기본 원칙에 뿌리를 두고 있으며, 그는 특히 요가 커뮤니티에 관련된 내용을 전달하고 있다.

클락은 인체 해부학의 맥락과 연속성의 현실을 이해하면서 인체의 변이성을 능숙하게 수용한다. 이 책은 매혹적인 정보로 가득 차 있지만, 정보 자체를 위한 정보로 당신을 짓누르는 함정에 빠지지 않는다. 그는 말 그대로 '실제하지 않는 사람들'의 평균이 아닌 '실제하는 보통 사람들'이라는 독특함에서 시작하는 것이 중요하다고 전한다. 그런 다음 그는 이 원칙을 요가 강사의 교육 실습 전반에 걸쳐 적용한다. 이 책의 경우에는 신체 축 구조의 안정성과 기능과 관련된 문제를 중심으로 설명하고 있다.

나는 이 책을 공부하는 사람들이 부상을 피하고, 요가의 수련이 신중하게 선택된 의도를 충족시키면서, 학생들과 함께 하는 일이 더 안전해지고, 더 효과적이라는 것을 알게 될 것이라는 것에 일말의 의심을 가지지 않는다.

— Gil Hedley, Ph.D., Integral Anatomy Series 프로듀서

『유어 바디, 유어 요가』 시리즈 볼륨 III

유어스파인 유어요가

YOUR SPINE YOUR YOGA

버니 클락 지음

김도연, 정재화, 차민기, 황현지 옮김

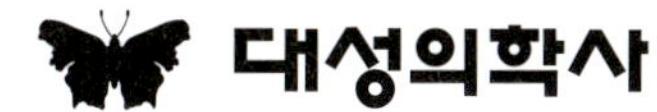

대성의학사

나를 인도하고 가르침을 준 여성들에게 이 책을 바칩니다.

나에게 요가를 가르쳐준 shakti mhi

나에게 움직임을 가르쳐준 Shiva Rae

고요함을 가르쳐준 Sarah Powers

나에게 친절을 가르쳐준 Diana Batts

의료적 책임 사항

이 책의 내용은 오직 일반적인 정보 제공을 목적으로 하며, 특수한 의학적 조언을 다루고 있지 않다. (건강에 문제가 있다면) 이 책에서 제시된 제안 사항을 따르기 전에 건강관리 전문가에게 본인의 몸 상태를 확인받아야 한다. 이 책에 제시된 지침은 의료적 조언을 대체하기 위한 것이 아니며, 건강관리 전문가의 치료를 받는 경우 보완적인 의도로 사용해야 한다. 수련의 어떤 측면에서든지, 확실하지 않거나 몸이 불편할 때는 의료인의 진찰을 받아야 한다.

역자 서문

이 책은 '유어 요가' 시리즈의 두 번째 책으로, 인체의 축성골격(목, 가슴, 허리, 골반)을 다루고 있다. 『유어 바디, 유어 요가』와 마찬가지로 책의 중심에는 '인간의 변이성', '압박과 긴장 스트레스'라는 핵심적인 개념이 자리잡고 있다.

이 책이 다른 해부학 책들과의 차이점은 해부학적 정보들을 단순히 나열하는 것이 아니라, 인체의 움직임과 생리적인 부분에 대한 내용들을 해부학과 잘 연결 지은 것이다. 해부학적 내용이 요가를 비롯한 다양한 움직임에서 어떻게 적용되고 활용될 수 있는지, 건강 관리와 해부학적 내용이 어떤 관련이 있는지, 신체 움직임에 대한 건강관리 전문가들의 견해들에 대한 주장과 논의들은 어떤 것들이 있는지 등에 대한 흥미로운 내용들이 이 책에 담겨 있다.

『유어 바디, 유어 요가』의 서문에서도 강조한 부분이지만, 해부학은 몸을 다루는 사람들에게는 필수적인 학문이다. 신체도 결국에는 물성을 가진 실체이기 때문이다. 몸과 마음, 그리고 정신은 서로 불가분의 관계이기에 우리는 우리 신체, 몸에 대해서 잘 알아야 한다. 신체를 통한 정신 수양, 마음 다스림의 시작은 내 몸이 어떻게 움직이고, 움직임에 따라 내 몸에서 어떠한 느낌이 나는지 가만히 살펴보는 것이다. 하지만 그 느낌이 좋은 것인지, 나쁜 것인지 알기란 움직임을 수행하는 본인이든, 움직임을 인도하는 지도자든 쉽지가 않다.

'유어 요가' 시리즈는 너와 나의 몸이 다름을 인정하고 몸을 변화시키고 건강을 유지, 개선하는 데 있어 중요한 '느낌'이 어때야 하는지, 혹은 지금 느껴지는 움직임의 느낌이 당신에게 좋지 못한 영향을 주는 느낌은 아닌지 알려주는 책이다.

모든 해부학 서적이 그러하듯 이 책도 수백, 수천 개의 전문 용어들이 실려 있어 쉽게 읽을 수 있는 책이라고 하긴 어렵다. 하지만 이 책이 담고 있는 내용들과 지식들을 꼼꼼히 읽어나가고 반복해서 읽어 자신의 것으로 만든다면, 어렵고 복잡하며 어디로 향해야 할지 모르는 몸에 대한 여행의 훌륭한 나침반을 가지게 될 것이다.

| 역자 약력 |

김도연
- MBS펠든크라이스 프렉티셔너
- 물리치료사
- 대한오스테오파시 의협회 c.ost
- FMS LV2
- SFMA LV2
- IKN LV2
- FRCms

정재화
- 물리치료사
- 부산보건대 디지털 헬스케어과 겸임교수
- 한국 체력훈련 실무자 협회(KSCPA) 교육 이사
- 닥터바디 아카데미 대표 강사
- FMS LV2
- FRCms
- 웨스트사이드 바벨 PT&Athletic Coach

차민기
- 한의사
- FMS LV2
- SFMA LV2
- TPI medical LV2
- 한국 체력 훈련 실무자 협회(KSCPA) co-founder

황현지
- DNS요가코리아 대표(DNS코스 한국 호스트)
- 포레스트요가 지도자
- 요가튠업 지도자
- 웨스트사이드 바벨 PT&Athletic Coach
- 바시필라테스 지도자
- 번역서: 『케틀벨 심플 앤 시니스터』, 『롤모델』, 『NSCA 퍼스널 트레이닝의 정수』(제2판), 『어드밴시스 인 펑셔널 트레이닝』, 『움직임을 위한 가이드』, 『무브 유어 DNA』, 『트레이닝 혁명』 등

감사의 글

책은 결코 혼자만의 노력으로 만들어지는 것이 아니다. 존경 받는 원로들이 세월의 지혜를 제공하고, 젊은 뮤즈들은 에너지와 새로운 관점을 생성하며, 의심 속에 파묻혀 있는 긴 시간 동안 격려를 보내주는 친구들과 파트너가 있는 공동체가 필요하다. 그들의 은총을 통해야만 희망적으로 가치 있는 무언가가 나타난다. 은혜와 감사는 함께 가는 것이고, 이 책이 탄생하는 동안 나를 지지해준 나의 공동체 구성원들에게 무한한 감사를 드린다.

먼저, 그리고 그 누구보다 감사함을 표해야 하는 사람은 폴 그릴리Paul Grilley이다. 이 시리즈의 첫 번째 책에 대한 감사의 글에서 말했듯이, 이 시리즈는 사실 그의 작품이라고 해도 과언이 아니다! 폴의 가르침과 노력이 지금의 나를 만들어주었다. 그가 이 책을 썼다면 더 명확하고 간결하며 훨씬 더 이해하기 쉬운 책을 만들었을 것이다. 나는 독자들은 물론이고 나 스스로에게도 매력적으로 생각되는 것들을 공유하기 위해 최선을 다했다. 이런 이유로 이 책은 때때로 평범한 요가 학생의 관심을 훨씬 뛰어 넘는 세부적인 사항들을 다루기도 하지만, 내 개인적으로 매력적이라고 생각한 가르침들을 모두 담으려는 시도를 하였다. 하지만 폴은 내가 이 책의 진정한 의도에 집중할 수 있도록 했고, 정말 깊이 들어가고자 하는 사람들을 위한 핵심적인 세부 사항은 온라인상으로 접근하는 것이 어떻겠냐고 제안하였다. 폴, 당신의 제안이 옳았다.

책과 영상, 이메일을 통한 대화와 스카이프Skype를 사용한 세션들 및 개인적인 채팅을 통해 척추를 관리하고 보호하는 방법에 대해 많은 것을 가르쳐준 스튜어트 맥길Stuart McGill에게도 감사를 표한다. 수많은 다양한 신체들을 다루는 그의 경험과 방대한 지식은 내가 척추 건강을 회복시키고 유지하기 위한 다양한 방법들을 습득하도록 도와 이 책에서 제공하는 조언들의 신뢰도를 높여주었다. 그의 가르침은 내가 요가를 수련하고 가르치는 방식을 바꾸었다. 나는 이제 더 이상 가동성과 움직임 향상에 목매지 않게 되었다. 오늘날 나는 안정성을 구축하는 것에 가장 먼저 초점을 맞추고 있으며, 이러한 안정성이 확보되었을 때만 기능적 가동범위를 개발하거나 유지하는 쪽으로 집중하게 되었다. 척추에 대한 이러한 시각은 가동성이야말로 아사나 수련의 본질이자 최종적 목적인 현재의 흐름에서는 이상하게 여겨질 것이다. 하지만 스튜어트 맥길의 지혜를 통해 요가 교사와 학생들의 인식에 변화가 찾아오길 바란다. 척추는 주로 안정성을 위해 설계되었고 가동성을 생각하는 것은 그다음이다. 스튜어트에게 다시 한 번 감사를 표한다.

나의 거친 초안을 척추 건강을 위한 지식들과 지침서로 만드는 데 도움을 준 많은 리뷰어들과 편집자들에게 두 손을 모아 감사를 표한다. Timothy McCall은 인도에서 많은 시간을 할애하여 이 책의 모든 부분을 읽고 논평해주었다. 그는 내 견해가 너무 지엽적이지 않게 하면서도 부적절할 정도로 광범위한 일반화의 오류에 빠지지 않게 조언해주었다. 과학 부분 편집자로서 이 책의 초기 버전을 검토한 Afrooz Afghani에게도 감사를 표한다. 흉곽과 호흡 부분에서 도움을 준 Leslie Kaminoff에게도 감사를 표한다. Dania Sheldon은 나로서는 결코 할 수 없는 일을 맡아주었다. 그녀는 예리한 눈과 지치지 않는 노력으로 많은 오류를 포착하고 많은 왜곡된 글을 정리해주었다. 그녀는 이 책에서 사용된 많은 인용문과 이미지에 대한 사용 권한에 대해서도 도움을 주었다. Stuart, Leslie, Dania에게 다시 한 번 감사드린다.

책을 보기 좋게 만들려면 디자이너의 예술적 손이 필요하다. 이에 다시 한 번 Alex Hennig의 도움과 창의성 및 세심한 손길에 대해 경의를 표한다. 그녀는 책의 표지와 내부 레이아웃을 디자인했다. Morgan Jeske는 이 책이 다루는 개념들과 자세들을 보여주는 수백 개의 그림을 그려주었다. 내가 그린 대략적인 스케치들과 메모들을 구체적으로 구현해준 그의 기술은 이 책을 훨씬 더 이해하기 쉽게 만들었다. Pilar Wyman은 상세하고 철저한 색인을 작성하여 이 책을 더욱 유용하게 만들어주었다. 그리고 마지막으로, 모든 책들은 리뷰어들이 오류들을 '잡아주어야' 한다. 이러한 오류들을 잡아서 책 전체를 마무리 짓는 것은 Tania Cheffins의 몫이었다. Alex, Morgan, Pilar 및 Tania에게 감사드린다.

마지막으로, 관객 없이는 쇼도 없고, 독자 없이는 책도 없다. 나의 마음속에는 항상 당신이 있다. 글을 쓰면서 나는 이 책을 읽고 있을 당신을 생각한다. 모든 작가가 그럴 것이다. 우리 머릿속에는 우리가 타이핑하는 것에 대해 리뷰하고, 웃고, 울고, 혼란스럽거나 지루해 보이고, 동요하거나 기뻐하는 독자가 있다. 모든 작가에게 있어 가장 큰 문제는 독자들을 잘 알지 못하고, 모든 사람들이 관심 가질 만한 것을 만들려 하지만, 과정에서 아무도 관심을 갖지 않는 것이다. 마지막으로, 관객 없이는 쇼도 없고, 독자 없이는 책도 없다. 나의 마음속에는 항상 당신이 있다. 글을 쓰면서 나는 이 책을 읽고 있을 당신을 생각한다. 모든 작가가 그럴 것이다. 우리 머릿속에는 우리가 타이핑하는 것에 대해 리뷰하고, 웃고, 울고, 혼란스럽거나 지루해 보이고, 동요하거나 기뻐하는 독자가 있다. 모든 작가에게 있어 가장 큰 문제는 독자들을 잘 알지 못하고, 모든 사람들이 관심 가질 만한 것을 만들려 하지만, 과정에서 아무도 관심을 갖지 않는 것이다. 내 마음속에는, 해부학과 수련, 생체 역학 및 인간의 다양성에 대한 나의 관심을 공유하는 요가 학생들과 교사들, 그리고 세부 사항을 좋아하지만 큰 그림을 보고 싶어 하며 레퍼런스를 원하지만 독단적인 주장을 피하고 싶어 하는 요가 학생들과 교사들이 언제나 존재하였다. 이들은 영원한 나의 동반자일 것이다. 이 글을 읽는 모든 분들께 감사드린다.

이 책을 읽는 방법

당신은 지금 『유어 바디, 유어 요가』 3부작의 두 번째 책을 손에 들고 있다. 이 3부작의 첫 번째 책은 볼륨 1, 볼륨 2로 구성된다. 볼륨 1은 무엇이 나를 멈추게 하는가? 즉, 긴장과 압박의 요소들에 대해 설명하였고, 볼륨 2는 하체에 대한 설명을 하고 있다. 세 번째 책은 볼륨 4와 5로 구성되는데, 볼륨 4는 상체, 볼륨 5는 비대칭과 비율에 대한 내용으로 구성될 것이다. 각 책의 전체적인 형식은 대체로 비슷하지만 몇 가지 차이점이 있다.

이 책에서 나는 몸을 불연속적으로 나눠 분리한 형태로 탐구하는 방식을 취하고 있다. 이는 순전히 교육적인 목적을 위한 것이지만(무언가에 대해 가르칠 때 이러한 방법은 매우 유용하다), 당연히 우리 몸은 조각들의 합으로 구성되어 있진 않다. 신체는 연속적인 관계로 이루어진 전체로 취급해야 하며, 신체를 환원주의적 관점으로 바라보면 자연스럽게 큰 그림을 놓치게 될 것이다. 우리는 신체의 한 부분을 나머지 부분과 분리하여 살펴볼 때 이러한 점을 항상 염두에 두어야 한다. 살아 있는 몸은 단순히 지렛대, 버팀대, 로프 및 케이블의 집합이 아니며, 부분의 합 그 이상이다. 그리고 우리는 아직 이러한 특성을 가진 신체를 완전히 이해하지는 못하고 있다. 한편, 인간의 형태에 대한 생체역학적 관점은 유용하고 때로는 매혹적이기까지 하지만, 확실히 신체 전체를 완전히 이해하는 데에는 부족한 부분이 있으며 고려해야 할 요소들은 많이 있다. 이 책의 시리즈를 읽으면서 제공되는 생체 역학 정보가 당신의 신체를 더 잘 이해하는 데 도움이 되기를 희망하지만 우리의 지식에는 아직 많은 빈 공간들이 있음을 명심해야 한다. 다행히 시간이 지남에 따라 이 빈 공간들에 대해 조금씩 밝혀지고 있다.

이러한 이해를 바탕으로, 매우 다양한 역할과 기능을 가진 신체 축 부위를 개별적으로 살펴보는 방식은 여전히 유용하다. 척추에 대한 우리의 탐사는 천골 복합체와 함께 우리 코어의 바닥에서부터 시작된다. 이 부위는 척추의 꼬리 부분 이상의 내용을 가졌기에 '복합체'라고 불린다. 천골은 골반의 통합된 부분이자 척추에서 가장 아래에 있는 구조이다. 우리의 탐구는 위쪽으로 옮겨가서, 요추, 흉추를 살펴보고 천골 복합체와 마찬가지로 목과 머리로 구성되어 단순히 척추의 꼭대기 부분 이상의 의미를 가진 경추 복합체로 마무리할 것이다.

각 분절 또는 복합체의 구조, 뼈, 관절낭, 인대, 근막 및 근육을 포함한 분절의 형태를 알아볼 것이다. 또한 관절을 구성하는 조직들의 변이 범위와 중요하고 흥미로운 변이들에 대해서도 알려줄 것이다. 하지만 이러한 내용들을 건너뛰고 바로 두 번째 섹션으로 넘어가 척추의 기능과 요가 수련에서 이 기능이 어떠한 의미를 지니는지에 대해서 살펴보는 것도 괜찮을 것이다. 각 장의 두 번째 부분에서는 움직임을 제한할 수 있는 긴장과 압박의 원인과 인간의 변이가 움직임 가동범위에 어떻게 영향을 미칠 수 있는지 살펴볼 것이다.

이 책을 읽고 있는 독자들은 이전 볼륨들을 반드시 읽을 필요는 없을 것이다(물론 도움이 되긴 하지만!). 이전 책을 읽지 않은 사람들을 위해, 척추에 대해 알아보기 전 핵심 개념에 대한 요약이 제공된다. 이를 통해 독자들이 이 시리즈를 관통하는 기본적인 개념에 익숙해질 시간을 가질 것을 적극적으로 권장한다. 기본 개념에 대한 요약에 이어 척추의 모든 부분에 공통적인 조직, 구조 및 생체역학에 대한 논의가 포함된 축성골격에 대한 개요가 뒤따를 것이다. 이 부분을 잘 숙지하면 각 챕터에서 공통적으로 제시되는 내용들을 반복해야 하는 수고를 덜 수 있을 것이다.

사이드 바 및 부록. 척추, 요가 전반에 걸쳐 선택된 흥미로운 주제들은 책에 수록된 사이드 바 또는 인터넷에서 접근 할 수 있는 부록으로 확인할 수 있다. 이러한 주제들은 이 책에서 제공하는 것보다 더 많은 세부 사항들을 다루고 있다. 세부적인 부분을 공부하기 좋아하는 학생을 위해 '어려운 내용'이라는 사이드 바에서는 좀 더 깊은 내용을 탐구해볼 것이다. 이러한 복잡한 주제에 대한 더 자세한 내용은 https://yinyoga.com/ysyy/ 웹사이트에서 찾을 수 있다. 대부분의 학생들은 모든 '어려운 내용' 사이드 바를 건너뛰어도 괜찮다. 요가 교사의 경우 '지도자에게 보내는 메모'라는 사이드 바를 참고하면 좋을 것이다. 그리고 핵심 사항과 내용을 강조하고 명확하게 하는 '중요한 내용'이라는 사이드 바는 모든 독자들이 꼭 읽어야 한다.

순수주의자들에게 미리 보내는 사과

이 책의 가장 중요한 의도 중 하나는 요가 수련생과 교사에게 인간의 변이성과 그것이 동작 범위에 미치는 영향에 대한 교육에 도움을 주는 것이다. 어떤 독창적인 연구 결과들을 제시하려는 것이나 학계를 대상으로 만든 책이 아니다. 만약 그 내용인 실용적인 부분이 있다면, 연구와 의견 및 통계에 대한 인용의 출처를 각주에 실었다. 엄격한 학문적인 노력은 복잡한 주제를 설명할 때 약간의 자유로움을 얻게 해주었다. 구체적으로 언급된 경우를 제외하고 인간 변이의 가장 극단적인 예는 인용하지 않았다. 오히려 요가 수업에 참석하는 학생의 95%에서 나타날 가능성이 가장 높은 변이 범위를 살펴볼 것이다. 철저함보다 단순함이 정확성이나 진실성을 희생하지 않기 때문이다.

서문

이 시리즈의 첫 번째 책인 『유어 바디, 유어 요가』는 "나를 멈추게 하는 것은 무엇인가?"라는 질문을 제기한다. 이는 우리의 의도를 성취하는 데 방해가 되는 장애물이 나타날 때마다 물어야 하는 핵심적인 질문이다. 우리의 요가 수행에서, 질문이란 건강을 최적화하려는 의도를 어떻게 달성할 수 있는지와 관련이 있으며, 이는 곧 요가를 기능적으로 접근해야 한다는 것과 일맥상통한다. 각 요가 자세들에는 그 의도와 이유가 있다. 학생들은 이러한 의도와 이유를 미적인 접근으로, 즉 어떻게 보이는지에 초점을 맞추려고 한다. 미적 접근은 춤이나 체조와 같은 삶의 다른 신체 활동에서 우아함과 아름다움을 찾는 일부 학생들에게 적합할 수 있지만 대부분의 학생들에게 미적 접근은 기능적이지 않으며 건강을 회복하거나 유지하는 데 도움이 되지 않는다.

만약 당신이 요가를 하는 의도가 운동을 하기 위해서, 또는 신체와 감정 또는 마음의 특정 영역을 스트레스를 적용하기 위해서인데, 그런 스트레스를 인식하지 못한다면 "무엇이 나를 멈추게 하는가?"라고 질문해보라. 이 질문에 답을 하기 위해서는 주의를 기울이는 방법에 대해서 배워야만 한다. 그러므로 우리는 의도와 주의(관심)를 결합해야 하는 것이다. 요가의 위대한 선물 중 하나는 바로 지금, 여기 당신의 몸과 마음 그리고 정신에서 무슨 일이 일어나고 있는지 알아차리는 능력이다. 주의를 기울이고 어떤 일이 일어나고 있는지와 당신이 일으키고 싶은 의도를 비교함으로써, 당신에게 벌어지고 있는 일이 의도를 달성하는 데 도움이 되는지 여부를 할 수 있을 것이다. 그리고 이를 통해 현재 일어나는 일을 받아들이거나 변경하는 데 있어 능숙하고 의식적인 선택을 할 수 있다.

요가 아사나 수련은 종종 자세가 어떻게 보이는 것이 좋아 보이는지에 중점을 두고 가르치게 된다. 일반화된 정렬 사항들은 모든 사람들이 같은 형태의 자세를 보일 수 있도록 하는 것을 목표로 한다. 발과 손가락, 손과 엉덩이, 팔다리와 몸통은 선생님들에 의해 움직여지고 집어넣게 되고 당겨져서 그들이 원하는 특정 모양을 취하게 된다. 조금 더 경험과 지식을 많이 쌓은 교사들은 자세의 미적 형태를 달성하기 어려워하는 학생들을 위해 다른 대안들과 수정 사항들을 제공하기도 하지만, 마찬가지로 학생들에게 맞게 자세를 고치는 것보다는 자세에 학생들을 맞추려고 노력한다. 당신의 요가 수련에 기능적인 접근 방식을 적용하고, 각 자세와 전체 수련에 대한 의도가 무엇인지 명확하게 아는 것부터 시작하면 전체성과 건강을 향한 보다 확실한 경로를 계획할 수 있다.

의도를 명확하게 하고 주의력을 높이게 되면 다시 "무엇이 나를 멈추게 하는가?"라는 질문으로 돌아갈 수 있다. 대답은 몇 가지 범주로 나눌 수 있다. 당신이 앞으로 나아가는 것을 막는 데에는 심리적, 정서적/정신적, 영적 또는 순전히 육체적인 저항이 있을 수 있다. 이 책은 그중 마지막 범주인 육체적인 범주에 대한 것이다. 우리는 신체의 물리적 조직에서 질문에 대한 답을 찾지만, 이는 요가로 체험할 수 있는 전체 경험에서 일부분일 뿐이며, 나아감을 막는 한 가지 가능성이라는 것을 명확히 해야 한다. 그럼에도 불구하고 이 육체적인 부분은 명확하게 이해할 가치가 있다.

우리 몸에는 궁극적인 물리적 제한이 있다. 즉 누구나 넘어갈 수 없는 한계가 있다. 당신은 자신의 팔꿈치에 키스를 할 수 없다. 이 동작에 대한 알려진 건강상의 이점이 없고 이 동작을 한다고 영적 성장도 없기 때문에 이러한 동작은 할 필요가 없다. 뿐만 아니라 하고 싶다고 해도 할 수 없는 동작이다. 왜냐고? 그것은 당신의 몸 형태 때문이다. 우리 몸의 형태는 우리가 물리적으로 할 수 있는 것과 할 수 없는 것을 나타낸다. 이건 그다지 놀랄 만한 일이 아니다. 한편, 우리는 형태가 우리를 구속한다는 것은 쉽게 인정할 수 있지만, 나의 모양은 당신의 모양과 다르고, 당신의 모양은 선생님의 모양과 다르다는 것을 종종 잊는다. 당신은 독특한 존재이다.

이것이 '유어 바디' 시리즈가 알리고자 하는 두 번째 핵심 가르침이다. 당신은 이 세상의 누구와도 다르다. 당신의 몸이(이 책에서는 특히 척추를 다룰 것이기에 당신의 척추가) 할 수 있는 것 역시 특수하다. 당신이 할 수 있는 일들 중 일부는 다른 사람들이 할 수 있는 것과 유사하겠지만, 그렇다고 당신이 모든 요가 자세들을 할 수 있는 것은 아니다. 당신뿐만 아니라 누구라도 모든 요가 자세를 완벽하게 취할 수는 없다. 어떤 자세는 당신에게 많이 쉬울 수가 있고, 어떤 것은 더 어렵고, 어떤 것은 솔직히 시도조차 하기 위험할 수 있다. 주의를 기울이고 몸에서 어떤 감각이 일어나고 있는지 이해함으로써 의도를 달성하기 위해 노력과 연습을 집중할 수 있을 것이다.

이 모든 것들은 다음과 같이 간결하게 요약할 수 있다.

의도를 가져라.
주의 집중하라.
당신이 독특하다는 것을 이해하라.
"무엇이 나를 멈추게 하는가?"에 대한 답을 찾아라.

이 질문에 대한 답을 바탕으로 당신의 의도를 달성하기 위해 대답을 바탕으로 의도를 달성하기 위한 숙련된 길을 선택하라. 당신의 몸은 그 자체도 존중받아야 하고 요가의 혜택을 받을 자격이 있다.

버니 클라크, 밴쿠버
2018년 2월

추천사

매일, 나는 요가에 대한 나의 의견이 어떠한가에 대한 질문을 받는다. 요가가 허리에 좋을까요? 요가가 나의 역도에 도움이 될까요? 저는 좌골신경통을 앓고 있는데 요가가 도움이 될까요? 등…. 나의 대답은 한결 같다. "경우에 따라 다릅니다."

우리는 모두 다르다. 부상의 과거력이 다르고, 평생의 건강 목표가 다르고, 훈련에 대한 열망이 다르기 때문이다. 우리 각각은 서로 다른 노화 단계에 처해 있으며, 가장 중요한 것은 움직임과 운동에 신체가 다들 다르게 반응한다는 것이다. 요가 운동과 프로그램은 효율적이고 건강한 방식으로 목표를 달성하기 위한 도구이다. 그 어떤 사람도 동일한 프로그램으로 자신들만의 건강 목표를 최적화하긴 힘들다.

버니 클락은 나와 다른 많은 전문가들과 함께 척추 기능과 운동에 대한 반응을 연구해왔다. 그는 요가를 자신의 몸과 목표에 가장 잘 맞추는 방법을 독자들에게 안내하기 위해 그 방대한 경험을 이 책에 통합했다.

척추는 우리가 춤을 출 수 있게 해주는 유연한 막대이다. 하지만 척추가 단순히 유연한 막대라면 아이를 바닥에서 들어 올리는 간단한 동작에서 발생하는 압박 하중으로도 휘어질 것이다. 신체에 하중이 가해지면 코어와 몸통 주변의 근육에 의해 형성된 당김줄 시스템으로 척추를 단단하게 만들어야 한다. 따라서 부상에 저항력이 있는 삶을 누릴 수 있을 만큼 회복탄성이 있으려면 두 가지 정반대의 능력을 사용해야 한다. 버니는 신체의 회복탄성을 위해서는 가동성 이전에 척추의 안정성이 필요함을 제시한다. 그러나 요가 자세의 세계에서 이 개념은 거꾸로 제시된다! 요가에서는 아직도 뛰어난 가동성을 추구하고 종종 안정성을 무시한다. 하지만, 근육계의 조절이 없다면 아무리 당신이 다니는 요가 교실에서 가장 유연한 척추를 가졌어도 건강상의 이점은 없을 것이다.

모든 사람은 고유한 해부학적 구조를 가지고 있다. 예를 들면 깊은 고관절 소켓은 특정 자세에서 고관절 충돌을 유발하지만 얕은 고관절 소켓을 가진 사람에게는 동일한 자세를 잘 취할 수 있다. 마찬가지로, 두꺼운 척추를 가진 사람들은 일부 어려운 자세에서 장애가 발생할 수 있는 고통을 겪을 것이지만, 가느다란 척추를 가진 사람은 그만큼 높은 스트레스를 경험하지 않을 것이다. 버니는 다양한 해부학적 변이들을 검토하고 각 개인에게 더 적합한 요가 프로그램을 제안한다.

신체의 모든 부분은 건강을 유지하기 위해 적절한 양의 스트레스가 필요하다. 너무 많은 것도 좋지 않고 너무 적은 것도 좋지 않다. 이 책에서 버니는 독자들에게 자신의 고유한 신체를 평가하고 건강을 최적화하기 위한 자세와 프로그램을 개발하는 지침을 제공한다. 무엇보다도 이 독특한 책에서 그는 여러 요기들이 서로 다른 다양한 수준의 가동성과 피트니스 능력을 가지고 있음을 알려주면서 모든 사람들이 요가를 할 수 있도록 안내한다.

스튜어트 맥길 박사
워털루대학교 명예교수
『Back Mechanic』의 저자

Contents

사이드 바

중요한 내용

어려운 내용

지도자에게 보내는 메모

웹 부록

Measuring the curves of the spine

Body size and spinal curves

Orientation of facets

Creep and counterposes

Thickness of discs and vertebral bodies

Hypermobility and yin yoga

Spinal biotensegrity

Variations in the shape and size of the auricular area of the sacroiliac joint

Pelvic parameters and variations

Accessory joints of the sacral complex

Myofascial meridians

Sacral, low back and neck pain and problems

Moment arms, torque and force

Wedging of the vertebrae and discs

Alignment of the spinous processes

Prying open the anterior discs in deep backbends

The thoracolumbar fascial train

More on the strength of spinal ligaments

Folding forward with arms overhead increases stress in the spine

Axial rotation and lateral flexion can create flexion and extension

How yoga affects our blood chemistry

Other anterior neck muscles

Muscles of the face and jaw

주요 개념 요약

『유어 바디, 유어 요가』의 볼륨 1과 볼륨 2에서는 개인화된 요가 수련에 대한 기능적 접근 방식을 형성하는 데 도움이 되는 몇 가지 핵심 아이디어를 소개하였다. 이러한 개념은 이미 논의된 내용을 다시 이야기할 필요 없이 책의 흐름을 이어나갈 수 있도록 요약하였다.

너는 특별해! (그리고 아무도 평범하지 않아)

평범한 미국 소녀 노르마Norma를 만나보자. 사실, 노르마는 평균적인 미국 소녀이다. 노르마는 9가지의 측정 가능한 주요 부분에서 정상적Normal이기 때문에 이러한 이름이 주어졌다. 그림 3.1에 나타낸 노르마의 동상은 1940년대에 만들어졌다. 그녀가 산 자세(타다아사나tadasana)에서 얼마나 편안하게 서 있는지 그녀의 차분한 태도는 언젠가 요가가 평범한 여성에게 자연스러운 길이 될 것이라 예견하는 듯하다. 그녀는 우아함, 힘, 아름다움 및 존재의 화신이다. 그리고… 그녀는 진짜 사람이 아니다.

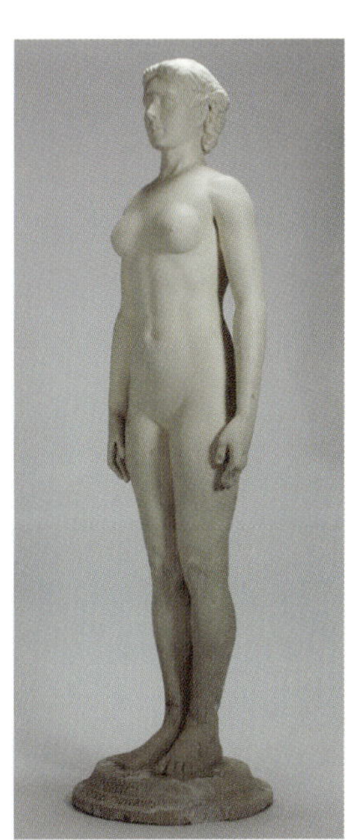

그림 3.1 노르마. 일반적인 미국 여성상

노르마는 1942년 조각가 아브람 벨스키에Abram Belskie에 의해 친구이자 협력자인 로버트 L. 디킨슨 박사가 설정한 치수에 맞춰 조각되었다. 디킨슨 박사는 유명한 산부인과 의사이자 교육자, 예술가, 연구원으로 평균적인 미국 여성의 특성을 찾아내기 위해 1만 5,000명의 미국 여성에 대한 치수 데이터를 수집하였다.[1] 이 평균은 18~20세 사이의 좁은 범위의 백인 여성만을 포함한 자료라는 점에서 다소 우려스럽지만 그 연령대의 미국 여성들은 충분히 많다. 그중에 노르마와 비슷한 사람은 몇 명이었을까?

단 한 명도 없었다. 1도 없었다!

가슴 33 ¼인치(약 84.5cm), 허리 29인치(73.66cm), 엉덩이 39인치(99.06cm)를 가진 이상적인 노르마의 동상은 평균적인 20세 백인 미국 남성에 맞게 조각된 그녀의 오빠 노르만과 함께 클리블랜드 보건 박물관Cleveland Health Museum에 전시되어 있다. 1945년 클리블랜드 플레인 딜러 신문은 박물관과 기타 지역 보건 및 의료기관의 도움을 받아 클리블랜드에서 노르마의 치수와 정확히 일치하는 사람을 찾기 위한 경연대회를 개최했다. 우승자와 준우승자는 전쟁 채권과 전쟁 우표를 받을 수 있었다. 그리고 그 신문은 아무도 노르마의 '수학적인 평균'과 일치하지 않는다고 보고했어야 했다.[2] 심사위원들은 9개의 특성 측정에서 노르마와 충분히 가까운 여성을 찾기 쉬울 것으로 예상했지만, 참가자 3,864명 중 5개의 부분에서 평균에 가까운 여성은 40명 미만이었고, 9개 모든 부분에서는 아무도 없었다는 사실을 발견하고 놀랐다.[3] 즉, 아무도 평범하지 않았던 것이다! (최종적으로 심사위원들은 결과를 왜곡하여 1등에 가까운 여성 1명을 선정하였다.)

중요한 내용: 평균의 결함

미 공군은 시급한 문제를 안고 있었다. 어떻게 파일럿에게서 더 나은 성능을 끌어낼 수 있을 것인가?[4] 1900년대 항공기 생산의 처음 몇십 년 동안 미 공군은 파일럿들이 최대한의 주의와 성능으로 비행할 수 있는 보다 효율적이고 효과적인 조종석을 만들기 위해 노력했다. 그러나 그것은 효과가 없었다. 파일럿들은 계속해서 비행기를 추락시키며 항공기를 탓했고, 항공기 설계자들은 파일럿을 탓했다. 이러한 문제는 1950년대에 공군이 모든 파일럿이 편안하게 비행할 수 있는 조종석의 완벽한 크기와 모양을 결정하기 위한 연구를 할 때까지 계속되었다. 그들은 140개의 특정 속성을 사용하여 4,603명의 파일럿을 측정하여 완벽하게 평균적인 파일럿의 치수를 찾았으며, 완벽하게 평균적인 조종석을 개발했다. 불행히도 이 평균적인 조종석은 문제를 해결하지 못했는데, 미공군이 밝혀낸 것처럼 평균적인 파일럿은 존재하지 않았기 때문이다.

인체의 측정은 고대 그리스의 단어 인간anthropos과 측정meter의 합성어로 인체측정학anthropometric이라고 한다. 파일럿들의 인체 측정을 맡은 사람은 길버트 다니엘Gilbert Daniels이라는 젊은 연구원으로 그는 근본적인 질문을 던졌다. "평균에 맞는 파일럿은 몇 명인가?" 그는 크기와 모양의 가장 중요한 10가지 매개변수에만 집중하기로 결정했고 30%의 넓은 범위를 허용했다. 즉, 조종사의 평균키가 5' 9"(약 175cm)이지만 조종사가 5' 7"(약 170cm)에서 5' 11"(약 180cm) 사이라면 그는 평균으로 간주했다. 놀랍게도 얼마나 많은 파일럿들이 평균적인지의 질문의 답은 "없음"이었다! 더욱 곤혹스러운 것은 다니엘이 자신의 평가를 10가지가 아닌 3가지 범주로 제한했을 때도 3.5%만이 평균 범위에 있었다는 것이다. 즉, 조종사의 96.5%는 여전히 평균이 아니었다.

다니엘의 연구 결과는 혼란스러웠는데 파일럿들이 평범해 보였기 때문에 조종석에 쉽게 맞을 것으로 보였다. 다른 연구자들은 많은 파일럿들이 평균 범위에 있을 것으로 예상했지만 다니엘의 연구에서는 한 명도 없었다. 평균적인 파일럿에게 적합하도록 설계된 조종석은 파일럿에게 전혀 적합하지 않은 것으로 판명되었으며 파일럿이 스트레스를 받는 상황에서 그들의 몸에 맞지 않는 조종석에 앉아 매우 빠르게 임무를 수행해야 함을 고려할 때 조종사들의 실수가 매우 높다는 것은 놀랄 일이 아니었다. 다니엘은 자신의 발견을 다음과 같이 요약했다. "이 그룹의 어떤 특별한 특성 때문이 아니라 모든 사람들의 특징인 신체 치수의 큰 다양성 때문에 평균적인 비행사를 찾는 것은 사실상 불가능하다."[5]

미 공군은 다니엘의 연구 근거를 기각하지 않고 대신 항공기 제작업체에 설계 변경을 통해 문제를 해결하도록 압박했다. 제작업체에서는 처음엔 그렇게 큰 비용을 부담하기를 꺼렸지만 결국 매우 간단하고 효과적인 솔루션인 조정 가능한 시트와 컨트롤을 생각해냈다. 조정 가능한 좌석 및 조정 가능한 스티어링 휠. 현대 자동차의 조종석은 운전자의 고유성uniqueness에 쉽게 맞춰진다.

이 경험을 요가 세계와 관련하여 강사가 직면한 과제는 요가 수업에 직면하는 다양한 신체들에 맞춰 수용할 수 있도록 하는 것이다.

노르마와 노르만이 밝힌 내용에 대응하는 두 가지 방법이 있다. 평균이라는 이상(理想)에 맞춰 생활하지 않는 개인을 비난하거나 이상을 개인의 현실에 맞추게끔 한다. 학생이든, 부모든, 강사든, 시민이든, 요가 수강생이든 개인을 여러 표준과 비교하면 '개인'이 항상 부족하다는 것을 알 수 있다. 그러나 개인의 특성과 고유성을 이해하는 데 초점을 맞춘다면 그들의 한계와 기회를 보다 정확하게 이해할 수 있게 된다. 부록 '중요한 내용: 평균의 결함'에서 미 공군은 후자의 방법으로 대응했음을 알 수 있다. 그들은 파일럿의 표준에 맞지 않는 것이 파일럿의 문제가 아니라 설계자의 논리의 결함임을 깨달았다. 파일럿을 비난하지 않음으로써 공군은 각 조종사가 개인의 고유한 특성에 맞춰 쉽게 조정할 수 있는 조종석을 개발할 수 있었다. 그러나 미 공군과 달리 의사, 과학자, 고등학교 교사 및 지도자civic leaders들은 현대 여성의 상태가 노르마와 같지 않다고 비난하였다.

어려운 내용: **통계학**

평균의 결함은 평균적인 사람이 정상적인 사람이라는 믿음 때문에 발생한다. 우리 모두가 키나 몸무게와 같은 하나의 범주에서만 평가된다면 이해할 수 있다. 그러나 2개 이상의 상관관계가 없는 기준이 사람을 평가하는 데 사용되면 대부분의 사람들이 만족하는 평균이 있다는 생각은 무너진다. 평균적인 유형에 맞는 사람이 없는 경우 어떻게 정상적인 사람이 될 수 있을까?

'정상'이라는 용어는 통계에서 매우 구체적인 정의를 가지고 있다. 이는 그림 3.2에서와 같이 2개의 표준편차(시그마 또는 σ으로 표시)로 정의된 값 범위에 속하는 모든 사람(또는 모든 것)을 나타낸다. 이것은 매우 임의적인 정의이다. 과학자들은 '정상은 3 표준편차 이내의 사람' 또는 하나만 선택할 수 있었지만 2 표준편차에 드는 사람을 선정하였다. 이는 그래프에 정규 분포가 있는 경우 하나의 변수를 평가할 때만 모집단의 95%가 2σ범위 내에서 발견된다는 것을 의미한다. 상관관계가 없는 4가지 변수를 볼 때쯤에는 95%의 사람들이 정상인 대신 2% 미만의 인구가 표준에 적합할 것이다.[8] 9개 이상의 변수를 보면 아무도 표준에 적합하지 않는다.

사람들은 범위 내에 속한다. 그들은 평균에 맞지 않는다. 이 책 전체에서 우리는 사람들이 얼마나 많이 움직일 수 있는지에 대한 범위를 자주 인용할 것이다. 우리는 일반적으로 2σ 기준을 고수할 것이며, 이는 약 95%의 사

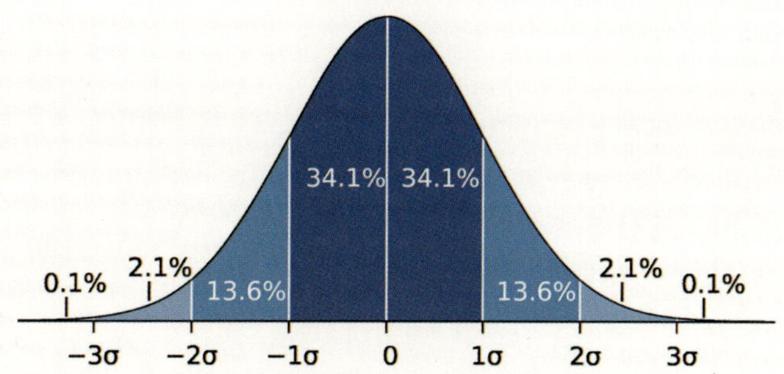

그림 3.2 정규 곡선(종종 종형 곡선이라고도 한다)은 정규 분포를 그래픽으로 나타낸다. 2σ 이내의 사람들은 '정상'으로 간주된다.

람들이 이 범위에 속한다는 것을 의미한다. 그러나 이것은 약 5%, 즉 20명 중 1명이 이 범위 밖에 있다는 것을 의미한다. 이들은 과학자들이 '비정상적'이라고 부르는 사람들이다. 이는 경멸적이거나 비판적인 의미가 아니라 단순히 이 사람들은 대부분의 사람들과 상당히 다른 가동범위를 가지고 있음을 의미한다. 표준을 벗어나거나 비정상적인 것이 나쁜 것이 아니다. '차이는 결손을 의미하는 것이 아니다!'[9] 20명 중 1명은 희귀한 일이 아니다. 20명 이상의 요가 클래스에서 적어도 1명이 요구대로 움직이려고 하지만 움직일 수 없을 가능성이 매우 높다. 이는 반대로도 작용한다. 정상보다 훨씬 더 넓은 가동범위를 가진 비정상적인 사람이 있을 수 있으며, 이 또한 문제가 없다.

그들은 이를 도덕적인 게으름으로 간주했다. 미국 여성들은 건강하지 않고 몸매가 좋지 않다.[6] 이 사회의 지도자들은 완벽한 표준이라는 잘못된 이상이 아니라 그 사람을 비난하는 쪽을 선택했다.

한 유명한 의사는 한때 우리의 특별함을 자신만의 특별한 방식으로 설명했다.

> "너만큼 너다운 사람은 이 세상에 없어."
> - 닥터 수스[7]

요가 수강생으로서 두 가지 반응 중 하나를 선택할 수 있다. 바로 자신의 문제를 비난하거나 자세의 의도를 달성하기 위해 다른 방법을 찾는 것이다. 요가 강사로서 동일한 옵션이 있다. 학생이 당신의 방식을 따르지 않는다고 비난할 것인가? 아니면 그녀의 특별함에 맞게 방식을 수정할 것인가?

모든 사람이 요가에서 모든 자세를 할 수 있는 것은 아니며, 일부 수강생에게는 각 자세가 어렵거나 불가능할 수 있다. 이것은 해결해야 할 문제가 아니다! 인정해야 하는 현실이다. 요가 자세에서 뒤에 숨은 의도를 고려한다면, 우리는 그 수강생에게 효과가 있는 의도를 성취할 수 있는 다른 방법을 찾기 위해 각각의 수강생들과 함께 협력할 수 있다.

기능적인 요가

퍼포먼스와 유연성을 극대화하는 대신 건강과 가동성을 최적화하는 것이 어떨까?

요가 수련을 하는 두 가지 목적이 있다. 건강해지기 위해서 또는 자세를 마스터하기 위해서이다. 목표가 만약 전자라면 당신의 수련에 기능적 접근방법을 채택한다면 더 성공적일 것이다. 그러나 당신의 의도가 멋지게 보이려는 것이라면 아마도 당신은 댄서나 체조 선수일 것이고, 멋있어 보이는 것이 당신의 직업에 필수적이라면 미학적인 접근방법이 필요할 수 있다. 최적의 건강을 되찾거나 유지하려면 요가 수련을 위한 세 가지 핵심을 제공하는 기능적 접근 방법을 따르도록 하자.

1. 영향을 미치려는 대상 영역을 파악하자.
2. 당신이 그 자세를 하는 동안 목표 부위에서 무엇을 느끼고 있는 의식해라.
3. 목표 부위에 느낌sensation이 느껴지지 않는다면 하던 것을 바꿔서 의도한 감각을 만드는 자세를 찾아본다.

종종 요가 수업에서 자세에 대한 집중은 강사가 제공하는 큐잉에 들어간다. 자세는 우리가 사용하는 도구이기 때문에 이해할 수 있지만, 모든 자세 뒤에 있는 의도는 단순히 자세를 수행하거나 그렇게 하는 것이 보기에 좋아 보이는 것이 아니라 신체에 효과를 주어야 하는 것이어야 한다. 이것이 요가에 대한 기능적 접근과 미학적 접근의 주요 차이점이다. 강사나 학생 자신이 자세를 느끼는 것보다 보이는 것으로 판단하기 시작하면 건강을 최적화하려는 의도가 사라진다. 자세에서 어떻게 보이는지는 관련이 없다. 중요한 것은 자세를 통해 만들어가는 느낌이다.

> 우리는 자세를 만들기 위해 몸을 쓰는 게 아니라, 몸을 잘 쓰기 위해 자세를 취하는 것이다.[10]

이 단순한 사실을 깨닫는 것은 신념dogma과 완벽에 대한 이미지에서 우리를 해방시켜 우리가 가지고 있는 몸을 다룰 수 있게 해준다. 우리는 요가 수련에서 우리가 진정으로 성취하고자 하는 것에 집중할 수 있게 된다. 모든 사람이 모든 요가 자세를 할 수 있는 것은 아니며, 이는 문제가 없고 괜찮은 것이다. 요가 수련에 대한 기능적 접근방법에 초점을 맞추면 당신이 가진 고유한 특성의 해부학적 구조를 고려할 때 그것이 당신에게 유익하지 않거나 위험할 경우 특정 형태를 만들려 시도조차 하지 않을 수 있다.

신체 활동의 한 가지 의도는 의도적으로 조직에 스트레스를 생성하는 것이다. 다행히도 하나의 자세가 원하는 스트레스를 유발하지 않는다면, 여러분이 시도할 수 있는 다른 자세들이 있다. 미학적으로 만족스러운 정렬에서 벗어날 수 있다! 자유롭게 움직여보자. 약간의 또는 극적인 자세 조정이 당신이 원하는 느낌을 만드는지 알아보기 위해 움직여보아라. 기억해두자, 당신이 어떻게 보이는지는 중요하지 않다. 당신이 아파하지 않는 한 당신이 어떻게 보이는지 누가 신경을 쓰겠는가? 이것을 표현하는 또 다른 방법은 다음과 같다.

> 네가 느끼고 있다면, 너는 하고 있는 것이다!

요가 수행에서 기능적 접근방식을 채택함으로써 부상 위험을 최소화하면서 건강을 최적화하려는 의도를 훨씬 더 많이 달성할 수 있다. 요가에 대한 기능적 접근은 또한 직접적으로 다른 깨달음으로 이어지게 된다. 당신의 몸은 요가를 필요로 한다. 보이는 것에 집중을 한 미학적인 것에 대한 초점은 요가 세계를 기능적 단서 대신 정렬 단서에 초점을 맞추도록 이끌었다. 모든 신체가 다르기 때문에 한 세트의 미적인 큐가 어떻게 모든 신체에 적용될 수 있겠는가? 불행히도 그럴 수 없다.

일단 우리가 우리의 의도를 알고 주의 깊게 요가를 수련하면 끝이 어디인지 관찰하고 더 나아가는 것이 적절한 때와 멈추거나 물러나는 것이 더 현명한 때를 알 수 있다. 무엇을 해야 하는지 아는 지혜는 "무엇이 나를 막는가?"라는 질문을 통해 발전할 수 있다. 당신의 대답에 따라 당신은 현명한 선택을 할 것이다.

"무엇이 나를 막는가?" 스펙트럼

"무엇이 나를 막는가?What stops me?"라는 질문에 하나의 답은 없다. 오히려 가능한 대답의 스펙트럼이 있다. 이 스펙트럼의 범위는 그림 3.3과 같다. 일반적으로 답은 긴장Tension이나 압박Compression과 관련이 있다고 말할 수 있다. 이들은 차례대로 다양한 느낌을 포함하며 구분 지어져 있다. 요가 수련에서 요가 동작을 할 때 더 늘어나는 것을

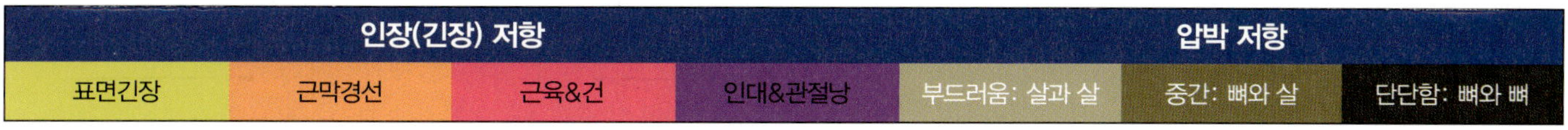

인장(긴장) 저항				압박 저항		
표면긴장	근막경선	근육&건	인대&관절낭	부드러움: 살과 살	중간: 뼈와 살	단단함: 뼈와 뼈

그림 3.3 WSM? 스펙트럼

막는 것은 우리의 근육이 짧거나 팽팽하다고 생각하는 것이 일반적이다. 이는 사실일 수도 있고 여러 이유가 있을 수 있지만 타이트한 근육은 우리의 가동성을 제한하는 여러 가능한 이유 중 하나일 뿐이다. 근육에만 초점을 맞추면 요가 강사의 진정한 성장의 기회를 놓치게 된다. 더구나 근육만 보는 관점은 스스로를 너무 강하게 밀어붙여 부상을 입게 되기도 한다. 왜냐하면 제한은 근육과 관련이 없기 때문이다.

신체적으로 우리는 두 가지 상황 중 하나가 발생할 때 한계에 도달한다. 조직(근육뿐만 아니라)이 늘어날 수 있는 한계에 도달하거나 신체가 스스로 부딪히는 위치에 도달하게 된다. 우리는 첫 번째 경우에 긴장이라는 용어를 사용한다. 긴장은 신체 조직이 더 이상 늘어나지 않아 움직임이 제한될 때 발생한다. 이 긴장은 근막, 근육, 힘줄, 인대 또는 관절낭에서 발생하게 된다. 우리가 세포외 공간에 보유하고 있는 수분의 양은 조직의 긴장 수준에도 영향을 줄 수 있다. 혹은 긴장의 원인은 구조적 및 신체적일 수 있지만 더 미스터리할 수도 있다. 우리의 신경계는 면역 체계와 내분비계와 마찬가지로 우리 조직에 긴장을 유발할 수 있다. 긴장은 항상 신체적 제약에 의한 것은 아니지만 생물학적인 것뿐만 아니라 심리적인 것일 수도 있다.

더 이상 늘릴 수 없는 두 번째 이유는 압박이다. 이것은 신체의 한 부분이 다른 부분과 접촉되어 그 방향으로 더 이상 움직일 수 없을 때 발생한다. 압박에는 여러 종류와 원인이 있다. 첫 번째를 우리는 부드러운Soft 압박이라고 부를 것이다. 이것은 살과 살이 접촉할 때 발생한다. 그 사이 중간Medium인 두 번째 압박은 뼈가 살을 압박할 때 발생한다. 그리고 세 번째 압박은 뼈가 뼈를 때리는 탄력성이 없는 압박으로 우리는 단단한Hard 압박이라 부른다.

긴장과 압박의 스트레스는 움직임에 대한 인장 강도가 가장 약한 형태부터 시작하여 뼈와 뼈가 압박되는 최종 단계까지 이어지는 스펙트럼으로 배열될 수 있다. 나는 이것을 '무엇이 나를 막는가? 스펙트럼What Stops Me? spectrum'이라 부른다. 이는 그림 3.3을 참고하라. 우리는 요가 수행을 볼 때 WSM 스펙트럼의 가장 왼쪽에서 오른쪽으로 볼 수 있다. 그 지점에서 더 이상의 움직임은 불가능하다. 그러나 많은 사람들에게 진전은 그렇게 선형적linear이지 않다. 우리의 일대기biography는 우리가 이 스펙트럼을 따라 얼마나 빨리 움직이는지를 나타내지만, 우리의 생명 활동biology은 주요한 정지점을 재배치할지도 모른다. 긴장과 달리 압박으로 인한 제한 지점은 수련을 거듭한다 해도 바뀌지 않는다.

압박이 발생하면 그 방향으로 해당 자세에 대한 가동범위의 근본적인 한계에 도달하게 된다. 일반적으로(그러나 항상 드물게 예외가 있다) 조직을 가능한 한 최대로 늘린 후에는 더 이상 늘어날 수 없는 압박에 도달하게 된다. 당신은 그 자세에 대한 당신의 진전의 끝에 도달하게 된 것이다. 더 나아가려고 하는 것은 위험할 수 있으며, 압박감을 뚫고 나아가려고 하는 강사들은 종종 부상을 입게 된다.

정렬은 보편적인 것이 아닌 개별적인 것

보편적인 정렬을 위한 큐잉은 없다. 즉 모든 신체에 대해 효과가 있는 정렬을 위한 큐잉은 없다는 것이다. 그러나 이것이 정렬의 원칙이 없다는 뜻은 아니다. 인체의 다양성의 현실과 당신의 특정한 해부학적 고유성으로 인해 다른 사람에게는 잘 맞는 정렬이 당신에게는 전혀 어울리지 않을 수 있다. 정렬에는 개별적인 원칙이 있다. 요가에 있어 우리가 도전하는 것은 우리에게 가장 적합한 정렬을 찾는 것이다.

정렬은 중요하다! 적절한 정렬은 관절의 스트레스를 줄이고 부상이 발생할 수 있는 과가동성으로 이어지는 것을 막아준다. 좋은 정렬은 구조적 안정성을 구축하여 근육의 힘을 최소화하고 수강생이 안전하게 자세를 유지할 수 있도록 돕는다. 만약 모든 자세에 맞고 모든 신체에 효과가 있는 정렬을 위한 큐잉이 있다면 매우 좋을 것이다. 한 가지 약이 모든 암Cancer을 치료할 수 있다면 매우 좋을 것처럼 말이다. 그러나 현실은 인간의 다양성 때문에 삶은 그렇게 이상적이지 않다는 것을 가르쳐준다. 우리는 모두 다르며 한 사람에게 효과가 있는 것이 다른 사람에게도 효과가 있다고 보장할 수는 없다. 스스로에게 물어야 할 핵심 질문은 "나에게 맞는 큐잉은 무엇인가?"이다.

안티프래질리티와 골디락스 철학

우리는 무엇이든 너무 과하게 할 때가 있다. 너무 많은 스트레스는 신체 조직을 퇴보시키게 된다. 그러나 우리는 신체를 충분히 사용하고 있는 것도 아니다. 너무 적은 스트레스는 위축으로 이어지게 된다. 삶과 요가 수행에서 우리는 골디락스의 위치를 찾을 필요가 있다. 너무 많지도 적지도 않은 정도. 이것은 그림 3.4에 그래픽으로 표시되어 있다. 하단의 수평축을 따라 조직에 가해지는 스트레스의 양이 표시되고 수직 축을 따라 조직의 건강 수준이 표시된다.

만약 조직에 너무 적은 스트레스가 가해지면 조직이 위축되고 약해지면서 쉽게 부서진다. 모든 생명체는 건강해지기 위해 약간의 스트레스를 필요로 하게 된다! 그러나 너무 많은 스트레스를 받으면 조직이 퇴보하게 된다. 우리는 이것을 골디락스 철학이라고 부른다. 어떤 사람들은 이 곡선에서 맨 오른쪽으로 갈 필요가 있다. 그들의 스포츠나 직업은 신체가 제공할 수 있는 최대 퍼포먼스를 요구하기 때문이다. 예를 들어 댄서, 체조 선수, 운동선수 및 무술가들은 모두 퍼포먼스를 극대화해야 한다. 그러나 이것은 대가를 치르게 된다. 최대 성능에 초점을 맞추면 신체의 전반적인 상태가 저하될 수 있다.

과도한 스트레스는 확실히 건강에 해롭지만 약간의 스트레스는 필수적이다. 스트레스로 인한 많은 효과는 항염증성 사이토카인의 방출에서 기질 분해 효소의 감소에 이르기까지 우리 조직이 강하고 건강해지도록 돕게 된다. 우리는 조직에 스트레스를 줄 필요가 있으며 여기에는 관절도 포함된다. 스트레스를 피하면 몸이 허약하고 연약해질 위험이 있다.

인간이 안티프래질Antifragile이라고 할 수 있는 많은 부분들이 있다. 안티프래질은 개체가 무작위성, 스트레스 및 무질서로부터 얻는 상태를 나타낸다.[11] 우리는 뼈를 예로 들 수 있다. 시간이 지남에 따라 부서지는 나무 기둥(나무는 프래질)에 비해 뼈는 반복적인 스트레스를 받으면 강해지게 된다(역자 주: 프래질Fragile은 취약성, 부서지기 쉬운 상태를 말함). 뼈는 안티프래질이다. 어느 정도까지는 스트레스가 증가함에 따라 더 강해진다. 깨지기 쉬운 상태인

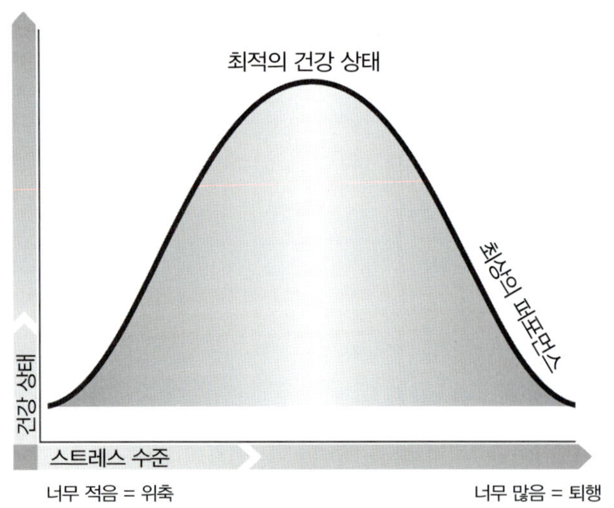

그림 3.4 스트레스 vs 건강. 최적의 건강 상태를 위해서는 적절한 양의 스트레스가 필요하다. 너무 많거나 적은 것은 피해야 한다. 이를 골디락스의 철학이라고 한다.

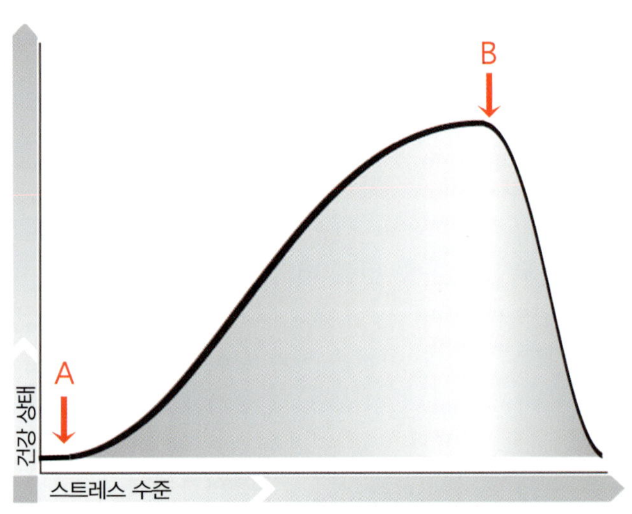

그림 3.5 안티프래질. 안티프래질의 물체는 특정 지점까지 스트레스로부터 이점을 얻게 된다. 이러한 특성을 가진 물체는 스트레스 수준이 증가할수록 건강 상태와 스트레스가 증가된다. 그러나 스트레스가 특정 수준을 넘어서면 더 이상 안티프래질이 아니며 더 큰 스트레스를 받게 된다. 이 지점에서 물체는 프래질Fragile의 특성을 가지게 된다(B).

프래질은 혼돈과 변화에 시달리게 된다. 컴퓨터나 자동차와 같은 기계는 깨지기 쉽고 시간이 지남에 따라 누적된 스트레스로 마모되게 된다. 반면에 살아 있는 유기체는 일정한 한계 내에서 스트레스를 받으면 강해진다.

당신은 기계가 아니다. 스트레스는 당신을 (한계 지점까지는) 약하게 만드는 것이 아니라 강하게 만든다. 당신은 안티프래질이다. 이것은 그림 3.5에 설명되어 있다. 스트레스가 증가함에 따라 그래프에서 B로 표시된 한계까지 계속해서 건강을 얻게 된다. 만약 한계를 넘게 되면 허약해지고 건강을 잃게 된다. 그러나 스트레스가 없는 A 지점에 머무르는 것도 당신의 건강 수준을 떨어뜨리게 된다. A 지점에 머무르는 것은 편할 수 있지만, 건강에 좋지 않다. 편안함은 스트레스의 반대이다. 현대사회에서의 삶은 우리가 편안한 곳에서 스트레스가 없는 환경을 추구하는 경향이 있지만, 이것은 끔찍한 대가를 치르게 된다. 바로 프래질이다(프래질은 부서지기 쉬운 상태를 이야기한다. 여기서는 바로 허약하고 다치기 쉬운 신체 상태).[12] 달리 말하면 편안함은 부서지기 쉽다fragilizing!!

부상을 입은 사람(아마도 그들은 허약하거나, 척추를 다친 사람)이 부상당한 부위에 고의적으로 스트레스를 가해야 한다고 제안하는 것은 상당히 직관적이지 않은 것처럼 보일 수 있다. 보기에 좋아 보이는 방식은 휴식을 취하고 그대로 두어 손상되거나 약해진 조직에서 모든 스트레스를 제거하는 것이다. 이것이 편하긴 하지만, 우리는 그 편안함에 대한 대가를 치르게 된다. 보호받는 조직은 위축되어 더욱 건강하지 않게 되는 것이다. 우리는 약간의 스트레스가 필요하지만 부상이 있는 상황에서 너무 많은 스트레스와 충분하지 않은 스트레스의 경계는 매우 좁다. 손상된 조직을 다룰 때는 많은 주의가 필요하지만, 우리는 여전히 조직에 약간의 스트레스 상태에 노출시킬 필요가 있다. 골디락스의 철학이 바로 여기에 적용된다. 무리해서 관절이 손상될 수도 있으나, 그렇다 하여 반대의 경우가 더 건강하다는 것을 의미하진 않는다. 관절에 스트레스를 주지 않는 것은 위축, 병리 및 다치기 쉬운 상태인 프래질을 일으키게 된다. 너무 많지도 적지도 않은 중간 정도의 방법을 찾아야 한다. 안티프래질의 현실을 요약한 속담이 있다. “사용하라. 그렇지 않으면 잃게 될 것이다.”

의도

당신은 특별하고 요가도 마찬가지여야 한다. 당신의 특별함을 고려했을 때, 선 자세에서 허리를 뒤로 젖히는 아치 자세(우드르바라누라사나Urdhvadhanurasana)를 하는 것은 좋은 생각인가? 완전한 활 자세(다루나사나Dhanurasana)를 해보는 것은 어떠한가? 그리고 발이 활의 머리에 닿을 수 있다 해도 꼭 그래야 할까? 어떤 것이 가능하다고 해서 그것이 슬기로운 것은 아니다. 특정 움직임이 안전한지 슬기로운지 아는 것은 쉽지 않다. 답은 지식과 경험에서 찾을 수 있다. 『유어 바디, 유어 요가』 3부작의 의도는 전자를 제공해 안전하게 후자를 얻을 수 있도록 하기 위함이다.

볼륨 1과 볼륨 2를 선보인 이 시리즈의 첫 번째 책은 "무엇이 나를 막는가?"라는 질문과 함께 당신의 특별함이 특정 요가 자세를 얼마나 잘할 수 있을지, 절대 할 수 없는 자세가 무엇인지, 당신의 신체에 자연스러운 한계에 도달했을 때 이를 어떻게 인지할지를 결정한다. 볼륨 2는 고관절부터 발끝까지 하지에 초점을 맞췄다. 볼륨 3에서는 체간에 맞춰 조사를 이어갈 것이다. 체간은 우리 몸에서 팔다리가 연결되고 협응이 일어나는 중심이다. 따라서 볼륨 3에서는 코어 근육, 뼈, 관절, 근막 및 기타 연결조직을 살펴볼 것이다. 체간을 구성하는 4개의 핵심 분절이 있으며 조사는 다음 순서를 따른다.

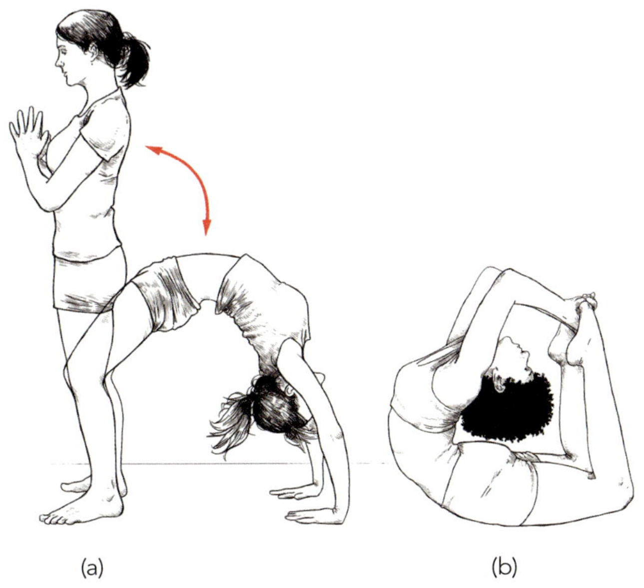

그림 3.6 (a) 휠 포즈(우드르바라누라사나)를 만들었다가 다시 일어서거나, (b) 풀 보우 자세(다루나사나)로 힘을 주고 자세를 만드는 것이 모든 신체에 적합한 것은 아니지만, 여러분의 몸엔 괜찮을 수 있다.

- 천골 복합체
- 요추와 복부 코어
- 늑골을 포함한 흉추
- 경추 복합체

이 조사의 의도는 척추가 어떻게 작동하는지, 무엇을 할 수 있는지, 무엇을 할 수 있는 가능성이 있을지, 그리고 안전하지 않은 상태에서 절대 할 수 없는 것을 이해하는 데 도움이 되는 것이다. 그림 3.6과 같이 아치 자세(우드르바라누라사나)를 하려 선 자세에서 뒤로 허리를 젖히는 것은 좋은 생각일까? 당신에게는 어떠한가? 이렇게 하는 게 좋을 수도 있지만 아닐 수도 있다. 척추 움직임에 대한 생체역학적 한계와 척추가 체중을 지탱하는 동안 안정적으로 사용하는 방법을 아는 것은 부상을 피하거나 현재가진 문제에서 회복하는 데 도움이 될 수 있다. 나는 일반적인 방식으로 '척추'를 언급하는 것이 아니다. 내 의도는 여러분의 척추를 이해하는 것을 돕는 것으로, 당신의 뼈는 평균적인 인간의 뼈와 매우 다르고, 아마도 모든 종류의 척추 움직임이 가능한 요가 강사의 척추와는 상당히 다를 것이다. 생명 활동biology(부분적으로 당신의 유전자와 당신이 살고 있는 환경에 따라 좌우된다)과 여러분들의 일대기biography(이것은 여러분이 살면서 행하고 노출되었던 모든 것들을 요약한 것이다)는 당신을 유일무이한 존재로 만든다. 그리고 당신의 척추도 마찬가지로 유일무이한 존재이다. 여러분들이 어떤 척추를 가지고 있고 무엇을 하기에 좋은지 함께 알아보자.

Chapter 1
축성골격(몸통 뼈대)

우리 몸의 중심축Axis은 코어이며, '코어'는 구글Google에선 "어떠한 것의 중심 또는 가장 중요한 부분"으로 정의된다.[13] 인체에서 코어의 역할은 1차적으로 상체와 하체 사이에서 안전하게 부하를 전달하게 되고, 2차적으로 자유롭게 움직일 수 있도록 하는 것이다. 방금 제시된 순서를 주목해보자. 부하나 스트레스를 전달하는 것이 움직임을 허용하는 것보다 더 중요하다. 직립보행을 하는 동물의 경우 척추는 상체가 하체를 압박하는 무게를 감당할 수 있을 만큼 충분히 단단해야 한다. 네발 동물의 경우 척추는 계속해서 부하를 견딜 필요가 없다. 이들의 척추는 가동성Mobility에 더 집중할 수 있다. 우리들의 척추의 최우선 순위는 안정성Stability이다. 척추는 중립 위치에 있을 때 가장 안정적이다. 중립 위치에서 멀리 떨어져 있을 때 가장 불안정하다(중립 위치는 척추가 가장 이완되고 관절에 최소한의 압력이 가해지는 위치이다. 사이드 바 '중요한 내용: 중립 척추의 위치는 어디인가?' 참조). 중립 척추와 중립에서 가장 멀리 떨어져 있을 때의 척추의 위치는 척추의 유연성Flexibility의 척도가 된다. 척추는 중립 위치에서 가장 멀리 떨어져 있을 때 부하나 스트레스를 가장 적게 견딜 수 있고 중립에 가깝거나 중립에 있을 때 이러한 부하를 가장 잘 견딜 수 있다.

요가 세계에서 우리는 종종 우리 코어의 이 두 가지 능력을 섞어서 안정성보다는 강화된 움직임Movement을 우선시한다. 우리는 깊게 휘어진 백 벤드Backbends 동작과 몸통을 비트는Twist 동작들처럼 멋지게 보이는 것을 높이 평가한다. 우아하게 몸을 뒤로 꺾어 휠 자세(우드르바라누라사나)로 발목을 잡을 수 있는 요기(요가 수행자)를 존경하지 않을 사람이 어디 있겠는가? 그러나 대부분의 척추는 이러한 극적인 가동범위를 얻으려는 시도는 엄청난 대가를 치르게 된다. 척추가 최대 가동범위에 가까울 때 관절에 지속적인 과도한 스트레스를 가하여 부상과 외상을 입게 된다.

안정성이 가동성보다 더 중요하다는 점을 감안할 때 척추 관련 운동에 대한 다음 두 가지 지침을 일찍 명시하는 것이 중요하다.

1) 척추에 부하가 가해질 때 움직임을 제한한다.
2) 척추의 움직임을 향상시키기 위해 척추에 가해지는 부하를 제거한다.

이것을 말하는 또 다른 방법은 스트레스를 받을 때는 몸통을 단단하게, 움직일 때는 부하를 제거하는 것이다. 척추 역시 많은 스트레스를 받지 않는다면 척추의 움직임이 허락된다면 허리를 꺾거나 비틀어도 괜찮다. 날씬한 몸매와 가늘고 유연한 척추를 가진 마른 요기(대부분 작은 여성)들이 있다. 버드나무처럼 그들은 쉽게 구부릴 수 있고 모든 종류의 놀라운 척추 비틀기를 할 수 있다. 작고 가벼운 체구 때문에 척추에 많은 부하가 가해지지도 않는다. 두꺼운 몸(예: 크고 덩치가 큰 남성)은 떡갈나무 줄기와 같은 단단한 척추를 가진다. 이 척추는 그들이 지탱하는 신체의 질량에서 엄청난 부하를 받는다. 그들은 많이 움직이도록 설계되지 않았고 버드나무 요기들을 따라하면 안 된다.

척추에 큰 부하를 가하면서 넓은 가동범위로 척추를 움직이는 예는 그림 3.7c와 같이 손을 머리 위로 뻗은 낙

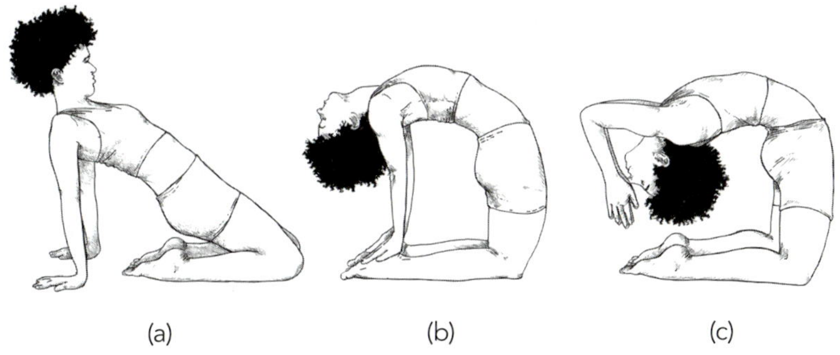

그림 3.7 낙타 자세(우스트라사나)는 (a)와 같이 척추에 최소한의 스트레스를 가하거나, (b)와 같이 상체의 무게가 팔에 의해 지지되지만 더 깊은 백 벤딩을 허용하여 수행할 수 있다. 또는 (c)와 같이 척추가 더 깊게 신전을 하는 동안 매우 큰 스트레스를 가하여 수행할 수 있다. 척추에 따라 이러한 자세들 모두 그다지 좋지 않을 수 있지만 (c)가 분명히 가장 위험할 것이다.

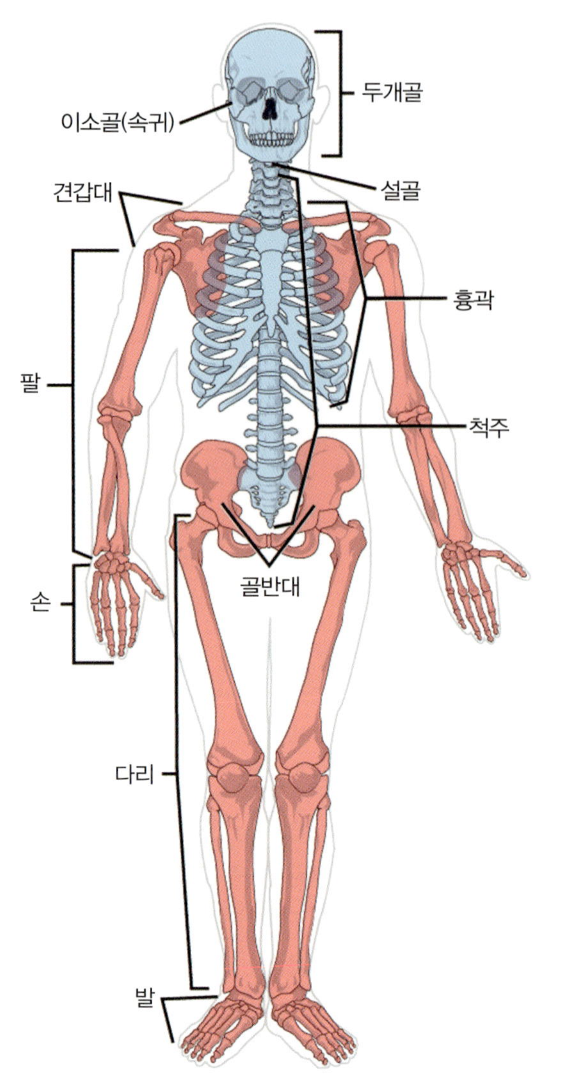

그림 3.8 (a) 몸통 뼈대(파란색)는 두개골, 속귀의 이소골, 설골뼈, 척주, 흉곽으로 구성된다. (b) 사지골격(빨간색)은 상체(팔, 전완, 손, 어깨뼈대)와 하체(허벅지, 다리, 발 골반)로 구성된다.[15]

타 자세(우스트라사나Ustrasana)이다. 이 낙타 자세는 척추가 극단적으로 젖혀지면서 상체의 전체 무게를 지탱해야 한다. 이 자세는 우리의 첫 번째 원칙을 위반한다. 척추에 부하가 가해질 때(이 경우엔 상체의 전체 지렛대 무게를 지탱할 때) 많이 움직이지 마라.[14] 그림 3.7에서 첫 번째와 두 번째 버전의 낙타 자세에 주목해보자. 여기에서 수강생은 바닥이나 발뒤꿈치에 손을 대고 있다. 이제 척추가 상체의 모든 무게를 지탱하고 있지는 않다. 이것은 두 번째 원칙을 따르기 때문에 자세에 대해 훨씬 안전한 접근 방식이다. 척추에 가해지는 부하를 제거한다.

이 두 가지 원칙은 매우 중요하므로 축성골격 파트에 대한 조사의 시작 부분에 바로 배치하였다. 이러한 원칙을 완전히 이해한다면 자세를 수련하는 방식이 크게 바뀔 수 있다. 이러한 원칙의 근거는 축성골격의 구조와 구성을 이해하면 더욱 명확해질 것이다.

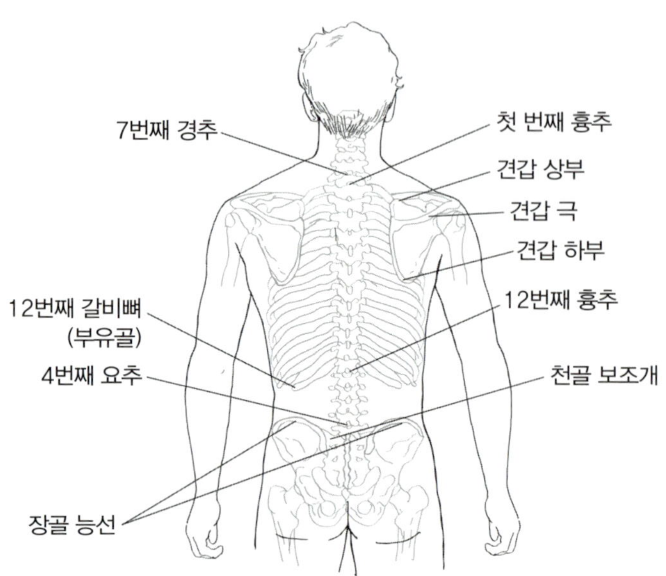

그림 3.9 눈에 띄는 랜드마크가 강조 표시된 산 자세(타다아사나)의 수강생. 대부분의 사람들에게 장골능은 L4 SP와 같은 높이에 있다.

축성골격 개요

인체의 축은 지구가 축을 중심으로 회전하는 것처럼 일반적으로 회전하면서 움직이는 가상의 선으로 정의된다. 척추는 팔다리가 움직이는 우리 몸의 축으로 생각할 수 있다. 팔다리는 또한 우리의 부속품appendages으로 알려져 있으며 이는 부속골격appendicular body(사지 골격)이라는 용어를 만들어낸다. 축성골격은 상부 부속골격 구조(팔)와 하부 부속골격 구조(다리) 사이에 부하가 전달되도록 한다(그림 3.8 참조). 이 모든 것이 매우 전문적으로 들리지만 매우 간단하다. 척추는 머리와 상체를 하체와 연결하고, 이것이 주된 기능이다. 물론 그것이 전부는 아니다. 인간의 척추는 동물의 왕국에서 유일무이한 고유한 구조물이며(다른 동물들은 우리처럼 멋진 허리 곡선을 가지고 있지 않다) 적절한 관리와 주의를 기울이면 척추는 평생 건강을 지속할 수 있다.

축성골격의 랜드마크

그림 3.9는 뒤에서 본 산 자세(타다아사나)로 서 있는 요가 수강생을 보여준다. 두개골 기저부, 목 기저부에 있는 일곱 번째 경추, 첫 번째 흉추, 견갑골의 상단과 하단, 12번째 흉추에 위치한 가장 아래에 있는 갈비뼈, 네 번째 요추와 거의 일전선상에 있는 장골능iliac crest, 그리고 마지막으로 골반의 후상장골극(PSISposterior superior iliac spines) 바로 위에 있는 천골 보조개sacral dimple가 있다.

그림 3.10은 팔을 들고 있는 동일한 요기의 모습을 보여주고 있어 등의 여러 주요 근육의 위치를 파악할 수 있게 해준다. 등 상부의 모습은 대부분 승모근에 의해 지배되는 견갑골과 견갑골에 부착된 주요 근육의 모양과 크기에 의해 결정된다. 우리가 해부학적 자세(이 자세는 산 자세, 타다아사나와 매우 유사하다)로 서 있을 때 견갑골은 일반적으로 두 번째에서 일곱 번째 갈비뼈 위에 놓인다. 위쪽으로 견갑골은 승모근으로 덮이고 아래쪽으로는 광배근이 가장 낮은 모서리를 덮고 있다. 정상적인 등의 중앙 아래에는 고랑이 있으며 일부 사람들은 매우 깊숙이 들어갈 수 있다. 고랑의 측면에서 볼 수 있는 둔덕은 척추기립근으로 어떤 사람들에게는 이것이 매우 눈에 띄어서 매우 깊은 골짜기처럼 보인다.

표 3.0과 그림 3.9에서 볼 수 있듯이 각 척추의 뒤쪽을 따라 느낄 수 있는 각각의 돌기들은 아래에 있는 장기, 신경 및 기타 뼈의 위치에 대한 지침으로 사용될 수 있다. 이러한 과정을 느끼면서(사이드 바 '지도자에게 보내는 메모: 척추 감각 학습' 참조) 우리의 내부 위치들을 파악할 수 있다. 그러나 인간의 다양성은 모든 사람이 위와 같은 위치들과 대응관계를 가지고 있지 않으며 우리가 완벽하게 대칭적이지 않다는 것을 말한다. '엉덩이'(장골 능선)의 상단 부분에서 일반적으로 네 번째 요추 위치가 되지만 이는 모든 사람에게 해당되는 것은 아니다. 표시된 표는 신체 내부의 해부학적 위치에 대한 좋은 일반적인 지침이지만, 수술의들은 이 정보에 의존하지 않는다![16]

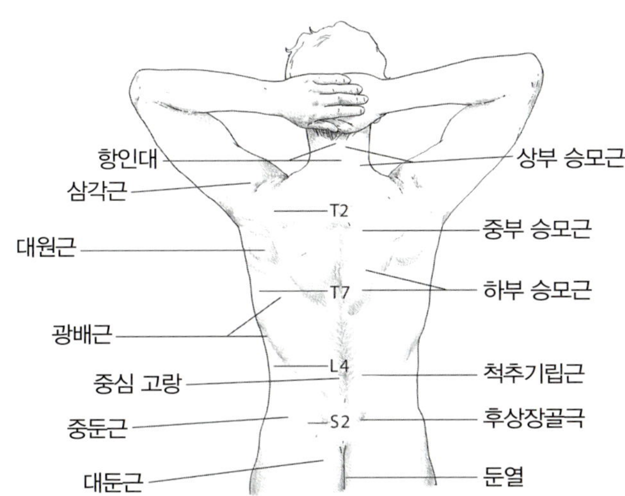

그림 3.10 팔을 들어 올리면 몇 가지 중요 등 근육 그룹이 분명해진다.

표 3.0 척추 랜드마크와 내장기 사이의 연관성[17]

척추	내부 기관
C5	식도의 시작부
C7	폐 상부
T1	갈비뼈 상부
T4	심장 상부
T8	심장 하부
T10	폐 하부
T12	하부 늑골
L1	중간 신장(신장문hilum)[18]
L2	척추의 끝부분
L3	신장 아래
L4	대동맥 분기점, 장골의 상부
L5	대정맥의 꼭대기

척추 분절

과학자들과 해부학자가 좋아하는 것처럼, 우리는 그림 3.12에서와 같이 특정 부위와 척추를 살펴볼 것이다. 척추의 윗부분인 목은 경추라고 불린다(라틴어로 목은 'Cervix'라 부른다. 여성의 몸에도 자궁의 경부, Cervix를 저렇게 표기하지만 우리가 말하는 목과는 다르다). 경추는 7개로 갈비뼈가 붙어 있는 척추뼈 위에 있다는 점에서 흉추와 구분된다. 갈비뼈는 다음 분절인 흉추와 연결된다(흉추Thorax는 가슴 또는 유방을 의미하는 라틴어이고 형용사는 흉부Thoracic이다). 대부분의 사람들은 12개의 갈비뼈를 가지고 있다. 따라서 대부분 사람들은 12개의 흉추를 가진다. 흉추 아래에 있는 척추는 요추라고 한다(요추Lumbar는 라틴어 Lumbus에서 유래했는데, 이는 허리를 말한다). 평균적인 보통 사람은 5개의 요추를 가지고 있다. 마지막으로 척추

지도자에게 보내는 메모: 척추 감각 학습

강사가 수강생들에게 줄 수 있는 가장 큰 선물은 자신의 신체를 감지하는 능력이다. 신체를 외부에서 보았을 때 무엇을 하는지, 팔다리가 어디에 위치하고 자세가 어떻게 보이는지 알아차리기는 쉽지만, 수강생들이 신체 내부에서 무슨 일이 일어나고 있는지 알면 자세에 대하여 얼마나 깊게 들어갈지 현명하게 선택할 수 있다. 어떻게 '척추의 끝부분'을 느낄 수 있을지, 척추에 무슨 일이 일어나고 있는지(척추 사이 또는 근막을 따라 얼마나 많은 스트레스가 쌓이고 있는지, 또는 근육의 긴장 정도를 감지)를 아는 것은 학생들이 더 많이 움직일지 혹은 그만 하고 물러설지를 결정할 수 있게 한다.

학생들이 그들의 척추를 느낄 수 있게 도움이 되는 방법은 가시돌기spinous processes의 끝부분을 촉진하는 것이다. 가시돌기는 모든 사람들의 척추에서 중심을 따라 내려가면서 촉진되는 것을 느낄 수 있다. 학생들은 가시돌기를 촉진할 때 손가락을 사용하여 느낄 수 있다. 이것은 척추가 구부러졌을 때 느끼기 더 쉽다. 학생들에게 발을 약간 앞으로 내밀고 척추가 굴곡된 상태에서 앞으로 척추를 둥글게 만드는 나비 자세(받다코나아사나Baddhakonasana)로 앉도록 해라. 매우 뻣뻣한 학생들은 그림 3.11과 같이 어린이 자세(발라사나)에서 동작을 더 쉽게 할 수 있다. 척추의 굴곡은 가시돌기를 나누는 데 도움이 된다. 이제 학생들에게 가시돌기의 끝을 손가락으로 느끼도록 하거나 가시돌기를 직접 만져보도록 한다(또 다른 옵션은 학생들이 짝을 지어 서로의 척추를 만져보게 할 수 있다). 가능한 높은 부분과 낮은 부분을 손가락으로 천천히 위, 아래로 움직이게 하고, 돌기와 이웃하는 돌기 사이의 간격을 확인한다. 학생들은 돌기들이 고르지 않고 균등하지 않다는 것을 알게 될 것이다. 학생들이 몸을 앞으로 접었다가 다시 앉을 때 어떤 변화가 있는지 알 수 있게 한다.

다음으로, 학생들이 앉은 자세로 트위스트(아르다마첸드라사나)한 다음 코브라 자세(부장가아사나Bhujangasansa)를 하도록 한다. 학생들이 이러한 위치에서 척추를 촉지하는 것은 어려울 수 있으므로, 당신은 그들에게 가시돌기를 만지는 것에 대한 도움을 줄 수 있다. 돌기를 따라 손가락을 천천히 움직여 돌기와 돌기 사이의 간격을 감지할 수 있도록 한다. 손가락을 두고 자세를 취했다가 다시 돌아오는 동안 두세 가지 과정을 계속 유지하며 무엇이 움직이는지 감지할 수 있도록 이러한 동작을 반복할 수도 있다. 학생들이 이것을 충분히 자주 한다면, 자세를 유지하거나 움직일 때 척추 전체에 어떤 일이 일어나는지 알 수 있을 것이다.

이것은 명상이 될 수도 있다. 자세를 취하는 동안 우리는 꼬리뼈 끝에서 두개골 바닥까지의 가시돌기를 감지하고, 정신적으로 각각을 만질 수가 있다. 학생들에게 이것을 후굴 자세와 전굴 자세에서 시도해보고 차이점을 느끼면서 척추뼈가 서로 독립적으로 움직이는 방식과 독립적으로 움직이지는 않지만 함께 붙어서 전체적으로 움직이는 것처럼 보이는지 확인하면서 서로 다른 점을 느껴보라고 제안해 본다. 가시돌기의 간격이 얼마나 멀리 떨어져 있는지에 따라 학생이 후굴 자세를 할 수 있는 깊이가 결정될 수 있다. 가시돌기의 간격이 더 가까운 경우 후굴 자세를 하기 위한 공간이 부족할 수 있다.

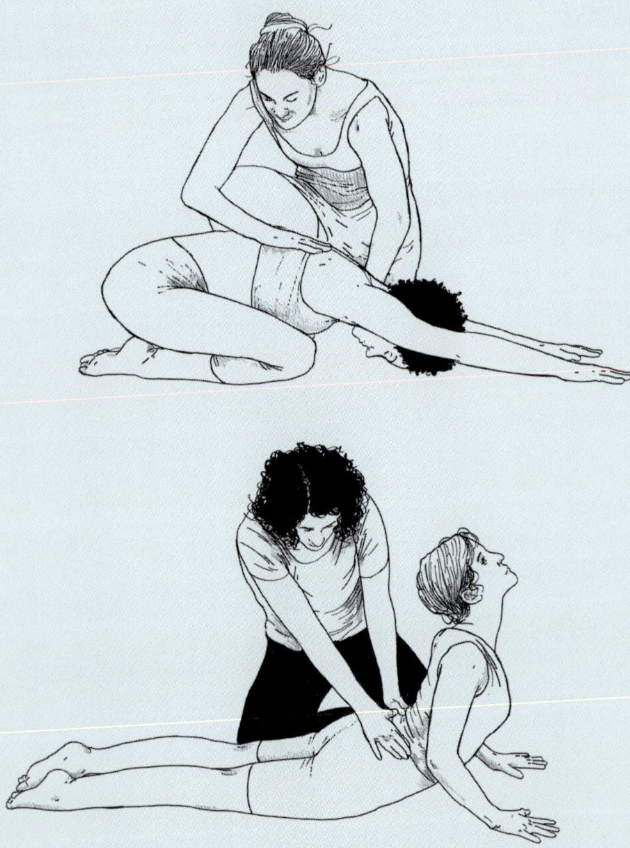

그림 3.11 강사들은 학생들이 척추뼈의 관계와 움직임에 대한 인식을 이끌어냄으로써 가시돌기를 느끼는 법을 배울 수 있게 도울 수 있다.

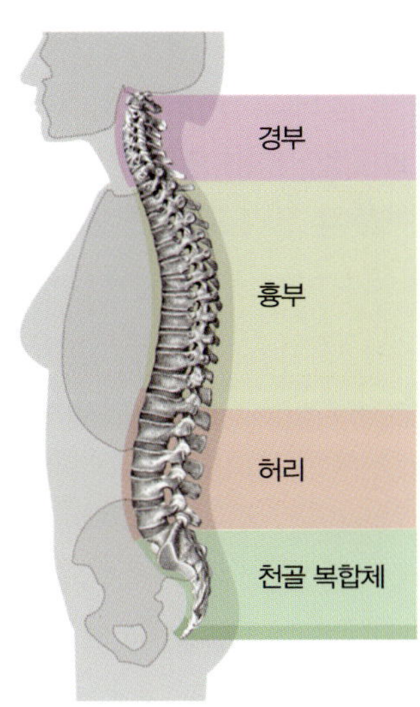

그림 3.12 4개의 척추 분절.[22]

기저부에서 우리는 천골 복합체라고 부르는 부분을 찾을 수 있다. 천골Sacrum은 문자 그대로 신성한 뼈Sacred bone를 의미한다(아마도 동물의 이 부위가 종종 신에게 제물로 바쳐졌기 때문에 그렇게 이름 붙여진 것 같다).[19] 천골에는 5개의 천골뼈가 있는데 대부분의 사람들은 융합하여 1개의 뼈가 된다. 척추의 꼬리 끝에는 미추Coccyx가 있다. 4개의 작은 뼈로 구성된 더 작고 삼각형이지만 종종 비대칭인 미추는 4개의 작은 뼈로 구성되며 종종 함께 융합된다.[20] 일반적으로 미추와 천골 사이에는 약간의 가동성이 있지만, 어떤 경우는 대부분 여성에서 미추는 천골과 융합된다.[21]

분절에 대한 설명과 그림 3.13과 같이 척추에 있는 정상적인 척추 수를 셀 수 있다. 각 척추에는 해당 분절에 따라 이름과 번호가 지정된다. 한 분절에서 가장 높은 척추뼈는 숫자 1로 지정하여 여기서부터 번호가 계속 매겨지며 이보다 낮은 척추뼈는 더 높은 숫자를 얻는다. 각 분절의 정상적인 척추 수는 다음과 같다.

경추cervical – 7
흉추thoracic – 12
요추lumbar – 5
천추sacrum – 5
미추coccyx – 4

평범한 사람들은 총 24개의 움직이는 척추(천골 위에 있기 때문에 종종 천골 전 척추presacral vertebrae라고 부르기도 한다)와 천골과 미추가 융합된 9개의 척추를 가진다. 두개

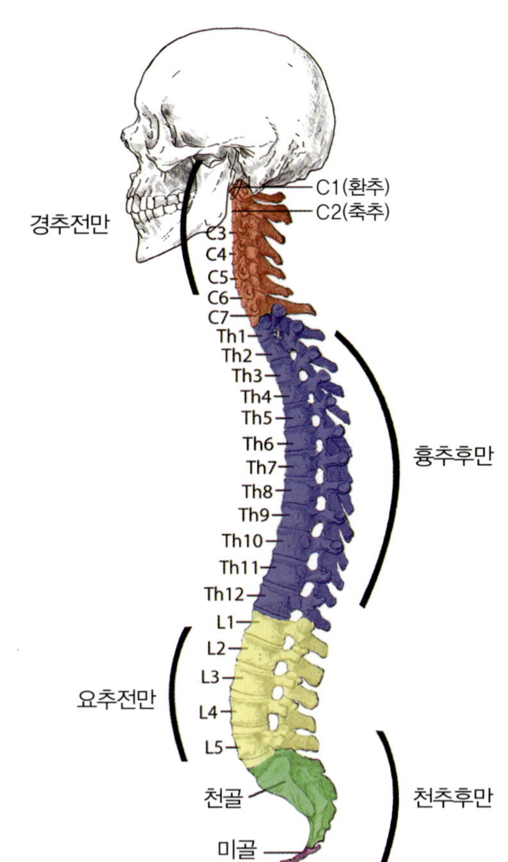

그림 3.13 개별 척추뼈들과 척추 곡선.

골은 첫 번째 목뼈 위로 움직이고, 마지막 요추는 천골 위로 움직이며 25개의 뼈가 관절을 만든다. 이 모든 수치는 정상인에게 적용되는 평균이지만, 이러한 척추와 관절이 더 많거나 더 적은 평범하지 않은 사람들이 많다.

척추의 다양성

평균적인 요기Yogi에게는 24개의 천골전 척추presacral vertebrae가 있지만 모든 사람이 평균적인 것은 아니다. 대부분의 사람들은 12개의 갈비뼈를 가지고 있지만 어떤 사람들은 13개의 갈비뼈와 13개의 흉추가 있으며 몇몇은 11개의 갈비뼈만 있다. 대부분의 사람들은 5개의 요추가 있지만 어떤 사람들은 4개만 있고 또 어떤 사람은 6개만 있다. 어떤 사람들은 4개의 천골이 있고 또 어떤 사람들은 6개가 있다. 어떤 사람들은 3개의 미추가 있고 다른 사람들은 5개가 있다. 다행히 우리는 경추는 오직 7개만 있다는 사실을 믿고 있을 수도 있으나, 이는 모든 포유류(심지어 기린까지!)가 동일한 수를 가진다. 우리가 평균에

표 3.1 평균 발생 빈도를 굵은 글씨로 표시한 척추 변이의 상대적 빈도.[24] 빨간색 숫자는 천골 전 척추(즉, 천골 위)의 총수를 나타내고 파란색 숫자는 흉추와 요추의 가능한 조합을 나타낸다.

천골 전 척추의 총수	발생 빈도
25	3.4%
24	**91.8%**
23	4.8%
흉추 대 요추의 개수	**빈도**
13/5	0.7%
13/4	2.0%
12/6	2.7%
12/5	**89.1%**
12/4	1.4%
11/6	0.7%
11/5	3.4%

대해 듣거나 해부학 교과서의 그림을 보면서 모두가 12개의 흉추와 5개의 요추를 가지고 있다고 생각할 수 있지만, 우리가 본 바와 같이 그렇지 않을 수도 있다. 실제로 얼마나 많이 가지고 있느냐가 요가 수행과 척추의 자연스러운 움직임 범위에 영향을 미칠 수 있다.[23] 표 3.1은 이러한 변이가 얼마나 자주 발생할 수 있는지 보여준다.

표 3.1에서 볼 수 있듯이 흉추와 요추의 상대적인 수에서 변이가 발생한다. 13개의 흉추를 가진 사람들은 일반적으로 4개의 요추만 가지고 있으며 척추의 수는 평균 24개로 동일하지만 약 1%의 사람들은 13개의 흉추와 5개의 요추가 있어 총 25개의 척추를 가진다. 2.7%의 사람들은 정상적인 12개의 흉추에 6개의 요추가 있는데 그들 역시 25개의 척추가 있다. 다른 모든 연구와 마찬가지로 이 수치는 사람들의 변이의 정확한 범위를 결정하기 위한 것이 아니라 상당한 변이 상태가 존재한다는 것을 보여주기 위한 것이다. 30명이 참가하는 요가 수업 중 약 한 사람은 정상보다 1개의 척추뼈를 더 가지고 있다. 20명 중 한 명은 평범한 사람보다 척추뼈가 하나 적다. 척추가 많고 적은 것이 사람들의 유연성에 도움이 되는지는 분명하지 않다. 그것은 여분의 척추뼈가 어디에 있는지 또는 어디에 하나가 없는지, 그리고 척추에 있는 다른 모든 척추의 모양에 달려 있다. 그러나 우리는 요추는 흉추보다 신전과 굴곡이 더 잘 되기 때문에 여분의 요추를 가지면 정상보다 굴곡 및 신전 자세에서 더 넓은 가동범위로 이어질 수 있다고 추측할 수 있다. 하지만 요추는 흉추만큼 회전Twist을 만들 수 없기 때문에 빠진 흉추를 희생시키면서 여분의 요추를 갖는 것은 회전 가동범위가 감소될 수 있다.

척추의 만곡

그림 3.13에서 측면에서 볼 때 척추에 만곡이 있다는 점에 주목하자. 이 만곡들은 우리 척추의 아치 부분이다. 고대 로마인들은 성장하는 대도시의 주민들에게 물을 공급해줘야 하는 문제에 직면했을 때 건축에서 이 놀라운 발명품을 개발했다. 해결책은 그림 3.14와 같은 수로였다. 이러한 구조는 먼 거리의 깊은 계곡에 걸쳐 있어야 한다. 이들은 커야 했다. 바위로 높은 구조물을 짓는 것은 바위의 무게가 아래 돌들을 부수기 때문에 문제였다. 해결책은 아치Arch였다. 아치는 부하를 분산되도록 하여 벽, 돔domes 및 긴 수로의 높은 기둥을 지탱하는 데 필요한 돌의 수를 줄였다.

로마 아치가 스트레스를 분산시키는 것처럼 척추 아치도 스트레스를 분산시킨다. 인체의 뼈를 보면 직선을 찾을 수 없다. 모두 크든 작든 구부러져 있다. 대퇴골과 같이 모든 긴 뼈에는 곡선을 가지고 있다. 척추는 4개의 곡선으로 이루어져 있어 두 개의 S커브를 형성하며, 목과 요추의 만곡은 흉추와 천골의 만곡과 반대 방향으로 꺾여 있다. 요추와 경추의 뒤쪽으로 오목한 곡선을 전만Lorsdosis이라고 한다(그리스어로 '뒤로 굽음'을 의미함). 흉추의 볼록한 곡선은 후만Kyposis이라고 한다(그리스어로 '혹등'이라는

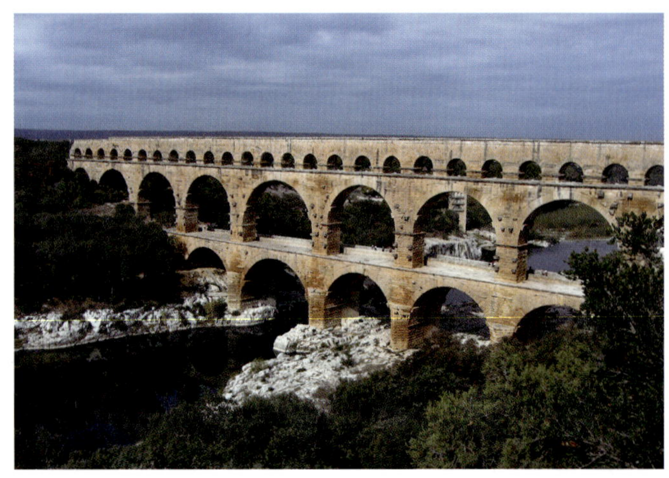

그림 3.14 로마의 아치는 부하를 분산시킨다.[25]

뜻). 이 4개의 곡선은 직립보행을 하는 동물에게 매우 중요하다. 몸통이 수직일 때 발생하는 압박 부하를 분산시킨다. 흉추의 전형적인 후만 곡선은 쐐기 모양의 흉추에 의해 만들어진다. 그러나 요추의 전형적인 전만 곡선은 쐐기 모양의 요추 추간판에 의해 만들어진다.[26]

건강하고 모든 정상적인 곡선을 가질 때 척추는 스프링과 같은 역할을 한다. 우리 몸에 가해지는 압력이 증가할 때마다(예: 걷거나 뛸 때) 척추는 모양이 바뀐다. 곡선은 스프링처럼 깊게 눌려졌다가 다시 길어질 수 있다. 척추가 곧은 막대라면 척추와 추간판에 부하가 가해져 빨리 마모될 것이다. 우리의 근육, 인대, 근막은 구부러진 기둥을 지지하는 버팀줄guy wires 역할을 하며, 척추의 만곡과 함께 작용하여 디스크와 척추에 가해지는 스트레스를 줄여준다.

전만과 후만의 변형

척추의 각 부분에서 곡선의 양은 매우 다양하다. 그림 3.15a는 평균 만곡 정도가 있는 척추를 보여준다. 요추에서 평균 척추와 같은 정도의 만곡을 가질 수 있지만 네 부분 모두에서 같은 정도의 만곡을 갖고 있진 않을 것이다. 모든 영역에서 평균적인 사람은 거의 없다. 그림 3.15b는 실제 척추를 보여준다. 만곡이 표준과 얼마나 다른지 주목하자 그림 3.15c는 곡예사(누운 자세)의 척추 MRI를 보여준다. 일반적으로 누워 있으면 척추의 곡선이 줄어들지만 여전히 존재하고 있다. 그러나 이 척추가 얼마나 곧은

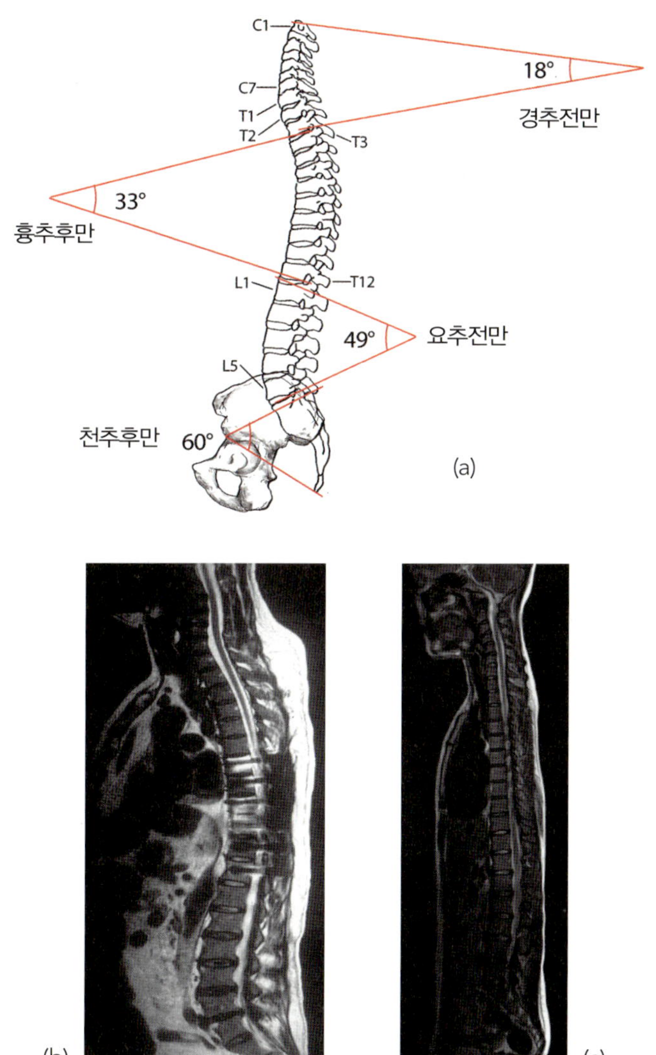

그림 3.15 척추의 만곡은 매우 다양하다. (a) 평균적인 만곡을 보여준다. (b)는 서 있는 척추의 MRI이다. 수학적 평균과 한 사람의 현실의 차이에 주목하라.[30] (C) 누워 있는 곡예사[31]의 척추를 보여준다. 만곡이 적은 것에 주목하라.

중요한 내용: 중립 척추의 위치는 어디인가

척추가 만약 곧은 막대기라면 만곡이 너무 많거나 너무 적은지 쉽게 알 수 있을 것이다. 편위가 있는 경우 척추가 곧은 위치에서 멀어진다. 하지만 이미 구부러져 있는 척추의 중립은 무엇일까? 얼마나 많은 만곡이 있는지? 혹은 얼마나 적은지? 척추에 대한 최소한의 스트레스를 나타내는 중립적인 곡선은 무엇일까? 척추 생체역학자인 스튜어트 맥길 박사에 다르면 중립 척추는 '척추가 가장 이완되고 관절이 중립에서 멀어질 때 생성되는 관절의 긴장으로부터 자유로운 위치'이다.[27]

산 자세(타다사나)로 설 때 척추의 긴장도가 가장 적은 위치를 찾을 수 있는가? 그렇다면 중립 위치일 가능성이 높다. 안타깝게도 만성적으로 나쁜 자세를 취하면 이완되는 느낌을 받을 수 있지만 근육의 긴장이 떨어져 결합조직에 스며드는 스트레스가 많을 수 있다. 근육이 약해지면 근막이 역할을 해야 한다. 척추의 긴장에 주의를 기울일 때, 근육 긴장뿐만 아니라 관절과 근막의 스트레스도 눈여겨볼 필요가 있다. 말은 쉽지만 연습이 필요하다. 다양한 자세를 시도하고 척추의 각 위치가 어떻게 느껴지는지 확인해보자. 자유롭고 가벼우며 오랫동안 편안함을 느끼는 위치는 어디인가? 그것이 아마도 당신의 중립 위치일 것이다. 이 방법이 효과가 없다면, 중립 척추를 찾는 데 도움이 되도록 거울이나 자격을 갖춘 강사의 눈을 빌려야 할 것이다.

표 3.2 서 있는 동안 척추의 4개 부분에서 만곡의 평균 및 범위.[37] N/R은 보고되지 않음을 나타낸다. 음수 값은 표준과 반대 방향의 곡선을 나타낸다.

척추 분절	평균 척추 만곡	표준편차	정상 범위 (95%)	최대 관찰 범위
경추	18.2°	13.2°	−8~45°	N/R
흉추	32.6°	10.9°	11~54°	10~59°
요추	48.9°	9.9°	29~69°	27~78°
천추	59.7°	14.2°	31~88°	20~88°

지 주목하자. 곡선이 전혀 없다![28] 곡예사의 척추에는 정상적인 곡선이 없기 때문에 가동범위가 향상된다는 추측이 있다. 그럴지도 모르지만, 지나치게 유연한 사람들은 인대, 관절낭, 근막이 매우 느슨하기 때문에 그들이 남들과는 다른 능력을 가지고 있을 수 있다.[29]

표 3.2는 서 있는 동안 측정된 척추의 4개 부분에서 평균 만곡량과 변이 범위를 보여준다. 이러한 곡선을 측정하는 것은 쉽지 않다(웹 부록 'Measuring the curves of the spine' 참조). 이는 다양한 값의 범위로 이어진다. 놀랍게 보일 수 있지만 목의 전만은 일반적으로 모든 경추뿐만 아니라 흉추 분절의 처음 2개 또는 3개의 척추를 포함한다.[32] 이 곡선의 정점은 C4와 C5 사이이다.[33] 이것은 흉부의 후만 곡선이 T3에서 시작된다는 것을 의미한다. 일부 연구자들은 T4에서 시작한다고 생각하기도 한다. 흉추 만곡의 정점은 일반적으로 T7 또는 T8 주변에서 발생한다. 요추 만곡의 정점은 L3와 L4 사이의 디스크에 있다.[34] 이 추정치들은 역시 근사치이다. 척추 분절은 완벽한 아치가 아니며 정점이 항상 아치의 중간에 있는 것은 아니다.[35] 각각의 척추뼈는 분절 곡선에 다르게 기여한다. 예를 들어, L5와 S1의 관절은 요추의 전체 전만 각도의 40%를 차지한다.[36] 그러나 여기에도 상당한 편차가 있다. 척추 곡선의 변화는 우리의 키와 체중과도 관련이 있을 수 있지만 모든 사람이 이 생각에 동의하는 것은 아니다(웹 부록 'Body size and spinal curves' 참조).

완벽한 자세?

자세는 정의하기 쉬운 개념이 아니다. 이는 신체 부위의 정렬을 나타낼 수 있다. 또는 시간이 지나면서 변하는 신체 부위의 평균적인 방향, 또는 신체의 특정 위치, 또는 신체 부위의 각도 관계.[38] 또 다른 정의는 '좋은 자세'를 관절에 가해지는 스트레스를 최소화하는 동시에 근육이 하는 일을 최소화하는 것 사이의 절충안이 있는 위치로 간주한다.[39] 이 모든 정의에서 빠진 것은 시간과 움직임의 실제 상황이다. 우리는 몸을 아주 오랫동안 가만히 있는 경우가 거의 없기 때문에 자세에는 역동적인 차원이 포함되어야 한다. 그러나 요가 수행에서 우리는 종종 한 자세를 1분 이상 유지한 후 풀어서 다른 정적인 자세로 움직인다. 각 포즈마다 정해진 위치가 있지만 각 포즈에 대한 이상적인 자세를 정의하는 것은 불가능하다. 모든 신체에 맞는 고정된 이상(理想)은 없다(사이드 바 '중요한 내용: 이상적인 정적 자세에 대한 미신' 참조).

그림 3.9의 산 자세(타다아사나)로 서 있는 학생을 뒤에서 본 모습을 보자. 이것은 중립적이고 곧은 척추, 왼쪽 및 오른쪽 다리와 팔의 길이가 같고, 각 엉덩이와 어깨의 높이가 같은 이상적인 자세이다. 양쪽에 같은 무게가 실린 선인 중력선은 머리 뒤쪽 중심에서 척추를 따라 다리와 발 사이로 떨어져 몸을 양쪽이 같은 대칭의 반으로 나눈다. 정면에서 볼 때 중력선은 눈 사이, 코 중앙과 턱, 검상돌기, 배꼽, 두 발 사이를 지나간다. 그림 3.9는 평균적인 사람을 보여주지만 완벽하게 대칭을 이루는 사람은 없으며 많은 사람들이 척추가 옆으로 만곡되어 있어 이러한 상태를 척추측만증이라고 한다. 당신은 대칭적이지 않기 때문에 당신의 완벽한 자세는 그림 3.16의 요기처럼 보이지 않을 수 있다.

그림 3.17에서는 산 자세의 측면을 볼 수 있다. 다시 말하지만 이것은 이상적인 표현이며 신체의 균형을 맞추기 위해 이렇게 보일 필요는 없다. 중력선이 이도(귀의 중심)에서 두 번째 경추를 통해 어떻게 내려오는지 주목하여라. 척추의 한 지점이 천골 바로 앞에서 다른 곡선이 되는 지점이다(보통 두 번째 흉추 주위에 있는 목의 전만과 흉추의 후만 사이, 그리고 보통 첫 번째 요추 주위에 있는 흉추후만과 요추전만 사이). 그 선은 무릎과 발목 바로 앞에서 대퇴골 머리를 통해 아래로 이어진다. 인대는 이 정렬을 유지하기 위해 체중을 지탱하는 관절(고관절과 무릎)에서 팽팽하므로 신체의 자세 근육은 균형을 유지하기 위해 최소한의 일을 한다.

좋은 자세는 신체가 균형을 유지하기 위해 가장 적은 양의 에너지를 소비하는 위치로 정의할 수 있다.[40] 이상적인 자세를 보일 때 양쪽 관절은 대칭적으로 부하를 받는다(양쪽 고관절, 양쪽 무릎 및 양쪽 발에 동일한 부하가 있

중요한 내용: 이상적인 정적 자세에 대한 미신

그림 3.17과 같이 산 자세(타다아사나Tadaasana)로 서 있는 요기는 이상적으로 정렬된 자세로 보인다. 이 정렬은 많은 수강생들이 찾고 강사들이 처방하는 자세이다. 그리고 이것은 환상phantasm이다. 산 자세는 짧지만 정적인 자세로 다른 자세로 가는 도중에 거쳐가는 자세이지 몇 분 동안 유지해야 하는 자세는 아니다. 군인들은 훈련 중에 이 자세를 유지하기 위해 건강한 자세가 아니라 규율, 지구력 및 복종심을 기르기 위해 몇 시간 동안 이 위치에서 보초를 설 수 있도록 훈련 받는다. 그러나 이것은 대부분의 21세기 요기들의 목표가 아니다.[44]

몸은 움직이도록 설계되어 있다. 운동은 삶의 로션이다. 오랫동안 유지되어야 하거나 유지될 수 있는 올바른 자세가 단 하나뿐이라고 하는 것은 단순히 잘못된 것이다. 폴 그릴리Paul Grilley는 이것을 "이상적인 정적 자세에 대한 미신myth of the static ideal"이라고 불렀다. 하루 종일 확고하고 곧은 산 자세를 유지하면서 하루 종일 걸어야 한다고 상상해보아라. 가슴은 항상 들어 올리고, 팔은 옆구리에 붙이고 어깨는 아래로 뒤로 당기고, 시선은 끊임없이 수평을 유지하고, 머리는 움직이지 않는다. 이것은 편안하지도 않고 효율적이지도 않을 것이다. 머리는 움직이도록 설계되어 있고 팔은 휘두르며 척추는 굴곡할 수 있도록 설계되어 있다. 몸은 역동적이고 변화하며, 우리의 자세도 역동적이어야 한다.

산 자세나 다른 요가 자세에 정해진 이상적인 형태는 없다. 확실히 당신에게 효과가 없는 자세가 있을 수 있다. 나쁜 자세는 좋지 않은 결과를 초래할 수 있다. 그러나 당신에게 잘못된 자세가 다른 누군가에게는 문제가 되지 않을 수 있다. 당신의 독특한 생명 활동과 일대기를 보았을 때, 그리고 하루의 시간 중에, 당신이 그날 무엇을 하고 있었는지, 당신이 무슨 의도로 했는지, 그리고 당신이 얼마나 오래 있어야 했는지를 감안할 때 당신에게 가장 잘 맞는 자세가 있을 수 있다. 하지만 이 이상적인 자세가 무엇이든 간에 오랜 시간 하게 된다면 최적의 자세가 아닐 것이다. 움직여야 한다. 심지어 우리는 잘 때도 이리저리 움직인다.

구부정한 자세를 못하게 하고 그리고 의자는 구부정한 자세를 못하도록 설계될 수 있다. 우리는 멋지고 값비싼 인체공학적 의자에서 5분, 어쩌면 10분 동안 매우 편안하게 앉을 수 있지만 세계 최고의 의자에서조차 20분이 지나면 우리는 움직이고 싶어질 것이다.[45]

만약 그 값비싼 의자가 움직임을 허용하지 않는다면 고통이 뒤따를 것이다. 명상 수업에서 움직이는 것을 꼼지락거린다fidgeting고 한다. 꼼지락거리는 것은 학교, 직장, 요가 스튜디오에서 눈살을 찌푸리게 한다.[46] 이러한 태도는 몸이 움직여야 할 필요성을 무시한다. 이것은 일정 시간 동안 가만히 앉아 있는 것이 가치가 없다는 것을 의미하는 것은 아니다. 마음챙김, 명상 또는 수련의 관점에서 고요함을 요구하는 좋은 의도가 있을 수 있지만 이러한 의도에는 신체적 편안함을 최적화하는 것이 포함되지 않는다. (불편함이 고통으로 이어지지 않는 한) 알아차림awareness과 현존감presence을 키우기 위해 5분 이상 불편한 자세를 유지하는 것에 도전하는 것은 완벽하게 괜찮지만, 적어도 선택한 자세가 이상적인 자세라고 주장하지는 말아야 한다. 자세는 단순히 당신의 목적을 달성하기 위한 도구일 뿐이다. 실제로 인 요가로 알려진 요가 스타일은 자세를 몇 분 동안 유지해야 한다. 이 방법은 의도적으로 수강생들을 안락한 위치의 밖으로 데려가지만, 자세가 완벽하다고 이상화idealized하진 않는다. 이는 단순히 신체 조직에 건강한 스트레스를 발생시키기 위한 도구일 뿐이다.

이상적인 앉은 자세는 척추가 곧게 뻗은 자세가 아니며, 정확한 요추 곡선이나 바닥 위 높이 또는 바닥의 발 위치와 관련이 없다. 이상적인 앉은 자세는 역동적이다. 잠시 동안, 우리는 허리를 약간 펴고, 발을 바닥에 평평하게 하고, 곧은 자세로 앉아 있을 수 있지만 5분 후, 이상적인 자세는 잠시 동안 허리를 구부려 척추에 약간의 굴곡을 만든 다음, 아마도 다리를 꼬고 앉는 것으로 바뀔 수 있다. (한 번에 몇 시간씩 몸을 굽히는 것은 대부분의 사람들에게 건강하지 않을 수 있지만, 몇 분 동안 몸을 굽히는 것은 이전에 척추에 가했던 스트레스에 따라 매우 건강한 것이다.) 여러분들이 서 있든, 앉아 있든, 다른 방향으로 있든, 여러분의 이상적인 자세는 항상 변한다.

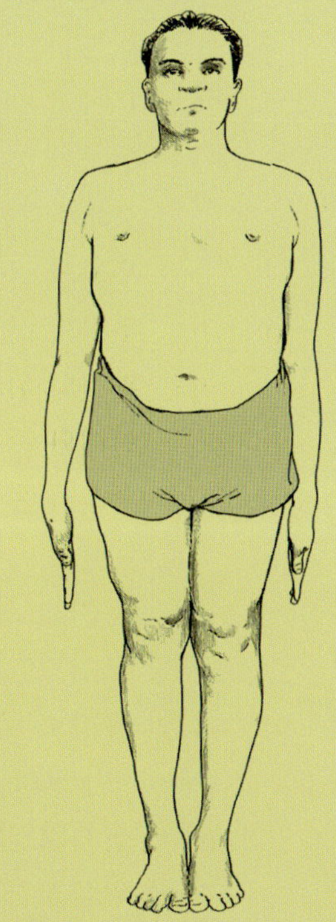

그림 3.16 아헹가 전통에서의 산 자세(타다아사나).[47]

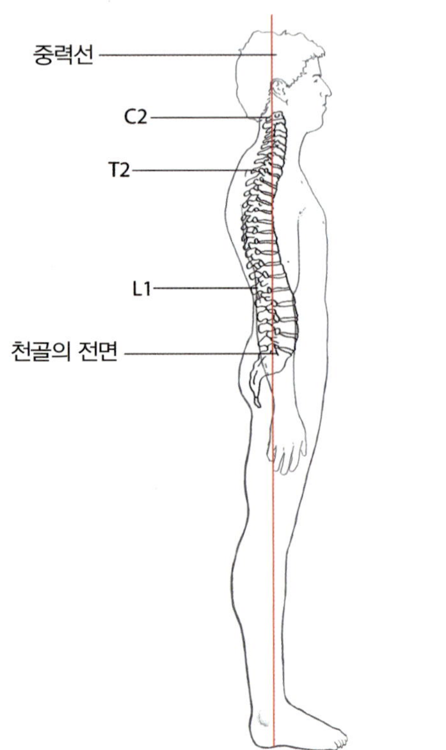

그림 3.17 산 자세의 측면 중력선은 귀에서 C2, T2, L1, 천골 전면, 무릎 및 발목을 통과하는 수직선이다.

다). 그러나 정렬은 균형의 한 측면일 뿐이다. 좋은 자세는 몇 가지 상호 관련된 요인에 의해 결정된다.

- 우리의 환경(우리가 서 있는 땅의 성질, 바람, 주변 소음 등)
- 우리의 감각 시스템(눈과 내이, 수평 위치의 결정)
- 우리의 고유수용감각(수평과 관련하여 현재 위치를 결정하기 위함)
- 우리의 근육계(근육이 활성화되고 이완됨)
- 우리의 신경계(근육 조절, 지각 및 기억)
- 관절의 위치(예: 목, 척추, 엉덩이, 무릎, 발목)
- 인대와 관절낭의 질과 장력
- 우리가 움직이고 있든 정지 상태이든

산 자세로 서 있는 것이 '완벽한 자세'를 나타내는 것처럼 보이지만 군인들의 '차렷' 자세와 같이 자세가 뻣뻣하면 똑바로 서 있지만 긴장을 풀고 서 있을 때보다 근육 에너지가 30% 더 소모된다.[41] 여기에서 우리는 요가 수행에서 신체의 엄격하고 전투적인 자세를 모방하는 것의 가치에 의문을 제기할 수 있다. 어떤 경우든 신체 전체에 걸친 체중 분포의 개별적인 변화는 이 이상적인 표준 산 자세에서 벗어나는 변화를 요구하게 된다. 엉덩이가 더 무겁거나, 가슴이 더 크거나, 배가 더 크거나, 머리가 계속 앞으로 밀리고, 무릎에 아픈 관절염이 있거나, 발목의 중심이 발뒤꿈치보다 앞쪽에 있거나, 다른 많은 변형들 중 어떤 것이든, 몸의 나머지 부분은 균형을 유지하기 위해 이상적인 중력선에서 벗어나야 할 것이다. 중력선은 신체의 실제 상태를 수용하기 위해 움직여야 한다. 몸이 움직이면 이 모든 것이 훨씬 더 복잡해진다. 모든 사람은 서 있을 때 약간 또는 많이 흔들리기 때문에 중력선은 끊임없이 움직이고 우리의 신경계와 근육은 끊임없이 적응해 나간다.

상식선에서 완벽한 자세는 몸을 더 건강하게 하고 통증을 줄이며 움직임을 용이하게 한다. 확실히 당신의 자세가 이상적인 자세와 극도로 다르다면 병리와 문제가 발생할 수 있지만 일반적으로 당신의 자세가 이상적인 자세에 맞는다는 것과 근골격계 질환 사이에는 입증된 연관성은 없다.[42] 이는 다르게 표현할 수 있는데,

> 완벽한 자세란 없다! 미학적으로 만족스러운 자세가 아니라 효과가 있는 자세를 추구하라.

모든 사람에게, 또는 확실한 효과가 있는 하나의 자세는 없지만, 문제를 일으킬 수 있는 자세는 많이 있다! '나쁜' 자세가 기능에 부정적인 영향을 미치는 경우, 일반적으로 업무와 관련된 환경에서 매일 많은 시간 동안 자세가 정적으로 유지되기 때문인 경우가 많다. 습관적인 자세를 바꾸는 것은 매우 어렵고 많은 훈련과 시간이 필요하다. 잘못된 자세의 원인이 근육 계통인 경우 훈련을 통해 교정할 수 있다. 원인이 뼈대 계통 문제라면 변화하는 경우는 매우 드물다. 요가와 기타 수동적 및 물리 치료 요법은 뼈의 모양을 바꾸지 못한다. 이것은 아무도 자세를 개선하는 것으로 이익을 얻을 수 없다는 것을 의미하는 것이 아니라 단순히 그렇게 하는 것이 어렵고 통증을 거의 감소시키지 않는다는 것을 의미한다.[43] 우리의 자세를 미학적인 이상에 비교하기보다는 시시각각, 움직임에 따라 움직임이 달라지는 기능적 자세를 지향하는 것이 좋다.

> 자세는 정렬과 마찬가지로 움직임에 도움이 되어야 한다. 우리는 완벽한 자세를 취하기 위해 움직이지 않는다. 우리가 추구하는 자세나 정렬은 최소한의 노력으로 움직일 수 있게 해주는 것이어야 한다.

나는 좋은 자세를 정의하려고 노력했다. 이제는 잘못된 자세를 정의하겠다. 이는 신체를 한 자세로 계속 유지하는 습관적인 패턴으로 지속적이고 불필요한 스트레스에 빠지게 한다(불필요한 스트레스는 시간이 지남에 따라 건강에 해로운 모든 스트레스를 말한다). 즉, 어색하고 불편한 자세는 아마도 잘못된 자세일 것이다. 바꾸어라. 그러나 이상적인 자세를 얻으려 하진 말자. 왜냐하면 오랫동안 자세를 유지하면 어떤 자세도 건강에 해롭기 때문이다.

축성골격

축성골격은 척추라고 불리는 뼈 기둥과 우리가 갈비뼈, 가슴뼈라고 부르는 구부러진 반쪽의 고리, 흉골, 그리고 인후와 귀에서 발견되는 작고 자유롭게 떠다니는 뼈 몇 개를 포함(인후의 설골 및 내이의 뼈 또는 이소골)하고 있다(그림 3.8a 참조).[48] 갈비뼈는 흉부 앞부분의 갈비뼈를 연결하는 흉골과 마찬가지로 흉추 분절에서만 가진 고유한 것이다. 우리는 흉추 분절에 대해 연구해볼 것이다. 쇄골은 흉골에 연결되어 있지만 축성골격의 일부로 간주되지 않는다. 쇄골과 견갑골에 대한 연구는 상지를 보는 볼륨 4에서 볼 수 있다.

그림 3.18은 척추의 이상적인 모습을 보여준다. 이 척추는 몸통을 가지고 있다. 모든 척추는 첫 번째 뼈인 고리뼈를 제외한 다른 척추뼈는 모두 이런 형태이다.[49] 척추의 몸통은 크기와 모양이 매우 다양하다. 경추의 몸통은 척추의 나머지 부분보다 작고 정사각형 모양이다. 흉추는 경추보다 크며 모양이 삼각형에 가깝다. 요추는 가장 큰 무게를 견디기 때문에 가장 크며 직사각형, 타원형 또는 강낭콩 모양일 수 있다.

척추에서는 두 발이 나오는데, '추궁근pedicles'('작은 발'이라는 뜻의 라틴어에서 유래)이라고 한다. 이 척추의 추궁근은 자라면서 추궁판Laminae으로 변한다(Lamina의 복수형, '얇은 층'을 의미함). 이 층들은 만나 추궁vertebral arch을 형성한다. 이 아치는 추공(공foramen은 라틴어로 '구멍'을 뜻함)이라고 하는 공간 또는 구멍을 둘러싸고 있으며, 이 구멍은 척추에 있는 척추의 구멍과 정렬되어 척수를 통과하는 관을 형성한다. 더 작은 척수 신경은 그림 3.19와 같이 인접한 척추뼈 사이에 위치한 추간공intervertebral foramen이라고 하는 측면 구멍을 통해 나온다.

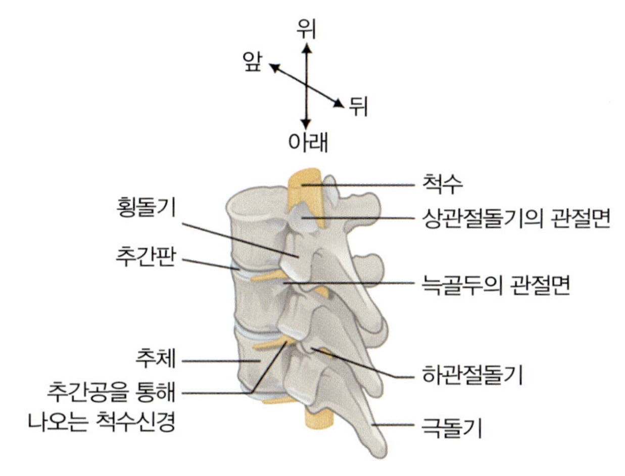

그림 3.19 추간공은 개별 척추뼈의 횡돌기와 그 바로 위 및 아래 이웃 사이의 간격에 의해 생성된다. 이 구멍은 신경이 척수에서 나갈 수 있도록 한다.[51]

상관절돌기
추체
횡돌기
추궁근
추궁
극돌기
추궁판
하관절돌기

그림 3.18 이상적인 척추.[50]

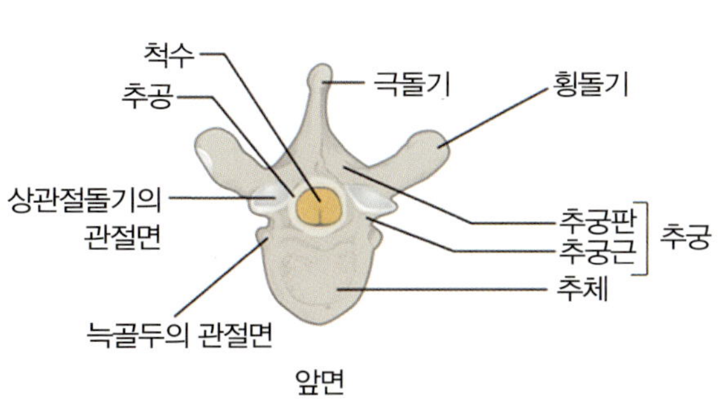

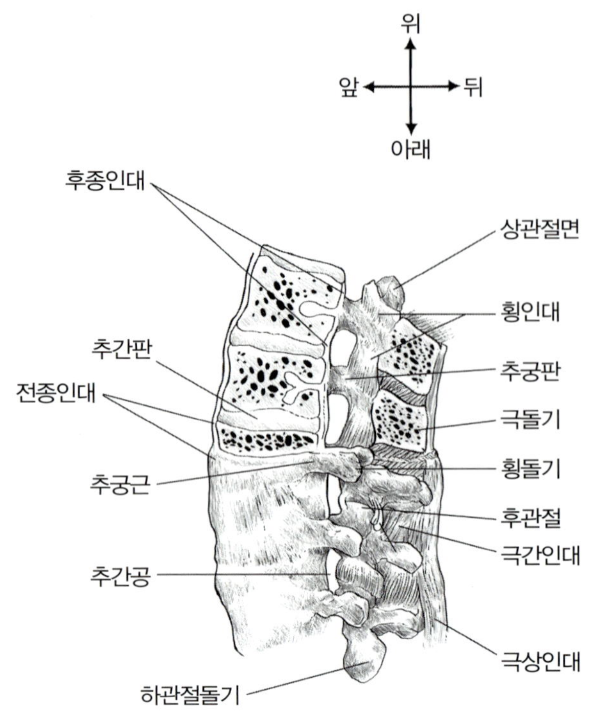

그림 3.20 척추관절은 관절낭, 인대, 근막에 배치된다.

2개의 추궁판이 결합된 척추의 몸통에서 뒤쪽으로 나오는 것은 극돌기이다(돌기는 단순히 자라난 것 또는 돌출부를 의미하며, 이 경우 뼈로 이루어진 돌출부를 의미한다). 극돌기는 척추를 따라 느낄 수 있는 쉽게 촉진되는 돌기이다. 극돌기의 직각 위치에는 2개의 횡돌기가 있으며 이들은 극돌기에서 90° 떨어진 방향으로 가리키고 있지만 여전히 신체의 수평 또는 횡 방향을 향하고 있어 횡돌기로 불린다. 횡돌기 또는 극돌기는 근육, 인대 및 근막의 넓은 부착 지점으로써 작용한다. 또한 흉추에서 횡돌기는 갈비뼈를 척추에 고정시키는 데 도움이 된다.

추궁에서 위아래로 돌출되어 있는 것은 위치에 따라 정의된 4개의 관절돌기이다. 2개의 상관절돌기는 척추의 상단에 있고, 상위 척추뼈의 하관절돌기와 연결된다. 이 4개의 돌기를 후관절Facet joint이라고도 하며, 이 용어를 앞으로 가장 많이 사용하게 될 것이다.[52] 늘 그렇듯이 처음 두 척추 C1과 C2는 이러한 표준 배열 형태가 아니다. 이는 경추 부분에서 자세히 살펴보겠다. 후관절의 방향은 주요 척추 분절에 따라, 각 분절마다, 그리고 사람들 간에서도 차이가 있다. 이것은 후관절의 방향이 어떤 움직임이 가능하고 어떤 움직임이 일어날 수 없는지를 결정하기 때문에 이해하는 것이 중요하다. 기차의 바퀴를 안내하는 선로와 같이 후관절은 척추의 움직임을 인도하여 척추를 '궤도'에 유지시킨다.[53] 사람마다 매우 다양한 면의 크기, 모양 및 방향은 척추 운동의 궁극적인 한계에 결정적인 역할을 한다.

척추의 관절

척추는 일반적으로 위와 아래의 이웃 관절들과 관절을 이루고 있다. 이러한 관절은 주로 디스크와 척추 사이, 인접한 척추 후관절 사이의 두 곳에서 발생한다.[54]

척추관절

척추뼈 사이에는 추간판이 있다(2개의 예외: 두개골과 C1 사이, C1과 C2 사이). 그림 3.20과 같이 2개의 척추뼈와 그 사이에 있는 디스크가 척추관절을 만든다. 이것은 때때로 섬유연골결합symphysis이라 불리는 연골 관절을 형성한다. 우리는 이것을 2개의 별개의 관절로 생각할 수 있다. 상위 척추뼈는 아래쪽의 디스크와 그 디스크는 하위 척추와 이어진다. 척추체는 서로 겹쳐져 뼈와 디스크가 상당한 압박 부하를 견딜 수 있게 한다. 모든 신체의 연골 관절(예: 골반의 치골결합)과 마찬가지로 많은 움직임이 가능하지 않지만 여기에서 발생할 수 있는 약간의 움직임은 척추의 전체 길이에 걸쳐 상당히 넓은 범위의 움직임으로 합산될 수 있다.

후관절

인접한 척추뼈 사이에서 두 번째 주요 관절 지점은 후관절이다. 연골의 척추관절과 달리 후관절은 활액으로 이루어져 있다. 그것은 관절낭을 둘러싸고 있고, 미끄러지는 표면을 감싸고 있는 관절 연골과 윤활액이 윤활제 역할을 하여 관절의 글라이딩 운동을 가능하게 한다. 후관절낭에는 기계수용성, 고유수용성 및 통각수용 신경종말이 풍부하다. 이것은 신경계에 피드백을 보내며 주변 근육의 활성화와 주변 근막의 긴장을 조정할 수 있으며, 이는 다시 후관절이 부담하는 부하를 안정화시킨다.[55] 여기에 과도한 스트레스나 자극은 통증을 유발한다.

그림 3.21에서, 우리는 척추 분절의 후관절을 볼 수 있다. 흉추, 요추 및 경추. 흉추 분절에서 후관절의 방향(그림 3.21a 참조)은 한 척추가 다른 척추 위나 아래에서 전방 혹은 후방 이동을 제한한다. 이러한 후관절 방향은 위아래로 약간의 수직 슬라이딩(일부 굴곡 및 신전 허용), 왼쪽 및 오른쪽으로의 수평 슬라이딩(측굴 허용) 및 비틀기를 허용하지만 이러한 움직임은 다른 인장 및 압박 요인에

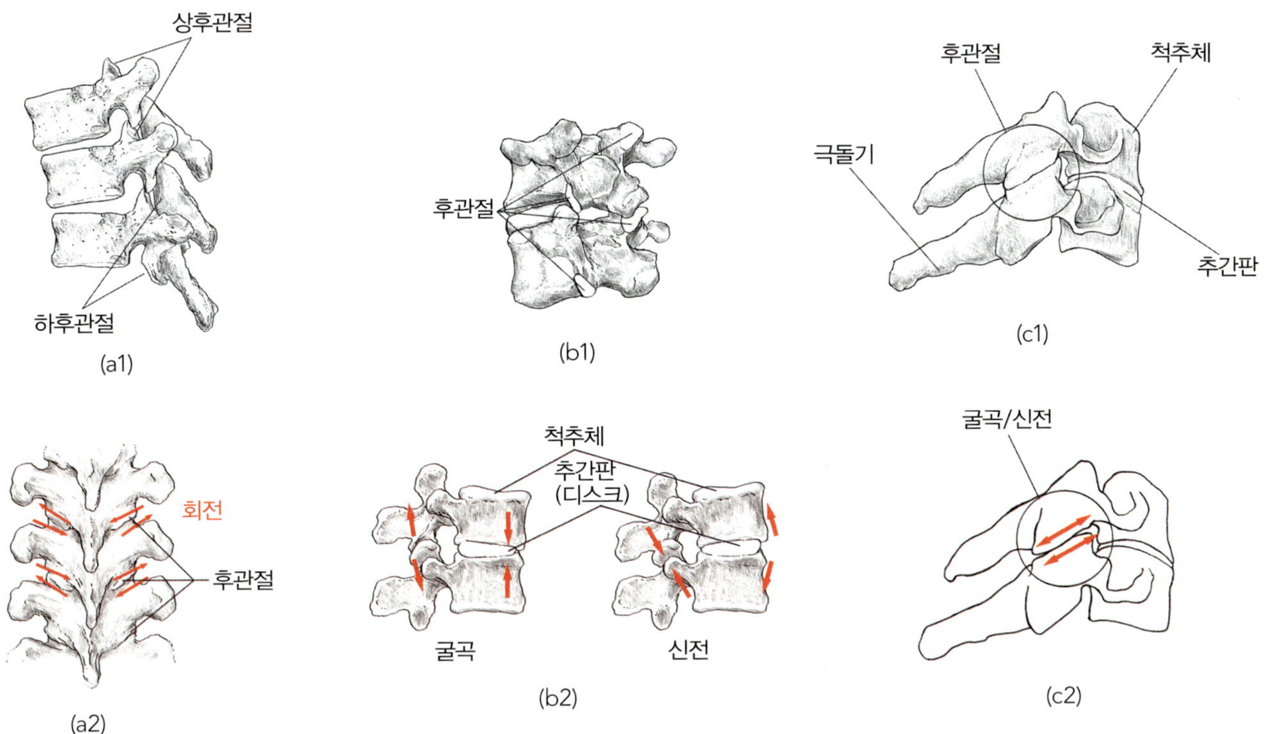

그림 3.21 후관절의 방향은 특정 움직임을 허용하지만 척추에 따라 다르다. (a)에서 수직/후면의 흉추 후관절은 회전을 허용하지만 전후방 움직임을 제한한다. (b)에서 수직/내측면의 요추의 후관절은 굴곡과 신전을 허용하지만 회전을 제한한다. (c)에서 거의 수평면인 경추의 후관절은 모든 방향으로의 움직임을 허용한다.

의해 제한된다. 예를 들어, 측굴의 경우 척추에 부착된 갈비뼈 자체가 개입하기 때문에 가능한 측굴의 양을 제한한다. 굴곡과 신전은 척추뼈의 수직 슬라이딩뿐만 아니라 후관절의 약간의 신연distraction과 근사approximation를 필요로 한다. 후관절의 표면이 약간 떨어져 있거나 더 단단히 함께 압박하면서 양쪽 표면의 연골을 압박할 수 있다. 후굴 움직임Backbending movements은 후관절의 관절낭과 가시돌기의 압박에 의해 제한된다. 흉추는 뒤로 신전됨에 따라 가시돌기가 서로 '키스'하고 충돌하여 흉추에서 사용할 수 있는 신전 범위를 크게 제한한다.

요추에서 후관절의 방향은 그림 3.21b에 나와 있다. 요추의 후관절은 아래 척추의 오목한 면이 위쪽 척추의 볼록한 아래쪽 면을 꼭 감싸고 구부러져 있다. 이러한 곡선의 특성은 후관절이 후방 및 내측(상부 후관절의 경우) 및 전방 및 외측(하위 후관절의 경우)으로 향하고 있음을 의미한다. 이 조합을 통해 후관절은 2차원적으로 척추의 슬라이딩 움직임을 제한할 수

중요한 내용: '안정적'이란 무슨 뜻인가?

우리는 '안정적stable', '안정성Stability' 및 '안정화stabilize'라는 용어를 자주 보게 될 것이다. 하지만 이 용어들은 무엇을 의미하는가? 안정성을 이해하는 데는 여러 가지 방법이 있지만 나는 이 정의를 사용할 것이다. 안정stable은 흔들림이 없고 단단하며 지속적으로 급격한 변화에 저항하지만 기능적으로 움직임이 조정될 수 있다. 관절이 안정되면 지지되고 흔들림이 없으며 적당한 힘의 변화에 저항할 수 있지만 동적 신경 및 근육 협응을 통해 과도한 힘을 수용할 수 있다. 압박을 받을 때 뼈는 마치 서로 결합된 것처럼 작용한다. 관절 자체에 강성이 생기며 근육은 동시수축을 통해 관절을 안정화한다. 일반적으로 이러한 근육들은 관절에 부하가 전달되기 전에 활성화된다. 신체는 부하를 예상하고 조기에 관절을 안정시킨다(이것은 뼈를 움직이거나 관절을 연결하는 역할을 하는 근육의 '주동근' 역할과는 구분된다[56]). 안정성은 결코 정적Static이 아니라는 것을 깨닫는 것이 중요하다!

우리는 끊임없이 움직이기 때문에 역동적인 안정성을 추구한다. 우리는 가만히 서 있는 것처럼 보일 때에도 움직이고 자세를 조정한다. 동적 안정성은 근육 긴장, 결합조직 긴장, 중력 및 움직임으로 인해 지속적으로 조정하기 위해 신경학적 제어가 필요하다. 따라서 안정성은 항상 단순한 정적 평형이 아닌 기능적, 동적 방식으로 다루어져야 한다.

어려운 내용: 근사와 신연

지금까지 우리는 후관절 표면 사이의 슬라이딩 또는 글라이딩 이동에 대해 논의했다. 그들은 또한 서로를 향해 움직이거나 또는 멀어질 수 있다. 그림 3.22는 정면에서 기울어진 두 척추뼈의 후면을 보여준다. 이것은 척추가 옆으로 구부러질 때 발생한다(측굴). 왼쪽에 있는 한 쌍의 후관절은 서로 멀어지고(이처럼 분리separation된 것을 신연되었다고 한다), 다른 후관절은 서로 누른다(근사). 근사에 대한 제한은 관절이 압박되면서 비롯되나, 신연에 대한 저항은 관절낭의 장력으로 인해 발생한다.[57] (역자 주: 이 책에서는 근사approximation와 신연distraction이라는 용어를 쓰지만, 국내에서는 흔히 쓰이는 용어가 아니므로, 문맥을 훼손하지 않는 범위에서 각각 압박과 근사, 신연과 견인이라는 용어를 혼용하여 사용할 것이다.)

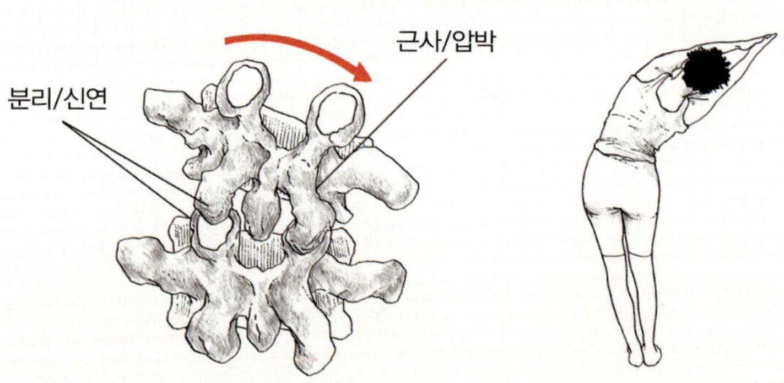

그림 3.22 요추가 옆으로 구부러지면 후관절이 서로 다른 위치에서 분리되고 압박될 수 있다.

있다(전후방 및 좌우). 그러나 위아래의 움직임은 수용하기 쉽다. 이것은 굴곡과 신전의 움직임이다.

그림 3.21c에서 C5와 C6의 후관절을 볼 수 있다. 경추에서 후관절의 방향은 매우 다양하다. 위쪽 척추뼈가 아래쪽 척추뼈 위와 앞으로 슬라이딩될 때 목의 굴곡이 발생한다. 만약 그것이 아래로 그리고 뒤로 슬라이딩하게 되면 신전이 발생한다. 상위 척추뼈는 하위 척추 위에서 회전할 수도 있다. 그러나 이 비틀림은 수평면에서 완전히 일어나지 않으므로 약간의 측굴과 함께 회전 움직임을 발생시킨다. 위쪽 척추뼈가 오른쪽으로 비틀면 오른쪽으로도 측굴이 발생하고, 왼쪽으로 비틀면 왼쪽으로 측굴이 발생한다. 이것은 경추의 전형적인 형태이다. 회전은 측굴이 동반된다.

척추의 다양성

극돌기의 길이, 너비, 기울기와 인접 돌기 사이의 공간은 인접한 극돌기 사이에 접촉이 일어나기 전에 척추가 얼마나 신전될 수 있는지에 영향을 미친다. 극돌기가 '키스'(서로 압박 접촉됨)된다면 구속하는 인대와 근육에 얼마나 적은 장력이 남아 있든지 상관없이, 신전은 끝난다(현실은 약간 더 복잡하다. 극돌기는 그 사이에 잇는 인대를 가두고 압박하지만 우리는 여전히 그 과정을 '키스'라고 부른다). 흉추의 가시돌기는 요추보다 척추체의 크기에 비해 훨씬 길지만 좁다. 이렇게 좁으면 움직일 수 있는 공간이 넓어져야 하지만, 척추체와 추간판의 높이가 더 짧기 때문에 흉추의 돌기가 서로 더 가깝고 아래쪽으로 더 각이 져 있다. 그림 3.23과 같이 이러한 조건들이 결합되어 요추 신전보다 흉추 신전을 제한한다.

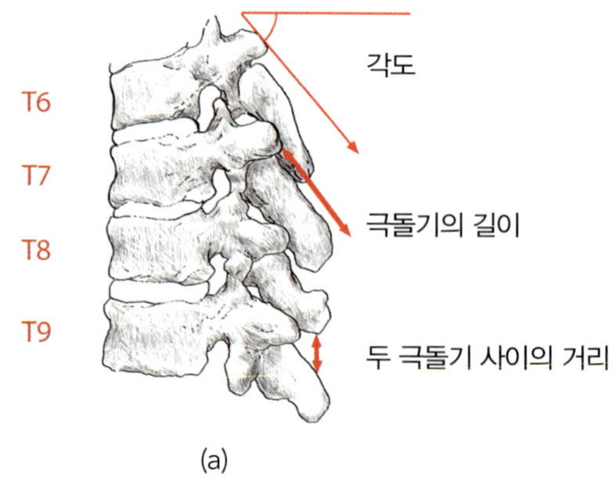

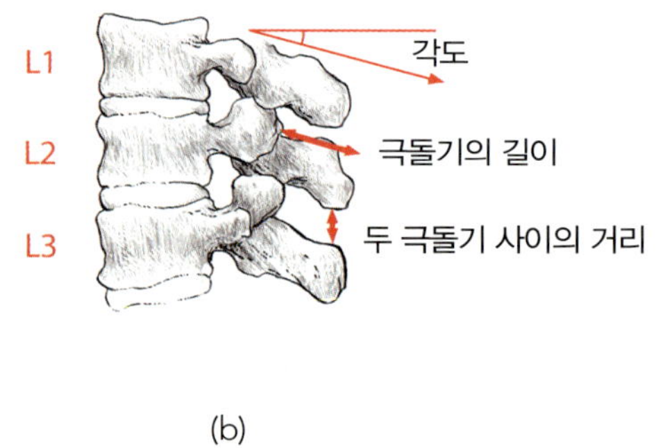

그림 3.23 극돌기의 크기, 모양 및 방향에 따라 최종 신전 범위가 결정된다. (a) T6에서 T9까지 전형적인 흉추의 극돌기를 보여준다. 이 위치에 신전을 위한 공간이 얼마나 작은지 주목하여라. (b)는 L1에서 L3까지의 요추 극돌기를 보여준다. 요추의 돌기가 더 짧고 두 사이의 공간은 더 넓기 때문에 흉추보다 후굴을 위한 공간이 더 많다.

어떤 사람들은 매우 길고 큰 가시돌기를 가지고 있다. 이 상태를 거대 극돌기mega spinous라고 한다. 너무 지나친 경우이다.[58] 이러한 사람들의 경우 신전 범위가 심각하게 제한된다. 어떤 사람들은 극도로 짧고 가느다란 저형성된 극돌기를 가지고 있다(때로는 완전히 결손되어 있다!).[59] 이 사람들은 훨씬 더 넓은 범위의 가동범위를 가지고 있고 종종 그림 3.24와 같이 허리에 '힌지'라고 불리는 것을 보여준다. 여기서 왼쪽(a)의 요기는 L2/L3 사이에 표시된 힌지를 보여준다. 우리는 L2 극돌기가 매우 짧고 좁으며 L3의 돌기가 L2의 돌기에서 멀어져 그들 사이에 많은 공간을 생성할 수 있다고 추측할 수 있다. 마치 그녀의 L3 극돌기가 완전히 사라진 것 같다! (그녀의 신체 겉모습을 보고는 알 수 없다. 우리는 MRI나 X-ray로 척추를 촬영해야 할 것이다.) 왼쪽의 후굴을 하는 요기가 인상적인 만큼, 오른쪽에 있는 요기는 훨씬 더 진보적이고 영적으로 보인다.[60] 그녀는 L4/L5와 T12/L1에 이중 힌지를 가지고 있어 왕 비둘기 자세King Pigeon Pose(카포타아사나Kapotasana)에 매우 깊이 들어갈 수 있다.

(참고: 요가는 이 정도의 유연성에 대한 잠재력을 만들어내지 못하지만, 이 학생들은 요가를 통해 인장 저항을 점차 이겨낸 것이다. 대부분의 사람들은 몇 년을 수련해도 이 정도 깊이의 자세를 취할 수 없을 것이다. 이 역시 타고난 변이의 문제이다.)

우리가 나이가 들면서, 보통 40대부터 가시돌기는 변화하기 시작한다. 가시돌기는 더 길고, 넓고, 두꺼워지며 인접한 돌기 사이의 공간이 줄어든다. 이러한 변화는 뼈의 성장으로 인한 것이다(척추관절염이라고 불리는 상태). 대부분의 경우 이러한 변화는 증상과 통증을 유발하지 않지만 극돌기가 움직일 공간이 줄어들기 때문에 유연성이 상실된다.[61] 나이가 들면서, 우리는 전만과 후굴 능력을 잃는다. 다시 말하지만 이것은 '평균'이다. 어떤 사람들은 이 상태가 발생하지 않고 그들의 아름다운 후굴을 노년까지 잘 유지한다.[62]

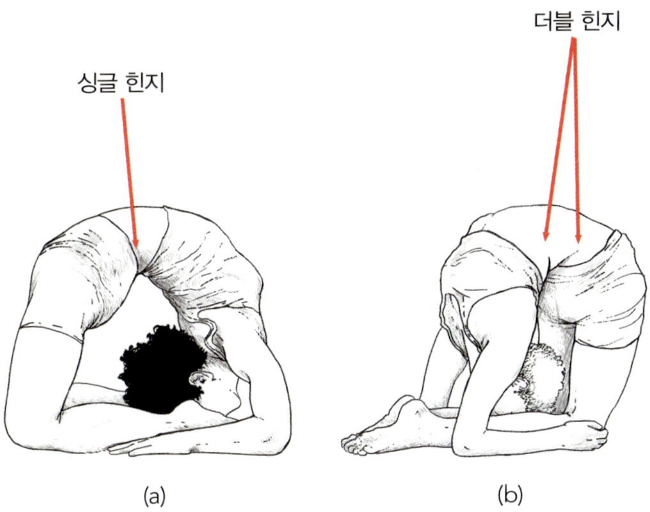

그림 3.24 (a) 이 요기는 L2와 L3 사이에 힌지가 있어 깊은 후굴을 할 수 있다. (b) 이 요기는 L4/L5와 T12/L1에 2개의 힌지가 있어 첫 번째 수강생보다 더 깊은 후굴을 할 수 있다.

척추 후관절의 다양성

후관절의 방향은 특정 움직임이 발생하는 것을 방지하고 이러한 방향은 척추의 위치에 따라 다양하다. 경추에서, 후면은 수직에 대해 약 45° 로 향하며, 윗면은 위쪽/뒤쪽을 향하고 아래 면은 아래/앞을 향한다. 흉추에서는 거의 수직으로 배향되어 앞뒤를 향하고 있다. 요추에서는 수직 방향으로, 측면/내측을 향한다(이러한 방향은 웹 부록 'Orientation of facets' 참조). 흉추 방향에서 요추 방향으로의 전환이 정확히 어디에서 발생하는지에 대해서는 논쟁의 여지가 있다. 일부 연구에서는 T12/L1에서 발생하지만 다른 광범위한 연구에서는 T11/T12[69]에서 더 높게 발생하는 것으로 나타났다.

놀랍게도, 후관절의 방향은 대칭이 아니다. 왼쪽 흉추의 후관절은 종종 오른쪽 흉추의 후관절과 다른 방향을 갖지만 이러한 비대칭은 요추의 후관절에서는 흔하지 않다.[70] 오른쪽 흉추의 후관절면은 더 수직으로 향하고 왼쪽 면보다 앞쪽을 향한다. 이 비대칭은 후관절이 개입하는 움직임의 제한이 왼쪽과 오른쪽으로 회전할 때 동일하지 않음을 의미한다. 당신은 왼쪽으로 쉽게 회전할 수 있지만 오른쪽만큼 쉽게 또는 멀리 회전할 수 없다는 것을 발견할 수 있다.[71] 이것은 시간이 지남에 따라 변할 수 있는 다른 연부조직의 근육 불균형, 근막 긴장 또는 근긴장 때문일 수도 있고, 또한 변하지 않을 후관절의 방향 때문일 수도 있다. 이러한 흉추 비대칭은 척추 퇴행의 징후가 아니다! 그것은 정상이다. 그러나 요추의 비대칭은 병리적인 문제일 가능성이 크다. 요추의 후관절에서의 비대칭은 정상적이지 않기 때문이다.

요추의 후관절은 흉추보다 대칭적이지만 방향은 일치하지 않는다. 상위 요추의 하부면의 방향의 하부 척추의 상부면의 방향과 잘 맞지 않는다. 이것은 병리적인 상태가 아니다. 기능적 생활에 필요할 정도로 요추관절이 움직이는 것이 필요하다. 한 평가에 따르면 흉부의 12개

지도자에게 보내는 메모: 힌지를 할 것인가? 말 것인가?

다음에 수강생들이 활 자세(다누라사나)와 같은 깊은 후굴 동작을 할 때 주의를 기울여보자. 무엇이 보이는가? 여러분은 아마도 척추는 매끄러운 곡선을 가져야 하며, 녹영(역자 주: 쌍떡잎식물 미나리아재비목 국화과의 여러해살이풀. 실내에서 관상용 식물로 자라는 덩굴성 다육식물이다)처럼 각각의 관절이 곡선에 동등하게 기여해야 한다고 배웠을 것이다. 이는 각 척추의 극돌기 사이에 훌륭하고 균일한 공간을 보여주는 해부학 교재가 뒷받침하는 미학적 이상이다. 해부학 책이 깊은 후굴을 할 수 있는 신체를 보여준다면 여러분들의 수강생들은 왜 그렇게 안 될까? 안 되는 경우, 수강생들이 곡선을 고르게 만들려 하지 않기 때문이라고 생각할 수 있다. 아니면 단지 당신의 훌륭한 지도에 주의를 기울이지 않기 때문이라고도 생각할 수 있다.

불행히도 이러한 미학적 이상을 성취하는 것은 매우 드문 일이다. 그러나 그것은 실제로 존재한다. 그림 3.25를 참조하자. 그러나 그림 3.26을 보면 이 수강생들은 눈에 띄는 힌지를 보여준다. 그들은 그림 3.25의 수강생들과 같은 양의 요추 신전을 가질 수 있다. 실제로, 그림 3.26b의 학생은 발을 잡고 높이 들 수 있지만, 각 개인은 매우 다른 방법으로 거기에 도달하게 된다. 그들에게 힌지는 안전한가?

신전 힌지 움직임

'힌지hinge'라는 용어를 정의해보자. 스튜어트 맥길에 따르면, "[힌지]는 가동범위 중에서 더 [보다] 많은 움직임을 만드는 분절이다.[63] 그것들은 척추의 곡선에서 불연속적인 것이며, 그것이 힌지를 발견할 수 있는 단서이다. 일반적으로 척추는 강성이 유지되지만 때때로 상당히 많이 움직이는 관절이 하나(때로는 2개) 있기 때문에 그 지점에서만 움직임이 일어나는 경향이 있다. 강사로서 우리는 척추 곡선을 따라 갑자기 바뀌는 곳을 찾을 수 있다. 많은 수강생들에게 이 힌지는 만성 또는 급성 통증의 부위이거나 미래에 통증 부위가 될 수도 있다.[64] 이는 반드시 그럴 것이라고 말하는 것이 아니다! 힌지의 과도한 사용으로 인해 통증 부위가 될 수 있지만, 힌지가 있다고 해서 반드시 문제가 발생한다는 것을 의미하는 것은 아니다. 단지 문제가 발생할 수 있다.[65] 많은 강사들은 힌지가 '행동 유도call to action'라고 느끼며, 이는 힌지 부위가 문제가 되지 않도록 척추의 다른 부위를 동원해야 한다는 신호를 보낸다. 힌지가 본질적으로 위험한지 아닌지에 관계없이 척추 전체를 사용하는 것은 가치 있는 철학이다.

그러나 수강생이 단일 척추관절을 움직일 수 있는 능력을 가진 경우는 매우 드물다. 하나의 근육을 단독으로 타깃으로 삼아 활성화할 수 있는 것이 드문 것처럼, 다른 많은 근육을 움직이지 않고 하나의 척추를 움직일 수 있는 것은 드문 일이다. 고도로 훈련된 무용수나 곡예사가 이 기술을 발전시켰을지 모르지만 우리 대부분은 요추를 전체적으로 움직일 수 있을 뿐이다. 따라서 '척추의 곡선을 스무드하게' 하려는 의도는 여러 척추뼈에 걸쳐 발생할 수 있지만, 각각의 개별 관절에서는 발생하지 않는다.

힌지는 척추의 모든 움직임에서 발생할 수 있다. 굴곡/신전, 측굴 및 회전. 신전 힌지는 하나 또는 두 개의 특정 척추관절에 대해 완벽하게 정상적이고 안전한 움직임일 수 있다. 이것은 문제되지 않을 수 있으며, 수강생들이 자연스러운 가동범위로 가지 못하게 하면 스트레스 부족으로 인해 관절이 위축될 수 있다. 일부 수강생들은 분명히 힌지를 허용해야 하지만 이것이 모두를 위한 좋은 생각이라는 것을 의미하지는 않는다! 만약 수강생들이 쉽게 움직일 수 있고 계속해서 허리를 굽히고 다른 척추 부분에서 최적의 가동범위를 개발하지 않으면 힌지 관절에 과부하가 걸릴 위험이 있다. 이러한 과부하 상황은 동적 움직임 또는 척추에 큰 부하가 가해질 때 자주 발생한다. 단일 관절에 과도한 부하를 가하는 것은 좋지 않으며 힌지에 과도한 부하를 가하는 것도 좋지 않다. 힌지는 척추 전방전위증과 같은 해당 관절의 구조적인 문제 또는 병리로 인해 존재할 수 있으며, 이 경우 쉽게 움직일 수 있지만 전체 가동범위를 허용하는 것은 좋은 생각이 아닐 수 있다. 단일 관절에 과도한 부하를 가하는 것은 좋지 않으며 힌지에 과도한 부하를 가하는 것도 좋지 않다.

그렇다면 강사로서 무엇을 해야 하는가? 힌지를 허용할 것인가 말 것인가? 당신이 수강생에게 전체 가동범위의 움직임을 사용하는 것을 못하게 한다면, 그녀의 후굴의 모든 경험을 부정하는 것일 수도 있다. 그러나 힌지를 권장하는 경우(수강생이 의도적으로 선택하여 후굴을 깊게 하려는 열망 또는 그 존재에 대한 무지로) 일부 학생들은

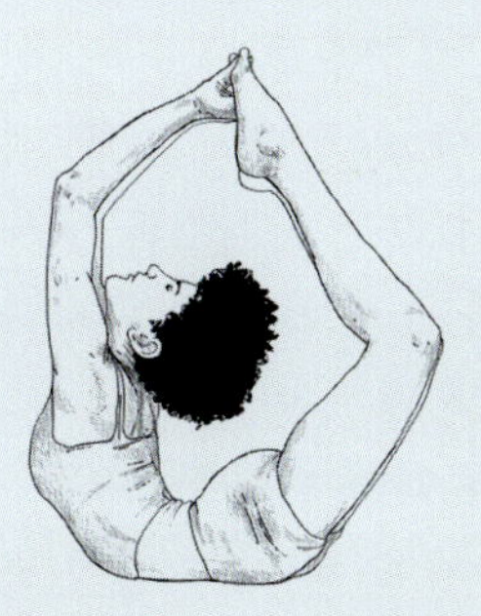

그림 3.25 이 요기는 척추 전체를 따라 뚜렷한 힌지가 없는 균일한 곡선을 만들고 있다.

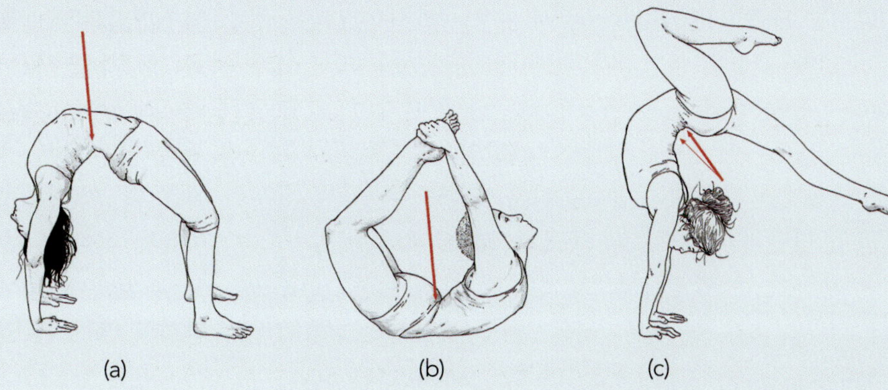

그림 3.26 이 요기는 모두 빨간색 화살표와 같이 요추의 다양한 위치에서 신전 힌지를 나타낸다. (a)의 힌지는 아마도 T12/L1에 있을 것이다. T11/T12에서도 깊은 힌지가 발생할 수 있다. (b)의 경우 이 얕은 힌지는 L5/S1에 있을 가능성이 높다. (c)의 경우 L2/L3에 약간의 힌지가 있고 L4/L5에 더 깊은 힌지가 있다.

반복적으로 힌지를 만들 때 관절이 손상될 위험이 있음을 알아두어야 한다. '신용카드 효과'의 위험이란 게 있는데, 신용카드에 적용되는 반복적인 앞뒤 움직임은 결국 카드를 망가뜨릴 것이다. 이것은 신용카드에 할 수 있는 좋은 일일지도 모르지만, 그것은 당신의 척추에는 건강하지 않을 수 있다.[66] 뚜렷한 신전 힌지가 있는 수강생은 조금은 물러서는 것이 더 건강하다는 것을 발견할지도 모른다.

그러나 다시 말하지만, 몇몇 수강생의 경우 완전하고 자연스러운 가동범위를 무시하는 것은 해당 관절을 위축시킬 수 있다. 다시 말하지만, 강사로서 우리는 신전 힌지를 허용해야 할까, 아니면 허용하지 말아야 할까? 모든 수강생들에게 단 하나의 대답도 독단적으로 적용될 수 없는 이와 같은 경우에는 여러분의 의도와 학생의 의도로 돌아가는 것이 유용하다. 당신이 애초에 후굴 동작을 제공함으로써 달성하고자 하는 것은 무엇인가? 최대 가동범위가 정말 필요한가? 아니면 단지 미학적인 것을 위한 목적인가?

신전 힌지를 보면 두 가지 질문이 있을 수 있는데, "이 포즈의 의도는 무엇인가?"와 "수강생의 느낌은 어떤가?"이다. 수강생이 통증을 가진다면 의도와 상관없이 너무 깊은 것이다. 자세를 취하는 동안에는 통증이 없지만 운동이 끝나고 아프거나 혹은 다음 날이나 이틀이 지나도 통증이 느껴진다면 너무 깊이 들어갔을 수도 있다. 만약 그녀가 체조 선수이거나 무용수라면 깊고 미학적으로 아름다운 모습은 괜찮을 것이다. 그러나 그녀는 스스로 위험과 보상을 저울질하며 결정해야 한다. 움직임이 빠르거나 부담되는 부하가 클수록 위험은 커진다. 그럼에도 불구하고 힌지의 스트레스를 줄이기 위해 척추의 다른 부분에서 더 많은 가동범위를 동원할 수 있는지 여부를 항상 확인하는 것이 좋다. 그리고 척추의 전체 범위, 특히 힌지 부분에서 안정성을 찾는 것은 항상 좋은 생각이다. 안정성은 강성에서 나온다. 척추에 강성을 높이는 것은 허리를 뒤로 구부리는 자세의 동작 범위를 감소시키기는 하지만, 척추가 부상을 입을 수도 있는 범위까지 깊숙히 들어가는 것을 방지할 수 있다.

굴곡 힌지 움직임

굴곡에서 발생하는 힌지는 신전 힌지보다 더 미묘하고 감지하기 어렵다. 다시, 우리는 척추의 곡선에서 불연속성을 찾는다. 그림 3.27은 앞으로 접힌 상태에서 발생하는 굴곡 힌지를 보여주지만, 이는 우리가 척추를 구부릴 때마다 발생할 수 있다.

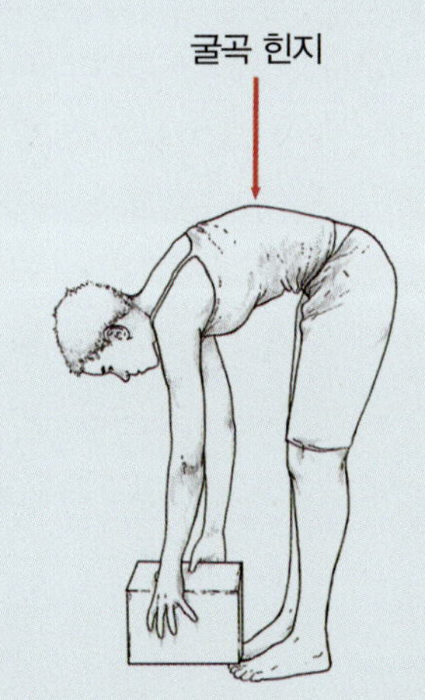

그림 3.27 눈에 띄는 굴곡 힌지

굴곡 힌지는 관절이 불안정한 부위에서 발생하기 때문에 기능 장애와 통증을 예방하기 위해 관절을 지지하는 것이 좋다.[67] 흉부 굴곡 힌지와 깊은 요추굴곡 힌지의 경우 한 가지 좋은 아이디어는 광배근을 결합하는 것이다. 이는 몸통 신전을 강화시키기 때문이다. 요추의 힌지는 복부 근육을 단단하게 함으로써 더 효과적으로 지지하게 된다.[68] 강성stiffness은 안정화되므로 힌지를 더 단단하게 하거나 '브레이스Brace'를 만들기 위해 척추 주변의 근육을 사용한다(이 기능을 효과적으로 수행하는 방법에 대해서는 할 말이 훨씬 더 많다. 사이드 바 '중요한 내용: 브레이싱과 스페이싱' 참조). 힌지의 원인 중 하나는 척추를 따라 발생하는 국소적인 단단함이다. 때문에 다른 치료 방법은 힌지가 발생하는 부위가 아닌 부위에서 척추를 따라 가동성을 증가시키는 것이다. 전체 척추에 초점을 맞춘 캣-카우(마르자르아사나/비틸아사나Marjaryasana/Bitilasana) 동작이 도움이 될 수 있다. 힌지 위치에 대한 수강생의 인식을 유도하고 다른 모든 곳에서 움직임을 향상시키면서 해당 영역은 조용하게 유지하도록 한다.

비틀기 & 측굴 힌지 움직임

회전 움직임의 대부분이 모든 관절에 의존하여 회전에 기여하는 것보다 하나의 관절에서 나오는 비틀림 힌지(트위스트)를 감지하기가 더 어렵다. 유사하게, 수강생들은 매우 깊은 측굴이 있을 수 있지만 자세히 살펴보면 대부분의 측굴이 한 관절에서만 발생될 수 있다. 비대칭 힌지는 수강생이 다른 쪽보다 한쪽으로 더 잘 회전하거나 측굴을 하는 경우에도 발생할 수 있다. 이러한 힌지는 디스크 한 면의 강성 차이 또는 한 쌍의 특정 면의 모양과 방향에 의해 발생할 수 있다. 다시 말하지만, 힌지는 일부 학생들에게는 완전히 괜찮을 수 있지만 다른 학생들에게는 문제이자 고통의 원인이 될 수 있다. 각 척추관절이 운동에 기여할 수 있는 정도까지 주의와 함께 의도가 요구된다.

척추관절은 약 45°의 굴곡(각 관절당 3.75°)과 약 20°의 측굴(1.7°/각 관절)을 생성하는 반면 요추의 5개 척추관절은 약 60° 굴곡(12°/각 관절) 및 20° 측굴(5°/각 관절)을 제공한다. 각 요추는 개별 흉추보다 더 많은 움직임을 수용해야 하며, 이것이 요추의 후관절이 흉추보다 덜 일치하는 이유일 것이다. 요추는 안정성보다 더 많이 움직일 수 있고, 더 많은 가동성을 가질 필요가 있다.[72] 요추에 있는 후관절의 더 낮은 일치성을 보완하기 위해 시상 방향(측면과 내측을 향함)으로 향한다. 이는 요추의 안정성을 높이며, 체중 부하를 더 잘 지지할 수 있게 한다.

일반적으로 후관절 각도와 나이 또는 유전적 배경 사이에는 아무런 상관관계가 없다. 병리학이나 부상을 제외하고, 당신의 후관절의 방향은 나이가 들어도 변하지 않을 것이다.

추간판

C1과 C2를 제외하고 척추뼈의 각 쌍 사이에는 연골, 콜라겐 및 물로 만들어진 디스크가 있다.[73] 디스크는 인접한 척추 사이에 축적되는 압박 부하를 되돌리며 척추뼈를 더 견고하게 결합하는 데 도움이 된다. 실제로 디스크는 직렬로 정렬된 2개의 관절을 만든다. 하나는 디스크와 위쪽 척추 사이, 두 번째는 디스크와 아래쪽 척추 사이이다. 이 2개의 관절은 하나의 관절만 사용하는 것보다 더 넓은 범위의 움직임을 허용한다.

그림 3.29에서 볼 수 있듯이 추간판은 두 가지 주요 구성 요소를 가지고 있다. 하나는 섬유륜이라고 하는 콜라겐 섬유 고리이고, 다른 하나는 수핵이라고 하는 수분이 많은 젤 형태의 내부 중심부이다. 완전히 정확하지는 않더라도 맛있는 비유는 젤리 도넛이다. 도넛의 페이스트리pastry는 디스크의 섬유질 연골이고 젤리는 스트레스에 저항하는 데 도움이 되는 젤로 채워진 주머니이다.[74] 척추를 움직이는 방법에 따라 젤리가 디스크 내에서 이동할 수 있다. 사이드 바 '중요한 내용: 요가 자세에 따라 척추 디스크에 다양한 스트레스가 가해진다'를 참조하자.

디스크의 두께는 척추 전체에 걸쳐 다양하다. 그들은 경추에서 가장 얇고 요추 부위에서 가장 두껍다. 두께도 디스크마다 다르다. 일반적으로 중앙 돌출부가 있지만(그림 3.29a 참조), 경추와 하부 요추에 있는 각 디스크의 앞쪽은 뒤쪽보다 두껍다. 따라서 측면에서 볼 때 디스크는 쐐기wedge처럼 보인다. 이 쐐기 모양은 요추의 후방 전만 만곡의 주요 원인이다.[75] 그러나 흉추에는 전방 또는 후방

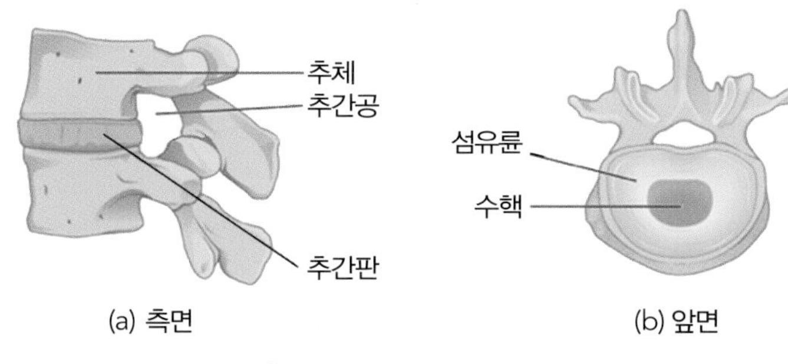

그림 3.29 추간판.[76]

쐐기 모양이 없다. 흉추의 전방 후만 곡선은 디스크가 아니라 척추의 모양에만 기인한다.

전반적으로 디스크는 척추 전체 길이의 약 25%를 차지한다.[77] 이는 하루 중 시간에 따라 다를 수 있다. 아침에 일어나면 디스크의 수분과 두께가 최고조에 달하지만 밤에는 수분이 부족하고 가장 얇다.[78] 이러한 변화는 요추 추간판에서 가장 분명하게 나타난다. 평균적으로 하루의 활동 과정에서 가장 아래의 3개의 요추 추간판은 부피가 16% 더 작아질 수 있다.[79] 야간 휴식이 끝날 때 추간판이 완전히 수분을 공급받으면 디스크는 더 커지고 따라서 그들을 둘러싼 척추는 더 멀리 떨어지게 된다. 이렇게 늘어난 척추 사이의 거리는 척추뼈를 감싸고 있는 인대의 스트레스를 증가시키며, 따라서 척추뼈가 더 팽팽해지고 우리는 더 경직된 느낌을 받는다. 이러한 이유로 아침에 가장 먼저 척추에 가해지는 스트레스는 권장하지 않는다. 척추를 따라 가해지는 장력이 이미 매우 높기 때문이다(아침에 일어나서 초기 30분 안에 요가를 시작하는 것은 좋은 생각이 아니다! 사이드 바 '중요한 내용: 이른 아침의 요가와 앉은 자세 이후의 요가'). 하루가 진행됨에 따라, 중력은 자연적으로 디스크를 압박하여 약간이 수분이 손실되고 줄어들게 되면 척추인대에 가해지는 스트레스를 줄인다. 척추를 구부리는 능력은 하루 동안 약 5~6° 까지 증가한다.[80] 아침에 처음 움직이는 것보다 밤에 몸을 구부리고 발가락을 만지는 것이 훨씬 더 쉽다는 것을 알 수 있을 것이다. 이유 중 하나는 디스크의 수분 수준이다.

추간판의 다양성

도넛의 가운데 젤리인 수핵은 경추와 요추에서 상당히 발달했지만 흉부에서는 훨씬 덜 발달했다. 또 다른 다양성은 나이가 들어감에 따라 척추 길이에 대한 디스크의 기여도가 변한다는 것이다. 놀랍게도 나이가 들면 디스크가 실제로 두꺼워지지만 탄력성은 떨어진다. 그 반대는 우리가 어렸을 때 나타난다. 7~20세까지, 우리의 척추뼈는 더 두꺼워졌지만 디스크는 최소한으로 변했다.[88] 태어날 때 수핵은 매우 크고 부드러우나 나이가 들어가면서 수분을 유지하는 능력을 잃어 겔과 같은 성질이 감소한다. 섬유질이 많아져 스트레스를 분산시키는 능력이 떨어지게 된다. 섬유륜fibrosis의 증가는 또한 수핵이 더 약해지더라도 두껍게 한다.[89] 일부 사람들(26세 정도로 어린 나이에도)의 경우 수핵이 완전히 사라진다. 비록 해부학 교재가 그림 3.29와 유사한 이미지를 보여주지만 이것이 척추 사이의 디스크가 다음과 같이 보인다는 것을 의미하지는 않는다. 당신의 것은 더 건조하고, 더 뻣뻣하고, 더 부러지기 쉬울 수도 있고, 더 수분이 많고 유연할 수도 있다. 나이가 들면서 발생하는 척추의 위축과 키의 감소는 디스크가 아니라 척추가 가늘어지기 때문이다. 여기서도 역시 인간은 다양하다. 모든 사람의 디스크가 같은 크기이거나 스트레스를 견디는 능력이 같은 것은 아니다.

수핵을 둘러싸고 있는 섬유륜은 제한적이지만 고유한 유연성을 가지고 있다. 척추를 앞으로 구부리면 디스크의 앞쪽 부분은 압박되고 뒷부분은 길어진다. 또한 굴곡 시 위쪽 척추가 아래쪽 척추 위로 약간 앞으로 미끄러져 디스크가 뒤에서 앞으로 약간 더 길어진다. 신전 시엔 그 반대가 발생하고 디스크가 약간 더 짧아진다(예: 그림 3.234 참조). 나이가 들면서 섬유륜의 탄력이 없어지고 수핵이 마르면서 이러한 압박이나 척추를 신장시키는 특성을 잃는다. 이것은 우리의 노화된 디스크가 우리가 젊었을 때 더 쉽게 수용할 수 있었던 움직임에 저항할 것이라는 것을 의미한다.

평균적으로 젊은 사람들의 요추에서 각 디스크는 완전한 굴곡과 신전 사이에 1.2mm만큼 앞에서 뒤로 늘어난다.[90] 언제나처럼, 우리는 값의 범위를 찾는다.[91] 분명히 디스크가 더 유연할수록, 더 큰 가동범위가 된다. 1.2mm라는 숫자는 표준편차가 1.0mm인 평균으로, 어떤 사람들의 디스크는 최대 신전에서 최대 굴곡까지 3.0mm가 늘어나지만 어떤 사람은 거의 움직이지 않는다. 디스크의 사전 부하(수핵의 젤리가 고리 섬유에 의해 제한됨)로 인해, 굴곡 또는 신전 시 디스크 가장자리의 압박은 디스크와 척추가 제 위치로 되돌아가는 데 도움이 되고, 따라서 척추는 굴곡 또는 신전 힘이 끝나면 중립 위치로 돌아간다.[92] 이것은 디스크가 젊고 수분을 공급받고 건강할 때 척추를 곧게 펴는 데 필요한 근육의 힘이 덜 필요하다는

중요한 내용: 이른 아침의 요가와 앉은 자세 이후의 요가

많은 요가 수강생들은 요가 수행에 들어갈 수 있는 가장 좋은 시간, 즉 유일한 시간을 아침 일찍부터 찾는다. 이른 아침, 바깥세상은 더 조용하고, 아침 수행은 마음챙김을 깊이 할 수 있고, 평화롭고 강력할 수 있다. 그러나 이른 시간은 위험이 도사리고 있을지도 모른다. 우리 척추의 디스크가 밤새 수분을 공급하기 때문이다. 우리가 잠을 잘 때, 디스크는 부풀어 오르면서 늘어나게 된다. 우리가 아침에 일어나자마자 훨씬 더 뻣뻣하게 느끼는 데는 그만한 이유가 있다. 우리의 키가 늘어났기 때문이다! 척추가 늘어나면서 크리프Creep는 시작되었다. 크리프는 장시간 유지된 스트레스가 가해졌을 때 발생하는 조직의 느린 신장lengthening이다(이러한 상황에 대한 자세한 내용은 웹 부록 'Creep and counterposes' 참조). 왜냐하면 크리프 때문에 우리의 척추를 감싸고 고정하는 인대는 아침에는 더 길지만 약해진다. 인대에 가해지는 스트레스는 밤보다 아침에 80% 더 높다.[81] 우리는 이른 아침에 저가동성 상태이지만, 더 약하기 때문에 인대는 척추를 억제하고 너무 많은 움직임을 방지할 수 있는 능력이 떨어지게 된다. 너무 많이 늘어나면 척추의 관절을 손상시킬 위험이 더 크다.

따라서 침대에서 일어나 요가 매트로 바로 향하는 것은 좋은 생각이 아니다. 아사나 수련을 시작하기 전에 자신에게 시간을 주어라. 양치질, 면도 또는 샤워 등 아침 일과에 30분 동안만 집중해도 척추의 길이를 50% 줄일 수 있다.[82] 그러나 하룻밤 사이에 발생한 모든 크리프를 완전히 제거하고 인대가 정상적인 강도로 돌아오도록 하기 위해서는 더 오랜 시간 또는 회복 운동이 필요하다.

가늘고 긴 척추에 이른 아침에 생길 수 있는 가장 큰 위험은 완전한 굴곡 움직임에서 나온다.[83] 척추를 감싸고 있는 인대 중 하나를 제외하고는 모두 뒤쪽을 따라 붙어 있기 때문에 굴곡은 이러한 인대에 가장 큰 영향을 미치게 되는 움직임이다. 따라서 아침 일찍부터 깊은 굴곡움직임을 하는 것은 피하도록 하자. 척추가 중립 위치에 있는 동안 디스크를 압박하는 데 도움이 되는 워리어(비라바드라아사나Virabhadrasana) 자세와 같은 서 있는 자세로 수련을 시작하라. 이것은 디스크의 높이를 줄이고 인대에 가해지는 스트레스를 완화하는 데 도움이 될 수 있다. 그런 다음 캣-카우 운동(마르자르아사나Marjaryasana와 비틸아사나Bitilasana 사이의 플로우)과 같이 척추에 약간의 완만한 관절가동술을 추가하여 처음에는 깊은 신장과 굴곡은 피하면서 점차 더 깊은 신전을 한다. 만약 여러분이 아침에 태양의 경배(수리야나마스카라Suryanamaskar)를 가장 먼저 하는 것을 좋아한다면, 뒤로 더 깊은 후굴 동작인 업 도그(우르드바무카스바나아사나Urdhvamukhasvanasana) 자세 대신에 낮은 코브라(부장가아사나Bhujangasana) 자세를 취하고, 앞으로 숙일 때는 무릎을 사용하자.

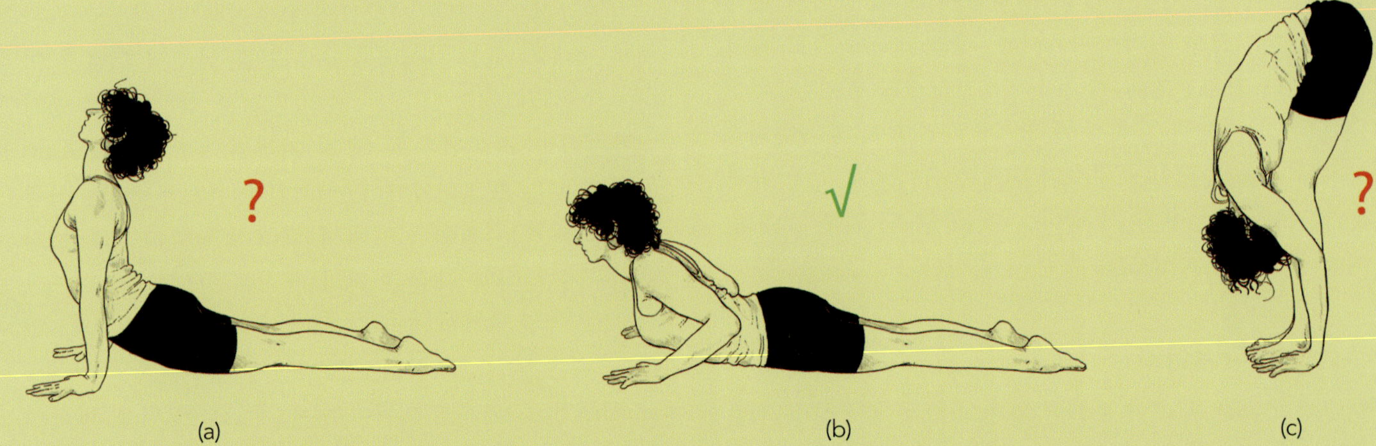

그림 3.30 이른 아침에 하는 (a)업-도그 자세(우르드바무카스바나아사나)는 허리에 너무 많은 스트레스를 줄 수 있다. 추간판이 괜찮아질 때까진 (b)코브라 자세(부장가사나)가 더 안전하다. (c) 전굴 같은 깊은 척추굴곡자세는 대부분의 사람들에게 좋지 않을 수 있지만 (일부는 이를 견딜 수 있다.), (d) 캣-카우 움직임(마르자르아사나와 비틸아사나 사이의 플로우)은 거의 모든 사람들에게 안전하다.

잠시 앉아 있고 나서

우리가 척추를 구부리고 오랜 시간 앉아 있을 때도 크리프는 발생할 수 있다. 20분 동안 명상을 하고 앉아 있다거나,[84] 한 시간 동안 차의 운전석에 앉아 있거나, 직장에서 몇 시간 동안 책상에 앉아 있든 요추가 구부러지면 스트레스는 디스크의 수분을 감소시키고 수핵을 뒤로 밀어내게 되며 인대 길이를 늘리고 관절 강성과 척추 가동성을 감소시킨다.[85] 이러한 경우 위험은 우리가 아침에 일어날 때 경험하는 저가동성 문제보다는 과운동성 문제 중 하나다. 단, 20분 동안 허리에 굴곡된 자세를 유지한 결과 생기는 크리프는 빨리 사라지지 않는다. 회복의 처음 2분 동안은 관절 강성의 50%만 회복된다. 실제로 척추가 오랫동안 굴곡 자세를 유지하여 생긴 느슨함을 상쇄시키는 데 30분의 시간이 걸릴 수도 있다.[86] 여기서 배워야 할 교훈은 오랜 시간 앉아 있다가 바로 척추를 굽히는 자세를 피해야 한다는 것이다. 약간의 회복 시간도 허용하지 않는 앉아 있는 명상에서 척추의 깊은 전방 굴곡 자세는 피해야 한다. 직장에서는 앉은 자세 이후에 허리가 정상으로 돌아올 시간이 되거나 반대 동작을 취할 때까지 무거운 물건을 들거나 허리에 부담을 주는 움직임은 피해야 한다. 위험에 처한 사람들의 예는 오랫동안 앉은 자세로 있다가 바로 뛰어가서 무거운 상자를 고객에게 날라야 하는 배달 기사부터 교대 근무 사이에 몇 분 동안 벤치에 앉아 있다가 다시 게임에 뛰어드는 운동선수에 이르기까지 다양하다(후자의 경우 앉아 있는 것보다 서 있는 것이 요추의 굴곡을 방지하므로 훨씬 낫다).

오랜 시간 굴곡한 후 몇 분 동안 척추를 펴기만 해도 인대를 보호할 수 있는 강성을 회복하는 데 도움이 될 수 있다.[87] 수분 동안 유지되는 스핑크스 또는 코브라 자세(부장가아사나)는 요추를 굴곡시키게 되는 시간 앉은 자세에 대한 이상적인 대항 자세이다. 요추 쿠션을 사용하면 책상에 앉거나 운전할 때 요추굴곡을 방지하는 데 도움이 된다. 벤치에 앉아 있는 운동선수나 명상 중 앉아 있는 명상가는 척추를 똑바로 세우고 키가 큰 자세로 앉아 허리의 전만 곡선을 유지할 수 있다. 쿠션에 앉아 있는 것은 이를 더 쉽게 할 수 있게 한다. 한 번에 많은 시간 동안 구부정한 자세를 취하는 것을 피해야 한다.

(**강사를 위한 특별 참고 사항:** 요가 수업이나 명상을 할 때 바닥에 앉지 말자. 항상 방석 위에 앉도록 하자! 당신이 고관절이 매우 열려 있고 바닥에 앉아 있는 동안 허리에 완벽한 전만 곡선을 유지할 수 있더라도 대다수의 수강생들은 그렇게 할 수 없다. 만약 여러분의 수강생들이 당신이 방석 없이 바닥에 앉아 있는 것을 본다면, 그들도 그렇게 하려고 노력할 것이다. 그들에게 좋은 본보기를 보여주기 위해 무언가에 앉아라. 그것은 아무런 비용이 들지 않으며 그들에게 훨씬 더 좋을 것이다.)

항상 그렇듯이, 위의 모든 내용은 많은 사람들, 특히 현재 허리 문제로 고통받고 있거나 그러한 문제가 발생하기 쉬운 사람들에게 좋은 조언이다. 그러나 특별한 해부학적 구조로 인해 이른 아침이나 명상을 한 후에 척추를 완전히 움직일 수 있는 사람들이 많이 있다. 당신은 그 운이 좋은 소수 중 하나일 수 있다. 그럼에도 불구하고 우리의 몸은 변하고 우리가 과거엔 할 수 있었던 것이 나중에는 그리 호의적이지 않을 수 있다. 주의와 의도를 가지고 수련하면 척추가 보내는 경고 신호에 경각심을 갖게 될 것이다.

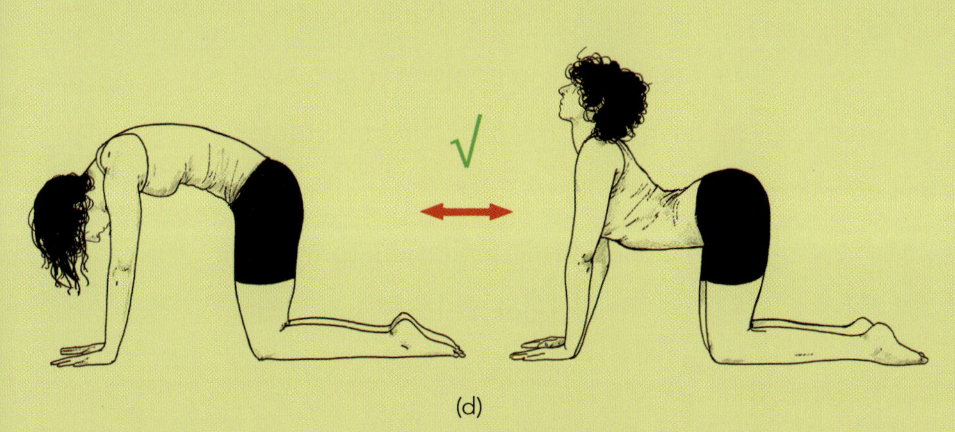
(d)

것을 의미한다.

척추를 옆으로 구부릴 때 디스크의 한쪽은 압박되고 다른 한쪽은 늘어난다. 우리가 앞으로 구부릴 때 디스크의 앞면은 압박되고 뒷면은 늘어난다. 후굴 동작을 할 때 디스크의 뒤쪽은 압박되고 앞쪽은 늘어난다. 척추의 모든 움직임은 디스크 섬유에 어느 정도의 압박과 신전을 만들어낸다.

유연한 젊은 체조 선수에 대한 연구에 따르면 수핵의 수분 함량이 평균 인구에 비해 훨씬 많고 디스크 두께도 더 크다.[93] 디스크의 추가적인 높이로 인해 척추뼈 사이에 운동 공간이 더 많이 확보될 수 있으며 운동 중에 디스크를 더 많이 압박하거나 신전시킬 수 있다. 더 두꺼운 디스크는 가동범위를 증가시킬 수 있지만 압박 스트레스를 받을 때 디스크의 후방 탈출을 유발할 수도 있다. 후방 탈출은 그 자체로는 매우 무해할 수 있지만 일부 사람들에게는 문제가 될 수 있다. 반면에 디스크의 쐐기 모양이 정상보다 크면 디스크의 팽윤Bulge이 정상보다 적다.[94] 따라서 디스크가 두꺼울수록 더 건강할 수 있다(추체 및 추간 디스크의 두께 변화에 대한 자세한 정보는 웹 부록 'Thickness of discs and vertebral bodies'에서 찾을 수 있다).

섬유륜의 가장 바깥 부분에는 신경 말단이 있으며 이는 일부 사람들에게는 요통의 원인이 될 수 있다. 대부분의 사람들은 섬유륜 중 약 1/3에 신경이 분포되어 있다. 일부 사람들, 특히 요통을 앓고 있는 사람들은 신경이 아마도 수핵에 바로 닿아 있는 등 더 광범위한 신경 분포를 가지고 있다는 징후가 있다.[95] 일반적으로 디스크 내부에는 혈류가 없다. 주변 조직으로부터 확산 작용을 통해 영양분을 공급받는다. 그러나 인구의 일부, 특히 디스크의 퇴행으로 고통받는 사람들은 디스크 내부에 일부 혈관을 가지고 있다.[96]

인대와 근막

축성골격의 근막 조직에 대한 자세한 연구는 개별 척추 부분까지 기다려야 하지만 여기에서 간략한 개요를 언급해야 한다. 해부학자는 신체를 해부할 때마다 무엇을 보존하고 무엇을 파괴할지 결정해야 한다. 조각가가 조각상을 조각하듯이 재료를 제거해 형태를 드러내야 하는데, 이 과정에서 비록 버려지더라도 무엇을 다듬느냐가 중요한 경우가 많다. 우리의 근막은 신체의 다른 모든 조직들에 심어지고, 둘러싸고 지지하는 3차원의 거미줄이다. 이러한 다른 조직들을 드러내기 위해 근막은 종종 생체에 실제로 존재하지 않는 다양한 형태로 제거되거나 불안정하거나 깎여 나가게 된다. 형태가 신체의 본질을 이해하는 데 도움이 될 수 있지만, 그것은 실제가 아니라 가르치는 도구이다.

우리가 신체 어디를 보든지 모든 곳(모든 신체)에서 우리는 통합되지만 가르치기 위한 목적으로 우리는 몸을 분리 가능한 층으로 구성된 것처럼 표현하는 것이 유용하다는 것을 발견했다. 축성골격의 근막과 인대를 탐구할 때 이 점을 유념해주길 바란다. 특정 인대, 관절낭 및 근막 확장fascial expansions의 이름을 붙이겠지만, 이는 연결된 뼈와 독립적으로 존재하는 별도의 막이 아니다. 그들은 뼈에서 발생하고 그들과 연속적이다. 인대는 그들을 둘러싸고 있는 근막과 연결되어 있으며, 인대는 둘러싸고 있는 근육들과 연결되어 있다. 우리는 이러한 조직들을 별도로 설명하지만 이들은 분리되어 있지 않다.

근막 및 인대 내 신경

축성골격의 결합조직에는 신경 종말이 풍부하다. 이들 중 일부는 어떤 것이 잘못되었을 때 우리에게 알려주는 통증 수용체(통증 수용기nociceptors라고 함)이지만 많은 부분은 우리 조직의 상태와 조직이 받는 스트레스의 양에 대한 정보뿐만 아니라 독자적인 수용 정보를 제공하는 기계 수용기(루피니 및 파치니 소체)이다.[97] 고유수용성감각은 우리 몸이 공간의 어디에 있는지, 신체의 다른 부분에 대한 한 영역의 방향, 그리고 그 부분이 어떻게 움직이는지를 감지하는 능력이다. 그러나 이 기능을 제공하는 것은 결합조직의 신경만이 아니다. 많은 근육이 고유수용성으로 작용하며 실제로 척추에 가장 가깝게 위치한 일부 가장 작은 근육의 유일한 기능은 고유수용성감각일 수 있다. 아마도 너무 작아서 움직임을 생성할 수 없을 것이므로 대신 그 기능이 움직임을 감지할 가능성이 가장 높다.[98] 우리가 보려고 하는 조직 내에는 근육 내에서 발견하는 것보다 훨씬 더 많은 신경 종말이 있다. 근막과 인대는 내부 세계를 감지하며 우리의 면역 체계 및 신경계에서 중요한 역할을 한다.[99]

척추의 움직임

척추는 6개의 자유도를 가지고 있으며, 이는 척추가 6가

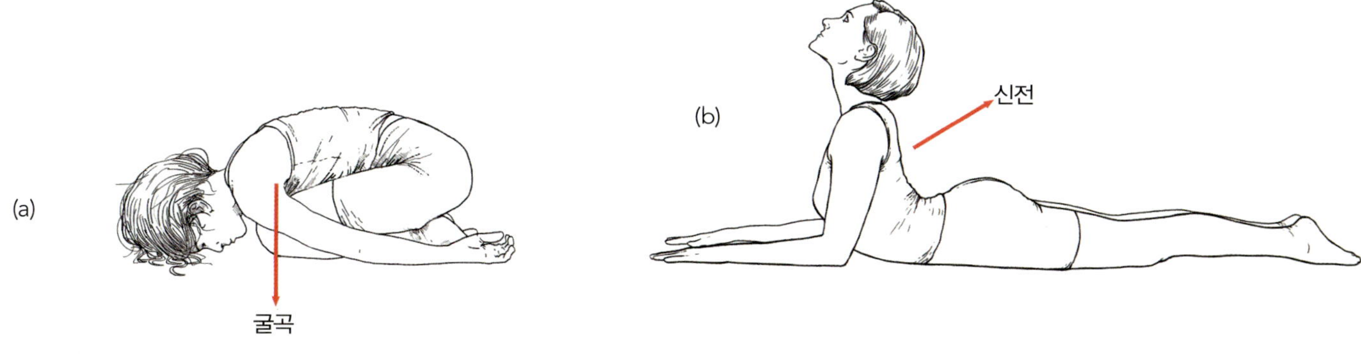

그림 3.31 어린이 자세(발라사나)에서 척추를 구부리고 코브라 자세(부장가아사나)에서 척추를 신전한다.

지 방향으로 움직일 수 있음을 의미한다. 굴곡, 신전, 오른쪽과 왼쪽으로의 측굴(옆굽힘이라고도 함), 그리고 좌우로 회전한다. 이것은 척추 전체를 봤을 때 사실이다. 그러나 개별 척추관절이 모두 척추 전체와 같은 6도의 자유도를 갖는 것은 아니다. 이것은 표 3.3에 나와 있다. 요추관절의 굴곡과 신전의 범위는 비교적 넓지만 흉추관절의 회전 범위는 더 넓다.

표 3.3의 숫자는 평균이다. 당신의 척추가 이렇다고 생각하지 말자.[101] 가능한 경우 사람들이 얼마나 다를 수 있는 보여주는 값 범위가 포함된다. 어떤 사람들은 하나의 요추관절에서 최대 16도까지 회전할 수 있다![102] 이것은 평균 25개의 관절이므로 이러한 정확한 가동범위를 가진 척추는 없다.[103] 이 표의 값은 척추 분절 간의 차이를 보여주는 것이다. 이 분절들에서 일어나는 일에 대한 흥미로운 근사치이다.

척추굴곡과 신전

측면(시상면)을 보는 그림 3.31과 같이 척추를 전방(앞)으로 움직이는 것을 굴곡이라고 한다. 이것은 어린이 자세 Child's Pose(발라사나Balasana)에서 볼 수 있는 것처럼 척추가 앞으로 구부러지도록 할 때 수행하는 동작이다. 굴곡은 척추가 전체적으로, 특히 요추 부분에서 가장 쉽게 만들 수 있는 동작이다. 척추를 후면으로(뒤로) 움직이는 것을 신전이라고 한다. 이것은 우리가 코브라 자세(부장가아사나) 또는 스핑크스 자세에서 하는 동작이다. 경추에서 가장 쉽게 할 수 있다.

축굴(옆굽힘)

전두면에서 일어나는 움직임을 척추의 측굴이라고 한다.

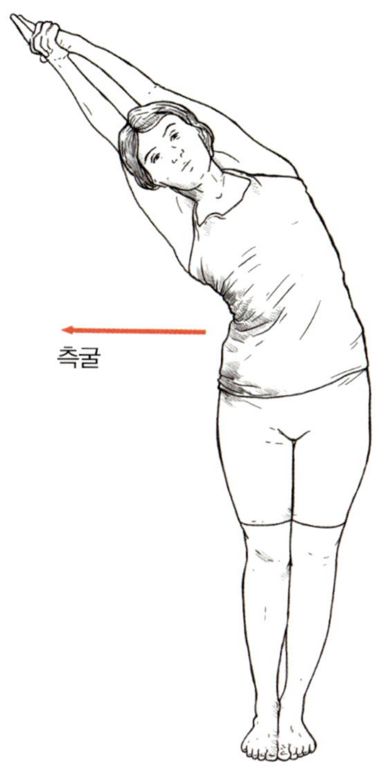

그림 3.32 스탠딩 하프 문(아르다찬드라아사나Ardhachandrasana)은 척추의 측굴이 포함된다.

이 굴곡을 위에서 설명한 척추의 전방 굴곡과 구별하기 위해 '측Lateral'이라는 형용사를 추가한다. 종종 이 측굴을 옆굽힘이라고 한다. 측굴의 좋은 예는 그림 3.32에서 볼 수 있는 바나나사나Bananasana 또는 표준 선 자세의 하프문 자세(블로운 팜Blown Palm 또는 반달 자세(아르다찬드라아사나)라고도 한다)이다. 분명히, 우리는 오른쪽 또는 왼쪽으로 옆으로 구부릴 수 있으므로 측면굴곡의 두 가지 가능한 방향이 있다. 측면 굽힘은 경추와 요추 부위에서 가장 쉽다.

표 3.3 관찰된 가동범위의 가능한 최대 범위와 함께 척추관절의 사용 가능한 움직임(요추의 굴곡 및 신전에 대한 별도의 값에는 하나의 표준편차가 포함되며 다른 측정 값과 다른 연구에서 가져온 것이다[100]).

척추 레벨	굴곡	신전	굴곡&신전(결합 움직임)	측굴(한 방향)	회전(한 방향)
C0/1*			25°	5°	5°
C1/2			20°	5°	40°
C2/3			10° (5~16°)	10° (11~20°)	3° (0~10°)
C3/4			15° (7~26°)	11° (9~15°)	7° (3~10°)
C4/5			20° (13~29°)	11° (0~16°)	7° (1~12°)
C5/6			20° (13~29°)	8° (0~16°)	7° (2~12°)
C6/7			17° (6~26°)	7° (0~17°)	6° (2~10°)
C7/T1			9°	4° (0~17°)	2° (0~7°)
T1/2			4° (3~5°)	5°	9° (최대 14°)
T2/3			4° (3~5°)	6° (5~7°)	8° (4~12°)
T3/4			4° (2~5°)	5° (3~7°)	8° (5~11°)
T4/5			4° (2~5°)	6° (5~6°)	8° (5~11°)
T5/6			4° (3~5°)	6° (5~6°)	8° (5~11°)
T6/7			5° (2~7°)	6°	7° (4~11°)
T7/8			6° (3~8°)	6° (3~8°)	7° (4~11°)
T8/9			6° (3~8°)	6° (4~7°)	6° (6~7°)
T9/10			6° (3~8°)	6° (4~7°)	4° (3~5°)
T10/11			9° (4~14°)	7° (3~10°)	2° (2~3°)
T11/12			12° (6~20°)	9° (4~13°)	2° (2~3°)
T12/L1			12° (6~20°)	8° (5~10°)	2° (2~3°)
L1/2	8° (5°)	5° (2°)	12° (5~16°)	6° (3~8°)	2° (1~3°)
L2/3	10° (2°)	3° (2°)	14° (8~18°)	6° (3~10°)	2° (1~3°)
L3/4	12° (1°)	1° (1°)	15° (6~17°)	8° (4~12°)	2° (1~3°)
L4/5	13° (4°)	2° (1°)	16° (9~21°)	6° (3~9°)	2° (1~3°)
L5/S1	9° (6°)	5° (4°)	17° (10~24°)	3° (2~6°)	5°

* 여기서 C0은 두개골의 바닥 부분과 C1의 윗부분을 이야기한다.

회전(비틀림)

마지막 두 방향은 척추의 회전이라고 하며, 이것은 다시 왼쪽 혹은 오른쪽으로 움직일 수 있다. 회전은 어깨의 면plane이 골반의 면에서 멀어질 때 혹은 그 반대의 경우로 척추를 따라 발생하게 된다. 회전을 만들기 위한 몇 가지 선택권이 있다. 우리는 고관절을 고정하여 골반이 움직이지 않도록 할 수 있다(그림 3.33a 참조). 그림 3.33b와 같이 어깨를 고정하고 골반을 회전할 수 있다. 또는 어깨와 골반 모두에서 반대 방향으로 약간의 움직임을 허용하여 비틀림 또는 회전을 생성할 수 있다.

회전에 대한 위의 설명은 흉추와 요추에만 적용된다. 경추의 회전은 약간 다르다. 이 경우 회전은 어깨/몸통의 면과 머리의 면의 상대적인 움직임에 의해 발생한다(그림 3.34 참조). 여기에 세 가지 옵션이 있을 수 있다. 머리를 움직이지 않고 몸통을 움직인다(a). 몸통을 움직이지 않고 머리를 움직인다(b). 또는 양쪽이 약간이지만 서로 반대로 움직인다.

신장 및 수축

우리는 약간 창의력을 발휘하여 척추가 전체 시스템으로 움직이는 두 가지 새로운 방향을 고안할 수 있다. 그림 3.35와 같이 신장 및 수축이다.[104] 척추는 곡선의 연속이고 각 곡선이 다소 구부러질 수 있기 때문에 전체 척추가 곧게 펴져 약간 더 길어 보이거나 분절이 더 많이 구부러져

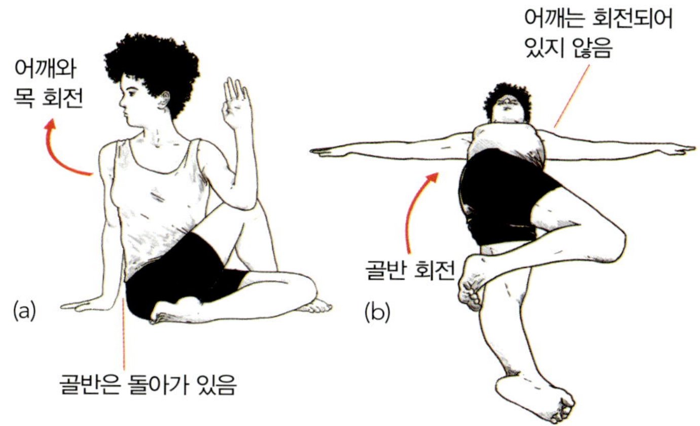

그림 3.33 흉추와 요추의 척추 회전은 (a) 싯티드 트위스트(아르다마첸드라사나Ardhamatsyendrasana)에서와 같이 골반을 고정하고 어깨를 회전할 때 발생할 수 있으며, (B) 리클라이닝 트위스트(자타라파리바르타나아사나Jatharaparivartanasana)와 같이 어깨를 고정하고 골반을 회전시킨다.

척추가 더 짧아 보일 수 있다. 기술적으로, 이 두 가지 움직임은 단순히 개별 척추관절의 굴곡과 신전의 조합이다. 이것이 신장과 수축이 척추의 움직임에 대해 해부학적으로 받아들여지는 용어가 아니지만, 우리의 요가 수련에서 우리는 이러한 효과를 달성하려고 노력한다. 우리는 마운틴 포즈(타다아사나)에서 척추를 길게 서도록 지시할 수 있으며, 척추를 곧게 펴기 위해 근육을 사용하게 된다. 또는 그림 3.35에서와 같이 다운독 자세(아도무카스바나아사나Adhomukhasvanasana)에서 고관절을 굽히고 척추를 길게 할 때처럼 신장력을 사용하고 중력이 척추를 늘리는 힘을 제공할 수 있다.[105] (신장을 통한 연장이 실제로 요가 수행 중에 발생하는지에 대한 논란이 있으며, 발생한다 해도 건강상의 이점이나 임상적 가치가 있는지의 여부에 대한 논란이 있다. 그러나 척추를 짧게 해달라고 지시하는 경우는 거의 없다.) 척추를 짧게 만들려고 노력하지는 않지만, 우리가 인식하지 못하는 사이에 일어날 수 있다. 예를 들어 헤드 스탠드(시르사아사나Sirsasana)를 하는 동안 목으로 지탱되는 우리 몸의 전체 무게는 전체 척추를 더 짧게 만들 수 있다. 이 경우 강사는 수강생들에게 척추 근육을 사용하여 척추의 신장을 유지하도록 지도하여 거꾸로 뒤집혔을 때 발생할 수 있는

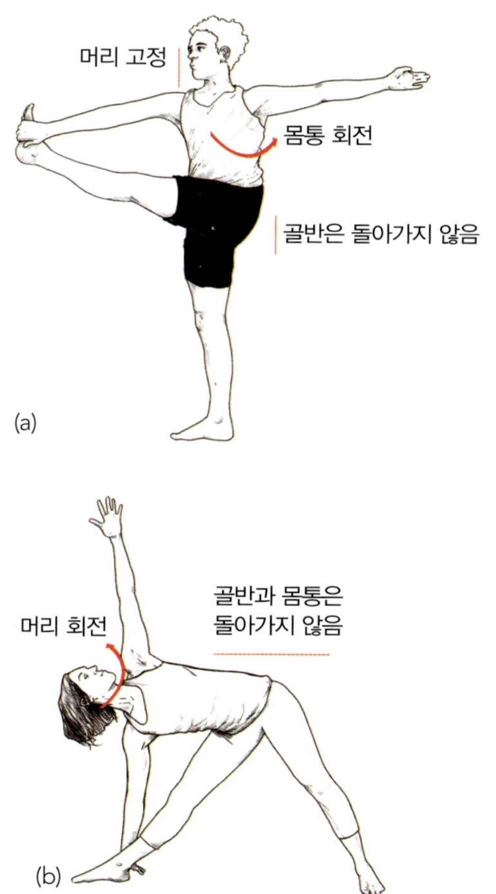

그림 3.34 경추의 회전은 다음과 같이 머리를 고정하고 어깨/몸통을 회전시킬 때 발생한다. (a) 스탠딩 핸드 투 풋 트위스트(파리브르타하스타파당구스타아사나Parivrttahastapadangusthasana. 머리가 앞의 손을 바라보는 초기 단계), 또는 (b) 몸통을 고정하고 머리를 회전시켜 위쪽 손을 올려본다.

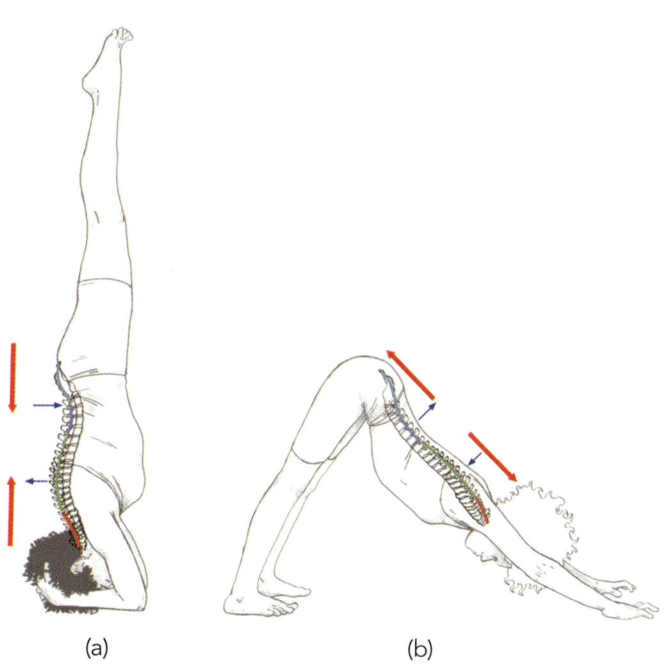

그림 3.35 척추의 신장과 수축. (a) 헤드 스탠드(시르사아사나)에서 중력은 척추를 압박하는 경향이 있으며(빨간 화살표), 전만 및 후만 만곡(파란색 화살표)을 증가시킨다. (b) 중력은 또한 다운독(아도무카스바나아사나)에서와 같이 신연력(빨간색 화살표)을 생성할 수 있으며, 이는 곧게 펴고 만곡을 감소(파란색 화살표)하여 척추를 길게 하는 것처럼 보일 수 있다.

단축$_{shortning}$을 방지한다.

흥미롭게도 척추를 분산시키는 역할을 하는 근육이 없기 때문에 척추 사이의 거리를 근육으로 늘릴 수 없다. 이것은 강조할 가치가 있다.

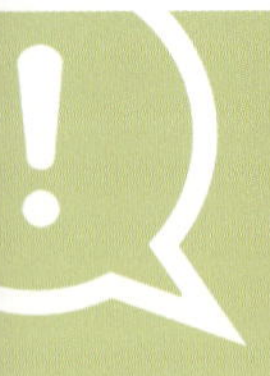

어떤 근육도 척추 사이의 거리를 늘릴 수 없다. 우리는 말 그대로 척추를 늘릴 수는 없지만(견인을 통한 경우 제외) 척추 곡선을 곧게 펴서 척추가 더 길어 보이게 할 수 있다.

그러나 우리는 척추를 더 길게 만들 수 있다! 그림 3.36과 같이 척추의 곡선을 줄임으로써 이를 수행한다. 등 상부 근육을 사용하여 흉추 분절의 전방 만곡(후만)을 감소시킬 수 있고, 골반을 후방으로 기울여(골반의 후방경사) 요추 분절의 후방 만곡(전만)을 감소시킬 수 있다. 이 두 가지 동작은 인접한 척추 사이의 거리를 실제로 늘리지 않았음에도 불구하고 전체 척추를 곧게 펴준다. 이 두 가지 동작을 산 자세(타다사나)에서 느낄 수 있다. 편안하고 정상적인 자세로 선 다음, 척추를 길게 만들어라. 척추

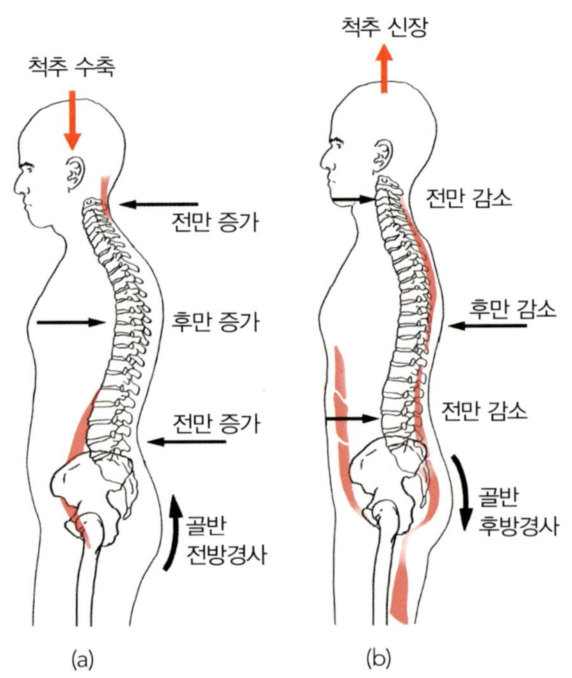

그림 3.36 척추 신장은 척추의 만곡을 줄일 때 발생한다. (a) 척추의 3가지 주요 만곡이 골반 전방경사와 함께 증가하면 척추의 높이가 감소된다. (b) 척추의 만곡이 골반 뒤쪽 기울기와 함께 줄어들면 키가 커진다.[106]

를 길게 만들기 위해 무엇을 했는가? 아마도 등 상부 근육을 사용하고 골반을 약간 뒤로 기울였을 것이다. 아마도 당신은 복부 근육을 사용하진 않았을 것이다. 왜냐하면 그것은 가슴이 앞으로 기울여져 더 많은 후만을 만들 것이고, 허리 근육은 더 많은 전만을 유발할 수 있으므로 사용하지 않았을 것이다.

디스크 레벨 보기: 축 방향의 근사 및 신연

우리는 척추를 전체 단위로 보았지만 개별 척추관절의 수준에서 척추가 움직일 수 있는 또 다른 방향이 있다. 척추뼈가 서로 맞닿는 축 방향의 근사$_{approximation}$와 더 멀어지는 축 방향의 신연$_{distraction}$이 있다. 2개의 척추뼈가 가까워지면 척추뼈 사이에 있는 디스크를 쥐어짜게 되어 더 이상의 근사에 저항하게 된다. 이것은 중력(신체의 무게가 척추 사이의 디스크를 압박하게 된다)이나 근육 수축으로 인해 발생할 수 있다.

우리의 허리 근육은 활성화됐을 때 척추를 서로 더 가깝게 당겨 압박력을 생성하여 근사를 생성하게 된다. 디스크는 압박의 결과로 부풀어 오르기 시작하지만 디스크의 섬유와 젤과 같은 중심부의 강도는 너무 많은 팽윤$_{bulging}$에 저항하게 된다. 이런 식으로 디스크는 척추의 뼈에게 약간의 압박 스트레스를 전달받지만 너무 많이 받지는 않는다. 또한 척추는 압박을 받게 되고, 각 척추뼈는 부하를 받을 때 약간의 높이를 잃게 된다. 이와는 반대 방향으로 척추가 떨어져 당겨지는 경우가 있는데, 이를 신연(의료적 임상에서는 견인$_{traction}$)이라고 한다. 이것은 정상적인 일상생활에서 거의 발생하지 않지만, 우리가 스스로를 매달리고 중력이 우리를 떼어놓을 수 있도록 하여 척추를 늘리려고 할 때 발생할 수 있다. 예를 들어 바$_{bar}$에 매달리거나 거꾸로 발에 매달아 걸 수 있다. 우리의 허리 근육은 척추뼈만 함께 잡아당길 수 있기 때문에 신연은 근육으로만 할 수 없다. 근육으로 떼어낼 수는 없는 것이다. 하지만 중력으로 방향을 바꾸면 가능하다.

척추에 가해지는 스트레스의 종류

우리의 뼈와 관절은 신장$_{Tension}$, 압박$_{compression}$, 굽힘$_{bending}$, 비틀림$_{torsion}$ 및 전단력$_{shear}$의 5가지 종류의 스트레스를 받을 수 있다[107](그림 3.37 참조). 신장은 구조를 분리하거나 늘리려는 부하이다. 압박은 구조물을 자신 안으로 밀어넣는 방향의 부하로, 신장과는 반대 방향으로 작

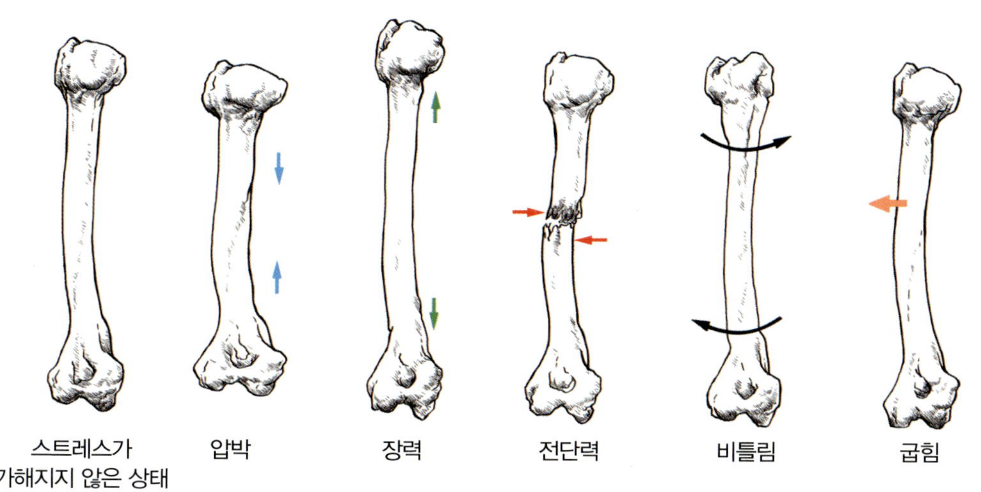

그림 3.37 압박(파랑), 장력(그린), 전단력(빨강), 비틀림(검정), 굽힘(오렌지).

용한다. 전단력은 평행하지만 힘이 서로 반대로 두 방향으로 가해지는 부하로 힘이 상쇄되어 한 부분이 다른 부분 위로 미끄러지는 경향을 만든다. 비틀림은 축을 중심으로 물체를 회전시키려는 비틀림 힘이다. 굽힘은 구조물을 휘어지게 만드는 부하이다.

긴장과 압박

우리가 척추에서 발생하는 가장 일반적인 형태의 스트레스는 그림 3.38와 같이 긴장과 압박이다. 긴장은 사물이 당겨지거나 길어질 때 발생한다. 이것은 근육의 노력이나 중력을 통해 발생할 수 있다. 척추를 구부릴 때, 복부 근육과 같은 몸의 앞쪽을 따라 있는 근육이 활성화되어 척추를 앞으로 당기게 되고 척추가 둥글게 만들어지게 된다. 또는 우리는 골반을 뒤로 회전시킬 수도 있고(골반의 후방경사), 우리가 앞으로 숙일 때 중력이 일을 하도록 할 수 있다. 또는 이 모든 것을 약간씩 사용할 수 있다. 어떤 경우든 척추가 구부러지면 등 뒤쪽을 감싸고 있는 근육, 인대, 관절낭 및 근막이 긴장된다(다양한 정도로 늘어나게 된다). 허리 근막(요배근막이라고 한다)의 긴장은 또한 더 먼 근육에서도 발생할 수 있다. 서서 앞으로 숙이는 동작처럼 고관절을 굽힐 때 요부 근막과 근막 연결을 공유하는 햄스트링과 대둔근에 긴장이 생기게 된다. 아니면 고양이 자세(마르자르아사나)(그림 3.38b 참조)에서처럼 등 위쪽을 둥글게 함으로써, 우리는 허리 근막을 긴장시킬 수 있는 광배근의 장력을 만들 수 있다. 때때로, 더 이상의 굴곡 움직임을 막는 것은 신체 앞쪽의 조직들이 서로

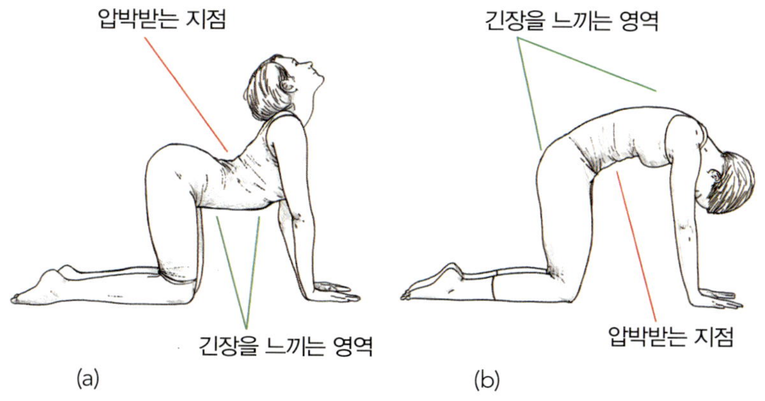

그림 3.38 캣-카우(마르자리아사나Marjaryasana/비틸아사나)에서 무엇이 당신을 멈추게 하는가? 카우 자세(a)에서 긴장이 있으면 복부에서 느껴지며, 압박은 허리의 작은 부분에서 발생한다. 고양이 자세(b)에서는 척추를 따라 넓은 영역에 걸쳐 긴장이 느껴지고 압박은 만약 조금이라도 느껴진다면, 배나 흉곽 아래에 있을 수 있다.[108] 어떤 감각이 느껴지는가? 이것을 시도해보도록 하자.

어려운 내용: 전단은 스트레스이다

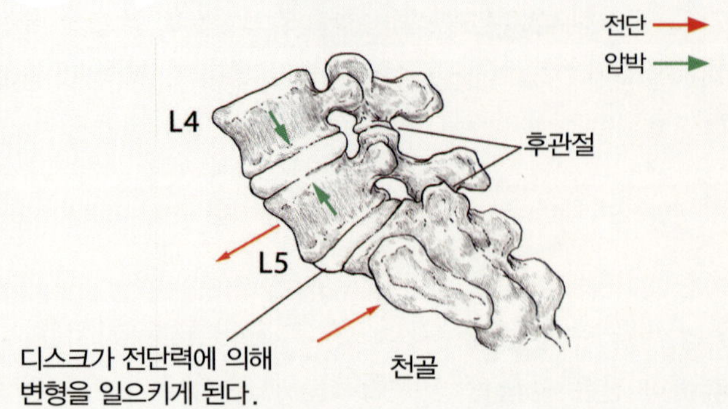

그림 3.39 압박은 척추를 디스크 내로 압박하는 힘이며, 전단은 하나의 척추뼈가 옆 혹은 위로 또는 아래로 미끄러지는 경향이 있다.

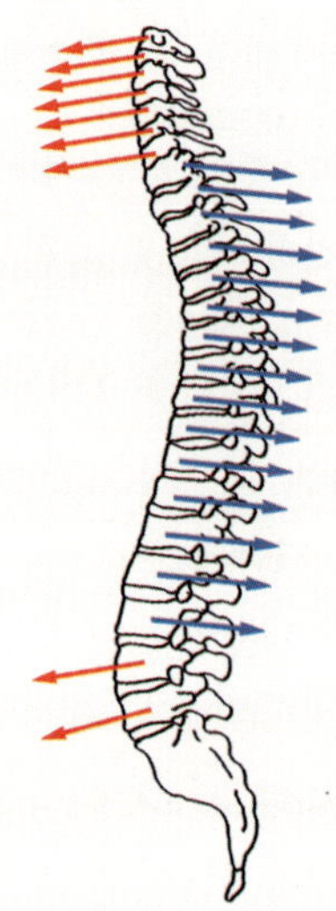

그림 3.40 척추의 곡선으로 인해 척추 전체에 전단 부하가 존재한다. 중립 위치에서 경추는 빨간색 화살표로 표시된 것처럼 전방 전단 부하를 받는다. 흉부와 상부 요추 부위에는 파란색 화살표로 표시된 후방 부하가 존재한다. 하부 요추 부위에서는 파란색 화살표로 표시된 후방 부하가 존재한다. 하부 요추에서 L4와 L5는 전방 전단력을 경험하게 된다.[109]

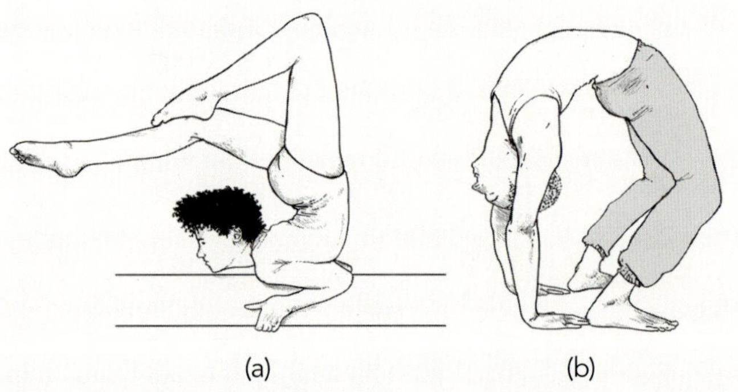

그림 3.41 체조 선수(a)와 요기(b)는 모두 허리뼈를 깊게 신전하여 L4/L5와 L5/천골 사이의 전방 전단력을 증가시킨다. 이와 같은 반복된 스트레스는 척추뼈의 전방 변위로 이어질 수 있다(그러나 모두가 그렇지는 않을 것이다).

활동할 때, 우리의 근육은 척추를 서로 끌어당겨 디스크와 척추뼈를 압박한다. 척추뼈가 할 수 있는 또 다른 움직임은 슬라이딩이다. 하나의 척추가 스트레스를 받는 반면 이웃 척추는 반대 방향으로 스트레스를 받게 되면 전단 현상$_{shear}$이 발생한다. L5는 전면으로 압박받는 반면 천골은 골반에 끼어 있기 때문에 반대 방향으로 스트레스를 받는다. 또한 상체의 무게는 척추의 축을 따라 L4를 L5로, L5를 천골로 눌러주면서, 이것은 반대 방향의 반력을 유도하게 된다. 척추뼈 사이의 디스크는 전단력과 압축 부하 모두에 저항한다. 후관절과 척추인대는 또한 전단력에 대한 저항력을 제공한다. L4와 L5의 후관절은 구부러져 있어 외측/내측 면뿐만 아니라 후/상부면도 만든다. L4의 전방을 향하는 하부면은 L5의 후/상부면에 의해 저항된다. 이렇게 하면 L4가 L5 위에서 앞으로 미끄러지는 것을 방지할 수 있다. 마찬가지로, 그리고 일반적으로, 천골의 면은 후방을 향하며, L5의 전방을 향하는 하부 면이 앞으로 미끄러지는 것을 방지한다. 그러나 그림 3.39에서 L5와 천골 사이의 디스크가 전방 전단 부하하에서 어떻게 변형되고 팽윤되는지 확인 할 수 있다.

그림 3.40는 수직 척추의 길이를 따라 전단력이 어떻게 발현되는지를 보여준다. 전단 방향은 중력에 대한 방향과 관련된 근육의 긴장도 또는 활성화에 따라 달라진다. 종종 우리가 움직이거나 움직임에 저항하는 것을 돕기 위해 우리의 등 근육을 사용할 때, 그 근육은 척추에 전단력을 만든다. 그러나 어떤 경우에는 근육이 전단의 양을 감소시키는 역할을 할 수 있다(한 가지 예는 L4/L5와 L5/S1에서 전단량을 감소시킬 수 있는 척추기립근이다. 요추에 만곡이 완만하게 곡선을 유지하는 경우에만 가능하다). 중립의 선 자세에서 전단력은 경추에서 전방으로, 흉추와 상부 요추에서 후방으로, 그리고 마지막 두 요추에서 다시 전방으로 향한다. 전단력의 양은 우리가 척추와 팔다리를 어떻게 움직이는지뿐만 아니라 위의 요소들에 달려 있다. 물체의 무게와 우리가 그것들을 들어 올리는 방식 또한 생성되는 전단력의 양에 영향을 미칠 것이다.

전단은 척추에 작용하는 다른 힘에 의해 적절하게 관리되지 않거나 균형이 잡히지 않으면 많은 손상을 만들 수 있다. 하부 흉추와 상부 요추의 높은 후방 전단 하중은 회전 불안정성을 초래할 수 있으며 심지어 젊은 사람들에게 척추측만증을 유발할 수 있다.[110] 다른 방향에서, 큰 전방 부하는 L4가 L5에서 미끄러지게 하거나 L5가 천골에서 미끄러지게 하는 원인이 될 수 있다. 이러한 상태를 척추전방전위증spondylolisthesis이라 부른다. 이는 보통 이러한 움직임을 억제하는 후관절 부근의 골절을 포함하게 된다. 종종 척추전방전위증은 증상이나 통증을 나타내지 않는다. 일반인 중 전방전위증을 가진 비율은 약 6%이며,[111] 이는 16명 중 1명이 이 질환에 걸렸을 가능성이 높지만, 이를 인지하지 못할 수도 있음을 의미한다(아마 요가 수업에서 옆에 있는 학생일 수도 있고, 아니면 바로 당신일 수도 있다!). 한때는 체조 선수의 40~50%가 척추전방전위증이 발병했다고 생각했지만 최근 연구에 따르면 체조 선수의 발병률은 일반인과 동일하다는 것이 밝혀졌다.[112] 그림 3.41은 극단적인 요추 신전을 하는 체조 선수(a)와 요기(B)를 보여준다. 이 자세는 전단 부하를 크게 증가시키고 이에 대한 소인predisposition(素因)을 가진 사람은 척추전방전위증이 유발될 수 있다. 소인이 존재하지 않더라도 척추를 과도하게 신전하게 되는 것이 멋져 보이지만 알려진 건강상의 이점은 없다. 하지만 멋있어 보이는 것, 건강해지는 것 중 당신의 의도는 무엇인가?

지도자에게 보내는 메모: 카운터 자세에 대한 철학

이 장의 첫머리에 제시된 중요한 관찰(관절이 스트레스를 받을 때 움직임을 제한한다)과 척추에서 일어나는 스트레스의 종류에 대한 이해는 우리가 잠시 동안 자세를 유지한 후 어떤 움직임이 가장 좋은지를 결정하는 철학을 만드는 데 도움이 될 수 있다. 이러한 사후 동작은 일반적으로 카운터 자세counterpose라고 하며, 그 의도는 일정 시간 동안 스트레스를 받은 후 신체가 균형을 되찾도록 하는 것이다. 전통적으로 카운터포즈는 방금 수행한 본운동과 반대 방향으로 움직이는 것이지만 같은 깊이나 같은 시간 동안 수행하는 것은 아니다. 카운터포즈는 또 다른 완전한 자세를 의미하는 것이 아니라 몸을 평형으로 회복시키는 자세를 의미한다. 예를 들어, 척추의 깊은 굴곡 후에 척추의 가벼운 신전이 제안된다. 깊은 신전 후에는 가벼운 굴곡이 제안된다. 한쪽으로 깊게 회전한 다음 다른 쪽으로 부드럽게 회전해준다.[113] 부하를 받을 때 척추를 많이 움직여서는 안 되며 척추가 많이 움직였다면 부하를 받지 않아야 한다는 관찰을 기억하라. 이러한 깨달음을 보완적인 움직임을 통해 신체의 균형을 맞추겠다는 생각과 결합하면 다음과 같은 철학이 나오게 된다.

> 한 부위를 강화한 후, 조금 늘려준다.
> 한 부위를 스트레칭한 후, 강성을 만들어준다.

척추는 가능한 한 중립 위치에 가깝게 유지하고 강성을 만들어 주면서 척추의 안정성과 힘을 기른다. 척추를 따라 부하를 줄이고 스트레칭하여 가동성을 구축한다(이러한 의도에 대한 운동, 자세 및 수행은 '요가와 요추' 섹션에서 제공된다). 만약 우리가 한 가지 자세를 많이 했다면, 좋은 반대 자세는 다른 한 가지 자세를 조금 하는 것이다.

자세를 오래 유지하여 조직에 부하를 가하면 크리프가 종종 발생하는데, 이것은 몸이 조금 더 오랫동안 그리고 약간 약해지게 된다. 이 부위에 많은 동적 부하를 가하기 전에 다시 약간 조이는 것이 현명하다. 반대로 특정 부위를 강화하면 조직의 수축이 자주 일어나 가동범위가 줄어들게 된다. 더 뻣뻣해진다. 크고 역동적인 움직임을 시도하기 전에 해당 영역을 약간 늘리는 것이 좋다. 예를 들어 척추를 비교적 중립적으로 유지하면서 척추를 강화시키고 있다면 캣-카우 플로우(마르자르아사나/비틸아사나, 혹은 캣 브리드 또는 캣/카멜이라고도 함) 또는 부드러운 비틀기와 같은 쉬운 가동성 운동을 수행하라. 코브라(부장가아사나)나 포워드 폴드(우타나사나Uttanasana)와 같은 가동성 운동을 많이 했다면 밸런싱 캣(이 책 표지에 나와 있는 것처럼)이나 플랭크 자세('어퍼 푸시업' 자세)와 같은 자세로 척추를 강화해보라.

중요한 내용: 스트레스, 스트레칭, 유연성, 가동성 및 과가동성

스트레스, 스트레칭, 유연성, 가동성 및 과가동성은 동의어가 아니다. 용어를 정의하자! 종종 요가 강사들은 '스트레칭'이라는 용어를 모순되고 부적절한 방식으로 사용하여 학생들을 혼란스럽게 한다. 대부분 요가 자세에서 스트레칭이 될 때 우리는 어떤 것은 조금, 다른 어떤 것은 많이 하려고 하지 않는다. 우리는 특정 조직에 스트레스를 주려 한다. 스트레스는 우리가 우리의 조직에 가하는 힘이고, 스트레칭은 결과적으로 신장되어 늘어난 것이다(기술적으로 우리는 스트레칭을 '스트레인'이라고 부를 수도 있지만, 여기서도 약간 혼란이 일어날 수 있다). 많은 조직들이 늘어날 수 있다. 우리의 근육, 힘줄, 근막, 인대, 관절 캡슐은 모두 늘어날 수 있다. 그러나 많은 요가 학생들의 의도는 스트레칭이 아닌 강해지려는 의도이다. 그들은 관절에 더 많은 안정성이 필요하다. 이러한 안정성을 구축하려면 여전히 조직에 스트레스를 가해야 하지만 스트레칭 정도는 아니다. 따라서 요가 강사가 습관적으로 '스트레치'라는 용어를 사용할 때 '스트레스(부하)'라는 용어를 사용하는 것이 더 적절할 수 있다.

스트레칭 또한 가동화mobilize와는 다르다. 우리가 관절을 가동시키려 할 때, 우리는 관절을 움직인다. 근육을 스트레칭한다 해서 반드시 관절이 움직이는 것이 아니다. 많은 정적 스트레칭은 관절을 움직이게 하지 않는다. [114] 우리는 가동성Mobility을 유연하고 쉽고 조화롭게 움직일 수 있는 능력으로 정의할 수 있다. 따라서 가동성에는 신경학적 요소가 있다(우리가 몸을 움직이기 위해 채택한 전략은 우리의 '기술technique'이라고도 할 수 있다. 안전하고 효율적인 기술은 부상을 최소화하면서 가동성을 극대화한다).

가동성의 개념에 가까운 것은 유연성Flexibility이지만 이 두 개념은 완전히 다르다. 유연성은 '관절 또는 일련의 관절연속체의 통증 없는 가동범위'로 정의할 수 있다.[115] 그것은 우리가 얼마나 움직일 수 있는가 하는 방면, 가동성은 우리가 얼마나 잘 움직일 수 있는지이다. 유연성은 나이가 들면서 현저하게 변하게 된다. 아이들은 6~12세 사이에 근육과 근막이 수용할 수 있는 것보다 뼈가 더 빨리 성장하여 이러한 연부조직이 더 긴장되어 유연성이 떨어진다. 5세 남아의 약 98%와 5세 여아의 약 86%가 서서 발가락을 만질 수 있지만, 12세가 되면 남녀 모두 30%만이 그렇게 할 수 있다.[116] 그러나 13살과 17살 사이에는 유연성이 다시 증가한다(그림 3.42 참조). 나이는 유연성에 영향을 미치는 한 가지 요인일 뿐이다. 유전학은 생활방식, 직업, 신체 활동 수준 및 병력과 함께 큰 역할을 한다.[117]

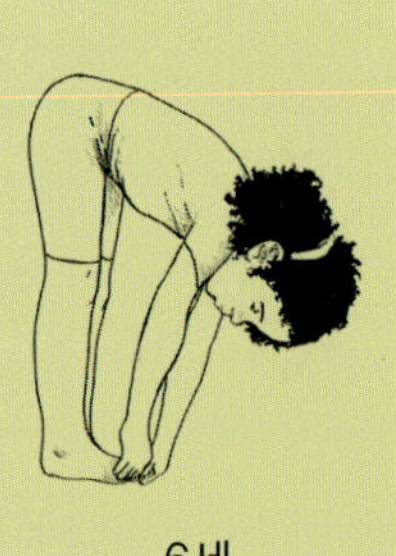
6세

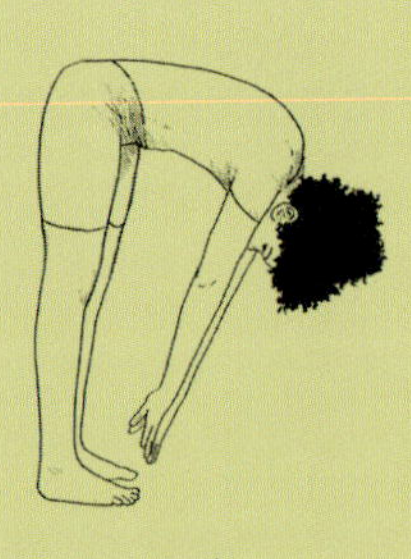
12세

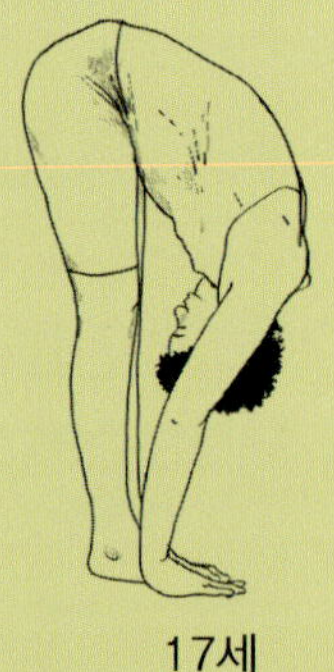
17세

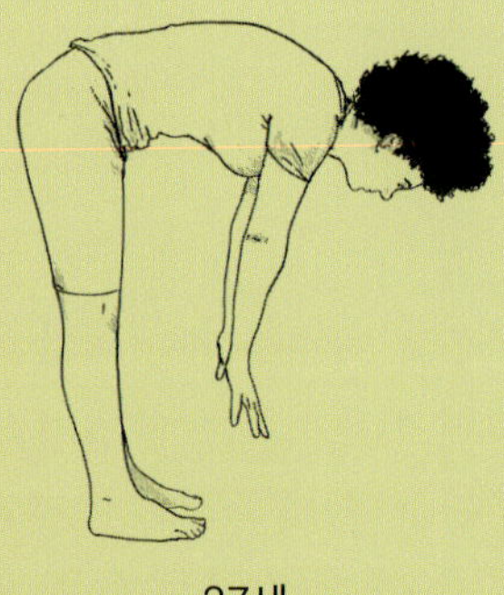
27세

그림 3.42 우리의 유연성은 나이에 따라 다르다. 6세 때 우리는 12세 때보다 더 많은 유연성을 갖지만 17세 때 우리의 유연성이 다시 증가했다. 하지만 17세 이후에는 유지하기 위해 노력하지 않으면 다시 유연성이 떨어진다.

스트레스/스트레치 스펙트럼

여기서 스펙트럼이 발달하는 것을 볼 수 있다. 스트레스를 가하면 스트레칭이 되면서 유연성이 생기고 가동성이 증가할 수 있다. 그러나 너무 지나치면 과가동성이 될 수 있다.

과가동성은 정상적인 가동범위를 넘어서는 유연성으로 간주될 수 있으며, 종종 과훈련보다 유전적 요인으로 인해 관절의 안정적인 구성을 넘어선 움직임으로 간주될 수 있다. 임상의와 의사는 과운동성인지 아닌지를 결정하기 위해 여러 검사를 사용하지만, 그러한 진단이 반드시 검사 대상자가 불안정하거나 위험하다는 것을 의미하지는 않는다[118](웹 부록 'Hypermobility and yin yoga' 참조).

사람들을 임상적으로 과운동성으로 진단할 수 있지만, 이것은 과운동성으로 인한 위험이 있다는 것을 의미하지는 않는다. 많은 사람들이 과운동성을 가진 것으로 간주되나, 정상에 비해 특별히 문제가 되지 않는 완벽하게 건강한 상태이다('어려운 내용: 곡예사들의 척추' 참조).

우리가 동의할 수 있는 것은 과운동성을 가진 사람이 정상을 훨씬 능가하는 운동 범위를 가지고 있다는 것이다. 관절이 불안정하면 위험할 수도 있고(관절이 불안정한 경우) 그렇지 않을 수도 있다(관절이 안정적인 경우). 질문을 하자면 "이 사람이 요가를 하는 의도는 무엇인가?"이다. 그들은 이미 과가동성인데 더 많은 가동성이 정말로 필요할까? 아마 그렇지 않을 것이다. 대부분의 경우 안정성을 계속 개발해야 하지만, 가동범위가 줄어들 필요는 없다. 많은 과운동성을 가진 사람들은 자신이 가지고 있는 것을 유지하고 관절에 힘을 기를 수 있다(가동범위를 더 늘릴 필요가 없다). 반면에, 다른 과운동성을 가진 사람들은 가동범위를 줄이는 것이 권고될 것이다. 이는 진단이 아니라 개인에 따라 다르다.

스트레스Stress: 조직에 가해지는 힘(부하)
스트레칭Stretch: 스트레스를 받는 조직의 신장(스트레인strain이라고도 한다)
유연성Flexibility: 관절의 가동범위
가동성Mobility: 관절이 가동범위 내에서 쉽게 움직일 수 있는 용이성
과가동성Hypermobility: 표준 이상의 유연성
위험한 과가동성 Dangerous hypermobility: 관절 조직이 안정성을 제공할 수 있는 것 이상의 유연성

압박하면서 서로 눌려지지만. 고양이 자세에서는 압박이 더 이상 굴곡을 할 수 없게 하는 경우는 거의 없다. 대부분의 사람들은 요가를 얼마나 오랫동안 수행했든지 간에 척추와 등을 따라 긴장을 느끼고 고양이 자세에서 더 이상 굴곡을 만들지 못할 것이다. 즉, 대부분의 사람들은 몸 뒤쪽의 긴장 때문에 고양이 자세를 할 때 멈추게 된다. 시간이 지남에 따라 의도한 경우 더 큰 범위로 움직임을 만들 수 있다.

다른 방향으로 이동하여 카우 자세(비틸아사나)(그림 3.38a 참조)의 신전 움직임을 하게 되면 우리는 팽팽한 복부 근육으로 인해서, 혹은 전종인대의 긴장으로 인해 몸의 앞쪽을 따라 긴장이 생길 수 있다. 하지만 우리는 흔히 척추뼈가 서로 접촉하고 '키스'하는 후방 척추의 조직에 압박을 만든다. 대부분의 수강생들에게는 신전의 압박 한계에 도달하는 데 몇 년의 요가 수련이 필요하지 않다. 몸의 앞쪽의 긴장은 빠르게 해소된다. 즉, 대부분의 사람들은 몸 뒤쪽에서 느껴지는 압박감 때문에 카우 자세에서 멈추게 된다. 이 문제가 발생하면 더 이상 진전이 없을 것이다. 척추 신전의 한계에 도달한 것이다.

전단

전단은 압박과 직각 방향으로 작동된다. 즉, 이 두 부하는 서로 90° 로 작용한다. 척추에서 전단은 한 척추가 이웃된 척추뼈보다 앞이나 뒤로 미끄러지려고 할 때, 또는 천골 위의 가장 아래의 요추에서 주로 발생하게 된다. 다행히도 척추뼈들 사이에 작용하는 압박력과 척추관절을 둘러싼 관절낭의 긴장, 인대와 근육은 전단 부하가 너무 높거나 너무 자주 발생하지 않는 한 전단력이 척추뼈를 분리하는 것을 방지하는 역할을 한다. 과도한 전단력을 관리하는 한 가지 방법은 척추 사이에 발생하는 압박의 양을 늘리는 것이다. 척추뼈가 함께 압박될 때, 그들의 표면과 디스크 사이에 더 많은 마찰이 발생하여 전단력에 대해 관절을 지지한다. 그러나 우리는 때때로 상충관계trade-off를 마주한다. 증가된 근육 결합은 하나의 척추가 이웃에 대해 전단되는 것을 방지하는 데 도움이 되지만 동일한 근육 결합은 척추 사이의 디스크의 압력을 증가시킬 것이다. 전단을 방지하기 위해 근육을 사용하는 것이 더 나은가(예: 우리가 앞으로 숙이는 동안), 아니면 디스크가 너무 압박받는 것을 방지하기 위해 앞으로 숙이는 동안 근육을 이완하는 것이 더 나을까? 그 질문에 대한 답은 다음과 같다. 그것은 상황에 달려 있다! 전단 현상이 나타나고 우리 조직에 영향을 미치는 방식은 복잡하다(사이드 바 '중요한 내용: 전단은 스트레스이다' 참조).

척추의 비틀림

비틀림 부하는 몸을 비틀 때 발생한다. 저항성 비틀림은 추간판의 섬유와 척추면의 관절낭에서 발생하는 장력뿐만 아니라 서로 부딪힐 때 해당면에서 발생하는 압박이다. 척추의 요추 부분은 최소한의 회전을 허용하므로 비틀림에 대한 저항이 가장 크다.

너무 많은 전단력과 압박은 문제를 일으킨다

우리가 움직일 때 발생하는 축 방향 부하의 종류(질quality)와 발생하는 스트레스의 양quantity은 모두 움직임이 안전하고 건강하며 안전한지 또는 안전하지 않고 잠재적으로 손상을 입히고 피해야 하는지를 결정하는 핵심 요소이다. 너무 많은 긴장으로 척추를 손상시킬 가능성은 적지만 너무 쉽게 압박이나 전단에 노출될 수 있다. 어떤 형태의 과도한 스트레스도 문제가 되지만 일반적으로 전단과 압박은 요가 수행에서 가장 주의하고 조심해야 하는 두 가지 형태이다.

척추 신경과 신경가동술

척수는 척추관을 통해 아래로 내려가는 뇌의 연장선이다. 그것은 길고 원통형이며 점탄성이 있다(즉, 꿀처럼 때로는 탄성이 있고 때로는 점성이 있음을 의미한다). 척수는 활주하고, 미끄러지고, 늘어날 수 있다. 하지만 너무 많이 하지 마라! 제발! 척추와 연결된 신경을 척수신경이라고 한다. 그들은 말초신경계의 일부로 간주되며 혼합된 기능을 가지고 있다. 그들은 운동, 감각, 그리고 무의식적이고 비자발적인 지시와 정보(자율신호라고 함)를 척수와 신체 사이에 전달한다. 모든 척수 신경은 2개의 신경 뿌리로 분리된다. 감각 축삭(뇌에 감각 입력을 가져옴)은 등쪽(후방)신경근으로 척수로 들어간다. 운동 섬유는(뇌에서 신체로 신호를 보낸다) 복부(전방)신경근으로 나타난다. 그림 3.43에서 볼 수 있듯이 각 신경의 후근 신경절은 척추 신경의 확장이다(신경절은 융기 또는 부풀어 오르는 신경 집단을 뜻하는 멋진 단어이다).

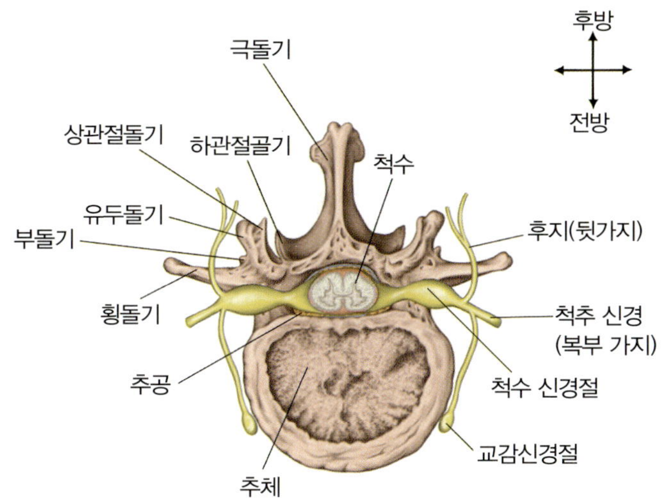

그림 3.43 척추 신경은 척추 구멍을 통해 나온다. 복부(전방) 가지는 앞으로 나오는 신경의 가지이다. 등쪽(후방) 가지가 뒤로 가는 가지이다.[119]

척수 신경 경로의 변화

많은 해부학자들은 혈관을 고도의 변성(정맥)에서 중등도 변성(동맥)으로 분류하지만 대부분 신경이 최소한의 변성을 가진다는 데 동의한다.[121] 그러나 신경총은 이러한 일반화를 따르지 않는다. 이들은 상당히 다양성을 가진다. 신경총은 하나 이상의 주요 관에서 발생하여 더 많은 수의 더 작은 관으로 분기된 다음 하나 이상의 주요 관으로 다시 결합되는 튜브 네트워크이다. 네 가지 주요 척수 신경총은 사이드 바 '어려운 내용: 신경 및 신경 경로에 이름 붙이기'에서 설명한다. 신경총의 변형으로 인해 신경총이 신체 표면이나 뼈에 너무 가깝게 배치된 경우 일부 사람들은 다른 사람들보다 신경 충돌에 더 취약해질 수 있다.

신경의 탄성

신경은 어느 정도 탄성을 가진다. 탄성의 한계를 초과하면 신경은 정상적인 길이로 돌아가지 않는다. 늘어나거나 손상된 상태로 유지된다. 신경이 얼마나 많은 탄력을 가지고 있는지는 그것이 어디에 있고 얼마나 크기가 큰지에 달려 있다. 1990년대의 연구에 따르면 팔의 척골과 요골 신경은 다리의 슬와 신경 두께의 두 배이지만 이 모든 신경들은 6~20% 신장을 경험할 수 있으며 여전히 정상적이고 스트레스를 받지 않은 길이로 돌아갈 수 있었다. 흥미롭게도, 이러한 신장을 생성한 스트레스의 양은 더 작은 신경에서 더 커야 했다.[124] 인간의 가변성의 범위는 상

중요한 내용: 용어 정의

이 책에서 사용하는 신경이라는 용어에 대해 오해의 여지가 있을 수 있다. 몇 가지 용어를 정의하는 것으로 시작하겠다. 뉴런(그림 3.44 참조)은 전기화학적으로 다른 뉴런과 소통하는 단일 신경 세포이다. 때때로 이 신경 세포는 신경섬유nerve fiber라고 불린다. 신경 세포nerve cell, 신경 섬유nerve fiber 또는 뉴런neuron은 모두 같은 것을 가리킨다. 각각의 뉴런은 축삭을 가지고 있는데, 축삭을 따라 전기적 자극이 전달되고 신경전달 물질을 통해 인접 세포와 통신한다. 수상돌기는 다른 세포로부터 메시지를 수신하는 역할을 한다. 한편, '신경nerve'이라는 용어는 단일한 세포에 대해서도 쓰이고 여러 세포/섬유들의 그룹들을 지칭할 때도 쓰인다. 그러나 신경이 신체적인 움직임을 어떻게 다루는지를 논의하기 위해서는 용어를 재정의할 필요가 있다.

이 논의에서 '신경'은 신경 세포들의 상위집합의 개념으로 사용할 것이다. 이책에서 혈관과 신체의 여러 막성 구조들에도 이와 같은 개념이 동일하게 적용된다. 간단히 말해서, 이 섹션에서 신경은 그림 3.46에 자세히 나와 있는 것처럼 다른 조직으로 둘러싸인 신경 세포 묶음(다발이라고도 함)으로 정의된다. 신경과 신경 섬유라는 용어를 혼동하지 말자. 이 둘의 개념을 구분하자. 우리가 어느 정도 신경을 늘릴 수 있고 늘려야 한다고 말할 때, 우리는 신경 세포나 신경 섬유가 늘어나야 한다는 것을 말하는 것이 아니다. 뉴런은 늘어나는 것을 좋아하지 않지만, 신경은 약간의 스트레칭이 일어나도 괜찮다.

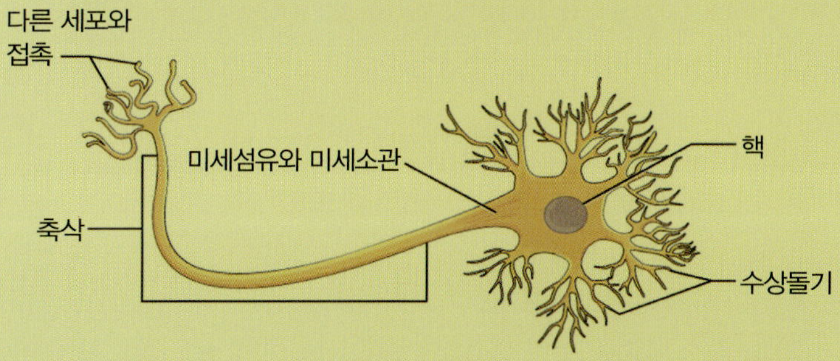

그림 3.44 뉴런.[120] 뉴런은 신경 세포 또는 신경 섬유라고도 한다. 소마라고 불리는 세포의 몸에는 핵을 포함하고 있다. 수상돌기는 다른 세포에서 내부로 신호를 전달한다. 축삭은 다른 세포로 전달한다.

어려운 내용: 신경 및 신경 경로에 이름 붙이기

31개의 척수 신경이 있으며 각각의 뻗어나오는 척추의 수준에 따라 특정 이름이 붙는다. 그림 3.45에서 볼 수 있듯이 C1~C8로 지정된 8쌍의 경추 신경, T1에서 T12로 지정된 12개의 흉추 신경, L1~L5로 지정된 다섯 쌍의 요추 신경, S1~S5로 지정된 천추신경 그리고 한 쌍의 미추 신경이 있다. 신경은 위에서 아래로 번호가 매겨져 있어 각각은 추간공을 통해 척주에서 나온다. 첫 번째 신경인 C1은 두개골(후두골)과 첫 번째 목뼈 사이에서 나온다. 두 번째 신경인 C2는 첫 번째와 두 번째 목뼈 사이에서 나온다. C3~C7에서도 마찬가지이지만 C8은 일곱 번째 목뼈와 첫 번째 흉추 사이에 나온다. 이러한 이름의 패턴은 흉추와 요추부를 통해 이어진다. 천추 신경은 천골공sacral foramina에서 나온다.

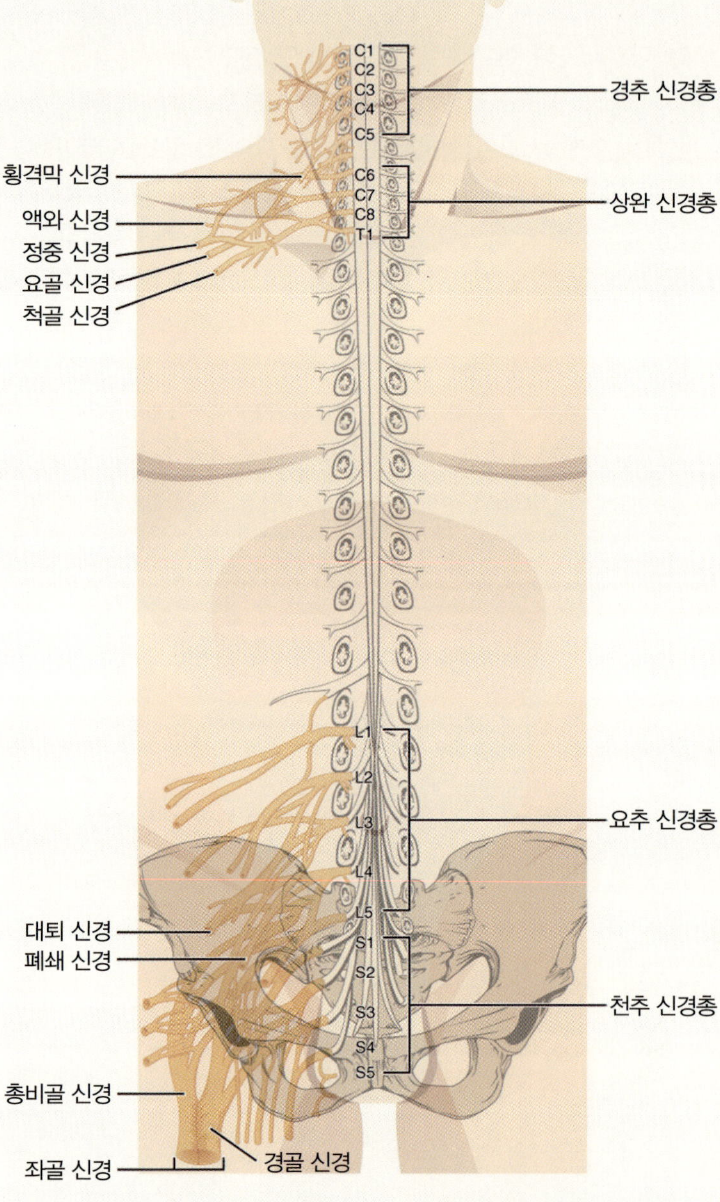

척추 신경은 척추에서 바깥쪽으로 뻗어 있다. 일부 말초 신경은 신경총을 형성하는 척수 신경의 집합체이다. 이는 척주를 따라 네 곳에서 발생한다(그림 3.45 참조).

4개의 신경총 중 2개는 경추, 1개는 요추, 2개는 천추에서 발견된다. 경추신경총은 척수 신경 C1~C5로 구성되어 있으며, 목 뒤와 머리의 신경과 횡격막에 연결되는 횡격막 신경으로 분기된다. 경추 수준의 다른 신경총은 상완신경총이다. 척수 신경 C4에서 T1은 이 신경총을 통해 재구성되어 팔의 신경을 발생시킨다(상완은 '팔'을 의미한다). 이 신경총의 큰 신경은 겨드랑이 신경가지가 겨드랑이 부위로 이동하는 요골 신경radial nerve이다. 요골 신경은 팔을 통해 계속되며 척골 신경과 정중 신경과 평행하게 된다.

요추 신경총은 모든 요추 척추 신경에서 발생하고 골반 부위와 다리의 앞부분을 신경을 지배하는 신경을 형성한다. 대퇴 신경은 이 신경총의 주요 신경 중 하나이며, 이 신경은 아래 다리의 앞쪽을 통해 뻗어나가는 가지로서 복재 신경saphenous nerve을 형성한다.

천추 신경총은 하부 요추에서 나온다. L4, L5 신경과 S1~S4까지의 신경이다. 이 신경총에서 나오는 가장 중요한 신경은 경골 신경과 비골 신경이 결합된 좌골 신경이다. 좌골 신경은 고관절을 가로질러 확장되며 일반적으로 좌골신경통과 관련이 있는데, 이는 이 신경이나 척수 신경이 압박되거나 자극받아 생기는 결과이다.

T2~T11까지의 흉추 부위의 척수 신경은 신경총의 일부가 아니라 척수 신경을 둘러싸고 있는 척추와 관절을 이루는 갈비뼈 사이에서 발견되는 늑간 신경을 발생시켜 형성된다.[123]

그림 3.45 4개의 주요 신경총[122]: (1) 경추 신경총은 횡격막뿐만 아니라 후두부와 목에 신경을 공급한다. (2) 상완신경총은 팔에 신경을 공급한다. (3) 요추 신경총은 다리의 앞부분에 신경을 공급한다. (4) 천추 신경총은 다리의 뒷부분에 신경을 공급한다.

당히 크기 때문에 여러분의 신경이 스펙트럼에서 더 탄력적인 쪽에 있을 수도 있고 아닐 수도 있다. 대부분의 신경은 26~32% 신장 시 완전히 파열된다.[125]

여기서 간단한 교훈은 다음과 같다. 약간의 신경 스트레칭은 괜찮고 심지어 치료가 될 수도 있지만 너무 많이 하는 것은 절대 금물이다(다시 말하지만, 이것이 개별 뉴런이 늘어나기를 좋아한다는 의미로 받아들이지 말자. 그들은 그렇지 않다. 이것은 신경 섬유가 함께 묶인 것을 의미한다).

그림 3.46은 신경의 내부 구조를 보여준다. 다시 말하지만, '신경'이라는 용어는 관 안에 있는 관의 전체 묶음을 나타내는 것이다. 신경 내막이라고 하는 가장 안쪽의 관 내부에 단일 뉴런(신경 섬유)의 축삭이 있다. 신경 섬유 다발은 신경주막이라고 불리는 근막의 관으로 둘러싸여 있다. 뉴런에 영양을 공급하는 신경 다발 및 관련 혈관 그룹은 신경 외막이라고 하는 가장 바깥쪽 관 내부에 있다. 말초 신경 부피의 약 절반은 이러한 결합조직의 피복으로 구성되지만, 그 양은 위치와 필요에 따라 달라진다. 팔꿈치의 척골 신경에선 21%를 차지하지만 골반의 좌골 신경에선 81%로 증가된다[127](좌골 신경에 대한 자세한 내용은 사이드 바 '어려운 내용: 좌골 신경' 참조). 일부 연구자들은 신경을 8% 이상 늘리면 혈류를 방해하기에 충분하고 15% 신장되면 혈류가 완전히 차단된다는 것을 발견했다. 신경을 15%까지 오랜 시간에 걸쳐 늘어난 상태로 유지되면 스트레스가 끝난 후에도 신경은 회복되지 않는다. 신경 스트레칭의 또 다른 영향은 전기 신호를 전달하는 능력의 손상이다. 신경은 광범위한 취약점을 가진다. 일부 신경은 6%만 늘어나도 손상되지만 다른 신경은 최대 100%까지 견딜 수 있다![128] 또한 흥미롭게도 신경의 신장성은 전체 길이에 따라 일정하지 않다. 관절에서 떨어져 있는 신경보다 관절을 가로지르는 신경이 더 탄력적이다.[129]

신경이 싸워야 하는 또 다른 문제는 경로가 좁아진다는 것이다. 척추 구멍은 좁아질 수 있으며(이를 협착이라고 한다) 신경이 통과할 공간이 줄어든다. 협착증이 있는 경우 충돌 가능성이 훨씬 더 높다. 또한 척추를 뒤로 젖히면 척추공이 좁아져 척추가 신경 뿌리에 충돌할 수 있다. 협착증이나 신경 문제가 있는 수강생의 경우 허리를 뒤로 깊게 젖히는 자세는 좋지 않을 수 있다!

우리가 머리와 척추를 움직일 때 뇌간과 척수의 모양과 길이가 변한다. 목의 완전한 신전에서 완전한 굴곡

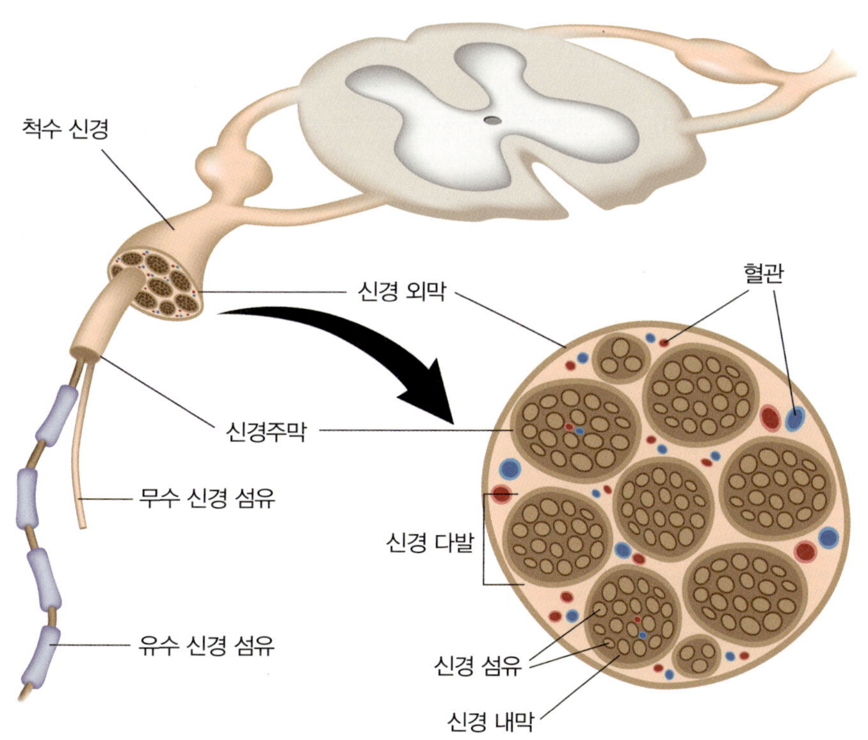

그림 3.46 척수 신경의 해부학.[126] 가장 미세한 수준에서부터 개별 신경 섬유는 신경 내막이라고 하는 막으로 둘러싸여 있으며, 신경 막은 신경막 외막이라고 하는 전체 신경을 둘러싸고 있는 외부 막에 의해 자체적으로 둘러싸여 있다. 신경 내부에는, 별도의 신경주막(신경다발막perineurium이라고 함)의 다발 사이에 있지만 신경외막 내부에는 혈관을 가지고 있다.

중요한 내용: 요가 자세, 앉은 자세 및 수면 자세는 신경을 과도하게 스트레칭 할 수 있다

신경은 늘어날 수 있고, 해야 하며, 스트레치 되어야 하지만 자극받은 신경은 스트레칭을 해선 안 되며 그대로 두어야 한다. 신경가동술은, 좋다…. 그렇지만 신경 스트레칭은 안 된다(안전하게 신경가동술을 하거나 '플로싱'하는 몇 가지 방법에 대해서는 '지도자에게 보내는 메모: 요가 수련 중 신경 플로싱' 참조). 만약 여러분이 좌골신경통과 같은 신경통을 경험하고 있는 경우 일상생활과 요가 수련 중에 어떻게 움직이는지, 자세를 유지하는지에 주의를 기울이는 것이 좋다. 신경을 늘리는 데 필요한 것은 양쪽 끝을 서로 멀어지게 움직이는 것이다. 우리는 일상생활과 요가 동작에서 꽤 자주 그렇게 한다. 그림 3.47은 무심코 신경을 늘릴 수 있는 몇 가지 행동들이다. (a) 몸을 웅크린 자세로 소파에 앉아 있고, (b) 아주 깊은 전굴 자세(특히 목을 구부리는 경우), (c) 태아 자세로 자는 것. 이러한 자세는 척수과 좌골 신경을 스트레칭 할 수 있다.

만약 여러분이 이미 신경에 너무 많은 신체적 스트레스가 가해져 통증을 겪고 있다면 마지막으로 하고 싶지 않은 것은 그것을 더 늘리는 것이다. 요가 수련 중이든 다른 때든, 지금 스트레칭을 하는 것은 문제에 대한 좋은 처방은 아니다. 주의를 기울이고 통증을 유발하거나 악화시키는 움직임(일반적으로 굴곡 및 회전)을 확인한 다음, 하루 동안 이러한 움직임을 반복하지 않도록 세심한 주의를 기울여라. 척추와 고관절의 굴곡, 척추 회전은 피해야 할 수 있다. 또는 특정 지점을 넘지 않는 한 이러한 움직임은 괜찮을지도 모른다. 그걸 알고 통증이 있는 범위까지 가지 않아야 한다.

알고 나서 피해야 할 더 도전적임 움직임은 우리가 자는 동안의 굴곡 상태이다. 많은 사람들이 태아 자세로 잠을 자지만 좌골신경통을 겪고 있다면 그 자세로 밤새도록 약한 상태의 좌골 신경이 스트레칭 된다! 일부 좌골신경통 환자가 아침에 더 심하게 느끼는 것은 놀라운 일이 아니다. 그들은 몇 시간 동안 자극받은 신경을 스트레칭 하고 있다. 몸을 웅크리고 자는 것은, 추간판성 좌골신경통이 있는 사람들의 경우, 신경 뿌리의 팽윤이 생긴 디스크의 압박을 더 증가시킬 수 있다.[132]

하루 동안, 요가 수행 중, 잠자는 동안 통증을 유발하는 신경을 스트레칭 하는 것을 피하자. 매일 매일 규칙적인 신경 플로싱을 추가하고 그것이 도움이 되는지 살펴보아야 한다. 물론 이 모든 것은 의사나 치료사와 충분히 상담한 이후의 일이다!

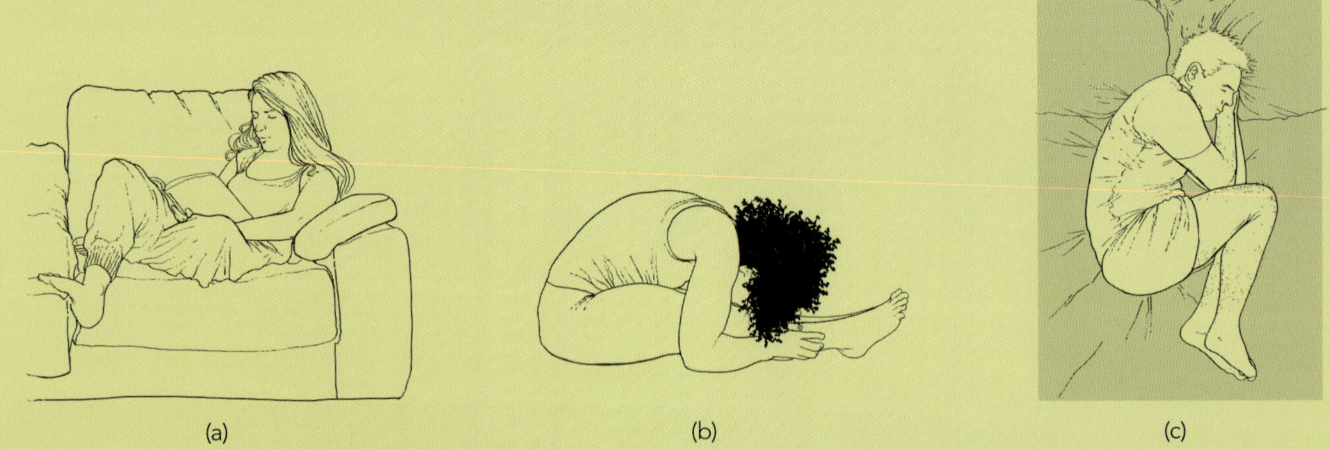

그림 3.47 척수와 좌골 신경을 늘릴 수 있는 위치, 자세 및 요가 자세 (a) 구부리고 있기, (b) 전굴 자세와 (c) 태아 자세로 웅크리고 자는 것.

까지 뇌간은 최대 1.5cm 더 길어진다.[130] 척추굴곡 동안, 척수의 후방 부분은 긴장을 경험하고 척추관에서 앞으로 움직일 수 있다. 전체 척추 목 신전에서 완전 굴곡까지 척추관은 5~9cm 더 길어질 수 있다. 다행히도 척수의 경추 부분은 특히나 신축성이 있어 완전한 굴곡과 신전 사이에서 최대 20%까지 늘어날 수 있지만 직경은 약 30% 작아진다.[131] 척추의 측굴 또는 회전은 동측(같은 쪽) 척추 구멍을 좁히는 반면 반대쪽 척추공을 넓힌다. 다시 말하지만, 협착증이 있는 수강생의 경우 이러한 움직임은 주의와 관심을 기울여 수행해야 한다.

다행히도 신체에는 신경이 과도하게 늘어나는 것을 방지하는 네 가지 메커니즘을 가지고 있다. 1) 개별 신경 섬유는 신경주막 내부에 약간의 느슨함을 가지고 있다. 2) 신경은 관절의 내부로 전달된다. 3) 신경주막은 확장 가능하다. 그리고 마지막으로 4) 신경 자체는 어느 정도 늘어나는 능력이 있다. 신경주막 내부에서 신경 섬유는 직선이 아닌 강처럼 구불구불하다. 이 휘어지는 성질은 튜브가 늘어날 때 늘어나지 않고 섬유가 곧게 펴지도록 한다(우리가 논의한 바와 같이 신경이 늘어나거나 길어질 수 있지만 신경 섬유는 일반적으로 늘어나지 않는다는 것을 기억하라. 늘어나게 되면 제대로 작동하지 않는다). 신경이 눌리면 섬유는 아코디언처럼 접힌다. 두 가지 주요 예외를 제외하고 신경의 경로는 굴곡진 관절의 내부로 연결된다. 예를 들어, 무릎을 구부릴 때 신경이 무릎 뒤쪽을 통과하기 때문에 접히게 된다(굴곡 방향으로). 신경이 무릎 위까지 올라간다면 굴곡으로 인해 신경이 늘어나게 될 것이다(이 현명한 전략의 두 가지 예외는 고관절 굴곡 시 바깥쪽을 따라 움직이는 좌골 신경[엉덩이를 통해]과 팔꿈치 관절의 바깥쪽을 따라 움직이는 척골 신경이다. 부딪혔을 때 '전기가 통하는 느낌'이 들어 장난으로도 많이 하는 그것이다).

불행하게도 모든 신경이 원래의 모양을 유지하는 것은 아니며 모든 사람의 신경이 동일한 수준의 탄력성을 갖고 있지도 않다. 흉터 조직 또는 유착, 나이, 외상 및 유전적 요인은 신경의 강성/탄력성을 변화시킬 수 있다. 이러한 상태는 또한 신경이 주변 조직 내에서 슬라이딩 되거나 글라이딩 되는 것을 방해할 수 있다.

신경역동학: 신경은 슬라이딩될 수 있고 글라이딩 되어야 한다

일반적으로 우리는 신경이 전기적으로 활동하거나 역동적이라고 생각하지만, 신경이 물리적으로도 역동적이라

어려운 내용: 좌골 신경

좌골 신경은 그림 3.45와 같이 L4와 S3 사이의 몇 개의 작은 신경근에서 나온다. 이 뿌리들이 서로 결합할 때, 전체 신경의 지름은 2cm까지 커질 수 있다, 무릎 뒤쪽에 도달할 때까지 하나의 두꺼운 케이블로 남아 있으며, 경골 신경과 총비골 신경으로 나뉜다.[133] 일반적으로 좌골 신경은 무릎 뒤쪽에 도달할 때까지 하나의 관이다(그러나 아마도 52%에 불과할 것이다). 그러나 대부분의 사람들은 다리 위쪽에서 경골 신경과 총비골 신경으로 나뉘며, 일부 사람들에게는 무릎 아래 훨씬 아래쪽으로 나뉜다.[134] 좌골 신경이 엉덩이 근육을 통해 천골에서 나오는 부분도 다리 뒤쪽으로 내려오는 부분도 개인에 따라 달라진다. 대부분의 사람들(~85% 정도)에서는 이상근 아래로 흐르지만 어떤 사람들은 이상근 위를 달리고 다른 사람들에게는 이상근을 관통하여 통과하게 된다.[135] 때때로 좌골 신경은 골반에 있는 동안 경골 신경과 총비골 신경으로 나뉘며 이 경우 두 신경의 경로가 다를 수 있다. 한 가지는 이상근을 통해 흐르고 그 위 또는 아래에 있을 수 있다.

이러한 변형이 항상 대칭인 것은 아니며 한쪽에만 나타날 수 있다. 척수 신경 경로의 변화와 신경총이 어떻게 형성되는지에 따라 통증이 발생할 수 있는 시기와 위치가 나타날 수 있다. 어떤 사람들은 좌골 신경이 엉덩이를 통과하는 방식 때문에 좌골신경통의 통증을 경험할 수 있다. 신경이 더 표면에 위치하게 되면 더 깊게 위치하는 것보다 더 많은 스트레스와 압박을 받을 수 있다. 또한 신경 뿌리는 성장된 뼈와 가까울 수 있어 이러한 경우 충돌 가능성이 더 높아진다. 경험하는 통증의 질은 좌골 신경의 어느 가지가 압박이나 자극을 경험하는가에 기인할 수 있다.[136] (좌골신경통에 대한 가능한 요가 치료법은 사이드 바 '지도자에게 보내는 메모: 요가 수련 중 신경 플로싱'에서 논의된다.)

는 사실을 깨닫는 사람은 거의 없다. 흥미롭게도 우리 뇌의 뉴런은 신체적으로 매우 활동적이다. 그들은 꿈틀거리고 진동할 수 있으며, 밤에는 하우스키핑 셀housekeeping cells이 더 쉽게 청소할 수 있도록 수축하게 된다.[137] 척수 신경도 움직이고 역동적이다. 이것은 우리가 척추를 구부리고 펴고 비틀면서 척수가 지나는 척수관의 길이가 계속 변하기 때문에 좋은 일이다. 척수는 어느 정도 늘어나는 능력이 있지만 척추관에서 미끄러져 대부분의 척추 길이 변화를 수용한다. 우리의 신경이 주변 조직 내에서 슬라이딩되거나 글라이딩 된다는 사실은 많은 의미가 있다. 우리는 항상 몸을 움직인다.

엘리트 운동선수, 체조 선수, 심지어 일상적인 요기들도 척수 손상 없이 넓은 범위의 운동을 통해 척추를 지속적으로 움직이고 있다. 신경은 움직일 수 있어야 한다. 그렇지 않으면 지속적으로 스트레칭의 대상이 될 것이다. 1978년에 알프 브리그Alf Breig는 척수, 척수 신경 그리고 심지어 뇌의 뉴런도 움직인다는 사실을 처음 알아차린 사람들 중 한 명이다.[138] 1995년 마이클 섀클록Michael Shacklok은 신경의 기계적 특성을 설명하기 위해 신경역동학이라는 용어를 제안했다.[139] 그는 신체가 신경에 불균일하고 기계적인 압력을 가하여 주변 조직에서의 자유로운 움직임을 방해한다고 제안했다. 이러한 장애는 신경이 뻣뻣한 근육, 수축된 근막 또는 흉터 조직을 통과하기 때문에 발생할 수 있다. 또는 신경이 이미 늘어나거나 꼬이거나 주변 조직에 달라붙어 있을 수 있다. 신경은 상당한 정도로 신장과 압박 또는 집히는 것을 견딜 수 있지만 신경이 자유롭게 글라이딩 하고 슬라이딩 하는 것이 억제되면 결과적으로 발생하는 스트레스가 수용치를 초과할 수 있다. 과도한 인장 스트레칭이나 압박은 신경으로 가는 혈류를 감소시켜 신경 기능을 방해하고 손상과 통증을 유발할 수 있다.[140]

치료적인 신경가동술

1990년대부터 마이클 섀클록, 데이비드 버틀러David Butler 등은 신경의 활주 능력을 향상시키는 데 도움이 되는 몇 가지 신경가동술을 개발했다. 신경 슬라이딩의 생물학적 효과는 완전히 이해되지는 않았지만, 점점 더 많은 임상의가 이러한 형태의 치료의 이점에 대해 보고하고 있다. 한 가지 가능한 설명은 억제된 신경을 동원하면 뉴런의 영향이 향상된다는 것이다. 신경 섬유가 흐르는 컨테이너가 수축되면 영양분이 쉽게 도달하지 못한다. 신경가동술을 하게 되면 뉴런으로 들어오고 나가는 혈류가 개선될 수 있으며 존재하는 염증이나 염증 인자를 분산시키는 데 도움이 될 수 있다.[141] 정확히 어떻게 이런 일이 일어날 수 있는지는 아직 밝혀지지 않았지만, 신경이 화학적 또는 효소적 수단을 통해 충돌하는 조직을 분해할 수 있는 능력을 가지고 있다는 추측도 있다.[142]

임상 환경에서 신경가동화의 이면에 있는 주요 아이디어는 신경을 교대로 끝에서 잡아당겨 신경을 움직이는 것이다. 그림 3.48은 신경근의 충돌(아마도 디스크가 부풀어서)이나 엉덩이 근육의 압박(이상근 증후군이라고도 함), 좌골 신경의 과도한 긴장으로 인해 좌골신경통으로 고통받는 환자를 위한 방법을 보여준다. 신경가동술은 환자가 다리를 자유롭게 움직일 수 있는 충분한 공간을 두고 의자나 침대 또는 테이블 가장자리에 앉힌 상태에서 수행된다. 발을 배측굴곡한 상태에서 다리를 뻗은 상태에서 머리를 뒤로 젖히면(a) 좌골 신경과 척추 전체가 발 쪽으로 아래로 당겨진다. (b) 방향을 반대로 하여 머리를 앞으로 숙이고 무릎을 굽히고 발을 족저굴곡시키면 신경이 위로 당겨진다. 이것은 흐름Flow을 의미한다. 정적인 위치가 아니며 확실히 늘어나지도 않는다. 흐름은 느려야 하지만(각 방향으로 약 5초) 다리가 최대 가동범위까지 갈 필요는 없다. 슬라이딩을 만드는 것은 움직임이다. 다시 말하지만, 우리는 신경을 늘리려는 것이 아니라 그것을 움직이려고 하는 것이다.

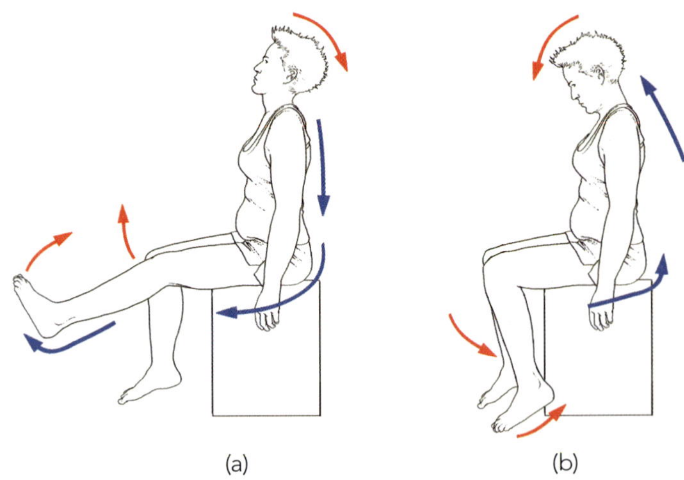

그림 3.48 치료적인 신경 플로싱: (a) 머리, 목, 다리의 신전(빨간색 선)과 발의 배측굴곡이 척추와 좌골 신경을 아래로 움직이게 된다(파란색 선). (b) 머리, 목, 다리의 굴곡과 발의 족저굴곡은 척수와 좌골 신경이 위쪽으로 움직이게 할 것이다.

지도자에게 보내는 메모: 요가 수련 중 신경 플로싱 사용

신경은 움직이도록 설계되었다! 건강한 신경은 주변 조직 내에서 안으로 미끄러지듯 움직인다. 그렇게 할 수 있는 능력이 손상되면 긴장으로 인해 신경이 늘어날 수 있다. 건강한 신경은 어느 정도의 스트레칭을 견딜 수 있고 어느 정도까지는 이것이 그들에게 좋을 수 있다. 그러나 너무 많은 스트레칭은 신경 세포의 기능을 손상시킬 수 있다. 미끄러지는 신경의 능력을 유지하는 것이 현명하며, 이를 수행하는 한 가지 방법은 정기적인 플로싱을 하는 것이다(의사가 권장하는 대로!). 그림 3.48은 치료실에서 사용되는 신경 플로싱의 한 형태를 보여주지만, 여기에는 의자가 필요하다. 요가 스튜디오에는 의자가 없는 경우가 많기 때문에 우리는 의자 없이 매트에서도 동일한 효과를 얻을 수 있다. 그림 3.49는 그림 3.48과 동일하지만 한쪽으로 누워 있는 동작을 보여준다.[146]

그림 3.49에 표시된 기울어진 글라이딩 플로싱은 그림 3.48에 표시된 것과 유사하다. 우리는 단순히 방향만 변경했다. 양 무릎을 약간 구부리고 머리를 아래쪽 팔로 받친 상태에서 한쪽으로 누워 위쪽 다리를 앞으로 뻗으면서 천천히 머리를 뒤로 젖힌다. 어느 방향으로도 너무 멀리 갈 필요는 없다. 다리를 펴면서 위쪽 발의 배측굴곡을 추가한다. 균형을 더하기 위해 손을 바닥에 둔 상태에서 위쪽 팔이 앞에 있을 수 있다. 다리, 목, 머리를 펴는 데 약 5초간 진행한다. 천천히 움직인다. 반대 방향으로 이동하는 데도 동일한 시간 동안 이동한다. 천천히 머리와 목을 구부리면서 턱을 가슴 쪽으로 당기면서 무릎을 구부리고 다리를 뒤로 가져와 고관절을 약간 신전시킨다. 여기에 약간의 저측굴곡을 추가하여라. 이 주기를 최대 10회까지 반복한다(신경 문제를 치료하기 위해 도수 치료를 받는 사람들의 경우에는 하루에 여러 번 반복할 수 있다). 이 움직임의 효과를 이해하는 데 도움이 되도록 다리를 뻗고 머리를 뒤로 떨어뜨릴 때 척수와 좌골 신경이 뒤쪽으로 당겨 내려가는 것을 시각화한다. 그리고 다리와 목을 구부릴 때 몸 뒤쪽으로 당겨져 올라가는 신경을 시각화한다.

다시 말하지만, 여기서 요점은 신경을 스트레칭하는 것이 아니라 움직이는 것이므로 전체 가동범위로 가고 싶은 충동을 억제하여야 한다! 더 많은 것이 더 나은 것은 아니다. 쉽고 통증이 없는 만큼 다리를 움직여라.

다음 변형은 그림 3.50과 같이 캣-카우Cat-Cow(마르자르아사나/비틸아사나)의 변형 동작으로 움직이는 동안 척수를 플로싱하는 것이다. 척수를 느슨하게 하기 위해 몇 가지 규칙적인 캣-카우 움직임으로 시작할 수 있지만, 우리는 약간 직관적이지 않은 것을 추가할 것이다. 다음에 당신이 숨을 들이쉬고 위를 쳐다볼 때 엉덩이를 발뒤꿈치 쪽으로 뒤로(!) 움직여라. 숨을 내쉬면서 등을 둥글게 하고 턱을 가슴에 대고 앞으로 숙이고 고관절을 곧게

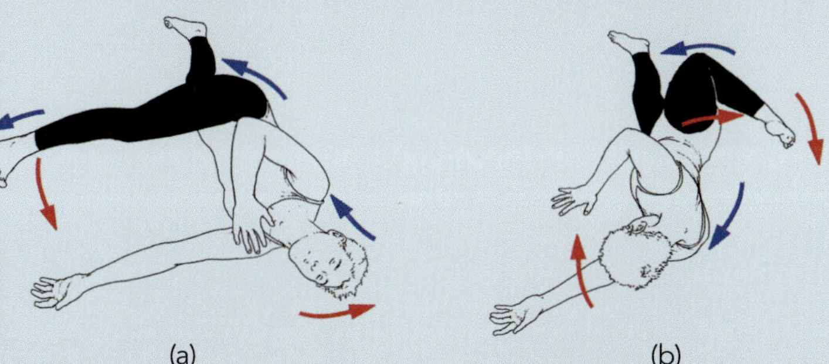

그림 3.49 좌골 신경과 척수를 위한 요가 신경 플로싱. 이 플로우는 두 위치 사이를 천천히 왔다 갔다 하는 것이다. 다리와 머리의 움직임은 빨간색 화살표로 나타나고, 신경은 파란색 화살표로 표시된다.

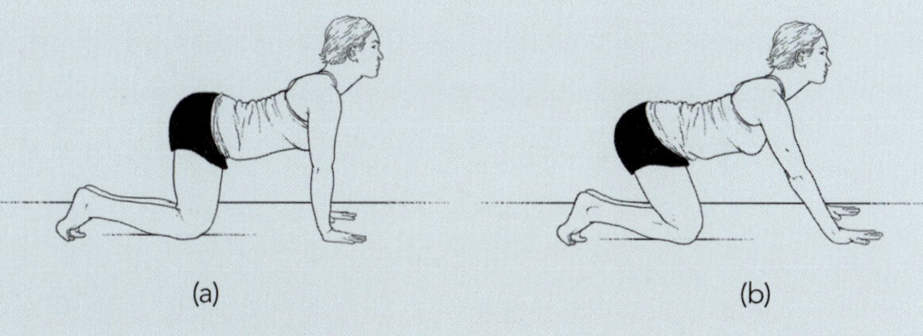

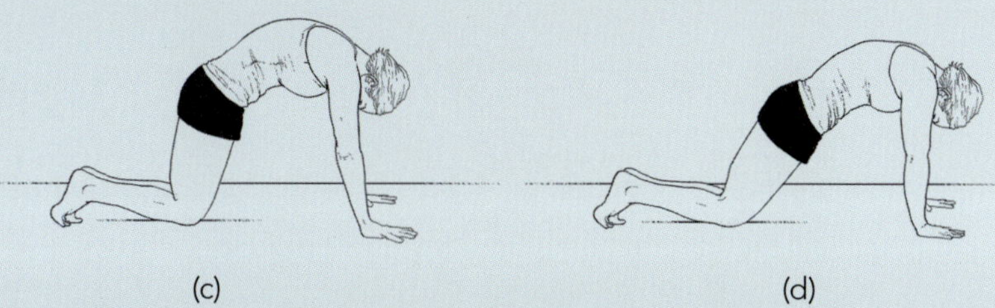

그림 3.50 캣–카우(마르자르아사나/비틸아사나)의 척수 신경 플로싱: (a) 위를 올려다보며 척추와 머리를 신전시킨다. (b) 엉덩이를 뒷꿈치 쪽으로 움직이면서 고관절을 굴곡시키며 계속 위를 올려다본다. (c) 이제 아래를 내려다보면서 턱을 가슴으로 당기면서 등을 둥글게 만든다. (d) 앞으로 몸을 기울이며 목과 척추의 굴곡을 유지하고 고관절을 신전시킨다. 이 주기를 천천히 여러 번 반복한다.

펀다(신전). 선택적으로 턱을 뒤로 당기고 등을 아치형으로 유지하는 한 어깨가 손보다 앞에 오도록 더 앞으로 기울일 수 있다. 이러한 움직임에서 호흡 패턴은 익숙하지 않기 때문에 처음에는 이상하게 느껴질 수 있다. 천천히 그리고 의도적으로 올바른 협응을 할 수 있도록 하자. 들숨/위를 본다/뒤로 이동-날숨/아래를 본다/앞으로 이동. 다시 말하지만 운동하는 동안 척수에 무슨 일이 일어나는지 시각화하는 것이 도움이 될 수 있다. 위를 보고 고관절을 뒤로 움직이면 고관절의 깊은 굴곡이 척수를 아래쪽으로 당긴다. 아래를 내려다보고 앞으로 기울이면 고관절이 신전되어 아래쪽으로 당기는 힘이 풀리고 목이 구부러져 척수가 위쪽으로 당겨진다.

신경 플로싱은 척수와 다리의 신경에만 국한되지 않는다. 그림 3.51은 상체에서도 이것을 할 수 있는 방법을 보여준다. 이것은 손목터널증후군의 통증이나 손과 손목의 반복적인 스트레스를 경험하는 사람들 또는 상완 신경총의 움직임이 억제될 수 있는 흉곽출구증후군으로 고통받는 사람들에게 유용할 수 있다. 손목을 완전 신전에서 굴곡으로 움직이면 일반적으로 손목에서 정중 신경이 2cm 미끄러진다. 단순히 손가락만 움직이면 1cm의 움직임이 발생할 수 있다.

일상생활 활동 중에는 팔꿈치와 손목 사이에 약 3.5cm의 신경 슬라이딩이 필요하다. 실제로 정중 신경이 있는 조직층은 손목과 팔꿈치를 완전히 굽힌 상태에서 손목과 팔꿈치를 펴는 상태까지 최대 10cm까지 늘어날 수 있다. 이 긴 경로를 수용하고 엄청난 스트레칭을 피하기 위해 신경이 슬라이딩될 수 있어야 한다. 여기에 대해 확실히 하자면, 스트레칭은 약간 일어난다. 정중 신경은 일상 활동을 수용하기 위해 정상 길이의 약 20%를 이동해야 하며, 이 움직임은 약 4%는 신경 스트레칭에 의해 수용되고 나머지 16%는 글라이딩에서 나온다.[147] 팔 신경의 정기적인 플로싱은 신경의 가동성을 유지하는 데 도움이 될 수 있다.

상지의 신경 플로싱 절차는 다른 부위와 동일하다. 다른 쪽 끝을 잡아당기면서 신경관의 한쪽 끝을 내보낸다. 그림 3.51a는 들어올린 팔과 반대 방향으로 머리/목을 측굴하고 그 다음 손을 머리쪽과 움직임 방향으로 구부리는 모습이다. (b)에서 우리는 목과 머리가 들어 올린 손을 향해 측굴한 반면, 팔꿈치, 손목 및 손가락은 머리에서 멀어지는 방향으로 위치가 바뀌는 것을 볼 수 있다. 다리 움직임과 마찬가지로 이 플로우를 천천히(5초 주기) 양쪽에 최대 10회 반복해야 한다. (c)와 같이 양쪽을 동시에 하는 것도 가능하다! 이것은 앉거나 서서 할 수 있다.

신경가동술의 원리를 이해한다면 의도를 달성하는 자신만의 플로우를 개발할 수 있다. 아마도 당신은 수강생들이 등을 대고 누워 있는 동안 표준적인 자세로 하는 신경플로싱을 하는 것을 선호할 것이다. 그럴 수도 있다! 옆으로 눕거나 등을 대고 눕는 방식의 신경 플로싱은 학생들에게 설명하기 다소 까다롭지만 캣-카우의 상체 플로싱이나 척추 플로싱은 일반 요가 수련에 쉽게 통합된다. 그것들을 학생들에게 제공하기 전에 그것들을 이해하고 어떻게 느끼는지 확실히 하기 위해 스스로 몇 번 시도해보자. 좌골신경통이나 손목터널증후군과 같은 신경통을 이미 경험하고 있는 수강생은 이러한 움직임을 시도하기 전에 의료 관계자를 만나야 함을 기억하라. 하지만 지금 당장은 그런 문제가 없는 학생들에게는 이러한 플로우가 미래에 발생하는 신경 문제를 예방하는 데 도움이 될 수 있다.

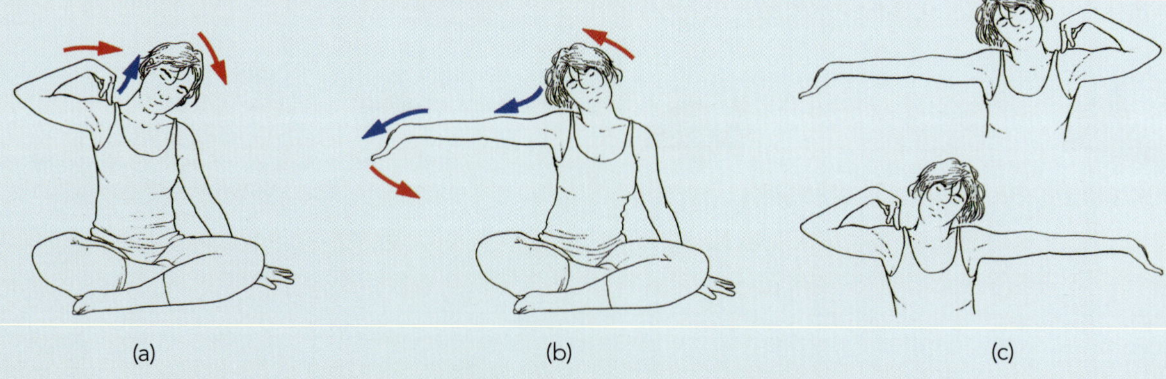

그림 3.51 목에서 손가락까지의 신경 플로싱: (a) 손가락과 손을 어깨 쪽으로 당기면서(빨간색 선) 머리와 목을 팔에서 멀어지게 옆으로 굽히면 팔 신경(파란색 선)이 몸 중심을 향해 당겨진다. (b) 팔, 손, 손가락이 머리에서 멀어지는 동안 머리와 목이 팔 쪽으로 옆으로 굽히면 신경이 손가락 쪽으로 당겨진다. (c) 양쪽을 동시에 하는 것이 가능하다. 손, 팔 및 머리의 움직임은 빨간색 화살표로 표시되고 신경 활주는 파란색 화살표로 표시된다.

이 '신경 플로싱'[143]은 좌골신경통과 관련된 경우 경험 많은 치료사가 지도해야 한다. 좌골신경통이 급성인 경우 이러한 방법은 증상을 악화시킬 수 있다. 현재 가진 증상이 진정된 후에 하는 것이 가장 좋다. 만약 이것이 가능하지 않다면, 플로싱이 증상을 악화시키지 않도록 주의해야 한다. 디스크 문제로 인해 통증이 발생하는 경우 좌골신경통에 대한 한 가지 옵션은 플로싱을 사용하기 전에 몇 분 동안 인 요가 버전의 스핑크스 자세(코브라 자세 또는 맥켄지 요법이라고도 함)를 하는 것이다. 플로싱을 하는 동안 통증이 지속된다면 운동 범위를 줄여야 한다.[144] (스튜어트 맥길은 플로싱을 하기 전에 아침에 일어난 후 2시간 동안 기다리라고 제안한다. 척추의 디스크의 높이를 줄여 신경 뿌리에 가해지는 스트레스를 줄이도록 하기 위해서이다.[145])

우리는 요가 수련에 신경 플로싱을 추가하여 전체 척수와 좌골 신경, 그리고 팔과 손을 지배하는 신경의 가동성을 유지하여 지속적인 수근관 통증에 도움을 줄 수 있다. 요가 스튜디오에서는 의자를 거의 사용할 수 없으면 드롭-인 클래스 환경에서는 강사가 일대일 지도를 제공하기에는 너무 많은 학생들이 있을 수 있지만 그림 3.48에 표시된 치료 과정의 일반 버전을 만들 수 있어 척추 신경의 가동성을 유지하는 데 도움이 된다. 이들 중 일부는 사이드 바 '지도자에게 보내는 메모: 요가 수련 중 신경 플로싱'에 설명되어 있다.

요약

우리 목의 축axis은 근육, 뼈, 근막으로 이루어져 신체의 정중선을 따라 흐른다. 여기에는 척추, 두개골, 천골, 그리고 이러한 뼈에 부착되고 지지되는 조직들이 포함된다. 축의 일차적 기능은 팔과 다리로 구성된 부속골격들을 지지하고 안정성이라는 주요 기능 내에서 가동성을 허용하는 것이다. 축을 형성하는 척추는 우리가 어떤 부위를 보느냐에 따라 모양과 크기가 달라진다. 척추에는 4개의 주요 곡선이 있으며, 이는 직립, 이족 보행, 걸어 다니는 포유동물의 스트레스를 분산하는 데 도움이 된다. 대부분의 사람들에게서 목(경추)은 뒤로 만곡되어 있다(전만이라고 함). 흉추(흉곽)는 앞으로 구부러져 있다(후만이라고 함). 요추(허리)에는 또 다른 전만을 가진다. 그리고 천골에는 후만이 있다. 각 분절에서의 만곡은 개인 간에 매우 가변성이 크며, 이 가변성은 정상적인 것이다. 만곡 자체는 척추(특히 흉추 분절) 또는 추간판(특히 요추 분절)의 쐐기 모양에 의해 생성된다.

전체적으로 축의 가동성은 측면(시상면)에서의 굴곡 및 신전, 전두면에서의 측굴(가쪽 굽힘)과 수평면에서의 회전으로 구성된다. 그러나 이러한 움직임은 다른 부분보다 특정 척추 부분에서 더 쉽게 움직여진다. 요추는 비틀 수 있는 것보다 훨씬 더 많이 굴곡되고 신전할 수 있게 설계되었다. 흉추는 구부리고 펴는 것보다 훨씬 더 쉽게 회전할 수 있다. 경추는 동일한 기능으로 모든 방향으로 움직일 수 있지만 견딜 수 있는 부하에는 제한이 있다. 목은 안정성보다 가동성을 위해 설계되었으며, 천골과 허리는 가동성보다 안정성을 위해 설계되었다.

각 척추관절의 운동 범위는 관절 주변의 연부조직(관절낭, 인대, 근육 및 근막)의 장력과 다양한 뼈 돌기 사이에서 압박받아 차단block되면서 결정된다. 각 척추뼈의 쌍 사이에는 여러 연결부가 있다. 각각 위쪽과 아래쪽, 왼쪽과 오른쪽에 배열된 4개의 윤활관절과 각 척추뼈와 그 위 및 아래 디스크 사이의 섬유성 관절이다. 흉추에는 갈비뼈와 연결되는 4개의 추가 접합부가 있다. 윤활관절인 후관절에는 관절낭이 있어 운동 범위를 제한하는 데 도움이 되며 척추 운동에 대한 인장 강도도 각 척추에 연결된 일련의 인대와 근육에 의해 생성된다. 그러나 척추가 서로 접촉할 때 척추관절 운동의 궁극적인 한계에 도달한다. 가시돌기가 이웃 관절에 '키스'하거나(그들 사이에서 갇힐 수 있는 어떠한 연부조직이 눌려진다) 후관절이 눌려질 때, 더 이상의 움직임은 불가능하다. 이 압박은 유연성에 대한 궁극적인 한계이다. 인간의 다양성이 크기 때문에 일부 사람들은 다른 사람들보다 훨씬 빨리 이러한 최종 압박 한계에 도달하게 된다.

척추에 부하가 가해질 때 안정성을 유지하는 것이 우선 되어야 하며, 이는 가동성을 감소시키는 대가를 치르게 된다. 이것은 요기들과 요가 강사들이 기억해야 할 중요한 포인트다. 가동성을 높이거나 안정성을 높이거나 둘 중 하나를 선택해야 한다면 먼저 안정성의 개선을 선택하라. 현대의 자세 요가postural yoga는 유연성을 미화하기 때문에 이것은 어려운 선택일 수 있다. 그러나 요가 수행의 이면에 있는 의도가 최적의 건강을 되찾고 유지하는 것이라면, 잡지 표지나 가장 인기 있는 소셜 미디어 피드에서 요기들이 보여주는 비범한 가동범위의 움직임은 필요하지 않다. 만약 운동선수라면, 척추에 대한 엄청난 가동범위에 대한 환상을 완전히 없애고 운동 활동 중에 척추를 강화하고 적절한 강성을 만드는 능력을 개발하기 위해 노력하라. 적절하게 지지된 척추는 상체에서 하체로 또는 그 반대로 힘을 전달하는 데 도움이 된다. 유연하고 지지되지 않는 중심축은 경기력을 저해할 수 있다.

Chapter 2
천골 복합체

척주의 주요 기능은 힘을 상체에서 하체로, 또는 그 반대로 전달하는 것이다. 축의 가장 아랫부분에 천골이 있는데, 이는 위로부터 아래로 힘을 분배하는 아치의 쐐기와 같은 역할을 한다. 또한 골반링pelvic ring 안의 스트레스를 완화시키는 밸브의 역할도 한다. 치골결합 또한 골반링 내 스트레스를 해소하는 비슷한 역할을 할 수 있다.[148] 천골은 장골이라고 하는 골반 뼈 2개 위에 놓여 있다(그림 3.100 참조). 장골과 천골이 만나는 부분이 천장관절sacroiliac joints을 이룬다. 그러나 천장관절은 가동성이 아닌 안정성이 주요 기능일 때 가장 잘 작동한다.

신체의 나머지 부분과 완전히 별도로 기능하는 신체 관절은 없다. 역학적 부하와 스트레스는 근막, 근육, 인대, 뼈 등의 연속적인 매트릭스를 통해 분산된다. SI 관절이나 천골을 고립된 부분과 영역으로 간주하는 것이 교육적인 관점에서 유용할 수 있지만, 이는 동적인 상호 관계라는 더 큰 그림으로 보지 못하게 할 수 있다. 인체는 독립된 관절들이 아닌, 통합적이고 상호의존적이면서 동적인 생물학적 구조이다.[149] 척추로부터 발생하는 스트레스는 천골과 천장관절, 골반을 통해서 다리로 분산된다. 천장관절은 위쪽의 척추 또는 주변의 골반으로부터 분리되어 있지 않으며, 그렇기 때문에 천장관절을 천골 복합체라고 부르는 보다 넓은 기능적 영역의 일부분으로 고려하는 것이 중요하다.

천골 복합체는 척추의 가장 아래 분절과 천골, 골반으로 이루어져 있다. 여기에는 L5/천골 관절, 천골/꼬리뼈sacrococcygeal 관절, 왼쪽 · 오른쪽 천장관절, 골반 앞쪽의 치골결합 이렇게 5개의 관절이 포함된다. 천장관절은 중요하지만 보다 큰 천골 복합체의 한 부분일 뿐이다. 어떤 사람들은 L4를 천골 복합체에 포함시킬 필요가 있는데, 인구의 약 3.4%(30명의 요가 수업 참가자 중 한 명 정도)는 L5 척추를 가지고 있지 않기 때문이다.[150] 따라서 이러한 사람들은 L4가 가장 아래쪽 척추뼈이며 천골과 관절을 이룬다.

형태

천골 복합체는 몇 가지 별개의 결합으로 이루어져 있다. 양쪽 천장관절의 장골과 천골, L5와 천골 사이의 관절, 천골과 꼬리뼈, 그리고 치골결합이 그것이다. 각 관절마다 뼈의 모양과 크기, 그리고 관절을 둘러싼 인대 및 근막 조직의 범위에 큰 차이가 있다.

천골 복합체의 구조

기능적 요가의 관점에서 우리는 우리의 수련이 다룰 대상 영역을 선택한다. 천장관절을 대상으로 정하는 것은 가능하지만 분리하는 것은 불가능하다. 다른 관절에 영향을 미치지 않고 혼자서 움직일 수 있는 무릎관절과는 다르게 천장관절은 척추와 고관절의 움직임과 밀접하게 연관되어 있다. 이러한 밀접함은 대상을 천골 복합체라는 보다 넓은 영역으로 정의하는 또 다른 이유 중 하나이다.

천골은 종종 쐐기돌keystone로 묘사되며 이는 좋은 비유이지만(그림 3.101a 참조) 완전히 정확하지는 않다. 아치에서 볼 수 있는 쐐기돌은 움직이지 않는다. 유연성을 가지고 있다면 아치가 무너질 수 있기 때문이다. 천골은 돌로 만들어지지 않았으며 천장관절은 보통 약간의 움직임을 가지고 있다. 이는 걷기, 앉았다 일어나기 등과 같이 건강한 움직임에 필수적이다. 많은 움직임이 필요하지는 않지만 약간의 움직임은 중요하다. 일단 몸이 일어나면 쐐기돌의 역할을 하는 천골은 상체의 무게를 2개의 단단한 기둥으로 전달하는 것을 돕는데 이것이 바로 두 다리이다(그림 3.101b 참조). 힘이 전달되는 경로는 골반링을 따라간다. 이는 지속적인 스트레스로 인해 두꺼워진 뼈 부분으로, 골반의 위쪽 그릇과 아래쪽 그릇의 경계를 형성한다.[153]

중요한 내용: 요가와 천골 복합체

먼저, 우리가 앞으로 따를 천장관절의 정의는 많은 요가 지도자들이 갖고 있는 천장관절의 정의와 다르다는 점을 짚고 넘어가야 한다. 그들이 말하는 '천장관절'이라는 부분은 특정한 해부학적 지점이 아닌 한 영역이다. 그것은 보통 천장관절과 허리 위를 덮고 있는 모든 조직들에 대한 은유에 가깝다. 이것이 혼란을 유발할 수 있는 이유는 이렇게 넓은 의미의 '천장관절'에는 골반 뒤쪽 부분의 근막, 인대, 뼈, 신경 등이 모두 포함되기 때문이다. 이러한 요가 지도자가 건강한 자세나 천장관절에 좋지 않은 자세를 논할 때 이것이 엄격하게 천장관절만을 의미하는 것은 아니다. 이 책에서 우리는 천장관절 자체에 대해서 자세히 살펴볼 것이며, 천장관절을 천골 복합체의 나머지 부분으로부터 구분할 것이다. 여기서 말하는 것이 요가 선생님이 말한 것과 매우 다르다고 생각된다면 우리가 같은 것에 대해 이야기하고 있는 것이 맞는지를 살펴보는 것이 좋겠다. 천골 복합체 전체에 적용되는 것이 천장관절에 똑같이 적용되지 않을 수 있다.

천골은 골반을 통해 상체로부터의 힘을 하체로 전달한다. 이러한 역할을 수행하기 위해서 천장관절에는 큰 안정성이 요구된다. 대부분의 사람들의 경우 그 움직임의 양은 미미하지만 그 작은 움직임이 중요하다. 골반대 안의 스트레스가 너무 커지면 뼈가 부러질 수 있으므로 천장관절에서의 약간의 공간이 압박을 재분배하도록 해준다. 따라서 요가 수련에서 천장관절의 가동성 향상을 추구해서는 안 된다. 그보다는 여기서 만들어낼 수 있는 안정성을 유지하거나 강화하는 것을 추구해야 한다. 아주 유연한 사람들의 경우 천장관절이나 치골결합에서의 움직임이 척추의 굴곡이나 신전을 더 깊게 할 수 있도록 해주기도 한다. 하지만 대부분의 사람들은 이것을 흉내 내려 해서는 안 된다. 아주 드문 경우를 제외하고는 요가 수련에서 천장관절의 가동성 향상을 위해 노력하지 않으며, 엄청난 가동성을 타고난 몇몇 학생들의 경우 안정성을 더 추구할 것을 권한다.

하지만 전체 단위로서의 천골 움직임은 매우 중요하다. 척추가 움직이며 골반도 움직이고 골반이 움직이면 척추 또한 움직인다. 이러한 척추골반 리듬은 건강한 움직임을 위해 자연스럽고 또 중요하다. 이것이야말로 요가 수련을 통해 강화시킬 수 있는 부분이다. 척추골반 리듬은 이 챕터 후반부에서 자세하게 다룰 것이다. 하지만 이러한 움직임을 천장관절의 아주 작은 움직임과 구분하는 것은 매우 중요하다. 우리는 천장관절은 안정화를, 천골 복합체는 가동화시키려 노력해야 한다.

병리적인 이유와 고유한 인체의 다양성으로 인해 어떤 사람들은 천장관절의 움직임이 너무 작거나 아예 없다. 보통 60세 이상의 사람들의 경우 관절이 융합되는 경우가 있다. 여기에 움직임이 없다면 문제가 발생할 수 있으며 그러한 사람들의 경우 가동성을 되찾기 위해 노력해야 한다. 이러한 경우는 특별하며 치료적으로 다루어야 한다. 이는 평범한 요가 수련에서 다룰 수 있는 범주를 벗어나며 요가 치료 전문가 또는 수기치료사 및 물리치료사가 다루어야 한다.[152]

천장관절에는 아주 작은 움직임만이 존재하며 요가 수련에서는 고의적으로 천장관절의 가동성을 목표로 하지 않아야 하지만, 천골 복합체 전체의 해부학과 생리학을 이해하는 것은 흥미롭다. 이러한 지식을 통해 천장관절의 가동성을 늘리는 것을 피하면서 안정성을 잘 만드는 방법을 배울 수 있을 것이다.

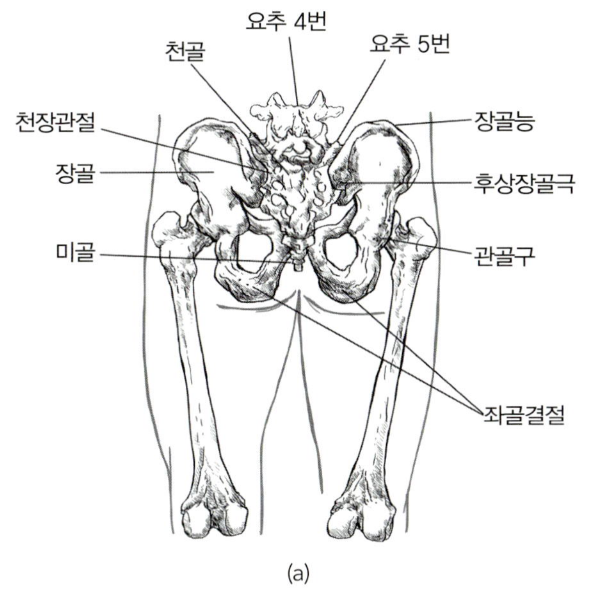

(a)

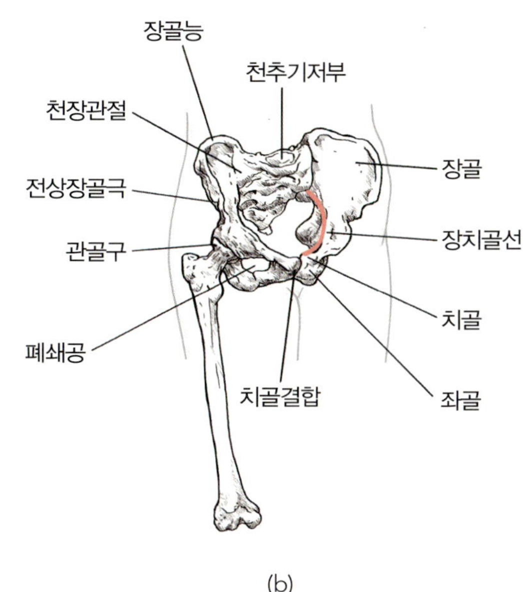

(b)

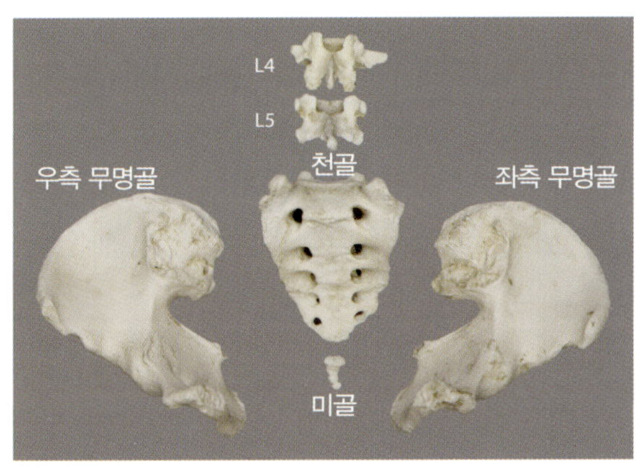

(c) 남성의 천골 복합체

(d) 여성의 천골 복합체

그림 3.100 천골 복합체는 가장 하부 요추, 천골, 골반으로 구성되어 있다. 이는 5개의 관절을 포함하는데 이 5개는 L5/천추관절, 천추미골관절, 2개의 천장관절, 골반 전면의 치골결합이다.[151]

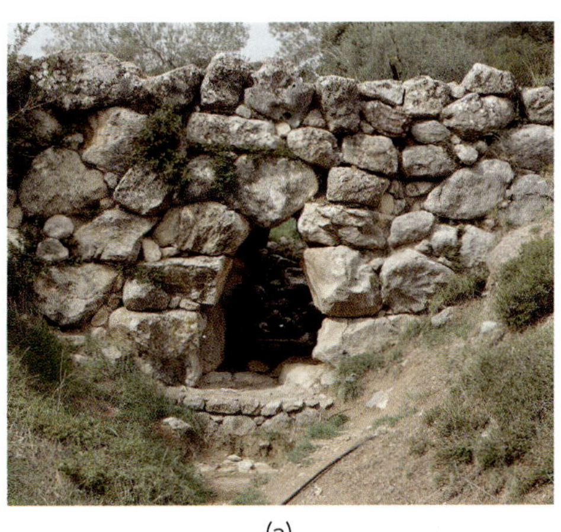

(a)

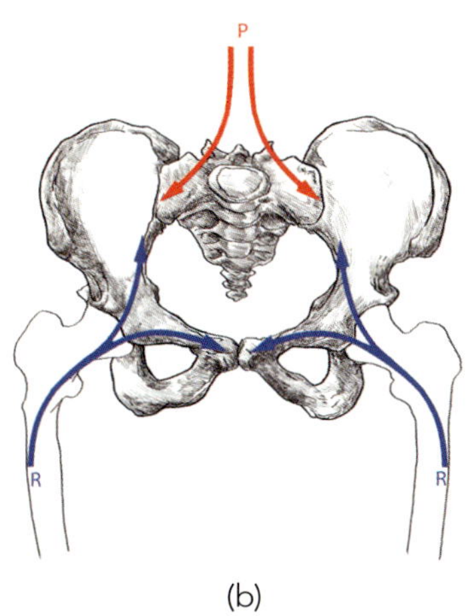

(b)

그림 3.101 천골의 쐐기 형태는 전통적인 아치형 다리와 같다.[154] (a) 아치 중간의 쐐기돌을 보라. 그림 (b)는 천골이 골반 내에서 쐐기돌의 역할을 하는 것을 묘사하고 있다. 상체의 무게는 천골에 의해 지탱되며 이는 골반고리를 통해 스트레스(P로 표시)를 하방 외측(아래 바깥쪽)으로 분산시켜 다리로 전달한다. 반동력(R로 표시)은 상방 내측(위 아래쪽)인 골반 안쪽과 치골결합 쪽으로 스트레스를 제공한다.

아치는 안정성을 유지하기 위해 쐐기돌과 기둥에 의존하지만, 인체는 돌로 된 아치보다 더 복잡하다. 천골 복합체에서 어느 정도의 움직임이 필요한 반면 움직이는 동안 안정성이 반드시 유지되어야 한다. 이러한 관찰을 통해 천골에 대한 또 다른 모델이 제안되었는데, 이는 생체 장력biotensegrity 요소를 포함하는 서스펜션 시스템suspensory system이다.[155] 이러한 관점에서 보면 천골은 강력한 인대와 근막에 의해 장골 위에 매달려 있다. 이 모델은 천장관절의 움직임은 마찰 없이 발생하며 극단적인 가동범위를 제한하는 것은 천장관절 두 표면 사이의 압박 마찰이 아닌 인대라는 것을 암시한다. 하지만 적어도 기능적인 천골 복합체에서 인대는 약간의 움직임을 허용한다(천골 복합체의 생체 장력을 조사하는 것은 우리의 범위를 벗어나지만 웹 부록 'Spinal biotensegrity'에서 개요를 살펴볼 수 있다).

천골 복합체에 스트레스를 부하하는 3개의 큰 지렛대가 있는데 이는 척추와 두 다리이다. 이는 밀접한 관계를 형성하는데, 천골이 윗부분이 골반에 따라 기울어질 때 척추 하부 또한 움직이며[156] 이 반대 또한 마찬가지이다. 척추가 움직일 때 보통 골반을 따라 천골도 움직인다. 골반(더 구체적으로는 두 장골뼈 사이)에 대한 천골의 전방 움직임을 뉴테이션nutation이라고 하며 후방 움직임은 카운터뉴테이션counternutation이라고 한다(뉴테이션은 라틴어 'nodding[끄덕임]'에서 왔으며 이는 골반 양쪽 사이에서 천골 윗부분의 움직임을 묘사한다)(그림 3.122 참조). 천골이 움직일 때 척추만 움직이는 것이 아니라 장골에서 또한 약간의 움직임이 발생할 수 있으며, 이로 인해 골반 앞쪽 치골결합에서 미세하지만 중요한 움직임이 발생할 수 있다. 척추가 골반과 함께 움직이는 것은 척추골반 리듬spinopelvic rhythm이라고 한다.[157]

천장관절은 부분적으로 윤활관절이지만(이는 관절낭에 둘러싸여 있으며 내부에 윤활액이 있어 움직임을 원활하게 한다는 의미이다) 부분적으로 섬유관절이기도 하다(이는 강한 콜라겐 섬유에 의해 뼈가 결합되어 있으며 이를 통해 움직임이 제한되고 안정성이 발생한다는 의미이다). 치골결합은 연골성 관절이며(이는 뼈의 양끝이 연골디스크로 연결된다는 의미이다) 따라서 가동범위가 거의 없다. 2개의 천장관절과 치골결합은 골반 전체가 하나의 단단한 뼈가 아님을 보장한다. 만일 골반 전체가 하나의 뼈라면 일상생활(걷기, 계단 오르기, 달리기 등)에 발생하는 상당한 부하에 의해 쉽게 부러질 수 있다. 골반이 부하를 재분배할 수 있는 순응적인 지지대일 수 있는 것은 이 세 관절에서 발생하는 미세하지만 중요한 움직임 덕분이다.[158] 골반 내부의 힘은 골반고리를 통해 다리와 요추로 전달되고 전달받는다.[159] 이것이 어떻게 발생하는지 이해하기 위해서 우리는 천골 복합체의 구성 요소와 상호관계를 알아봐야 한다. 천골 복합체는 단순히 아치 모양의 뼈뿐만 아니라 인대, 관절낭, 근육과 같은 연부조직들로 구성되어 있다.

천골과 골반에 붙어 있는 근육은 35개나 되지만[160] 천골과 천장관절을 직접적으로 움직일 수 있는 근육은 없는 것으로 알려져 있다.[161] 근육은 천장관절의 뼈를 움직이기보다는 단단하게 고정시키는 역할을 한다. 천골에서 시작되는 여러 개의 인대들은 가깝거나 멀리 있는 근육 작용 및 골반과 허리에 영향을 미치는 다양한 움직임을 통해 스트레스를 받을 수 있다. 예를 들어 햄스트링의 작용은 천결절인대에 사전 스트레스를 주도록 도우며 이는 천장관절에서의 굴곡(뉴테이션)을 제한하여 안정화를 돕는다(이는 요기들에게 꽤 흥미로운 정보일 수 있다. 햄스트링에 힘을 주면 천골의 뉴테이션을 예방할 수 있다!). 천골 복합체와 가깝거나 다소 먼 광배근, 대둔근, 골반기저근, 내외복사근과 같은 근육들도 유사한 영향을 준다. 다시 말하지만 천골에 가해지는 근막 및 인대 스트레스는 천장관절을 안정시키는 역할을 하며, 천골 복합체를 통해 힘을 효과적으로 전달하는 버팀대를 만든다.

뼈와 연골

그림 3.100c는 분해된 천골 복합체를 보여주고 있다. 이 복합체의 심장은 천골과 장골이 만나는 천장관절이다. 천장관절의 표면은 열린 부분이 뒤쪽(후방)을 향하고 있는 부메랑 모양으로 생겼다. 천장관절은 섬유관절이면서도 윤활관절이라는 점에서 독특하다. 따라서 해부학자들이 천장관절에 대해 정의하는 것은 어려우며 이에 대한 합의점 또한 존재하지 않는다.[166] 천장관절의 이러한 면에 대한 기술적인 용어로 섬유관절을 부동관절synarthrosis, 윤활관절을 가동관절diarthrosis이라고 하기도 한다.[167] 전반적으로 천장관절은 약간의 움직임만 가능한 '반쪽 관절'이기 때문에 종종 반관절amphiarthrosis이라고 불린다.[168]

천장관절을 구성하는 뼈의 관절 표면을 보면, 적어도 오래된 표본에서는 상당한 수준의 거칠기roughness, 구덩이pits, 홈grooves, 능성ridges, 언덕hill 및 계곡valleys을 볼 수 있다. 젊은 사람들의 경우 상대적으로 표면이 매끄럽지만 나이가 들어감에 따라 거칠어진다. 여기서 거칠어지는 것

어려운 내용: 힘 폐쇄와 형태 폐쇄

두 장골 사이 천골의 위치는 두 가지 상호보완적인 방식으로 유지될 수 있다. 이는 형태 또는 힘이다. 형태 폐쇄form closure 방식은 그림 3.12a에 나타나 있으며, 여기서 우리는 가상의 천골이 2개의 가상의 장골에 의해 형성된 2개의 선반 위에 편안하게 놓여 있는 것을 볼 수 있다. 이러한 환경에서 천골의 무게는 장골의 모양(형태)에 의해 전적으로 지지되며 형성되는 유일한 힘은 압박이다. 하지만 그림 3.102b와 같이 놓여질 선반이 없는 힘 폐쇄force closure 환경에서 천골은 두 장골을 단단히 묶어주는 마찰을 통해 제자리를 유지한다. 천골을 유지하기 위해 장골과 천골을 감싼 밴드에 의한 장력을 필요로 한다. 현실은 이 두 가지 이상적인 환경 사이 어딘가에 존재한다. 천골은 2개의 장골 사이에 껴 있기 때문에 일종의 형태 폐쇄의 특징을 가지고 있다. 또한 천장관절 표면의 이랑 부분들은 작은 선반들과 같은 역할을 하여 더욱더 형태 폐쇄적인 요소를 형성한다. 그러나 천골과 장골은 상대적으로 매우 좁은 관절 표면을 가지고 있기 때문에 그림 3.102b의 밴드와 같은 천장관절 주변의 근육, 인대, 근막의 작용으로 만들어진 장력을 통해 안정성이 보강되어야 한다.[162]

형태 폐쇄는 관절에 가해지는 스트레스와 관계없이 안정성을 유지하기 위해 추가적인 힘을 필요로 하지 않는다. 외측으로 작용하는 힘이 필요하지 않다. 그러나 천장관절은 순수한 형태 폐쇄가 아니다. 쐐기 모양의 천골은 앞뒤, 위아래로 미끄러지며 움직일 수 있다. 힘 폐쇄 또한 필요하다. 근육이 힘 폐쇄에 영향을 미치는 데는 두 가지 방법이 있다. 첫째는 SI 관절을 압박하는 장력을 만들어냄으로써 마찰력과 강성을 증가시키는 것, 두 번째는 천장관절의 위치를 변화시켜 (뉴테이션을 통해) 관절 주변 인대와 근막의 장력을 증가시키는 것이다. 증가된 장력은 압박 또한 증가시켜 관절 표면을 서로 밀어내도록 만든다.[163] 가능한 힘 폐쇄의 양을 결정하는 것은 관절 표면의 크기, 윤곽 및 접촉 면적과 함께 이 모든 힘(인대, 근육 및 중력)의 합이다.

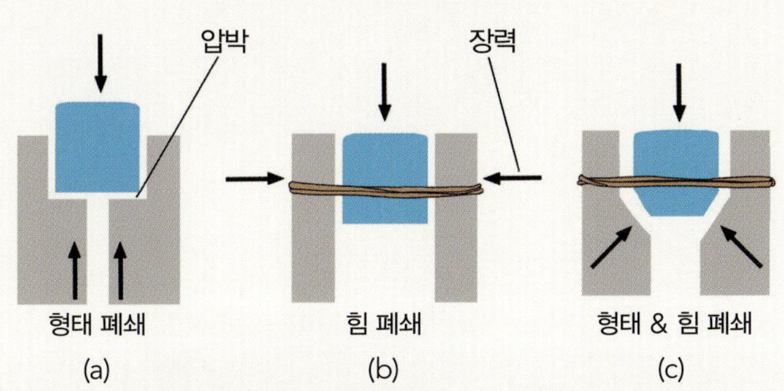

그림 3.102 형태 폐쇄와 힘 폐쇄. (a) 형태 폐쇄는 움직임에 저항하기 위해 뼈의 형태에 의존한다. 천골이 장골 위에 놓여 있다. (b) 힘 폐쇄는 천골을 제자리에 유지하기 위해 근육, 인대, 근막(고무 밴드로 나타내고 있다)의 장력에 의존한다. (c) 현실에서 천골은 형태 폐쇄와 힘 폐쇄, 두 가지를 통해 고정되어 있다.

힘 폐쇄는 걷거나 뛰기, 계단 오르기 또는 요가의 트리 자세Tree Pose(브륵샤아사나Vrksasana) 등을 수행하기 위해 한 다리로 설 때 필수적이다.[164] 한 다리로 체중을 지지하는 것은 천장관절에 전단력 스트레스를 증가시킨다. 힘 폐쇄는 천장관절 내 마찰력을 증가시켜 효과적으로 관절을 잠그며 이를 셀프 브레이싱self-bracing이라고 한다. 관절 내 '중립 구역neutral zone'(움직임이 가능한 정도)을 감소시켜 안정성을 증가시킨다.[165] 요가 수련자로서 우리가 알아야 할 것은 한 다리로 서서 수행하는 어떤 자세를 하건 고관절 주변부를 단단하게 하기 위해 힘 폐쇄가 증가되고 따라서 천정관절 내 안정성 또한 증가된다는 점이다.

천골이 부하를 견딜 때(서서 또는 앉아서) 힘 폐쇄가 도움이 되고 중요한 역할을 하지만 힘 폐쇄가 존재하지 않을 때 또는 필요하지 않을 때도 있다. 예를 들어 누워 있을 때는 천골을 골반을 향해 누르는 상체로부터의 힘이 없기 때문에 천골로 전달되는 스트레스가 아주 적다. 눕거나 엎드린 자세에서 천골은 카운터뉴테이션되는 경향이 있으며 이는 보다 움직이기 좋고 열린 자세를 만든다. 서 있는 상태에서의 카운터뉴테이션은 형태 폐쇄와 힘 폐쇄를 감소시키기 때문에 천장관절이 증가된 부하를 감당하는 능력이 줄어든다. 즉 서 있는 자세에서 카운터뉴테이션은 이상적이지 못하다. 누워 있는 자세에서 카운터뉴테이션은 괜찮다. 강한 비틀기 또는 어려운 브릿지(세투반다사르반가사나Setubandhasarvangasana)와 같은 동작으로 인해 누워 있는 동안 천장관절에 큰 스트레스가 가해지기 시작한다면 관절의 강성이 필요할 수 있으며 이는 근육 작용에 의한 힘 폐쇄를 통해 만들어져야 할 것이다.

은 병리적이거나 나쁜 것이 아니다! 이러한 거친 표면을 통해 관절에 높은 수준의 안정성이 제공된다. 이는 관절의 형태 폐쇄를 증가시킨다. 이에 대한 내용은 사이드 바 '어려운 내용: 힘 폐쇄와 형태 폐쇄'에 나와 있다. 이러한 불규칙한 표면이 만들어내는 마찰력으로 인해 뼈가 서로 미끄러지는 것이 쉽지 않다.[169] 어떠한 다른 윤활관절도 이처럼 높은 마찰력을 경험하지 못한다.[170] 그러나 마찰력은 관절을 전단력으로부터 보호하는 역할을 한다.

천골

천골은 구부러진 쐐기 모양이며 발 쪽으로 갈수록 가늘어지는 형태를 가지고 있다. 한 면에서 보면 삼각형이고 다른 면에서 보면 원뿔 모양이며 울퉁불퉁하고 개개인마다 형태가 매우 다르다. 천골은 5개의 천추(S1~S5)와 사이 추간판이 융합되어 있는 형태로 이러한 융합은 30대까지 완전히 이루어지지 않을 수도 있다.[172] 어린아이일 때 천추는 연골로 연결되어 있지만 이는 성인이 되면서 뼈로 바뀐다. 천골의 안쪽 면(전면)은 매끄러운데 이는 뼈 표면이 골반 장기를 지지해주기 때문이며 바깥면(후면)은 침식된 여러 산맥이 흐르는 오래된 풍화 풍경처럼 보인다.[173] 이러한 거친 표면은 표면적을 증가시켜 근육과 인대가 천골을 제자리에 붙이고 고정할 수 있는 더 많은 공간을 제공하는 역할을 한다. 천골에 대한 추가 정보는 사이드 바 '어려운 내용: 천골의 세부 사항'에 나와 있다.

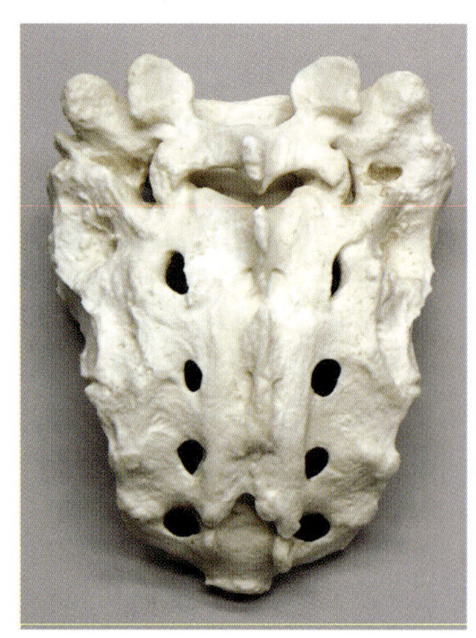

그림 3.103 L5와 융합된 남성의 천골 후면부, 표면이 거칠어진 것을 볼 수 있다.[171]

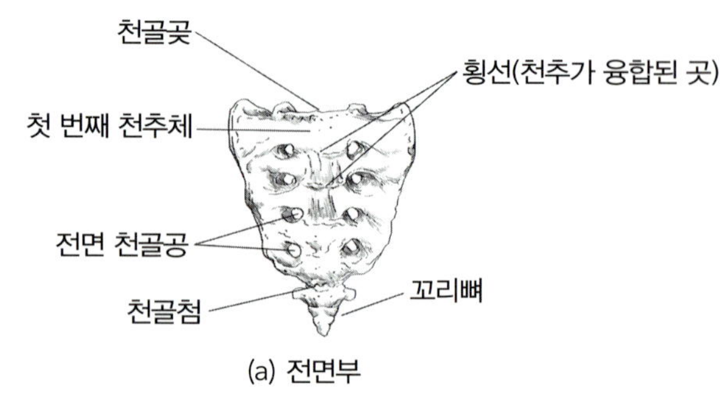

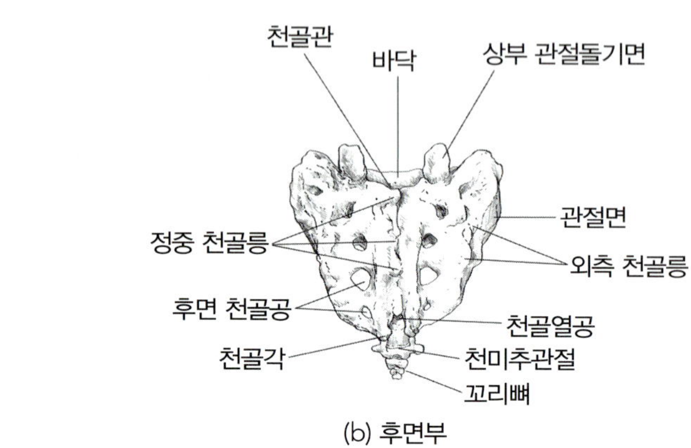

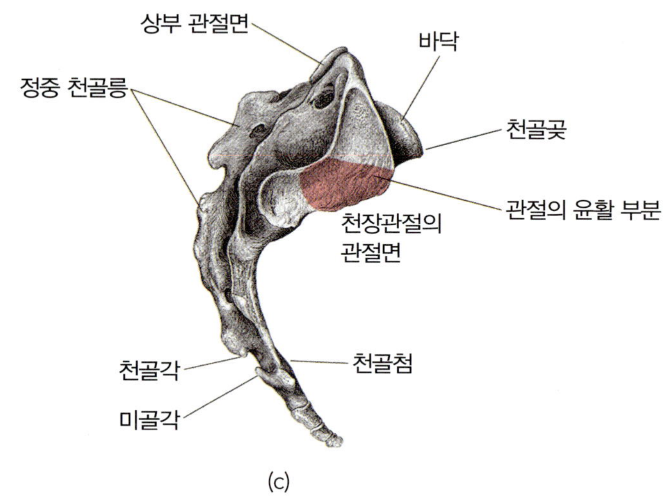

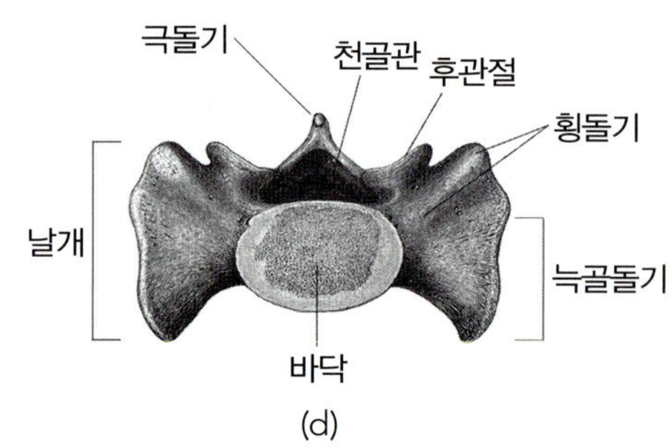

그림 3.104 다양한 면에서 본 천골: (a) 전면, (b) 후면, (c) 측면, (d) 상부면.

어려운 내용: 천골의 세부 사항

앞에서 본 천골(그림 3.104d)은 뭉툭한 평지 모양을 하고 있으며, 그 위로 추간판과 하부 요추가 놓여 있게 된다. 이 평지 모양 부분을 천골의 기저부라고 부른다(가장 윗부분에 있지만 말이다). 가장 하부에는 작고 뭉툭한 끝지점이 있으며 여기서 미추(꼬리뼈) 관절이 시작된다. 이 끝을 천골첨(가장 낮은 곳에 있지만 이곳이 천골의 '정점'이다)이라고 한다. 앞쪽에서 본 천골은 눈에 띄는 오목한 만곡(후반)이 있는데 이로 인해 꼬리뼈가 앞쪽을 향하게 된다(그림 3.104c). 안쪽 또는 전면은 후면보다 꽤 매끄럽다. 천골 후면은 튀어나와 있으며 수많은 융기와 함몰 부분이 존재한다(그림 3.104b와 c 참조).

천골 가장 윗쪽 '기저부'는 첫 번째 천추 (S1)의 윗면으로 모양과 다르게 요추의 기능 대부분을 유지하고 있다. 그림 3.104c를 보면 천골의 바닥면은 위를 향하고 있는 만큼 앞으로 돌출되어 있으며 그 표면이 수평도 수직도 아닌 그 중간 어디쯤을 향하고 있다. 그림 3.104d를 보면 S1의 바닥은 꽤 넓으며 계란 모양을 하고 있다. 그 전면 가장자리를 천골곶이라고 부르는데 천골 전체를 통틀어 가장 앞쪽에 위치하고 있다. S1의 횡돌기와 극돌기라고 할 수 있는 부분은 넓고 오목한 날개ala 부분으로 확장되는데, 이 앞 안쪽 면은 꽤 매끄럽다. 요근은 이 매끄러운 앞쪽 날개 위로 미끄러진다. 날개의 후외측은 거칠어서 여러 인대들의 부착 지점의 역할을 한다.[174]

천골의 앞쪽 면은 매끄럽지만 척추체들의 융합으로 인해 형성된 몇 개의 수평 능선이 존재할 수 있다. 직장rectum은 S3에서 S5의 앞쪽 표면에 놓여 있다. 뼈의 능선 또는 융기들은 몇 개의 구멍 또는 열린 부분(천골공이라고 부른다. 그림 3.104a 참조) 사이에 존재한다. 이러한 융기들은 천골체의 늑골 돌기들의 융합에 의해 형성된 것이다.

요추에서 척수는 마미cauda equina('말 꼬리'를 의미하는 단어. 이 부위에서 신경 가닥들이 말 꼬리의 털처럼 보이기 때문에 붙은 용어)로 갈라진다. 이 신경들은 천골공과 천골 뒤쪽에 있는 천골열공에 연결되는 삼각형 통로로 보이는 천골관(그림 3.104d)을 통과한다(그림 3.104b 참조). 천골의 뒤쪽에서 볼 수 있는 4쌍의 구멍은 마미신경들이 나오는 출구이다. 이 구멍을 통해 마취를 위한 경막외 주사가 들어갈 수 있다.

천골의 뒤쪽을 보면, 개별 천추들에 있는 늑골적 요소들이 천추의 횡돌기와 융합되어 있는 것을 볼 수 있다. 천골공의 옆, 천골의 뒤쪽에는 가로 방향으로 존재하는 결절에 의한 능선을 확인할 수 있다(결절이란 '튀어나온 부분'이란 뜻). 천골의 양쪽에는 하나씩 2개의 측면 능선이 있다. 천골 뒤쪽 중앙에는 중앙 능선과 극돌기가 있다. 천골의 돌기들은 위쪽의 척추들에 비하면 변이가 다양하고 크기가 매우 작다. 이 흔적들은 높은 산이라기보다는 침식된 언덕처럼 보인다. 이 언덕들은 일반적으로 4개로 존재하지만, 때로는 3개만 존재하는 사람도 있다.[175]

관절면: 천장관절

천골 쪽에 천장관절 표면이 있다. 이 부분을 이상면(귀의 모양과 유사하여)이라고 부른다. 이는 장골 표면과 상응하는 유사한 모양을 가지고 있다.[176] 그림 3.104c에서 볼 수 있듯이 열린 부분이 뒤쪽을 향하고 있는 부메랑처럼 생겼다. 부메랑의 양팔은 길이와 넓이가(C 모양으로) 같을 수도 있지만 여기에도 다양한 변형이 존재한다. 종종 위쪽 팔이 아래쪽 팔보다 짧다(L 모양).[177] 위쪽 팔은 S1 부분으로 섬유성 관절이며, 아래쪽 팔은 S2와 S3에 의해 형성되어 있으며 보통 윤활성 관절이다.[178] 그림 3.105의 그림에서 볼 수 있듯이 관절면은 천골 가장자리를 감싸며 안장 모양의 표면을 이룬다. 이 전면에서 후면으로 향하는 곡선으로 인해 천골은 쐐기 모양에서 깔대기 모양으로 바뀐다.[179]

관절면의 중간은 다양한 능선과 계곡이 있는데 이는 장골관절 표면의 튀어나오고 움푹 들어간 곳과 상응한다. 천골 쪽에는 크고 오목한 중앙 고랑이 이상면의 길이를 따라 계곡처럼 이어져 있다(그림 3.105 참조). 이것은 장골 표면의 길이를 따라 뻗어 있는 크고 볼록한 능선에 상응한다. 능선은 천골 측보다 장골 쪽에서 더 자주 나타나며,[180] 경우에 따라서는 천골면의 고랑 가운데에 언덕이 있을 수 있다. 어떤 경우든, 이 두 면의 거칠기는 이들을 서로 고정시켜 천장관절의 안정성을 증가시킨다. 사춘기 이전의 어린 시절까지는 이 표면이 매우 매끄럽기 때문에 미끄러지는 움직임이 모든 방향으로 발생한다. 나이가 듦에 따라 이러한 표면은 거칠어지며 관절 표면에 가하는 스트레스에 적응해나간다. 이러한 거친 표면은 관절을 더 안정적으로 만들어준다. 관절 표면의 이러한 변화는 병리

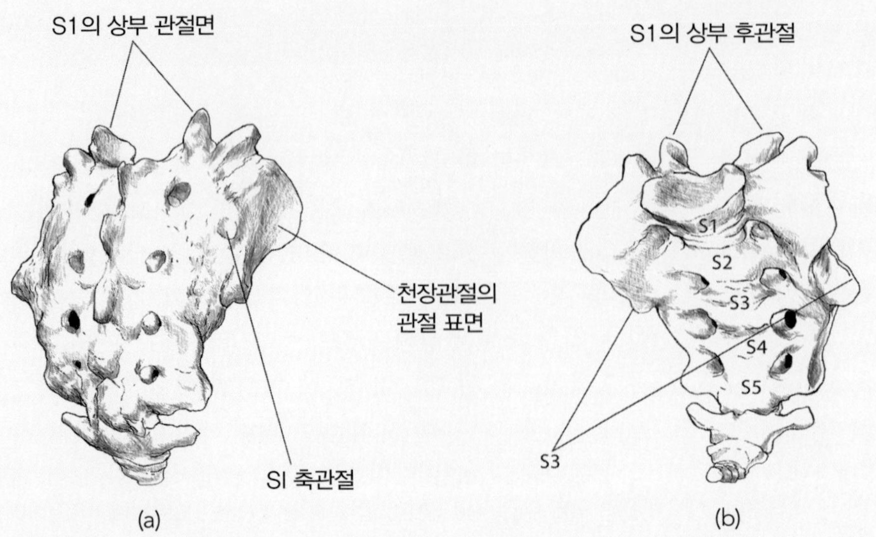

그림 3.105 S1과 S3 사이의 천골의 이상면 범위: (a) 후방 측면 보기, (b) 전방 측면 보기.

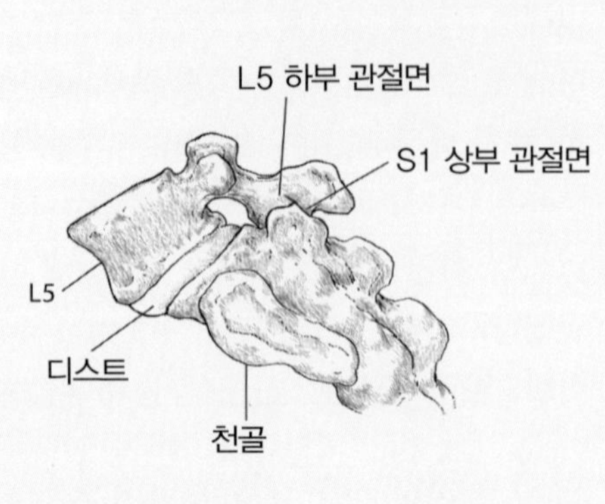

그림 3.106 천요관절은 후관절과 S1과 L5 사이의 디스크로 이루어져 있다.

적이거나 치료가 필요한 것이 아니라 매우 기능적인 자연스러운 적응이며 안정성을 증가시키는 역할을 한다.[181]

관절면: 요천관절

천골 윗부분은 왼쪽에서 오른쪽으로, 그리고 앞뒤로 넓어서 약간 원뿔 모양을 이루는데, 이로 인해 장골에 끼워질 수 있다.[182] 이러한 모양은 척추의 수직 압박 및 전방 힘으로 인한 전단력에 저항할 수 있도록 해준다. 이러한 전단 저항력은 가장 아래쪽 요추와 관절을 이루는 S1 위쪽 관절의 도움을 부분적으로 받기도 한다. S1의 위쪽은 요추와 같이 생겼다(그림 3.104 참조). 그림 3.106에서 천골과 가장 아래쪽 요추, 그리고 그들이 이루는 관절인 후관절과 추간판을 볼 수 있다. S1 관절을 잘 보라. 약간 내측 후방을 향하고 있어 전방 외측을 향하고 있는 L5 돌기와 들어맞는다. 이 관절면들은 종종 약간의 곡선 또한 가지고 있어 전방 외측 전단 스트레스에 대한 안정성을 제공하도록 돕는다. 이는 L5가 천골 위에서 전방으로 전위되거나 외측으로 미끄러지는 것을 예방한다.

미골

꼬리뼈, 또는 미골은 몸의 축에서 가장 낮은 지점이다. 이 2.5cm 정도의 작은 삼각형 뼈(그림 3.107 참조)는 미성숙한 척추 분절 2~5개의 융합을 통해 형성된다. 대부분의 해부학 책에는 4개의 미골 분절이 나와 있다.[183] 오랫동안 이 관절들이 융합된다고(첫 번째 2개는 30대쯤에) 생각했으나 모든 연구가들이 동의하는 것은 아니며[184] 많은 사람의 경우 미골이 융합되어 있지 않기도 하다. 천골과 꼬리뼈 사이의 관절을 천미관절이라고 부르지만 어떤 경우, 특히 여성의 경우 미골과 천골이 융합되어 관절이 없어지

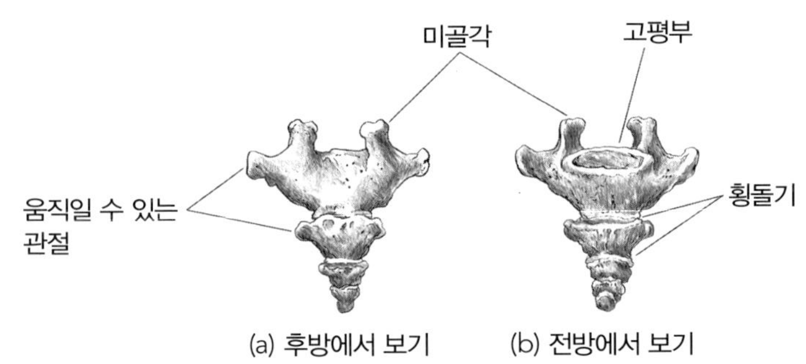

그림 3.107 미골: (a) 4개의 척추체가 있는 것, (b) 5개의 척추체가 있는 다른 미골.

게 된다.

미골의 첫 번째 부분은 천골의 꼭대기(아래)와 관절하는 충분히 발달하지 못한 계란 모양의 고평부을 가지고 있다. 2개의 미골골각은 위쪽으로 돌출되어 천골각과 연결된다(Cornua는 라틴어로 뿔을 의미한다). 미골각과 천골각의 연결은 잔존적인 형태로, 정상적인 척추뼈의 관절면과 유사하다. 미골의 하단 부분은 단순히 융합된 결절로 이루어진 더 작은 몸체이다.[185] 작은 크기에도 불구하고, 미골은 꽤 많이 중요한 역할을 하며, 많은 근육과 인대가 여기에 정지한다.

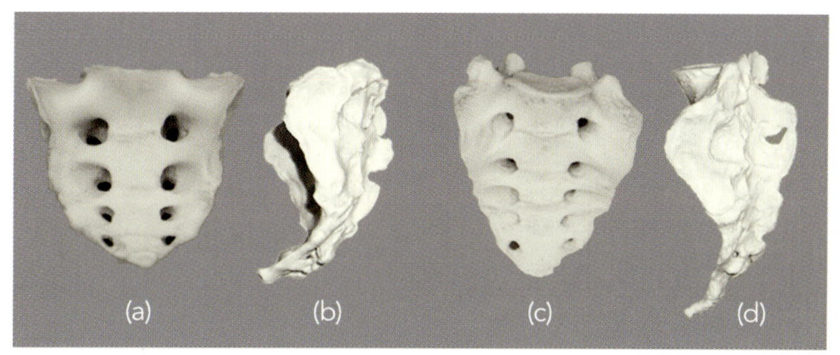

그림 3.108 노르마의 천골(a, b)은 평균적으로 노르만의 천골(c, d)보다 더 짧고 넓으며 더 경사졌다.[194]

천골과 미골 그리고 천장관절의 변화

천골-미골 영역은 축성골격 중 가장 가변적인 부분이며,[186] 이로 인해 천골이 어떻게 생겼는지 말하기 어렵다. 일부 천골에는 척추가 한두 개 더 있기도 하고, 다른 천골에서는 한두 개가 더 없을 수도 있다. 이런 변화들은 연령이나 성별에 따라 다르기도 하고 일반적으로는 사람에 따라 차이가 있다. 이러한 변화들은 일반적으로 가동성이나 안정성에 영향을 미치지 않지만, 종종 천골 복합체의 움직임과 또는 외력에 대한 저항 능력 또는 여성의 출산 능력에 극적인 영향을 미치기도 한다.

성별에 따른 변화

남성과 여성의 차이는 종종 성적 이형성(이형성은 두 가지 다른 형태를 갖는 성질)이라고 한다. 일부 연구자들은 평균 남성의 천골과 평균 여성의 천골 사이에는 차이가 있지만(여성의 출산 능력 및 출산 능력으로 인해), SI 접합부의 이동성 측면에서 차이가 높지도, 크지도 않다고 본다.[187] 그러나 일부 연구에 따르면 남성은 여성보다 SI 관절의 가동성이 30~40% 낮으며, 많은 연구자들이 여성이 남성보다 SI 관절에서 더 큰 가동성을 가지고 있다고 보고하기 때문에 천골의 성적 이형성에 대해서 의견이 일치하지 않는다.[188]

여성의 경우 천골은 전체적으로 짧고 넓으며(그림 3.108 참조), 하부는 상부에 비해 더 구부러져 있다. 남성의 경우, 천골의 전체적인 곡률이 더 높지만, 곡선은 천골의 길이를 따라 더욱 균일하다. 그러나 이는 그렇지 않은 경우가 많으며, 연구자들은 천골의 곡률을 사용하여 주인의 성별을 결정하는 것은 각 성별 내 변화의 편차 범위 때문에 신뢰할 수 없다고 경고한다.[189] 여기서 우리는 다시 '평균의 결함'을 발견한다. 평균적인 남성의 천골은 평균적인 여성의 천골과 다르지만, 각 성별 내에는 너무 많은 차이가 있어서 많은 여성들이 평균적인 남성과 비슷한 천골을 가지고 있고 그 반대도 마찬가지이다. 그러니 성별 차이에 대해 논의할 때 이 점을 유념하자.

SI 관절의 표면은 일반적으로 남성(~22cm^2)보다 여성(~12cm^2)에서 더 작고 각이 져 있지만,[190] 이는 부분적으로 남성의 신체가 여성의 신체보다 크다는 것과 관련이 있을 수 있다. 또한 관절면은 남성보다 여성에서 더 매끄러운 경향이 있는데, 이는 노르만Normman(평균 남성) 천골의 평균 가동성이 노르마Norma(평균 여성)보다 낮은 이유 중 하나일 수 있다. 노르만의 천골 관절면이 더 거칠고 더 넓어, 많은 마찰을 일으켜 움직임이 적은 것이다. 노르마는 그보다는 관절면이 더 부드럽고 작은 면적을 가져, 더 많은 미끄러짐을 허용한다. 한편, SI 관절 발달은 성별에 따라 차이를 보여 10대 소녀의 SI 관절에서는 정렬이 불량할 비율이 더 높을 수 있다. 한 연구에 따르면 SI 관절 문제로 인한 요통을 앓는 십대의 77%가 소녀였다.[191] (SI 관절 표면에 대한 크기와 모양에 대한 변이들은 웹 부록 크기와 모양의 다른 변형, SI 관절 표면의 변화는 웹 부록 'Variations in the shape and size of the auricular area of the sacroiliac joint.'에서 찾을 수 있다.)

노르마의 천골은 하부 골반강의 크기를 늘려, 태아가 골반을 통해 내려갈 수 있는 공간을 만들기 위해 노르만보다 더 뒤쪽으로 돌출되어 있다고 여겨졌다(따라서 평균 여성의 천골은 약간 더 수평으로 정렬된다).[192] 그러나 이런 의견은 골반 매개변수(웹 부록 'Pelvic parameters and variations' 참조)에 대한 최신 연구에 따르면 남성과 여성의 천골각 사이에 사실상 큰 차이가 없음을 알려준다. 이런 최신 연구를 참조하면 여성의 천골이 남성의 천골보다 뒤쪽으로 더 돌출되지 않는 것으로 보인다.[193]

나이에 따른 변화

남녀 모두, SI 관절의 가동성이 출생부터 사춘기까지 감소하다가 25세까지 다시 증가하는 것으로 보인다.[195] 이후 중년에서 가동성의 감소 여부는 명확하지 않다. 20세기 초의 연구들에서는 SI 관절의 가동성이 중년에 감소한다고 알려졌지만, 최근의 연구를 따르면, 최소 50세까지, 성별에 관계없이 SI 관절의 가동성은 저하되지 않는다.[196] SI 관절의 가동성은 임신한 여성에게서 확실히 증가된다.

장골과 천골 사이의 뼈 다리와 골극(뼈 돌기)의 발달, 그리고 그 발병률이 노년기에 증가한다는 많은 연구가 있었다.[197] 장골과 천골 사이의 뼈 다리는 SI 관절의 움직임을 막는다. 연구에 따르면 뼈 다리에 대한 성별에 따른 차이가 있다. 남성의 경우 약 12% 유발율을 보이지만 여성의 경우 2%에 불과하다. 또 다른 연구에 따르면, 60대 이후 남성의 34%에서 뼈 다리가 발생했다.[198] 이 뼈 다리는 비대칭 경향을 가지며 양쪽보다 한쪽에서 더 자주 발생한다.[199]

천골과 장골을 연결하는 강력한 골절간 인대는 연령과 관련된 중요한 변이가 있다. 이 인대는 50세 이상 인구의 60%에서 부분적으로 뼈로 변한다.[200] 이는 일부 연구자들의 신뢰처럼 천골과 장골이 융합되어 그 관절에서 어떤 움직임도 불가능하다는 것을 의미한다. 골절간 인대의 골화는 앞에서 논의한 노인 남성에서 종종 발생하는 천골과 장골 사이의 뼈 다리와 같은 다른 융합의 발생 없이도 발생할 수 있다. 이 점은 50대 대부분과 60대의 100%가 SI 관절에서 움직임이 없음을 의미하며, 50세 이상인 사람들에게 수기치료와 물리치료로 SI 관절 가동성을 평가하고 향상시키려는 시도의 유용성에 대해 중요한 질문을 제기한다. 가동성이 없지만, 비정상적이거나 병리학적인 경우가 아니라면 고칠 필요는 없다.

미골의 변형

미골은 천골과 관절을 이루며, 천미추관절의 특성은 다양하다. 10명의 노인을 대상으로 한 소규모 연구에서 4명은 천미추관절에 윤활관절이었고 5명은 치골결합과 유사한 얇은 섬유 연골결합을 갖고 있었으며 다른 1명은 관절이 없었다. 미골이 천골에 섬유질적인 형태로 융합되었다.[201] 120명의 성인을 대상으로 한 연구에선 집단의 약 1/3에서 천추관절이 융합되었지만 112명의 노인을 대상으로 한 또 다른 연구에서는 융합된 관절이 하나도 없었다![202] 나이가 들수록 융합이 더 흔하다는 징후가 있지만 오직 나이 하나만 관련해서 발생하는 것으로 보이지는 않는다.

여러 연구에 따르면 천골과 미골의 완전 융합이 여성에서 남성보다 덜 발생한다. 다만, 2,000개 이상의 천골/미골에 대한 한 연구에서는 생애 첫 70년 동안은 융합 비율에 대한 성별 차이가 없었고 그 이후에는 차이가 있었다.[203] 이와 다르게 다른 연구들에서는 30대에 남성의 30%가, 여성은 24%가, 천골과 미골 융합을 경험한다고 말한다. 이 비율은 80대가 되면 여성의 경우 47%, 남성의 경우 52%로 증가한다.[204] 미골과 천골의 융합은 산도가 좁아져 출산에 어려움을 겪을 수 있기에 여성에게 문제가 될 수 있다.[205]

이 모든 다양한 연구들의 모순적인 결과는 평균적인 천미추관절이 무엇인지 묻는 것이 무의미하다는 것을 나타낸다. 중요한 질문은 "당신은 어떻습니까?"이다. 당신은 질문의 답을 영상진단 기술들을 통해서 확실히 알게 되겠지만, 요가 연습을 통해 자신의 관절이 얼마나 움직이는지 느낄 수도 있다.

척추 수의 변화

정상적인 척추는 5개의 요추, 5개의 천추, 4개의 미추로 구성되지만 당신의 척추는 그렇지 않을 수도 있다. 인구의 6%의 다섯 번째 요추는 또 다른 천골이 되어(이 과정을 천골화라고 한다) 6개의 천골과 4개의 요추가 된다(그림 3.109 참조). 이런 변화는 반대로도 나타날 수 있다. 4~30%의 사람들에서 1번 천골이 요추(요추화라고 하는 과정)가 되어 6개의 요추와 4개의 천골을 가진다.[206] 이는 굉장히 넓은 범위다. 20명 정도의 일반 요가 수업 수강자 중

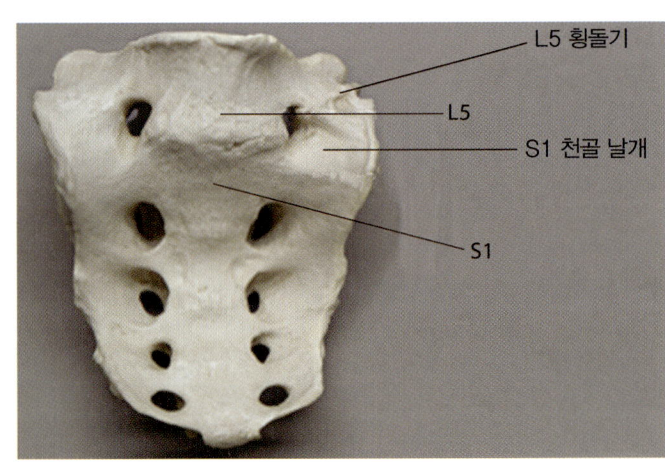

그림 3.109 천골화된 65세 남성의 천골. 5번 요추와 1번 천골 사이의 뼈 다리와 5번 요추의 횡돌기가 천골 날개the ala와 어떻게 융합되었는지 살펴보자.[208]

한 사람은 6개의 천골과 4개의 요추를, 그 수업의 6명은 6개의 요추와 4개의 천골만을 가지고 있을 수 있다.

천골화sacralization와 요추화lumbarization의 영향은 정량화되지 않았지만 두 현상 모두 천골 복합체의 관절 수에 영향을 준다. 요추화의 경우 6번째 요추와 1번째 천골 사이에 관절이 추가된다(일반적으로 S1과 S2로 융합된다). 따라서 다른 모든 것이 동일할 때, 6개의 요추를 가진 사람들은 5개의 척추를 가진 사람들보다 약간 더 넓은 척추 운동 범위를 갖는다. 반면에 5번째 요추의 천골화를 겪은 사람들의 경우, 5번째 요추와 1번째 천골 사이에 더 이상 관절이 없으므로 이동성이 더 적어지게 된다.[207] 이 차이는 상당히 클 수 있으며 얼마나 요가를 많이 하든 변하지 않는다.

척추의 맨 끝에서 융합되어 꼬리뼈를 형성하는 미추도 2~5개 사이로 다양할 수 있다. 미추의 변형은 천골에서보다 훨씬 더 자주 일어난다.[209] 어떤 사람들은 서로 겹쳐진 2개의 완전한 미골을 가지기도 하고(드문 경우, 천골이나 미골이 없는 사람도 있다)[210] 때로는 첫 번째 미골이 가장 낮은 천추가 되기도 하며, 종종 5번 요추가 1번 천추가 되어, 총 7개의 천골이 있을 수도 있다. 한 연구에 따르면, 천골 수의 변동 빈도는 다음과 같다.[211]

- 5개: 77%
- 6개: 21.7%
- 4개: 1%
- 7개: 0.2%

120명의 건강한 개인을 대상으로 한 또 다른 연구에서는 미골 수의 변동 빈도가 다음과 같았다.[212]

- 2: 54%
- 3: 34%
- 4: 5%
- 1개(즉, 모두 융합): 7%

이 연구는 대부분의 사람들이 미골에서 4개의 척추체를 가지고 미골 내의 척추는 항상 융합되어 있다는 일반적인 주장과 반대된다. 분명히 그렇지 않다. 많은 사람들이 미추 사이의 작은 움직임을 할 수 있다.

드물게 천골과 미골에 작은 늑골이 형성될 수 있다. 과늑골supernumerary ribs이 요추에서 나타날 수 있지만(supernumerary는 '정상 이상more than normal'을 의미한다) 천골에서의 발생은 드물다. 천골에 과늑골이 생겼더라도 일반적으로 아무런 문제가 없으며 대부분의 사람들은 천골에 작은 갈비뼈가 있다는 것을 결코 알지 못한다. 그러나 이 늑골은 늑골이 있는 쪽의 반대쪽 고관절의 움직임을 제한할 수 있다.[213] 또한 일부 여성의 경우 여분의 늑골이 출산을 복잡하게 할 수 있으므로 수술이 필요할 수 있다.[214]

골반

『유어 바디, 유어 요가』의 Volume 2에서 우리는 고관절 소켓과 좌골결절에 초점을 맞춰 골반을 살펴보았고[215] 고관절 운동의 한계와 골반 변형의 결과를 이해했다. 이번엔 천골 복합체와 천장관절 및 요천관절 움직임의 관점에서 골반의 다른 특징들, 특히 장골과 치골의 크기, 모양 및 구조를 살펴볼 것이다(그림 3.110 참조).

하나의 단위로서, 골반은 6개의 분리된 뼈(왼쪽에 3개, 오른쪽에 3개)로 구성되며, 이 뼈들은 무명골이라고 하는 2개의 분리된 크고 평평하고 구부러진 뼈로 융합된다. 각각의 무명골(간단히 '엉덩이 뼈'라고도 한다)은 그림 3.111에서와 같이 장골, 좌골 및 치골의 융합이다. 어릴 때는 이 뼈들이 대부분 연골이었지만 결국에는 연골이 뼈로 변한다(골화 과정). 이 세 뼈들은 개인과 성별에 따라 다른 속도로 융합된다. 다만, 일반적으로 4~8세 사이에 좌골과 치골이 좌골치골지ischiopubic ramus에서 먼저 융합된다. 그런 다음 여아의 경우 11~15세, 남아의 경우 14~17세에서, 장골이 비구의 좌골치골 분절과 융합하여 고관절

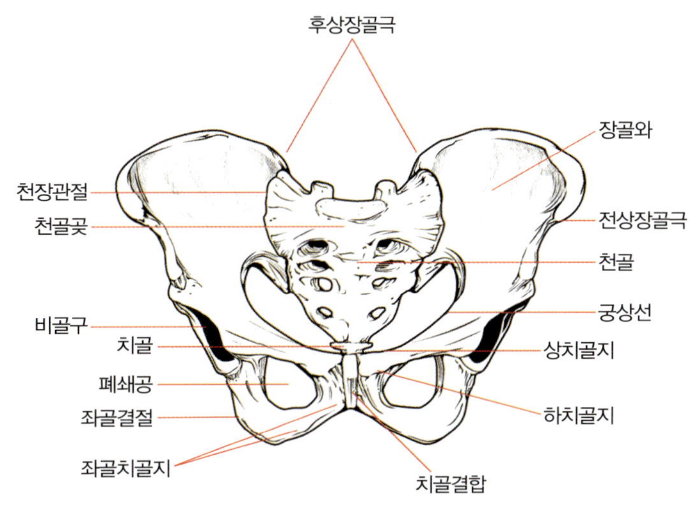

그림 3.110 골반과 천골[216]

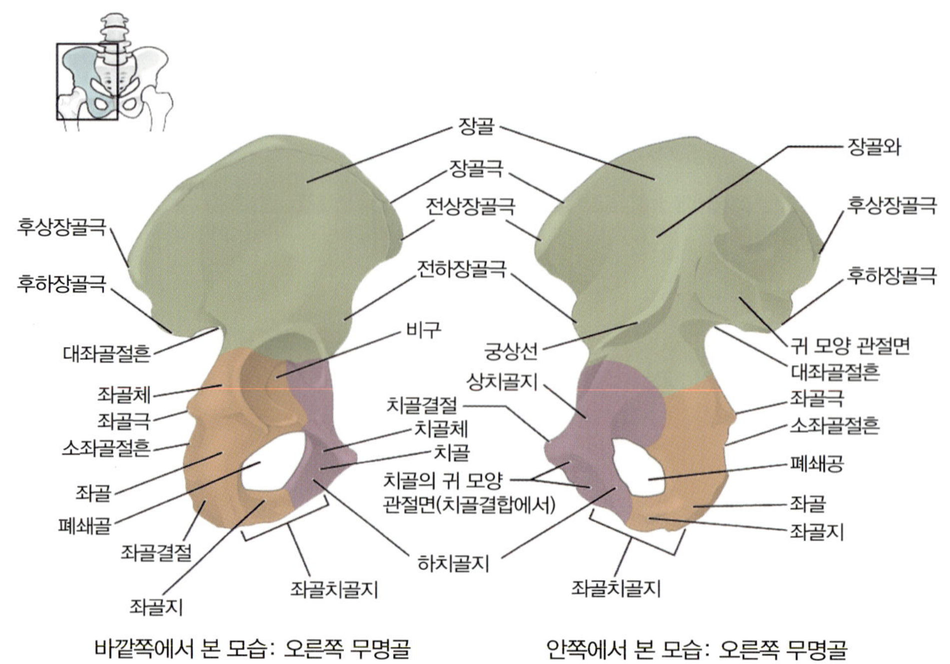

그림 3.111 무명골(엉덩이뼈)은 세 영역으로 구성된다. 장골(녹색)은 크고 부채꼴 모양의 상부(상부) 부분을 형성하고 좌골(주황색)은 후방 하부(후하부) 부분을 형성하고 치골(보라색)은 전면(전내측) 부분을 이룬다.[218]

이 완성된다. 좌골은 약 20~21세까지 치골과 완전히 융합되지 않는다. 장골능이라고 하는 장골의 꼭대기는 약 23세까지 완전히 골화되지 않는다.[217] 융합이 끝날 때까지 시간이 오래 걸릴수록 뼈가 더 길고 더 커질 수 있으므로 융합의 연령 변화로 인해 이 뼈들의 크기와 모양에 변화가 생길 수 있다.

장골

장골의 상단을 따라 장골능이 있다. 중요한 랜드마크인 이 부위에 대해서 알아보자! 장골능은 우리가 엉덩이에 손을 얹는 곳이다. 지금 장골에 손을 얹어보면 엄지손가락이 뒤쪽을 향하고 검지손가락 끝은 장골능의 가장 앞쪽인 전상장골극(종종 ASIS로 줄여 쓴다)에 가까울 것이다. 엄지손가락은 장골능의 가장 뒤쪽 부분인 후상장골극(종종 PSIS로 단축)에 가까울 것이다. 많은 치료사들이 골반, 천골 및 SI 관절의 문제를 진단하는 데 ASIS와 PSIS의 위치를 중요하게 여긴다. 요가 교사들조차도 학생들에게 '골반 수평을 맞추는' 방법을 알려주기 위해 ASIS와 PSIS에 대한 인식을 이끌어내려고 한다. 그러나 나중에 살펴보겠지만 골반의 나머지 부분에 대해서 이 장골극들의 크기와 위치 및 비대칭 등의 자연스러운 변화로, 이 장골극의 위치 정보에 의존하는 것이 매번 옳지는 않다. 장골능의 높이는 매우 다양하며, 항상 대칭은 아니다(한쪽이 다른 쪽보다 높은 경우가 많다). 일반적으로 장골능의 가장 높은 지점은 배꼽과 네 번째 요추의 극돌기의 높이와 같지만 항상 그렇듯이 모든 사람이 다 그렇지는 않다.

PSIS 주위의 근육은 PSIS를 덮어 감싸지 않아서 몇몇 경우에는 천골 양쪽에 보조개가 생길 수 있다. 보조개 바로 아래에서 SI 관절과 연결되는 후하장골극(PIIS)이 있다. 근육과 강한 인대가 PSIS와 PIIS에 부착되어 SI 관절의 안정화를 돕는다.

천골의 SI 관절에 귓바퀴 모양(귀 모양)의 표면을 가진 관절면이 있듯, 장골에도 마찬가지로 같은 모양의 관절면이 있다. 장골의 귀 모양 관절면의 표면과 모양은 천

지도자에게 보내는 메모:

학생의 엉덩이가 수평인지 알기 위해 ASIS 또는 PSIS의 위치에 의존하지 마라! 신체 측면 간 편차가 너무 많다. 뒤로 젖혀지거나 기울어진 골반과 한쪽 다리가 더 길어 보이는 것은 단순히 장골의 모양이나 크기에서 비롯한 자연스러운 비대칭일 수 있다.

골의 것과 거의 일치하지만 완벽하게 맞지는 않는다. 천골 귀 표면에 오목한 부분이 있는 경우 장골 표면에는 볼록한 부분이 있다. 각각의 요철은 서로에게 대응하지만 그 모양이 항상 완벽하게 일치하지는 않는다. 흔히 천골 쪽은 영문자 L과 더 유사한 모양을 하고 장골 쪽은 영문자 C와 더 비슷하다.[219] 많이 연구된 SI 관절에서 발생하는 융기선은 장골 표면에서 더 자주 발견된다.[220]

장골의 귀 모양 표면을 감싸는 연골은 천골연골보다 얇다. 천골의 연골은 최대 4mm 두께로 자랄 수 있지만 장골에서는 1~2mm 미만의 두께다. 또한 장골연골은 천골연골보다 훨씬 거칠다. 장골연골은 초기에는 섬유연골이지만 나이가 들수록 유리질(매끄러워지고 더 미끄럽게 됨)이 된다.[221]

장골 귀 부위 바로 앞에서(전면으로) 장골의 안쪽을 따라 장골와iliac fossa의 밑에서부터(위쪽, 내측 장골의 큰 원), 비구 넘어 치골지(특히 치골근선)까지 궁상선(단순히 '곡선'을 의미함)이라고 불리는 눈에 띄는 융기선이 있다.[222] 그림 3.100b와 같이 궁상선과 치골근선은 함께 장치골선을 형성한다. 이 능선은 장골능보다 더 두껍고 단단하며 SI 관절에서 비구로 힘을 전달한다.[223]

치골결합

2개의 치골지는 골반 앞쪽에서 치골결합이라고 불리는 섬유연골 관절이 된다.[224] 치골결합의 위와 바깥으로 치골능이 있다. 치골능은 배꼽 바로 아래, 생식기 바로 위에 있으며 약 2인치(5.08cm)의 길이로 쉽게 촉지된다.[225] 치골결합의 관절은 섬유연골성으로 움직임이 매우 제한적이지만 약간의 여유 공간이 있고, 임산부의 경우 이 여유 공간의 크기가 증가한다. 치골결합에 문제가 없는 일반 요가 학생의 경우 평균 1.0~1.3mm의 위아래 움직임(정면에서 하나의 뼈는 위로 움직이고 다른 하나는 아래로 움직인다)일 수 있다. 단, 출산한 여성의 경우 평균적으로 3.1mm 정도 증가할 수 있다.[226] 두 치골 사이의 디스크가 손상되면 골반환의 불안정이 발생하고 너무 많은 움직임이 일어날 수 있다.

관절과 접하는 치골의 관절 끝은 타원형이고 약간 볼록하며 위에서 설명한 천골 및 장골의 귀 표면과 매우 유사한 거칠고 불규칙한 표면을 가지고 있다. SI 관절에서 발생하는 것처럼 이 표면의 거칢은 노화 중에 증가하여 이 관절의 여유 공간이 줄어들게 된다. 실제로, 나이가 들면서 관절 표면이 거칠어지는 비율은 매우 일관적이기에 법의학에서는 사망 당시 신체의 나이를 결정하기 위해 관절 표면을 사용할 수도 있다.[227]

골반의 다양함

골반의 모양과 크기에는 다양한 변형이 있으며, 비구(고관절구), 좌골결절(좌골) 및 Volume 2[228]에서 살펴본 ASIS와 관련된 많은 변형들이 고관절구의 움직임에 영향을 준다. 천골 복합체와 축성골격의 움직임을 평가하기 위해서는 치골, 장골능, PSIS에서의 변화들이 중요하다(천골과 장골 결합의 변형에 대해 더 알고 싶은 독자는 웹 부록 'Accessory joints of the sacral complex'을 찾아보자).

많은 치료사와 임상의가 PSIS와 장골능을 촉진하여 요추의 위치를 결정한다. 불행히도, 많은 경우 인간의 다양성으로 인해 이러한 의사결정을 의심하게 된다. 흔히 PSIS로 천골의 두 번째 극돌기의 높이를 결정하지만 이런 방법은 성인의 약 81%에서만 유효하다.[229] PSIS의 높이는 S2의 극돌기에서 L5와 S1 사이의 공간까지 다양할 수 있다. 또한 PSIS는 대부분의 사람들에게 천장관절의 중심에 있는 것으로 간주되지만 모든 사람이 그렇지는 않다. 평균적으로 장골능의 최대 높이는 L4 극돌기와 같지만 이 또한 사람마다 다르며 L2만큼 높거나 L5만큼 낮을 수 있다.[230]

장골능과 PSIS 높이의 변형들은 그림 3.112와 3.113에 나와 있다. 이 변형들은 축성골격의 측면굴곡과 같은 다양한 움직임에 영향을 줄 수 있다. 그림 3.113의 (a)는 ASIS가 PSIS보다 훨씬 낮고 (d)에서 훨씬 더 수평인 것을 볼 수 있다. 두 경우 모두 골반이 중립이다. 실제로 기울어지지 않았지만 촉지할 경우 그림 (a)의 골반에 대한 PSIS와 ASIS 사이의 선은 기울어진 느낌이 들 것이다. 만약 골반이 앞으로 기울어진 것이 아니라면, 해당 골반을 '평편하게' 하려는 시도(요가 교사가 때때로 하는 안내)는 골반을 뒤쪽으로 기울여 요추의 자연스럽고 중립적인 전만을 감소시킨다. 수평선과 ASIS와 PSIS 사이 선의 경사 정도는 0~23°다.[231] 이제 그림 3.113a의 ASIS와 골반 치골결합을 연결하는 선의 위치와 그림 3.113b에 주목하자. 수직선과 비교할 때 (a)의 ASIS는 (b)(후향)보다 치골결합과 관련하여 훨씬 더 앞쪽(전향)이다. 이런 차이점은 고관절의 가능한 굴곡 범위에 영향을 미칠 수 있다.[232] 그림 3.113에 표시된 다른 골반 매개변수들은 웹 부록 'Pelvic parameters and variations'에 설명되어 있다.

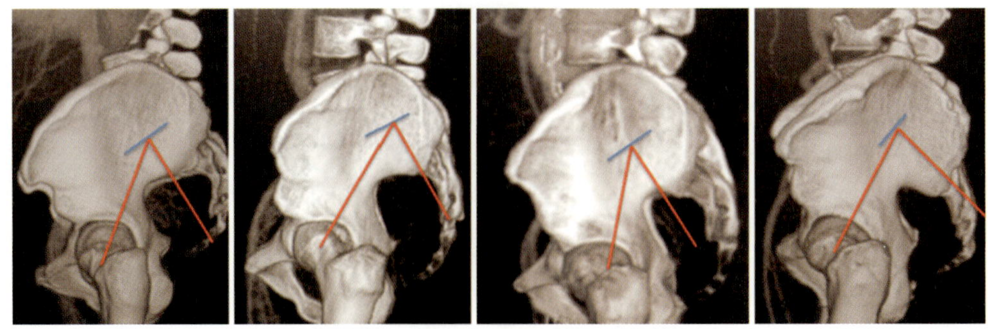

그림 3.112 골반, 대퇴골두 및 천골의 측면 CT 스캔 재구성.[233] 장골능 높이의 변화와 천골 및 극돌기의 모양과 방향에 주목하자. 파란색 선은 천골의 기저부를 나타낸다. 2개의 빨간색 선이 이루는 각도는 골반 입사각을 나타내며 매우 다양하다.

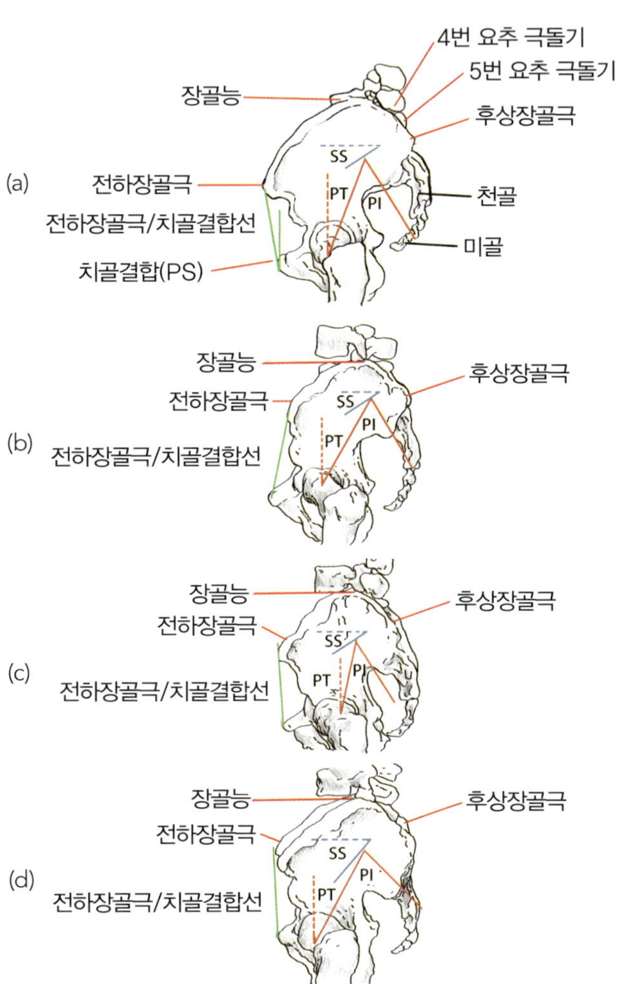

그림 3.113 주요 골반 매개변수. 변형들에 유의하라.[234] PI는 골반 입사각이다. PT는 골반 기울기 각도다. SS는 천골의 경사로 천골 기저부의 수평 각도다.

골반의 비대칭

수평선과 ASIS와 PSIS를 연결하는 선 사이의 각도는 왼쪽과 오른쪽에서 최대 11°까지 다를 수 있다! 장골능의 높이는 좌우로 최대 16mm까지 다양할 수 있다(각각의 측면당 장골 높이의 중앙값 차이는 2mm이고 표준편차는 5mm며 이는 장골능 높이의 다양한 변동성을 나타낸다[235]). 이러한 변형들은 임상의, 치료사 및 요가 교사에 의해 병리학적으로 잘못 해석될 수 있다. ASIS와 PSIS의 배열로 골반의 한쪽이 다른 쪽보다 회전된 것처럼 보일 수 있지만 실제 회전이 없기 때문에 천장관절은 비틀어지지 않았다. 종종 각 장골능 높이의 차이는 천골의 거상 또는 비틀림을 나타내거나 한쪽 다리가 다른 쪽 다리보다 길다는 것으로 가정된다. 그럴 수도 있고 다리 길이의 1cm 차이가 천장관절 전체의 스트레스를 증가시킬 수 있으므로[236] 해당 병리가 존재할 수 있지만 이를 장골능 높이의 변화에 의존하여 진단할 수는 없다.[237] 때때로 2개의 장골이 대칭이 아니지만 천장관절과 다리 길이가 대칭인 경우도 있다. 장골능 높이의 큰 비대칭은 각 측면굴곡 범위에 현저한 차이를 유발할 수 있다. 우리의 뼈는 대칭이 아니기 때문에 일반적으로 사람들은 다른 쪽에 비해서 한쪽으로 더 이동할 수 있기에 고칠 필요가 없을 수도 있다. 이는 개인의 해부학적 기능일 수 있다.

성별에 따른 변형

놀랍게도 골반의 위쪽 볼 너비와 장골능 사이의 거리는 남녀 간에 매우 유사하지만 아래쪽 볼은 여성이 훨씬 더 넓다.[238] 장골능은 여성보다 남성이 더 높다.[239] 장골에 있는 천장관절 귀 표면 모양은 남성에서는 더 L자형이고 여성에서 더 C자형이다.[240] 관절면은 남성보다 여성이 더 매끄럽고 특히 40세 이상에서 더 두드러진다.[241] 전반적으로 남성의 골반은 더 길고 좁으며, 골반강이 더 원뿔 모양인 반면 여성의 골반강은 더 짧고 원통형이다. 이러한 차이는 임신과 출산을 돕지만 여성의 천골 복합체의 강도와 안정성이 덜하다는 것을 의미할 수도 있다. 치골결합은 남성보다 여성, 특히 임신한 여성이 느슨하다. 치골결합의 느슨함은 가능한 움직임의 범위를 증가시킨다. 다만, 치골결합에서는 여전히 움직임이 거의 일어나지 않는다.[242]

나이에 따른 변형

몸의 나머지 부분이 완전히 성장한 후에도 골반은 계속 자란다! 나이와 골반 너비 사이에는 상관관계가 있다. 실제로, 20~80세 사이에 골반은 2cm 이상 더 넓어질 수 있다. 골반의 성장은 비구 사이에서 발생하여 대퇴골 사이와 장골 사이의 거리를 넓힌다. 이 성장은 남성과 여성 모두에게 발생한다.[243] 더 넓은 골반은 요가에서 앉은 자세를 위한 안정성을 더 제공할 수 있지만 일부 동작 범위를 감소시킬 수 있다.

가장 낮은 요추

천골 복합체는 천골과 연결되는 가장 낮은 요추를 포함한다. 대부분의 사람들에게 가장 낮은 요추는 5번 요추지만 어떤 사람들에게는 5번 요추가 천골과 융합되어 4번 요추가 가장 낮을 수 있다. 요추는 요추 부분에서 자세히 논의되지만 이 장에서 간략한 개요로 살펴보자.

가장 낮은 요추는 전체 척추의 무게를 지탱하고 그 압박을 천골로 전달한다. 이런 힘의 전달은 그림 3.114에서 볼 수 있는 척추체의 특정 모양이 필요하다. 여기서 우리는 5번 요추의 두 가지 모습을 살펴본다. (a)는 위쪽에서 척추를 내려다보고 있고, (b)는 측면이다. 주목해야 할 주요 특징은 관절면의 방향과 척추뼈 몸체의 모양과 크기다. 또한 관절간근pars interarticularis이라고 하는 상부 후관절과 하부 후관절 사이의 영역에 주목하라.[244] 이 뼈 다리는 많은 스트레스를 받는 후관절을 강화하는 데 도움을 준다. L5의 아랫면은 S1의 윗면과 연결된다. 관절간근이 너무 길거나(따라서 더 큰 지렛대와 스트레스를 받을 수 있음) 부상이나 반복적인 스트레스로 인해 약화되면 골절(이를 관절근 골절이라고 함)로 알려진 척추전방전위증 spondylolisthesis이 일어날 수 있다.[245]

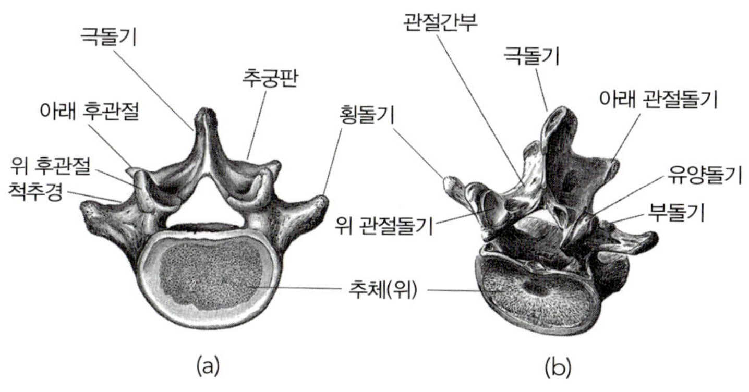

그림 3.114 5개의 요추: (a) 위에서 본 모습, (b) 측면에서 본 모습.[246]

요추의 몸체는 위에서 내려다보았을 때 세로보다 가로가 긴 신장 모양에서 타원형에 이르기까지 다양하다. 5번 요추의 추체는 요추 중 가장 크다. 앞쪽에서 뒤쪽으로 쐐기 모양이며 앞쪽의 큰 높이가 요천추각을 만든다. 척수 꼬리(마미)의 신경이 통과하는 척추공은 모든 요추에서 삼각형으로 비슷하다. 극돌기는 짧고 정사각형이며 거의 수평으로 돌출되어 있다(그림 3.23 참조). L5는 일반적으로 길이와 높이 모두, 가장 작은 요추 극돌기를 가진다.[247] L5 극돌기의 끝은 종종 둥글고 아래쪽으로 향한다. 척추경은 짧고 굵다. 길고 가는 횡돌기가 있는 다른 요추와 달리 L5는 척추경과 추체에 연속적인 실질 횡돌기가 있다. 요추 횡돌기는 L1에서 L3으로 폭이 증가하지만 L4에서 L5로 갈수록 좁아진다. 요추 위쪽 후관절은 뚜렷하게 구부러져 있으며 내측과 후방(안쪽과 뒤쪽)을 향하고 있다. 아래 후관절은 바깥쪽과 앞쪽(옆쪽과 앞쪽)을 향하도록 서로 만곡되어 있다. 일반적으로 요추 위쪽 후관절은 아래 후관절보다 더 넓지만 L4의 경우에는 좁아지고 L5의 경우에는 그렇지 않은 경우가 많다. 후관절은 요추에서 흔히 비대칭이다.[248]

다양성

40세 전후에는 L4 및 L5 극돌기가 더 길고 더 넓고 두꺼워져 그 사이의 공간이 줄어들고 요추 신전을 위한 공간이 줄어든다. 요추전만은 주로 L4와 L5 부근에서 일어나므로 이러한 극돌기가 자라면서 요추의 전만 정도도 감소한다.[249] L4와 L5의 척추체 높이는 시간이 지남에 따라 변하지 않지만 L4의 너비는 변한다.[250]

L5의 아래 후관절은 S1의 위 후관절과 관절하며 일반적으로 S1 후관절은 뒤쪽을 향하고 L5 아래 후관절은 앞쪽을 향한다. 이 후관절의 모양은 L5가 천골 기저부에서 앞으로 미끄러지는 것을 방지한다. 다만, 때때로 S1 위

쪽 후관절은 후방보다 내측을 향한다. 어떤 경우에는 S1 후관절이 뚜렷하게 구부러져 굴곡/신전 및 회전에 대한 약간의 저항을 제공하지만 어떤 방향으로도 크진 않다.[251] 이런 변형이 한쪽에서만 나타난다면, 한쪽에서 다른 쪽보다 더 많은 가동범위를 만들 수 있다. 일부 후관절은 정상보다 훨씬 작거나 심지어 제대로 발달하지 못해 천골에서 앞으로 미끄러지는 요추의 스트레스에 저항할 수 없을 수도 있다.[252]

관절 및 인대

5개의 천골 복합 관절에는 L5/S1, 2개의 천장관절, 천미추관절 및 치골결합이 포함된다. L5/S1 관절의 경우 후관절관절과 디스크관절로 더 세분화할 수 있다. 치골결합과 천장관절의 일부를 제외하고 이들은 모두 활액을 포함하는 활액관절이며 연골을 가지며 관절낭으로 둘러싸여 있다. L5와 S1 사이의 후관절과 디스크관절은 다른 요추관절과 유사하며 요추 세션에서 자세히 설명된다. 천장관절과 치골결합은 매우 다르며, 이 둘 스스로를 공부할 가치가 있다.

천장관절낭

젊을 때는 천장관절이 완전히 활액관절로 보이지만, 사춘기 이후에는 부분적으로 섬유관절로 변해 일부분만 활액관절로 남는다.[253] 결국 관절의 아래, 앞쪽, 약 1/3만 활액관절으로 남고(부메랑의 중간),[254] 나머지 2/3는 섬유화된다.[255] 초기 연구자들은 관절의 뒤쪽 부분이 나이가 들면서 결국 골화(뼈처럼 됨)되어 움직이지 않게 된다는 사실을 발견했다.[256] 우리가 나이가 들어감에 따라, 천장관절은 더 뻣뻣해지며 이런 과정은 정상이다.

천장관절낭 내부, 장골과 천골의 관절면에는 연골이 배열되어 있다. 천골의 표면은 유리 연골로 덮여 있으며, 이는 골반 표면을 덮고 있는 유리 연골보다 2~3배 더 두껍다.[257] 또한 장골의 연골은 천골 쪽보다 더 거칠다. 어린 시절에 장골의 표면은 섬유연골이지만 성숙함에 따라 더 투명하고 매끄러워진다.[258] 알려지지 않은 이유로 관절 표면의 퇴행성 변화는 관절염 변성과 유사하지만 천장관절에서 정상이며 나이가 들어감에 따라 관절을 안정시키는 데 도움이 되는 적응일 수 있다.

관절 표면의 가장자리를 따라 천장관절은 단단하게 조여 있다. 관절낭의 윗(상부)부분은 장요요추인대가 아래쪽으로 확장된 것으로 보이며 이 둘은 연속적으로 이어진다. 앞쪽(전방 또는 복부)은 때때로 전천골인대anterior sacral ligament라고 불리며, 역시 관절낭과 주변 인대 사이의 연속성을 가진다. 관절낭의 앞부분은 상당히 얇고, 실제로 활액이 관절낭의 이 부분을 통해 관절 밖으로 새어 나오는 좋지 않은 경우가 종종 있다.[259] 관절낭의 밑부분은 천극인대의 윗부분과 문합된다.[260] 관절낭은 주변 인대와 매우 밀접하기 때문에 천골과 장골을 둘러싸고 있는 인대를 이해하지 않고 관절낭을 살펴볼 수 없다.

천골 복합체 인대

천골 복합체는 요추와 천골, 천골과 골반, 골반과 요추를 연결하는 인대를 지지하고 제지함으로써 안정화된다(그림 3.115 참조). 이 광범위한 인대와 근막 네트워크의 기능은 천장관절에서 발생할 수 있는 모든 가능한 움직임을 제한이다. '자기 지지' 기능이 있는 천골 복합체는 하중이 척추에서 하체로 전달될 때 허리와 골반의 무결성을 유지한다.[261] 이 부위에 부착된 많은 근육의 힘줄과 그 위로 지나가는 근막과 인대들 그리고 관절낭 사이에는 연속성이 있지만 실제로, 이러한 조직 간의 분화가 어떻게 이루어지는지는 다소 의견이 분분하다

요추를 천골과 골반에 연결하는 인대

장요요추인대(장골에서 요추에 걸쳐 있음)(그림 3.115a 참조)는 척추의 양쪽에서 대칭적으로, 또한 몇 개의 구별 가능한 띠로 구성되며 수와 모양이 매우 다양하지만 일관되게 L4 및 L5 횡돌기와 척추에 걸쳐 있으며 아래쪽(밑)은 천골과, 측면(양옆)은 장골능과 혼합되어 있다.[262] 장요요추인대의 그 강도로 미뤄볼 때 L5(때로는 L4)가 기능적으로 천골 복합체의 일부라고 생각할 수 있다. L5/S1 관절에서 회전 및 병진 움직임을 제한한다.

창의적인 해부학자는 메스를 사용하여 신체의 근막과 인대 구조에서 원하는 거의 모든 인공물을 구별할 수 있다. 장요요추인대의 발견은 단지 이전의 기발한 구성의 해부로 보는 관점이 있어 모든 해부학자들이 장요요추인대가 존재한다는 데 동의하지는 않는다. 장요요추인대가 존재한다면 기껏해야 앞과 뒤 부분만 있겠지만, 전통적으로 해부학 교과서는 장요요추인대가 5개의 식별 가능한 띠로 제시된다.[263]

상장요요추인대Superior iliolumbar ligament. L4[264]와 L5의 상 횡돌기superior transverse process를 둘러싸고 있는 근막이 두꺼워지면서 발생하며, 약간 아래, 바깥쪽으로 장골능선의 후방까지(아래쪽과 옆쪽으로) 뻗어 있다. 아래쪽으로 장요요추인대 섬유는 전장요요추인대와 합쳐진다.

전장요인대. L5의 몸체에서 수평으로 뻗어 횡돌기의 아래쪽 전체를 따라 있으며 천장관절 앞(전방)의 장골능에서 요방형근의 부착 부위가 된다. 이 인대는 천골 위의 L5의 측면굴곡을 제한할 수 있다.[265]

후장요인대Posterior iliolumbar ligament. L5 횡돌기의 뒤(후방) 및 측면 끝에서 장골에서 요방형근이 기시점까지 이어진다. 이 인대는 천골 상단에서 L5의 굴곡을 제한할 수 있다.[266]

하장요인대. L5의 몸체에서부터 횡돌기의 아래선을 따라 천장관절인대를 지나 장골와의 뒤쪽(후방) 가장자리까지 대각선으로(아래쪽 및 측면으로) 이어진다.

수직 장요인대 Vertical iliolumbar ligament. L5의 횡돌기transverse process의 앞쪽, 아래 경계에서 골반의 치골근선iliopectineal line까지 수직으로 내려간다.

2개의 긴 척추의 종인대가 요추를 천골에 연결한다.

전종인대(ALL). 두개골의 기저부와 첫 번째 경추(C1)의 앞쪽에서 발생하는 ALL은 척추와 천골의 앞쪽에서 아래를 향해 미골 끝까지 뻗어 있다. 이것은 S1에서 L5가 앞으로 미끄러짐을 방지한다. L5와 S1 사이의 ALL은 천골의 뉴테이션을 제한할 수 있다

후종인대(PLL). 2번 경추(C2)의 척추체의 뒤쪽에서 발생하는 PLL은 척추체를 따라 척추와 천골의 뒤쪽으로 천골강까지 이어진다. S1에 대한 L5의 후방 미끄러짐에 대해 저항하고 안정성을 제공한다.

천골과 골반을 연결하는 인대[271]

천장관절을 안정화시키는 인대는 여러 개가 있으며 크게 3개의 1차 그룹과 2개의 2차 그룹으로 나눌 수 있다.[272]

1차 천장관절인대

전천장인대anterior sacroiliac ligament. 천장관절낭의 앞쪽과 아래쪽(전방 및 하방)이 두꺼워져서 형성되며, 천장관절(활액 부분)의 전방 1/3을 덮는다. 전천장인대는 PIIS의 S3 주변에서 가장 두껍다. 천장인대는 골반 전면의 천장관절을 안정화시켜 천골의 위아래 움직임을 조절하고 관절의 두 표면이 견인(분리)되지 않도록 한다.[273] 장근과 천장인대의 앞을 지나는 이상근이 이 기능을 보조한다.

골간인대(짧은 축인대라고도 함).[274] 장골과 천골 사이의, 천장관절의 위와 뒤쪽에 있는 열린 공간을 채우는, 넓지만 짧은 섬유 집합에 의해 형성된다. 이 인대는 천골과 장골 사이의 가장 강한 결합이다(일부 연구자들은 이것이 신체에서 가장 강한 인대라고 여긴다).[275] 골간인대는 관절의 견인을 방지하고 천골의 위아래 및 앞뒤 움직임을 제한한다.[276]

후천장인대(짧은 인대/긴 인대). 천장관절의 뒤쪽 2/3(섬유질 부분)와 심부 골간인대를 덮는다. 짧은 인대는 상대적으로 가늘지만 상당히 넓으며, S1의 뒤쪽과 옆(측면 및 후면)과 S2 횡결절에서 시작하여 장골의 측면(전방 및 측면)의 장골결절과 PSIS까지 이어진다. 이 인대의 많은 가닥이 골간인대의 섬유와 합쳐진다. 후천장인대의 긴 부분은

어려운 내용:

일부 해부학자들은 상장요인대가 단순히 요방형근막의 앞부분이라고 여긴다. 때때로 수직 및 하 장요인대가 천장관절인대의 일부로 분류되기도 한다.[267] 일부 해부학자들이 실제 장요인대가 있는지 의심하는 이유 한 가지는 어린 아동의 경우 장요인대가 인대가 아니라 근육이며, 40대에는 완전히 굳어져 인대로 변하기 때문이다.[268] 이런 사실에도 장요인대는 요추와 골반 사이의 연결을 강화하고 특정 움직임을 안정화하거나 저항하는 데 도움이 준다. 전반적으로, 장요인대는 천골 위로 L5가 앞으로 미끄러지는 것을 방지하지만 L4/L5 및 L5/S1의 회전, 신전, 굴곡(후장요인대에 의한) 및 측면굴곡(장요인대 전분절에 의해서)에도 저항한다.[269] 장요인대가 천골의 뉴테이션과 카운터뉴테이션 움직임을 제한한다는 보고가 있다.[270] 또한 천골이 골반에서 미끄러지는 것을 방지하고 장골의 두 날개가 분리되지 않게 한다.

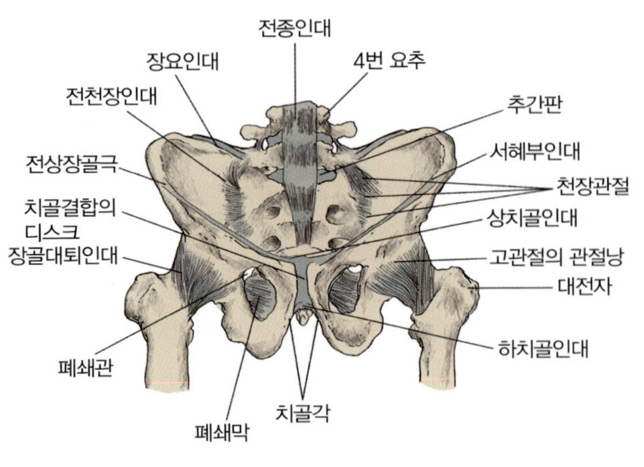

(a) 앞에서 본 남성 골반

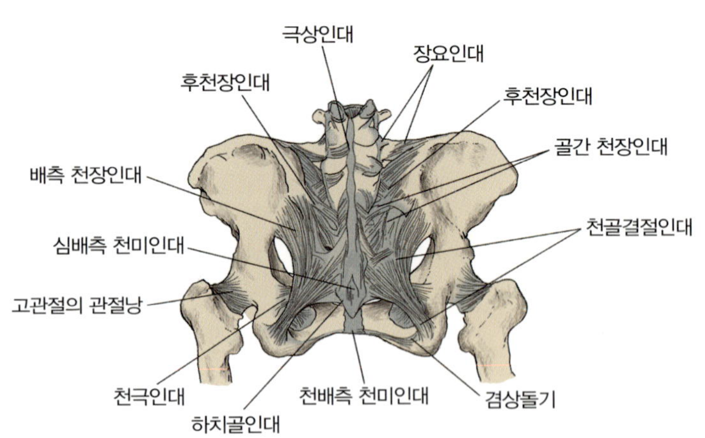

(b) 뒤에서 본 여성 골반

그림 3.115 천골 복합체의 주요 인대.

S3와 S4 주위에서 천골 아래로 부착되어 PSIS까지 이어진다. 이 섬유들 중 일부는 아래로는 천결절인대와 위로 흉요추 근막과 이어진다.[277]

장요인대, 골간인대 및 후천장인대는 골반 뒤쪽 천장관절 안정화의 주 요소다.

이차 천장관절인대

이 인대들은 천장관절을 가로지르지 않지만 여전히 관절을 안정화시키는 역할을 한다. 골반의 후방경사 방지를 돕는다.[278]

천결절인대. 커다란 천결절인대는 PSIS, 천골과 미골의 측면을 좌골의 내측과 연결한다(좌골결절-좌골의 둥근 융기, 결절은 '둥근'을 의미함). 이 인대는 넓고, 좌골까지 회전하여 꼬여서 내려간다. 좌골결절에는 대퇴이두근의 힘줄(햄스트링의 외측 부분)과 근막 연결이 있다. 또한 대둔근의 가장 밑섬유와도 연결된다.[279] 또한 연구자들은 천결절인대와 대퇴직근 및 반막양근(내측 햄스트링 근육) 사이에 추가적인 연속성을 발견했다.[280] 천결절인대는 시상면에서 천골의 회전, 뉴테이션을 제한한다.

천극인대. 이 얇은 삼각형의 인대는 천결절인대보다 더 안쪽에서 천골과 미골의 아래쪽을 좌골극과 연결한다(이것이 이름에 'spinous'가 있는 이유다). 천극인대는 또한 천골의 뉴테이션과 관상면에서의 회전을 제한한다.[281]

치골결합 관절

치골결합은 활액관절이 아니라(그림 3.116 참조) 2개의 치골과 그 사이에 끼인 섬유연골 디스크로 이뤄진다(Symphysis는 '함께 자라는'이라는 그리스어에서 유래). 디스크는 앞쪽이 뒤쪽보다 넓어서 앞에서 뒤로 쐐기 모양을 만든다. 때로는 디스크의 첨부가 뒤쪽을 가리키는 Y자 형태일 때도 있다. 디스크는 뼈를 서로 밀어내는 압력와 장력과 떼어내는 전단(위아래로 미끄러짐)력을 모두 견딜 수 있다. 골반의 관절면은 타원형이고 약간 볼록하며 비스듬히 기울어져 있으며 시상면에 대해서 약간 아래쪽과 뒤쪽으로 정렬된다. 뼈의 표면은 1~3mm 두께의 유리 연골로 덮여 있으며 이 두께는 나이가 들면서 감소한다.[282]

두 치골의 끝 사이의 디스크는 추간판과 약간 유사

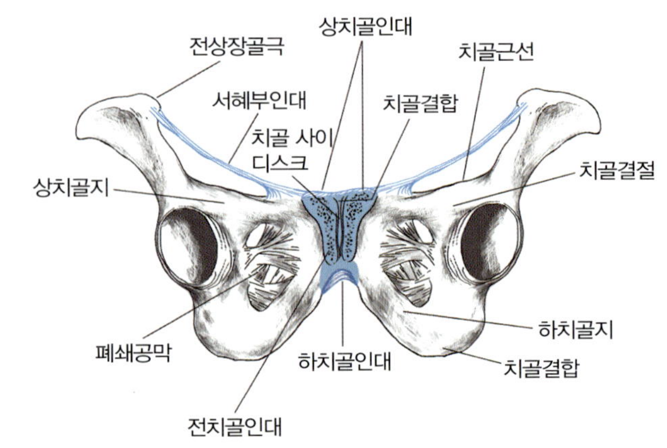

그림 3.116 주요 치골인대가 파란색으로 칠해진 치골결합부(정면).

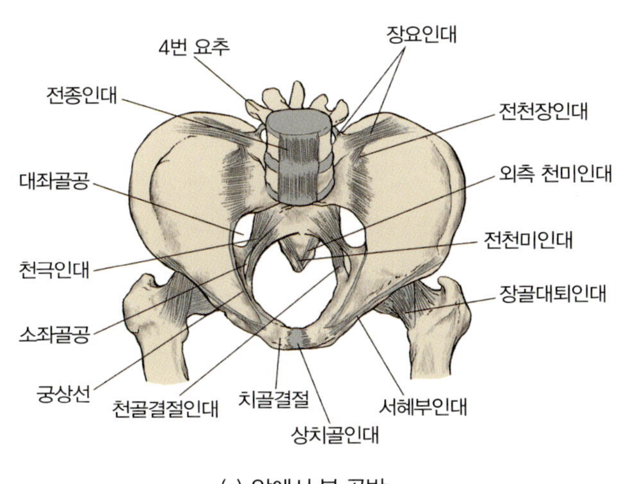

(c) 앞에서 본 골반

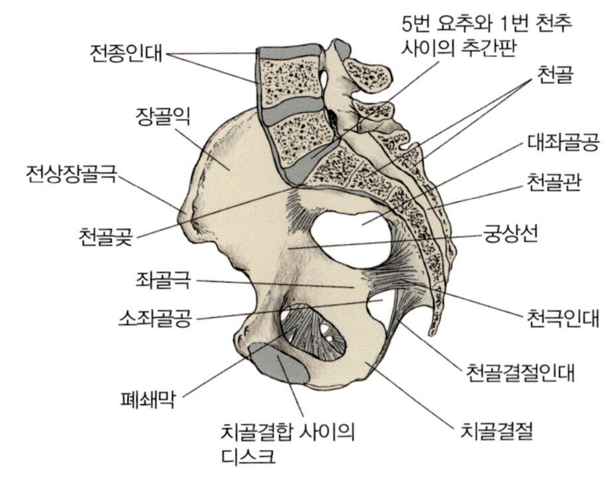

(d) 옆에서 본 골반

하지만 속질핵이 없고 때로는 작은 내부 공간을 가지기도 한다. 이 디스크는 섬유 연골로 이뤄진 안쪽 디스크와 조밀한 섬유 조직으로 된 외부 디스크를 가진다.[283] 디스크의 바깥은 인접한 인대와 융합되어 있다. 사실상 디스크는 인대가 된다.[284] 거의 모든 남성의 치골결합의 위쪽과 아래쪽 면은 평평하지만 여성의 경우 16%(6명 중 1명)는 위쪽 면이, 아래쪽 면은 5%(1/20)가 균일하지 않다.[285]

치골결합인대[286]

치골의 끝을 연결하는 4개의 인대가 있다(처음 3개는 그림 3.116에서 파란색으로 표시됨).

- 상치골인대(치골결합 상부)
- 하치골인대(아래쪽을 따라. 치골하 또는 아치형 인대라고도 함)
- 전치골인대(전면을 따라서)
- 후치골인대(후면을 따라서)

일부 해부학자는 후치골인대를 제외하고 오로지 3개에 대해서만 말하기도 한다. 이 모든 인대는 치골결합 관절에서 전단 운동과 관절 표면의 견인(분리)에 저항한다. 가장 강한 인대는 앞쪽 인대고, 그다음이 아래 인대, 그다음이 위쪽 인대다. 후치골인대는 몇 개의 섬유로만 이뤄져 가장 약하다. 노르만의 치골인대는 노르마의 치골인대보다 강하고 노르만의 치골인대는 임신 중일 때 가장 약해진다. 장내전근과 복직근은 모두 전치골인대 및 치골간 디스크와 연속적으로 이어진다.[287] 몇몇 경우에는 박근, 피라미드근 및 복사근도 전치골인대와 연결되는 것으로 밝혀졌다.[288]

중요한 내용:

우리는 근육을 많이 사용하여 천장관절을 움직이는 것이 아니라 위쪽에서 아래쪽으로, 코어에서 골반과 다리로 스트레스를 효과적으로 전달하는 움직임의 버팀목으로 써야한다. 따라서 일반적으로 건강한 개인의 경우 요가 수행의 의도는 천장관절의 더 큰 가동범위를 찾는 것이 아니라 더 큰 안정성을 추구하는 것이다. 이것은 매우 유연한 학생들에게 특히 중요하다. 천골 복합체의 근육과 천장관절에 영향을 줄 수 있는 더 원위부 근육의 동시수축을 통해 안정성이 향상될 수 있다. 다만 이것은 절충이 필요하다. 해당 부위를 단단하게 만들면 하부 척추의 깊은 굴곡, 비틀림 또는 신전에서 우리의 가동범위가 제한될 수 있다. 이는 안정성과 건강을 보장하기 위해 지불해야 하는 작은 대가이다. 이미 정상적이고 건강한 천장관절의 경우, 안정성을 개발하고 유지하는 것이 가동성을 향상시키는 것보다 더 중요하다.

천골 복합체의 근육

천골에서 시작하는 8개의 근육과 골반에 정지하는 27개의 다른 근육들이 있다.[289] 개별적이고 국소적인 이 근육들은, 천골을 능동적으로 움직이기보다는 관절을 단단하게 만들고, 안정화시키는 작용을 한다. 천장관절에서 천골의 움직임은 일반적으로 중력의 방향과 관절에서 멀리 떨어진 부위의 근육 활성화로 발생한다. 이것은 우리의 요가 수행에 대한 중요한 깨달음으로 이어진다.

병리, 부상 또는 노화로 인해 천장관절에서 최소한의 정상적인 가동범위를 잃을 수 있으며, 천장관절의 움직임을 회복하기 위해 치료가 필요할 수 있다. 이러한 경우 가동성을 회복하려면 안정성을 어느 정도 희생해야 한다. 우리의 요가 수련과 일상생활 모두에서 천골 복합체에 가해지는 적절한 스트레스를 통해 자연스러운 가동범위를 유지하는 것이 확실히 중요하지만, 일반적으로 우리의 목표는 그 정상적인 범위를 향상시키는 것이 아니라, 너무 많은 스트레스를 받았을 때 이 부위를 안정시키는 능력을 유지하거나 회복하는 것이어야 한다. 천장관절만 분리하여 중재할 수는 없지만 천골 복합체의 나머지 부분과 함께 강화하는 것은 가능하다.

다행히 골반에 연결된 35개의 근육을 모두 살펴보지 않아도 된다. 천골과 미골에 직접 부착되는 8개의 근육들이 표 3.100에 요약되어 있고 그림 3.117에 나와 있다. 상위 3개의 근육은 척추기립근의 일부며 요추 부분에서 더 자세히 조사된다. 마지막 2개는 골반저 근육의 일부다. 골반저의 이 근육들은 표 3.101에 요약되어 있고 그림 3.118에 나와 있다.

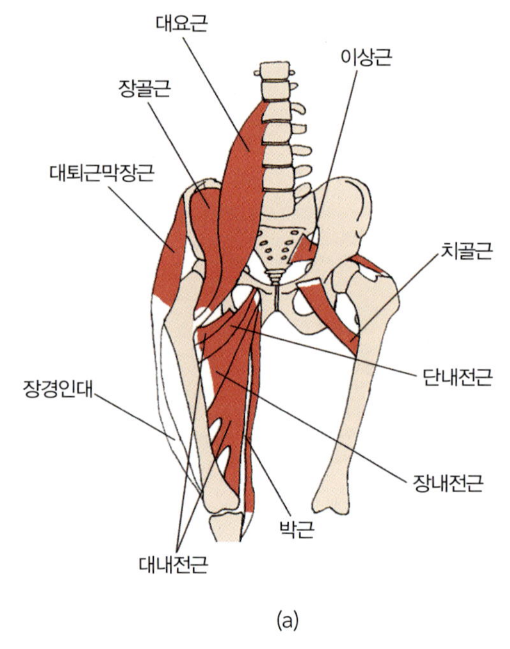

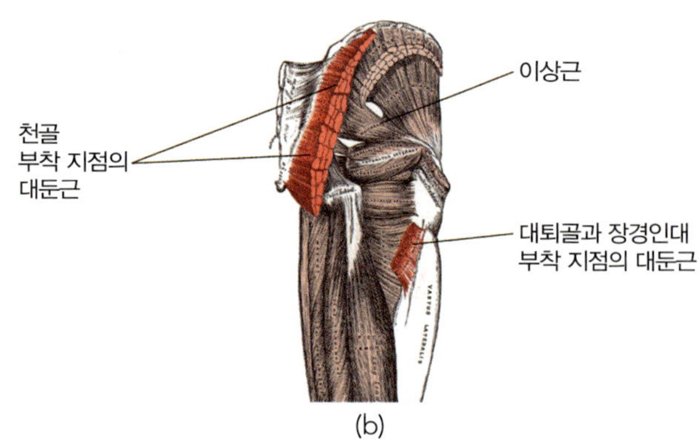

그림 3.117 골반, 천골 및 미골에 부착된 근육: (a) 여러 근육이 골반에 연결되지만 천골 전면에 연결된 근육 중 장골과 이상근만 표시. (b) 대둔근과 대둔근에서 천골의 뒤쪽 측면 가장자리로의 연결들.[290]

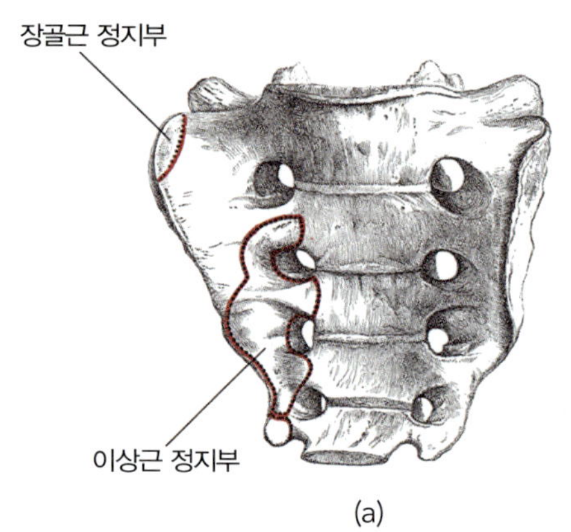

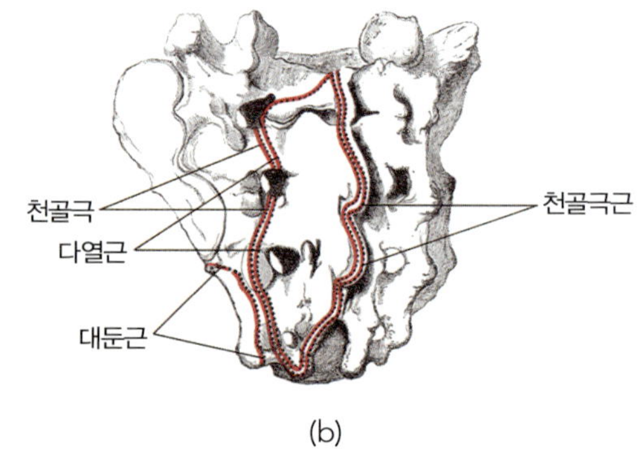

그림 3.118 천골의 근육 부착 부위: (a) 천골 전면의 장근 및 이상근 부착 부위, (b) 천골 후면의 대둔근$_{\text{gluteus maximus}}$, 척추기립근$_{\text{sacrospinalis}}$, 다열근$_{\text{multifidi}}$의 부착 부위.[297]

표 3.100 천골과 미골에 부착된 근육

근육	부착 부위	비고
요장늑근 (그림 3.221b 참조)	천골, 장골능, 흉요추 근막에서 6~12번 늑골 1~2번 요추 횡돌기로 이어진다.[291]	수축은 흉추와 요추의 신전과 측면굴곡을 만들 수 있다. 척추기립근의 일부다.
흉최장근 (그림 3.221b 참조)	척추를 따라 천골, 장골능, 요추 극돌기에서 요추, 2~12번 흉추의 횡돌기와 늑골돌기, 그리고 늑골까지 이어진다.[292]	흉최장근의 가장 낮은 부분은 요장늑근 힘줄과 문합된다. 수축은 흉추와 요추의 신전과 측면굴곡을 만든다. 또한 척추기립근의 일부이다.
다열근 (그림 3.221b, 3.224 및 3.118b 참조)	횡돌기와 극돌기 사이를 주행하며 천골에서 목까지 척추를 따라 갈매기 모양이다.[293]	다열근은 요추에서 가장 두드러진다. 다열근의 양쪽이 수축은 척추를 신전할 수 있지만, 한쪽만 수축하면 척추를 그쪽으로 굴곡하면서 반대쪽으로 전방 회전을 일으킬 수 있다.
요근 (그림 3.117a 및 3.118a 참조)	주로 장골와에서 발생하지만 일부 섬유는 천골의 앞쪽과 측면 가장자리, 장요인대까지 정지한다. 그다음 아래쪽으로 내려가 장골근과 합쳐져 대퇴골의 소전자로 연결되는 강한 힘줄을 공유한다.[294]	장골근과 함께 수축할 경우 엉덩이를 굴곡할 수 있다. 요근은 서 있을 때 척추의 수직 안정성을 제공한다.[295]
대둔근 (그림 3.117b 및 3.118b 참조)	대퇴골과 장경인대(IT)를 장골, 미골 및 천골의 측면, 후면뿐만 아니라 흉요추 근막에 연결한다.	수축은 고관절구에서 대퇴골을 신전 및 외회전시키고 장경인대를 팽팽하게 할 수 있다. 다리가 고정된 상태면 대둔근 수축으로 인해 골반이 움직이거나 천골 복합체가 안정될 수 있다.
이상근 (그림 3.117a 및 3.118a 참조)	천골의 전면, 천골관절의 전방 관절낭 및 천골결절인대를 대퇴골의 대전자와 연결한다. 이상근은 장골의 더 큰 좌골절흔을 따라 지나간다.	고관절의 굴곡 정도에 따라 수축의 효과가 다르다. 고관절 굴곡이 없는 상태에선 대퇴골을 바깥쪽으로 회전시킬 뿐만 아니라 다리를 약간 신전시키고 외전시킨다. 그러나 다리가 고정되어 있다면 이상근의 수축은 엉덩이를 안정시킬 수 있다.
미골근 (그림 3.119 참조)	좌골극에서 미골과 천골의 앞쪽 아래쪽 표면까지 이어진다.	때로는 좌골과 미골을 연결하기 때문에 좌골미골근이라고 부르기도 한다. 종종 항문거근 근육 그룹의 일부로 여겨진다.
장골미골근 (그림 3.119 참조)	좌골극과 폐쇄근막의 내측을 천골과 미골의 끝과 연결하지만 대부분 강한 근막 융기(솔기라 부름)를 항미골인대에 연결한다.[296]	항문거근의 일부: 골반저를 안정시키는 기능을 하며 미골을 치골 쪽으로 약간 앞으로 당길 수 있다.

미골인대와 근육

미골인대는 첫 번째 미골에 정지한다(그림 3.115b, c 참조). 앞쪽으로는 항문거근(그림 3.119 참조)과 천추인대가 부착된다. 측면으로는 미저근, 천추인대, 천결절인대, 대둔근 섬유가 정지한다. 아래쪽으로, 미골의 아래쪽 끝에는 장골구근의 힘줄과 항문거근의 정지 부위가 있다. 이 인대들과 근육들이 골반저를 부분적으로 지지해 장의 수의적인 조절을 돕는다. 미골은 또한 2개의 좌골결절과 함께 삼각대의 한쪽 다리이며, 우리가 앉을 때 체중을 지지하고 항문을 적절한 위치로 유지한다.[298]

골반저 근육

골반저의 하부 근육에는 두 가지 주요 기능이 있다. (1) 요자제 유지, (2) 모든 골반 및 복부 기관에 탄력적인 바닥 역할을 하는 지지 횡격막을 만든다. 요자제는 라틴어에서 '억제'로, 요도와 항문의 수축을 통해 배뇨와 배변을 조절하는 능력과 여성의 경우 질을 수축시키는 능력이다. 요자제와 골반저 지지, 두 목표는 서로 상충된다. 골반저 근육은 골반의 바닥을 봉하지만 또한 골반 아래쪽을 통해 여러 개의 구멍들을 조절할 수 있다. 또한 이 근육들은 흉부 횡격막의 수축, 복부 및 등 근육, 그리고 복강 내압을 증가시키는 움직임에 의해 만들어진 압력에 저항한다. 또

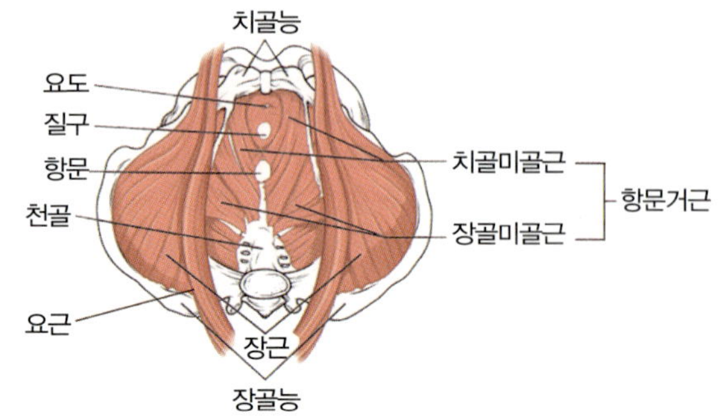

(a) 위에서 본 여성의 골반저근

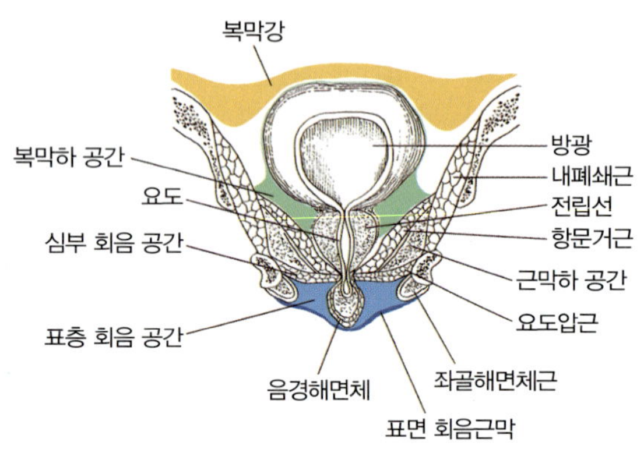

(b) 앞에서 본 남성의 골반 깔대기

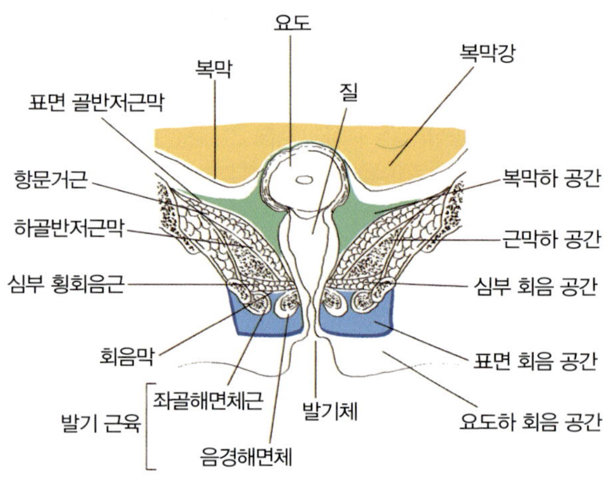

(c) 앞에서 본 여성의 골반 깔대기

그림 3.119 골반 횡격막.[302]

한 내부 장기의 탈출을 예방하는 데 도움이 된다.

불행히도 골반저 근육의 이름, 범위 및 기능에 대한 의견이 일치하진 않는다[299](일부 치료사들은 '바닥floor' 단어가 다른 모든 것 아래에 고정되고 움직이지 않는 층을 의미하기 때문에 주저한다. 그러나 바닥은 일반적인 용어이며 저자인 나는 계속 사용할 예정이다). 골반저에는 10~13개의 근육(정의하는 사람에 따라 다름)이 3개의 층으로 배열되어 있다.[300] 각 층들은 그림 3.119에 나와 있다.

1. **골반 횡격막**: 항문거근(치골직장근, 치골미골근 및 장골미골근으로 구성됨)과 미골근.[301] 이 그룹은 가장 깊은 층(가장 낮은 것이 아니라 가장 안쪽을 의미)이며 정면에서 깔때기 모양으로 보인다.
2. **비뇨생식 격막**: 심부 횡회음근, 요도압근, 요도질 괄약근. 중간층은 골반 횡격막 아래에 위치한다.
3. **표면 회음부층**: 외항문 괄약근, 구해면체근(구해면체양이라고도 함), 좌골해면체양, 표면 횡회음근. 이것은 가장 표면에 가깝고 가장 밑에 있는 층이다.

천골 복합체에서 가동성과 안정성을 만드는 중요한 근육인 골반 횡격막은 종종 단순히 골반저근pelvic floor,[303] 더 혼란스럽게는 항문거근levator ani으로 불리기도 한다.[304] 그러나 일반적으로 항문거근(문자 그대로 '항문을 들어 올

그림 3.120 골반저 근육: (a) 여성 골반저의 측면에서 본 모습, (b) 남성 회음 근육의 아래에서 본 모습, (c) 여성 회음 근육을 아래에서 본 모습.[306]

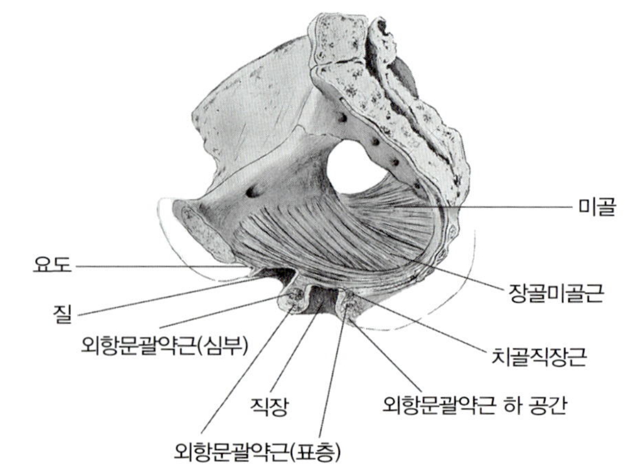

(a)

표 3.101 골반저의 근육

근육	부착 부위	비고
미골근 (그림 3.120a 참조)	좌골극에서 천골과 미골의 측면까지 이어진다.	항문거근의 뒤쪽에 위치하며 종종 근육만큼 힘줄을 가진다. 종종 항문거근의 일부로 포함되지만 보통은 별도로 분류된다.
치골미골근*[305] (그림 3.119a 참조)	치골의 몸체 뒤쪽에서 미골과 항미골 인대까지 이어진다.	종종 PC 근육이라고 불리며, 항문거근의 주요 부분이다. 아이 분만 시 손상될 수 있다.
치골직장근* (그림 3.120a 참조)	치골결합의 양쪽에 있는 치골지의 상단에서 항미골인대까지 이어진다.	양쪽(오른쪽과 왼쪽)은 항문직장 접합부 뒤에서 결합되어 근육 슬링을 형성한다.
장골미골근* (그림 3.119a 및 3.120a 참조)	내부 폐쇄근의 근막에서 미골 및 항미골 인대까지 이어진다.	항문거근의 가장 뒤쪽에 위치하며, 가장 발달되지 않은 근육이다.

* 항문거근 그룹의 일부다.

천골 복합체

리는 근육'을 의미함)에는 장골미골근, 치골미골근 및 치골직장근이 포함되지만 미골근은 포함되지 않는다('항문 들기'에 대한 자세한 내용은 사이드 바 '지도자에게 보내는 메모: 물라 반다 및 케겔 운동' 참조). 골반저 근육은 표 3.101에 요약되어 있고 그림 3.120에 나와 있다.

그림 3.119에서 볼 수 있듯이 골반 횡격막은 가늘고 넓은 깔때기 모양의 근육과 근막으로 치골결합에서 장골 측면을 따라 미골까지 뻗어 있다.[307] 골반 횡격막이 수축하면 하나의 단위처럼 위로 움직이며, 요도와 직장, 여성의 경우 질 주위를 안쪽으로 들어 올리고 쥐어짜는 것처럼 느껴진다. 종종 이 근육들은 복부 근육, 특히 복횡근과 함께 활성화되지만 항상 그런 것은 아니며 모든 여성에게 해당되는 것은 아니다[308](일부 연구에서는 복횡근이 골반저 근육을 활성화하는 방식이 그렇지 않은 사람들보다 요실금이 더 잘 발생한다고 한다).

골반구 내에 위치하기에 골반 횡격막 근육의 힘 폐쇄는 전체 골반구와 천장관절의 안정성을 향상시킨다[309](힘 폐쇄를 검토하려면 사이드 바 '중요한 내용: 힘 폐쇄와 형태 폐쇄' 참조). 골반 횡격막 근육의 긴장 또는 미골 자체의 긴장은 천장관절의 카운터뉴테이션을 도울 수 있다. 따라서 골반저근은 우리의 자세를 만들고 유지하는 것과 걷기에 중요한 역할을 한다.[310] 골반 횡격막 근육은 골반저 근육이 운동을 유발할 수 있는 다른 근육(척추기립근의 요추 깊은 부분 등)과 골반저 근육이 협응할 때 천골의 움직임을 제어를 돕는다.[311]

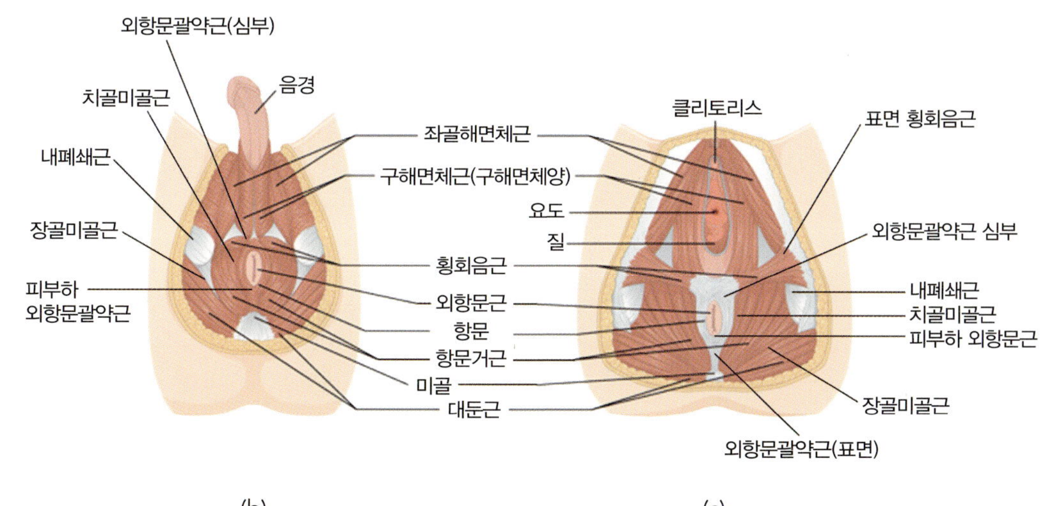

중요한 내용: 회음부

골반저 근육의 가장 낮은 2개 층을 위에서 아래로가 아니라 앞에서 뒤로 근육을 설명하는 또 다른 방법이 있다.[312] 회음부라 불리는 영역은 거친 다이아몬드 모양을 이룬다.[313] 요가 교사들은 회음부에 대해 자주 이야기하기에 회음부가 천골 복합체의 움직임을 만드는 데 관여하지 않더라도 잠시 그것을 설명하는 데 시간을 할애할 가치가 있다. 회음부는 골반 횡격막 바로 아래, 허벅지 사이(좌골결절 사이), 천골과 미골 앞, 치골 뒤에 있다. 좌골결절(앉은 뼈) 사이에 그려진 선은 다이아몬드를 2개의 삼각형 영역으로 나눈다. 앞쪽의 비뇨생식기 삼각형과 뒤쪽의 항문 삼각형으로 나눠지지만, 구분선 자체는 횡회음근에 의해 만들어진다[314](그림 3.120). 회음부의 세 영역을 다음과 같이 정의할 수 있다.

- **비뇨생식기 삼각**은 앞서 설명한 비뇨생식기 횡격막과 회음부의 표면층의 앞부분을 포함한다. 남성의 경우 외부 생식기, 좌골해면체, 음경 기저부의 구근(구해면체근) 및 요도압근를 포함한다. 여성의 경우 외음순, 음핵, 질 및 요도 구멍, 요도압근 및 요도 질 괄약근이 포함된다. 이 근육들은 배뇨와 성기능(남성의 발기 및 사정, 음핵의 발기, 바르톨린샘의 분비물,[315] 여성의 질 조임)을 조절한다.[316]
- **항문 삼각**은 비뇨생식기 횡격막의 뒤쪽 부분과 회음부 표층을 포함한다. 항문 삼각은 여성의 경우 골반 하부의 너비로 인해 약간 더 넓지만 남성과 여성, 모두 매우 유사하다. 항문 삼각에는 배변을 조절하는 외 항문 괄약근이 포함된다.
- **회음부 중심체**는 비뇨생식기 및 항문 삼각형 사이에 위치한 근육 및 섬유 조직의 집합체로(그림 3.120 참조) 그 정의가 매우 잘못된 조직이다. 좌골결절에서 회음부의 중앙까지 이 두 삼각형 사이를 수평으로 주행하는 것은 심부/표면 횡회음근이다(때때로 표면 횡회음근이 없을 때도 있다). 이 횡회음근이 회음부 중심체를 골반저 중앙에 묶는다.[317]

대부분의 해부학자들은 골반 횡격막 근육(항문거근 등)을 회음부의 일부로 포함시키지 않는다. 그러나 대부분의 요가 교사들이 수련생들에게 물라 반다를 경험시키기 위한 일환으로 회음부 운동을 안내하여 일반적으로 골반저의 모든 근육이 무차별적으로 참여하게 만든다(사이드 바 '지도자에게 보내는 메모: 물라 반다 및 케겔 운동' 참조). 한 층의 수축은 일반적으로 모든 층의 공동 수축을 초래한다. '오줌을 참거나' '항문을 수축'하려는 노력은 골반 횡격막의 모든 근육을 활성화한다. 수련생이 회음부의 선택된 영역을 독립적으로 사용할 수 있으려면 연습과 차별화가 필요하다.

지도자에게 보내는 메모: 물라 반다 및 케겔 운동

물라 반다Moola bandha는 우리의 첫 번째 차크라인 물라다라mooladhara를 활성화하여 생명 에너지(쿤달리니kundalini)를 높여 아파나가 프라나를 이룰 수 있도록 한다. 물라 반다가 제대로 수행됐다면 요가의 완전한 완성과 성공으로 이어질 것이다! (적어도 고대 하타요가 프라디피카Hatha Yoga Pradipika에 따르면[318]) 그 누가 요가 수행의 성공을 원하지 않겠는가? 이 수행은 중세 인도에서 아사나와 프라나야마 수행을 마스터한 후에 비밀리에 가르침을 받았다. 물라 반다는 모든 아사나만큼 또는 그 이상 중요하다고 여겨진다.[319] 물라는 '뿌리'를, 또한 '확고하게 고정된, 기초, 근원, 원인, 바닥, 발, 가장 낮은'을 의미하고 반다는 '닫는, 잠그는 제지하는'을 의미한다.[320] 물라 반다는 때때로 회음부 잠금으로 설명되기도 한다. 남성의 경우 회음부 주변, 여성의 경우 자궁경부 주변 근육의 수축을 의미한다. 하타요가 프라디피카는 물라 반다를 항문의 수축으로 설명하지만[321] 회음부(요니라고 함)의 수축으로도 정의하기도 하며, 게란다 상히타Gheranda Samhita에서는 직장이 수축될 것을 요구했다.[322] B.K.S. 아헹가는 항문과 음낭 사이의 영역이 수축으로 말했다.[323]

이 모든 것이 매우 혼란스러울 수 있다! 물라 반다는 항문, 생식기 또는 전체 회음부의 수축인가? 이 문제들 중 하나는 우리가 남자에 대해 이야기하는지 여자에 대해 이야기하는지 결정해야 함에 있다. 문제들의 또 다른 부분은 번역자들이 산스크리트어 용어인 요니Yoni를 해석하는 방식에 있다. 요니는 질, 외부 생식기, 항문 또는 회음부로 다양하게 번역된다.[324] 그리고 남아있는 문제의 대부분은 요가를 수련하는 학생의 경험 수준과 관련된다. 초보자는 골반저 영역(비뇨생식기 삼각, 항문 삼각, 횡회음근)을 구별하는 능력이 매우 제한적이다. 그들에게 있어, 이러한 영역 중 어느 하나의 수축은 이 모든 근육의 수축을 초래한다. 초보자에게 이런 상황은 괜찮으며, 수축에 대한 경험과 세 영역의 미묘한 인식이 쌓이게 되면 회음부 세 영역 각각을 선택적으로 사용할 수 있는 능력이 개발될 것이다.

아쉬비니 무드라Ashwini mudra는 항문의 수축이다(게란다 상히타: 3.64 참조). 아쉬비니는 말이고 무드라는 봉인seal이다(수생 동물이 아니다). 아쉬비니 무드라는 배변을 본 말의 항문의 움직임을 모방한다. 현대 해부학 용어로 아쉬비니 무드라의 이런 움직임을 항문 삼각형의 수축이라고 부를 수 있을 것이다. 바즈롤리 무드라Vajroli mudra는 정액을 유지하려는 의도를 가진 비뇨 생식기 삼각의 수축이다(사정이 발생하지 않거나 발생하더라도 유출된 체액이 다시 몸으로 빨려 들어갈 수 있도록). 이 수행에서는 남성의 성기와 하부 요로근이 수축된다.[325] 탄트라 요가에서 여성은 바즈롤리 무드라와 유사한 기술인 사하졸리 무드라sahajoli mudra를 배운다.[326] 이 두 무드라는 중 어느 것도 두 삼각형 사이의 보다 좁게 정의된 영역인 회음부(회음부)의 결합을 필요로 한 물라 반다가 아니다. 여성의 경우 그림 3.121에 표시된 것처럼 자궁경부의 수축이 필요하다.

따라서 물라 반다를 수행하려면 남성은 생식기 바로 뒤와 항문 앞(회음부)을 수축해야 하고 여성은 자궁경부와 질 근육을 수축해야 한다.[328] 항문과 요근육들은 이완된 상태를 유지해야 하지만, 이 점은 초보자에게 쉽지 않다. 처음에는 몇 초 동안 짧게 수축을 유지했다가 이완한다. 최대 20회를 반복한다. 시간이 지남에 따라 수축을 더 오래 유지하고 결국엔 가능한 한 오래 유지하게 된다(이 고대의 지혜에도 불구하고 현대 연구에 따르면 무엇이든 오랫동안 유지하는 것은 좋지 않다. 물라 반다도 과할 수 있다). 처음에는 앉은 상태에서 균일한 호흡으로 단독으로 수행하지만, 일단 숙달되면 다른 자세에서도 호흡을 유지하며 추가로 수행할 수 있다.[329]

고대 문헌들이 이 수행의 이점과 결과를 과하게 어필했음에도 일부 현대의 요가 교사들도 물라 반다가 부교감신경계를 활성화하고 심신을 이완하며 고통스러운 생리통을 앓는 여성을 도우며, 출산을 돕고 사타구니 탈장을 예방하고, 골반 장기 탈출, 요실금 및 정액 누출을 치료할 수 있다고 주장한다.[330] 이런 주장들은 물라 반다의 이점에 대한 쇼핑 목록처럼 보이기도 한다. 이러한 주장들을 뒷받침하는 의학적 증거가 있을까? 어느 정도는 있다.

케겔 운동

서구 의학적 관점에서 물라 반다에 대한 저런 주장들은 다소 모호해 보이지만, 케겔 운동은 확실히 연구되고 검증된 이점들이 있다. 아놀드 케겔Arnold Kegel(1894~1972) 박사는 미국 산부인과 의사로 골반저의 근력과 이를 증가시키는 운동을 테스트하는 방법을 개발했다. 그는 1948년에 처음으로 자신의 견해를 발표했으며 그의 운동은 요로성 요실금과 여성 골반 장기 탈출증의 치료 분야에서 꽤 유명해졌다.[331]

골반저 근육은 여성의 성적 자극과 오르가즘에 중요하다. 이 근육들의 약화는 혈류 감소와 질 감각 상실을 유발할 수 있으며 오르가즘을 차단할 수 있다.[332] 골반 장기 탈출증이 있는 여성은 종종 성기능 장애로 고통받는다. 케겔 운동은 골반저 근력을 증가시킬 수 있지만 실제로 성기능 장애가 있는 여성에게 도움이 되는지는 여전히 논쟁의 여지가 있다. 일부 연구에서는 상관관계가 없음이 발견됐지만,[333] 다른 연구에서는 케겔 운동이 성적 만족도를 증가시키는 것으로 나타났다.[334] 모든 것이 그렇듯이 인간의 다양성으로 전반적인 결과를 도출하기 어렵다. 기껏해야 일부 여성에게는 효과가 있는 것 같지만 전부는 아니라고 할 수 있다.

밝혀진 것은 케겔 운동을 하는 여성의 절반은 케겔 운동을 제대로 하지 않는다는 것이다.[335] 물라 반다와 마찬가지로 많은 혼란이 있다. 이에 대해 메이요 클리닉Mayo Clinic은 다음과 같은 지침을 제공한다.[336]

1. **먼저 올바른 근육을 확인한다:** 중간에 소변을 멈추는 방법으로 수행하며 어떤 근육을 사용했는지 살펴보라. 이것들을 알면 언제, 어떤 자세로든 케겔 운동을 할 수 있게 된다.

2. **연습하기:** 첫 번째 단계에서 확인한 근육을 조이고 5초 동안 유지한 다음 5초 동안 이완한다. 이것을 처음에 4~5회 연속으로 한 다음 매번 10초 동안 유지하고 10초 동안 이완한다.

3. **집중하기:** 소변 흐름을 멈추는 데 필요한 골반저 근육만을 사용한다. 항문, 복부, 허벅지 또는 엉덩이 근육을 수축할 필요가 없다.[337] 자유롭게 호흡한다. 이는 미묘할 수 있지만 누구도 당신이 이것을 하고 있다는 것을 알게 하지 마라! (즉, 얼굴 근육도 이완 상태를 유지한다.)

4. **반복하기:** 매일 10회씩 3세트를 실시한다.[338]

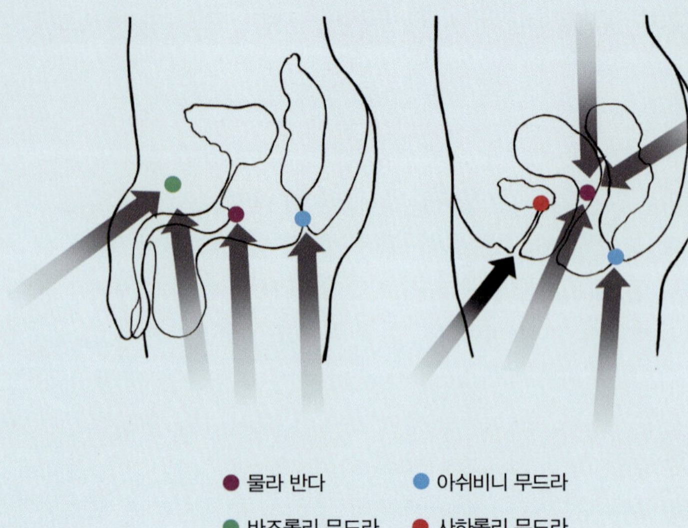

그림 3.121 일부 요가 학자에 따르는 물라 반다, 아쉬비니 무드라 및 바즈롤리 무드라의 대상 영역.[327]

주의 사항: 소변을 보는 동안에는 하지 않는다! 1단계는 올바른 근육을 식별하는 데 도움이 되는 일시적인 수행이다. 계속해서 소변의 흐름을 멈추었다 풀었다 하면 방광을 완전히 비우지 못해 요로 감염을 유발할 수 있다. 모든 일이 그렇듯이 케겔 운동을 과하게 할 수도 있다. 이 운동은 골반저를 딱딱하게 만들려는 것이 아니다. 의사가 두통 때문에 아스피린 2개를 복용하라는 제안은 통째로 한 병을 복용하라는 말이 아니다. 하루 동안 케겔 운동을 2세트 하라고 제안하는데 어째서 10세트나 하는가? 실제로 많은 사람들은 골반저를 더 많이 사용하는 것이 아니라 이완하는 법을 배워야 한다.

또한 남성은 케겔 운동을 수행함으로써 이점을 얻을 수 있다. 골반저 근육을 강화하고 요실금(특히 전립선암 치료 후)[339]을 방지하며 성기능을 향상시킬 수 있다.[340] 케겔 운동은 물라 반다의 한 형태로 모든 요가 수련생에게 가르칠 수 있다. 다만, 다시 강조하지만 적당히 수행한다. 과용하지 않는다.

골반에 붙어 있는 다른 근육들

천골에 직접 부착되지 않는 둔부와 체간의 근육도 천골을 안정화시키는 역할을 할 수 있다. 표 3.102는 해당 근육들의 목록이다. 대부분은 흉요추 근막과 천추극 및 천추결절인대와 근막 연결을 통해 천장관절에 작용한다.[341] 이 근육들이 수축하면 세 가지 일이 일어난다. 천장관절 표면 사이에 압력이 생성되고(힘 폐쇄 증가) 그들은 형태 폐쇄를 강화하는 천골의 뉴테이션 움직임을 만들며(형태 폐쇄) 천장관절을 안정화시키는 역할을 하는 다른 결합조직에 스트레스를 준다(더 많은 힘 폐쇄). 종종 이 세 가지 효과가 같이 일어난다. 이 점이 천장관절이 불안정한 학생들에게 종종 이 근육들을 강화하도록 권장되는 이유다.[342]

위에서 설명한 근육들 중 어느 것도 천장관절에서 천골의 직접적인 움직임을 생성하지 않는다는 것을 아는 것이 중요하다.[343] 일어날 수 있는 어떤 가벼운 움직임도 중력이나/또는 엉덩이, 하체, 또는 몸통, 상체에 작용하는 근육에 의해 야기된다. 위에 나열된 근육들은 천골 복합체를 둘러싼 근막과의 연속성을 통해 천장관절의 안정성을 만드는 역할을 한다. 이 근육들의 약간의 활성화도 천장관절을 능동적으로 압박하여 관절의 전단을 방지할 수 있다.[344]

표 3.102 천골에 부착되지 않지만 천골 복합체를 안정화하는 주요 근육들

복부 그룹: 내복사근 외복사근 복횡근
광배근
흉부 횡격막
피라미드근
요방형근
장골근
햄스트링 그룹: 대퇴이두근 반막양근 반건양근
내전근 그룹: 단내전근 장내전근 대내전근 치골근 박근
대퇴사두근 **대퇴직근**

근육 및 인대 변형

우리의 뼈가 모양, 크기, 심지어 실재에서 다른 것처럼(어떤 사람들은 특정 뼈가 없고 다른 사람들은 여분의 뼈가 있음) 근육과 인대도 마찬가지다. 일례로, 모든 연구자들이 L4에서 골반까지 이어지는 장요추인대를 발견하진 못했다. 장요추인대는 일부 사람들에게는 있지만 모든 사람에게 있는 것은 아니다.[345] 일반적으로 요추 사이에서 쌍으로 발견되는 극간근(그림 3.224 참조)은 T12와 L1 사이, 때로는 L5와 S1 사이에도 있지만 드물게 관찰된다.[346] 이런 근육과 인대의 존재 여부는 하부 척추와 천골 복합체의 안정성에 영향을 미칠 수 있지만 어느 정도인지는 알려져 있지 않다.

천골 복합체의 근막경선

등 상부에서 하부까지 덮는 큰 근막띠의 연속인 흉요추 근막(TLF)은 천골 복합체를 덮고 감싼다. TLF는 다음과 같이 광범위하다.

- 견갑골에서 아래로 주행하여 건막과 광배근과 승모근의 힘줄로,
- 복횡근과 위 근처의 복사근을 둘러싸는 근막집과 연속적이다.
- 천골 부위의 척추기립근 및 다열근과 융합된다.
- 장골능과 천골의 가장자리로 이어지며,
- 둔근의 근막과 연속된다.
- TLF는 차례로 이상근의 근막과 이어진다.
- 다시 TLF는 천골 뒤쪽을 덮고 있는 인대와 연결된다. 천극인대와 천골결절인대,[347]
- 대퇴직근, 반막양근 및 대퇴이두근의 힘줄과 차례로 연결된다.
- 모두 장경인대를 포함하여 다리의 근막과 연속성을 가진다.

위에 언급된 근육들 중 하나를 수축하거나 장력을 증가시키면 천골인대와 흉요추 근막에 장력이 생겨 천장

관절의 힘 폐쇄에 기여하게 된다. 이 기여는 주목할 가치가 있다. 천장관절의 안정성은 심부 근육의 활성화뿐만 아니라 천골 복합체에서 가깝거나 멀리 떨어진 인대와 근막에 가해지는 스트레스에 의해 일어난다.[348] TLF가 긴장할 수 있는 두 가지 방법으로 위에 열거된 근육에 수축과 척추기립근 및 다열근의 유압 증폭이 있다[349](유압 증폭은 근육이 수축할 때 발생하는 현상을 말한다. 근육이 팽창하여 이 팽창감이 근육 및 주변 근막에 스트레스와 긴장을 만든다).

L4와 L5 부근의 요추 기저부에서 흉요추 근막의 모든 층들이 각 장골의 후상장골극(PSIS)과 각 천골의 가장자리에 단단히 부착되고, 천골인대와 좌골결절을 덮는 흉요추 복합체(TC)라고 하는 두꺼운 복합체로 융합된다.[350] TC의 섬유는 보다 두꺼워지고 그 위의 TLF의 섬유에서 정렬이 변한다. TC의 역할 중 하나는 각 장골의 PSIS가 떨어져 나가는 것을 막는 것이다. TC가 긴장될 때, 아마도 다열근 또는 복횡근과의 맞물림으로, 또는 작은 범위의 내복사근이 긴장하여 천장관절이 안정화된다. 그러나 다열근이 약하다면 PSIS가 벌어질 수 있어 천장관절의 불안정성을 초래할 수 있다.[351] 반면에 다열근의 너무 많은 긴장은, 특히 요추 전체에서 최대 신전과 전만으로 앉아 있는 사람들에게 다른 문제를 일으킬 수 있다.[352]

상체 근육에서 흉요추 근막으로 또 골반 및 하체 근육의 광범위한 상호 연결에서 배운 교훈은 TLF가 부하를 몸통에서 다리로 또는 그 반대로 전달한다는 것이다. TLF는 지지대 역할을 해 허리와 천장관절을 안정화한다. 실제로, TLF는 '대형 전송띠'라고 불린다.[353] 복횡근과 내복사근의 활성화는 부착된 장골능을 통해서 대둔근 및 대측의 광배근과 함께 수직힘을 생성해 천장관절이 닫히고 단단해지고 안정화되도록 한다. 천골이 장골 사이에서 앞쪽으로 끄덕이며 뉴테이션하면 천골결절인대, 천극인대, 골간인대의 장력이 증가해 연결된 모든 근막을 단단하게 하고 또다시 천장관절의 폐쇄력을 증가시키는 역할을 한다.[354] 근막 연결 덕분에 근육의 역할은 천장관절 내에서 움직임을 생성하는 것이 아니라 관절을 지지해 하중을 효과적으로 전달할 수 있다는 것을 다시 한 번 알 수 있다.

근막경선

흉요추 근막을 통해 상체에서 하체로 이어지는 특정 스트레스 선을 추적할 수 있다. 토마스 마이어스Thomas Myers는 이러한 자오선을 '경선'이라고 부르고 그의 책 『아나토미 트레인Anatomy Trains』에서 12개의 경선을 설명한다(이 경선들은 『유어 바디, 유어 요가』, 1권 71~73쪽에서 살펴봤다). 이 12개의 경락 중 8개는 천골 복합체를 가로질러 천골 복합체의 움직임이나 안정성에 영향을 미칠 수 있다. 주목해야 할 두 가지 주요 경선은 위에서 설명한 근막 연속성과 밀접하게 일치하는 표면 후방선(SBL)과 천골을 가로질러 햄스트링까지 이어지는 TLF의 연결인 후방기능성(BFL)이다. 근막경선은 웹 부록 'Myofascial meridians'에 자세히 설명되어 있다.

기능: 요가 자세에 대한 적용

천골 복합체의 기능은 일상 활동(예: 걷기, 달리기, 계단 오르기 또는 물건 들기 및 나르기)에서 생성된 힘을 하체에서 척추로 또는 그 반대로 완화하고 분산시키는 것이다. 우리는 천골 복합체의 뼈의 구조와 형태가 어떻게 천골 복합체 관절 내에서 제한된 범위의 움직임을 허용하는지, 그리고 이것으로 전체적으로 천골 복합체가 움직인다는 점에 주목하면서 어떻게 이동성보다는 안정성을 만드는 역할을 하는지 살펴봤다. 천장관절 내 약간의 움직임은 골반 내 스트레스를 재분배하고 뼈의 골절을 방지하는 데 도움이 될 수 있지만 너무 많은 가동성은 천골 복합체의 하중 지지 능력을 손상시킬 수 있어 건강에 이롭지 않을 수 있다. 따라서 천골 복합체를 구성하는 개별 관절에서 어느 정도의 운동 범위가 실용적인지 조사한 다음, 축성골격의 나머지 부분과의 관계에서 천골 복합체 전체가 할 수 있는 움직임을 살펴볼 가치가 있다.[355]

천골 복합체 내의 일반적인 가동범위

천골 복합체 내에서 움직임은 천장관절, 치골결합, 천골미골관절에서 발생할 수 있다. 천장관절과 치골결합의 모든 움직임은 아주 작으며, 천골 복합체를 덮고 있는 인대 구조는 장골의 분리에 저항한다.[356] 프랑스의 해부학자 I.A. 카판지는 "실제 움직인다기보다는 움직이려는 경향이 존재한다"[357]라고 말했다. 요가 지도자로서 우리는 단순히 이렇게 말하는 것이 나을 것 같다. "천장관절은 움직이려는 경향이 있다."

두 장골 사이 천골의 주된 움직임은 그림 3.122와 같이 뉴테이션, 카운터뉴테이션이라고 부른다. 천골은 여러 다른 방향으로 약간의 움직임이 가능하지만 대부분

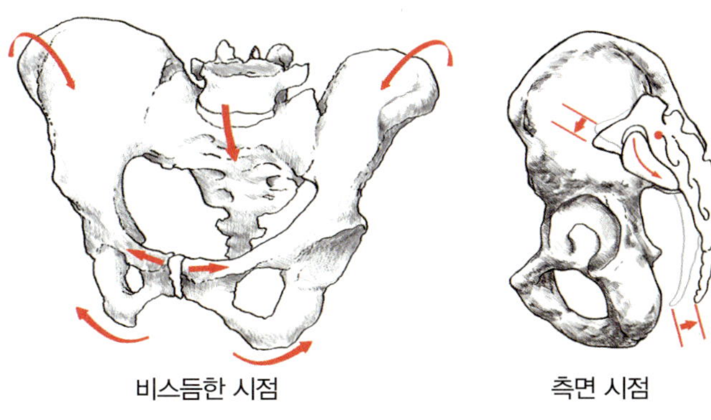

(a) 뉴테이션

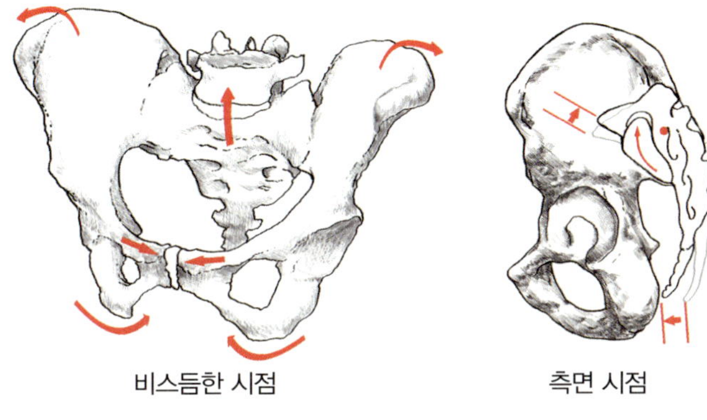

(b) 카운터뉴테이션

그림 3.122 천골의 뉴테이션(a) 및 카운터뉴테이션(b). 뉴테이션에서는 천골 전체가 수평선상에서 전반적으로 위 방향으로 기울어지는 동시에 천골의 기저부는 앞쪽으로 끄덕이는 모습을 보인다. 장골의 두 날개는 서로 가까워지지만, 두 좌골 조면들은 서로 떨어지게 되고 치골결합은 넓어진다. 카운터뉴테이션에서는 천골이 수직선상에서 전반적으로 아래로 기울어지고 천골 기저부는 뒤쪽으로 움직인다. 장골의 두 날개는 서로 떨어지는 반면, 좌골 조면은 서로 더 가까워진다. 이 모든 움직임은 미세하게 일어난다.

의 사람들에게 움직임의 약 90%는 측면(시상면)에서 발생한다.[358] 하지만 이마저 작은 움직임이기 때문에 나머지 10%의 움직임은 더욱더 작다. 우리의 목적을 위해서는 다른 방향으로의 움직임을 무시하고 순수히 뉴테이션과 카운터뉴테이션 움직임에 집중하는 것이 안전하다.[359]

기억하라. 뉴테이션과 카운터뉴테이션은 천골과 골반 간의 상대적 움직임이다. 이것은 골반과 천골이 함께 움직이는 것이 아니다. 골반이 뒤로 회전(후방경사)한다고 해서 천장관절에서 뉴테이션이 필수적으로 발생하는 것을 의미하지 않는다. 보통 천골은 척추를 따라간다. 만일 척추가 움직이고 골반은 움직이지 않는다면 뉴테이션 또는 카운터뉴테이션이 발생할 수 있다.[360] 만일 골반이 움직이고 척추가 움직이지 않는다해도 천장관절에서 약간의 움직임이 발생할 수 있다. 예를 들어 전굴을 할 때 골반을 고정하고 척추를 굴곡한다면 앉아 있건 서 있건 간에 천골 또한 굴곡되는 경향이 있으며 이것을 뉴테이션이라고 부른다. 반대로 골반이 고정되어 있는 상태에서 척추가 신전될 때 천골 또한 신전되며 이를 카운터뉴테이션이라고 부른다.[361] 천장관절의 움직임을 바라보는 또 다른 방법은 천골이 고정된 상태에서 장골이 어떻게 움직이는지를 시각화하는 것이다. 뉴테이션에서 장골은 고정된 천골을 기준으로 뒤로 회전될 것이다(골반 후방경사). 카운터뉴테이션에서 장골은 앞으로 회전할 것이다(골반 전방경사). 다시 한 번 말하지만 우리는 골반의 전반적인 움직임이 아닌 천골과 골반 간의 상대적인 움직임에 대해 이야기하고 있는 것이다.

천골은 쐐기 모양이므로 카운터뉴테이션에서 천골의 바닥이 후방으로 움직이면 장골(골반의 양날개)은 서로 살짝 멀어지며 이렇게 되면 좌골결절('싯본')이 그림 3.122b와 같이 서로 약간 가까워진다. 천골이 뉴테이션될 때 천장관절 주변의 후방 하부 인대들의 긴장이 장골을 서로 가깝게 만들어주며(그림 3.122a) 싯본이 서로 약간 멀어진다. 뉴테이션 시 치골결합에서 약간의 분리가 생긴다.[362]

뉴테이션과 카운터뉴테이션은 출산을 돕는 것으로 여겨진다. 아기의 머리가 골반의 위쪽 그릇으로 들어올 때 카운터뉴테이션을 통해 위쪽 그릇이 약간 커진다. 즉 장골이 서로 멀어져 공간을 만든다. 아기가 아래쪽 골반으로 내려가면 뉴테이션이 발생한다. 싯본이 멀어지며 아래쪽 그릇이 약간 넓어지면 아기의 머리가 지나갈 수 있는 공간이 좀 더 생긴다.[363] 출산 시 뉴테이션과 카운터뉴테이션의 이러한 역할은 여성의 천장관절이 평균적으로 남성보다 더 잘 움직이는 이유 중 하나일 것이다. (그러나 인체 다양성의 현실과 골반에서 발생하는 상대적으로 작은 움직임을 고려할 때 이는 모든 여성에게 해당되는 것은 아닐 것이다. 골반이 3mm 넓어지는 것은 평균적인 아기 머리 넓이의 단 3% 정도에 불과하다. 하지만 출산과 같은 상황에서 이렇게 작은 움직임이 도움이 될 수 있다!)

보통 걸을 때처럼 천골에 대한 하중이 아래쪽(하방)으로 향할 때 천장관절의 뉴테이션이 발생하는 경향이 있다.[374] 그러나 종종 한쪽 천장관절이 한 방향으로 움직일 때 다른 하나는 반대 방향에서 비대칭적으로 움직일 것이

지도자에게 보내는 메모: 장골 또는 천골의 상대적인 움직임을 느낄 수 있는가?

수기치료사와 물리치료사, 연구자들 사이에는 한 가지 논쟁이 존재한다. 치료사가 천골 뉴테이션, 카운터뉴테이션될 때 골반뼈와 상대적인 움직임을 느낄 수 있는가에 대해서 말이다. 많은 요가 지도자들 또한 학생들이 자신의 ASIS와 PSIS를 촉진하고 다양한 자세, 근수축, 움직임을 통해 이러한 지점들이 어떻게 가까워지고 멀어지는지 인지할 것을 제안한다. 연구자들은 사람들이 수기적으로 감지하기에 이러한 움직임들은 너무 작다는 것은 정교한 영상 분석을 통해 입증하였다. 연구자들은 감지되는 느낌은 오히려 뼈를 덮고 있는 연부조직들의 변화라고 주장한다. ASIS 또는 PSIS 위에서 근막을 긴장시키는 근육들을 감지하는 것은 가능하지만 이는 뼈가 움직이는 느낌과는 다르다. 사실 이러한 실습에서 ASIS 또는 PSIS가 움직일 가능성은 거의 없다. 이에 대한 자세한 논의는 사이드 바 '어려운 내용: 천골을 치료적으로 움직이는 것이 가능한가?'에서 볼 수 있다.

어려운 내용: 천골이 움직이는 방식

뉴테이션과 카운터뉴테이션에 대한 전통적인 설명은 일반적이고 단순하다. 천장관절에서 가능한 움직임의 정도는 매우 작으며 몇몇 사람들에게 아예 움직임이 없다. 평균적인 여성인 노르마가 노르만과 비교하여 30~40% 큰 천골의 가동범위를 가지고 있는 반면,[364] 많은 여성들의 경우 천장관절의 가동성이 거의 없다. 히포크라테스와 안드레아스 베살리우스부터 근대의 연구자들에 이르기까지 수년간 천골이 움직이는 방식을 설명하고자 하는 시도는 계속되어왔다.[365] 20세기 중반까지 수천년 동안 천장관절에서 어떠한 움직임의 가능성도 없다고 생각했지만 가장 최근의 연구에서는 약간의 움직임이 가능하다는 것을 밝혀냈다. 천골은 전두면에서 위와 아래(상방/하방)로 미끄러질 수 있으며 시상면에서 앞쪽에서 뒤쪽(전방/후방)으로 약간 움직일 수 있다. 또한 수평면에서 좌우(외측/내측)로 미끌어질 수 있으며 사선면에서 대각선 방향으로 회전 또는 비틀어질 수 있다. 장골에 가까워지거나$_{\text{approximation}}$ 멀어질 수도 있다$_{\text{distraction}}$.[366] 한 번에 발생하는 여러 개의 회전축이 있을 수 있으며 이는 사람마다, 또 관찰자마다 다르다![367] 이러한 관절들이 움직이는 방식은 일생 동안 변화한다. 어렸을 때 천장관절은 주로 미끄러지는 역할을 하지만 나이가 듦에 따라 회전과 끄덕임이 가능해진다.[368] 따라서 요가 지도자들이 기본적으로 천골의 움직임을 뉴테이션과 카운터뉴테이션으로 단순화하는 것도 놀라운 일이 아니다. 또한 이는 전혀 문제가 되지 않는다. 왜냐하면 천골 움직임의 모든 가능성과 관계없이 어떠한 방향으로든 많이 움직이지 않는다. 천골의 기능은 안정성을 만드는 것이지 가동범위를 증가시키는 것이 아님을 기억하라.

천장관절의 평균적인 가동범위의 양을 나타내기 위해 세 가지 방향의 움직임을 측정할 수 있다. 측면에서의 회전(전통적인 뉴테이션과 카운터뉴테이션 움직임), 장골을 따라 천골이 미끄러지는 것을 의미하는 천골의 병진$_{\text{translation}}$, 두 관절면이 서로 멀어지고 가까워지는 신연/근사$_{\text{distraction/approximation}}$이 그것이다. 건강한 사람들로 구성된 정상 그룹에서 볼 수 있는 회전과 병진 범위는 표 3.103에서 볼 수 있다. 이 표는 1989년의 한 연구 결과를 바탕으로 만들었으나, 수십 개의 다른 연구 결과를 살펴본 광범위한 메타 연구와 그 결과가 비슷하다. 또한 매우 흥미롭게도 몇몇 개별적인 연구 결과들은 훨씬 큰 가동범위 수치를 보여준다. 때때로 완전히 뉴테이션된 천골과 카운터뉴테이션된 천골 사이에 회전은 8°, 병진은 7mm로 나타나지만,[369] 이러한 연구들은 뼈의 방사선 촬영 방

표 3.103 천장관절의 평균 가동범위(ROM)와 움직임 범위.[371]

움직임 유형	평균 ROM	움직임 범위
최대 뉴테이션과 최대 카운터뉴테이션 사이의 측면(시상면) 회전	2.5°	0.8~3.9°
병진 운동(미끄러짐 또는 어프록시메이션과 디스트랙션)	0.7mm	0.1~1.6mm

법이 아닌 신체 표면의 랜드마크를 사용하였다. 랜드마크를 사용하는 방식은 랜드마크와 그 밑에 있는 뼈 구조 간의 잘못된 상관관계로 인해 오류가 발생할 가능성이 높다(물론 천장관절에서 실제로 발생하는 움직임의 양을 정확히 평가하는 것이 어렵기 때문에 연구자들은 치료사가 천장관절의 움직임을 느낄 수 있다고 말하는 것이 오류라고 주장한다. 사이드 바 '어려운 내용: 천골을 치료적으로 조정하는 것이 가능한가?' 참조). 문헌에서 합의된 견해는 표 3.103에 나타난 최대 가동범위와 유사하다.[370] 물론 현실에서 인간은 상당히 다양하며, 대부분의 사람은 아주 제한된 천장관절의 가동범위를 가지고 있는 반면 몇몇 사람들은 보다 많은 가동성을 가지고 있지만 여전히 그리 크진 않다.

천장관절에서 발생하는 최대 병진 운동은 1.6mm이며 이는 여기 이 대문자 N보다 약간 작은 넓이이다! 이는 매우 유연한 경우라도 천골이 미끄러질 수 있는 정도가 얼마나 적은지 보여준다. 다시 한 번 말하지만 이것이 우리가 천골의 움직임 정도가 미미하다고 말하는 이유이다. 골반링의 스트레스를 이완하기 위한 건강한 방식이기 때문에 이 작은 움직임이 필요하다. 그러나 요가 자세의 움직임 범위에 실제 영향을 줄 수 있을 정도로 천장관절의 가동성이 충분한 것은 아니다. 다른 말로 하자면 천장관절 가동성은 후굴 또는 전굴을 깊게 만들어줄 수 없다.

상체가 측굴(외측굴곡)할 때 천골이 천장관절에서 대각선 축을 중심으로 회전할 수 있다는 추측이 있다. 예를 들어 한 연구자는 몸통을 왼쪽으로 외측굴곡할 때 오른쪽 천장관절에서 오른쪽으로 회전이, 몸통을 왼쪽으로 회전할 때 왼쪽 천장관절에서 왼쪽 회전이 발생한다고 주장한다. 다른 연구자들은 이에 동의하지 않으며 회전은 반대 방향에서 발생한다고 주장한다.[372] 다시 말하지만 이러한 움직임은 정확히 측정하기에 너무 작으며 요가 수련의 관점에서 볼 때 고민할 만한 가치가 없다. 우려해야 할 것은 천장관절의 불안정성이다. 따라서 요가 수련은 이러한 관절을 가동시키는 것이 아닌 안정시키는 쪽을 의도해야 한다. 아마도 우리가 할 수 있는 최선의 노력은 천장관절의 움직임이라는 개념을 '놀이play'라는 용어로 대체하는 것이다.[373] 동작은 정량화하겠지만 놀이에 있어서는 그렇지 않기 때문이다.

다. 예를 들어 우리가 걸을 때 앞쪽 다리의 천장관절이 뉴테이션되면 뒤쪽 다리의 천정관절은 카운터뉴테이션 된다.[375] 천장관절의 비대칭적인 움직임은 리볼브 트라이앵글Revolved Triangle(파리브르타트리코나사나Parivrttatrikonasana. 더 많은 예시는 '요가 자세에서의 천장관절에 대한 스트레스와 지지' 부분 참조)과 같은 다양한 비대칭적인 요가 자세들에서 발생한다.

서서 하는 요가 자세에서 천골은 고관절에서 위쪽으로 뻗은 수직선의 약간 뒤쪽에 위치한다. 이것이 그림 3.113에서 볼 수 있는 골반경사각(PT)이다. 이는 몸의 무게중심이 천골 바닥의 앞쪽에 있다는 뜻이며, 이는 천골을 앞쪽으로 움직이도록(뉴테이션) 만들어 골반이 닫히게 하고 상체의 부하를 다리 쪽으로 전달하는 것을 돕는다. 뉴테이션은 천장관절에 부하가 실리기 전에 종종 발생하는 준비 움직임이다. 뉴테이션은 뼈 사이 그리고 다른 후방 천골인대들을 팽팽하게 만들며, 이 또한 부하가 실릴 때 골반을 안정화하는 것을 돕는다. 후방인대들의 긴장의 결과로 장골이 서로 약간 당겨지며 이는 천장관절의 힘 폐쇄와 안정성을 증가시킨다.[376] 천골에 부하가 가해지지 않았을 때는 카운터뉴테이션되는 경향이 있다. 예를 들어 등을 대고 누운 자세(수파인)에서 자세를 취할 때 천골은 카운터뉴테이션된다. 이는 척추에서 발생하는 약간의 신전 때문일 수 있다(골반을 당겨 전방경사를 만드는 고관절 굴곡근이 긴장되서 발생되기 때문일 수 있다). 배를 대고 엎드린 자세(프론)에서 또한 천골은 카운터뉴테이션이 되며 이는 천골 기저부를 뒤로 미는 바닥으로부터의 간접적

어려운 내용: 후굴 시 천골은 뉴테이션될까 카운터뉴테이션될까?

몇몇 요가 지도자들은 천골은 척추와 반대 방향으로 움직인다고 굳게 믿는다. 그들은 뒤로 젖히는 백 벤드 동작을 할 때 천골이 뉴테이션되고 앞으로 숙일 때는 카운터뉴테이션된다고 생각한다.[381] 그러나 다른 지도자들은 그 정반대라고 생각한다.[382] 어떤 그룹이 맞을까? 골반의 움직임을 천골의 움직임으로 오해하기 쉽다. 골반은 척추와 반대 방향으로 움직인다 할지라도 이것이 천골이 골반과 같은 방향으로 움직인다는 것을 의미하진 않는다. 천골은 척추의 일부분이다. 여러 개의 출판된 연구들의 보고에 기반하여,[383] 나는 후자 그룹이 맞다고 생각한다. 천골은 척추를 따라온다. 따라서 전굴 시 골반이 고정된 상태에서 척추를 굴곡한다면 천골은 약간 뉴테이션될 것이다. 후굴에서 척추를 뒤로 젖히면 천골은 약간 카운터뉴테이션될 것이다. 그러나 이는 대부분의 사람들의 경우이지 모두가 그렇지는 않다(표 3.104에 좀 더 명확하게 나타나 있다)!

더 나은 질문은 "후굴에서 천골이 카운터뉴테이션되도록 해도 될까?"이다. 뉴테이션은 골반링의 견고함을 만들어내며 이는 스트레스를 분산시키도록 돕는다는 사실을 기억하라. 만일 천장관절 불안정성을 가지고 있는 한 학생이 있다면, 또는 척추와 천장관절에 매우 많은 부하가 가해지는 깊은 후굴 자세(카멜 자세[우스트라사나] 또는 휠 자세[우르드바다누라사나]와 같은 움직임)를 시도한다면, 뉴테이션이 더 나은 움직임이다![384] 아마도 위에 언급한 첫 번째 그룹에 속하는 지도자들은 이렇게 말할 것이다. 후굴에서 천골은 카운터뉴테이션되는 것이 아니라 뉴테이션되어야만 한다. 이러한 상황에서는 천장관절을 단단하게 만드는 주요 근육들을 동시수축co-contration하도록 권장한다. 후굴을 하기 전에 원하는 뉴테이션을 만들기 위한 또 다른 방법은 골반을 뒤로 기울이는 것이다. 이러한 골반의 후방경사는 장골을 뒤쪽으로 움직일 것이며 만일 척추가 그대로 고정되어 있다면 천골의 뉴테이션이 만들어진다. 후굴을 하는 동안 이러한 골반의 후방경사를 유지한다면 뉴테이션을 유지하는 데 도움을 준다.

인 물리적 압력 때문일 수 있다.[377] 누워 있는 상태에서 앉거나 서는 자세로 바꾸면 대부분의 사람들의 경우 천골은 뉴테이션된다.[378] 인구의 5%는 서 있을 때 뉴테이션이 발생하지 않으며, 또 다른 5%는 카운터뉴테이션이 된다![379]

천장관절의 움직임 범위는 작지만 이는 여성의 월경주기에 영향을 줄 수 있다.[380] 월경 시 천장관절의 움직임 범위가 증가하기 때문에 이 시기 안정성이 줄어들게 된다. 따라서 이 부분에 큰 스트레스를 주는 자세를 취할 때 더 많은 주의와 집중을 기울이는 것이 좋다.

천장관절에 영향을 주는 근육 작용

요추 주변과 골반의 심부 근육들의 동시수축은 천장관절의 단단함을 증가시킨다.[385] 여기에는 복횡근, 다열근, 골반기저근이 포함된다.[386] 또한 더 많은 요추와 골반의 표면 근육들 또한 천장관절의 안정화를 돕는다. 여기에는 내복사근과 외복사근, 복직근, 척추기립근이 포함된다. 심지어 대퇴직근, 장골근, 대두근, 햄스트링, 봉공근 또한 힘 폐쇄를 도울 수 있으며, 이는 그 움직임이 닫힌 사슬인지 열린 사슬인지에 따라 다르다(즉, 발이 한자리에 고정되어 있는지 여부).[387] 광배근을 수축하면 반대쪽 천장관절을 단단하게 하며 이는 대퇴이두근과 대둔근을 개입시킨다.[388] 최상의 결과를 위해서 이러한 근육들은 동시수축 되어야 하지만 정확히 얼마 만큼인지는 알려져 있지 않다.[389] 그러나 너무 과도한 노력이 필요하진 않다는 좋은 징후들이 있다(사이드 바의 '중요한 이야기: 단단함과 안정성' 참조)! 건강한 사람들에 한해 천장관절의 단단함은 아주 약간의 근육 활동에 의해서 만들어진다.[390]

긴장과 압박의 요소들

천장관절에서 천골의 뉴테이션은 관절 주변 대부분의 인대에 긴장을 유발한다. 뉴테이션은 특히 천결절인대sacrotuberous ligament와 천극인대sacrospinous ligament의 긴장에 의해 저항을 받는다. 이 인대들은 천골 아래쪽과 골반의 아래쪽 그릇에 붙어 있다(그림 3.115 참조). 천골이 뉴테이션되고 기저면이 앞으로 기울어질 때 천골의 아랫부분은 후방 위쪽으로 움직이려 하지만 이 인대들이 저항한다. 골간인대interosseous ligament 또한 천골의 앞쪽 움직임에 저항한다. 뉴테이션은 L5에서 S1 앞쪽 표면에 펼쳐져 있는 전종인대anterior longitudinal ligament에도 저항을 받을 수 있다. 이 인대는 천골이 앞쪽으로 움직일 수 있는 정도를 제한한다. 또한 과도한 뉴테이션은 천장관절 표면이 서로 압박되며 방지된다. 관절 표면에 불규칙적으로 튀어나오고 들어간 부분들은 압박 마찰을 증가시켜 표면이 서로 미끄러져 발생할 수 있는 전단력을 조절하는 데 도움을 준다.

긴 후방 천장인대posterior sacroiliac ligament 그리고 아마도 골간인대의 앞쪽 섬유는 카운터뉴테이션에 저항한다.[391] 압박은 카운터뉴테이션의 정도를 제한할 수 있으며, 천골이 두 장골을 밀어낼 때 발생한다. 만일 인대의 저항으로 인해 장골이 서로 멀어지는 것이 제한된다면 천골은 더 이상 카운터뉴테이션될 수 없다.

치골결합 관절의 정상 가동범위

천장관절의 가동범위가 제한적인 것과 마찬가지로 치골결합 또한 가동성이 크지 않다. 몇몇 연구자들은 이곳에 가능한 움직임이 없다고 하지만 대부분은 약간의 움직임이 있다고 말한다. 관절의 한쪽 끝이 반대쪽 끝에서 위아래로 미끄러지는 수직의 움직임이 약 2mm가 된다고 보고되었다. 다른 연구 결과에 따르면 남성의 경우 이 움직임이 평균 1mm이지만 여성의 경우 1.3mm였다고 한다. 하지만 몇 번의 임신을 경험한 여성들의 경우 3.1mm의 움직임이 가능했다. 이는 여전히 아주 작은 움직임이다[392](3.1mm는 이 대문자 M의 넓이 정도이다). 이 작은 위아래로의 움직임은 우리가 걸을 때 관찰된다.[393] 이 2개의 뼈가 결합되는 점이 비틀리거나 앞뒤로 미끄러지는 등 서로 다른 방향으로 움직이는 것 또한 가능하다. 천골이 뉴테이션될 때 장골이 골반 위쪽에서 서로 가까워지고 좌골결절이 아래쪽에서 멀어지면서 치골결합에서 약간의 멀어짐(분리)이 생긴다.[394] 하지만 역시나 아주 작은 움직임이다.[395] 이렇게 가능한 움직임이 아주 작은 것으로 보아 요가 자세에서 치골결합의 가동성은 가동범위를 증가시키기보다는 스트레스를 완화시키는 기능을 하는 것으로 보인다. 요가의 관점에서 볼 때 어떠한 요가 자세를 취하건 치골결합의 가동범위를 추구할 필요는 없다. 하지만 이곳의 기능 부전이 있는 요가 수련생들의 경우 이 관절을 안정화할 수 있도록(골반기저근의 동시수축 또는 단단하게 만드는 것을 통한) 치료적인 훈련을 해야 할 필요가 있다.

미골의 움직임

물론 미골이 천골에 융합된 경우 기능적인 천미골관절sacrococcygeal joint은 존재하지 않으며 미골은 움직이지 않을 것이다. 하지만 1970년대까지 대부분의 사람들은 여전히 움직이는 천미골관절을 가지고 있었다. 여기서 발생하는 움직임은 그림 3.123에서 볼 수 있듯이 엄밀히 말하면 굴곡과 신전이다. 미골의 끝부분이 앞으로 움직이는 굴곡은 의자에 앉을 때 또는 항문거근과 괄약근의 수축과 같은 외부적인 압박이 미골에 가해지는 것을 통해 발생한다. 원한다면 실제로 꼬리뼈를 굴곡할 수 있다! 뉴테이션과 카운터뉴테이션과는 다르게 이 뼈의 움직임은 눈으로 볼 수 있다. (꼬리뼈를 굴곡하는 방법을 배우기 위해서 손가락을 꼬리뼈 끝부분에 놓고 물라 반다를 수축해보라. 천골이 아닌 꼬리뼈만 움직이는 것을 느낄 수 있는지 확인해보라. 앉아 있을 때 이 움직임을 느낄 수 없다면 서서 시도해보라. 아무도 보는 사람이 없을 때 할 것을 추천한다. 당신의 순수한 의도를 오해할 수 있다. 뼈의 움직임과 근육 및 근막의 긴장을 구분할 수 있는지 확인해보라.)

의식적으로 미골을 굴곡시킬 수 있는 반면 직접적으

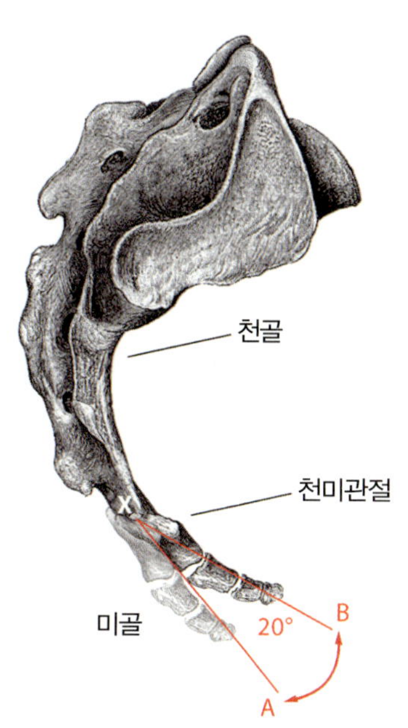

그림 3.123 미골은 동적으로 굴곡할 수 있지만 신전은 오직 수동적으로만 가능하다. AX와 BX 사이의 각도는 천미골관절에서 발생하는 굴곡의 정도를 나타내고 있다.[396]

로 신전하는 근육은 존재하지 않는다. 굴곡하는 근육들을 이완하는 것을 통해 또는 복강 내압을 증가시키는 것으로 신전을 만들어낼 수 있다. 예를 들어 배변할 때 항문이 내용물을 통과시킬 수 있는 공간을 더 만들기 위해 미골이 신전될 것이다. 이와 같은 신전 움직임은 보통 출산할 때 발생하며 골반 내 압력이 꼬리뼈를 뒤로 밀어낸다.[397]

흥미롭게도 앉는 것 또한 미골의 신전을 발생시킬 수 있다! 앉아 있는 동안 미골이 신전되는가 굴곡되는가 여부는 천골과 미골 간의 각도(이는 사람마다 다르다), 골반과 의자의 각도(이는 얼마나 구부정하게 있는지에 따라 다르다), 의자 표면이 부드러운 정도에 따라 다르다. 만일 천미골 각이 예각이면(90° 보다 작으면) 앉아 있을 때 미골은 굴곡할 것이다. 하지만 각이 90° 보다 크다면 미골은 신전한다.[398] 구부정하게 앉을수록 더 굴곡되는 반면 곧게 앉아 있으면 신전될 것이다.[399]

때로 미골은 앉거나 골반기저근을 개입시켜도 전혀 움직이지 않을 수 있다. 만일 이 관절이 골화되거나 융합되었다면 움직이지 않는다[400](방금 전에 했던 굴곡 검사에서 어떠한 움직임도 느끼지 못했다면 아마도 당신의 꼬리뼈는 천골과 융합되었을 것이다). 앉아 있을 때 25~30° 이상 굴곡되는 것은 가벼운 과가동성이라고 볼 수 있으며 이는 문제가 되지 않는다. 인구의 약 20~25%가 여기에 해당된다.[401] 아주 드물게 70° 이상으로 과굴곡되는 경우가 있으며 이는 통증 문제를 유발할 수 있다. 반대로 15~20° 이상 신전되는 것 또한 병리적 문제를 일으키지만 이는 아주 드물다.[402] 이는 미골의 가동성 그리고 나이와는 관련이 없어 보인다.[403]

요가의 관점에서 볼 때 천미골관절의 가동성을 만들어내는 것에 목적을 두어서는 안 된다. 여기에 통증이 없는 한 가동성은 무시해도 좋다. 일반적 요가 수련은 이곳의 안정성을 충분히 만들어내야 한다. 코브라(부장가사나)와 로커스트(살라바아사나)와 같은 자세, 그리고 트라이앵글(트리코나사나), 익스텐디드 사이드 앵글(우티타 파르스바코나아사나)과 같이 서서 하는 자세들은 천미골의 안정성을 만드는 도움이 된다. 골반 기저근을 단련할 수 있는 자세들 또한 유용하다. 물론 꼬리뼈에 통증이 있는 경우 몇몇 자세들은 반드시 피해야 한다. 보트 자세(나바사나)와 같이 꼬리뼈에 직접적으로 스트레스를 주는 자세들은 피하는 것이 좋다.

요가 자세에서 천장관절에 부하를 주고 지지하기

우리는 관절에 두 가지 상황에서 스트레스를 가할 수 있다. 부하 아래 있을 때와 이완했을 때이다. 부하를 가할 때는 보호하기 위해 관절을 단단하게 만들어야 하며 이는 천장관절에도 동일하게 적용된다. 관절에 부하가 가해지지 않을 때는 보통 가동성을 증가시키거나 가동범위를 늘리려고 할 때일 것이다. 하지만 이것이 천장관절에도 동일하게 적용될까? 보통은 그렇지 않다. 이미 건강한 천장관절의 가동범위를 늘리려고 노력할 이유는 없다. 그러나 특정 병리 문제를 가지고 있는 몇몇 사람에게는 가동성을 증가시키는 것이 필요할지 모른다. 두 경우 모두, 심지어 천장관절을 더 이상 가동화하고 싶지 않다 해도 건강한 상태를 유지하기 위해서 때때로 관절에 스트레스를 가할 필요가 있다(관절에 스트레스 주지 않는다면 위축될 것이다. 관절에 과도한 부하를 가하는 것이 두려워 아기 다루듯 한다면 그 관절에 문제가 발생할 수도 있다는 사실을 주의해야 한다).

천장관절에 스트레스를 가하는 주요 방법 두 가지가 있다. (1) 중력은 천장관절에 스트레스를 만들어낼 수 있으며, 이는 중력에 대한 우리의 방향에 따라 달라진다. (2) 특정 움직임 또한 천장관절에 스트레스를 발생시킬 수 있다. 앉아 있거나 서 있을 때마다 단순히 천골을 누르는 상체의 무게를 통해 천장관절은 스트레스를 받으며 이는 다시 장골에 의해 지지된다. 우리가 척추를 움직일 때 천골도 움직이며 이는 천장관절에 스트레스를 발생시킨다. 이는 골반의 움직임을 일으킬 수도 아닐 수도 있다. 골반이 고정된 상태에서 척추를 움직일수록 천장관절의 스트레스는 더욱더 커진다. 또한 척추를 고정하고 골반을 움직일 때 역시 천장관절에 스트레스를 준다.

1955년의 한 연구조사에서는 중력이 만들어낼 수 있는 천골의 움직임에 대해 자세히 설명하고 있다.[414] 연구자는 다양한 자세에서의(골반 중립과 굴곡 및 신전 상태에서 서기, 눕기, 엎드리기 등) 건강한 사람들의 골반과 천골의 위치를 측정하였다. 표 3.104는 조사한 자세들을 요가 이름을 사용하여 결과를 요약한 것으로 특정 천골 움직임을 보인 피험자의 비율을 제공한다. 각 자세들에 대한 요가 자세의 이름과 적용은 그림 3.124에 나타나 있다.[415] 한 가지 일반적인 결과는 우리가 서 있을 때 천골은 보통 뉴테이션 한계점까지 움직이며 그 이상의 뉴테이션은 불가능하다. 반대로 누워 있을 때 천골은 보통 카운터뉴테이션

어려운 내용: 천골을 치료적으로 조정하는 것이 가능한가?

당신은 천장관절의 움직임을 느낄 수 있는가? 당신이 움직인다고 생각하는 것은 골반 또는 하부 척추, 또는 표면 조직(근육, 건, 인대, 근막)이 천골이나 장골 위를 미끄러지고 있는 것일 가능성이 크다. 실제 천장관절의 가능한 움직임은 대문자 N의 넓이만큼밖에 되지 않을 정도로 작다. 만일 당신이 그 움직임을 느낄 수 없다면, 치료사는 느낄 수 있을까? 대부분의 연구자들은 치료사가 천장관절 움직임을 느낄 수 없을 뿐만 아니라 천장관절을 고립하여 움직이는 능력이 없다고 생각한다. 1989년의 한 보고서를 작성한 연구자 그룹의 말을 인용하자면, "현재 가능한 기술로는 특정 환자의 천장관절의 특성과 기능을 예측하는 것이 불가능하다고 본다."[404] 1997년의 또 다른 연구자 그룹은 "촉진을 통해 진단이 가능하다는 생각은 과학적 증거 때문이 아니라 바디워크 관련 문헌의 지속적인 인용 때문이다"[405]라고 말한다. 즉 초창기 몇몇 치료사들은 천장관절의 움직임을 느끼고 만들어낼 수 있다고 주장했다. 그리고 다른 치료사들에게 그들의 기술을 가르쳤으며 새로운 치료사들은 이러한 오래된 방식들을 반복하고 있다. 1992년의 한 리뷰에서는, "임상가들은 이러한 관점이 예상과 이론에 맞지 않기 때문에 촉진을 통해 천장관절의 움직임을 감지할 수 없다는 정보를 무시하고 있다"[406]라고 과감히 언급했다. 더 최근의(2012) 리뷰는 더 직설적이다. 개인의 해부학적 다양성과 천장관절에서의 작은 가동성 때문에 "천장관절에 대한 수기 치료나 움직임 검사는 신뢰할 수 없다"[407]고 말한다. 연구자들은 임상가들과 치료사들이 천장관절을 감지하거나 움직일 수 없으며 그들이 감지하고 듣는 것은 이와 근접한 L5/S1 관절에서의 움직임이라고 생각하는 듯하다.

이는 꽤나 확정적으로 보이지만 잠시 기다려보라! 이는 연구자들의 의견이며 몇몇 임상가들 또한 이러한 의견에 동의하는 반면[408] 많은 임상가, 치료사, 요가 지도자들의 생각은 다르다.[409] 다년간의 헌신적인 훈련과 연습을 통해 치료사들은 실제로 1.5mm만큼의 작은 움직임을 느끼는 것이 가능하다고 말한다.[410] 몸을 감지하는 훈련해보지 않은 사람들에게 이는 매우 작은 움직임이지만 점자의 크기가 지름 약 1.5mm, 높이는 단 0.5mm에 지나지 않는다는 것, 그리고 점자 사이의 간격이 약 2.3mm 정도밖에 되지 않는다는 것을 생각해보라.[411] 훈련을 통해 점자를 잘 읽을 수 있는 것이 확실하다면, 훈련된 치료사가 미묘한 움직임을 감지할 수 있다는 것은 왜 믿기 어려운가? 일반인, 훈련되지 않는 요가 수련자나 지도자가 이렇게 작은 움직임을 알아차리는 것은 불가능할지 모르지만 훈련된 임상치료사들이 할 수 있다고 믿는 것은 무리가 아니다.

한편 이는 관절을 덮고 있는 조직들이 몇 밀리미터씩 약간 움직이는 것일 수도 있다. 그렇다면 치료사들은 실제 관절에서 움직임을 느끼는 것인가 아니면 관절 위나 주변 조직의 움직임을 느끼는 것인가?

물리적 가동술은 통증 해소와 관련이 없을 수도 있다

어떠한 경우에도 움직임을 느끼고 만들어내는 것이 기능부전을 치유하는 것과 동일할 수 없다. 많은 임상가들이 천장관절 부정렬을 수정하는 가동술을 통해 통증을 해소한 환자들을 예로 들 수 있지만, 실제로 무엇을 통해 치유되었을까? 환자들의 통증 해소는 의심할 바 없는 사실이지만, 이것이 천장관절의 물리적인 가동술 때문임을 의미하진 않는다. 물론 그 사람들의 허리와 천골 통증은 천장관절이 움직이지 않는 것과 전혀 무관할 수도 있다. 몇몇 연구자들은 천장관절의 가동성과 병리적 문제 사이에 관계가 없는 것을 알아냈다. 증상이 있는 천장관절과 없는 천장관절은 비슷한 가동범위를 가지고 있다.[412] 실제로 연구자들은 천장관절의 가동을 통해 환자의 통증을 해결할 수 있으며 해결했다고 믿는 임상가들과 지도자들에 대해 다음과 같은 우려를 표한다.

1. 증거가 입증되지 않는다.
2. 신뢰할 수 없으며 반복적으로 관찰되지 않는다.
3. 인체 다양성과 자연스러운 비대칭을 고려하지 않는다.

개인적인 일화는 과학적 증거의 가장 허술한 형태이다. 이는 설득력이 있을 수 있기에 숙련된 임상전문가나 연구자들조차 개인적 일화의 함정에 빠질 수 있지만, 여기에는 통제 집단이 없다. 그 중재의 효과가 없었던 사람들은 대개 무시되거나 잊혀진다. 연구자들은 촉진과 느낌을 통해 천장관절의 움직임을 감지하는 것은 신뢰할 수 없다고 말한다. 동일한 훈련을 받은 치료사들이 같은 환자에게서 다른 발견들을 보고할 수도 있고, 같은 치료사가 촉진을 반복한 후 동일한 관절에 대해 다른 결과를 보고할 수도 있다. 또한 실제 느껴지는 특정 움직임이 천장관절의 움직임이 전혀 아닐 수 있다. 예를 들어 부하 아래에서 양쪽 장골이 구부러지고 넓어질 수 있으며 치료사가 이 움직임을 느낄 수 있다. 하지만 장골극 사이의 이러한 움직임이 천장관절의 움직임을 나타내는 것은 아니다.[413] 또한 비대칭과 인체의 다양한 모양은 종종 병리적인 문제라고 여겨지지만 인체의 모양은 매우 다양하기 때문에 이러한 차이점들이 고쳐야 할 필요가 있는 문제는 아니다(이에 대한 보다 자세한 내용은 웹 부록 'Sacral, low back and neck pain and problems' 참조).

이러한 관찰에도 불구하고 치료사들은 완강하다. 그들은 천장관절의 부정렬로 인해 통증을 고칠 수 있고 고친 경험이 있다. 그들이 통증을 고쳤다는 사실에 논란의 여지는 없다. 허리 통증의 원인은 다양하고 이를 해결하는 효과적인 치료법 또한 많다. 하지만 이러한 사실이 치료사가 실제로 천장관절을 조정했다는 것을 의미하지 않는다. 그랬을 수도 있다! 연구자 집단은 이러한 임상치료사들의 주장이 타당하다는 것을 입증할 책임은 그들 자신에게 있다고 생각하지만 현재까지 그 증거들은 설득력이 없었다. 하지만 많은 임상가들은 연구자들이 어떻게 생각하는지 신경 쓰지 않으며 토론은 계속된다….

(a) 선 산 자세
뉴테이션
(b) 선 후굴
카운터뉴테이션
(c) 선 포워드 폴드
뉴테이션
(d) 엎드려 누운 자세
카운터뉴테이션
(e) 코브라/업 독
카운터뉴테이션
(f) 다운독
뉴테이션
(g) 싯업/컬업
뉴테이션
(h) 보트 자세
뉴테이션
(i) 보조받은 교각 자세
카운터뉴테이션
(j) 기댄 시체 자세
카운터뉴테이션

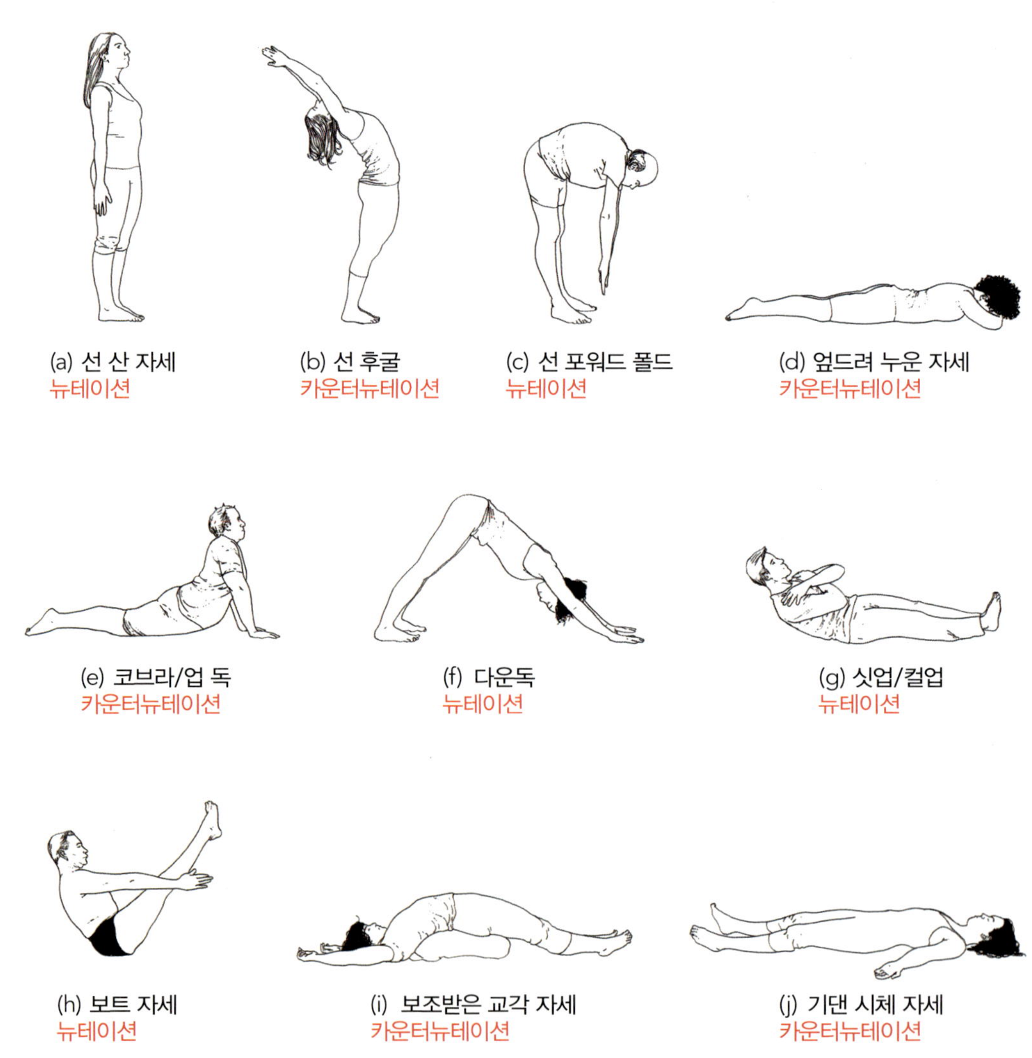

그림 3.124 지정한 요가 자세에서 천골이 가장 할 수 있는 움직임들이지만 모든 천골이 이 방식으로 움직이지는 않는다.

표 3.104 특정 자세에서 천골의 위치.[416] 가장 흔한 천골 움직임이 첫줄에 표시되었지만 모든 사람들이 이러한 움직임을 보여주진 않는다. '관찰된 빈도'는 이 움직임을 보인 피험자의 비율을 나타낸다.

자세 (그림 3.124 참조)	천골 움직임	관찰된 빈도
서서 하는 마운틴 자세(타다사나)—a	뉴테이션 중립 카운터뉴테이션	90% 5% 5%
서서 하는 백 벤드—b	카운터뉴테이션 중립 뉴테이션	59% 23% 18%
서서 하는 포워드 벤드—c	뉴테이션 중립 카운터뉴테이션	45% 28% 28%
배를 대고 엎드린 자세—d	카운터뉴테이션	제공되지 않음. 아마도 100%
코브라/업독(부장가사나/우르드바무카스바나사나)—e	카운터뉴테이션 중립 뉴테이션	37% 31% 32%
다운독(아도무카스바나사나)—f	뉴테이션 중립 카운터뉴테이션	60% 21% 19%
다리를 뻗고 하는 싯업/컬업—g	뉴테이션 중립 카운터뉴테이션	54% 23% 23%
보트 자세(나바사나)—h	뉴테이션 중립 카운터뉴테이션	60% 21% 19%
지지된 브릿지(세투반다사나)—i	카운터뉴테이션 37% 중립 31% 뉴테이션 32%	37% 31% 32%
누워 있는 송장 자세(사바사나)—j	카운터뉴테이션	제공되지 않음. 아마도 100%

한계까지 움직이며 그 이상은 불가능하다. 이것을 이해하는 것이 중요한 이유는, 예를 들어 서 있을 때 천골은 더 이상 뉴테이션이 될 수 없으며 오직 카운터뉴테이션만이 가능하다. 또 누워 있을 때는 이미 카운터뉴테이션되어 있기 때문에 오직 뉴테이션 방향으로만 움직임이 가능하다. 그러나 이러한 방향으로만 움직여야 한다는 것을 의미하진 않는다. 처음의 상태가 그대로 유지될 수도 있다.

한 연구를 보면, 천골이 척추가 신전될 때 카운터뉴테이션으로 이동하고 척추가 굴곡될 때 뉴테이션으로 이동하는 경향이 있음을 알 수 있다(천골이 척추의 움직임을 따라간다는 것을 다시 한 번 확인할 수 있다). 그리고 척추가 구부러지고 고관절이 구부러지면 카운터뉴테이션이 될 가능성이 훨씬 더 커진다. 등을 대고 눕거나 바닥에 엎드려 척추를 중립 위치로 놓은 상태에서는 고관절을 굴곡하거나 신전해도 천골의 움직임 차이가 없는 것으로 보인다. 지지한 자세의 브릿지 자세(세투반다하사나 Setubandhasana)는 코브라 자세(부장가아사나)와 같은 방식으로 천골을 움직인다. 움직임의 방향이나 움직임의 양에서 성별 차이는 보이지 않았으나, 아주 최근에 출산한 여성은 다른 사람들보다 더 많은 움직임을 보였다. 마지막으로 주목해야 할 중요한 점은 모든 사람이 같은 방향으로 움직이는 것은 아니라는 것이다. 여기에도 인간의 다양성이 있다. 예를 들어 대부분의 사람들은 서 있을 때 천골을 뉴테이션시키는 경향이 있지만 모든 사람이 그렇지는 않으며 소수의 사람들은 실제로 카운터뉴테이션을 보인다. 여전히 우리는 '평균의 함정'을 확인할 수 있으며, 모든 사람이 평균일 것이라고 기대해서는 안 된다. 이 연구의 참가자들은 모두 건강한 상태였다. 따라서 서 있는 자세에서의 카운터뉴테이션은 드물게 보이는 현상이기는 하지만 병리적인 문제가 아닐뿐더러, 모든 사람이 고쳐야 하는 것이 아닐 수 있다.

이 연구를 통해서 다양한 요가 자세에서 천골의 뉴테이션 또는 카운터뉴테이션 생기는가에 대한 견해 사이에 왜 그렇게 많은 혼란과 많은 불일치가 발생하는지 쉽게 알 수 있다. 모든 것은 상황에 따라 다르다! 기껏해야 대부분의 사람들에게 한 방향으로의 경향이 있다고 말할 수 있겠지만 이 역시 모든 신체에 적용되지는 않는다.

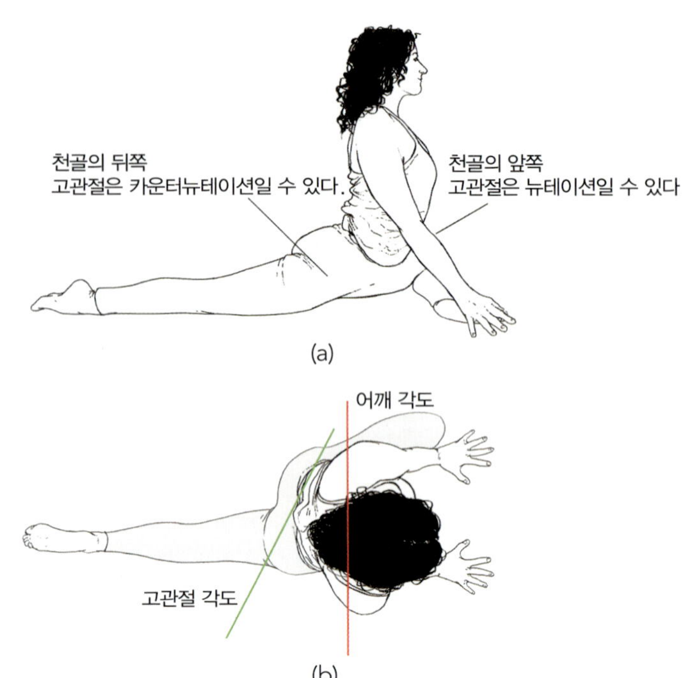

그림 3.125 비둘기 자세(라자카포타아사나)는 천장관절에 비대칭 스트레스를 만든다. (a)에서 손은 엉덩이에서 무게를 덜어준다. (b)에서는 어깨와 고관절 사이의 각도가 척추를 따라 회전을 생성하는 것을 볼 수 있다.

대칭과 비대칭 스트레스

우리가 살펴본 스트레스는 양쪽 관절에 동일하게 적용되거나(대칭 스트레스) 그렇지 않을 수 있다(비대칭 스트레스). 요가 수행은 천장관절에 비대칭 스트레스를 자주 만든다. 예를 들어 그림 3.125의 비둘기 자세(라자카포타아사나$_{\text{Rajakapotasana}}$)를 보자. 그림 3.125 (a)는 직립 비둘기자세를 옆에서 본 모습이고, (b)에선 위에서 본 모습이다. (a)에선 손을 바닥에 두어, 고관절의 부하를 많이 가져와 천장관절에 가해지는 스트레스를 줄인다. 손을 바닥에서 떨어뜨리고 있는 형태(예: 손이 등 뒤로 깍지를 끼었을 때)로 천골과 고관절에 더 많은 스트레스를 주는 자세와 상체가 바닥으로 완전히 접힌 자세(잠자는 비둘기 자세)와 천장관절에 스트레스가 거의 없는 자세도 있다. (a)에서 뒤쪽 다리는 해당 고관절에 신전을 만들고 앞쪽 다리는 고관절에서 굴곡을 만드는 것을 주목하라. 굴곡은 천장관절의 뉴테이션을 생성하는 경향이 있는 반면 신전은 카운터뉴테이션을 만드는 경향이 있다.[417] 고관절의 움직임으로 생기는 스트레스들은 대칭이 아니며 카운터뉴테이션은 천장관절을 느슨하게 하기에 큰 하중을 견뎌야 하는 상태라면 관절이 불안정해질 수 있다. 따라서 불안정한 천장관절이

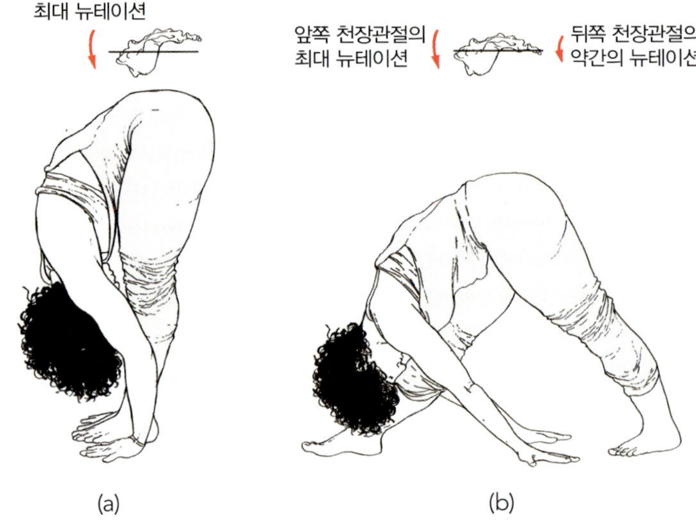

그림 3.126 (a) 포워드 폴드 자세(우타나사나)는 대칭적인 자세, (b) 피라미드 자세(파르스보타나아사나$_{\text{Parsvottanasana}}$)는 비대칭 자세다. 두 자세 모두 골반과 척추는 굴곡되어 있지만 피라미드 자세에서는 앞쪽 다리의 고관절이 뒤쪽 다리보다 고관절 굴곡이 더 크므로 앞쪽 천장관절의 뉴테이션이 뒤쪽 천장관절보다 클 수 있다.[421]

있는 사람에게 비둘기 자세 시 발생하는 위험은 뒤쪽 다리 관절에서 생길 수 있다. 뒤쪽 다리의 천장관절에 너무 많은 스트레스가 있을 수 있고 또는 천장관절이 스트레스를 감당할 만큼 충분히 단단하지 않을 수 있다. 이런 상황에서 손을 계속해서 바닥에 대고 있으면 고관절의 무게(스트레스)가 줄어든다. 여기서 만약 손을 바닥에서 떨어뜨린다면, 천장관절을 안정화하기 위해서, 천장관절 주변의 근육들의 동시수축이 필요할 것이다.

서 있을 때, 앉아 있을 때, 누워 있을 때 등 어떤 방향에서든 대칭 또는 비대칭 스트레스가 생기는 것을 알 수 있다. 서 있을 때, 산 자세(타다아사나)와 같이 다리가 대칭으로 위치할 때 단순히 천골에 가해지는 상체의 무게로 일반적으로 양쪽 천장관절에 대칭적인 스트레스가 가해진다.[418] 여기서 포워드 폴드(우타나사나)(그림 3.126a 참조)로 몸을 앞으로 구부리면 천골은 양쪽 천장관절에서 대칭적으로 뉴테이션하는 경향이 생긴다. 유사하게, 만약 우리가 다리를 정면에서 대칭적으로 위치시킨 채로 서서 후굴을 한다면, 우리는 천장관절에 대칭적으로 스트레스를 가하여 천골의 카운터뉴테이션이 일어나게 된다.[419] 그러나 피라미드 자세(파르스보타나아사나)(그림 3.126b 참조)처럼 한 다리를 앞으로 움직이고 다른 다리를 뒤로 움직이고 몸을 앞으로 접으면 천장관절에 비대칭 스트레스가 생긴다. 앞쪽 고관절은 더 깊게 구부러져 대부분의 사람들에서 햄스트링에 더 많은 스트레스를 주며, 이 스트레스는 천골에 대해 장골을 뒤쪽으로 회전시키는 경향이 생긴다. 이것은 뉴테이션이다. 뒤쪽 고관절은 그렇게 깊게 굴곡하지 않기 때문에 햄스트링으로부터 받는 스트레스가 적어 장골의 후방 회전이 역시 적다. 척추가 깊게 구부러지기 때문에 이것은 여전히 뉴테이션 상태지만 앞쪽 고관절보다는 그 정도가 적다. 수련생과 수련생의 독특한 생물학적 특성에 따라 일부 교사는 천장관절의 뒤쪽이 실제로는 카운터뉴테이션을 할 수 있다고 믿는다.[420] 일부 학생들에게는 그럴 수도 있지만 척추와 마찬가지로 허리, 고관절이 여전히 굴곡되어 있기 때문에 가장 일반적인 경향은 여전히 뉴테이션일 것이라고 생각된다.

천장관절의 비대칭 스트레스는 척추에 비대칭 움직임을 추가하거나(회전과 측면굴곡) 한쪽 고관절을 다른 쪽과 다르게 움직일 때도 일어난다. 그림 3.127과 같이 삼각자세(트리코나사나Trikonasana)를 보자. 앞쪽 다리의 고관절은 외전, 외회전되는 반면, 뒤쪽 다리의 고관절은 내전되고 중립이거나 약간 내회전된다. 이 자세에서 척추의 굴곡이나 신전이 없다면 천골이 측면으로 굴곡하더라도 천골이 뉴테이션되거나 카운터뉴테이션되지 않는다(이 예는 그림 3.127a 참조). 그러나 대부분의 학생들은 상기한 상태처럼 이 자세를 하지 않는다. 학생들의 고관절은 약간 굴곡되고 척추도 약간 앞으로 옆으로 굴곡하며 또 회전된다. 고관절과 척추의 이런 위치는 천장관절에서 다른 스트레스 패턴을 만든다. 모든 연구자들은 삼각 자세에서 천장관절의 앞과 뒤가 다르게 스트레스를 받는다는 데 동의하지만, 각 관절에서 어떤 움직임이 일어나는지는 논쟁의 여지가 있다! 즉 어떤 학생이 포즈를 취하고 어떻게 하느냐에 따라 달라진다. 예를 들어 아헹가 방식의 삼각 자세처럼 척추가 약간 신전되면(가벼운 후굴), 앞쪽 다리의 천장관절이 약간 카운터뉴테이션될 수 있다. 그러나 학생이 척추를 많이 굴곡한 경우(대부분의 초보자가 하는 경우) 천장관절은 뉴테이션될 수 있다. 또한 척추가 측면굴곡하면 천장관절의 앞쪽이 뒤쪽 다리를 향해 회전할 수 있고, 만약 척추가 앞쪽 발을 향해 회전하면 천장관절은 같이 그 방향으로 회전될 수 있다. 그렇다면 이 두 회전이 서로를 상쇄하는가? 누가 알겠는가? 단지 복잡하고 가변적일 뿐이다.

그림 3.125b의 위에서 본 비둘기 자세에서 또 다른 비대칭을 볼 수 있다. 어깨선은 요가 매트 앞과 평행하지만 골반선은 매트 앞에서 멀어지는 각도를 이루고 있다. 이 자세에서 엉덩이를 완벽하게 '사각형'으로 만들 수 있는 요가 수행자는 거의 없다('사각형'은 골반선이 어깨선과 평행함을 의미한다). 대부분의 사람들은 어깨선을 매트 앞에서 직각으로 유지하기 위해 척추를 회전해야 한다. 이는 천장관절에 추가적인 비대칭 스트레스를 만들어낸다. 고관절이 고정되어 척추가 회전할 때 천골은 고정된 장골에 대해 회전하려고 한다. 앞쪽 천장관절은 뒤로 향하는 스트레스(천골이 고정된 장골에 대해 뒤로 회전하려고 함)를 경험하는 반면, 뒤쪽 천장관절은 앞으로 향하는(천골이 고정된 장골에 대해 전방으로 회전하려고 시도), 즉 비대칭 스트레스를 경험한다.

이러한 스트레스는 잠재적으로 모든 형태의 회전에서 발생할 수 있지만 다른 방법으로 회전을 만드는 방식들도 있다. 골반을 고정하며 어깨를 움직인다거나, 골반을 움직이고 어깨를 고정할 수도 있다. 또는 이 둘을 다 조금 하는 방법도 있다. 비둘기 자세에서 고관절은 몸무게에 의해 고정되고 어깨는 자유롭게 움직인다. 이런 점은 아르다마첸드라사나와 같이 앉아서 회전하는 자세에

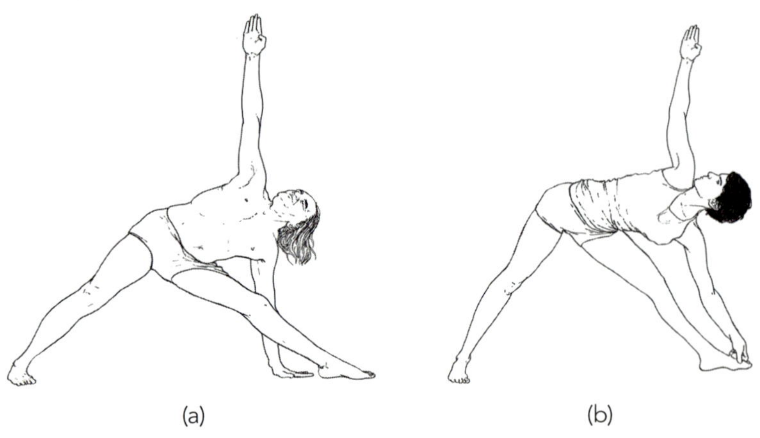

그림 3.127 삼각 자세(트리코나사나)는 비대칭 자세다. (a)는 앞쪽 고관절이 외전, 외회전하며 요추를 약간 신전하는 고전적인 아헹가 수행을 하고 있으며, 이는 앞쪽 천장관절의 약간의 카운터뉴테이션을 일으킬 수 있다. (b)에서는 고관절을 구부려 발에 닿도록 하는 학생을 볼 수 있다(아쉬탕가의 삼각 자세에서 자주 볼 수 있음). 그녀의 경우, 그녀의 전면 천장관절은 (a)에 비해 더 중립적이거나 약간 뉴테이션할 수 있다.

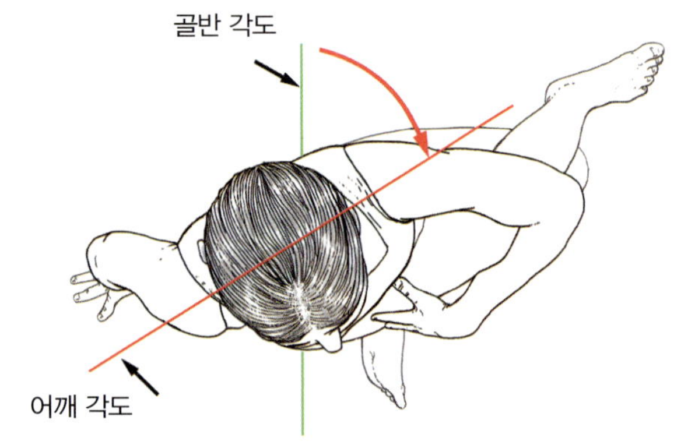

그림 3.128 앉은 트위스트(아르다마첸드라사나)는 일반적으로 골반을 고정하고 상체가 움직임을 시작한다.

서도 마찬가지다(그림 3.128 참조). 또는 리클라이닝 트위스트(자타라파리바르타나아사나)의 일부 버전처럼 어깨를 고정하고 엉덩이를 움직이는 것을 선택할 수 있다. 일반적으로 곧은 다리는 팔보다 길고 무거운 지렛대이므로 어깨/팔을 고정하고 고관절/다리를 움직이는 것은 고관절/다리를 고정하고 어깨를 움직이는 것보다 척추를 따라서 천장관절에 더 많은 회전력를 만들 수 있다. 그림 3.129는 리클라이닝 트위스트의 두 가지 변형을 보여준다. (a)는 고관절이 고정되고 어깨에서 움직이고(더 적은 지렛대), (b)는 어깨가 고정되고 고관절이 움직이는 것(더 많은 지렛대)을 보여준다. 이 경우 무릎이 구부러졌기 때문에 다리의 지렛대가 감소한다(무릎이 구부러진 자세가 더 쉽고 초보자를 위한 선택이 된다). 만약 다리를 곧게 뻗으면 더 많은 토크가 생성된다. 물론 고관절이나 어깨를 고정하지 않은 상태로 자세를 취하고(c) 둘 다 움직일 수도 있다. 이 경우 척추를 따라 가해지는 스트레스가 전체적으로 비슷할 수 있다.

요가에서의 회전과 천장관절에 미치는 영향

대부분의 경우 요가 아사나 수행에서 하는 회전들은 다리와 골반을 고정하고 팔, 어깨 또는 상체를 움직여 척추에 힘을 준다. 회전 삼각 자세(파리브르타트리코나사나)와 같은 선 자세 비틀기나 와이드 레그 포워드 폴드(프라사리타파도타나아사나Prasaritapadottanasana) 또는 전사 1(비라바드라아사나 A)에서의 비틀기를 하거나 아르다마첸드라사나 또는 마리차아사나Marichyasana C 및 D와 같이 대부분의 앉은 자세 비틀기를 하려고 한다면 고관절과 다리는 고정되고 상체에서 움직임이 일어나게 된다. 천골은 척추의 일부이기 때문에 고정된 골반에 대해 척추와 함께 회전하려고 하여 한쪽 천장관절에서는 뉴테이션하고 다른 쪽 관절에서는 카운터뉴테이션 경향을 만든다. 어깨를 고정하고 골반을 회전하는 리클라이닝 트위스트(자타라파리바르타나아사나)와 같은 몇 가지 자세에서는 이와 반대로 움직임이 발생하지만 이러한 자세는 더 적은 편이다. 일반적으로 회전은 어깨나 체간에서 시작되는데, 이는 골반이 고정된 척추를 향하여 회전하는 것이 아니라 천골이 고정된 골반을 향하여 회전하려는 것을 의미한다.

이 차이를 구별하는 것이 매우 중요할 수 있다! 회전(고관절 고정 또는 어깨 고정) 전략의 선택에 따라서 천장관절에서 가해지는 스트레스의 양을 늘리거나 줄일 수 있다. 전략에 따른 스트레스의 변화가 어떻게 작동하는지 이해하는 데 도움을 주기 위해 그림 3.130과 같이 상단과 하단에 부착된 막대가 있는 스프링을 시각화했다. (모든 비유들과 마찬가지로, 상식적으로 받아들이자. 그림은 어떻게 비틀기를 하는지 대한 명확한 정의를 내리기보다는 원리를 설명하기 위한 것이다. 예를 들어, 그림의 설명은 척추를 따라 회전력을 만드는 어깨 아래쪽 근육과 근막의 역할을 무시하며, 또한 모든 비틀기를 어깨를 돌려서 시작하지 않는다. 하체도 마찬가지다.)

상단 바를 회전시키면 회전 스트레스(토크로 부르기도 함)가 스프링 아래로 작용하며, 더 많이 회전시킬수록 회전력은 척추의 아래쪽으로 이동한다(토크에 대한 자세한 내용은 웹 부록 'Moment arms, torque and force' 참조). (c)에서도 동일한 효과를 일어나며 그 방향은 아래쪽에서 위쪽으로 작용된다.

스프링의 한쪽 끝을 회전시킨다고 해서 이 토크가 척추를 따라 모든 곳에서 똑같이 느껴지지는 않는다. 토크가 스프링 아래로 이동하는 정도는 스프링의 '강성'에 따라 달라진다. 금속 막대처럼 극도로 단단하다면 토크는 위에서 아래로 완전히 또 즉각적으로 전달될 것이다(빗자루를 돌리는 것을 상상해보자. 위아래가 함께 움직인다). 그러나 강성이 매우 낮으면(b 및 d에 표시된 대로) 위에서 아래로 토크가 거의 전달되지 않는다(두 막대에 연결된 끈을 꼬는 것을 시각화해보자. 맨 위 막대가 여러 번 빙글빙글 비틀기 전까지 맨 아래 막대는 아무 느낌이 들지 않을 것이다).

척추가 뻣뻣하고 곧은 막대와 같다면 회전의 토크는 척추의 전체 길이에 걸쳐 균등하게 느껴지겠지만 척추는 뻣뻣한 일체형 막대와 같지 않다. 지나칠 정도로 단순한 비유를 들자면 톱니바퀴(척추)와 스프링(근육, 인대 및 근막)이 직렬로 정렬된 상태로 보자. 척추의 한쪽 끝에 적용된 토크는 회전(장력)에 대한 탄성 한계에 도달하거나 다음 톱니바퀴로 압축될 때까지(후관절에서 발생하는 경향이 있음) 해당 끝의 '톱니바퀴'를 먼저 움직인다. 그 시점에서 다음 톱니바퀴는 한계에 도달할 때까지 회전하며, 임계점에 도달하면 그다음 톱니바퀴에 토크를 보내준다.[422] 이런 방식으로 회전은 초기 토크가 가해지는 끝에서 시작해 척추를 따라 진행된다. 이를 이해하면 다음과 같은 중요한 질문에 답할 수 있게 된다.

다음 중 천장관절에 가장 적은 양의 스트레스를 가하는 비틀기 기술은 무엇인가?

답은 "앉은 자세 비틀기나 비둘기 자세처럼 고관절을 고정하고 어깨를 움직이는 자세가 어깨를 고정하고 골반이 움직이는 리클라이닝 트위스트보다 천장관절에 더 적은 스트레스를 가한다." 더 일반적으로 말하자면,

회전력이 상체의 움직임에 의해 시작되면 일반적으로 골반이나 하체의 움직임으로 시작되는 회전보다 천장관절의 스트레스가 적다.

이 현상은 천장관절이 불안정한 요가 수련생에게 중요한 고려 사항일 수 있다. 그림 3.129b에 표시된 리클라이닝 트위스트에서와 같이 어깨를 고정하고 골반을 먼저 움직이기 시작하면 장골이 먼저 움직여 그때 천장관절의 느슨한 부분을 빠르게 조여 장골이 천골에 대해서 압축되게 된다. 이렇게 되면 천골이 척추의 다른 부분보다 먼저 움직이게 되고 천골이 계속 움직이면 가장 아래 척추뼈의(대부분의 경우 L5) 후관절에 빠르게 토크를 가하게 된다. 스트레스가 계속 가해지면 L5 위쪽 후관절이 L4 아래 후관절에 대해 압축되어지고 척추는 위쪽으로 계속 압축하게 된다. 골반의 회전에 의해 얼마나 많은 토크가 척추에 가해지는지에 따라 만들어진 토크가 어깨에 도달하기 전에 줄어들 수 있으며, 척추의 상부는 전혀 회전하지 않을 수도 있다. 아마도 우리는 상기 현상을 경험했을 수 있다. 어깨를 고정하고 리클라인 트위스트를 할 때 골반을 천천히 회전해보자. 가장 먼저 스트레스를 느끼는 곳은 어디인가? 대부분의 사람들은 척추 아래쪽에서 처음에 스트레스를 느끼고 더 강하게 느낄 것이다. 때때로 천골 부위에서 천장관절의 고정이 풀어졌음을 나타내는 기분 좋은 "톡" 또는 "콰직"이 느껴질 수 있다(왜 우리가 콰직/톡 및 기타 소리를 듣게 되는지 이해하려면 사이드 바 '어려운 내용: 우

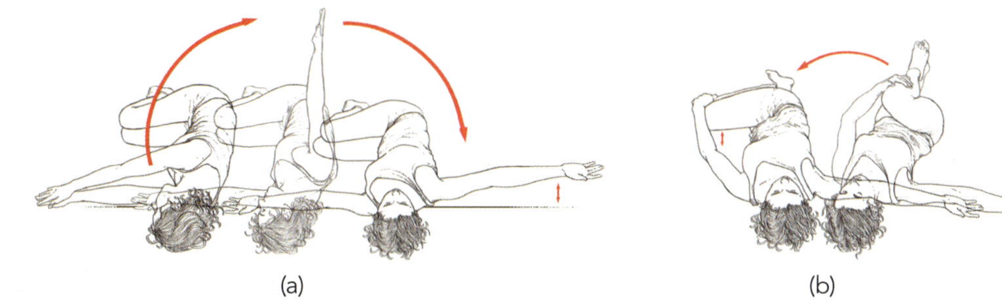

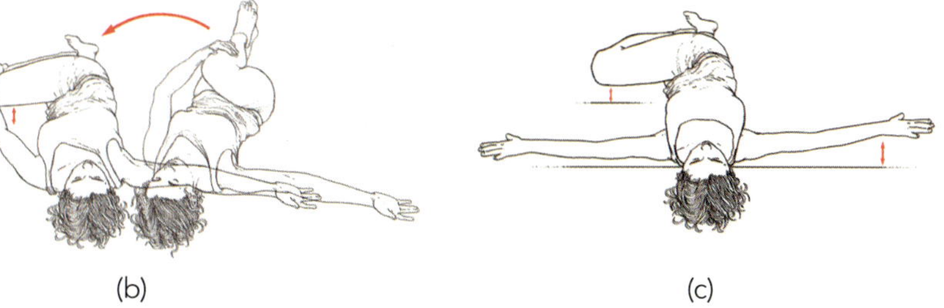

그림 3.129 리클라이닝 트위스트(자타라파리바르트타나아사나)를 수행하는 세 가지 방법. (a)는 고관절이 고정되고 어깨가 회전한다. (b)는 어깨가 고정되고 고관절이 회전한다. (c)에서는 고관절과 어깨가 조금씩 움직이며 결과적으로 무릎과 어깨가 바닥에서 약간 떠 있을 수 있다.

두둑, 따다닥 - 시끄러운 천골' 참조).

이를 그림 3.129a, 또는 그림 3.128에서와 같이 앉은 자세 비틀기 또는 비둘기 자세에서 일어나는 현상과 비교해보자. 이 자세들에서는 고관절이 고정되고 어깨와 상체가 움직인다. 우리가 어깨를 회전시킬 때, 토크는 상부 흉추에서 시작되어 천골을 향해서, 천장관절을 통해 장골로 내려가게 된다. 상체에 가해지는 토크의 정도에 따라 천장관절에 가해지는 토크가 없을 수 있다. 당신도 아마 천장관절에 가해지는 토크가 없었음을 경험했을 것이다. 앉은 자세 비틀기에서 상체를 천천히 비틀기 시작할 때, 척추 아래쪽보다 등 위쪽과 흉곽에서 주로 스트레스를 느낄 것이다.

물론 어깨와 고관절에서 동시에 토크가 만들어 비틀기를 할 수 있다! 이런 상황은 리클라인 트위스트(그림 3.129c 참조)에서 무릎과 어깨를 바닥에서 들 때 일어난다. 그림 3.130e에 설명된 이런 비틀기는 척추의 양쪽 끝에서 가장 큰 토크를 가지고 가운데에서는 덜 느껴진다.

인간은 다양성을 가졌고 또 계속해서 가진다. 일부 학생은 상대적으로 척추가 뻣뻣해 어깨를 움직여 만들어진 스트레스가 천장관절로 매우 빠르게 이동한다. 척추가 매우 유연한 다른 학생들은 천장관절에서 아무 것도 느끼지 못할 수 있다. 따라서 우리가 줄 수 있는 일반적인 지침은 비틀기로 인한 스트레스가 몸에서 어떻게 분배되는지 알아야 한다.

관절에 스트레스를 주는 것이 나쁘지 않다는 것을 기억하자. 천장절을 포함한 모든 관절은 건강을 유지하고 약해짐을 방지하기 위해 스트레스가 필요하다. 그러나 수련생이 천장관절에서 불안정성을 겪고 있다면, 그녀는 어깨를 고정한 상태의 리클라이닝 트위스트보다 앉아 자세 트위스트가 더 나은 선택이다. 또는 그녀는 토크가 상체에서 재생성되는 고관절을 고정하지만 어깨가 바닥에서 떠 있는 리클라이닝 트위스트를 선택할 수도 있다. 일부 요가 교사들은 천장관절에 너무 많은 스트레스가 가해지는 것을 두려워하여 앉은 자세 비틀기 시 주의를 기울이라고 안내한다.[424] 이것은 유용할 수도 있고 아닐 수도 있다(사이드 바 '중요한 내용: 회전하기 전에 고관절의 정렬을 바

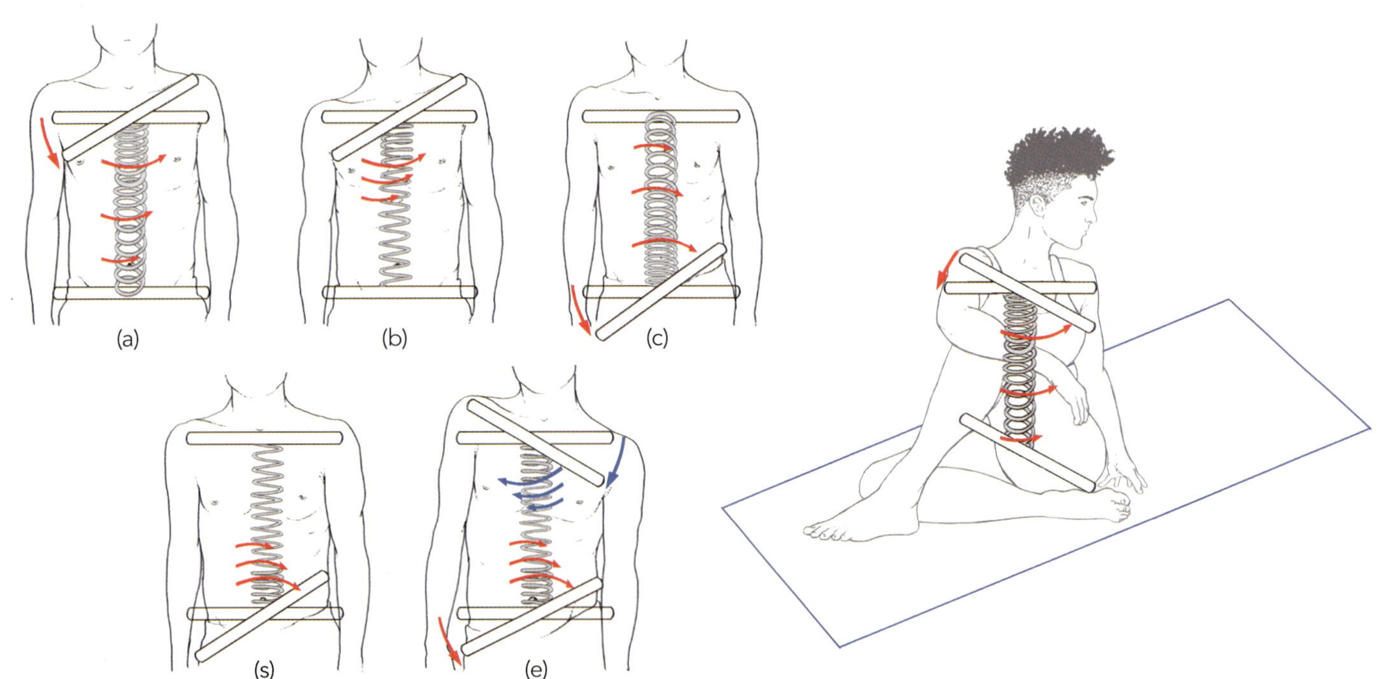

그림 3.130 척추의 강성이 회전으로 발생해 천장관절에 도달하는 스트레스의 양을 결정한다. (a) 매우 뻣뻣한 스프링의 상단에 회전 토크 적용(고정된 골반에 대해 어깨가 회전하는 것에 대한 예시). 스프링 아래로 갈수록 토크가 어떻게 감소하는지 살펴보자. (b) (a)와 동일한 상황이지만 스프링이 유연할 경우 어떻게 토크가 상부 스프링에서만 느껴지는지 주목하자. (c) (a)와 동일한 상황이지만 아래에서 토크가 가해진다(고정된 어깨에 대해 골반이 회전하는 것에 대한 예시). (d) (c)에서와 같은 상황이지만 스프링이 유연한 경우, (e) 토크가 막대(또는 척추)의 양쪽 끝에서 동시에 반대 방향으로 가해질 때 발생하는 경우, (f) (a)와 (b)의 상황과 유사하게 어깨에서 비틀기를 시작하는 앉은 자세 비틀기에서 토크 현상들.

중요한 내용:
회전하기 전에 고관절의 정렬을 바꾸기

많은 요가 교사들은 천장관절에 가해지는 스트레스를 줄이기 위해 앉은 자세 비틀기 자세를 하기 전에 골반의 각도를 바꾸라고 안내한다.[423] 이 안내는 고관절이 매트 앞쪽과 직각이 되지 않도록 회전하는 쪽 고관절을 매트의 뒤쪽으로 당기는 것을 포함한다. 예를 들어 그림 3.130f에서 앉은 자세로 하프 트위스트(아르다마첸드라사나)를 하는 요가 수련생을 보자. 왼쪽 고관절이 매트 앞쪽과 직각을 이루지 않고 골반은 비틀기를 하는 방향으로 회전되어 있다. 지금 이 자세를 해본다면 천골 부위에 뚜렷한 감각 차이가 있음을 알게 될 것이다. 양쪽 고관절을 정면에서 평행으로 두고 앉은 자세 비틀기를 하며 허리와 천골 부위의 스트레스를 살펴보자. 다음으로 먼저 회전하는 쪽 고관절을 뒤쪽으로 몇 인치 당긴 뒤 다시 다음 앉은 자세 비틀기를 해보자. 지금 감각은 어떤가?

무엇이 차이 나게 하는가? 이 두 상태에서 천장관절의 스트레스 수준이 다르다는 것은 의심의 여지가 있다. 결국 천장관절의 스트레스는 고정된 골반에 대해 척추와 천골의 회전으로 일어나며, 각각의 경우 척추의 회전량이 동일하다면 천장관절 스트레스의 양도 동일해야 한다(실제로 매번 가능한 최대로 회전한다고 가정할 때). 그러나 이 두 자세는 고관절 소켓에서의 다리 방향이 서로 다르다. 두 번째 자세는 앞다리는 약간 외전되고 뒤로 당겨진 다리는 약간 내전된다. 이러한 변화는 햄스트링, 햄스트링의 힘줄, 천골결절인대 및 천장관절 위에 있는 기타 근막 연속성에서 생성되는 장력의 양에 영향을 줄 수 있다.

이 장의 시작에서 언급했듯이 많은 요가 교사들은 골반의 이 부분을 천골이라고 부르므로 그 정의를 따르면 비틀기 자세 전에 고관절을 조정하면 천골의 스트레스가 감소한다고 말할 수 있다. 그러나 이 안내로 실제로 천장관절의 스트레스가 줄어들지는 않는다. 명명법이 어떻든, 어떤 명칭을 그 부위에 적용하기로 선택하든, 골반의 후방에 가해지는 스트레스를 줄이는 것은 일부 학생들에게 좋은 선택일 수 있으며, 이 두 가지 자세를 시험해 어떤 선택이 수련자에게 가장 적합한지 확인할 수 있다.

지도자에게 보내는 메모:
스트레스, 비틀림과 천장관절

천장관절의 불안정성이나 병리로 인해 학생의 천장관절을 보호해야 한다면 엉덩이가 고정되어 있는 동안 어깨에서부터 척추의 비틀림이 시작되었는지 확인하라(앉은 자세 그리고 선 자세에서 비틀면 골반은 자동으로 고정되는 경향이 있다). 이러한 방식으로 몸을 비틀면 토크는 척추 위쪽에 발생하게 되고, 토크 발생이 천장관절에서 멀어지는데 도움이 된다. 그러나 해당 학생의 척추가 극도로 뻣뻣한 경우 이러한 전략은 쓸모가 없게 되는데, 유연한 척추보다 뻣뻣한 척추에서 토크가 더 빨리 아래로 이동하기 때문이다. 척추가 뻣뻣한 학생의 경우 전체 비틀림 양을 최소화하여 천장관절의 스트레스를 제거해야 한다. 즉, 해당 학생은 완전한 범위의 비틀기 동작을 하지 않아야 한다.

그럼에도 불구하고, 우리는 안티프래질 곡선을 기억해야 한다(그림 3.5 참조). 학생이 천장관절에 약간의 불안정성이 있더라도 이것이 곧 모든 스트레스를 피해야 한다는 의미는 아니다. 관절에 스트레스가 없으면 관절 표면과 관절낭은 위축되고 약화된다. 문제는 얼마나 적절한지 결정하는 것이다. 너무 많은 스트레스를 가하는 것은 좋지 않으며, 이미 불안정한 관절은 너무 많이 움직이기 쉽기에 주의해야 한다. 그러나 스트레스가 없는 것도 좋지 않다. 이러한 부분은 치료의 영역에 있다. 현재 스트레스에 대한 안전한 한계가 무엇인지 결정하기 위해서는 교사와 학생 모두의 관심과 주의가 필요하다. 이 특정 학생에게 딱 맞는 적절한 위치를 실험하고 찾아야 할 수도 있다.

반면에 천장관절이 확실히 스트레스를 받아야 하는 학생이 있을 수 있다. 이러한 경우는 아마도 가동성에 문제가 있거나, 관절 건강을 유지하기 위해 운동을 해야 하기 때문일 수 있다. 이러한 경우, 천장관절을 목표로 하여 의도적으로 비틀린 자세를 사용해야 할 수도 있다. 그림 3.129b와 같이 어깨를 고정한 상태에서 골반을 비틀기 시작해보라. 이러한 동작은 천장관절과 요추에서 비틀림의 최대 토크가 발생하도록 한다.

꾸기' 참조). 수련생과 수련생 사이의 고유한 상황에 따라 다르겠지만 천장관절에서 스트레스를 최소화해야 하는 경우 골반에 의해 움직임이 시작되는 비틀기보다 앉은 자세 비틀기가 더 나은 선택일 수 있다.

뉴테이션, 안정성과 힘 폐쇄

어떤 자세가 천골을 뉴테이션 또는 카운터뉴테이션 시키는지, 모든 사람들에 대해 확정지을 수는 없다. 정교한 영상 진단 기술을 사용하더라도 천장관절에서 무슨 일이 일어나고 있는지 파악하지 못할 수도 있다. 인간의 다양성이 광범위하고 어느 방향으로든 움직일 수 있는 작은 양을 감안할 때, 천골이 뉴테이션되었는지, 카운터뉴테이션되었는지, 회전되었는지 여부는 별로 중요하지 않을 것이다. 중요한 것은 관절이 스트레스를 받을 때, 특히 불안정성이나 통증이 있는 경우 관절을 최대한 안정시키는 것이다.

뉴테이션은 천장관절에서 힘 폐쇄force closure를 증가시켜 관절 안정성을 증가시킨다. 카운터뉴테이션은 힘 폐쇄를 감소시키고 안정성을 감소시킨다. 우리는 두 가지 방법으로 근육을 사용하여 힘 폐쇄를 만들 수 있다. 첫 번째는 천장관절 내에서 직접 압박을 생성하는 것이고, 두 번째는 신체의 위치를 변경하여 관절면이 압박되도록 인대의 장력을 증가시키는 것이다. 대칭적인 자세들은 이미 양쪽 천장관절을 뉴테이션시키기 때문에 일반적으로 근육의 노력이 추가적으로 필요하지 않다. 그러나 비대칭 자세에서는 근육의 노력이 중요하다. 이러한 경우 힘 폐쇄는 한 관절에서만 발생할 수 있다. 그런데 카운터뉴테이션을 만드는 자세들에서는 뉴테이션을 만드는 것이 중요해진다. 특히 천장관절에 하중이 실리는 경우는 더욱 그러하다. 몇 가지 예를 들어 이러한 상황을 설명할 것이다.

선 자세로 하는 백 벤딩은 척추를 신전시키고 일반적으로 천장관절의 카운터뉴테이션을 만든다. 이것은 또한 상체의 무게가 천골과 천장관절에 의해 지지되는 체중 부하 자세이다. 카운터뉴테이션은 이러한 관절의 힘 폐쇄를 약화시키므로 스트레스로 인한 관절 손상을 방지하기 위해 근육의 동원이 적극 권장된다. 천장관절이 비대칭적으로 스트레스를 받거나 균형이 맞지 않을 때 골반대 pelvic girdle 통증이 종종 경험된다[425](골반대 통증에 대한 자세한 내용은 웹 부록 'Sacral, low back and neck pain and problems' 참조). 손이 등 뒤에 있고 상체의 모든 무게가 골반에 의해 지지되는 버전의 비둘기 자세(라자카포타아사나)와 같은 비대칭 자세는 척추를 신전시키고 뒤쪽 고관절의 천장관절에 카운터뉴테이션을 유도하고, 척추에 비틀림으로 인해 관절에 비대칭 스트레스가 발생한다. 관절을 보호하기 위해 근육의 동시수축이 권장되지만, 이것은 "천장관절을 보호하기 위해 근육을 어떻게 동시수축시키는가?"라는 질문으로 이어진다.

천장관절 보호를 위한 동시수축

여러 근육들이 천장관절을 견고하게 만들기 위해 협동하여 작동하고 학생들에게 이러한 효과를 내기 위한 몇 가지 방법을 제공할 수 있다(이러한 근육 그룹을 참여시키는 방법을 배우려면 사이드 바 '중요한 내용: 브레이싱과 스페이싱' 참고).

- 첫 번째는 복부 근육을 사용하는 것이다. 복횡근 및 내복사근을 수축하면 골반링pelvic ring을 잠그는 데 도움이 된다.[426] 이러한 작동을 사용하지 못하면 골반대 통증이 발생할 수 있다. 다행히도 천천히 몸을 앞으로 접는 동작이나 백 벤딩에서 다시 올라오는 동작은 자동으로 복부 근육을 자극하는 경향이 있다.
- 두 번째 접근 방식은 천골을 감싸고 연결되어 있는 근막을 사용하는 것인데, 이 역시 천장관절을 견고하게 하는 데 도움을 준다. 척추기립근과 다열근을 동원하면 된다. 그러면 양쪽의 후하 장골능들을 서로 가깝게 끌어당기고 천장관절의 뒷부분을 조이는 결과를 가져온다. 한편 이러한 작동은 백 벤딩에서 다시 돌아올 때 직관적인 느낌을 가지기 어려워, 이 근육들을 의도적으로 활성화해야 한다.
- 세 번째 옵션은 몸통과 골반에 걸쳐 있는 여러 근육 그룹을 함께 수축하는 것이다. 광배근과 대둔근을 모두 사용하고, 그리고/또한 기립근과 햄스트링을 동시에 사용하며, 그리고/또한 골반저(물라 반다) 근육을 사용한다(참고: 골반저 근육만 단독으로 사용하는 것은 최소한 여성에서는 카운터뉴테이션을 발생시킨다는 의견들이 있다.[427] 그러므로 물라 반다를 할 때는 복부 근육들을 동시수축해야 한다). 필요에 따라 또는 자동적으로 이 방식을 수행하는 방법을 배우려면 약간의 연습이 필요하다.
- 만성 골반대 통증으로 고통받는 사람들을 위한 마지

오래된 요가 경험에 따른 법칙에 의하면, 척추를 신전시킨 상태에서 골반을 전방으로 회전시키는 백벤딩 자세를 할 때에는 하나 이상의 동시수축 기술을 사용하여 천장관절을 잠그는 것을 권장한다.

막 옵션은 골반 벨트를 착용하라는 것이다. 외부 보조 도구는 골반링을 강화하고 통증을 줄이는 데 효과적인 것으로 밝혀졌다.[428] 이 경우 벨트는 천장관절을 닫는 힘을 도우며 근육과 근막이 원하는 대로 작동하게 돕는다.

관절을 수의적으로 잠그기 위해 많은 근육이 필요하지는 않지만 척추가 신전된 위치에서 고관절을 굴곡시킬 때 골반대를 적절하게 지지하지 않으면 장골근과 대퇴사두근이 장골을 앞쪽으로 당겨 천골의 카운터뉴테이션을 만들 수 있다.[429] 예를 들어 바퀴 자세(우드르바라누라사나)와 낙타 자세(우스트라사나)(그림 3.131 참조) 같은 백 벤딩에서 일어설 때 이러한 현상이 일어난다. 이때 천장관절은 높은 하중을 받으며, 브레이싱이 되어 있지 않은 경우(천장관절이 카운터뉴테이션되어 있는 경우), 이는 골반 불안정성과 골반대 통증을 유발할 수 있다. 복부 근육과 함께 골반저 근육을 결합하는 것이 좋다. 골반을 움직이기 전에 코어를 단단하게 만들어야 한다.

전체 천골 복합체의 정상 운동 범위

우리가 천장관절 움직임과 전체 천골 복합체의 움직임을 구분하려고 했다는 점을 기억하라(천장관절에서 움직임이 존재하느냐는 논쟁이 있고, 있다고 하더라도 그 움직임 양은 매우 작다). 천장관절만 고립시켜 움직임을 유발할 수 있는 요가 자세나 아사나는 없다. 요가 수행으로 인한 스트레스는 전체 영역에 영향을 미치므로 천골 복합체를 대상으로는 움직임을 의도적으로 만들 수는 있지만, 천장관절만 분리하여 움직임을 만들 수는 없다. 천골 복합체의 정상적인 움직임을 살펴보면 척추와 연관된 천골 복합체의 움직임을 조사할 수 있다. 앞서 언급했듯이 이것을 척추골반 리듬이라고 한다.

척추골반 리듬

척추골반 리듬spinopelvic rhythm은 요골반 리듬lumbopelvic rhythm이라고도 불리는데, 골반이 움직일 때 요추가 움직이고 요추가 움직일 때 골반이 움직이는 상태를 의미한다. 요추 가동범위의 제한은 종종 고관절에서 골반이 사용할 수 있는 운동 범위에 영향을 미친다[446](실제로 일부 연구자들은 허리골반-고관절 복합체lumbopelvic-hip complex라는 용어를 선호한다[447]). 만약 허리가 나머지 척추 부분들과 분리

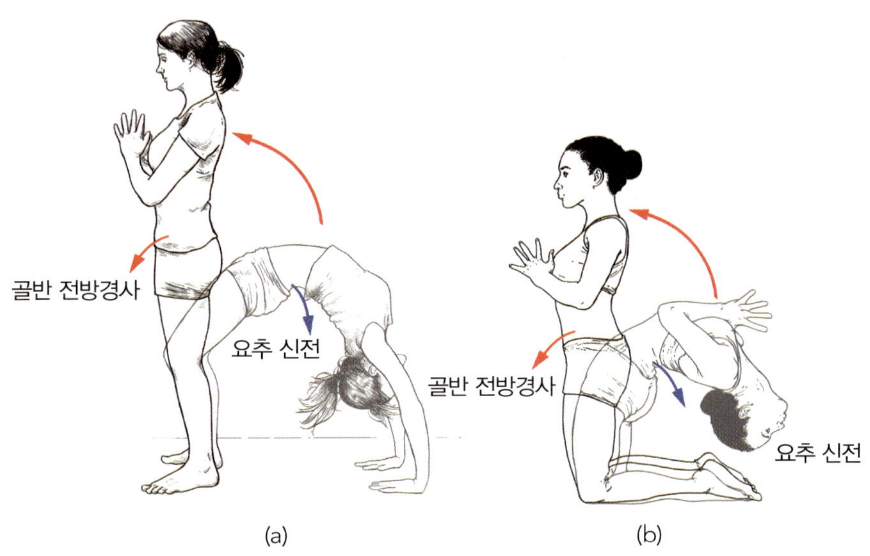

그림 3.131 (a) 바퀴 자세(우드르바라누라사나) 또는 (b) 낙타 자세(우스트라사나)와 같은 백 벤드에서 올라오는 것은 천골의 카운터뉴테이션을 만들 수 있다. 골반은 고관절 굴곡을 돕기 위해 앞쪽으로 회전하지만 요추는 신전 상태를 유지하여 천골을 뒤로 당긴다. 이러한 카운터뉴테이션을 최소화하려면 골반저 근육과 복부 근육을 함께 수축하라.

되어 움직일 수 있다면, 요추는 일종의 분리기 역할을 하여 골반의 움직임을 몸통과 분리시키거나, 반대로 몸통의 움직임을 골반과 분리시킬 수 있을 것이다. 그러나 골반이 움직일 때 움직이는 것은 요추뿐만 아니라 흉추, 때로는 경추까지도 함께 움직이는 경우가 많기 때문에 이와 같은 결합된 움직임에 대해 우리는 척추골반 리듬이라고 부를 것이다.

시상면 회전 – 앉고 일어설 때의 척추골반 리듬

그림 3.132는 우리가 앉거나 서 있을 때 골반이 앞쪽으로 기울어지거나(전방경사라고도 함. 골반의 상단이 앞으로 움직여 고관절 소켓에서 굴곡을 만듬) 뒤로 기울어질 때(후방경사. 골반의 상단이 뒤로 움직여 고관절 소켓에서 신전을 만듬) 어떤 일이 발생하는지 보여준다. 이러한 골반 기울기는 고정된 대퇴골에 대한 시상면에서 관찰된다. 『유어 바디, 유어 요가』에서 논의된 바와 같이, 고관절의 평균 굴곡 정도는 약 122° 이다. 따라서 노르마가 고관절을 90° 구부린 상태로 앉아 있다면 그녀가 더 굴곡할 수 있는 범위는 약 32° 이다.[448] 그림 3.132a에서처럼, 의자에 등을 기대고 앉는다면 고관절은 신전 상태가 되며, 골반이 뒤로 회전하고(후방경사), 이는 요추를 굴곡된 위치로 끌어당긴다(전만의 양은 줄어든다). 또한 우리가 서 있을 때(그림 3.132c) 후방 고관절 신전근(대둔근과 햄스트링) 및/또는 전방 고관절 신전근(복부 전방의 근육)을 사용하기로 선택한 경우에도 후방경사가 발생한다. 효과는 동일하다. 고관절의 신전은 골반의 후방경사와 요추의 굴곡을 만든다. 앉아 있는 자세에서 요추가 굴곡되면 흉추와 경추에도 연속적인 굴곡을 유발할 수 있다. 흉추와 경추가 굴곡되면 눈의 수평을 유지하기 위해 상부 경추가 신전되어야 한다. 결과적으로 머리가 앞으로 향하는 자세가 만들어진다.

명상 선생님이나 요가 선생님들은 우리가 구부정한 자세를 취하고 있을 때 똑바로 앉으라고 지시할 텐데, 이때 우리는 골반을 앞으로 기울이고(그림 3.132b 참조) 중력의 당김에 저항하기 위해 요추 신전근(척추기립근) 및 고관절 굴곡근(주로 장골근을 사용하고 요근도 낮은 정도로 기여한다)을 동원할 것이다. 서 있는 자세에서 그림 3.132d와 같이 고관절 굴곡근을 동원하여 골반을 앞쪽으로 기울이면 앉은 자세에서 골반을 앞으로 기울였을 때와 동일하게 요추 신전을 만든다. 대부분의 사람들은 이런 방식으로 자주, 또는 오랫동안 앉거나 서 있지 않는다. 대부분의 사람들의 경우, 척추 신전근과 고관절 굴곡근은 다소 약하고 쉽게 피로해지거나 또는 후방 고관절 신전근(예: 햄스트링)이 긴장되고 팽팽해지기 때문에, 이런 부분들을 이완시키기 위해서는 노력이 필요하다(많은 사람들이 햄스트링을 이완시키는 자세로 앉기 위해 무릎을 90도 이상 구부리고 발을 의자 아래에 두는 방법을 사용하곤 하는데, 이렇게 하면 골반 전방경사를 유지하고 바른 자세로 앉기 쉬워진다). 골반 전방경사를 유지하기 어려워지면, 다시 구부정한 자세로 돌아가는 것은 오래 걸리지 않을 것이다. 지속적으로 구부정한 자세를 취하면 앉을 때 영구적으로 굴곡된 자세가 되게 하는데, 뒤쪽의 조직들(척추기립근)이 늘어나고 약해지는 반면 수축된 후방 조직(햄스트링과 둔근)

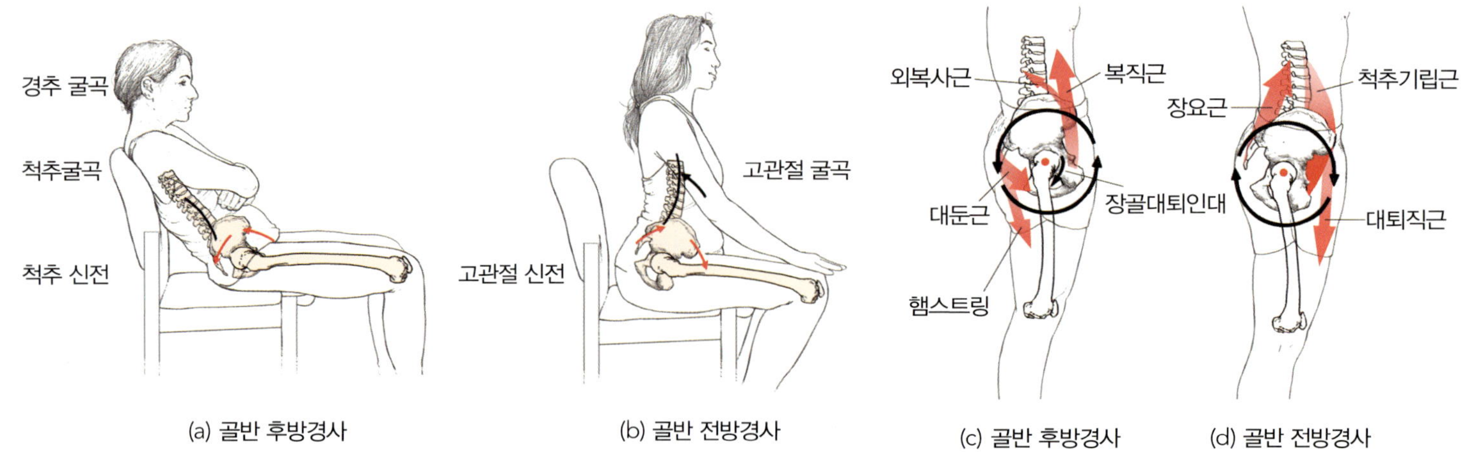

그림 3.132 앉거나 서 있는 동안 골반이 전방/후방으로 기울어지면 척추는 그 반대로 움직인다. 골반이 뒤쪽으로 기울어지면 척추가 굴곡되고(a 및 c), 골반이 앞쪽으로 기울어지면 척추가 신전된다(b 및 d).[450] 참고: 후방경사되면 고관절은 신전되고, 전방경사되면 고관절의 굴곡이 일어난다.

어려운 내용: 우두둑, 따다닥 – 시끄러운 천골

움직이다 보면 삐걱거리거나 우두둑 하는 소리들이 날 때가 있다. 당신은 이러한 소리가 노화의 신호라고 불평하고 걱정할 수도 있지만, 관절에서 나는 이런 소리들은 삶의 정상적인 일부이다.[430] 이런 소리들이 나는 정확한 원인은 불확실하지만, 몇 가지 가능성들이 있다. 첫 번째는 단순 마찰이다. 두 물체가 서로 가까워지고 부딪혀 막혔다 다시 떨어질 때 소리가 나는 경우가 많다. 예를 들면 손가락을 튕기는 경우이다. 엄지와 다른 손가락이 서로 붙게 되면 그 사이에 압력이 가해지고, 서로 떨어지면서 '딱' 하는 소리와 함께 압력이 풀린다. 이러한 현상은 신체 내부 조직들 사이에서도 발생할 수 있다. 힘줄이나 인대는 뼈 성장(골극)으로 인해 일시적으로 다른 인대나 뼈 표면에 걸릴 수 있다. 우리가 움직일 때 인대가 장애물에 막히게 되면 충분히 높은 스트레스가 인대에 쌓이다가 마찰음이 나면서 마침내 인대가 이완되어야만 미끄러져 움직일 수 있게 된다. 이처럼, 만약 마찰음이 관절 소리의 원인이라면 주먹을 쥐거나 무릎에서 나는 소리가 계속해서 반복적으로 날 것이다. 즉 불응 기간(같은 동작을 해도 소리가 나지 않는 시간)이 필요하지 않는 것이다. (미신과 같은 믿음과는 달리, 주먹을 반복적으로 우두둑거려 관절 소리는 내는 것은 관절염으로 이어지지는 않지만, 관련 근육의 스트렝스 저하와 연부조직의 붓기로는 이어질 수 있다.[431])

천골이나 허리에서 나는 소리의 대부분은 이러한 마찰로 인해 발생하는 것이 아니다. 이 소리의 출처는 더 미스터리하다. 자주 거론되는 원인 중의 하나는 관절낭 내부에서 가스 방울이 터지는 소리라는 것이다. 우리 관절의 활액은 주변 조직이나 몸 밖의 기압보다 약간 낮은 압력을 가지고 있다. 그 이유에 대해서는 아직 분명하진 않지만, 아마도 관절낭 속의 물질을 잘 유지하기 위해서라고 여겨진다.[432] 낮은 압력은 관절 표면 사이에 약간의 진공을 만들어 관절 표면의 간격을 유지하는 역할을 한다. 이같은 저압 환경에서 다양한 가스가 활액에서 스며들어 작은 기포를 생성할 수 있다. 이 가스에는 일반적으로 질소나 산소가 포함될 수 있지만 80%는 이산화탄소로 구성된다.[433] 이러한 기포들은 관절낭을 빠져나갈 수는 없지만, 때로는 관절에 압력이 가해지거나 움직이기 때문에 기포들이 활액 내에서 터지면서 흡수된다. 이때 소리가 나는 것이다. 이 기포들은 한번 터지면 단기간 내에는 다시 생성되지 않으므로, 다시 반복되어 소리를 낼 수 있을 때까지는 어느 정도 시간이 걸린다. 기포가 생성되는 시간이 필요한 것이다. 이때 걸리는 시간을 불응기라고 부른다. 이 이론에는 유사한 다른 버전이 있는데, 소리가 기포가 터지는 것이 아니라 기포가 생성될 때 나는 소리라는 것이다.[434] 이와 같은 기포 형성 과정을 캐비테이션 cavitation이라고 부르며, 문자 그대로 작은 비어 있는 공간을 생성함을 의미한다. 공학과 치의학의 세계에서 캐비테이션은 구조를 약화시키거나 금속의 강도를 낮추기 때문에 나쁜 것이지만, 살아 있는 관절에서는 좋은 느낌을 주기도 한다. 많은 사람들이 이러한 기분을 느끼기 위해 돈을 지불한다.

관절에서 나는 소리의 또 다른 원인으로 지목되는 것은 관절 내 존재하는 상대적인 진공 상태의 소실이다. 관절 속은 외부 환경보다 압력이 낮기 때문에, 관절이 당겨지고 어긋나게 되면 내부에 형성된 상대적인 진공 상태가 해제되면서 '펑' 하는 소리가 난다는 것이다. 이는 매끄러운 표면에 고무로 된 흡입 컵을 붙였다가 재빨리 잡아당길 때와 같다. 윤활액으로 매끄러워진 관절들이 상대적인 진공 상태로 서로 고정되어 있다 떨어지면 이러한 소리가 난다. 이러한 소리는 척추의 후관절에서 들리는 소리의 원인으로 지목된다.

지금까지 우리는 관절에서 나는 소리의 원인으로 마찰, 캐비테이션, 그리고 진공 상태 고정을 알아보았다. 한편 다른 가능성도 하나 더 있는데, 그것은 우리의 연부조직에서 나는 소리이다. 근육을 수축할 때에도 소리가 난다.[435] 근막에서도 소리가 날 수 있는데, 근막층 사이 공간을 채우고 있는 액체 주머니들은 근막의 층이 분리될 때 거품이 터지는 것 같은 소리를 낼 수 있다. 근막의 주머니 속에는 공기가 아니라 물이 들어 있다.[436]

그렇다면 수기치료로 천장관절을 움직일 때, 또는 요가 수련 동작에서 척추를 비틀 때 나는 소리의 정체는 무엇일까? 확실하지 않다. 천장관절에서 소리가 날 수 있는지에 대해서는 논쟁이 있다. 천장관절을 분리할 수 있는 양이 너무 작을 수 있기 때문이다.[437] 위의 상황에서 나는 소리는 L5와 S1 사이의 후관절이나, 천장관절 주변의 부수적인 관절 부분들에서 나올 가능성이 높다. 일부 연구에 따르면, 치료를 받을 때나 우리가 움직일 때 나는 소리의 위치가 실제로 나는 위치와 다를 가능성이 있다.[438] 치료사는 L4/L5 관절을 목표로 기법을 시전하지만 생성되는 소리는 종종 다른 관절에서 나온다고 한다. 실제로 일부 연구에 따르면 실제 소리는 소리가 날 것으로 예상되는 지점에서 14cm 떨어져 있을 수 있다.[439] 각 요추에는 4개의 후관절이 있기 때문에 하나의 척추에서 여러 개의 소리들이 날 수 있다. 이러한 소리의 원인이 캐비테이션이라고 여겨질 수 있는데 그 단서는 불응기이다. 소리가 한번 난 관절에서 다시 소리가 날 때까지는 40~95분이 소요되는 경우가 많다.[440] 문제는, 치료의 타깃이 되는 곳에서 소리가 났는지와 그에 따라 치료 기법이 유용했는지이다.

(나는 소리를 잘 내기로 유명한 한 카이로프랙터의 이야기를 들은 적이 있다. 그가 자신이 일하는 클리닉의 다른 치료사들보다 훨씬 뛰어났기에 모든 사람들이 그에게 치료받길 원했다. 그러나 그를 자세히 관찰한 결과 그는 무의식적으로 자신의 이로 딱딱거리는 소리를 냈었다. 그 소리를 듣고 환자들은 "시원하다~"라고 말하곤 했다.[441])

소리가 나는 것이 좋을까? 일부 연구자들은 그 소리에 어떤 의미가 있다고 믿지 않는다.[442] 그 소리는 좋지도 나쁘지도 않다. 치료를 받는 일부 사람들에게는 기분 좋은 느낌을 줄 수는 있겠지만, 소리와 통증 감소 사이에 상관관계가 있다는 연구는 거의 없다. 치료사가 유도하는 기법 자체는 병리적인 문제나 통증 감소에 도움이 될 수 있지만 모든 기법이 소리를 만드는 것은 아니며 모든 소리가 기법이 적용되는 구조에서 나는 것도 아니므로, 관절 소리와 통증 감소 사이의 상관관계가 높지 않다는 것은 놀라운 일이 아니다.[443] 일부 연구자들은 캐비테이션이 들린 후 관절이 더 움직이기 쉽다고 생각한다.[444] 그러나 이 움직임이 소리에 의한 것인지 아닌지는 확실하지 않다.[445] 그리고 이러한 기법들이 빠르고 쉬운 방법일지라도 그로 인한 가동범위, 가동성 증가는 지속되는 것이 아니다. 머지않아 관절의 압력은 다시 정상화되고 또 다른 소리냄을 필요로 할 것이다. 어떤 사람들은 이런 소리에 단지 중독되었을 뿐이다!

그리고 전방 조직(장요근과 복근)이 짧고 뻣뻣해진다. 이런 경향은 근막과 인대에서도 발생할 수 있다. 만성적인 요추굴곡은 디스크의 후방 섬유와 척추인대를 과도하게 늘어나게 하고 약하게 만들 수 있으며, 디스크의 앞쪽 부분은 압박되어 수핵을 뒤로 보내 디스크가 팽륜되거나 탈출시킬 수 있다.[451] 구부정한 자세를 취하고 앉을 때가 허리를 바로 세우고 앉을 때보다 요추 추간판 내부 압력이 현저히 더 높다.[452] 추간판이 이미 팽윤되어 있거나 탈출되어 있는 경우, 구부정한 자세는 좌골신경통에서 발생하는 것과 유사한 신경 충돌과 통증을 유발할 수 있다.

선 자세에서 몸을 앞으로 접는 동안의 척추골반 리듬

앉거나 똑바로 선 자세에서 골반과 척추의 움직임은 서로 반대 움직임을 보인다. 골반이 앞으로 회전하면 척추는 뒤로 신전하고 골반이 뒤로 회전하면 척추는 앞으로 굴곡된다. 한편, 그림 3.133과 같이 선 자세에서 몸을 앞으로 '접을 때'는 이와는 조금 다른 관계를 보인다. 즉 골반과 척추의 움직임이 직접적으로 연관된다. 예를 들어 그림 3.133a와 같이 다리를 곧게 펴고 서서 몸을 앞으로 접으면 척추와 고관절이 굴곡되어 대퇴골에 대해 골반이 앞쪽으로 기울어지게 된다(따라서 몸을 앞으로 접을 때에는 고관절을 굴곡해 골반을 뒤로 기울일 수 없다!).[453] 몸을 앞으로 접은 상태에서 일어날 때에는 모든 것이 반대로 일어난다. 고관절은 신전되고 골반은 뒤쪽으로 기울어지고 척추는 중립 위치로 신전한다. 그러나 모든 사람들이 똑같은 방식으로 이렇게 움직이는 것은 아니다. 사람마다 몸을 앞으로 접고 다시 일어서는 전략이 다르고, 척추의 여러 부분들이 다른 방식으로, 다른 타이밍에 움직일 수 있다. 척추는 그저 단단한 막대가 아니다. 예를 들어, 흉추가 신전되는 동안 요추는 굴곡될 수 있다.

그림 3.133a에서 볼 수 있듯이 고관절과 척추가 평균적인 유연성을 가진 경우 두 신체 부위가 비교적 균등하게 굴곡된다. 하지만 가장 낮은 위치에 도달하는 방법과 그 과정에서 일어나는 일이 항상 같지는 않다. 연구자들은 몸을 앞으로 접는 과정을 4가지 위치와 3단계로 나눈다(그림 3.134). 각 단계는 서로 다른 움직임 전략을 사용할 수 있다. 1단계에서는 일반적으로 요추굴곡이 일어난다. 2단계에서는 요추와 고관절의 굴곡이 동등하게 일어난다. 3단계에서는 나머지 굴곡의 대부분이 고관절에서 나온다.[455] 따라서 대부분의 사람들은 처음에는 주로 척추를 굴곡하여 앞으로 접고 척추굴곡이 완전히 끝날 때 고관절 굴곡을 최대화한다. 참고: 골반과 척추는 동시에 움직이지만 특정 단계에서는 한쪽이 다른 쪽보다 더 많이 움직일

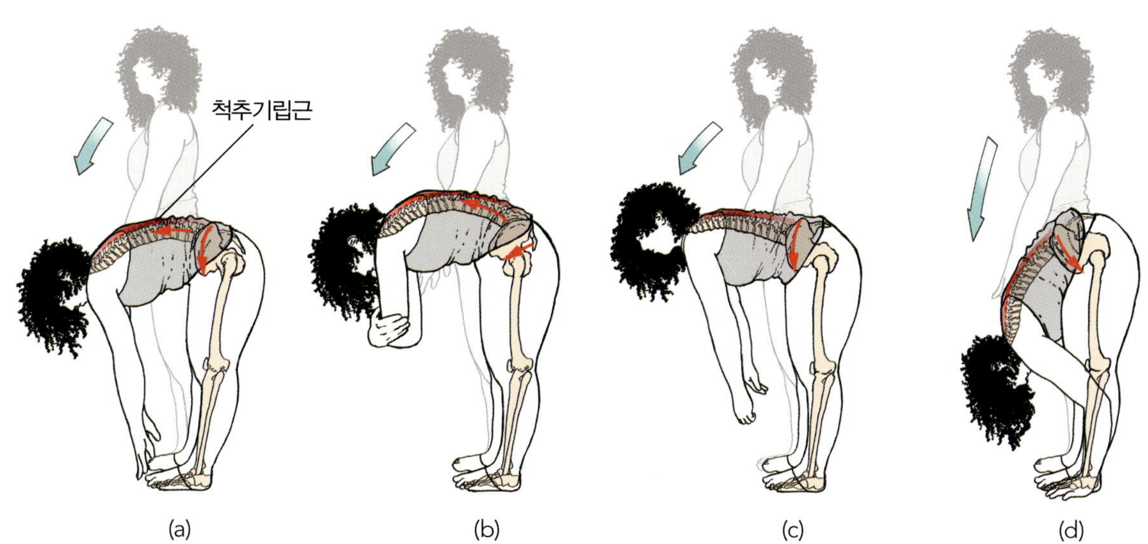

그림 3.133 다리를 곧게 편 상태에서 몸을 앞으로 접기 위한 4가지 전략: (a) 고관절과 허리 모두가 유연한 경우, (b) 고관절의 유연성은 제한되지만 허리굴곡은 좋은 경우, (c) 고관절 유연성은 정상적이지만 척추굴곡은 제한된 경우, (d) 고관절와 허리의 굴곡이 많은 경우.[454]

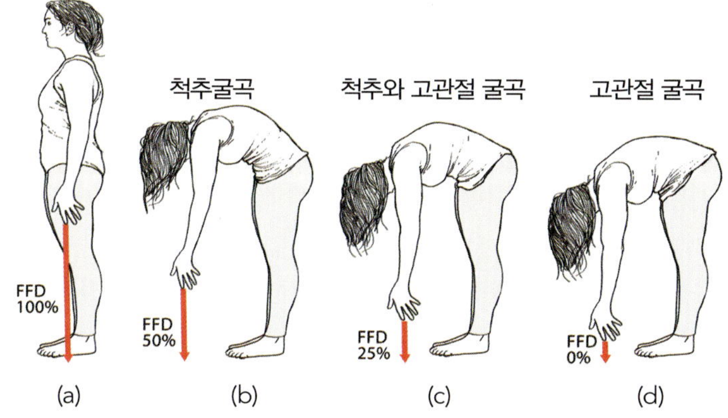

그림 3.134 몸을 앞으로 접는 단계: (a) 바르게 서 있는 동안 손가락에서 바닥까지의 거리(FFD finger-to-floor distance). (b) 1단계가 끝나면 FFD의 50%에 도달한다. (c) 2단계가 끝나면 75%에 도달한다. (d) 3단계가 끝나면 손가락이 바닥에 닿는다. 1단계는 요추굴곡을 주로 사용하고 2단계는 요추와 고관절 굴곡을 동등하게 사용하며 3단계는 고관절 굴곡을 주로 사용한다.

수 있다.[456]

대부분의 사람들은 다리를 편 채로 몸을 앞으로 접을 수 있는 유연성을 가지고 있다. 햄스트링이 뻣뻣하면 골반을 앞으로 기울이기 힘들며, 충분한 척추의 굴곡이 나오지 못한다면 손을 바닥에 닿게 할 수 없을 것이다(그림 3.133b의 학생은 햄스트링이 타이트하여 손이 바닥에 닿지 않는다). 매우 유연한 햄스트링을 가진 학생은 고관절을 쉽게 접을 수 있지만, 척추굴곡이 충분하지 않는 경우 역시 손이 바닥에 닿지 않을 것이다(그림 3.133c의 학생은 척추굴곡 감소로 인해 바닥에 닿을 수 없음). 고관절과 척추 모두에서 운동 범위가 좋은 사람(그림 3.133d의 학생)은 쉽게 손을 바닥에 닿을 수 있다.

지금까지는 요추와 골반 사이의 움직임만 살펴보았지만, 척추골반 전체의 움직임을 살펴보는 것도 흥미롭다. 표 3.105는 흉부, 허리 그리고 골반에 관련된 평균적인 움직임 전략을 보여준다.[457] 허리와 고관절 굴곡의 정상적인 패턴은 다음과 같다. 1단계에서는 대부분 요추에서 움직임이 나오고, 2단계에서는 허리와 고관절에서 균등하게, 3단계에서는 대부분 고관절에서 움직임이 나온다. 이제 흉추를 살펴보자. 1단계에서 흉추는 요추와 같이 상당한 굴곡을 보여준다. 그러나 2, 3단계에서는 요추굴곡이 증가함에 따라 흉추는 실제로 약간 신전되는 모습을 보인다! 이는 역설적인 움직임으로 불리는데, 흉추가 예기치 않게 허리와 반대 방향으로 움직이는 것이다. 이러한 현상은 1단계에서 상대적으로 골반 굴곡이 적은 것을 보상하기 위한 것으로 여겨진다. 뒤쪽 단계로 나아가 골반이 더 많이 회전하게 되면 흉추굴곡의 필요성이 적어진다. 흉추의 움직임은 어깨의 굴곡과 관련 있을 수도 있다. 팔을 올리면(굴곡) 흉추는 신전하는 경향이 있으며, 몸을 앞으로 접을 때 팔이 몸통과 멀어져 흉추는 신전될 수 있다.[458]

표 3.105를 보면 표준편차가 크다는 것을 볼 수 있

표 3.105 서 있는 상태에서 앞으로 접을 때의 평균 동작 범위(1 표준편차).[459](음수 값은 신전을 나타낸다.)

	1단계	2단계	3단계
흉추굴곡	28.7° ± 6.7°	−5.0° ± 2.6°	−5.6° ± 9.2°
요추굴곡	60.5° ± 4.0°	9.0° ± 1.8°	5.1° ± 3.4°
고관절 굴곡	17.2° ± 2.9°	11.7° ± 2.3°	16.9° ± 4.1°

다. 이는 모든 사람들이 평균과 상당히 떨어져 있는 분포를 보인다는 것을 의미한다. 즉 사람들 개개인의 다양성이 반영되는 것이다(실제로 일부 연구자들의 경우, 몸통 굴곡에서 고관절과 요추의 움직임 사이에는 전혀 관계가 없다고 믿는다). 2단계와 3단계를 보면, 일부 사람들은 흉추가 신전되지 않고 계속 굴곡되었으며, 이러한 일은 2단계에서 약 12%의 사람들에게서 발생하였다. 반면 2단계의 59%의 사람들은 고관절 굴곡보다 요추의 굴곡이 더 많았지만, 35%의 사람들에게서는 요추굴곡보다 고관절의 굴곡이 더 많았다. 그리고 6%의 사람들은 요추와 고관절 모두 동일한 양의 움직임을 보였다. 연구자들은 햄스트링이 유연한 사람들은 일반적으로 흉추와 요추 사이의 역설적인 움직임이 나타나지만, 햄스트링이 타이트한 사람들은 몸을 앞으로 접는 동안 흉추와 요추가 같은 방향으로 움직인다는 점을 발견하였다. 이것은 우리 모두가 다르며, 모든 사람에게 적용되는 정상적인 움직임 전략이 없다는 것을 다시 한 번 보여준다.

다른 연구에 따르면 몸을 앞으로 접을 수 있는 평균 총 가동범위는 111°였다.[460] 이 중 42°는 요추의 굴곡에서, 69°는 고관절에서 나왔다. 여기서 고관절의 각도는 척추보다 더 많이 구부러져 그림 3.133c와 유사하다. 그러나 항상 그렇듯이 이는 평균적인 수치일 뿐 그 자체로는 그다지 중요하지 않다. 흥미로운 것은 다양성의 범위이다. 이 연구에서 요추의 굴곡 정도는 24~60°까지이고 고관절의 굴곡 정도는 26~66°까지이다.[461] 사실상 '정상 기준'이라는 것은 없다. 특정 범위만 있을 뿐이다. 고관절(24°)과 요추(26°) 모두에 대해 굴곡이 가장 적은 사람이라면 손가락을 바닥에 붙일 수 없을 것이다. 때문에 무릎을 많이 구부려야 할 것이다. 하지만 완전 반대 극단에 있어서 요추에서 60°, 고관절에서 66°의 가동범위가 있는 경우, 다리를 펴고도 손바닥을 바닥에 붙이는 것은 아주 쉬울 것이다.

이 연구에서는 정상적이고 건강한 허리를 가진 사람과 요통의 과거력을 가진 사람들을 대상으로 움직임 가동범위뿐만 아니라, 움직임이 일어나는 타이밍까지도 조사하였다. 연구자들은 움직임 가동범위나 유연성에서는 두 그룹 간의 유의미한 차이를 찾기 어려우나, 움직임의 패턴에서는 차이를 보인다는 사실을 발견했다. 이 점은 다시 한 번 강조해야 할 정도로 중요한 사실이다.

! 척추와 고관절의 유연성 그리고 그 움직임 범위는 허리 통증에 영향을 미치는 요소가 아니다. 하지만 허리를 앞으로 구부릴 때 어떤 패턴을 사용하는가는 허리 통증과 연관성을 보인다.

건강한 사람들은 요통을 가진 사람들보다 몸통을 구부리는 초기 단계에서 요추를 더 많이 구부리는 경향이 있지만, 뒤쪽 단계에서는 덜 구부리는 경향을 보인다. 한편 요통에 시달리는 사람은 전반적으로 보면 척추를 더 많이 구부리는 경향이 있어 요추에 스트레스를 많이 가하고 통증을 유발한다고 여겨졌다.[462] 하지만, 최근 연구에 따르면 만성 요통이 있는 사람들은 통증에 대한 두려움으로 척추를 구부리기 꺼려해서 많은 척추굴곡을 방지하려고 했다. 그림 3.133c는 몸을 앞으로 접을 때 허리를 상당히 평평하게 유지하는데 이러한 모습이 바로 만성 요통 환자의 모습일 것이다. 여러 학생들에게 요가 수업을 하다 보면 이러한 전략들을 모두 볼 수 있을 것이다. 햄스트링이 유연한 사람은 허리굴곡이 거의 없어도 고관절만으로도 몸을 구부릴 수 있는 반면, 햄스트링이 더 타이트한 사람은 척추를 최대한 활용하려고 할 것이다. 어떤 사람은 허리를 보호하기 위해 몸을 굽히는 전반적인 정도를 줄이려고 할 것이다.

이 모든 연구들에서 참가자들은 다리를 곧게 펴 유지하도록 요청받았는데, 이는 대부분의 사람들이 사용할 수 있는 고관절 굴곡의 양을 줄였다. 햄스트링을 늘리는 운동은 햄스트링 경직을 감소시키고 고관절 굴곡을 더 많이 허용하여 이론적으로는 요통 예방에 기여할 것이라고 여겨졌다.[463] 그러나 햄스트링 긴장을 감소시키면 고관절 가동성이 증가하는 것으로 알려져 있지만 이를 통해 요통이 줄어든다는 가설은 아직 입증되지 않았다. 다시 말하지만, 신체를 사용하는 타이밍과 굴곡 전략이 가동범위보다 더 중요할 수 있다. 이러한 내용들을 확실히 말하기 위해서는 아직 더 많은 연구가 필요하다.

몸이 앞으로 접힌 상태에서 선 자세로 돌아가는 동안의 척추골반 리듬

다리를 쭉 편 상태에서 몸을 앞으로 접은 자세에서 일어날 때 대부분의 사람들(적어도 요가를 수련하지 않는 사람들)은 먼저 골반에서 신전한 다음 요추와 함께 신전된다.[464] 몸을 앞으로 접을 때와는 달리, 일반적으로 골반과 척추는 함께 움직이지 않고 순차적으로 신전한다. 하지만 역시나 모든 사람이 이 전략을 사용하는 것은 아니다. 소수의 사람들은 고관절과 요추를 동시에 움직인다.[465] 생체역학적으로 보면 고관절 우선 전략을 사용하면 척추 신전근의 부담을 줄여 후관절과 디스크에 스트레스가 적게 가해질 것으로 여겨진다.[466] 몸통이 충분히 똑바로 세워질 때까지, 척추의 스트레스는 등허리의 근막에 의해 흡수된다.[467] 연구자들은 허리를 신전할 때 근육 동원이 크면 척추관절을 따라 하중 스트레스를 크게 발생시키기 때문에, 근막에서 스트레스를 흡수하는 것이 더 건강한 방법이라고 생각한다. 등허리 근육의 활성화를 최대한 늦출 수 있다면 척추관절에 가해지는 스트레스를 최소화할 수 있다.

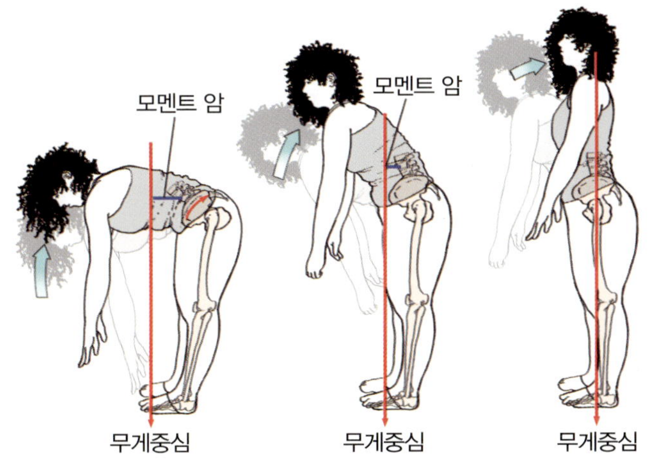

그림 3.135 다리를 곧게 펴고 앞으로 접은 자세에서 일어나기: (a) 대부분의 사람들은 앞으로 접힌 상태에서 다시 서기 위한 초기 움직임으로 고관절 신전을 사용한다. (b) 일단 몸통이 거의 수직이 되면 척추 신근 근육이 활성화되어 서 있는 상태로 돌아갈 수 있도록 도와준다. (c) (a)에서보다 (b)에서 모멘트 암이 더 작아지는 것을 주목한다. 모멘트 암이 작을수록 근육이 해야 할 일이 적어서 근육으로 인해 생성되는 압박 스트레스가 적어진다. 더 긴 모멘트 암을 사용하여 근육을 활성화시키면 (a) 척추에 지나친 스트레스가 가해지므로, 대신 근막이 대부분의 스트레스를 흡수한다.[468]

일단 몸통이 거의 똑바로 서게 되면 그림 3.135와 같이 모멘트 암이 훨씬 작아지므로 기립근이 해야 할 일이 줄어들기 때문에 더 안전한 동원 방법이다('모멘트 암'을 이해하려면 웹 부록 'Moment arms, torque and force' 참조).

모든 요가 강사들이 몸을 일으킬 때 척추굴곡을 유지하고 움직임을 엉덩이에서 시작하라고 권장('롤링 업 rolling up'이라고 부름)하지는 않는다. 비니요가Viniyoga에서는 앞으로 접힌 몸을 일으킬 때 척추를 둥글게 하거나 굴곡시키는 것을 허용하지 않고 척추를 중립으로 만들어야 한다고 가르친다. 많은 연구자들이 이 접근 방식을 이상적이라고 생각하지 않을 수 있지만, 척추를 중립 상태로 유지할 때 매우 다른 종류의 에너지와 호흡을 경험할 수 있다고 한다. 어떤 방법이 당신에게 효과가 있는지는 당신 스스로가 탐구해야 할 것이다.

생체역학의 측면에서 보면, 만약 물건을 손으로 들고 있는 경우, 몸을 앞으로 접은 상태에서 일어나는 동작의 초기 단계에서 척추를 수동적인 굴곡 상태로 두는 것이 최상의 전략은 아니다.[469] 이는 요통에 시달리거나 반복해서 이 동작을 하는 경우도 마찬가지다. 이러한 경우 척추를 가능한 한 중립적으로 유지함으로써 요추 디스크 사이의 전단 하중과 후관절에 가해지는 스트레스를 최소화하는 것이 더 합리적이다. 그다음에 고관절로 신전을 하고 고관절 신전을 돕기 위해 무릎을 구부리는 것이 동반될 수 있지만, 고관절을 신전하는 동안 척추를 중립으로 유지할 수 있다면 무릎을 구부리는 것은 크게 중요하지 않다[470](무릎을 구부리는 것이 척추 신전에 도움을 주는 것은 아니다! 요가 학생들이 몸을 앞으로 접을 때나 앞으로 접힌 상태에서 올라올 때 무릎을 구부려야 하는지에 대해서는 요추가 스트레스와 하중을 다루는 방법에 대한 섹션인 '요가와 요추'에서 논의할 것이다. 특히, 사이드 바 '중요한 내용: 무릎 굴곡과 곧은 척추에 대해서' 참조).

앞으로 접힌 상태에서 일어설 때 골반을 뒤로 회전시키는 움직임을 흔히 '꼬리뼈 집어넣기'라고 부른다. 이러한 움직임은 선 자세로 돌아갈 때 필요한 것이긴 하다. 선 자세를 사용하는 여러 요가 자세에서, 어떤 요가 강사들은 이러한 움직임을 권하지만 어떤 경우에는 하지 말라고 한다. 학생은 이러한 상충되는 지도로 인해 쉽게 혼란에 빠질 수 있다. 어떤 자세에서 꼬리뼈를 집어넣어야 하는지 아닌지에 대한 여부는 사이드 바 '중요한 내용: 선 자세를 사용하는 요가 자세에서 꼬리뼈를 집어넣어야 하는가?'에서 확인할 수 있다.

중요한 내용: 선 자세를 사용하는 요가 자세에서 꼬리뼈를 집어넣어야 하는가?

1980년대 이전에는 꼬리뼈에 대한 이야기를 하는 사람들이 없었다. 1960년대 B.K.S. 아헹가가 저술한 『Light on Yoga』에 실린 의자 자세(웃카타사나Utkatasana. 그림 3.136 참조)에 대한 지침에서는 골반을 어떻게 기울여야 하는지에 대한 언급이 없었다.[471] 그러나 1990년대에 이르러 요가 교사들은 학생들에게 마운틴 자세(타다아사나), 의자 자세, 전사 자세(비라바드라아사나), 심지어 삼각형 자세(트리코나사나)와 같은 다양한 서서 하는 자세들에서 학생들에게 꼬리뼈를 말아 넣으라는 다양한 지시를 하기 시작했다(그림 3.132에서 볼 수 있듯이 꼬리뼈를 약간 말아서 골반을 후방경사시키면 척추를 늘리는 데 도움이 된다). "꼬리뼈를 당기세요", "천골을 바닥으로 떨어뜨리세요", 또는 "배를 척추 쪽으로 당기고 골반 위쪽을 뒤로 보내세요." 이러한 지시 사항들을 사용하는 이유는 무엇일까? 그 이유는 너무 많은 학생들이 이러한 서 있는 자세에서 꼬리뼈를 위로 들고 있었고, 이렇게 되면(골반 전방경사) 요추에 너무 많은 전만 곡선을 만들어 관절에 과도한 스트레스를 줄 수 있기 때문이다. 꼬리뼈를 당기는 것은 코어 근육들을 동원하게 하는 느낌을 주었고 이는 허리를 보호할 수 있는 방법처럼 보였다. 척추골반 리듬 덕분에 골반의 후방경사가 요추전만을 감소시킨다는 것이 확실히 사실이지만, 과연 선 자세에서 전만 곡선을 만드는 것은 언제나 문제를 발생시키는 것일까?

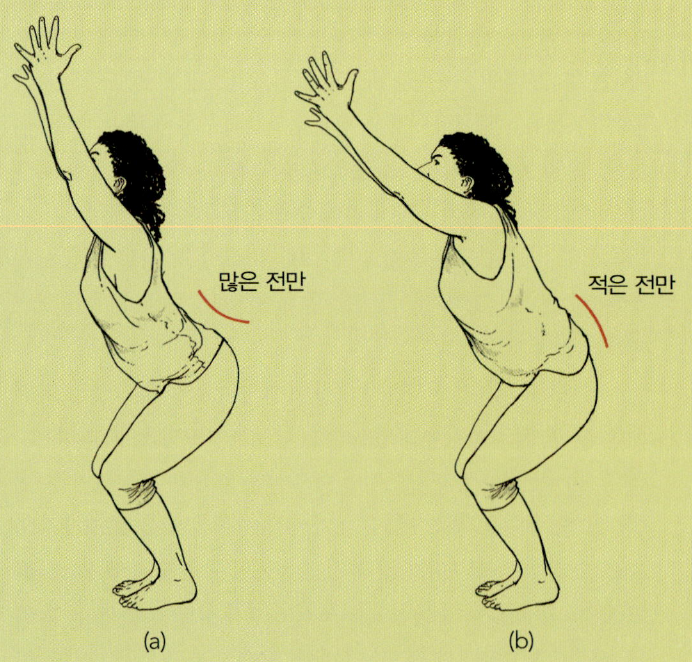

그림 3.136 의자 자세(웃카타사나Utkatasana)에서 전방경사를 확실하게 만든 경우 (a)와 '골반을 말아 넣은' 후방경사를 만든 경우(b). 각 자세가 척추에 미치는 영향을 보라. 전방경사는 전만을 심화시키는 반면 후방경사는 전만을 감소시킨다.

한 가지 흥미로운 사실은 꼬리뼈를 말아 넣으라는 큐잉이 현장에서 먼저 나왔고, 그 근거는 몇 년에 걸쳐 확립되었다는 것이다. 폴 그릴리는 2007년에 이 지도 큐잉이 보편화된 한 가지 이유에 대해 다음과 같이 말했다. 1980년대와 1990년대의 많은 요가 교사들은 댄서라는 배경에서 요가를 시작했다고 한다. 무용계, 특히 클래식 발레의 무용수들에 대해서 폴 그릴리는 "몸을 똑바르게 회전시키기 위해서는 골반을 당겨야 한다고 배웁니다. 골반을 말아 넣지 못하면 여러 번 회전하기 어렵습니다. 또한 발레리나들은 골반을 말아 당겨서 키를 최대한 크게 보이게 하고, 다리를 뻗은 모습을 부각시킬 수 있도록 배웁니다"라고 말한다.[472] 하지만, 전문적인 훈련을 받은 무용수가 일반적인 신체를 가진 요가 학생들과 매우 다른 신체를 가지고 있음에도 불구하고, 무용의 세계에서 작동하는 것이 요가 세계에서도 작동하는 것으로 가정되는 오류가 발생하였다.

2000년대 후반에 이르러 지도 방식이 바뀌게 되었다. 요가 교사들은 꼬리뼈를 당기는 것이 요추의 곡선을 너무 곧게 펴는 결과를 가져온다는 것을 깨닫기 시작했다. 요추를 너무 똑바르게 펴는 것은 요추의 전만을 많이 만드는 것만큼이나 나쁠 수 있다. 어떤 사람들의 경우에는 골반을 너무 뒤로 말면 상부 척추와 흉곽의 위치에 영향을 주어 상체가 무너지고 호흡이 제한될 수도 있다. 이제 많은 요가 스튜디오에서 천편일률적으로 꼬리뼈를 마는 것이 금지되었다. 과거의 기준에서 너무 멀어진 것이다. 하지만 다른 교사들은 이러한 경향에서 신중을 기해야 한다고 생각하기 시작했다. 무언가 절대로 안 된다고 하는 것은 결코 옳지 않으며, 꼬리뼈를 마는 것은 어떤 경우에는 용인되어야 하고 다른 경우에서는 골반의 기울기를 최소화하거나 피해야 하는 것이다. 2010년대 중반에 이르면 상황에 따라 두 가지 옵션을 모두 제공하거나, 꼬리뼈나 골반에 대해 언급하지 않는 방법으로 지도하는 방식을 취하게 된다. 즉, 허벅지, 골반, 허리 및 흉곽을 정렬

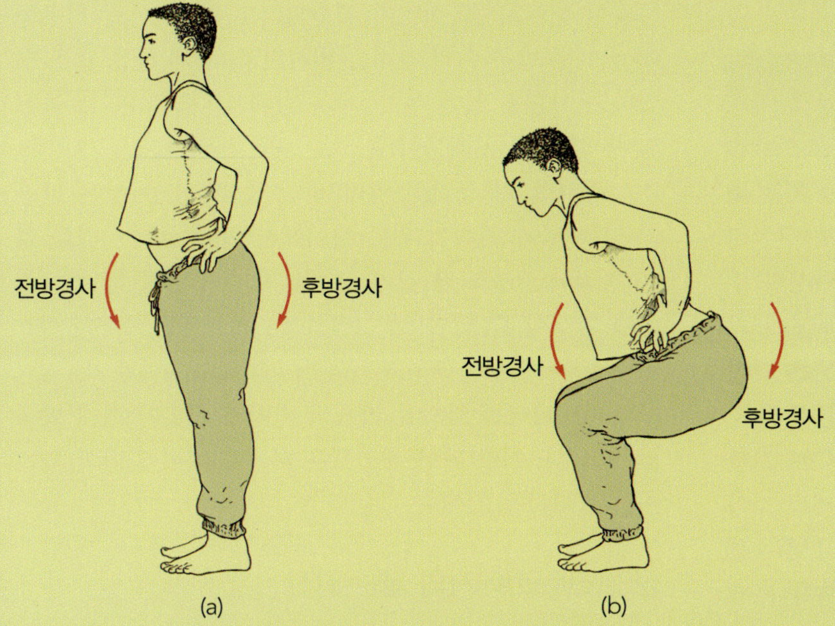

그림 3.137 당신에게 맞는 의자 자세 찾기: (a) 엉덩이에 손을 대고 마운틴 자세로 서서 중립적이고 견고한 느낌이 나는 위치를 찾을 때까지 골반을 앞뒤로 기울여가면서 실험해보라. 그런 다음 그 정도의 기울기를 유지하면서 의자 자세로 앉는다. (b) 여전히 안전하고 견고하다고 느끼면 그곳에 머문다. 하지만 그렇지 않다면 적절한 위치를 찾을 때까지 다양한 각도의 골반 기울기를 실험해보라.

하여 골반과 코어 근육의 동시수축에 중점을 두는 것이다. 코어의 강성을 만드는 것에 집중하여 해당 학생에게 맞는 자연적인 전만 곡선으로 안정성을 유지할 수 있다. 중립 위치를 가진 척추를 변경할 필요가 없다. 그저 단단하게 만들기만 하면 되는 것이다.

그림 3.132에서 볼 수 있듯이, 골반의 전방경사는 신체의 위치와 중력과의 관계, 또는 고관절 굴곡근(천골을 위로 당기는 척추기립근과 장골근과 대퇴사두근이 골반 앞쪽을 아래로 내리는 작용)을 활성화한 결과로 나타난다. 골반의 후방경사 또는 꼬리뼈 말기는 중력에 대해 어떤 자세를 취하느냐 또는 고관절 신전근의 활성화 결과로 나타난다. 어떤 근육이 골반의 전방경사 또는 후방경사를 만들 수 있는지 깨닫게 되면 아래와 같은 실험을 통해 허리를 가장 편안하게 하거나 가장 안정감을 줄 수 있는 골반 위치를 찾을 수 있다.

예를 들어 그림 3.137a와 같이 손을 엉덩이에 놓고 마운틴 자세를 취한다. 만약 어지럽지 않다면 눈을 감고 골반과 요추의 위치를 느껴보라. 골반을 앞뒤로 기울일 때 요추와 골반은 어떻게 움직이는지 확인하다. 이 작업을 수행하면서 의도적으로 골반 기울기를 만드는 특정 근육을 사용하라. 전방경사를 위해 허벅지 상단이 아래로 당기고 등 근육이 당겨지는 것을 느껴라. 후방경사를 만들 때 복부를 위로 당기고 다리의 뒤쪽이 아래로 당겨지는 것을 느껴본다. 다음으로, 척추가 중립적이고 안전하며 견고하다고 느끼는 골반의 위치를 찾는다. 자연스럽고 중립적인 위치에 놓인다고 생각한다. 이제 그림 3.137b와 같이 손을 배 옆으로 가져오고 여기에 약간의 브레이싱과 스페이싱 기법을 추가하고 의자 자세로 앉는다(브레이싱에 대한 자세한 내용은 사이드 바 '중요: 브레이싱 및 스페이싱' 참조). 다시 이 자세로 동작을 취해본다. 즉 마운틴 자세에서와 동일한 근육을 사용하여 골반을 양방향으로 기울여보는 것이다. 이러한 위치 중 일부는 이상하고 부자연스럽게 느껴질 것이다. 거기에 머물지 마라. 척추에 대해 견고하고 자연스럽게 느껴지는 위치를 찾은 다음 그대로 둔다. 이제 동시수축으로 안정성을 향상시킨다. 발을 바닥에 대고 실제로 허벅지나 발을 움직이지 않고 허벅지를 안쪽과 뒤쪽으로 회전하고 있다고 느껴본다. 복부를 손가락을 향해 바깥으로 밀어내고 골반에서 갈비뼈를 들어 올린다(브레이싱과 스페이싱). 당신은 안전하고 강하고 견고하다고 느껴야 할 것이다. 자, 지금 꼬리뼈를 말았는가? 어쩌면 아닐 수도 있다. 자신에게 가장 잘 맞는 움직임을 찾도록 해라. 이것은 당신의 의자이기 때문이다.

긴장의 원인

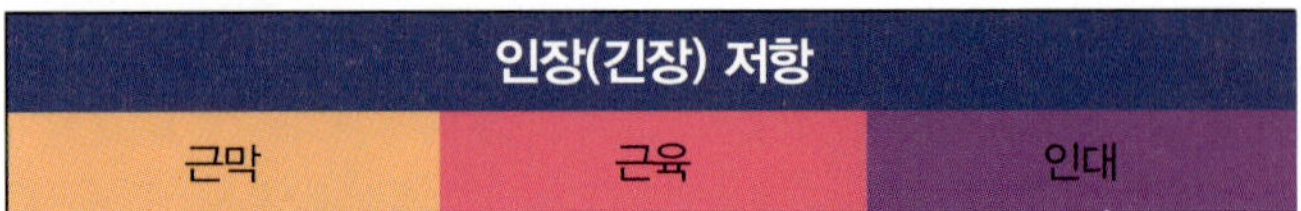

긴장은 우리가 몸을 앞으로 더 깊게 접을 수 없게 하는 주된 원인이다. 이때 긴장은 몸의 뒤쪽을 따라 느껴지며 근육, 힘줄, 인대 및/또는 근막의 저항으로 인해 발생할 수 있다. 긴장이 느껴지는 위치는 신체에서 어느 부분이 가장 많이 구부러지느냐에 따라 달라진다. 표 3.106은 긴장이 발생할 수 있는 영역들에 대해 정리한 것이다. 몸을 앞으로 접을 때 다리와 척추가 곧게 펴진 상태로 주로 고관절을 사용한다면 골반과 다리 뒤쪽에 긴장이 느껴질 것이다. 그러나 고관절을 굴곡할 때 무릎을 구부리고 척추를 둥글게 하면 몸통 뒤쪽을 따라 긴장이 느껴질 것이다. 대부분의 사람들의 경우에는 고관절 굴곡과 척추굴곡 조합을 사용하기 때문에 이 모든 영역에서 긴장이 느껴질 수 있지만, 이러한 느낌이 일어나는 타이밍을 확인해보는 것도 흥미로울 것이다. 어떤 접기 전략을 사용하느냐에 따라 특정 영역이 다른 영역보다 먼저 느껴질 것이다. 아마도 가장 일반적으로 사용되는 접기 전략에 따라, 척추 긴장을 먼저 느끼고 그다음으로 엉덩이와 다리 뒤쪽에서 느낌이 발생할 가능성이 높다.

표 3.106 굴곡을 제한하는 긴장의 요인

굴곡	고관절	척추
근육	햄스트링, 대둔근, 중둔근, 박근	척추기립근, 승모근, 광배근, 견갑거근, 능형근, 전거근
인대	하부 고관절낭, 좌골대퇴 인대[473]	후종인대, 극상인대, 후관절낭, 천골결절인대[474]
근막	근막경선의 표면 후방선과 나선선	흉요근막(흉요근막은 표면 후방선과 나선선의 일부이다)

압박의 원인

압박 저항		
부드러움: 살과 살	중간: 뼈와 살	단단함: 뼈와 뼈

몇몇 유연한 사람들의 경우 압박이 선 자세에서 몸을 접을 때 제한 요인이 될 수 있다. 이들의 경우, 가슴이 허벅지에 닿아서 더 많은 움직임이 제한되는 것이다. 한편 복부가 많이 큰 사람들도 비슷한 방식으로 배와 허벅지가 부딪혀 더 많은 움직임이 제한되기도 한다. 이런 경우들에서는 두 발 사이의 간격을 넓히면 더 깊게 몸을 접을 수 있다는 사실을 알게 될 것이다. 상체가 다리 사이로 들어갈 수 있게 되기 때문이다.

하지만 이 동작의 압박 원인 중 더 흔한 것은 골반 전면(ASIS)과 허벅지 위쪽 사이에서 일어난다. 이러한 일은 장골이 돌출되어 있거나, 허벅지가 상당히 발달한 경우에 발생할 수 있다(예: 그림 3.113a의 사람은 ASIS가 앞으로 돌출되어 있어서 고관절 굴곡 시 허벅지와 접촉할 가능성이 더 높다). 이러한 압박은 가슴이 허벅지와 닿기 전에 발생할 수 있다. 이를 위한 해결책은 다리를 벌려 압박이 되는 지점을 피하는 것이다.

정면(전두면)에서의 골반 회전

물론, 골반은 단순히 앞뒤로만 움직이는 부위가 아니며 다양한 방향으로 움직일 수 있다. 수평면상에서 비틀리고 회전할 수 있으며, 전두면frontal plane상에서 옆으로 기울어질 수 있다. 이러한 움직임이 일어나면 척추에서도 이 동작들을 수용해야 한다. 전두면에서 골반이 회전할 때(이를 측방경사라고 부르기도 한다) 그림 3.138과 같이 한쪽 장골능이 다른 쪽보다 낮아진다. 이러한 동작은 선 자세에서 체중을 한쪽 엉덩이 쪽으로 보내 쉴 때나 나무 자세(브릭샤아사나)나 서서 손으로 엄지를 잡는 자세(우티타하스타파당구스타아사나Utthitahastapadangusthasana)를 취할 때와 같은 한 다리로 균형을 잡는 자세를 취할 때 일어난다. 이 두 자세(그림 3.138c~f 참조)를 제대로 취하기 위해서는 어깨를 수평으로 유지해야 하므로 엉덩이가 한 방향으로 기울어지면 척추가 반대 방향으로 기울어져야 한다.

그림 3.138a를 보면 오른쪽 엉덩이가 체중을 지지하고 있으며 지지하지 않는 쪽의 엉덩이보다 더 낮은 위치에 있다. 이 움직임은 지지하는(오른쪽) 고관절의 외전이다. 골반은 정면에서 보았을 때 반시계 방향으로 회전하고 요추는 지지된 엉덩이에서 멀어지는 방향으로 측굴을 하여 전체적인 자세를 보상한다. 만약 척추의 측굴 능력에 제한이 있는 경우, 어깨를 수평으로 유지하기 위한 고관절의 회전 정도에 영향을 미친다.

그림 3.138e와 f의 서로 다른 요가 수행자들의 척추를 보자. (f) 척추는 직선 형태를 띠고 있고, (e)의 척추는 곡선을 그린다. 그림 3.138e의 요가 수행자는 왼쪽 다리를 높이 올리기를 원한다. 그녀는 그림 3.138f의 친구처럼 보이고 싶지만 내전근의 긴장이나 고관절의 압박으로 인

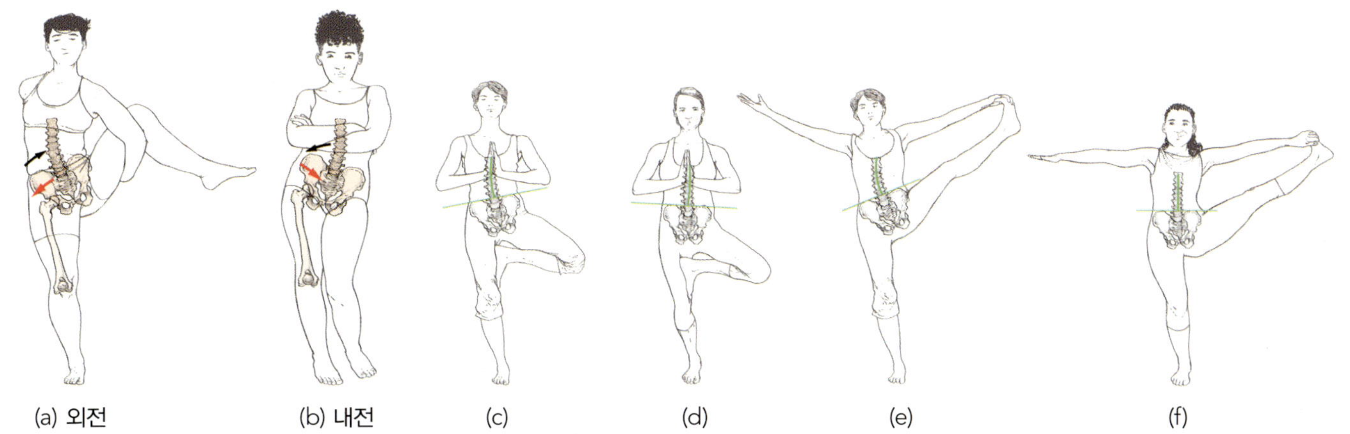

그림 3.138 전두면상의 골반 회전은 척추의 측굴을 유발할 수 있다. 이때 신체 무게를 지지하는 엉덩이는 지지되지 않는 엉덩이보다 낮거나(a-고관절에서의 외전) 높을 수 있다(b-고관절에서 내전). 이때 척추는 반대 방향으로 측굴하여(및 b의 검은색 화살표) 어깨 수평을 유지하게 된다. 이러한 움직임은 나무 자세(브르크사아사나vrksasana)(c, d), 또는 서서 손으로 엄지발가락을 잡은 자세(우티타하스타파당구스타아사나)에서 볼 수 있다(e, f). (c)에서는 지지하는 엉덩이가 지지되지 않는 엉덩이보다 낮고, (d)에서는 더 높다. 두 경우 모두 척추에 작은 측굴을 일으킨다. (e)에서는 (c)에서보다 엉덩이가 더 많이 회전되어 척추에서도 측굴이 더 많이 나타난다. (f)의 경우 이 학생은 고관절 외전 범위를 더 많이 사용할 수 있어 척추에 전혀 영향을 미치지 않았다.[475]

해 골반이 기울어지지 않고는 다리를 더 이상 올릴 수 없으므로 골반을 기울여야 할 것이다. 그러나 머리와 어깨의 수평을 유지하려면 요추를 반대 방향(시계 방향)으로 옆으로 구부려야 한다. 요추와 흉추에 측굴이 제한될 경우 이 요가 수행자는 어깨를 수평으로 유지한 상태로는 다리를 더 높이 들어 올릴 수 없다. 그림 3.138f의 요가 수행자처럼 많은 고관절 외전 범위를 가지고 있다면 골반 회전이 일어나지 않으므로 척추는 곧게 유지될 것이다. 불행히도, (f)의 수행자와 같은 고관절 외전 범위를 가진 사람은 많지 않지만, 괜찮다. 척추를 약간 측굴하면 된다! 척추는 옆으로 구부러지도록 설계되었으며 (e)의 요가 수행자도 잘하고 있는 것이다.

그림 3.138 중, 전두면에서 고관절 회전을 제한하는 요인은 요추 또는 고관절에 생기는 압박 때문일 수 있다. 혹은 내전근에 긴장이 있으면 허벅지 안쪽에서 뻣뻣함이 느껴질 수 있다. 더 감지하기 어려운 또 다른 장력의 원인은 고관절의 관절낭인대에 있을 수 있다.[476] 그림 3.138b와 d에서 골반이 회전하는 방식에 주목하라. 이 그림에서는 지지된(오른쪽) 골반이 내전되고 지지되지 않은 엉덩이보다 높은 위치에 있다. 이러한 바람직하지 않은 상황은 내전근의 만성적인 구축 상태로 인해 발생할 수 있으며 정상적인 보행을 방해할 수 있다.[477]

고관절 내전이 나무 자세(그림 3.138d)와 같은 자세에서 발생하면 요추는 지지하는 다리 쪽으로 옆으로 구부러진다(그림 3.138b 참조). 요추가 기울어지는 방향은 이상근, 대퇴근막장근, 중둔근 또는 장경인대와 같은 고관절 외전근의 뻣뻣함에 의해 제한될 수 있다. 또한 척추 측굴이 저가동성인 경우, 한 다리로 균형을 잡을 때 고관절 내전이 제한될 수도 있다. 요추와 흉추가 옆으로 구부러지지 않으면 상체와의 균형을 맞출 수 없기 때문에 내전이 제한된다.

종종 우리는 요가 자세를 취할 때 골반 수평을 유지하도록 지시받는데, 이때 고관절에서 내전이나 외전도 하지 말라는 이야기를 듣는다. 물론 그러한 의도가 고관절 외전근의 힘을 키우고 척추의 측면굴곡의 필요성을 확인하려는 경우라면 괜찮은 큐잉일 수 있다. 어떤 경우에는 골반을 기울이고 해당 자세를 유지하기 위해 고관절 관절낭인대에 의존하는 것보다는 골반 높이를 수평으로 맞추는 것이 더 나을 수도 있다. 그러나 대부분의 경우 이러한 방식은 이 인대에 스트레스를 줄 기회를 뺏을 수도 있다. 만약, 고관절을 강화시키는 다른 자세를 병행한다면 이런 방식으로 인대에 스트레스를 주지 않는 것이 괜찮을 수도 있다. 모든 조직은 건강을 회복하거나 유지하기 위해 스트레스가 필요하다는 것을 기억하라. 특정 자세에서 이 인대에 스트레스를 가하지 않기로 결정했다면 나중에 다른 방법으로 해당 인대를 운동시킬 수 있는지 확인하라(아마도 체중을 지지하지 않는 인요가 자세를 사용할 수도 있을 것이다).

흥미로운 실험의 일환으로, 나무 자세를 취해보라. 혹시 골반 정렬이 어떻게 되는지 느낄 수 있는가? 만약 골반 정렬이 어떻게 되는지 느낄 수 있다면, 회전 삼각 자세(파리브르타트리코나사나)와 같이 더 어려운 자세에서 골반이 어떻게 되는지 느껴보자. 당신은 요추가 어떤 일을 하게 되는지를 보고 단서를 찾을 수 있을 것이다. 혹시 측굴이 발생하는가? 그렇다면 이는 전두면에서 골반 회전이 보상되고 있다는 의미일 것이다.

수평면(횡단면)에서 골반 회전

대퇴골 위에서 수평으로 회전할 수도 있다(그림 3.139). 골반이 한 방향으로 회전하면 척추는 반대 방향으로 비틀어진다. 닫힌 사슬 움직임(발이 고정된 경우)에서 골반 회전이 제한되는 대부분의 경우는 근육, 인대 및 고관절 관절낭의 긴장성 제한보다는 압박 제한으로 인해 발생한다. 닫힌 사슬에서 고관절 회전의 제한을 살펴보면, 요추는 후관절이 서로 부딪히기 때문에 많이 비틀리지 않고, 대퇴골은 지면 고정 때문에 회전이 제한된다.

평균적인 사람의 고관절 외회전 양은 34°이며, 정상적인 범위는 18~50°에 분포한다.[479] 내회전 양 역시 비슷하게 평균은 33°, 범위는 19~47°이다.[480] 만약 삼각 자세(트리코나사나)에서 앞발을 옆으로 정렬시키고 몸을 정면으로 향하게 하려는 의도로 골반을 회전시키려 한다면(그림 3.140 참조),[481] 고관절 외회전 정도는 90°가 필요할 것이다.[482] 그러나 대부분의 학생들은 이렇게 할 수 없으므로, 척추를 통해 회전해야 하지만 정상적인 요추는 11~20° 사이만 비틀 수 있다. 그렇기 때문에 허리 골반의 영역에서는 90° 회전을 만들기가 충분하지 않다. 이러한 제한된 고관절 외회전, 요추 회전으로 인해 삼각형 자세에서 완전히 몸이 열리려면 흉추도 비틀려야 한다. 대부

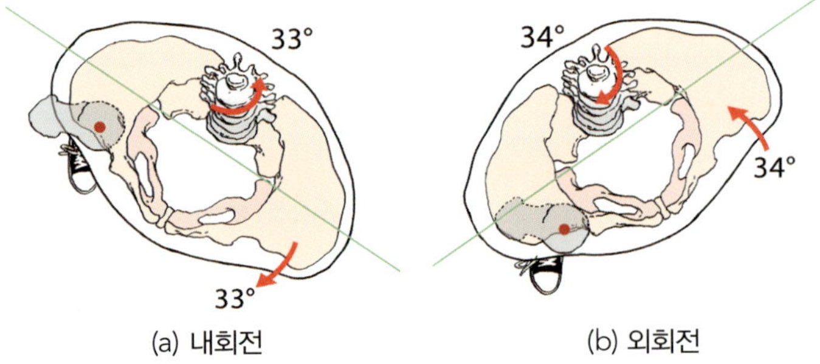

그림 3.139 수평면에서의 골반 회전은 척추에 반대 방향으로 비틀림을 생성한다.[478]

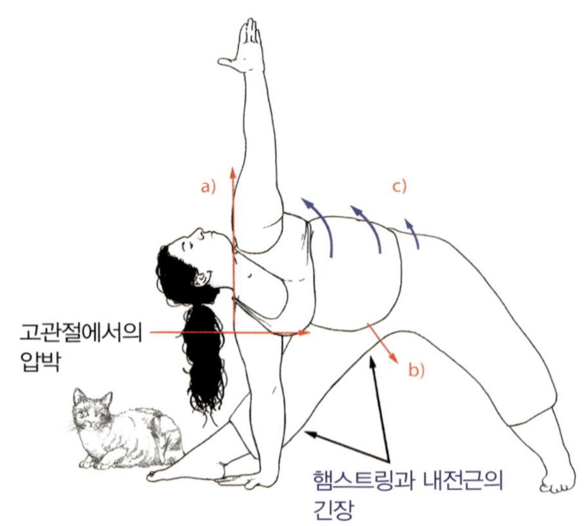

그림 3.140 삼각 자세(트리코나사나)를 할 때, 앞쪽 고관절에 외회전 제한이 있다면 요추와 흉추의 상당한 회전이 필요하다. (a) 지점을 보면, 어깨는 똑바로 위를 가리키고 있지만 배꼽은 골반이 완전히 회전되지 않았기 때문에 여전히 아래를 가리키고 있다. (b) 이러한 현상은 관절의 압박이나 다리 안쪽의 장력(긴장)으로 인한 고관절 외회전 및/또는 외전의 제한 때문일 수 있다. 골반 회전 제한은 몸통을 비틀어야 하는 필요성을 만든다(c). 하지만 요추에서의 회전양은 적으므로, 척추 회전의 대부분은 흉추에서 나온다.

표 3.107 전형적인 척추골반 움직임의 요약. (모든 사람이 여기에 표시된 것과 동일한 전략을 사용하는 것은 아니다. 즉 변이성을 고려해야 한다.)

골반 움직임	허리 움직임
앉거나 선 자세에서의 전방회전(고관절에서 굴곡됨)	신전
앉거나 선 자세에서의 후방회전(고관절에서 신전됨)	굴곡
선 자세에서 앞으로 몸을 접을 때 전방회전(고관절에서 굴곡됨)	굴곡
앞으로 몸을 접은 상태에서 선 자세로 돌아가는 동작에서 후방회전(고관절에서 신전됨)	신전
전두면에서 외전	지지하는 고관절에서 멀어지는 방향으로 측굴
전두면에서 내전	지지하는 고관절을 향하는 방향으로 측굴
수평면에서 외회전	반대 방향으로 회전
수평면에서 내회전	반대 방향으로 회전

분의 사람들에게 삼각형 자세는 단순한 고관절 외전 자세가 아니다. 이 자세는 척추 비틀기 자세이기도 한 것이다!

표 3.107은 몇 가지 전형적인 골반 움직임이 요추에 미치는 영향을 요약한 것이다. 척추가 골반과 같은 방향으로 움직일 때도 있지만 반대 방향으로 움직일 때도 있다.

천골 복합체 요약

천골 복합체는 5개의 뼈들이 5개의 관절을 형성하는 구조이다. 골반 앞쪽에 위치하며, 두 골반뼈 사이에 있는 치골결합, 장골과 천골이 결합하는 부위인 2개의 천장관절, 요추에서 가장 낮은 위치의 뼈인 L5와 결합하는 천골 관절, 그리고 천골과 미골 관절. 천골과 미골은 신체 축의 가장 낮은 곳에 있다. 천골은 골반의 두 장골 사이에서 건축물의 아치 구조에서 쐐기돌과 같은 역할을 하지만, 건축물 아치와는 달리 약간의 움직임을 가지고 있다. 이 작은 움직임은 골반링 내에 쌓이는 스트레스를 분산하는 데 도움을 준다. 그렇지 않으면 너무 많은 스트레스로 인해 골반 뼈는 골절의 위험을 가지게 된다.

천골 복합체 내의 움직임과, 천골 복합체 전체의 움직임은 척추에 영향을 미친다. 표 3.108에는 천장관절의 두 가지 주요 움직임(뉴테이션과 카운터뉴테이션)이 요약되어 있고, 표 3.109에는 골반과 척추의 결합된 움직임이 요약되어 있다. 골반과 척추의 결합된 움직임을 척추골반 리듬이라고 부른다. 골반의 움직임은 척추의 움직임을 만들고 그 반대도 마찬가지이다. 이러한 움직임을 억제하는 요인도 표 3.109에서 볼 수 있다.

어떤 사람들에게는 천장관절 및/또는 치골결합이 융합되어 이 부위에서 움직임을 전혀 허용하지 않아 문제를 일으키기도 한다. 이곳에 가동성이 없는 사람들은 훈련된 요가치료사 또는 수기치료사, 물리치료사에게 치료를 받아야 한다. 하지만 가동성이 지나치거나 대부분의 정상적이고 건강한 요가 학생들에게 필요한 천골 복합체의 주요 기능은(특히 관절이 스트레스와 하중을 받을 때) 안정성을 구축하는 것이다. 치료 목적의 요가 외에, 일반적인 요가 수련에서 우리는 천장관절이나 치골결합부의 가동성을 증가시키려고 하지 않는다. 특히 천장관절이 카운터뉴테이션으로 작용할 때 이 관절을 안정화하려고 노력해야 한다. 안정성은 천골 복합체의 근육과 그 주변에서 작용하는 더 먼 곳에 위치한 근육들의 동시수축을 통해 향상된다. 이를 위해서는 절충이 필요하다. 이 부위를 뻣뻣하게 하면 척추의 깊은 굴곡, 비틀림 또는 신전에서 우리의 가동범위가 제한되지만 안정성과 건강을 보장하기 위해 치러야 할 작은 대가이다. 정상적이고 건강한 천장관절의 경우 안정성을 개발하고 유지하는 것이 가동성을 향상시키는 것보다 더 중요하다. 하지만, 천장관절에서 안정성을 구축하는 것이 중요하기에 이 관절에서 스트레스를 피하려고 한다는 의미는 아니라는 점을 깨닫는 것이 중요하다. 우리는 천장관절에 스트레스를 줄 필요가 있다. 모든 관절은 건강을 유지하기 위해 스트레스가 필요하다. 다만, 그 스트레스를 어떻게 하면 적절하게 견딜 수 있게 하는가를 위해 노력해야 한다.

표 3.108 뉴테이션과 카운터뉴테이션 요약 및 우리를 멈추게 하는 요인

SI 관절에서의 움직임 평균 ROM은 약 2.5°이며 정상 범위는 0.8~3.9°이다.*	치골결합에서의 움직임 평균 ROM은 약 1.2mm이고 정상 범위는 0~3.1mm이다.*	긴장 요소 해당 움직임에 대한 인대들을 표에 수록하였음	압박 요소 해당 움직임에 대한 단단한 압박 요소(뼈와 뼈)를 표에 수록하였음
뉴테이션 – 천골의 기저부(상부)가 장골에 대해 앞으로 움직이거나 또는 장골이 천골에 대해 상대적으로 뒤로 회전한 상태	분리: 두 치골이 서로 살짝 떨어지게 움직임	전종인대, 천골결절인대, 천극인대, 골간인대, 단천장인대, 치골결합인대	천골과 장골의 관절 사이의 압박. 천골이 두 골반 날개(장골) 사이에 끼이게 됨.
카운터뉴테이션 – 천골의 기저부(상부)가 장골에 대해 뒤로 움직이거나, 장골이 천골에 대해 상대적으로 앞으로 회전한 상태	근사: 두 치골이 더 가깝게 밀착함.	후종인대, 그리고 골간인대의 전방섬유가 관여할 것으로 여겨짐.	치골과 치골결합 디스크 사이의 압박.

* 표시된 범위는 해당 관절에 질환이 있거나 관절이 완전히 분리된 아탈구를 가진 사람을 포함하지 않는다.

표 3.109 척추골반 움직임과 WSM? 스펙트럼의 요약. (요추와 천골 복합체의 짝 운동에 대한 가장 일반적인 전략들이지만, 모든 사람이 이러한 전략을 사용하는 것은 아니다.)

천골 복합체 움직임	요추 짝 운동	SI 관절에서의 가장 일반적인 움직임*	움직임을 저항하는 근육 긴장 요인**	움직임을 저항하는 인대성 긴장 요인**	움직임을 저항하는 압박 요인**
앉거나 선 상태에서 골반 전방경사(고관절에서 굴곡)(그림 3.132b,d)	신전	카운터뉴테이션	허리: 복근 고관절: 햄스트링, 대둔근, 박근	허리: 전종인대 고관절: 굴곡이 90° 넘어가면 – 고관절 관절낭인대	허리: 극돌기 사이의 부딪힘, 후관절 사이의 접촉 고관절: 굴곡을 제한하는 뚜렷한 압박 요인은 없다(압박이 발생할 정도의 굴곡은 없음)
앉거나 선 상태에서 골반 후방경사(고관절에서 신전)(그림 3.132a,c)	굴곡	뉴테이션	허리: 척추기립근 고관절: 신전을 제한하는 뚜렷한 긴장 요인은 없다(긴장이 발생할 정도의 신전은 없음)	허리: 후종인대, 황색인대, 극상인대, 횡돌간인대, 후관절낭, 척추기립근 고관절: 신전을 제한하는 뚜렷한 긴장 요인은 없다(긴장이 발생할 정도의 신전은 없음)	허리: 굴곡을 제한하는 뚜렷한 압박 요인은 없다(압박이 발생할 정도의 굴곡은 없음) 고관절: 신전을 제한하는 뚜렷한 압박 요인은 없다

천골 복합체 움직임	요추 짝 운동	SI 관절에서의 가장 일반적인 움직임*	움직임을 저항하는 근육 긴장 요인**	움직임을 저항하는 인대성 긴장 요인**	움직임을 저항하는 압박 요인**
선 자세에서 몸을 전방으로 접는 동안 골반 전방경사(고관절 굴곡)(그림 3.133)	굴곡	뉴테이션	허리: 기립근 고관절: 햄스트링, 대둔근, 박근	허리: 후종인대, 황색인대, 극간인대, 극상인대, 횡돌간인대, 후관절낭, 척추기립근 고관절: 굴곡이 90° 넘어가면 – 고관절 관절낭인대	굴곡이 약 120° 초과했을 때: 가슴이 허벅지에 부딪힘, 전상장골극이 허벅지에 부딪힘, 대퇴골경이 비골구에 충돌함
몸을 전방으로 접은 자세에서 선 자세로 돌아가는 동안 골반 후방경사(고관절 신전)(그림 3.135)	척추는 깊게 굴곡된 상태를 줄이기 위해 신전됨	만약 일어나는 동작이 고관절에서 발생한다면 뉴테이션이 나옴	여기에서는 신전을 제한하는 뚜렷한 긴장 요인은 없다	여기에서는 신전을 제한하는 뚜렷한 긴장 요인은 없다	여기에서는 신전을 제한하는 뚜렷한 압박 요인은 없다
선 자세에서 백 벤딩(고관절에서 신전)(그림 3.124b)	신전	카운터뉴테이션	허리: 복부 근육 고관절: 고관절 굴곡근: 장골근, 요근, 대퇴직근, 대퇴근막장근, 봉공근	허리: 전종인대 고관절: 모든 관절낭인대: 장골대퇴인대, 치골대퇴인대, 좌골대퇴인대	허리: 극돌기들 사이에서 일어나는 부딪힘, 후관절들 사이에서 일어나는 부딪힘 고관절: 신전을 제한하는 뚜렷한 압박 요인은 없다
깊은 백 벤딩에서 일어남(깊은 고관절 신전에서 굴곡으로)(그림 3.131)	깊은 신전을 줄이기 위해 척추가 굴곡한다	카운터뉴테이션	여기에서 굴곡을 제한하는 뚜렷한 긴장 요인은 없다	여기에서 굴곡을 제한하는 뚜렷한 긴장 요인은 없다	여기에서 굴곡을 제한하는 뚜렷한 압박 요인은 없다
전두면 상에서 외전(그림 3.138a)	지지하고 있는 고관절에서 멀어지는 방향으로 측굴	불확실하다. 아마도 전두면상에서 천골/요추의 짝 운동이 일어날 것으로 보인다	허리: 여기에서 측굴을 제한하는 뚜렷한 긴장 요인은 없다 고관절: 내전근들, 박근, 치골근	허리: 지지하고 있는 고관절 쪽의 횡돌기간인대와 후관절낭 고관절: 치골대퇴인대, 좌골대퇴인대, 고관절 관절낭의 아랫쪽 부분	허리: 여기에서 뚜렷한 압박 요인은 없다 고관절: 대퇴골경의 위쪽 부분과 비골구의 위쪽, 또는 대퇴골 대전자와 장골 사이에서 중둔근/소둔근이 쥐어짜질 수 있다
전두면 상에서 내전(그림 3.138b)	지지하고 있는 고관절을 향하는 방향으로 측굴	불확실하다. 아마도 전두면상에서 천골/요추의 짝 운동이 일어날 것으로 보인다	허리: 여기에서 측굴을 제한하는 뚜렷한 긴장 요인은 없다 고관절: 소둔근/중둔근의 후방섬유, 이상근, 대퇴근막장근	허리: 지지하지 않는 쪽의 횡돌기간인대와 후관절낭 고관절: 장경인대, 장골대퇴인대, 고관절 원인대	허리: 여기에서 뚜렷한 압박 요인은 없다 고관절: 비골구 아래쪽 또는 좌골에 대한 대퇴골 간부 및 대퇴골경 내측의 충돌

천골 복합체 움직임	요추 짝 운동	SI 관절에서의 가장 일반적인 움직임*	움직임을 저항하는 근육 긴장 요인**	움직임을 저항하는 인대성 긴장 요인**	움직임을 저항하는 압박 요인**
수평면에서 내회전 (그림 3.139a)	반대 방향으로 회전	앞쪽 엉덩이에서는 카운터뉴테이션, 뒤쪽 엉덩이에서는 뉴테이션	허리: 여기에서 회전을 제한하는 뚜렷한 긴장 요인은 없다 고관절: 이 움직임에서 긴장의 제한은 미미하다	허리: 후관절낭 고관절: 이 움직임에서 긴장의 제한은 미미하다	허리: 후관절끼리 가까워짐(서로를 누르게 된다) 고관절: 여기에서 뚜렷한 압박 요인은 없다
수평면에서 외회전 (그림 3.139b)	반대 방향으로 회전	앞쪽 엉덩이에서는 뉴테이션, 뒤쪽 엉덩이에서는 카운터뉴테이션	허리: 여기에서 회전을 제한하는 뚜렷한 긴장 요인은 없다 고관절: 이 움직임에서 긴장의 제한은 미미하다	허리: 후관절낭 고관절: 이 움직임에서 긴장의 제한은 미미하다	허리: 후관절끼리 가까워짐(서로를 누르게 된다) 고관절: 여기에서 뚜렷한 압박 요인은 없다

* 모든 사람이 표 3.104에서 제시한 움직임을 보이는 것은 아니지만 가장 일반적인 움직임들을 수록하였다.

** 요추 제한에 대한 자세한 내용은 다음 장에서 확인할 수 있다. 고관절 제한에 대한 자세한 내용은 『유어 바디, 유어 요가』 볼륨 2, 표 2.7에서 찾을 수 있다.

Chapter 3
요추 부분

척추의 요추 부분은 '허리'라고도 불린다. 허리는 많은 사람들이 기능 장애를 일으킬 정도로 심한 통증을 겪는 신체 부위이기도 하다. 현대 사회를 살아가는 사람들의 85%는 인생의 어느 시점에서는 심각한 요통을 경험하고, 요가 교사와 요가 수련생이라고 하더라도 이러한 통증에서는 자유롭지 않다. 실제로, 요가를 수련하는 사람들 사이에서는 매우 중요하게 여겨지는 가동성 향상에 대한 욕구는 종종 요통으로 이어질 수 있다. 천골 복합체에 대한 이전 내용을 읽었다면, 우리의 요가 수련 중 천장관절에서 추구해야 하는 것은 가동성이 아니라 안정성이라는 것을 알게 되었을 것이다. 이와 동일한 철학이 허리에서도 적용될 것이다. 척추는 부속골격 분절들 간의 힘을 전달하도록 설계 되었다. 이는 척추가 상체와 하체를 연결하는 연결 장치이며 안정성은 이러한 기능을 안전하게 수행하게 하는 핵심적인 요소라고도 표현된다. 하지만 우리는 스스로 위험을 감수하면서 극단적인 가동성을 추구하곤 한다.

물론, 척추도 움직이도록 설계되어 있으며 위와 같은 내용에 집착하게 되면 일상적이고 무해한 동작을 하는 것조차 지나치게 조심스럽고 두려워하게 될 것이다. 적절한 균형이 필요하다. 확실히 척추가 너무 뻣뻣한 사람들도 있으며, 지나친 비가동성으로 인해 기능 장애와 통증이 발생하기까지 한다. 이러한 사람들의 경우 가동성을 확보하는 것이 필요하다. 하지만, 대부분의 사람들의 경우 척추, 특히 요추 부분을 다룰 때에는 가동성을 높이는 것이 아니라 안정성을 높이는 것이 중요하다. 우리는 두 가지를 모두 할 수 있는 방법을 살펴볼 것이지만 지나치지 않아야 한다는 것을 기억하라! 너무나도 많은 요가 수련자들이 건강하지도 않고 옳지도 않은 지나친 요추 가동범위를 추구하고 있다. 오른쪽 사이드 바에 스튜어트 맥길 박사의 환자 노트에서 가져온 지금까지 논의한 바에 대한 예시와 경고 사항을 수록하였으니 참고하라.

맥길 박사가 이 여성의 요가 수련에 대해 관찰한 문제는 '너무 많이, 너무 오랫동안…'이었다. 맥길 박사는 이 여성에게 무엇이 그녀의 고통을 유발했는지 보여달라고 요청한 다음 그렇게 하지 말라고 조언했다. 그는 모든 요가 수행자들에게 동일하게 적용될 수 있는 처방을 제안하지 않았다. 이 여성 수련자에게 제안한 것처럼, 지나친 척추 움직임을 제한해야 한다는 그의 의견이 다른 모든 요가 수행자들에게도 적용되는 것은 아니지만, 그 의도는 기억할만한 가치가 있다. 요가 수련의 목적이 긴장을 풀거나 정신적인 부분을 개선하는 것이라면 극단적인 척추 움직임은 필요하지도 않고 도움이 되지도 않는다. 최적의

한 요가 마스터가 상담을 위해 스튜어트 맥길의 사무실에 방문하였다.

나는 그녀에게 무엇이 그녀의 통증을 더 악화시키는지 보여달라고 요청하였다. 그녀는 바닥에 앉아 척추를 완전히 비틀고 몇 분 동안 같은 자세를 취했다. 그리고 그 자세에서 다시 일어서기까지 통증을 이겨내는 데 또 몇 분이 걸렸다. 나는 "당신의 통증을 일으키는 원인은 바로 그 운동을 계속해서입니다"라고 말했다. 그녀는 나의 말을 믿지 않았다. 그녀는 더 많은 가동성을 만드는 것을 계속해야 한다고 생각했다. 그녀는 전통적인 요가 수행법에 따라 마음의 수양을 위해서는 몸에서 긴장을 제거해야만 한다고 생각하였다. 나는 그녀처럼 뼈대가 큰 체격의 사람은 얇은 뼈대를 가진 사람보다 훨씬 더 높은 척추 스트레스를 유발할 수 있다고 이야기했다. 두꺼운 나뭇가지는 같은 양의 구부림이나 비틀림을 받을 때 얇은 가지보다 훨씬 빨리 부서진다. 그녀는 아마 내가 그녀의 요가 수련에서 어떤 점을 교정할 수 있는지를 알아보기 위해 상담한 것 같았다. 하지만, 그녀가 나아질 수 있는 유일한 방법은 통증이 유발되고 민감해진 관절에 스트레스를 주지 않는 것뿐이었다. 내가 해준 조언은 그녀의 생활방식과 생계에 있어 큰 도전이었을 것이다. 그녀는 감정적으로 이 조언을 받아들이기 매우 어려워했다.[483]

건강을 되찾고 유지하는 것이 목적이라면 요가 수행 중과 후에 발생하는 감각에 주의를 기울여 몸에 너무 많은 것을 요구하지 않도록 해야 한다. 우리의 축성관절, 뼈, 그리고 조직에는 약간의 스트레스가 필요하지만 극단적으로 갈 필요는 없다. 목에 이어 두 번째로 요추는 매우 잘 움직이는 척추이지만 상체의 전체 무게를 지탱해야 한다. 요추는 그 자체와 요추를 지지하는 구조로 인해 움직임과 안정성을 만드는 이중적인 역할을 수행할 수 있다.

형태

요추는 일반적으로 5개의 척추체, 각 척추체 사이에 있는 연골로 만들어진 디스크(추간판), 여러 층의 인대 및 후관절을 둘러싸고 있는 활액관절낭으로 구성된다. 5개의 요추는 모든 사람들에게 적용되는 숫자 같지만, 3.4%의 사람들은 요추를 4개만 가지고 있고, 또 다른 3.4%는 6개를 가지고 있을 수 있다. 즉, 30명 중 1명은 추가적인 요추를 갖고 있고 30명 중 1명은 요추가 하나 적다. 많은 사람들이 참여하는 요가 수업에서 요추가 5개가 아닌 학생들을 보게 될 가능성이 높으며 이는 좋든 나쁘든 그들의 가동성에 영향을 미칠 수 있다. 요추는 독특한 모양을 가지고 있다. 늑골이 연결되어 있지 않기 때문에 요추의 횡돌기는 흉추의 횡돌기와는 다른 기능을 한다. 또한 요추 극돌기는 흉추보다 더 두껍고 짧으며, 수평에 가깝다. 인대는 축성골격의 중심을 감싸고 상체에서 하체로 확장되는 광대한 근막 네트워크와 연속성을 가진다. 요추 부분의 근육은 하나 또는 2개의 척추관절에 걸쳐 있는 짧은 섬유뿐만 아니라 척추의 전체 길이를 덮고 척추체의 전면을 감싸는 길고 큰 근육도 있다.

요추의 구조

허리에서 보이는 두드러진 곡선을 전만lordosis이라고 부르며, 이는 '뒤로 구부러짐'을 뜻한다(그림 3.200 참조). 요가 수련을 하는 사람들은 척추를 뒤로 구부리는 것을 좋아하는데, 이러한 움직임은 엄밀히 말하면 신전이라고 부른다. 하지만, 요추가 전만된 이유는 요가 자세를 잘하는 것이 아니라 똑바로 걷기에 탁월하기 때문이다. 요추의 곡선은 인간과 다른 모든 유인원 및 동물들을 구별하는 특징이다. 다른 동물들은 허리가 뒤로 구부러지는 곡선을 가지고 있지 않다. 전만된 허리는 우리가 똑바로 서 있을 때 무릎을 구부리거나 엉덩이를 펴지 않고도 어깨를 엉덩이 위에 위치할 수 있도록 한다. 다른 동물들이 인간과 같은 직립 자세를 취하기 위해서는 하체의 관절들을 구부려야 하기 때문에 많은 에너지와 노력을 소비해야 한다. 다른 동물들의 척추는 흉추, 요추 및 천골 부분에 걸쳐 후만되어 있다.

전만과 변이의 범위

전만의 양은 매우 다양하지만 일반적으로 사람들의 요추의 곡선은 29~69° 의 분포를 가지고 있고, 어떤 연구에서는 평균치가 약 49° 라고 밝혔다.[484] 이처럼 요추 변이의 범위는 매우 넓으며, 심지어 다른 연구에서는 다른 평균 수치들을 보고하였는데,[485] 이에 따라 일반적인 요가 수업에서 학생들마다 척추를 움직이는 능력에서 큰 차이를 보이는 것은 놀랄 만한 일이 아니다. 이들의 척추 움직임을 막는 것은 그들의 의지나 요가 경험의 수준이 아니라 그들의 독특한 척추의 해부학적 구조이다. 나이가 들면서 일부 사람들은 전만의 정도가 줄어든다. 즉 요추가 곧게 펴지는 것이다. 척추를 크게 신전하는 것에는 기술보다는 요추의 고유한 곡선과 척추, 디스크의 모양과 크기의 변이성이 더 큰 영향을 미치지만, 좋은 기술과 정렬은 확실히 잠재적인 움직임을 극대화할 수 있다. 잘못된 기술과 정렬은 심각하고 고통스러운 문제를 일으킬 수 있다.

여성은 아이를 출산할 수 있는 능력 때문에 일반적으로 남성보다 요추전만이 평균 약 4° 정도 더 큰 것으로

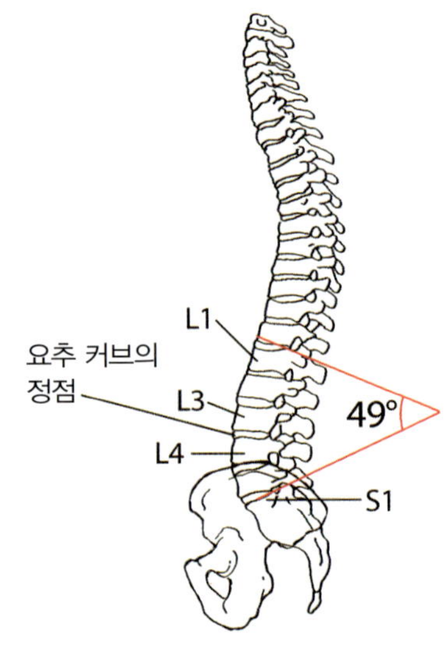

그림 3.200 평균적으로 요추는 49°의 전만 곡선을 가지고 있다. 요추 곡선의 정점은 일반적으로 L3와 L4 사이에 존재한다.

여겨진다.[486] 전만 곡선이 깊을수록 상체의 무게중심을 더 뒤로 보낼 수 있는데, 이는 아기가 자라남에 따라 배가 커지면 몸을 앞으로 당기기 때문에 정렬을 지키기 위함일 것이다. 요추 만곡의 정점은 대부분의 사람들에서 세 번째와 네 번째 척추 사이에 있다.[487] 그러나 전만 곡선의 정도가 가장 큰 부분(평균적으로 커브의 40%는)은 다섯 번째 척추와 천골 사이에 있다.[488] 항상 그렇듯이, 여기에도 변이성이 있는데, 요추의 곡선은 쐐기 모양의 척추체와 추간판에 의해 발생하지만 요추뼈의 모양은 전체 곡선 정도의 10%만 기여한다.[489] 따라서 요추 곡선의 90%는 요추 디스크 모양에 의해 발생하는 것이다.

흥미롭게도, 여성의 아름다움에 대한 주관적인 평가는 허리의 전만 정도에 따라 달라질 수 있다고 한다. 이는 진화론적인 관점에서 이루어지는데, 허리의 전만 정도가 좋은 여성은 아이를 더 안전하게 임신하고 출산할 수 있는 반면, 전만도가 낮은 여성은 고관절에서 훨씬 더 많은 스트레스를 경험할 수 있다는 것이다.[490] 선조들은 여성의 척추를 직접적으로 볼 수는 없었겠지만, 허리와 엉덩이의 곡률을 볼 수 있었다. 척추의 개별 구조가 쐐기형에 가까울수록 천골은 수평에 가까워진다. 즉 엉덩이가 더 돋보였고, 이러한 모습이 섹시하다고 여겨졌다. 한편, 허리 전만이 너무 적은 것도 좋지 않지만 너무 큰 것도 건강하다고 이야기할 수 없다. 여성의 허리에 가장 좋은 전만 각도는 평균적으로 45.5° 이다.[491] 이는 여성의 신체 굴곡과 남성의 선호도에 대한 한 연구에서 남성에게 가장 매력적으로 여겨지는 그림 3.201의 중간에 있는 여성에 가깝다[492](이 연구에 따르면 남성이 매력적으로 여기는 것은 여성의 엉덩이의 사이즈가 아니라 전만의 정도에 따라 결정된다고 한다. 하지만 전만 정도가 크더라고 육안으로 확인하기 힘든 경우에는 엉덩이의 사이즈가 영향을 미친다).

중요한 내용: 스포츠에서의 허리 전만

요추전만과 스포츠에 대한 연구는 많지 않았지만 몇 가지 흥미로운 상관관계가 발견되었다. 장거리 주자 및 단거리 선수는 정상 전만 범위보다 더 큰 전만을 가지고 있는데, 아마도 달리는 동안 골반이 앞쪽으로 자주 기울어지기 때문으로 보인다. 운동선수들은 더 많이 훈련할수록 더 큰 전만도를 얻는 경향을 보이지만, 정확히 이유는 알려져 있지 않다. 그러나 럭비와 축구 선수의 경우에는 평균적인 요추전만을 가진 경향이 있다. 일반적으로 골반과 척추를 상당히 중립적으로 유지하려는 수영 선수와 보디빌더는 전만도가 평균 이하인 경향이 있다. 발레리나는 전만도가 낮은 경향이 있다. 아마도 춤을 추는 데 있어 길고 곧은 척추가 중요하기 때문일 것이다. 마지막으로, 암벽 등반가도 보통 사람들보다 전만도가 낮은 경향이 있다.[494] 아마도 이들도 발레리나처럼 몸을 더 길게 만들 필요가 있기 때문인 것으로 보이는데, 그 덕분에 멀리 떨어진 암벽에도 도달할 수 있을 것이다.

과전만증과 과소전만증

요추의 곡선 정도가 평균보다 작으면 전만도가 낮다고 이야기한다. 만약 당신이 평균보다 큰 곡선을 가지고 있다면 전만도가 크다고 불릴 것이다. 이처럼 매우 명확한 기

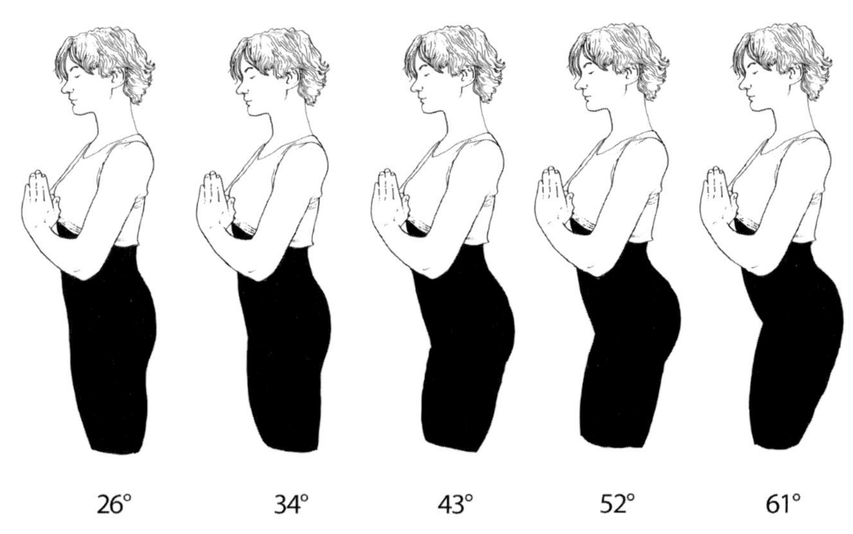

그림 3.201 요추전만 범위. 남성들은 전만 정도가 43°인 여성을 가장 매력적이라고 평가했다.[493]

준에도 불구하고 X-ray 또는 다른 기술적 방법을 사용하여 척추를 촬영하지 않고는 당신의 척추 구부러짐의 정도를 정확히 판별하기란 쉽지 않다. 골반의 자세나 위치는 전만을 만들거나 없앨 수 있다. 그림 3.202는 과전만 hyperlordosis(곡선이 매우 큼)에서 과소전만hypolordosis(곡선이 매우 작음)에 이르는 허리의 곡선과 자세의 범위를 보여준다. 이 그림의 마지막 세 가지 자세는 종종 진단명으로도 사용된다. 즉, 누군가 이러한 자세를 보이면 결함이 있는 것으로 간주되어 수정되어야 한다는 의미로 받아들여진다는 것이다. 하지만 이는 사실일 수도 있지만 반드시 그런 것은 아니다. 어떤 사람들의 경우 고칠 필요가 없는 좋은 이유로 이러한 자세를 채택하고 있는 것이다. 하지만 다른 사람들의 경우에는 이러한 자세를 만성적으로 유지하는 데 어려움을 겪을 수 있다.[495]

스웨이백swayback이 있는 사람들은 겉보기에 확연하게 허리가 신전되어 있는 것처럼 보이기 때문에, 종종 과전만으로 잘못 진단되는 경우가 있다. 그러나 스웨이백은 요추가 정상적인 범주보다 더 큰 커브를 가지고 있어서 생기는 것이 아니라, 골반이 앞으로 나오고 전방으로 기울어져 척추 곡선에 영향을 미치기 때문에 발생한다.[496] 스웨이백이 있는 사람들의 경우 뼈대는 정상이지만, 근육의 톤이나 근막이 뻣뻣하여 척추를 자연스럽고 중립적인 위치로 유지하지 못할 수 있다. 예를 들어, 고관절 굴곡근과 척추기립근은 지나치게 강하고 타이트하여 골반을 앞으로 당기는 동시에, 복부 및 둔근은 약하고 늘어날 수 있다. 그림 3.202b를 보면, 엉덩이는 앞으로 나가고 가슴은 젖혀지며 머리는 앞으로 나오게 되는데, 이 모든 것이 키를 감소시킨다. 스웨이백에서 요추 곡선은 과전만 요추의 곡선보다는 작지만, 평균적인 척추보다는 크다. 요추의 전만, 흉추의 전만, 머리가 앞으로 나오는 정도는 스웨이백이 된 크기에 따라 증가한다.[497] 스웨이백은 남성보다 여성에서 더 많으며, 젊은 여성에서 인구의 43% 이상에서 발생할 수 있다.[498] 스웨이백이 있으면 허리에 문제가 있을 수도 있지만, 아무런 문제가 없을 수도 있다. 스웨이백이 흔히 보이지만 대부분의 젊은 여성이 이 자세를 가지고 있다고 해서 고통을 호소하지 않는다는 사실은 스웨이백 자체가 교정이 필요하지 않을 수도 있다는 반증일 수 있다!

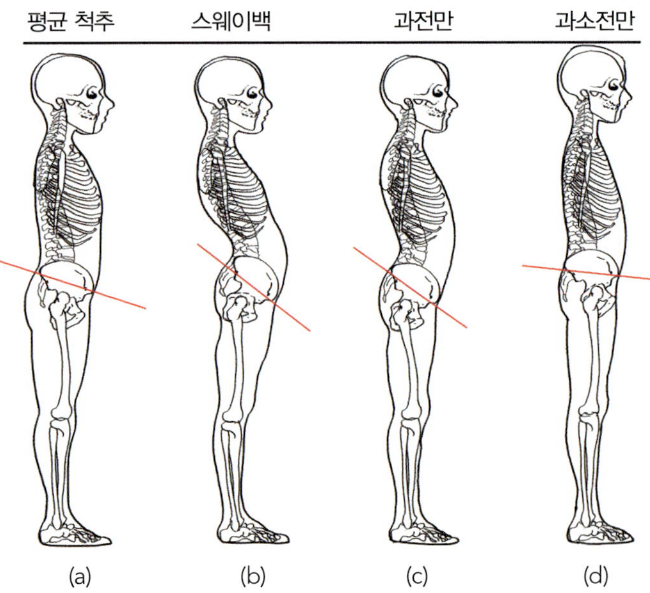

그림 3.202 (a) 평균적인 범주의 척추 만곡을 가진 사람. (b) 스웨이백이 있는 사람. 엉덩이가 앞으로 나오고, 전방으로 기울어져 있다. (c) 요추가 과전만되었더라도 흉추 쪽에서 후만이 발생하여 상대적으로 바르게 서 있는 것처럼 보일 수 있다. (d) 과소전만이 있는 사람은 허리의 커브가 최소한으로 보이고 등허리가 평평해 보일 수 있다. 이 경우 키가 커 보일 수 있다. 대부분의 경우, (b)~(d)의 자세는 반드시 고쳐야 할 문제가 아닐 수도 있다!

요추의 곡선 덕분에 인간은 직립할 수 있고, 두 발로 걷는 영장류가 될 수 있는 것이다. 다른 유인원들의 요추는 훨씬 더 뻣뻣하고, 요추뼈의 개수도 적으며, 허리에 곡선이 없거나 작고, 가동성도 인간보다 부족하다.[499] 보행이 일어나는 동안 골반에서 회전이 10° 나오는데, 여기에서 요추가 약 8°의 움직임을 만든다.[500] 따라서 허리가 뻣뻣하면 걷기의 효율성이 떨어진다.

과전만에는 많은 원인이 있을 수 있다. 골반의 뚜렷한 전방경사, 고관절 신전근(둔근 및 햄스트링) 및 복부 근육의 톤이 떨어짐, 고관절 굴곡근(장골근)이 지나치게 뻣뻣함, 척추 전방전위증, 골다공증, 결합조직 질환 및 기타 병리학적인 문제들이 이러한 원인이 될 수 있다. 직관적이지 않게 보일 수 있지만, 너무 많은 전만은 요추의 전체 동작 범위를 제한할 수 있다. 전만이 1도 커질 때마다, 전체 요추의 움직임 범위(굴곡과 신전의 합)는 1도씩 줄어든다.[501] 그렇다고 해서 전만이 작다는 것이 요추 움직임 범위가 증가한다는 것과 동일한 의미는 아니라는 점에도 주의해야 한다.[502]

전만의 정도는 불변하는 것이 아니며, 훈련을 통해 변경할 수 있다.[503] 요추의 곡선은 더 키울 수 있으며, 이는 요가를 통해 가능할 수 있다. 반대로 곡선을 줄일 수도 있다. 아마도 하루에 9시간 또는 10시간 동안 의자에 앉아 있거나 들판에서 허리를 굽혀 일하거나 장기간 침대에서 쉬는 것과 같은 지속적인 요추굴곡 행위들은 요추전만을 상당히 감소시킬 수 있으며,[504] 이는 과소전만으로 이어질 수 있다.

보행에는 전만이 필요하지만, 척추를 평평하게 할 수도 있어야 한다. 하지만 전만을 크게 만들 수도 있지만 적게 만들 수도 있다는 점에 유의해야 한다. 지나치게 편평한 요추와 요통은 상관관계를 가진다.[505] 전만증과 마찬가지로 골다공증도 퇴행이 일어나는 위치에 따라 과소전만의 원인이 될 수 있다.[506] 흉추는 후만이 정상적이지만 요추전만이 감소하면 서거나 걸을 때 머리가 아래쪽을 가리키는 경향을 만들며, 이는 눈을 수평으로 유지하기 위해 목, 골반 및 무릎에서 보상적 움직임이 필요하게 만든다.[507]

연령 및 성별에 따른 변화

정상적인 요추 커브는 매우 이른 시기에 발달한다. 일반적으로 태아는 후만된 척추 곡선을 가지고 있다고 여겨지는데,[508] 출생 후 아기가 앉기 시작하면 전만 곡선이 생기기 시작한다. 그러나 일부 연구에서는 이 이론에 대해 이의를 제기하여 매우 작긴 하지만, 자궁에 있는 동안에도 전만 곡선이 발생할 수 있다고 주장한다.[509] 요추전만 곡선의 대부분은 출생에서 약 3세까지 발생하고 남은 전만 곡선은 사춘기까지 계속 진행된다.[510] 나이가 들어감에 따라 요추전만이 평평해지는가에 대한 여부는 아직 완전히 결정되지 않았지만 대부분의 연구에서는 나이가 들어도 요추의 곡선이 엄청나게 변하지 않는다는 점에 동의하는 것 같다.[511]

전만에는 유전적인 요인과 역학적인 요인이 모두 있을 수 있지만, 서 있을 때 요추에 가해지는 체중과 요추를 신전시키는 방향으로 당기는 고관절 굴곡근에 의한 스트레스가 성인의 요추전만을 발달시킨다. 나이가 들면서 발생할 수도 있는 요추전만의 감소는 근육의 양과 근육 힘의 줄어듦, 또는 나이가 들어감에 의한 다른 영향(디스크 높이의 감소, 디스크의 쐐기 효과를 감소시키는 디스크 전방의 너비 감소 또는 극돌기 길이 증가로 인한 허리 신전 범위의 감소) 때문일 수 있다.[512]

많은 연구자들은 평균적으로 여성이 남성보다 요추전만이 더 크다고 생각한다. 이는 이족보행과 출산이라는 상황에 대한 진화적 적응 때문으로 여겨진다.[513] 여성은

여성은 평균적으로 남성보다 요추의 움직임 범위가 더 크다.

임신 동안 배가 앞으로 커지고 유방이 커져 무게중심이 이동한다. 이 때문에 여성은 요추전만을 크게하고 천골의 기울기를 크게 함(여성은 임신 기간 동안 천골이 수평에 가까워진다)으로써 체중 분포를 바꿔 이러한 변화를 수용한다. 이러한 일은 주로 서 있는 자세에서 이루어지며 누운 자세는 이러한 경향을 줄어들게 한다.[514] 이와 같은 선 자세와 누운 자세에서의 전만 크기의 차이는 여성의 요추 움직임 범위가 남성의 요추 움직임 범위보다 더 크다는 것을 의미한다. 이는 주목해야 할 만한 사실이다.

큰 요추 곡선과 천골의 경사각은 여성의 무게중심을 대퇴골두 위쪽으로 다시 가져오지만, 이는 요추관절에는 더 많은 스트레스를 가한다. 즉, 요추의 후관절은 디스크에 가해지는 전단 부하를 줄이기 위해 일반적으로 버텨야 하는 하중의 2배 이상을 버텨내야 한다.[515] 여성의 요추가 이러한 스트레스를 버틸 수 있는 데에는 4가지 이유가 있다. 1. 여성 척추의 쐐기 모양은 남성보다 더 발달되어 있다. 2. 척추의 사이즈에 비해 후관절의 크기가 상대적으로 크다. 3. 후관절면의 방향이 더 전후로 세워져 있어 증가하는 복부의 무게로 전단 스트레스를 더 많이 견딜 수 있다. 4. 그리고 후관절 사이의 거리가 더 넓다. 선 자세에서의 여성의 전만은 남성보다 약 27% 더 크다.[516]

요추의 추체

요추는 높낮이가 낮고, 두꺼우며 다른 척추체보다 수평의 형태를 띠고 있어서 상체의 무게를 지탱하기에 적합하고 굴곡 및 신전 시 더 넓은 운동 범위를 허용한다. 게다가 흉추처럼 갈비뼈가 부착되어 있지 않기 때문에 횡돌기가 짧고 안정화에 더 특화되어 있다. 그림 3.203과 같이 요추의 후관절은 측면(내외 방향)으로 방향 지어져 굴곡/신전 움직임은 잘 나올 수 있지만, 비틀림과 측굴은 제한한다. 극돌기는 흉추보다 더 짧고 더 두꺼우며 수평에 가깝고 이웃한 극돌기들 사이에 더 많은 공간이 있어서 흉추보다 신전에서 더 넓은 범위의 움직임을 허용한다.

우리가 자세히 볼 요추의 세 가지 주요 구조는 횡돌

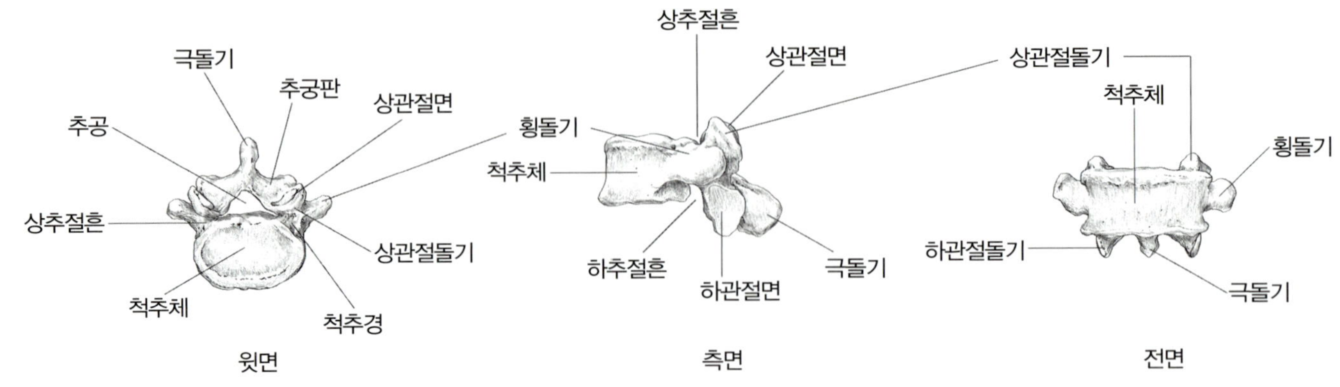

그림 3.203 전형적인 요추 뼈의 모습.

어려운 내용: 각 요추체의 변이

그림 3.204는 5가지 다른 방향에서 본 L1 및 L5 척추를 보여준다. 요추의 추체는 신장kidney 모양이며 길이보다 너비가 더 크다. L1과 L2는 흉추후만 곡선의 일부를 구성한다. 이 뼈들은 뒤쪽보다 앞쪽이 더 좁다. L3는 쐐기 형태를 띠지 않는다. L4와 L5는 뒤쪽이 낮은 쐐기 형태를 띠며 L5가 가장 큰 쐐기 형태를 띤다.[517] 요추전만 곡선의 대부분은 L3/L4, L4/L5 및 L5/S1 사이에 있는 추간판의 쐐기 형태에서 비롯되며 척추체의 쐐기 형태가 기여하는 바는 이보다는 적다(척추의 쐐기 모양에 대한 자세한 내용은 웹 부록 'Wedging of the vertebrae and discs' 참고). L5의 추체는 요추 중 가장 크고, 이 L5의 앞쪽 높이가 높을수록 요천추 각도lumbosacral angle 역시 커진다. 즉 L5는 앞에서 뒤로 쐐기 모양을 띤다. L5는 전방 높이가 가장 두꺼우며, 좌우, 앞뒤의 너비가 가장 큰 척추체이다.[518] 이는 남성과 여성 모두 공통적으로 적용된다.

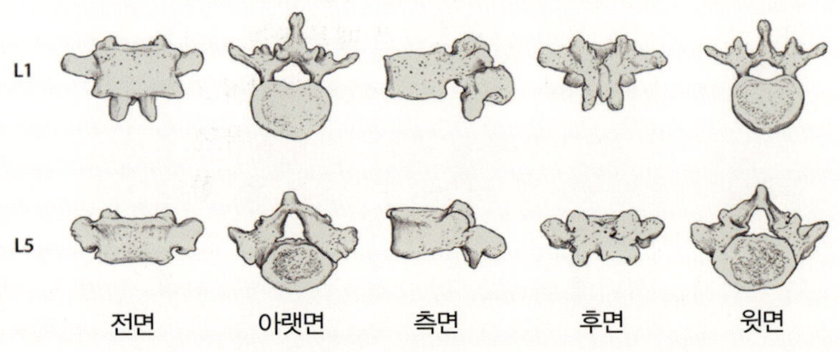

그림 3.204 다른 방향에서 본 전형적인 L1 및 L5 척추체(크기는 비슷하게 그렸다)

기, 극돌기, 그리고 후관절이다. 이 요추가 얼마큼 움직일 수 있는지는 이 구조들의 모양, 크기 및 방향이 중요한 역할을 한다. 요추의 극돌기는 짧고 반듯하게 생겼으며 거의 수평으로 돌출되어 있다. L5의 극돌기는 요추에서 길이나 높이가 가장 작다.[519] L5 극돌기의 끝은 종종 둥근 형태를 띠는 경우도 있다. 극돌기의 길이, 너비 및 각도는 허리가 신전할 수 있는 한계를 결정한다. 길고 가는 횡돌기를 가지고 있는 다른 요추와 달리, L5는 L5와 골반 사이의 여러 인대들(장요인대)의 연결을 위한 보다 견고한 기반을 제공하는 보다 실질적인 횡돌기를 가지고 있다. 요추의 횡돌기는 L1~L3까지 길이가 증가하지만 L4에서 L5로 갈수록 점점 짧아진다.

요추의 상관절면superior facet은 약간 오목하며 대부분은 내측을 향하고 약간 후방을 향한다(안쪽과 뒤쪽을 본다). 그 형태는 C형 또는 J형일 수 있다. 하관절면inferior facet은 아랫면은 외측과 전방(바깥과 앞쪽을 본다)을 향하고 약간 볼록한 형태를 띤다. 아래쪽 척추일수록 후관절의 관절면은 후방/전방 방향(상하관절면)을 취하는 경향이 커진다. 특히 L5의 하관절면은 뚜렷하게 앞쪽을 향하고 있어 L5가 천골 상단에서 미끄러지는 것을 방지하는 데 도움이 된다. 상부 요추의 경우 요추 상관절면이 하관절면보다 더 넓지만 L3에서 L5까지는 그렇지 않다. 그림 3.205는 면의 이러한 배열에 기초하여 요추의 척추를 구별하는 방법을 보여준다. 4개의 후관절은 선으로 연결하면 다각형을 만들 수 있다. L1과 L2에서 다각형은 사다리꼴이다. 여기서 위쪽 후관절 사이의 거리는 아래쪽 후관절 사이의 거리보다 더 멀다. L3에서는 위아래 변이 좁직사각형을 형성한다. L4에서는 정사각형을, 그리고 L5에는 위아래 변이 넓은 직사각형을 그린다. 요추의 후관절면의 방향은 종종 비대칭이며 오른쪽이 왼쪽과 다르다.[520] 이는

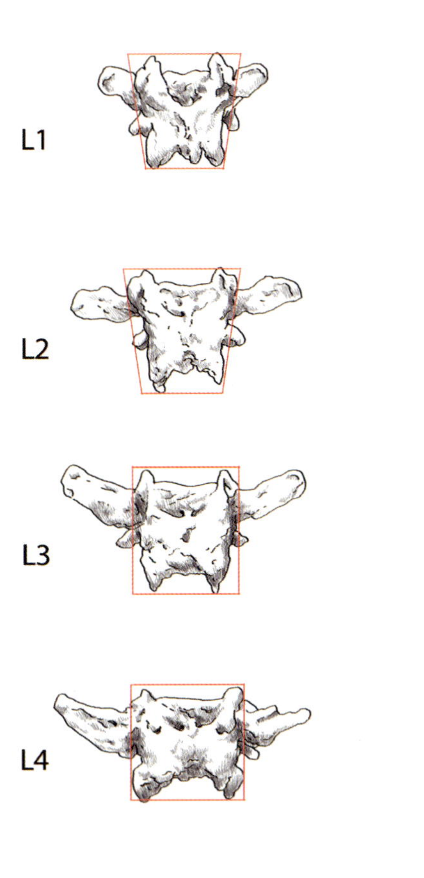

그림 3.205 요추들을 구별하기 위한 요령. 각 후관절들을 이은 선은 다각형을 이룬다. L1과 L2는 사다리꼴 모양이다. L3은 수직 직사각형, L4는 정사각형, L5는 수평 직사각형이다.[521]

좌우의 움직임에서 비대칭을 만들 수 있다. 어느 한쪽이 더 깊게 측굴되거나 더 많이 비틀어질 수 있다. 하지만 이 비대칭은 고칠 필요가 없을 수도 있다!

요추 분절의 변이 유형 및 범위

척추 전체를 따라 많은 변이들이 있지만, 특히 요추 부분에서 많이 보인다. 변이에는 요추의 수(4~6개)와 타고난 전만 곡선의 크기(정상 인구의 경우 29~69°)의 차이가 포함된다. 요가 수련에 극적인 영향을 미칠 수 있는 주요 변이는 후관절면과 극돌기의 크기와 방향이다.

극돌기의 변이

요추의 주요 움직임은 굴곡과 신전이다. 이러한 움직임의 한계를 만드는 스트레스는 일반적으로 긴장(특히 굴곡)과 압박(특히 신전)이다. 극돌기가 서로 '부딪히는' 것이 신전을 제한하는 주요 압박 원인이다(후관절은 신전을 제한하는 작은 요인이다.). 따라서 극돌기의 크기와 방향의 변이는 우리가 얼마나 깊이 백 벤딩 자세를 취할 수 있는지에 대해 매우 중요한 요인이다. 극돌기가 더 짧고 좁고 수평에 가깝게 누워 있으면 극돌기들 사이에 더 많은 공간이 생기므로, 극돌기가 더 길고 넓으며 더 아래로 각이 진 경우보다 신전할 공간이 더 많다. 또한, 극돌기가 뒤에서 보았을 때(뒤쪽 너비) 충분히 가늘면 신전하고 백 벤딩을 할 때 척추에 약간 비틀림이 발생해 일부 사람들의 경우 극돌기가 서로 부딪히지 않으면서 더 깊은 백 벤딩을 만들 수 있다(웹 부록 'Alignment of the spinous processes' 참고).

요추의 평균 길이, 너비 및 경사는 표 3.200과 그림 3.206에 표시되어 있다. 이 자료는 거의 3,000개의 척추뼈에서 나온 것으로, 남성과 여성의 평균치이다. 극돌기의 크기에서는 표준편차가 상대적으로 작지만 경사에서는 표준편차가 크다는 것을 알 수 있다.

표 3.200 인구의 95%를 차지하는 2개의 표준편차가 있는 요추 극돌기의 평균 길이, 너비 및 기울기(모든 거리는 mm 단위).[522]

추체	길이	측면 너비	후방 너비	경사	경사의 범위(2SD)
L1	28.5 (2.0)	20.2 (2.2)	6.1 (2.0)	14° (16°)	0~46°
L2	32.0 (3.2)	20.3 (2.3)	6.8 (1.8)	14° (8°)	0~30°
L3	33.6 (3.4)	20.8 (2.6)	6.8 (1.7)	16° (8°)	0~32°
L4	31.4 (4.0)	20.5 (2.7)	6.8 (1.9)	18° (9°)	0~36°
L5	24.6 (2.4)	18.2 (2.6)	7.2 (2.0)	24 (10°)	4~44°

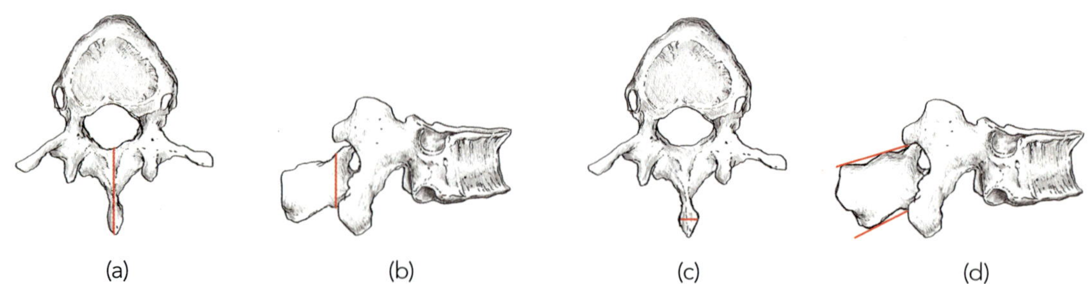

그림 3.206 가시돌기의 주요 지표: (a) 길이, (b) 측면 너비, (c) 후방 너비, (d) 경사.[523]

일반적으로 L5의 극돌기는 다른 요추보다 측면 너비와 길이가 현저히 짧다. 또한, 일반적으로 여성은 경사가 급하고 극돌기가 작은 경향이 있지만 남성에 비해 극돌기의 크기 차이가 많이 나는 것은 단순히 평균적으로 여성이 남성보다 체구가 작기 때문이다. 극돌기는 인종에 따라 차이가 보이며, 백인 남성은 아프리카계 미국 남성에 비해 더 길고 더 수평적인 극돌기를 가지는 경향이 있지만 아프리카계 미국 남성은 측면 너비가 더 큰 경향이 있다. 흥미롭게도 다른 요추 극돌기는 나이가 들면서 더 길게 자라는 경향이 있지만 L4와 L5에서만 옆으로 더 넓어진다. 이는 나이가 들어감에 따라 백 벤딩의 움직임 범위가 감소함을 의미한다.[524]

그림 3.207에는 백 벤딩을 하려는 학생들의 두 가지 예를 보여준다. 가장 먼저 눈에 띄는 특징은 극돌기 사이의 공간이다. 오른쪽 요추에는 극돌기 사이에 큰 간격이 있다. 왼쪽 요추는 극돌기 사이 공간이 매우 좁다. 잘 살펴보면, 왼쪽 요추의 경우 L4와 L5 사이에는 공간이 전혀 없는 것을 볼 수 있다. 극돌기들이 이미 접촉하고 있으므로 이 관절에서는 더 이상 신전을 할 여유가 없다. 이러한 점은 분명히 가동범위의 차원에서 이 사람의 요가 수련에 영향을 미치겠지만, 자신의 자연스러운 한계 지점을 피하거나 요가 수련에 대한 의도와 집중을 훼손할 필요까지는 없다.

극돌기 사이의 간격이 클수록 잠재적인 신전 범위는 커진다. 물론, 다른 조직들에 의한 긴장 스트레스로 인해 특정 순간에 완전한 신전이 불가능할 수도 있지만, 일단 이러한 인장 제한tensile restriction들이 해결되면 척추는 압박에 도달할 때까지 자유롭게 신전된다. 평균적으로 여성은 남성보다 인접한 극돌기 사이 공간이 훨씬 크며,[525] 이는 신전 범위와 전만 증가에 기여한다.[526] 여성의 극돌기는 남성과 비교해 척추체 대비 두께가 더 좁은데 이는 더 많은 신전을 만들어낸다.

또한 그림 3.207b를 보면 각 극돌기의 기울기가 다른 것을 볼 수 있다. L1와 L2 사이가 이루는 각도는 L2와 L3 사이에서 이루는 각도보다 더 큰 것을 볼 수 있다. 이를 보면 L1과 L2 사이의 움직임이 L2와 L3 사이보다 더 클 수 있다는 것을 알 수 있을 것이다. 표 3.200은 척추들 사이의 기울기 값이 큰 차이가 있고, 사람에 따라 큰 차이를 보인다는 것을 알려준다. 흉추의 기울기는 요추의 기울기보다 크며, 큰 표준편차에서 알 수 있듯이 각 개별 척

그림 3.207 인접한 가시돌기 사이의 공간에 주의하면서 이러한 요추 분절의 극돌기 모양, 크기 및 방향의 차이에 주목하라. 학생 (a)는 학생 (b)보다 척추를 신전시킬 수 있는 공간이 훨씬 적다.

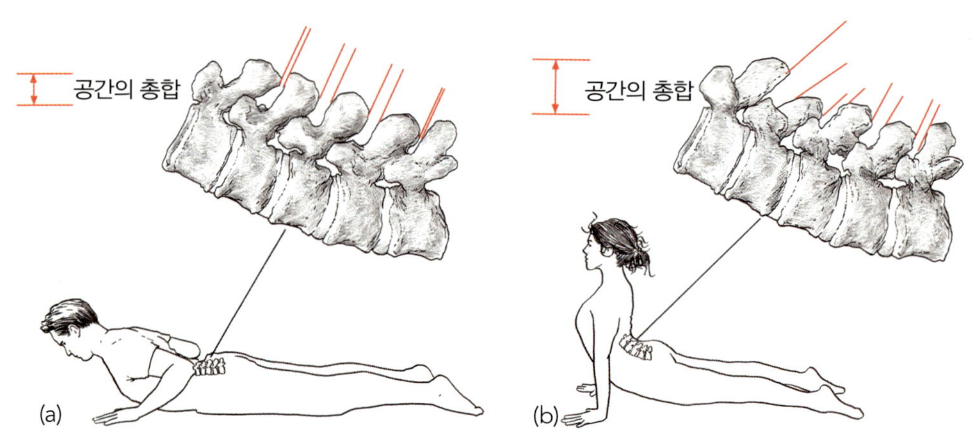

추의 기울기 값의 범위는 매우 크다. 이는 어떤 사람들은 요추 극돌기에 기울기가 매우 작거나 전혀 없을 수 있지만 다른 사람들은 상당한 기울기를 가질 수 있음을 의미한다. 일반적으로 신전 범위가 더 넓음에도 불구하고 여성은 남성보다 요추 극돌기의 기울기가 더 크다.

마지막으로, 그림 3.207b에서 L2의 극돌기의 길이에 주목하라. 다른 척추들의 극돌기보다 훨씬 짧은 것을 볼 수 있을 것이다. 대부분의 해부학 책들을 보면 극돌기들의 길이들을 비슷하게 그리고 있다. 이러한 표현은 평균적인 척추들이 그러하다고 제시하는 것이지만 모든 신체들이 그렇지는 않다. 중국 여성을 대상으로 한 연구에 따르면 요추 극돌기 길이는 7.6~28.4mm로 거의 4배 차이가 나는 것으로 나타났다! 남성의 경우 범위는 8.9~33.5mm 정도로 조사되었다.[527] 다른 모든 조건이 동일하면 짧은 극돌기가 긴 극돌기보다 더 많은 움직임을 허용한다. 그림 3.207b에 표시된 짧은 L2는 다른 요추관절보다 L1/L2와 L2/L3 사이에서 훨씬 더 많은 신전을 허용할 수 있다.

후관절의 변이

일반적으로 후관절의 방향과 연령, 성별 또는 민족적 배경 사이에는 상관관계가 없다. 병리학적인 문제나 부상의 영향을 제외하면, 당신의 후관절 방향은 나이가 들어도 변하지 않을 것이다. 흉추에는 후관절 비대칭이 매우 흔히 보이지만, 요추 후관절에서 비대칭이 보이는 경우는 드물다. 후관절 방향의 비대칭 변이를 트로피즘tropism이라고 부른다. 요추에서 이러한 변이가 발생하는 경우 일반적으로 L4/L5 및 L5/S1에서 발생한다.[529]

후관절의 내외측 방향의 구조는 요추의 비틀림과 측굴을 제한한다. 전후측 방향의 구조는 굴곡/신전을 제한할 수 있다. 흉추에서 후관절면은 요추 후관절이 내외측으로 향한 것과 비교하면 더 후/전방으로 향해 있다. 하지만 언제나 그렇듯이 이는 사람마다 상당한 차이가 있다. 모든 사람들의 후관절이 위와 같은 일반화를 따르진 않는다. 그림 3.209는 전형적인 요추의 상하 후관절의 각도를 보여준다. 각도가 작을수록 후관절은 측면-중앙(외측/내측)을 더 많이 향하게 된다. 각도가 클수록 앞뒤(전후)를 더 많이 향하게 된다. 표 3.201은 요추에서의 후관절 방향을 표준편차와 함께 요약한 것이다. 표준편차가 크다는 것은 많은 사람들이 내측/외측을 향하는 후관절면을 가지고 있음을 의미한다. 이 경우 요추의 회전이 매우 제한된다. 그러나 후관절면이 앞뒤를 더 많이 향하고 있어 허리를 비틀 수 있는 공간이 더 많은 다른 사람들도 많다. 아래쪽 척추일수록 후관절은 앞뒤를 향하는 경향이 있다. L5의 하후관절은 상당히 앞쪽을 향하며 천골의 S1 상후관절의 후방 방향과 일치한다. 이것은 요추가 앞으로 미끄러지는 것을 방지하는 데 도움이 되지만 L5/S1에서 요추 분절의 다른 곳보다 더 많이 비틀릴 수 있는 이유이기도 하다.

지도자에게 보내는 메모:
겉으로 보이는 허리 커브에 속지 말라!

극돌기 길이의 변이는 허리 곡선에 대한 착각을 일으킬 수 있다. 극돌기가 (평균치보다) 짧거나 길면 전만의 크기를 가늠하기 힘들 수 있다. 그림 3.208은 이러한 현상을 보여준다. 임상의와 요가 강사는 겉으로 보기에 요추전만 정도가 작아 보이는 환자나 학생이 실제로는 극돌기가 평균치보다 훨씬 길어서 정상 전만일 수도 있다는 사실을 간과해서는 안 된다. 긴 극돌기는 신전 및 백 벤딩의 움직임 범위를 줄인다. 겉모습에만 근거한 과전만, 또는 과소전만의 일반화를 범하지 말라.

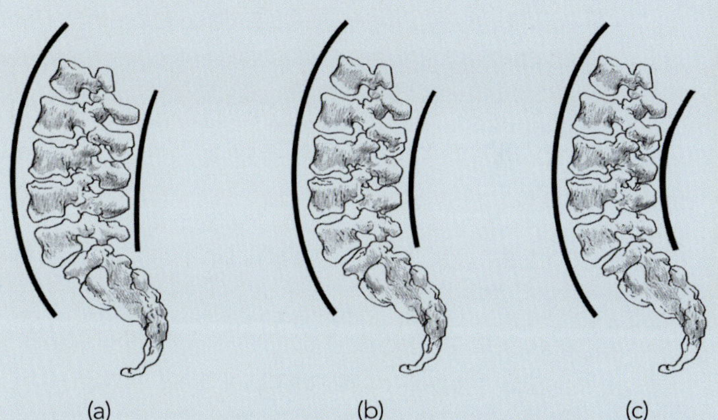

그림 3.208 극돌기의 길이. (a) 평균보다 더 긴 극돌기를 가진 요추, (b) 정상적인(평균적인) 길이의 극돌기를 가지고 있는 요추, (c)는 정상 길이보다 훨씬 짧은 극돌기를 가진 요추. 세 가지 경우 모두 실제 전만을 나타내는 척추 앞쪽의 아치는 동일하지만 척추 뒤쪽의 곡선을 보면 (a)는 전만이 작아 보이고 (c)는 전만이 훨씬 커 보인다.[528]

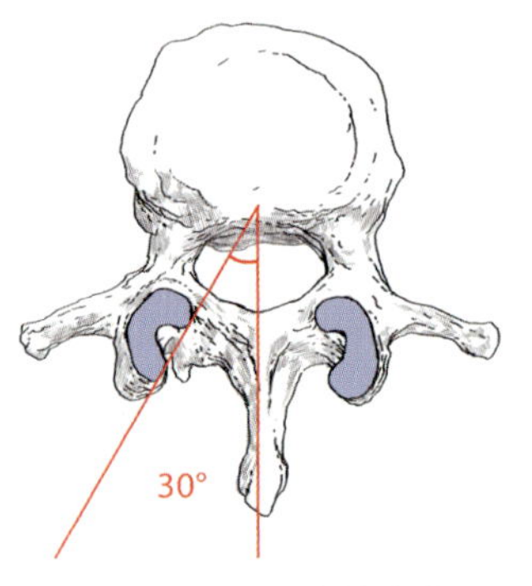

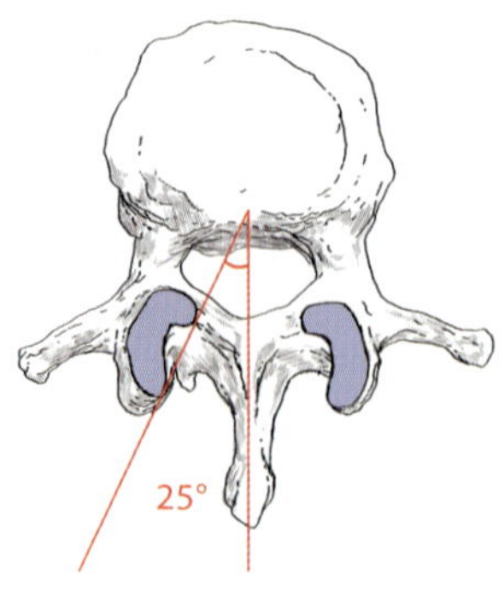

그림 3.209 요추의 후관절은 외측/내측을 향하는 경향이 있다. 파란색으로 표시된 상후관절을 보라. (a) C자형 후관절, (b) J자형 후관절. 후관절면의 커브와 각도는 매우 다양한 범주를 가지고 있다.

표 3.201 요추 후관절의 각도(1 표준편차와 함께)[530]

척추	상후관절	하후관절
L1	32° (22°)	25° (17°)
L2	24.5° (11°)	31° (16°)
L3	30° (15°)	43° (20°)
L4	38° (15°)	52° (16°)
L5	45° (17°)	54° (17°)

그림 3.209에서는 후관절 모양도 주목해야 한다. 어떤 사람들은 평평한 면을 갖고 어떤 사람들은 J자 모양, 다른 사람들은 C자 모양의 관절면을 가지고 있다. 표 3.202는 척추의 각 관절면의 평평하거나 곡선을 이룬 정도에 대해 표시하고 있다. L1은 곡선의 정도와 평평한 정도가 고르게 분포되어 있다. L2, L3 및 L4는 일반적으로 곡선된 경향이 있다. 곡선이 진 후관절은 앞뒤 방향과 내외측 방향 모두에서 안정성을 제공할 수 있는 반면 평평한 후관절은 한 방향으로만 지지를 제공한다. C자형 후관절은 양방향 안정성에 동등하게 기여하지만 J자형 후관절은 J의 긴 팔을 따라 가장 큰 안정성을 제공하고 J의 짧은 팔에서 약간의 안정성을 제공한다. 하후관절면과 여기에 대응하는 상후관절면 사이는 완전히 일치하지 않는다. 따라서 여기에는 약간의 미끄러짐 움직임의 여지가 있지만 이것은 후관절을 둘러싸고 있는 관절낭에 의해 제한된다.

표 3.202 평평한 면과 커브진 면의 빈도[531]

위치	평평한 면	커브진 면
L1/L2	44%	56%
L2/L3	21%	79%
L3/L4	19%	81%
L4/L5	51%	49%
L5/S1	86%	14%

척추 크기에 상대적인 측면에서, 평균적인 남성의 요추 후관절은 여성의 후관절에 더 크다. 여성의 후관절은 더 앞뒤를 향하고 후관절 사이의 거리가 더 넓다. 평균적인 여성의 후관절면은 남성보다 더 많은 전단 스트레스를 견딜 수 있으며, 이는 임신을 위한 중요한 특성이다.[532]

후관절은 척추 아래로 토크를 전달하는 데 도움을 줄 수 있다

이러한 후관절의 작용에 대한 또 다른 관점이 있다. 지금까지 우리는 후관절의 방향은 요추의 회전을 제한하기 위해 작동한다고 가정해왔으며 이는 사실이기도 하다. 하지만 후관절의 방향은 토크를 척추 아래 방향으로 전달하는 데에도 도움이 될 수 있다. 후관절은 기어 톱니처럼 작용할 수 있으며 각 척추들은 하나의 기어가 아래의 다음 기어로 토크를 전달한다. 이러한 방식으로 후관절은 흉추에서 골반과 고관절 소켓으로 비틀림 힘twisting force을 전달하도록 작동한다. 가동범위가 매우 작고 관절면 사이가 꽉 끼어 있는 천장관절조차도 이 비틀림 전달 사슬의 마지막 톱니로 간주될 수 있다(실제로 천장관절의 천골/골반 후관절은 요추의 후관절과 같은 역할을 한다는 견해도 있다). 걷거나 달릴 때 머리를 정면으로 유지하기 위해, 우리는 상체를 골반과 반대 방향으로 비튼다. 이러한 동작은 스프링처럼 작용하는 척추를 따라 장력을 만든다. 뒤에 위치한 다리를 앞으로 되돌리고 싶을 때 여기에서 저장된 장력이 풀리고 이 움직임을 돕는다. 척추 스프링과 후관절 톱니를 통해 에너지를 저장하고 방출함으로써 근육 에너지의 총 요구량을 최소화하는 것이다. 이것은 요추 후관절면이 특정 방향을 취하는 것에 대한 또 다른 이유일 수 있다.[533]

요추 디스크

대부분의 전만된 요추의 곡선 모양은 L3/L4, L4/L5 및 L5/S1의 디스크(추간판)의 모양에서 비롯된다. 요추 곡선을 최소화하는 것은 척추뼈의 모양이다. 디스크는 쐐기 모양으로 앞쪽이 더 높고 뒤쪽이 더 작다. 디스크의 중앙은 가장자리보다 두꺼워 측면에서 볼 때 UFO 비행접시와 같이 생겼다. 우리가 어렸을 때에는 각 디스크에는 수핵이라고 불리는 축축하고 스펀지와 같은 내부 형태를 가지고 있지만(그림 3.29 참조), 나이가 들면 디스크 중앙을 채우고 있는 이 젤리가 건조해진다. 수핵이 완전히 없어지고 디스크가 완전히 섬유화된 젊은 사람들(26세 정도)에 대한 보고가 있지만 대부분의 사람들은 노년기까지 디스크에 약간의 수분을 유지한다.[534]

디스크 높이의 변이

척추 사이의 디스크는 척추의 움직임을 수용하기 위해 약간은 압박이 되고 늘어나기도 해야 한다. 척추 뼈 사이의 공간을 채우고 있는 이 구조의 높이는 다양하다. 디스크가 척추체의 높이에 비해 높을 때 사용할 수 있는 가동범위가 더 커진다. 보통 사람의 디스크는 척추뼈 크기의 약 24%이지만, 표 3.203과 같이 그 범위는 18~43%이다![535] 일반적으로 남성의 디스크 높이는 평균적으로 척추체의 약 15%로, 여성용보다 얇다. 디스크가 상대적으로 높으면 척추체들의 사이가 더 많이 분리되어 척추를 움직일 수 있는 공간이 더 많아진다. 반면, 디스크가 얇은 범주에 속하면 가동성이 떨어질 수 있다. 하지만 디스크가 높다고 해서 반드시 건강한 것은 아니다. 디스크의 높이가 높을수록 후관절의 문제들과 통증을 유발할 수 있고, 너무 좁으면 후관절의 퇴행으로 이어질 수 있다. 또한 디스크의 높이는 하루 동안에도 변하며, 디스크는 아침에 수분 함유량이 더 많고 더 커진다. 이때 발생하는 여분의 높이는 디스크의 정상적인 평균 높이가 아니며 이는 관절을 둘러싼 인대에 스트레스를 가하는 경향이 있어 가동성을 제한하고 한번쯤은 겪어봤을 아침 강직morning stiffness(아침에 일어났을 때 신체가 뻣뻣한)으로 이어질 수 있다.[536]

표 3.203 디스크의 평균적인 높이와 범위. 척추체 높이의 백분율로 표시되었다. 디스크의 평균 높이는 위치에 따라 다르다.[537]

디스크 위치	높이 %(범위)
L1/L2	24.8 (18~32)
L2/L3	26.9 (19~40)
L3/L4	28.9 (19~41)
L4/L5	29.6 (21~43)
L5/S1	27.5 (19~38)

요추 디스크 모양의 변이

그림 3.210과 같이 위에서 볼 때, 요추 디스크의 모양은 (일반적으로) 콩팥 모양에서 타원형 모양까지 다양하다. 이러한 사실은 여러 연구에서 요추의 역학이 디스크 모양의 영향을 받는다는 것을 발견했기 때문에 중요할 수 있다.[538] 타원형 디스크는 직경이 더 작고 비틀림 스트레스를 더 잘 처리할 수 있지만 콩팥 모양의 디스크만큼은 압박 스트레스를 견딜 수 없다.[539] 콩팥 모양의 디스크(약간 리마콩처럼 보이기 때문에 리마콘limacon이라고도 함)의 뒤쪽 경계 부분(오목한 쪽)은 반복적인 구부림 동작으로 인해 생성된 스트레스를 받을 가능성이 높다.[540] 당신의 디스크가 타원형이고 척추뼈가 가늘 경우, 당신은 골프 선수나 요가 수련자로서 아주 뛰어난 퍼포먼스를 보일 수도 있겠지만, 축구와 같은 고강도 스포츠에서는 잘 하지 못할 것이다. 타원형 디스크 소유자는 많은 비틀림을 문제없이 수행할 수 있지만 리마콘 디스크 소유자는 동일한 움직임과 운동이 만성적인 허리 문제로 이어진다는 것을 알 수 있다.[541]

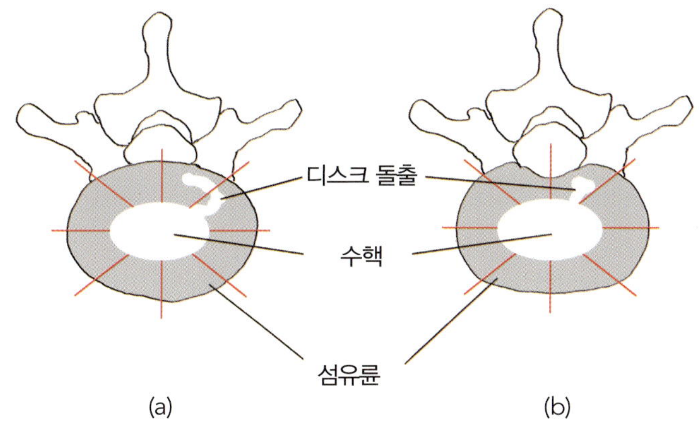

그림 3.210 요추 디스크는 타원형(a)과 리마콘(b) 사이에서 모양이 다양할 수 있다. 리마콘 디스크는 후방으로 더 돌출bulge되거나 탈출herniate되는 반면, 타원형 디스크는 대각선으로 돌출되거나 탈출될 수 있다.[542]

어려운 내용: 곡예사의 척추

곡예사는 어떻게 그러한 움직임을 보일 수 있을까? 그리고 그들은 그렇게 움직여도 되는 것일까? 여기에는 두 가지 견해가 있다. (1) 그들은 시한폭탄이 터지기를 기다리고 있으며 부상이 일어나는 것은 불가피할 것이다(이러한 견해는 나처럼 결코 곡예사와 같은 움직임을 할 수 없는 사람들이 가지는 것일 텐데, 만약 내가 그들처럼 한다면 심각한 부상을 입을 것이다!). (2) 그들은 이러한 움직임이 정상적이고 자연스러운 매우 특별한 사람들이다.

여기에는 또 다른 논란의 여지가 발생할 수 있다. 곡예 기술은 발전시킬 수 있는 것인가? 타고난 사람들만이 할 수 있는 것인가? 다시 말하자면, (1) 타고난 것 또는 (2) 학습된 것이라는 두 가지 견해이다. 여러 시대에 걸쳐 곡예 학교는 젊은이들을 거리 곡예사와 서커스 공연자로 훈련시켰다.[543] 이 젊은 공연자들과 함께 일하는 강사들은 곡예를 가르칠 수 있다고 굳게 믿는다. 이것은 사실일 수도 있지만 이 학교에 입학하는 모든 사람이 곡예사가 되는 것은 아니다. 큰 가동범위에 대한 타고난 소인이 있어야 한다. 대부분의 곡예사는 두 부류 중 하나에 속한다. 자연스럽게 놀라운 동작을 할 수 있는 사람과 수년간의 전문 교육을 통해 능력을 개발해야 하는 사람이다. 앞쪽의 사람은 공연 전에 워밍업이 필요하지 않다. 그냥 나가서 할 일을 하면 된다. 그러나 후자는 유연성을 유지하기 위해 지속적으로 연습해야 하고 공연 전에 워밍업을 해야 하며 며칠 동안 연습을 건너뛰면 빠르게 가동범위를 잃기 시작한다.[544]

대부분의 곡예사들은 어떤 동작에서는 매우 뛰어난 움직임을 보이지만 다른 동작에서는 일반인들과 별 차이를 보이지 않는 경우가 있다. 종종 깊은 백 벤딩을 할 수 있는 곡예사가 깊은 포워드 벤딩을 할 수 없는 경우가 있다. 요가 수업에서도 이러한 모습은 찾아볼 수 있다. 고관절의 가동범위는 크지만 척추의 가동범위는 크지 않은 학생이 있고 척추는 매우 유연하지만 한 방향으로만 움직이는 학생이 있다. 곡예사들이 일하던 옛날 서커스에서 딥 포워드 폴드를 쉽게 할 수 있는 사람들은 종종 포워드 벤더 또는 때때로 '재미있는 사람'이라고 불렸다. 위대한 백 밴더들은 포스처러posturers라고 불렸다(특히, 여성들은 백 밴더로, 남성들은 포워드 벤더라고 불리는 경향이 있다. 백 밴더들은 더 높은 퍼포먼스를 가진 것으로 간주되곤 했다).[545] 또 다른 곡예사들은 뛰어난 고관절 유연성으로 레그legs라고 불렸다.[546]

대부분의 곡예사는 한 방향으로만 깊은 동작을 하는 것을 선호했지만, 모든 것을 갖추고 있고 어떤 방향으

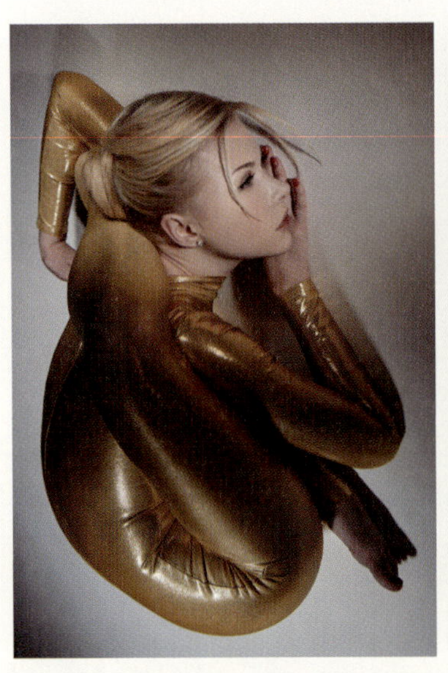

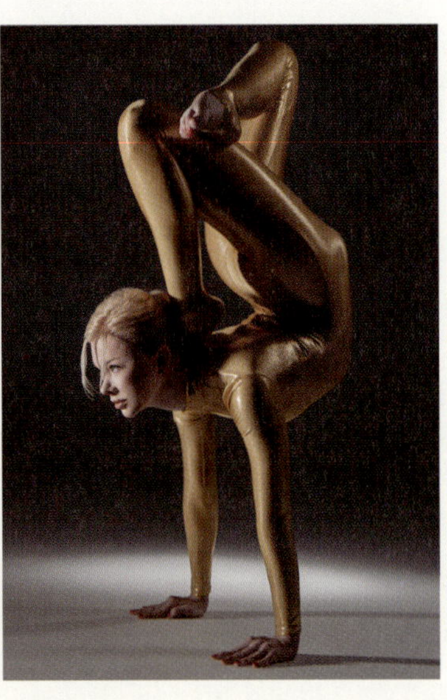

그림 3.211 즐라타Zlata로 불렸던 줄리아 구엔텔Julia Guenthel은 모든 방향에서 유연성을 뽐내었다.[550]

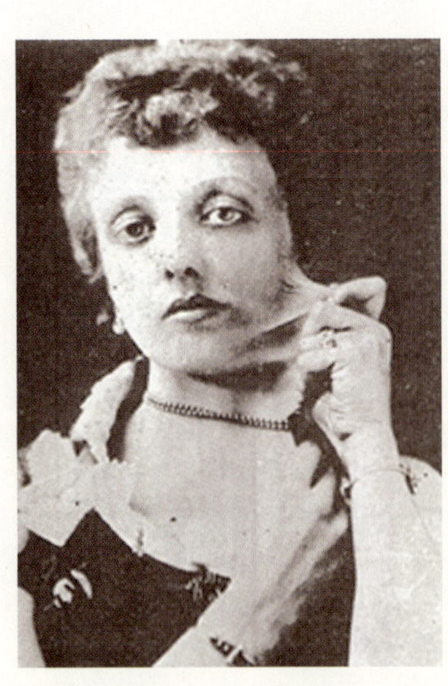

그림 3.212 엄청나게 늘어나는 피부를 가진 것으로 유명했던 에타 라크Etta Lake는 아마도 엘러스-단로스 병Ehlers-Danlos disease에 걸렸을 것으로 생각된다. 손을 놓으면 피부는 금방 되돌아갈 것이다.

로든 움직일 수 있는 매우 독특한 곡예사(예: 즐라타로 불렸던 줄리아 구엔텔. 그림 3.211 참조)들도 있었다.[547] 그들은 훈련을 받기도 전인 아주 어린 나이에 특별한 능력을 이미 가지고 있던 것으로 여겨진다.[548] 모든 타고난 것 대 노력한 것에 대한 논쟁이 그러하듯, 둘 모두가 중요한 요소이다.[549]

곡예사들은 어떻게 그토록 놀라운 가동성을 가질 수 있었을까? 과가동성을 일으키는 여러 종류의 결합조직 질환들이 있다. 이러한 질병을 가진 경우, 인대와 관절낭이 너무 느슨하여 신체 움직임을 제어하지 못하는데 이는 좋지 못한 것으로 간주된다. 그렇다면 곡예사들도 이러한 경우에 속하는 것인가? 아마도 그럴 수도 있다. 엘러스-단로스Ehlers-Danlos라는 결합조직 질환은 콜라겐 조직을 매우 탄력적으로 만들 수 있다. 그림 3.212는 1889년 에타 라크Etta Lake(탄력 있는 피부를 가진 여성으로 유명했던)[551]의 사진이다. 그녀의 피부는 6인치 이상 당길 수 있었지만 손을 풀면 즉시 원래 위치로 되돌아갔다. 엘러스-단로스병을 앓고 있는 사람들은 관절 자체도 타고난 느슨함이 커서 움직임의 범위가 크다. 이러한 상태의 곡예사는 공연 전에 워밍업을 할 필요가 없으며 골관절염의 징후 없이 노년에도 유연성을 유지한다. 그러나 유연성은 높지만 관절은 강하지 않고 관절에 스트렝스와 안정성이 필요한 곡예는 할 수 없다.[552]

하지만 많은 곡예사들은 그들이 비록 정상 이상의 가동성을 가지고 있긴 하지만, 자신들의 관절은 약하거나 위험하지 않다고 말한다. 그들은 극도의 유연성을 가지고 있지만 강하면서도 잘 움직인다는 것이다.[553] 즉, '관절의 조직이 제공할 수 있는 안정성을 넘어서는(과도한) 유연성'인 과가동성이 아니라는 것이다. 이러한 능력을 가진 곡예사들은 극도의 유연성에도 불구하고 상당히 안정적일 수 있다. 즉 그들의 결합조직은 당신이나 나의 것과 다를 수 있지만 병에 걸린 것은 아니다.

곡예사들에게 있어, 자신들의 움직임 범위가 자연스러울 수는 있지만, 모든 움직임들이 동일하게 안전한 것은 아니다. 최고의 백 벤딩 곡예사라고 할지라도 백 벤딩 자세를 매우 오래 유지하지는 않는다.[554] 그들은 박수갈채를 받거나 사진을 찍을 수 있을 정도까지만 척추의 한계까지 신전 자세를 유지한다.[555] 한 연구에 따르면, 조사한 곡예사 5명 중 3명은 수년간의 과신전으로 인해 발생한 것으로 생각되는 골절 부상(척추 전면 골절limbus fracture)을 겪었다고 한다(방사선 전문의는 그림 3.213의 MRI 이미지

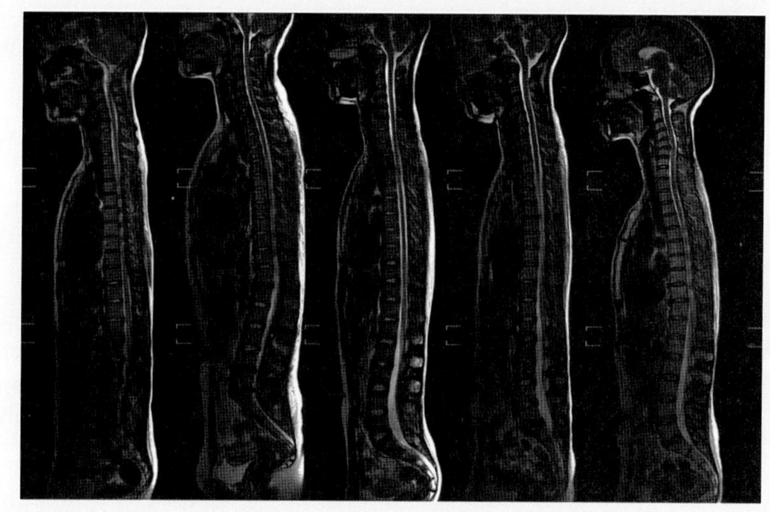

그림 3.213 곡예사의 척추는 자연적인 전만이나 후만을 나타내지 않을 수 있다. 위 사진은 5명의 곡예사들의 MRI 영상이다. 요추의 전만 곡선이 뚜렷하게 부족하지만 각 곡예사는 깊은 백벤딩을 수행할 수 있다.[558]

[이미지 제공: R.R. Peoples et al. "Whole-Spine Dynamic Magnetic Resonance Study of Contortionists: Anatomy and Pathology," *Journal of Neurosurgery: Spine* 8.6 (2008): 501-9, doi:10.3171/SPI/2008/8/6/501]

에서 이러한 문제를 찾을 수 있다).[556] 극단적인 과신전을 장기간 취하는 것을 피하는 것은 요가 학생에게도 적용되는 좋은 충고일 것이다. 다만 흥미롭게도 과굴곡 자세를 유지하는 것은 곡예사들에게서는 안전한 것으로 보인다.[557] 골절을 입었음에도 불구하고 이들은 여전히 완전히 기능적이고 통증도 없었다.

곡예사들이 어떻게 움직임을 만드는지에 대해 탐구할 때 긴장과 압박이라는 두 가지 요소를 생각해볼 수 있다. 곡예사들의 결합조직에 걸리는 인장 저항은 일반 사람들과 동일하지 않다. 결합조직에 특정한 질병에 걸리지 않더라도 말이다. 결합조직 질병에 걸린 사람의 조직은 더 약하고 더 잘 늘어나며 정상적인 스트레스를 받더라도 손상되기 쉽다. 따라서 굉장한 가동범위를 보이면서도 제대로 기능하는 곡예사들의 인대, 관절낭, 근막에 대해 결합조직 질병을 가졌다고 일괄적으로 이야기하기는 힘들다.[559] 곡예사들의 근육은 물론 정상인들보다 더 잘 늘어나야 하지만, 다양한 자세에 들어갔다 나오기 위해서는 몸을 제어할 수 있도록 근육도 힘을 유지해야 한다. 다시 말하지만, 이들이 결합조직 질환을 앓고 있다면 이러한 움직임들은 불가능할 것이다.

살펴봐야 할 또 다른 요소는 뼈이다. 곡예사라도 결국에는 뼈가 뼈에 부딪히는 딱딱한 제한 지점인 압박에

직면하게 될 것이다. 곡예사들의 척추는 당신이나 나의 척추와 다르게 생겼을까? 그림 3.213은 등을 바닥에 대고 누워 촬영한 여러 곡예사의 MRI 영상이다. 이들 척추가 일자로 되어 있다는 것을 주목하라![560] 일반적으로 누워 있는 동안 흉추에서 약간의 후만 커브를 경추 및 요추에서는 전만 커브를 보이지만, 곡예사들의 척추는 그렇지 않았다! 분명히 곡예사들의 척추들은 당신이나 나의 척추와는 달라 보인다. 곡예사들의 일자로 곧게 뻗은 척추는 더 넓은 범위의 동작을 만들 수 있는 경향이 있다. 당신과 나의 전만 커브는 평균적으로 약 49° 정도이며, 신전 범위는 평균적으로 16°의 신전 범위를 보이지만, 전만 커브가 없는 사람은 65°를 신전할 수 있다. 이는 우리가 할 수 있는 것보다 4배 더 많은 것이다.[561]

그림 3.214는 곡예사가 완전히 신전된 상태에서 MRI 촬영을 한 것이다. 영상을 보면 이 곡예사에서는 척추 경첩spinal hinge(특정 부분이 완전히 접힌 것)이 보이지 않는다(하지만 많은 곡예사들을 보면 신전 경첩의 모습이 확실히 보인다). 즉 각 척추관절들이 전체 커브에 기여를 하는 것이다. 요추에서는 T12에서 S1까지 약 105°의 신전이 보인다.[562] T8에서 T12까지의 영역에서도 약간의 추가적인 신전이 발생하지만 그 위의 흉추 부분들은 상대적으로 평평하다. 극돌기들을 서로 접촉하고 있는 것으로 보이며(그리고 아마도 이 극돌기들 사이에는 극상인대와 극간인대들이 갇혀 있을 것이다), 이는 가동범위의 한계 지점의 정상적인 범위에 도달했음을 의미하지만 디스크 앞쪽이 얼마나 늘어나 있는지도 주의해서 봐야 할 것이다.[563]

나의 개인적인 추측은 극돌기들이 서로 부딪히고 그 속에 극상 및 극간 인대를 가두더라도 척추가 디스크의 앞쪽을 비집어 늘려 더 신전시킬 수 있는 공간이 여전히 존재한다는 것이다! 다만 이 생각을 더 깊게 알아보는 것은 이 책의 의도에서 벗어나는 것이다. 그러니 호기심 많은 독자는 웹 부록 'Prying open the anterior discs in deep backbends'에서 더 자세한 내용을 확인할 수 있을 것이다.

허리를 신전시키면 일반적으로 요추 추간판 앞쪽이 12% 정도 들어난다(일부 사람들은 거의 40%가 늘어나기도 했지만).[565] 그림 3.214에 보이는 곡예사의 추간판은 정상적인 것이 아니다. 이들은 일반인들에 비해 3배 정도 늘어났으며 최대 280%까지도 늘어나는 것으로 알려졌다![566] 디스크를 이 정도로 늘리기 위해서는 디스크와 전종인대에 있는 콜라겐이 정상보다 훨씬 더 탄력적이어야 한다. 이는 이 조직의 분자의 구조적 차이, 정상인보다 엘라스틴 성분이 훨씬 많은 상태, 수화hydration의 정도 차이, 결합조직 질환의 여부 또는 다른 메커니즘에 의한 것인지는 아직 확인되지 않았지만, 체조 선수의 경우 디스크가 정상(평균)보다 수분 함량이 높고 두껍다고 알려져 있다.[567] 당신의 척추와 곡예사들의 척추 사이에 어떠한 차이가 있는지 정확히는 모르지만, 그저 다르다는 것은 사실있다! 이들의 척추는 정상적인 것이 아니므로, 이들과 같은 동작을 하고 싶다면 옆에 119 대원들을 대기시켜야 할 것이다.

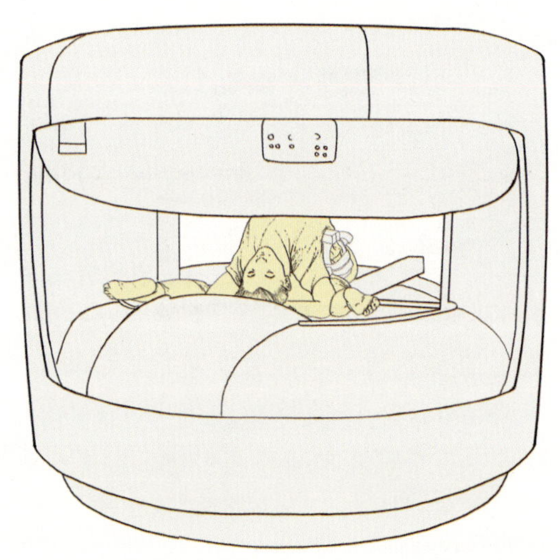

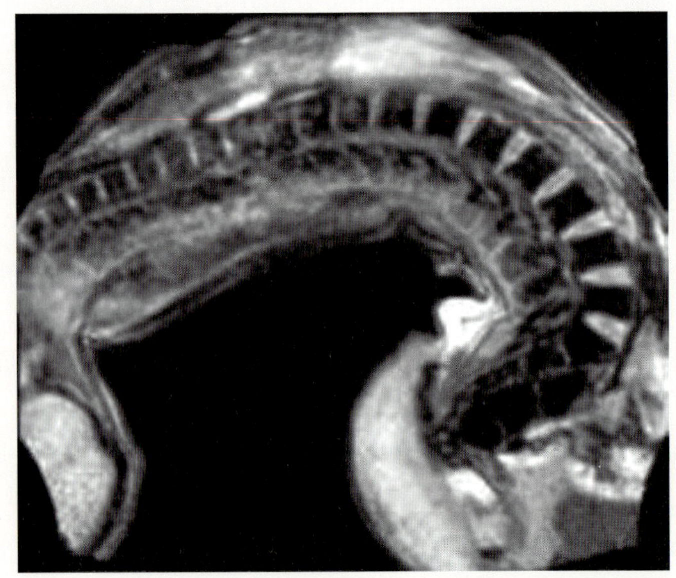

그림 3.214 신전 자세를 위한 곡예사의 척추.[564] (a)는 극단적인 비둘기 자세(라자카포타아사나)를 취한 곡예사를 MRI로 찍는 모습이다. (b)는 그 MRI 결과로 머리는 왼편으로 둔 것이다. T12/L1과 L5/S1 사이에는 약 105° 정도의 신전이 일어났다. 디스크들의 전방이 뒤쪽보다 얼마나 늘어나 있는지 그리고 상부 흉추가 얼마나 평평하게 펴져 있는지 주목하라(경추에서도 신전이 많이 일어났지만 영상에서는 잘려 있다).

신체 축의 근막

근막은 몸 전신에 걸쳐져 있는 3차원의 바디 스타킹의 형태를 띠고 있지만, 이를 개별적인 층들로 분리시켜 단순화할 수도 있다. 하지만 언제나 그렇듯이 이는 근막을 이해하는 데 도움을 주려는 교육적인 목적에서 단순화하는 것일 뿐이다. 실제 근막은 분리되어 존재하지 않는다. 우리는 몸의 전면과 후면의 근막을 구분해서 공부하지만 실제로 두 근막은 연결되어 있다. 즉 근막은 몸통을 둘러서 고리 형태로 연속성을 띠고, 신체 축을 따라 상체와 하체 근막들 역시 연속적으로 이루어져 있다. 따라서 우리가 몸 뒤쪽의 근막에 대해 이야기할 때 단지 이 영역의 근막을 설명하는 데 도움이 되는 편의성 때문이라는 것을 명심하기 바란다. 근막들 사이에 연속성이 있다는 것을 절대 잊지 말아야 한다.

등쪽에 위치한 근막은 두개골 기저부의 상항선nuchal line에서 골반에 이르는 분포로 펼쳐져 있다. 신체의 부위에 따라 이 근막에 대한 기능은 다양하다. 예를 들어, 흉요부 근막(TLFthoracolumbar fascia)은 흉추와 요추 부위에 걸쳐 있으며, 중심과 코어 안정성을 유지하면서 우리 몸의 축에서 사지로 스트레스를 전달하는 데 중요한 역할을 한다. 근막은 연속성을 가지고 있기 때문에 요추의 근막을 흉부 또는 경부의 근막과 구별하여 설명하는 것은 이치에 맞지 않으므로 이 섹션에서는 전체 축성 근막으로 설명할 것이다.

축성 근막axial fascia은 2개의 주요 층으로 나눌 수 있다. 피부 바로 아래에 위치한 표층 근막superficial fascia이라고 하는 가장 바깥쪽 층(그림 3.215 참조), 그리고 표층 근막 아래에 있는 근육과 기관을 둘러싸는 층으로 구성된 더 깊은 곳에 있는 근막이다.

그림 3.215를 보면 섬유 탄성 조직인 표층 근막을 볼 수 있는데, 특히 등 상부에서는 상당히 두꺼운 모습이 보인다. 이 조직은 섬유성을 띠지만 지방(지방) 조직이 많이 포함되어 있다.[569] 그 정도는 성별에 따라 차이가 있다. 여성의 표층 근막은 일반적으로 남성의 표층 근막보다 두껍다.[570] 표층 근막 내에는 2개의 지방 조직층이 있다. 표층 지방 조직(SATsuperficial adipose tissue)층 및 심부 지방 조직(DATdeep adipose tissue)층. SAT는 모든 곳이 두껍지만 DAT는 부위마다 두께가 다양하며 천골에서는 매우 얇다. 일반적으로 가슴, 배, 엉덩이 피부 바로 아래 지방은 두껍고 등쪽 지방층은 얇다. 지방층의 두께는 나이가 들어감에 따라 증가하는 경향이 있는데, 특히 몸통을 위아래로 나누면 아래쪽이 두꺼워진다.[571]

표층 근막과 비교할 때, 대부분의 심부 근막은 가늘며 둘러싸고 있는 모든 근육들에 달라붙는다. 심부 근막의 경우 섬유의 약 1%만이 엘라스틴elastin으로 되어 있어 표층 근막만큼 탄력적이진 않다.[572] 표층 및 심부 근막층은 극돌기의 끝에 붙고 극상인대를 따라 분포한다[573](그림

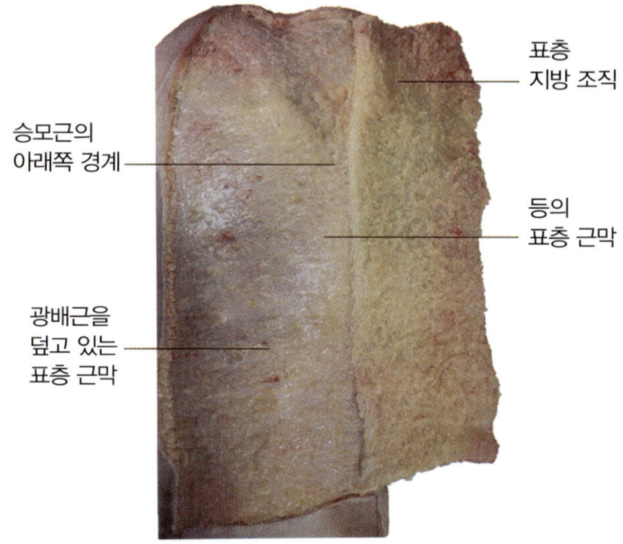

표층
지방 조직
승모근의
아래쪽 경계
등의
표층 근막
광배근을
덮고 있는
표층 근막

그림 3.215 등의 섬유탄성 표층 근막. 좌측은 표층 지방 조직을 벗겨낸 것이다. 표층 근막은 등 전체를 덮는 섬유탄성 조직층이다.[568]

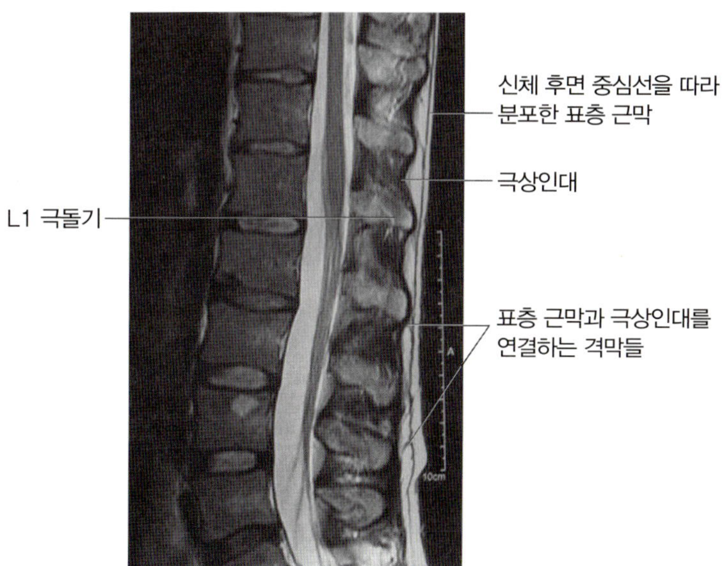

그림 3.216 척추의 MRI 사진. 표층 근막은 피하지방 조직(흰색) 속에 검은 색 선으로 보인다. 표층 근막이 극사인대와 연결된 부위를 주목하라.[576]

어려운 내용: 심부 근막과 건막

심부 근막은 근육 및 뼈와 연결(관련)된 조밀하고 조직화된 섬유(주로 콜라겐) 섬유층으로 정의할 수 있다. 이 조직은 근육이나 신체의 특정 자세 또는 움직임에 의해 생성된 힘을 먼 부위로 전달한다. 일부 연구자들은 심부 근막이 3개의 주요 막들로 구성되었다고 말하지만, 또 다른 연구자들은 2개 층으로 구성되었다고 정의하는 것을 선호한다. 이 경우에는 근외막성 근막epimysial fascia이라고 하는 개별 근육을 밀접하게 덮는 막과, 여러 근육들을 싸는 근막 싸개sheath of fascia인 건막성 근막aponeurotic fascia으로 분류한다. 이러한 근막 싸개의 예로는 그림 3.217과 같이 복부 근육을 덮는 복직근초rectus sheath와 깊은 등 근육을 덮는 흉요근막(TLFthoracolumbar fascia)이 있다. TLF 건막은 광배근의 힘줄에서 시작하여 아래로 확장되어 천골을 덮는다.

건막aponeurosis이라는 단어는 그리스어에서 유래했으며 '힘줄이 됨'을 의미한다. 이러한 명칭이 붙는 이유는 힘줄이 근육 주위와 근육 내부에서 나오는 섬유들이 모여서 형성되는 것처럼, 건막을 형성하는 섬유가 근육의 외막에서 나오기 때문이다. 납작한 건막의 섬유는 힘줄과 비슷한 구조를 가지는데, 스트레스가 두드러지는 방향과 평행하게 정렬된다. 이러한 배열은 건막이 몇 가지 방향으로만 스트레스에 저항하도록 제한한다. 건막에는 혈관이 많지 않을 것이라고 여겨졌지만, 적어도 한 연구자의 연구에 따르면 실제로는 혈관이 잘 형성되어 있는 구조라고 한다.[577] 건막에는 또한 자유 신경 종말, 루피니 소체 및 파치니 소체와 같은 신경 관련 구조들이 많이 분포되어 있다.[578]

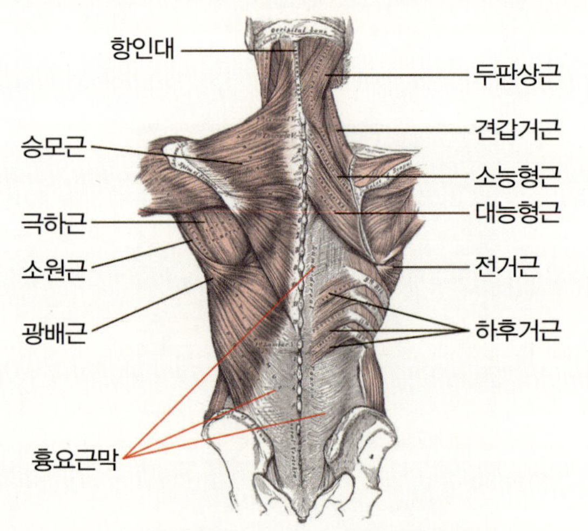

그림 3.217 표층 흉요근막은 광배근의 힘줄에서 시작하여 아래로 내려가 천골을 덮는다.[582]

연구자들에 따라 '건막'이라는 용어를 다른 방식으로 사용하기도 한다. 칼라 스테코Carla Stecco는 건막에 대한 정의는 위에서 논의한 바대로 사용하지만, 근막과 건막을 구분하여 정의한다. 스테코에 따르면 근막은 섬유가 여러 방향으로 뻗어 있고 근육과 근육을 연결하는 반면, 건막 섬유들은 힘줄처럼 한 방향으로 뻗으며 근육을 뼈에 연결하기 때문에 근막과 건막을 혼용해서 사용하면 안 된다고 한다. 스테코는 이러한 분류법 내에서, 근막 확장myofascial expansion이라는 또 다른 근막 유형에 대해 정의하는데, 근막 확장은 근육을 근막에 연결하는 근막의 한 유형이다.[579] 이러한 모델에서, 근외막성 근막은 개별 근육에서 뻗어 나와 근막 확장을 형성하는데, 이는 다른 건막성 근막aponeurotic fascia뿐만 아니라, 골격과도 연결된다. 거의 모든 골격근에는 힘줄 외에도 근막 확장이 있으며, 이는 힘줄/뼈 접합부에서 스트레스를 줄이는 역할을 할 수 있다. 하지만 이는 또한 근육이 수축할 때 관절뿐만 아니라 심부 근막에도 스트레스가 가해지는 것을 의미한다.[580] 이것은 양방향으로 작용하는데, 근막 확장을 통해 근막과 근육 사이에 상호 피드백이 생기는 것이다. 한 근육은 근막을 통해 멀리 떨어진 다른 근육으로부터 힘을 느낄 수 있다. 국소 근막층들 간의 이러한 관계는 근막의 힘이 몸통에서 팔다리로, 또는 그 반대로 전달되도록 허용한다. 스테코는 건막성 근막이 근육들의 시너지적 활성화를 조정할 수 있다고 믿는다.[581]

3.216 참조). 일부 연구자들은 이 근막은 인대 및 후관절의 관절낭과 연속적이라고 생각한다.[574] 등쪽 근막의 다른 연결 부위는 견갑골 아래쪽 가장자리와 장골능이 있다. 때때로 표층 근막과 심부 근막 사이에 유착이 발생할 수 있으며, 이는 해당 부위는 물론이고 멀리 떨어진 부위의 정상적인 움직임을 방해할 수 있다.[575]

심부 근막은 근육과 건막을 둘러싸는 근막으로 구성된다. 건막aponeurosis은 힘줄처럼 작용하는 넓은 시트지 같은 근막인데, 얇은 근육들을 다른 근육이나 다른 근막에 연결하는 조직이다(자세한 내용은 '어려운 이야기: 심부 근막과 건막' 참조). 그림 3.217에는 허리에 있는 흉요근막(TLFthoracolumbar fascia)이라는 매우 큰 건막을 볼 수 있다. 이 구조는 요배건막lumbodorsal aponeurosis 또는 요배근막lumbodorsal fascia이라고도 부른다. 우리는 TLF(흉요근막)라는 용어를 사용할 것이다.

등의 심부 근막은 표층 근막 아래에 있으며 분리 가능한 3개의 막(후방, 중간 및 전방)으로 구성된다. 이 3개의 막membrane은 각각 많은 층layer들로 구성되어 있으며 그 콜라겐 섬유들은 특정하지만 다양한 방향으로 정렬되어 막들이 여러 방향의 스트레스에 대해 저항할 수 있도록 한다. 이처럼 교차로 정렬된 층들은 합판처럼 얇음에도 불구하고 높은 강도를 제공한다(근막층들 내의 층들에 대해 이야기하는 것은 혼동을 줄 수 있으므로 심부 근막 수준의 근막은 '막'으로, 이러한 막을 구성하는 근막은 '층'으로 부를 것이다. 이러한 정의에 따라 맥락을 파악하라). 막들 사이에는 여러 근육들이 존재한다. 즉 심부 근막은 근육들을 서로 분리하는 경계를 제공하는 것이다.

TLF의 후막(심부 근막의 가장 바깥쪽 또는 가장 표면에 있음)은 3개의 막 중 가장 두껍다. 목까지 올라가서 흉쇄유돌근, 삼각근, 대능형근의 아래쪽 경계를 덮는 심부 근막이 되고[583] 몸의 앞쪽을 돌아 가슴 근육까지 이어진다. 견갑골 상단의 견봉돌기와 견갑골의 견갑극에 부착되어 있으며, 아래쪽으로 내려가면 등 중부에서 천골까지 이어지는 건막이 된다. TLF 후막은 광배근, 승모근 및 대둔근을 감싼다. 외복사근을 덮고 장골능까지 이어지는 몸통 전면의 근막과 연속을 이룬다. 이 막은 심부 근막에서 발견되는 대부분의 신경 종말을 포함하며, 그중 90%가 자유 신경 종말(통증 신호를 보내는 신경 종말)이다.[584]

심부 근막의 중간막은 위쪽 등에 위치한 얇은 근육인 능형근과 전거근의 뒤쪽을 감싸고 있다. 그리고 견갑골에 있는 근육들인 극하근과 극상근의 근막과 연결된다.

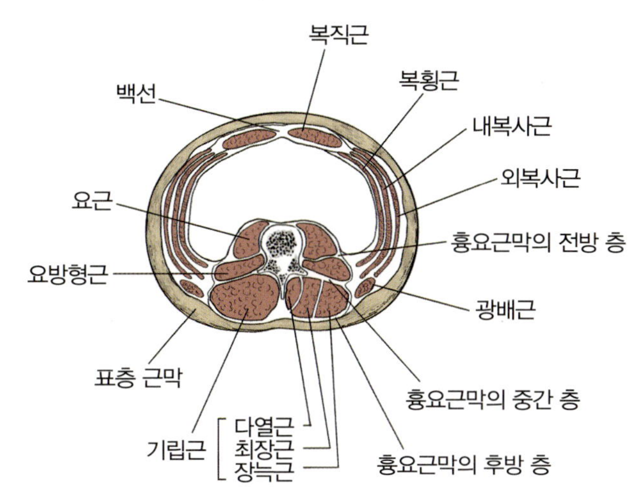

그림 3.218 심부 근막의 세 막은 근육들의 층들을 감싸고 있다. 흉요근막의 앞쪽(가장 깊은) 막과 중간 막 사이에는 요방형근이 있다. 중간 막과 뒤쪽(가장 표층인) 막 사이에는 척추기립근이 있다. 후방 및 전방 막이 복부 근육을 근막적으로 감싸는 모습을 주목하라. 몸 앞쪽의 근막과 뒤쪽의 근막은 서로 연결되어 있으며 몸통 주위로 심부 근막의 띠를 형성한다.

또한 극돌기와 극간인대, 그리고 갈비뼈와도 연결된다. 위로 올라가면 목의 근육인 사각근과 견갑거근에 연결되고 이 근육들을 감싼다.

심부 근막의 앞쪽은 가장 얇으며 이 근막과 연결되는 근육들을 단단히 감싸며 부착된다. 전막과 중막 사이에는 요방형근이 있다. 중막과 후막 사이에는 척추기립근이 있다. 이러한 배치는 그림 3.218에 나와 있다. 심부 근막들과 관련된 근육의 당김 작용은 이 근막들을 통해 먼 곳으로 이동하는 힘의 선을 만들어내지만 그 메커니즘은 복잡하다(웹 부록 'The thoracolumbar fascial train' 참조).

흉요 지대

배의 앞쪽에는 복직근이라는 길고 수직인 근육 띠가 있다. 몸의 뒤쪽에는 척추기립근이 수직으로 있다. 몸의 측면을 따라 내외 복사근이 있고 복횡근이 수평을 따라 있다. 이 모든 근육들은 근막 고리에 의해 감싸져 있다. 허리의 근막은 배의 근막이 된다. 흉요근막과 복직근초는 하나인 것이다. 근육과 근막은 신체의 허리 벨트를 형성하여 우리 코어를 안정화시키는 코르셋과 같은 역할을 한다. 강성stiffness은 안정성이다. 이 말은 되새길 필요가 있다. 강성은 안정성이다. 너무 많은 스트레스로부터 관절을 보호하고 너무 많은 움직임을 피하기 위해 우리는 해당 부위를 단단하게 만든다. 강성은 단일 관절에서도 중요하지만 척추라는 관절의 연결체들에서는 훨씬 더 중요하다. 척추는 광범위한 움직임을 위해 설계되지 않았다. 척추는 상체에서 하체로 또는 그 반대로 스트레스를 전달하도록 설계되었다. 이러한 기능을 수행한다는 차원에서 강성이 적용되는 것은 좋은 생각이다. 한편, 이러한 코르셋은 자주 조여져야 하지만 너무 강하게 조여져서는 안 된다. '중요한 이야기: 강성과 안정성'에서 이에 대한 내용을 다룬다.

흉요근막의 기능을 설명하기 위해 점점 널리 사용되고 있는 또 다른 용어는 지대retinaculum이다. 우리는 이 책의 첫 번째 시리즈에서 이 구조에 대해 이야기하였는데, 지대는 발목과 무릎에서도 발견할 수 있다. 『유어 바디 유어 요가』에서는 지대를 힘줄 힘의 방향을 전화시키기 위해 도르래처럼 작용하는 근막의 띠로 정의하였다.[585] 그러나 신체의 코어에서는 힘의 방향을 전환할 도르래나, 힘줄들을 정렬시키고 위치를 유지하기 위해 두꺼운 띠가 필요하진 않다. 그렇다면 흉요근막을 지대라고 부르는 이유는 무엇일까? 답을 찾으려면 지대에 대한 이전의 고전적인 정의를 넘어서 새로운 지식을 고려해야 한다.

지대에 대한 새로운 내용

1980년대의 연구자들은 지대가 매우 얇고 매우 유연하며 관절에 적당한 정도의 강성을 제공한다고 결론지었다. 지대의 주요 역할은 도르래가 아니라 신체에 가해지는 스트레스 수준을 알려주는 고유 수용성 센서이다.[586] 지대는 근막들 중에서 가장 많은 수의 신경 종말을 갖고 있으며 자유 신경 종말과 소체들(골지, 루피니 및 파치니 소체)로 가득 차 있다.[587] 이 새로운 견해에 따르면, 관절이 필요로 하는 기계적 안정성을 제공하는 것은 지대가 아니라 힘줄과 인대이다.[588] 우리는 이미 지대가 별도의 근막 띠로 존재하는 것이 아니라, 오히려 심부 근막이 부분적으로 두꺼워진 것이며, 우리 사지의 모든 관절 주변에서 발견된다는 것을 확인하였다.[589] 허리의 건막성 근막 역시 지대로 간주될 수 있으며, 힘을 억제하고 방향을 바꾸는 것이 아니라, 풍부한 고유수용성감각을 가진 구조로서 힘들과 위치에 대한 신체의 내부 인식을 증가시키는 것이 주요 역할이다.

한편 다른 관점에서 보면, 코어를 둘러싸고 있는 흉요 지대thoracolumbar retinaculum의 전체 고리는 복부와 등 근육에 의해 조정될 때 운동선수, 무용수 및 체조 선수의 탄도성 움직임ballistic movement을 허용하는 탄성 에너지 저장 및 회수 시스템의 역할을 할 수도 있다.[590] 이 근막의 고리를 자극하는 움직임은 스프링과 같이 반대 방향의 움직임으로 이 에너지를 되돌릴 수 있는 높은 순간적인 장력을 생성한다.

근막경선

토마스 마이어스가 기술한 12개의 주요 근막경선 중 8개는 몸통의 허리 부위를 가로지르며 그곳의 움직임이나 안정성에 영향을 줄 수 있다. 이 근막경선들은 다음과 같다.

- 표면 후방선
- 표면 전방선
- 심부 전방선
- 외측선
- 나선선
- 후방 기능선
- 전방 기능선
- 동측 기능선

근막경선은 1권 부록 C와 웹 부록 'Myofascial meridians'에 자세히 설명되어 있다.

관절과 인대

한 쌍의 척추뼈들 사이에는 4개의 관절 연결이 있다. 예를 들어 L1과 L2 사이를 보면, 2개의 후관절 연결과 디스크의 위아래로 연결 부분이 있다. 후관절에만 윤활관절낭이 있는데, 이 구조는 움직임의 양을 제한하고 후관절의 표면을 부드럽고 미끄럽게 유지하는 역할을 한다. 디스크로 연결된 척추관절은 섬유질로 이루어져 있는데, 평소에는 움직일 수 있는 정도가 제한되어 있지만 디스크 자체는 그림과 같이 압박되는 쪽이 가늘어지고 그 반대 방향으로 늘어나면서 모양이 조금씩 변할 수 있다(그림 3.234).

요추 움직임에 대한 저항의 대부분은 관절을 둘러싼 인대, 근막 및 근육에서 발생하는 긴장, 또는 척추의 단단한 뼈 표면 사이에서 발생하는 압박에 의해 만들어진다. 다른 인대들과 마찬가지로 척추의 인대는 일상적인 정상 움직임들은 허용해야 하지만 과도한 움직임이나 갑작스러운, 외상성 스트레스로부터는 척수spinal cord를 보호해야 한다. 인대는 인대 섬유의 방향에 대한 인장성 스트레스에는 저항하지만 압박 스트레스를 받으면 접히거나 수축할 수 있다. 인대와 근막의 긴장은 근육 활동과 에너지를 최소화하면서 자세를 유지하는 데에도 도움이 된다.

척수를 보호하고 신체 축을 직립 상태로 유지하는 근막과 인대들은 여러 층으로 이루어져 있다고도 할 수 있는데, 이 층들은 가장 안쪽의 디스크 연골에서 척추를 감싸는 인대와 극돌기의 끝을 연결하는 근막에 이르는 7~11개의 층으로 구분된다.[591] 이 책이 다루는 범주에서는 7개의 층으로 구분할 것이다.

척추체의 전방인대:

- 전종인대(ALL Anterior longitudinal ligament): 과도한 신전 방지

척추체의 후방인대, 심부에서 표층의 순서:

- **후종인대**(PLL Posterior longitudinal ligament): 과도한 굴곡을 방지.
- **황색인대** Ligamentum flavum: 과도한 굴곡을 방지하고 굴곡 후 척추를 중립으로 되돌리는 데 도움을 준다.
- **극간인대** Interspinous ligament: 상부 척추의 과도한 후방전단 방지
- **극상인대** Supraspinous ligament: 과도한 굴곡 방지
- **횡돌간인대** Intertransverse ligament: 너무 많은 외측(측면) 굴곡을 방지할 수 있다(아직 분명하지 않음).
- **후관절낭**(때로는 인대와 같은 것으로 간주됨): 모든 움직임을 제한할 수 있다.

그림 3.219는 이러한 구조들을 개별적으로 보여주긴 하지만, 실제로 이 근막들은 다른 근막층들과 연속적인 관계로 이루어져 있다는 점을 기억하라. 따로 따로 분리하여 보여주는 것은 교육상의 편의를 위해서이다. 두개골에서 2개의 경추 사이, 그리고 천골에 분포한 근막의 구조와 배열은 나머지 척추들과는 상당히 다르다. 이러한 부분은 경추 및 천골 섹션에서 별도로 살펴볼 것이다.

어떤 척추인대들은 2개의 인접한 척추 사이에 위치하고 다른 척추인대들은 척추 길이 전체에 걸쳐 있기도 하다. 인대가 척추의 안정성에 기여하는 요소에는 인대의 단면 크기(강도와 관련됨), 관련된 움직임 중심으로부터의 거리(지렛대 또는 모멘트 암) 및 중력에 대한 방향이 있다.[593] 인대의 크기와 강도는 위치와 기능에 따라 다르지만 일반적으로 요추인대는 흉추나 경추에 있는 인대보다 더 큰 힘을 견딜 수 있으며 경추인대가 가장 약하다. 하지만, 이 규칙에도 예외는 존재한다. 자세한 사항은 사이드 바 '어려운 내용: 척추인대의 강도와 강성'에서 볼 수 있다.

전종인대와 후종인대

2개의 긴 인대가 척추체들의 앞과 뒤를 따라 뻗어 있어 신전 및 굴곡 움직임을 제한한다. 이 인대들은 전종인대, 후종인대라고 부르는데, 전/후 anterior/posterior는 이 인대들이 척추체의 앞뒤에 위치했다는 의미이며, 종 longitudinal은 척추 길이를 따라 분포한다는 의미이다. 전종인대(ALL)는 척추의 최전방 근막 구조이다. 두개골 바닥에서 시작하여 척추 앞쪽을 따라 천골 앞쪽으로 이어진다. 이 인대는 척추체들과 전방에서 밀착되어 있어서, 분리해내려면 나이프를 사용해야 할 정도이다.[594] 인대의 섬유는 또한 추간판의 섬유륜과 연속적으로 엮여 있다. 척추를 감싸는

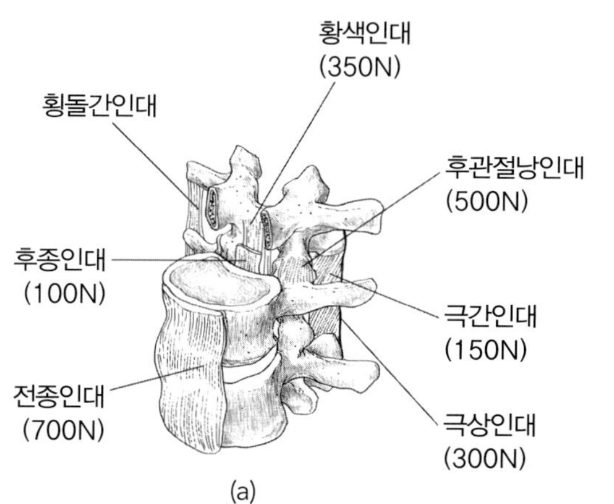

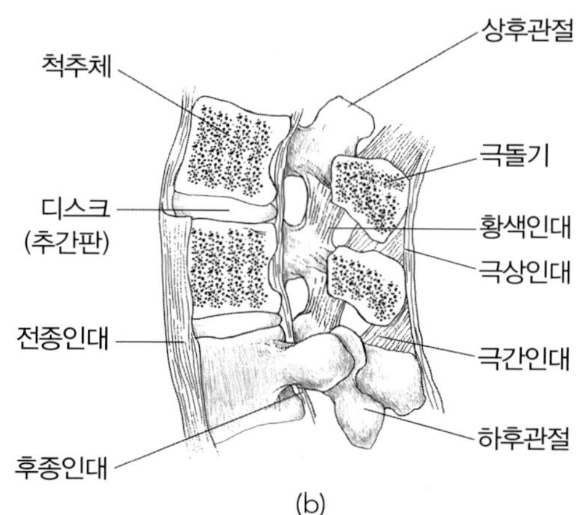

그림 3.219 인대의 7개 층과 그 인장 강도: (a) 정측면, (b) 측면(시상면). (단위 N은 뉴턴 단위의 힘 측정이다. 1lb의 힘은 대략 4.45N이고 1N은 대략 0.225lb이다.)[592]

다른 대부분의 인대들과는 달리 종인대들은 기계수용기mechanoreceptors를 갖고 있지 않을 가능성이 높다.[595]

ALL의 너비는 위쪽의 척추들에서는 상당히 좁지만, 아래로 내려올수록 넓어진다. 척추체도 마찬가지로 경추에서 요추로 내려올수록 넓어진다. 전종인대는 척추체의 전체 전면을 덮으면서 거의 측면 중간까지 감싼다. 이러한 구조는 목의 신전을 제한하여 특히 편타성 손상이 일어날 때 중요한 역할을 한다. 한편, ALL은 요추 부위에서 구분되기 힘들어지는데, 그 이유는 전종인대의 섬유가 횡격막각crura of the diaphragm을 L1, L2 및 L3에 부착하는 섬유와 합쳐지기 때문이다. 요추에서 ALL은 인대라기보다는 긴 힘줄에 가까울 수 있다.[596]

후종인대(PLL)는 ALL와 마찬가지로, 축추(C2)에서 천골관sacral canal까지 척추체의 뒤쪽을 따라 내려간다. 그러나 PLL의 너비는 ALL보다 좁기 때문에 ALL만큼 광범위하게 척추를 감싸지 않는다. 후종인대의 위치는 척수 바로 앞, 척추관 내부에 있다(후종인대는 척수가 아니라, 척추체의 뒤쪽에 있다는 의미로 명명된 것이다). ALL과 마찬가지로 PLL 역시 척추체의 섬유와 혼합되고 추간판과는 느슨하게 혼합된다. PLL은 2개의 추간판들에 걸쳐 있는 깊이 위치한 짧은 섬유들과 3~5개 추간판들에 걸쳐 있는 좀 더 표층에 있는 긴 섬유들을 가지고 있다.[597] 이러한 배열은 척추체의 뒤쪽 끝단이 분리되는 것을 방지하여 지나친 척추굴곡을 제한한다. ALL과 달리 PLL은 위쪽에서 더 넓고 아래쪽으로 갈수록 좁아진다. 경추와 상부 흉추의 부위에서 후종인대는 하부 흉추 및 요추 부위보다 폭이 넓고, 톱니 모양(톱니 모양 또는 부채꼴 모양)이 된다. PLL은 추간판에 붙은 부분은 넓고, 척추체에 붙은 부분은 좁다.

허리의 PLL 너비는 좁기 때문에, 척추의 굴곡에 저항하는 능력이 크지 않으며, 때로는 디스크가 뒤로 돌출되는 것을 막기 힘들 때도 있다. 이는 척추의 뒤쪽과 측면이 ALL 또는 PLL에 의해 잘 덮이지 않음을 의미하고 동시에 디스크를 측면에서 지지하는 요소가 적어 외측 추간판 탈출을 허용할 수 있음을 시사한다.[598]

황색인대

척수 바로 뒤에 위치한 황색인대ligament flavum는 매우 탄력이 높은 인대인데, 80%의 엘라스틴 섬유와 20%의 콜라겐 섬유로 구성되어 있다. 섬유 구성 중, 엘라스틴이 우세하기 때문에 이 인대가 뚜렷한 노란색을 띠고 있다. 따라서 이 인대의 이름도 문자 그대로 '노란색 인대'라는 뜻이다. 이 인대는 한 척추의 척추궁vertebra arch의 전방 추궁판anterior lamina의 바닥에서 시작해 바로 아래 척추의 후방 추궁판posterior lamina으로 이어지는 매우 짧은 거리에 위치하기에 짧은 인대이지만 매우 강하다(역자 주: 황색인대는 두 척추 사이에 여러 개가 존재한다). 황색인대는 좌우 척추궁에 하나씩 2개의 연결로 이루어져 있다. 황색인대는 요추에서 가장 두껍고 경추에서 가장 얇다. 이 인대들의 역할은 척수가 통과하는 척추관의 후벽을 강화하는 것이다. 이 인대들의 위치(척추 뒤쪽)와 그 강도를 미루어볼 때 척추의 굴곡을 제한하는 역할을 할 수도 있을 것이다.[599] 하지만, 그렇다 하더라도 황색인대는 굴곡 움직임 저항의 주요 기여자는 아니다. 황색인대는 매우 탄력적이어서 허리를 신전할 때 수축하므로, 백 벤딩 시 뭉쳐지지 않고 척수를 압박하지 않는다.[600]

황색인대의 높은 탄성은 척추가 굴곡된 자세에서 중립 위치로 되돌리는 것을 도울 수 있다. 우리가 자세를 바꿀 때에는 언제나 근육만을 사용하지는 않는다. 또 다른 주목할 만한 사실은 허리가 완전 굴곡된 상태에서 이 인대가 안정 길이resting length의 50%까지 늘어날 수 있다는 점이다(모든 인대들이 늘어나는 것에 저항하는 것은 아니다!). 하지만 70~80%로 늘어나면 구조적으로 손상이 일어날 수 있다.[601] 아무리 신축성이 높은 인대라고 하더라도 한계는 있는 것이다. 황색인대는 항상 어느 정도 장력 아래에 놓여 있기 때문에, 백 벤딩을 할 때 약간 수축하면서 도움을 줄 수 있다.[602] 그러나 지나치게 강한 백 벤딩이 일어나면 황색인대는 안쪽으로 접혀서 척수를 압박할 수도 있다.[603] 황색인대는 나이가 들어감에 따라 두꺼워지기도 하는데, 이러한 상태를 황색인대 비대증ligamentum flavum hypertrophy이라고 부르며, 척추관을 안에서 좁게 하는 척추관 협착증spinal stenosis을 유발할 수 있다.[604]

극간인대

극간인대는 두 극돌기 사이에 위치한 인대이다. 극간인대는 얇아서 거의 막과 같은 구조로, 앞쪽에서는 황색인대와 뒤쪽에서는 극상인대와 만난다. 극간인대는 목에서는 거의 발견되지 않으며(일부 해부학자들은 항인대에 포함시킨다), 흉부에서는 얇고 길며 요부에서는 더 넓고 더 두껍다. 극간인대 섬유는 그림 3.219b[605]에서 볼 수 있듯이, 앞쪽 낮은 곳에서 뒤쪽 높은 곳으로 대각선 방향으로 뻗어 있다. 이와 같은 섬유의 방향은 무릎의 전방십자인대와 마찬가지로 상부 척추가 후방으로 전단되는 움직임을 막는 데 도움을 준다. 즉, 상부 척추가 하부 척추에 대해 뒤로 미끄러지는 것을 방지하거나 하부 척추가 상부 척추 아래에서 앞으로 미끄러지는 것을 방지한다. 하지만 이러한 배열은 척추가 완전 굴곡되었을 때에는 상부 척추가 앞으로 미끄러지는 작용을 배가시킬 수 있으며, 척추를 전단시키는 병리적 상황을 만들거나 이미 전방전위증이 있는 사람들에게는 문제가 될 수 있다. 일부 연구자들은 이러한 섬유 방향을 보았을 때, 극간인대가 척추의 굴곡에 대한 저항에는 기여하지 않는다고 믿는다.[606] 이러한 견해에 따르면 극간인대는 무릎의 측부인대처럼 작용해, 후관절들의 접촉을 유지하여 굴곡 동안 척추 회전을 제어한다.[607]

극상인대와 항인대

극간인대는 극상인대와 결합하거나, 극상인대가 된다(어떤 해부학자들은 이 두 인대를 구별하지 않기도 하지만, 사실 두 인대는 서로 다른 고유한 기능을 가지고 있다). 극상인대는 척추의 과도한 굴곡을 막는 주요 제한 요소이다[608][그림 3.220과 같이 아래쪽을 향한 고양이 자세(마르자르아사나)를 수행하면 극상인대에서 저항감이 들 것이다]. 그 이름에서 알 수 있듯이 극상인대는 극돌기들의 끝을 연결한다. 경추 부위에서 극상인대는 더 뚜렷한 형태를 띠고 항인대 nuchal ligament라는 별도의 이름으로 불리긴 하지만, 극상인대의 동일한 연속체의 일부이다(라틴어로 Nuchal은 '목덜미'를 의미). 항인대는 두개골 뒤쪽(외측 후두 융기)에서 시작하여 C7의 가시돌기로 이어진다. 항인대의 탄성은 머리를 똑바로 유지하는 데 도움이 되며, 그 크기는 많은 목 근육들과 승모근에 좋은 부착 부위를 제공한다.[609] 경추 부위에서 이 인대는 앞뒤로 넓지만(물고기의 등지느러미처럼) T1에서부터는 요추 부분으로 내려갈수록 좁아져 다른 조직들과 혼합되는 형태를 띤다. 요추에서는 이웃하는 근막 섬유와 혼합되고 L3에서 L5의 극돌기에서는 연결이 다소 약해진다.[610] 요추에서 극간인대와 극상인대는 과도한 굴곡이 발생하면 종종 파열되는 첫 번째 인대이다.[611]

극상인대는 주로 등 근육들의 힘줄에서 발생하는 것으로 보이며 흉요근막의 한 층으로 간주될 수 있다. 극상인대는 주로 상부 요추에서 발견되며 인구의 22%에서 L3, 73%에서는 L4에서 끝나는 것으로 보인다. 5%의 사람들만이 L5까지 이 인대가 있는 것으로 보인다. S1에서는 거의 항상 보이지 않는다.[612]

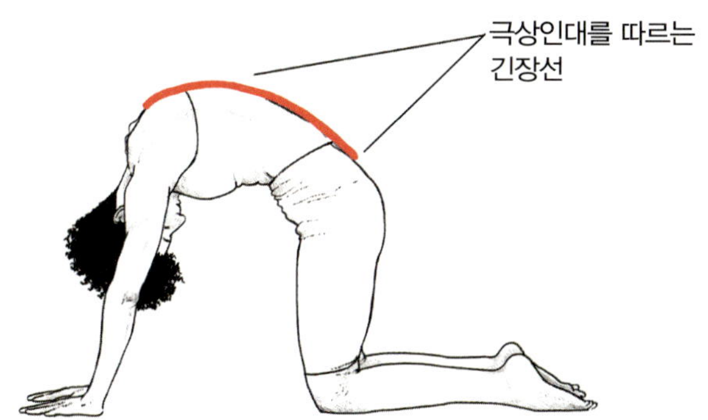

그림 3.220 극상인대는 척추굴곡의 주요 제한 요소이다. 아래를 향한 고양이 자세(마르자리아사나)를 할 때 감각이 느껴지는 위치를 확인하라. 척추 뒤쪽을 따라 긴장이 느껴진다면 아마도 극상인대가 더 굴곡되려는 것을 막으려는 것을 느끼는 것이다.

횡돌간인대

횡돌간인대는 횡돌기의 끝단들을 연결한다. 이 인대는 그동안 연구자들의 관심을 받지 못했으며, 많이 알려져 있지 않았다.[613] 경추에는 이 인대의 섬유가 거의 없다. 대신 횡돌간근intertransverse muscle으로 대체되어 있다. 요추에서 횡돌간인대는 얇고 거의 막의 형태로 구성되어 있다. 실제로, 일부 연구자들은 이 구조는 인대가 아니라, 전방 근육 그룹과 후방 근육 그룹을 분리하는 근막의 일종이라고 믿기도 한다.[614] 흉추에서는 이웃하는 근육들과 혼합되어 강한 끈처럼 되어 있다.[615] 횡돌간인대는 측굴에서 최대 20%까지 늘어날 수 있는데, 이는 측굴 시 다른 어떤 인대보다 크게 늘어나는 것이다. 한편, 요추의 굴곡/신전 또는 비틀림을 제한하는 데에는 눈에 띄는 역할을 하지 않는다.[616] 심지어 측굴에서도 이 인대의 상대적인 약함은 측굴 움직임 저항에 별다른 역할을 하지도 않는다.

후관절의 관절낭

후관절을 둘러싸고 있는 관절낭은 중립 위치에서 느슨하며, 특히 더 넓은 범위의 움직임이 허용되는 목에서는 상당히 느슨하다. 움직임의 극단에서는 신전(느슨한 상태가 유지됨) 움직임을 제외하고는 상당히 팽팽한 상태가 된다. 이러한 긴장 상태는 후관절면의 극단적인 움직임을 제한하는 데 도움이 된다. 후관절낭은 척추가 비틀리는 동안 후관절 사이가 떨어지지 않도록 한다. 이 관절낭인대는 목에서 가장 강력한 인대로서 목을 안정시키는 데 도움이 된다.[617] 목에서, 이 관절낭의 전면은 황색인대로 대체된다.[618] 척추의 다른 부분에서는 다열근과 같은 인접한 근육이 관절낭의 기능을 돕는데, 특히 요추에서 더 욱 그렇다.

요추와 흉부 근육

신체 축에 따른 근육들을 알아보기 위해 일반적으로 사용되는 방법은 근육을 영역별로 나누어보는 것이다. 이는 근육의 위치를 보면 해당 근육에 대해 더 쉽게 배울 수 있다는 교육적인 목적에서 착안된 것이다. 하지만 이렇게 부위별로 근육을 보는 것은 근육의 기능과 상호 관계를 이해하는 데 가장 좋은 방법은 아님에 유의해야 한다(교육적인 목적으로). 이 책에서는 먼저 신체 부위와 층별로 그룹화된 근육들을 살펴보고 난 뒤, 이러한 근육을 기능적 관계로 재구성하여 움직임에 기여하거나 움직임에 저항하는 방법을 조사할 것이다.

후방 몸통 근육

그림 3.221은 신체 축의 뒤쪽에 위치한 근육들을 표시한 것이고, 이 근육들에 대한 설명은 표 3.205에 나와 있다. 이 근육들은 요추에만, 또는 흉추에만 위치하는 것이 아니므로 요추와 흉추 두 분절을 함께 고려해야 한다. 몸통 후방의 근육들은 (a) 표층 근육, (b) 중간층 및 (c) 심부 근육의 3개 층으로 구성된다. 표층 등 근육은 팔과 견갑골의 움직임을 돕거나 저항하기 위해 작동한다. 한편 이 근육들의 편측성(한쪽만) 활성화는 척추의 측굴 및 회전을 유발할 수 있다. 중간층의 근육은 척추나 팔의 움직임을 돕는 것이 아니라 호흡하는 동안 갈비뼈를 움직이는 데 도움을 준다.[625] 표층 및 중간층의 근육은 종종 '외재근extrinsic muscles'이라고 부른다. 여기에는 복부 및 하체 근육도 포함될 수 있다. 깊은 층의 근육은 '내재근intrinsic muscles'이라고 부른다. 상체의 외재근(승모근, 광배근, 능형근 및 전거근)은 다음에 출간될 책에서 더 자세히 살펴보고 여기에서는 내재근인 심부 근육에만 집중할 것이다.

신체축 근육들은 모두 양쪽 대칭으로 배치되어 있다. 우리의 등/복근 등은 한 쌍의 세트로 구성된 것이다. 일반적으로 이러한 근육들이 수축되는 방식은 두 가지로 볼 수 있다. 양쪽이 함께 수축할 때와 한쪽만 활성화될 때이다. 양쪽이 함께 활성화되면 결과는 일반적으로 시상면상에서의 움직임(굴곡 또는 신전)이 주로 발생된다. 그러나 한쪽이 더 지배적으로 활성화되면 전두면에서는 측굴이, 횡단면에서는 비틀림이, 그리고 측굴과 비틀림의 조합이 발생할 수 있다. 이러한 움직임들은 또한 한쪽에서 약간의 굴곡 또는 신전을 동반할 수 있다.

코어 근육의 활성화 효과는 많은 요인들에 의해 달라진다('코어 근육'의 정의는 사이드 바 '중요한 내용: 코어 근육 정의하기' 참조). 골반이 고정되어 있다면, 골반에서 흉곽까지 이어지는 등 근육의 활성은 척추를 신전시킬 것이다. 그러나 흉곽이 고정되고 경직되어 있다면 등 근육이 동일하게 활성화되더라도 골반이 전방경사되는 현상이 일어난다. 또한 중력이 적용되는 자세의 변화는 코어

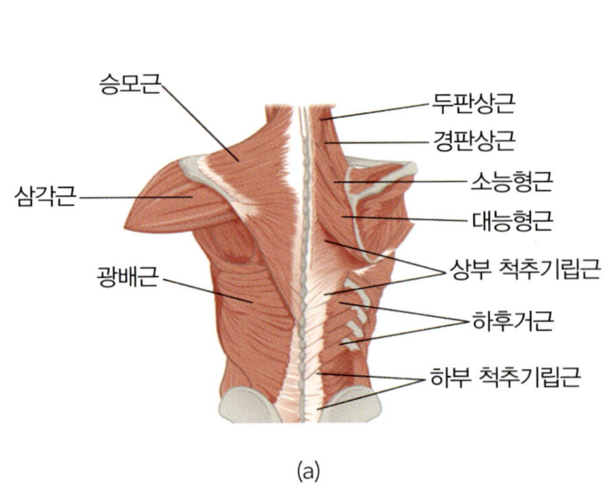

(a)

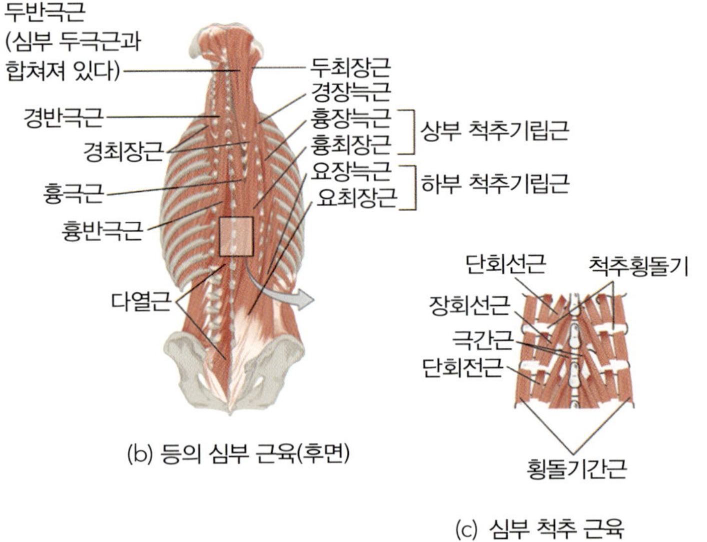

(b) 등의 심부 근육(후면)

(c) 심부 척추 근육
(다열근은 제거된 상태)

그림 3.221 등의 표층 및 심부의 후방 근육[626]

표 3.204 7개의 척추인대의 요약 정리

인대	위치	기능	NOTES
전종인대	척수 앞의 두개골 기저부에서 척추체의 앞쪽을 따라 천골 앞까지 내려옴.	척추의 신전과 목과 요추의 과도한 전만에 저항	척추 앞쪽에 있는 유일한 인대
후종인대	두개골 뒤쪽에서 척추체의 뒤쪽을 따라 천골까지	척추의 수직 정렬을 돕고 디스크의 후벽을 강화함.	척수 앞에 위치함.
황색인대	한 추궁판에서 이웃하는 척추의 추궁판까지	척추를 굴곡된 자세에서 곧게 신전시키는 데 도움을 준다.	탄성이 높다. 손상 없이 최대 50%까지 늘어날 수 있다.
극간인대	인접한 척추뼈의 극돌기 사이	극간인대의 섬유는 대각선으로 배열되어 있어, 상부 척추가 하부 척추 위로 뒤로 미끄러지는 것을 방지한다.	비트는 움직임 동안 후관절면들의 위치를 유지되도록 하는 데 도움을 준다.
극상인대	극돌기 끝들을 따라서 배치되어 있다.	척추굴곡 제한에서 중요한 역할을 한다.	항인대라고 불리는 목에 있는 극상인대는 물고기 지느러미처럼 훨씬 넓고 얇다.
횡돌간인대	횡돌기의 끝단 사이에 위치한다.	측굴을 제한할 수 있다	주로 흉추 분절에서 발견된다.
후관절낭	후관절을 감싼다.	후관절의 분리나 과도한 움직임을 방지한다.	움직임 범위의 극단에 갈 때를 제외하면 일반적으로 상당히 느슨한 상태를 유지한다. 신전에서는 언제나 느슨하다.[619]

요추 부분

표 3.205 요추와 흉추부의 후방 근육

층	근육
표층	승모근 광배근 견갑거근 능형근 전거근
중간층	상후거근 하후거근
심부층	기립근 그룹: 장늑근 최장근 극근 횡돌기근 그룹: 회전근 다열근 반극근 짧은 분절 그룹: 횡돌간근 극간근

중요한 내용: 코어 근육 정의하기

코어 근육들을 구성하는 것은 어떤 근육들인가에 대해 보편적으로 동의되는 정의는 없다. 많은 요가 학생들과 피트니스 애호가들에게 코어는 엄격하게는 복부 근육으로 여겨지고 있다. 하지만 기능적인 관점에서 보면 사실 코어 근육에 들어가는 근육은 훨씬 광범위한 범주에 속한다. 코어 근육들의 기능은 몸통을 움직이는 것이 아니라, 몸통을 안정화시키는 것이다. 이러한 안정성은 신체 축의 스트레스를 다리에서 팔로, 팔에서 다리로 전달한다. 우리 코어의 이러한 기능적 역할에 대해 설명하는 유용한 말은 "코어는 원위부의 가동성을 위한 근위부 안정성을 제공한다"는 것이다.[627]

이러한 이유에서 우리는 '코어 근육'을 3차원 정육면체 상자에 있는 근육들로 정의할 것이다. 이 상자의 뒤쪽에는 심부 후방 근육층, 앞쪽과 좌우에는 복근들, 위에는 횡격막, 아래 바닥에는 골반저 근육이 배치된다. 이 상자에는 29쌍의 근육들이 포함되어 있으며, 이 근육은 모두 함께 작용하여 움직임 중에 척추를 안정화시킨다. 코어 근육이 활성화되지 않으면 척추가 상체의 무게로 인해 쉽게 구부러질 수 있다.[628]

어려운 내용: 척추인대의 스트렝스와 강성

인장 강도tensile strength라고 부를 수 있는 척추인대의 장력(긴장)을 견디는 능력은 그림 3.219a와 같이 다양하다. 극상인대가 황색인대보다 약간 약한 것 같지만(300N 대 350N, 또는 67 대 79lb), 황색인대는 척추의 움직임 축과 상당히 가깝게 위치한다. 따라서 극상인대보다 모멘트 암이 훨씬 작다(모멘트 암moment arm은 힘과 힘의 회전축 사이의 수직 거리를 곱한 값이다. 웹 부록 'Moment arms, torque and force' 참조). 각각의 인대들 자체는 상당히 강할지라도, 모멘트 암은 다양하다. 따라서 인대들의 최대 모멘트는 표 3.206과 같이 상대적으로 작을 수 있다. 여기서 우리는 후종인대(PLL)와 극간인대가 다른 인대에 비해 상당히 약하고 PLL이 척추의 움직임 축과 너무 가까워서 많은 역학적 지렛대를 제공하지 않는다는 것을 알 수 있다. 실제로 척추에 가해지는 굴곡 스트레스에 저항하는 지렛대(모멘트)의 대부분을 제공하는 것은 후관절낭과 극상근막 및 흉요근막이다.

L5와 천골 사이에는 요추의 다른 부위에서는 볼 수 없는 독특한 인대가 있다. 이 인대들은 앞서 설명한 장요인대이다. 이 인대는 L5, 때로는 L4 요추를 골반에 연결한다. 전반적으로 장요인대는 L5가 천골 위로 앞으로 미끄러지는 것을 방지하지만 L4/L5 및 L5/S1의 비틀림, 신전, 굴곡 및 측면굴곡에도 저항한다. 장요인대는 또한 천골의 뉴테이션nutation 및 카운터뉴테이션counternutation 움직임을 제한할 수 있다.[621] 그리고, 천골이 골반에서 미끄러지는 것을 방지하고 장골의 두 날개가 서로 떨어져 움직이는 것을 방지한다.

표 3.206 인대 강도 및 모멘트 암.[620] "실패지점에 이르는 힘"은 인대가 탄성 범위를 넘어 늘어나는 데 필요한 힘의 양을 의미한다. (표시된 단위 N은 뉴턴 단위의 힘 측정 값이다. 1lb 힘은 약 4.45N이고 1N 약0.225lb이다.)

인대	실패지점에 이르는 힘	모멘트 암 (m)	최대 모멘트 (N · M)
후종인대	100	.02	2.0
황색인대	350	.03	10.5
극간인대	150	.05	7.5
후관절낭	500	.04	20.0
극상근막과 흉요근막	500	.06	30.0
총 모멘트			70.0

허리 인대에 무리가 가는 스트레스는 어느 정도인가?

120N · m로 증가하면 전반적인 손상이 나타난다. 스트레스가 140~185N · m를 넘으면 완전 손상이 나타난다.[622] 물론 이 수치는 건강한 사람을 기준으로 하였으나, 사람마다 다르다. 이러한 내용이 의미하는 바는 우리 척추를 따라 있는 인대는 그 자체 단독으로는 무거운 물건을 들어 올릴 때 생기는 하중을 견디지 못한다는 것이다. 인대는 근육의 지원이 필요하다. 한편, 다른 요소도 고려해야 한다. 인대는 시간이 지남에 따라 또는 반복적인 스트레스로 피로해지고 약해질 수 있다. 인대는 아마도 크리프(웹 부록 'Creep and counterposes' 참조)라는 성질로 인해 스트레스가 오래 지속되면 약해지는 것으로 생각된다. 10초간 지속되는 스트레스는 인대를 12%, 5분은 42%, 1시간은 67%를 약화시킨다.[623] 조직을 약화시키는 것은 그 자체로 문제가 아니다. 이러한 현상은 우리가 조직을 사용해 운동할 때마다 일어나는 일이다. 인대는 처음 사용 시에는 약해지며 불응기refractory period(휴식 또는 사바아사나)를 통해 더 강해진다. 그러나 초기에 생기는 약함은 우리가 직장에서 그리고 요가 수련을 할 때 척추를 어떻게 관리해야 하는지에 대한 의미를 내포한다. 우리가 직장에서 오랜 시간 동안 앉아 있거나 긴 시간 음 요가 자세를 유지하여 지속적으로 구부러진 자세를 유지하는 경우, 추후 척추에 많은 강한 힘, 동적인 굴곡 스트레스를 가하기 전에 인대가 움츠러든 상태에서 회복할 수 있는 기회를 허용해야 한다. 인대가 회복될 때까지 기다리거나('중요한 내용: 이른 아침의 요가와 앉은 자세 이후의 요가' 참조) 척추를 반대 방향으로 움직여 회복을 빠르게 할 수 있다.

반복적인 굴곡 움직임은 오래 지속되는 스트레스만

큼 척추를 약화시킬 수 있지만('신용 카드 효과'를 기억하라), 인대를 실질적으로 약화시키기 위해서는 무거운 하중하에서 많은 반복 움직임이 필요하다. 이러한 상황은 일부 작업 환경에서 발생할 수 있지만, 몇 개의 취약한 관절 위주로 반복적인 움직임(예: 백 벤딩을 매일 아침 108번씩 하는 것과 같은 동작. 이러한 통증은 높은 위험/낮은 보상의 행위이며 대부분의 사람들이 할 만한 가치가 없는 행위이다)을 실제로 과도하게 하지 않는 한 대부분의 요가 수련에서 발생할 가능성은 거의 없다.

인대의 변이

인대의 길이와 강도는 사람마다 다를 수 있으며, 이로 인해 요가 수련 또한 사람마다 달라져야 한다. 예를 들어, 전종 인대(ALL)의 강성은 T12/L1 사이에서 약 33N/mm, L5/S1 사이에서 40N/mm까지 다양할 수 있지만 그 표준편차는 10~21N/mm까지 다양하다.[624] 표준편차가 이렇게 크다는 것은 개인 간에 편차가 크다는 것을 알려준다. 어떤 사람들은 매우 뻣뻣한 ALL을 가지고 있고 다른 사람들은 그렇게 뻣뻣하지는 않는 것이다. ALL은 신전 가능한 움직임 양을 줄이는 역할을 한다는 것을 기억하라. 굴곡을 제한하는 측면에서 후방에 위치한 인대들과 근막들은 우리가 움직일 수 있는 범위를 제한하는 장력을 만든다. 이 구조들이 더 뻣뻣하면 굴곡에 더 저항하여 우리의 움직임 범위를 줄인다. 그러나 이 인대가 더 탄력적이면(덜 뻣뻣함) 굴곡을 만드는 힘이 끝난 후 척추가 다시 튀어 오르는 데 도움이 될 수 있다(요추인대의 위치에 따른 강성의 변이는 웹 부록 'More on the strength of spinal ligaments' 참조).

근육에 의해 생성되거나 방지되는 움직임에도 영향을 미친다.

척추기립근

척추기립근의 영문명은 일반적으로는 'erector spinae'로 쓰이는데, 어떤 경우에는 천골에서부터 보이는 경우가 있어, 'sacrospinalis'라는 영문도 사용되곤 한다. 등허리의 척추기립근들은 장늑근, 최장근, 그리고 극근의 세 그룹으로 나눌 수 있다. 각각의 근육 그룹은 위치와 부착 범주에 따라 3개의 추가 하위 그룹으로 나뉘며, 이는 그림 3.221에 표시되어 있고 표 3.207에 요약되어 있다. 근육의 이름에는 해당 근육에 대한 단서를 제공한다. ilio는 장골ilium(골반 양쪽을 구성하는 뼈)을 뜻한다. 늑골costal은 갈비뼈를 의미한다(costa는 갈비뼈를 뜻하는 라틴어이다). spinalis는 극돌기를 의미한다. 따라서 장늑근iliocostalis muscles은 장골능에서 갈비뼈로 이어지는 반면 극근spinalis은 척추의 극돌기를 따라 위치한다. 최장근longissimus은 당연히 매우 긴 근육이라는 뜻이다.

척추기립근들을 개별적으로 구분하는 것은 쉽지 않다. 이 근육들은 서로 겹쳐 있기도 하고 길이와 두께들도 제각각이다. 척추기립근은 하나의 그룹으로는 쉽게 느낄 수 있는데, 척추를 중심으로 양쪽에 2개의 두껍게 평행한 근육 줄을 형성한다. 척추기립근 그룹 사이는 어떤 사람들에게는 깊고 매우 뚜렷한 고랑이 있으며 등의 전체 길이에 걸쳐 있으나, 다른 사람들에게는 이 고랑이 얕고 척추의 전체 길이에 걸쳐 있지 않기도 하다. 이 고랑의 한가운데에서 극돌기의 끝을 느낄 수 있다.

표 3.207 척추기립근 근육들

장늑근	요장늑근 흉장늑근 경장늑근	이 근육들은 길이가 길어 역학적인 지레 효과가 크다.
최장근	흉최장근 경최장근 두최장근	이 근육들은 척추 양옆에 위치한 근육들 중 가장 두텁고 깊게 자리 잡는다.
극근	흉극근 경극근 두극근	이 근육들은 다른 근육과 구분 짓기 어렵고 반극근들과 융합되어 있다.[629]

척추기립근을 이해하기 위해서 등허리를 4개의 사분면으로 나누는 것이 도움이 된다. 즉 위쪽의 좌우, 아래쪽의 좌우로 나누는 것이다. 상부 척추기립근과 하부 척추기립근은 척추가 굴곡/신전됨에 따라 변하는 고유한 기하학적 성질로 구별된다. 상부 척추기립근의 섬유(요장늑근의 흉추쪽 부분과 흉최장근을 포함하는)는 요추 전체에 걸쳐 있으며 천골과 장골에 연결된다. 따라서 이 근육들은 요추 신근에서 가장 큰 모멘트 암을 가지고 있으며 굴곡 움직임을 제어하는 데 도움이 되는 큰 신전력을 생성할 수 있다. 요추기립근이라고 불리는 하부 척추기립근들은 장늑근과 최장근의 요추 부분과 다열근으로 구성된다. 이 근육들의 섬유는 척추에 대해 크게 비스듬한 각도를 가지므로 척추의 후방 전단력을 더 많이 생성하여 전방 전단력에 저항할 수 있다. 그러나 척추에 더 가깝게 위치하고 모멘트 암이 더 작기 때문에(레버리지가 적음) 상부 척추기립근만큼 굴곡 움직임에 저항하는 힘이 강력하지는 않다.[630] 두 그룹의 척추기립근들의 모멘트 암은 척추굴곡 중에 10~20% 감소한다. 따라서 척추가 완전히 구부러졌을 때 척추를 신전하는 능력과 전방 전단력에 저항하는 능력은 감소된다.[631] 이 부분은 꼭 염두에 두어야 하는 흥미로운 부분이다. 즉 등허리의 신전근들은 몸을 앞으로 구부릴수록 약해진다.

이 근육들의 길이는 위치한 깊이에 따라 다르다. 표층에 있는 장늑근은 척추의 거의 전체 길이에 이르는 매우 긴 섬유를 가지고 있지만, 더 깊은 곳에 위치한 최장근은 몇 개의 척추에 걸쳐 있는 짧은 섬유를 가지고 있다. 가장 깊은 층에 있는 짧은 척추 근육들은 인접한 척추만 연결한다. 모든 척추기립근은 여러 위치에서 근육을 고정시키는 공통 힘줄에서 모인다. 이러한 공통 힘줄들의 위치들에는 장골능, 천골능, 그리고 하부 흉추 및 요추의 극돌기가 있다. 척추기립근의 공동 힘줄은 또한 다음과 같은 여러 다른 근육들의 힘줄들 및 인대들과 연속된다. 즉 하부 흉추 및 요추의 극상인대, 천골 및 천골 인대, 다열근 및 대둔근.

장늑근 근육 그룹에서만 요추 부위에 닿는 근육 섬유를 가지고 있다(요장늑근). 이름에서 알 수 있듯이 이 그룹은 장골에서 갈비뼈까지 이어진다. 한편 흉최장근과 흉극근의 경우에는 요추 위를 지나가는 힘줄을 가지고 있어 요추 움직임에 강한 영향을 미칠 수 있다.

장늑근

장늑근iliocostalis muscles은 척추기립근의 가장 바깥에 위치한다. 요장늑근iliocostalis lumborum은 편평한 형태를 띤 공동 힘줄을 거쳐 여섯 번째 또는 일곱 번째 갈비뼈까지 이어진다. 흉장늑근iliocostalis thoracis은 일부 해부학 문헌에서는 7번째에서 12번째 갈비뼈에서 발생하는 것으로 보여주기는 하지만 요장늑근과 연속되어 첫 번째에서 여섯 번째 갈비뼈까지 이어진다. 즉 흉장늑근은 갈비뼈들의 뒤쪽을 따라 배치되어 있다.[632] 두장늑근iliocostalis cervicis은 3번째에서 7번째 갈비뼈 중간에서 발생하고 C4~C6의 횡돌기(마치 작은 갈비뼈처럼 작용)까지 도달한다.[633]

최장근

최장근longissimus muscles은 척추기립근들 중에서 가장 길고 두꺼운 근육이다. 흉최장근longissimus thoracis은 천골과 장골능에서 발생하는 공통 힘줄에서 시작해 요추의 극돌기들과 흉추의 횡돌기들, 2번째에서 12번째 갈비뼈의 뒤쪽까지 이어진다. 경최장근longissimus cervicis은 첫 번째에서 여섯 번째 흉추의 횡돌기에서 시작하여 두 번째에서 다섯 번째 경추의 횡돌기까지 이어진다. 두최장근longissimus capitis은 최장근 그룹에서 가장 안쪽(중심)에 위치한 근육이며, 네 번째에서 일곱 번째 경추관절돌기 및 첫 번째에서 세 번째 흉추 횡돌기에서 두개골 바닥에 있는 후유양돌기posterior mastoid process에 이르기에, 다른 근육들보다 훨씬 높은 위치까지 존재한다.

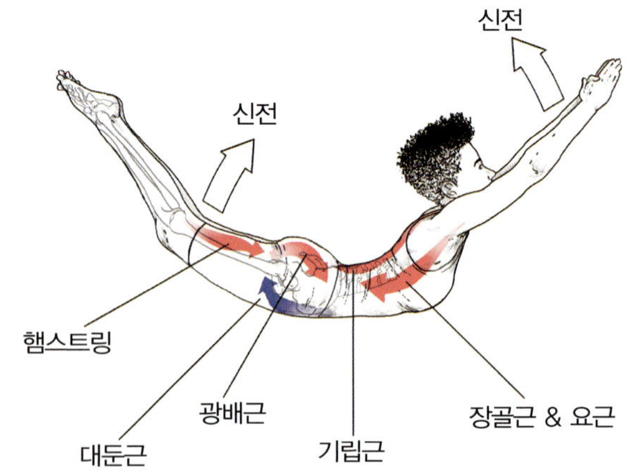

그림 3.222 메뚜기 자세(살라바아사나)를 보면 여러 근육들이 활성화되어 척추를 신전시키지만(빨간색으로 표시), 장골근과 같은 고관절 굴곡근의 저항(긴장)은 골반을 앞으로 기울어지게 한다(파란색).

어려운 내용: 척추기립근의 기능적 관점

일부 연구자들은 일반적으로 사용되는 위치 기반의 근육 설명이 장늑근과 최장근의 다양한 구조와 기능을 제대로 설명하지 못한다고 생각한다. 어느 한 연구자는 이 두 근육들을 흉추부, 요추부 두 영역으로 나누어 생각해볼 것을 제안했다.[634] 이 두 영역에서 해당 근육들의 근섬유 특성이 상당히 다르기 때문이다. 장늑근/최장근의 흉추부에서는 섬유의 75%가 느린 수축 섬유(지근섬유slow twitch)로 구성되어 있는 반면, 요추부에서는 빠른 수축 섬유(속근섬유fast-twitch)와 느린 수축 섬유가 고르게 퍼져 있다.[635]

속근섬유는 빠르게 반응하지만 지구력이 낮다. 이 근섬유는 짧고 강력한 동작에 장점이 있다. 닭의 흰살 고기는 가슴과 날개에서 발견되며, 속근 근육이다. 닭의 경우 비행을 하지 않기 때문에 가슴과 날개 근육이 빨리 지쳐도 괜찮다. 한편, 지근섬유는 활성화되는 속도가 느리지만 더 오래 활성 상태를 유지할 수 있다. 즉 장기적인 지구력 활동에 강점이 있다. 닭다리의 붉은 고기를 생각해보라. 닭은 날기보다 걷는 데 훨씬 더 많은 시간을 소비하므로 다리 근육은 날개나 가슴보다 지구력이 더 크다. 두 근육의 차이점은 에너지를 얻는 방식에서도 발견된다. 지근섬유에는 많은 혈관이 있으며(이 때문에 이 '고기'가 더 빨갛다) 산소를 에너지로 사용한다. 우리가 숨을 쉬는 한 이 근육 섬유에 연료를 공급할 수 있다. 속근은 에너지를 생산하는데 산소를 많이 사용하지 않고 글리코겐 저장량에 더 의존하기 때문에 이 근육 유형은 지근보다는 혈관을 덜 필요로 하고 색상이 더 밝으며 에에너지 저장량을 빠르게 회복할 수 없다.

인간의 경우, 우리의 로컬 코어 근육(복횡근, 다열근, 내복사근, 심부 횡돌기근, 및 골반저근으로 구성되어 있다)은 주로 지근섬유들로 구성되어 있다. 이 근육들은 짧고 척추 움직임을 제어하여 자세를 유지하고 우리 몸이 큰 하중을 받을 때 척추를 안정화시킨다. 글로벌 코어 근육(척추기립근, 외복사근, 복직근 및 요방형근으로 구성되어 있다)은 길고 긴 역학 지레를 통해 많은 양의 토크와 큰 움직임을 생성할 수 있다. 글로벌 코어 근육들은 주로 속근섬유로 이루어져 있다.[636]

흉추부의 근육들은 짧지만 긴 힘줄을 가졌는데, 이 힘줄들이 척추를 따라 천골 뒤쪽과 장골능까지 이어진다. 이 근육들은 흉요추 근막 바로 아래에 있으며 가장 큰 지렛대를 가지고 있어 척추를 따라 최소한의 압박으로 많은 신전력을 생성한다.[637] 그러나 요추 부분의 근육들은 상당히 다른 배열을 가졌다. 이 부위의 근육들의 작용선은 좀 더 수평적인 방식으로 횡돌기들에 연결되어 있다. 즉, 허리가 굴곡되지 않는 상태에서, 고관절이 굴곡되었을 때 척추뼈들 사이에 발생하는 전방전단력을 줄이는 데 도움을 주도록 뒤쪽과 아래쪽 방향으로 당기는 작용을 한다. 하지만 요추가 구부러지면 이러한 섬유의 방향이 변경되어 척추 사이의 압박이 증가하고 전단 방지 기능이 손실된다. 이러한 사실이 대부분의 요가 수련생들이 고관절 굴곡 시 요추를 중립 상태로 유지해야 하는 이유이다(물론 이러한 다른 이유들도 있지만)[638]. 과도한 전방 전단 스트레스를 척추에 가하지 않아야 하기 때문인 것이다.

척추기립근 재검토

척추기립근은 척추의 주요 신전근이며[639] 그림 3.222에서 볼 수 있는 것처럼 메뚜기 자세(살라바아사나Salabhasana)와 같은 중력을 거스르는 멋진 백 벤딩 자세를 만들어주는 근육이다. 이 근육들은 매우 길기 때문에 미세하게 제어하는 것은 거의 불가능하다. 이 근육들은 큰 움직임을 만든다. 척추기립근의 천골과 골반의 부착부를 본다면 이 근육들의 활성화가 어떻게 골반 전방경사를 유발할 수 있는지 알 수 있을 것이다(골반의 기울기는 장골능의 움직임에 따라 정의되는데, 이 경우에는 장골능이 전방으로 움직이기에 골반이 전방경사되었다고 할 수 있다). 장골근과 같은 고관절 굴곡근의 장력은 그림 3.222와 같이 메뚜기 자세에서 골반의 전방경사를 유발할 수도 있다. 골반의 전방경사는 전만의 정도를 더 깊게 만든다.

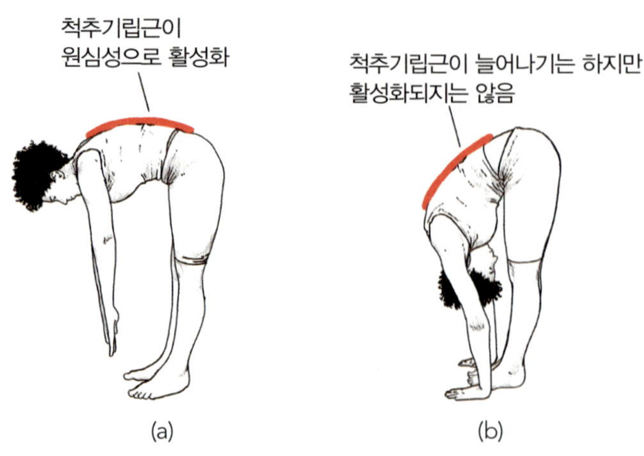

그림 3.223 척추의 굴곡 초기에는 움직임의 속도를 늦추고 안정화를 이루기 위해 척추기립근이 원심성으로 활성화된다(a). 척추가 완전히 구부러지면 척추기립근은 꺼지고 등허리의 근막이 스트레스에 저항한다(b).

신전 외의 척추 움직임을 보면, 척추기립근은 우리가 척추를 굴곡할 때 원심성으로 활성화되어[640] 너무 빠르게 굴곡되는 것을 막는다. 이러한 모습은 그림 3.223a에 나와 있다. 선 자세에서 몸을 앞으로 접을 때 중력의 작용은 복근과 고관절 굴곡근이 굴곡을 시작하고 동작을 이어나가는 데 도움을 주지만, 척추기립근은 움직임에 저항하고 제어하기 위해 활성화된다. 그러나 그림 3.223b에서 볼 수 있듯이 척추가 완전히 구부러지면 척추기립근은 완전히 꺼져서 더 이상 굴곡에 대한 저항을 하지 않는다. 이때 굴곡 자세에 저항하는 것은 흉요추 근막과 척추인대의 긴장, 그리고 추간판 앞쪽에서 발생하는 압박 스트레스이다. 굴곡 동작은 척추기립근의 두께를 줄이고, 신전은 두께를 증가시킨다.[641] 근육 단면의 두께는 해당 근육의 스트렝스와 관련 있으므로 척추기립근은 두꺼워질수록 더 강해진다. 다시 말하자면, 굴곡보다 신전일 때 기립근이 더 두꺼워진다.

횡돌기근

표층의 척추기립근 아래에는 더 깊은 곳에 위치한 횡돌기 근육들transversospinalis muscles이 있으며, 이 근육 역시 3개의 층으로 나뉜다. 그림 3.221b와 같이 흉추와 경추 부위의 표층에는 반극근들semispinalis이 있고, 중간층에는 다열근들multifidi이 있다. 그리고 심부에는 그림 3.224에서 볼 수 있는 회전근들rotatores이 존재한다. 다시 말하지만, 이 근육 그룹의 이름은 근육의 위치와 기능에 대한 단서를 제공한다. 횡돌기근은 척추의 횡돌기에서 더 높이 있는 인

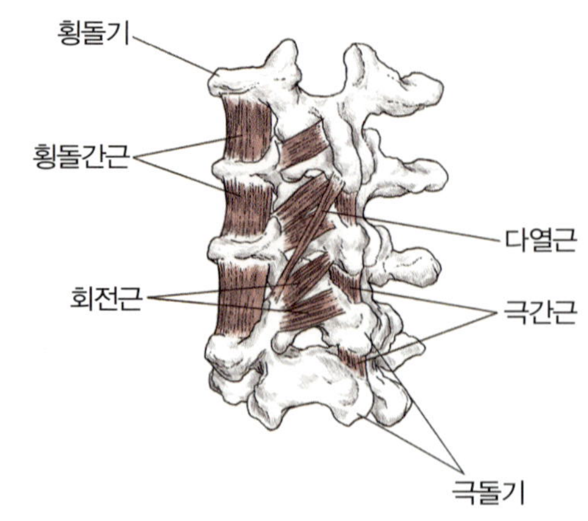

그림 3.224 횡돌기근들의 심부와 중간층 근육

접 극돌기까지 이어진다. 반극근은 6~8개의 척추에 도달할 수 있고 다열근은 2~4개의 척추를 가로지르는 반면 회전근은 1~2개의 척추들에 걸쳐 있다.

다열근

반극근 바로 아래에는 다열근이라고 하는 근육 섬유의 집합체가 있다('많은 부분'을 뜻하는 라틴어에서 유래). 다열근은 횡돌기에서 시작하여 2~4단계 더 높은 척추뼈의 극돌기에 붙는다. 이 근육들은 천골의 뒤쪽을 따라 C2까지 올라가서 C1을 제외한 모든 척추들에 존재한다. 이 근육은 천골과 허리의 아래쪽 영역에서는 가장 두꺼운 근육이다. 그림 3.221b와 3.224에서 볼 수 있듯이, 횡돌기들과 극돌기들 사이의 공간을 채우고 가로돌기와 가시돌기 사이의 공간을 채우고 허리의 척추고랑 양쪽 근육 융기의 대부분을 형성한다. 다열근에는 2개의 층이 있는데, 상대적으로 짧은 심부의 다열근층과 상대적으로 긴 표층의 다열근층이다. 일반적으로 4개 또는 5개의 척추에 걸쳐 있을 수 있는 표층 다열근이 요추의 움직임(특히 굴곡/신전에서, 측굴에서는 약간 기능이 덜하다)을 안정화하고 제어하는 데 기여한다는 데 일반적으로 동의하지만, 척추 1개 또는 2개에 걸쳐 있는 심부층의 역할에 대해서는 여전히 논쟁의 여지가 있다. 아마도 척추의 비틀림을 제어하고 척추 사이의 압박을 증가시켜 전단력을 줄이는 역할을 할 수 있는 것으로 보인다.[642] 다열근의 지속적인 활성화는 척추의 강성을 증가시켜 척추를 보호하는 역할을 할 수 있다.[643] 실제로 일부 연구에서는 요통을 앓고 있는 사람들은 다열근이 약한 것으로 보고되었고 척추체 사이의 유해한 전단 스트레스를 줄이기 위한 역할을 충분히 하지 못하는 것으로 나타났다.[644]

회전근

이 작은 근육들은 두 종류로 나뉜다. 하나의 척추에만 걸쳐 있는 단회전근rotator brevis과 2개의 척추에 걸쳐 있는 장회전근rotator longus이다. 이 근육들은 아래쪽 척추의 횡돌기에서 위쪽 척추의 극돌기 기저부 또는 추궁판까지 이어진다. 이 근육들은 척추 전체에서 발견되지만, 흉추에서 가장 발달되어 있다. 실제로 회전근은 요추와 경추에서는 희박하게 존재하여 일부 해부학 책에서는 흉추에서만 이 근육을 보여주기도 한다.[645]

회전근 역할은 여전히 논쟁거리다. 이름은 척추를 회전시키는 것을 의미하지만 너무 작아서 회전을 유발하기보다 척추에 발생하는 회전의 양을 측정하는 것이 그 기능일 가능성이 더 크다. 이러한 점에서 보면, 이 근육은 고유수용성 기능의 역할을 가진 것으로 보인다.

횡돌기근 재검토

근육의 그룹 단위로 보면, 횡돌기근은 척추기립근들보다 짧고 깊은 위치에 있는데, 이는 척추를 따라 움직임을 미세하게 제어하는 데 더 큰 역할을 한다는 것을 의미한다. 횡돌기근 그룹은 허리와 목에서 더 두꺼우므로 이 부위에서 강하다고 할 수 있다. 양측으로 함께 작용하여 척추를 신전하고 경추와 요추의 전만을 증가시킨다. 한쪽으로만 작용하면 척추를 측굴시킬 수 있긴 하지만, 측면의 지렛대는 짧기 때문에 강한 측굴근은 아니다. 일부 섬유들은 척추의 축 방향 회전을 유발할 수 있지만 역시 지렛대가 짧다. 이 근육들은 전체 척추에서 주요 신전근이 아니기 때문에 그 작용은 몇몇 관절에 집중되므로 주로 스트레스를 받는 관절 주변의 힘을 완화시키는 역할을 한다.[646]

짧은 분절 근육들

그림 3.221c와 3.224에서 볼 수 있듯이, 횡돌기근 깊숙이에는 횡돌간근과 극간근이라는 2개의 짧은 분절 근육이 있다. 이름에서 유추할 수 있듯이 이 근육들은 짧고 척추 분절 사이에 있다. 즉 이 근육은 하나의 척추와 바로 이웃하는 척추 사이에 있다. 이 근육들은 허리와 목 부분에 존재하며, 전방과 후방으로 나누어 배치된다. 목과 허리 모두에서 발견되는 근육들이지만, 머리를 세밀하게 제어해야 하기에 목에서 가장 발달되어 있는 근육들이다. 한편 대부분 흉추에서는 발견되지 않는다.

극간근interspineles은 극간인대의 양쪽에서 발견되며 이 인대와 혼합될 수 있다. 목에서는 축추(C2)에서 C3, C3에서 C4 순으로 C7~T1까지 존재한다. 어떤 사람들에서는 3개의 척추체에 걸쳐 있기도 하다. 흉추부에서는 T1~T2, T11~T12에서만 존재한다. T12에서는 L1, L1~2, L2~3인 방식으로 L5~S1까지 존재하긴 하지만, T12~L1 그리고 L5~S1에 극간근이 존재하는 경우는 매우 드물다.[647]

횡돌간근intertransversarii은 경추에서 가장 발달되어 있고, 여기에서 전/후방 분절로 나뉜다. C1에서 C2까지, C2에서 C3까지, C7에서 T1까지 계속된다. 하부 흉추에서는 T10에서 T11, T11에서 T12, T12에서 L1까지 이어지는 하나의 근육을 형성한다(전방 및 후방 분절은 없다). 요추에는 다시 앞쪽과 뒤쪽의 두 부분이 있다. 횡돌간근의 역할을 이해하려면 전체 척추 근육의 역할을 이해하는 것으로 돌아가야 한다.

척추 근육의 재검토

척추를 구성하는 구조들의 집합체를 단순히 블럭 조합으로만 보면, 척추는 본질적으로 불안정한 구조물이다. 척추 블록 사이에는 척추관절이라고 하는 짧은 지레가 있다. 척추 블록에 압박 스트레스가 가해지면 해당 척추 블럭은 제 위치를 유지하지 못할 가능성이 높다. 그러나 이러한 일이 일어나지 않는 것은 어느 한 척추 블럭이 제 위치를 지키지 못한다면 보상적 움직임을 통해 척추 전체의 안정성을 유지하려 하기 때문이다. 길이가 짧은 척추 근육들의 역할과 관련된 한 가지 이론은 개별 척추 수준에서 특정 보상 스트레스를 제공하여 해당 관절을 안정화한다는 것이다.[648] 큰 신전 근육이 활성화되어 척추 전체의 큰 움직임을 유발함에 따라 짧은 근육이 척추 전체에 국소적으로 안정성을 보장하기 위해 활성화하는 것이다. 이러한 관점에서, 짧은 극간근과 다열근은 작은 영역에서 작은 신전 움직임을 생성할 수 있다. 횡돌기간근과 다열근은 작은 측굴 움직임을 생성할 수 있다. 회전근과 다열근은 작은 회전 움직임을 생성할 수 있다. 이 작은 근육들은 함께 작용하여 우리의 자세를 유지하기 위해 지속적으로 활성화되고 이완된다.

그러나 이 짧은 근육들과 회전근의 역할에 대한 또 다른 견해가 있다.[649] 이 근육들은 길이가 짧고 지렛대가 제한되어 있기에, 작고 약해서 많은 힘을 생성할 수 없다. 이 근육은 안정화 역할보다 고유수용성 역할을 더 많이 수행할 수 있다. 회전근과 횡돌기간근은 다열근보다 근방추가 4.5~7.3배 더 풍부한데,[650] 이러한 점에 미루어보

지도자에게 보내는 메모: 우리는 개별 근육을 분리하고 활성화할 수 없다

신체를 근막, 근육, 뼈 등의 별도 층으로 분리해서 학습하는 과정은 신체의 각 부분을 개별적으로 보고 이해할 수 있다고 믿게 만든다. 이것이 사실이라면 개별 근육과 부위를 목표로 삼고 움직임 범위, 스트렝스 및 지구력을 향상시키는 작업을 하는 것이 합리적일 것이다. 그러나 신체에 대한 이러한 관점은 해부학을 이해하려는 환원주의적 접근이 만들어낸 환상일 뿐이다. 신체는 레고 블록처럼 분리 가능한 부품의 집합체로 구성되어 있지 않지만 학습의 목적에서는 이러한 부품에 대해 개별적으로 접근하는 것이 다소 도움이 될 뿐이다. 대퇴사두근의 스트렝스는 심장과 순환계의 기능을 높이지 않고는 향상시킬 수 없다. 어깨 가동범위 증가는 등 상부의 안정성과 힘에 영향을 미치지 않고서 이룰 수 없다. 우리는 다열근 또는 복횡근만을 분리하고 강화함으로써 코어의 스트렝스를 증가시킬 수 없다. 어떤 근육도 단독으로 작용하지 않는다.

특정 근육을 분리하고 활성화하는 것은 가치가 없다. 오히려 우리는 모든 연주자들이 조화롭고 최적의 교향곡으로 움직이도록 조정해야 한다. 우리의 의도가 등의 신전근 스트렝스를 강화하는 것이라면 요추 신전근과 같은 특정 근육 그룹을 분리하여 강화하는 것은 불가능하거나 적절하지 않다. 요추의 신전은 여러 근육 그룹이 함께 작동하여 발생하며, 일부는 뒤로 움직임을 생성하고, 일부는 개별 관절을 안정화하여 척추와 디스크 사이에 발생하는 전단 스트레스를 방지하고, 다른 일부는 신전 속도를 조절하거나 늦춘다. 우리는 요추 신전근만을 사용하지 않는다. 흉추부에 있는 신전근은 천골까지 내려오는 힘줄을 가지고 있으며, 이 섬유는 요추에 있는 신전근보다 길기 때문에 요추 신전근보다 요추 신전을 만드는 데 더 큰 기계적 이점이 있다.

요가 수련의 유익한 효과 중 하나는 우리의 자세와 흐름을 만드는 데 전신을 참여시킨다는 것입니다. 하나의 작은 영역만 분리하고 그 영역에서만 작업하려는 충동을 억눌러라. 몸은 전체이다. 기능적 움직임은 함께 작용하는 많은 근육, 근막 및 신경을 사용한다. 기능적 요가 수행은 광범위하게 조정된 움직임을 통해 기능적 일상 활동을 회복하고 유지하도록 이끌어야 한다.

면 각 요추와 흉추 관절에서 각 척추의 위치를 알려준다고 볼 수 있다. 이러한 근육은 회전을 생성하는 대신 발생하는 회전의 양을 감지하고 피드백을 제공하여 다른 모든 더 큰 등허리 근육에 의해 생성되는 필요한 움직임의 양을 향상, 유지 또는 감소시킬 수 있는 것이다. 이러한 기능은 요가와 여러 도수 요법에서 적용되는 척추의 개별 관절을 운동 범위의 한계에 가깝게 비틀거나, 구부리거나, 신전시키는 기법에서 중요하게 적용된다.

척추가 척주에 가해지는 모든 스트레스를 어떻게 지지할 수 있는지를 설명하는 또 다른 모델은 생체 장력 모델이다. 이것은 현재 조사 범위를 넘어서지만 웹 부록 'Spinal biotensegrity'에 요약되어 있다.

척추에 영향을 미치는 다른 근육: 판상근과 광배근

지금까지 우리는 요추와 흉추에 걸쳐 있는 근육만 살펴보았지만 일부는 경추와 두개골에 도달한다. 우리는 경추 부분에서, C7에서 T6까지의 극돌기 끝에 연결된 판상근splenius과 같은 목 근육을 확인해볼 것이다. 광배근은 상체를 다루는 다음 책(『유어 어퍼 바디 유어 요가』)에서 더 자세히 살펴볼 것이다. 하지만 광배근은 팔뿐만 아니라 척추의 움직임에서 역할을 한다는 점은 지적하고 넘어가자. 흔히 말하는 '광배근'은 척추의 신전근으로 작용하거나 과도한 굴곡을 방지하는 안정화근으로 작용할 수 있다. 광배근은 길고 상완골에 상부 부착부가 있고 요추 근막을 통해 요추 및 천골 극돌기로 하부 부착부가 있다. 광배근의 활성화는 신체의 '자연적인 등 벨트'를 만드는 데 도움이 될 수 있으며 '초강성superstiffness'을 통해 흉부와 요추 부위의 척추뼈 사이의 경첩 움직임hinging을 방지하는 데 도움이 될 수 있다.[651]

요추 분절의 전방 근육

그림 3.225에서 볼 수 있듯이, 코어 주위에 위치한 근막 고리는 많은 근육을 둘러싸고 있고 마치 코르셋 또는 지지대와 같은 역할을 한다. 앞쪽에는 복직근이 있고 측면에는 심부에 복횡근, 표층에는 내외 복사근이 있다. 등쪽에는 척추기립근과 심부 척추 근육들이 있다. 요추 분절의 다른 중요한 근육은 요근, 요방형근 및 횡격막이다. 이 근육들은 앞서 논의한 척추골반 리듬을 만들어 요추 분절의 움직임이나 지지를 유발할 수 있다. 심지어 골반저 근육도 코어의 한 축을 담당한다.

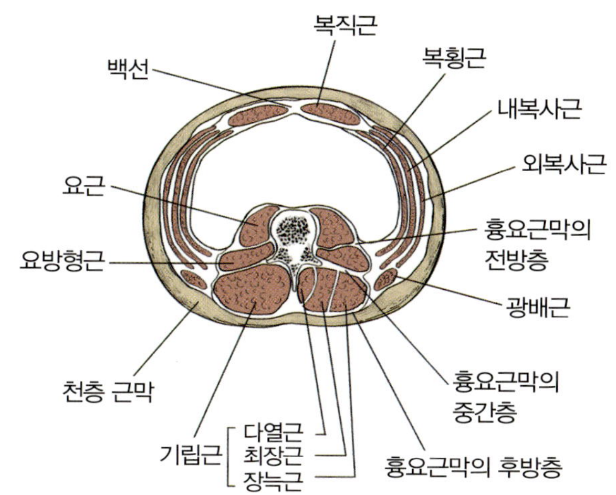

그림 3.225 허리 분절 코르셋의 근육들

요근

모든 등허리 근육 바로 앞(전방)에는 요근psoas과 요방형근quadratus lumborum이 위치해 있다(그림 3.225 및 3.226). 요근은 2개의 층으로 구성된다. 심부층은 마지막 흉추(T12)와 요추의 횡돌기에서 시작해 대퇴골의 소전자까지 이어진다. 표층은 심부층 앞에 위치하는데, 첫 번째 천골 및 요추와 그 디스크들의 앞쪽 표면에서 발생한다. 요추의 추간공을 통해 나가는 척수 신경은 요근의 두 층 사이에 묻혀 있는 요신경총lumbar spinal plexus을 형성한다[658](신경 신경총에 대한 자세한 내용은 '척추 신경과 신경가동술' 섹션 참조). 요근은 장골와iliacus fossa 및 장골능의 전면에서 발생하는 장골근iliacus과 연결된다. 이 두 근육의 힘줄은 치골을 가로질러 대퇴골을 향해 급격한 각도(35~45°)로 꺾인다.[659] 요근과 장골근을 합쳐서 장요근iliopsoas이라고 부른다. 장요근은 강력한 고관절 굴곡근이지만, (개별적으로) 요근 자체는 또한 고관절 신전이 너무 지나칠 때 골반을 안정화시키는 데에도 사용된다. 장골근은 골반에 강한 전방경사를 만들 수 있다. 하지만 전방경사가 심하면 요추가 신전되는 경향이 있어 척추 사이에 전단 스트레스를 생성할 수 있다. 요근은 이러한 경우에 요추를 지지하고 지지하는 역할을 하여 전단력을 감소시킨다. 한편, 요근의 활성화는 디스크에 가해지는 압박 스트레스를 증가시킬 수 있으며 디스크 문제가 있는 사람들은 이 근육을 과도하게 훈련하지 않도록 주의하는 것이 좋다.[660] 고관절 굴곡이 일어나지 않는 상황에서 요근은 활성화되지 않는 경향이 있기에, 일반적으로 척추 안정화 장치라고 부르기는 힘들다. 오직 고관절 굴곡이 있을 때에만 척추 안정화 기능을 하는 것이다.[661] 따라서 요근과 장골근은 서로 매우 다른 기능을 가지고 있고 일반적으로 두 근육의 힘줄도 분리되어 있다.[662] 두 근육은 확실히 고관절 굴곡근이긴 하지만, 요근은 고관절이 굴곡 되었을 때만 척추 안정근이 된다.[663] 다리가 크게 외전 된 상태에서는 장요근도 고관절의 외회전근으로 작용할 수 있다. 그러나 일반적인 해부학적인 자세에서는 이러한 작용은 약하다.[664]

앞서 이야기했듯이, 그리고 일반적인 믿음에도 불구하고 요근은 요추를 구부리거나 펴지 않는다. 요추의 굴곡/신전에 대한 요근의 작용선이 너무 작아 많은 움직임을 만들 수 없는 것이다. 그림 3.227a는 이러한 상황에 대해 보여준다. 요근에서의 힘의 작용선은 대부분 척추의 축을 따르고 있음을 보라. 요근의 활성화는 척추체 사이의 압박을 증가시켜 전단 스트레스에 대해 요추를 지지하는 데 도움이 될 수 있지만 그 대가는 압박 스트레스가 증가하는 것이다. 고관절을 크게 신전하여 다리를 뒤로 보

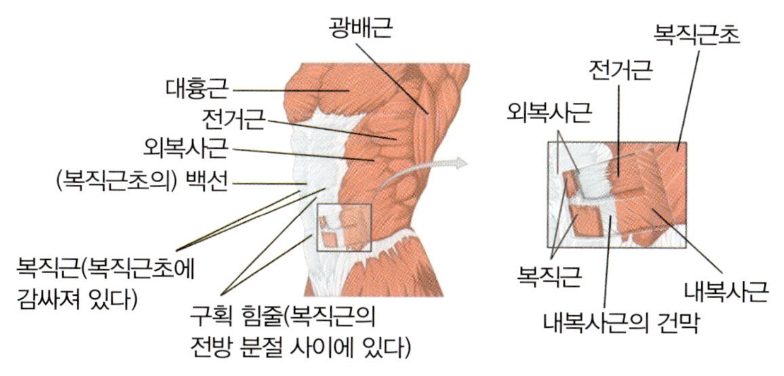

(a) 표층과 심층의 복근들(전면)

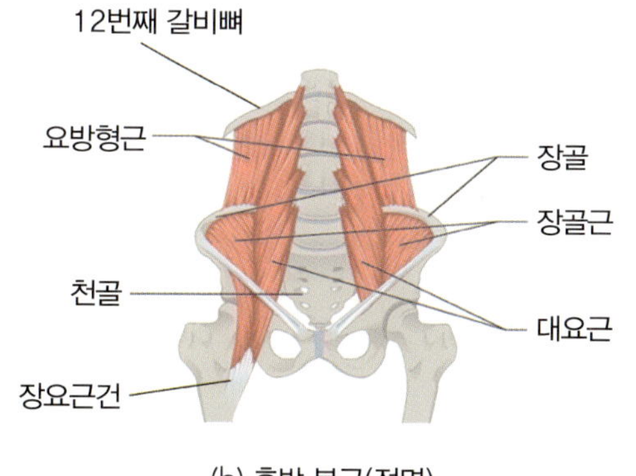

(b) 후방 복근(전면)

그림 3.226 표층과 심층의 복근들[665]

요추 부분

어려운 내용: 등허리 근육의 스트렝스

평균적이고 건강한 30세 남성의 등허리 근육의 절대 스트렝스는 이 근육들을 하나로 치면 약 4,000N(약 900lb)이다.[652] 하지만 이러한 정보는 조금 더 자세히 들여다보아야 한다. 즉 이러한 근육들의 모멘트가 어떠한지가 더 중요하다. (모멘트는 움직임 축을 중심으로 힘을 생성할 수 있는 지렛대라고 생각하라. 모멘트는 뉴턴[힘]과 미터[거리]의 곱, 또는 줄여서 N·m로 계산된다.) 등허리 근육의 모멘트 암은 짧기 때문에, 등허리 근육의 총 모멘트는 약 200N·m에 불과하다. 여성의 경우에는 모멘트 암이 더 짧기 때문에 일반적으로 약 120N·m 정도의 낮은 모멘트를 갖는다.[653] 나이가 들면 이 값은 더 낮아진다.[654] 등허리 근육 전체 모멘트의 절반은 상부 척추기립근 섬유(장-장늑근과 흉최장근)에 의한 것인데, 이 근육들은 척추기립근 건막을 통해 천골과 장골에 부착된다. 나머지 절반은 척추에 직접 작용하는 근육에서 비롯되며 다열근은 모멘트의 25%를 제공한다. 이것은 흥미로운 점인데, 허리의 신전에 가장 큰 기여를 하는 것은 요추의 근육이 아니라 흉추에서 시작하는 더 크고 더 길이가 긴 장늑근과 최장근이라는 것이다. 허리 근육의 스트렝스를 키우고 싶다면 등의 중/상부를 무시하면 안 된다!

등 근육이 활성화되면 디스크가 압박된다. 근육들이 두 척추뼈를 가깝게 만들어 그 사이에 있는 디스크를 짓누른다(디스크가 압박되는 형태는 그림 3.234와 같이 척추의 움직임에 따라 다르다). 이것을 기억하는 것이 중요하다. 등허리 근육이 활성화되면 척추 사이의 거리가 짧아진다! 생성되는 압박의 양은 척추 사이의 거리와 특정 근육이 척추에 부착되는 위치에 따라 다르다. 예를 들어, L5와 S1 사이에서 발생하는 압박력의 약 42%는 요추기립근의 흉추 부분의 수축에 의해 생성되는 반면, 척추기립근의 요추 부분은 약 36%에 기여하고 다열근은 나머지 22%에 기여한다. 이러한 경향은 위쪽 척추로 옮겨갈수록 척추기립근의 흉추부 섬유에 의해 생성되는 압박이 높아지면서 더 높아진다.[655]

등허리 근육은 또한 척추 사이에서 후방 전단 스트레스를 만드는 데 기여할 수 있다. 이 근육들은 한 척추체를 바로 아래 척추체에 대해 뒤로 당길 수 있다. 그림 3.40는 정상적으로 바로 세워진 척추의 전단력들을 보여주는데, 경추와 L4 및 L5는 전단력이 전방으로 향하지만, 다른 모든 척추에는 후방으로 작용하는 형태를 보여준다. 몸을 앞으로 접는 것처럼 척추를 굴곡하면 중력은 척추체들을 앞으로 당기는 경향이 있으므로(전방 전단), 후방 전단력이 있는 것이 좋다. 하지만 척추를 신전하는 동작에서는 후방 전단력이 문제가 될 수 있다. 모든 등허리 근육들이 완전히 동원되어 신전 움직임을 만들면 상부 요추들에서는 후방 전단력이 증가하고 L5에 있던 전방 전단력이 역전되어 후방으로 가는 힘을 만들게 된다.[656] 몸을 굴곡했을 때 L5/S1 관절에 후방 전단력이 생기는 것은 좋은 일인데, L5에 너무 많은 전방 전단 스트레스가 가해지면 척추관절간부가 골절되어 척추 전방 전위증이 유발될 수 있기 때문이다. 하지만, 백 벤딩과 같은 동작에서는 상부 요추관절들에게는 이러한 일이 그렇게 좋지만은 않은데, 척추를 완전히 신전했을 때 전단력으로 인한 지지 작용이 약해질 수 있기 때문이다.

흥미롭게도 척추를 굴곡시키면 등허리 근육이 늘어나 근육의 스트렝스는 감소한다. 근육은 약간 단축될 때 가장 강력한 당기는 힘을 제공할 수 있다. 길어질수록 근육은 약해진다. 그러나 근육은 여전히 그 안에 수동적인 결합조직 요소(근섬유와 근섬유 다발을 감싸는 근막)를 가지고 있으며 이러한 조직은 늘어나더라도 긴장을 유지하는 능력에 기여한다. 이로 인해 척추가 완전히 구부러지더라도 등허리 근육에 의해 생성되는 압박력과 모멘트는 중립 정렬에 있을 때와 거의 동일하다.[657]

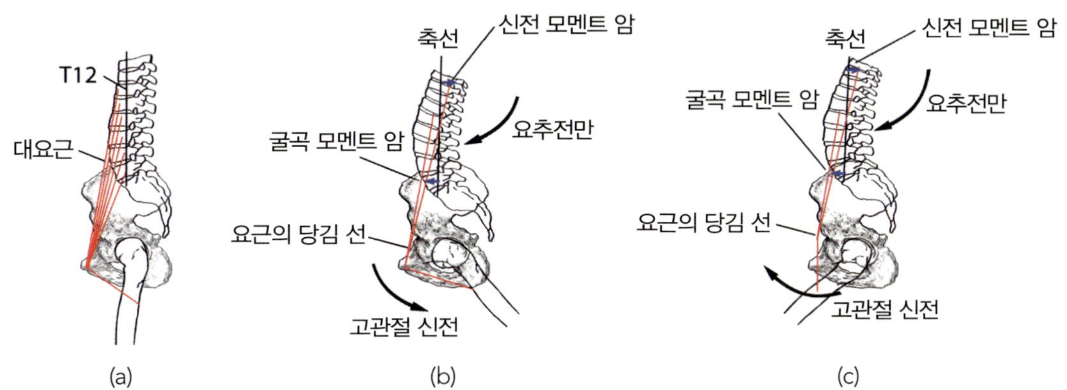

그림 3.227 요근의 작용선은 요추의 굴곡근이나 신전근이 아닌 고관절 굴곡근의 역할을 한다. (b) 고관절 신전 시, 상부 요추를 신전 방향으로 끌어당길 수 있는 모멘트 암은 존재하지만 작다. (c) 고관절 굴곡에서도 요근에 의한 당김 힘의 작용선은 변하지 않지만 근육이 더 짧아서 힘과 역학적 지렛대가 감소한다.

내는 동안에도 요근이 당기는 힘의 작용선은 크게 변하지 않는다(b). 요근이 요추를 신전 움직임으로 당기는 데 발휘되는 모멘트는 작기 때문에, 요근에 의해 생성된 스트레스의 주요 구성 요소는 여전히 척추의 축을 따라 있다. 실제로, 하부 요추(L5/S1)를 굴곡으로 당기는 작은 모멘트도 있을 수 있지만, 다시 말하지만 이 모멘트는 매우 작다. 또한 고관절이 극단적으로 신전되는 동안 요근이 가장 길어지고 늘어나면 근육이 당기는 힘이 줄어들어 척추를 더 신전시키는 요근의 능력도 감소한다. 고관절이 굴곡될 때를 보아도, 요근에 의해 생성된 힘의 작용선은 전혀 변하지 않는다. (c) 고관절이 많이 굴곡되면 요근은 상당히 수축되고 짧아져 모멘트 암이 줄어들어 고관절 굴곡근으로써 적용될 수 있는 지렛대도 감소한다. 이 그림은 요근의 특성이 요추의 굴곡근이나 신근이 아니라 고관절 굴곡근이라는 것을 보여준다.

윗몸 일으키기와 크런치와 같은 전통적인 코어 운동은 요근을 크게 활성화시켜 요추를 따라 큰 압박 스트레스를 생성하기 때문에 많은 허리에 해로울 수 있다. 무릎을 구부리고 한다고 하더라도 생성된 압박이 크게 줄지는 않는다. 허리에 문제가 있는 사람들을 위한 더 좋은 운동들이 있으며, 이는 '요가와 요추' 섹션을 참고하길 바란다.

인구의 1/3에서 1/2 사이 사람들 중에는 대요근의 앞쪽과 안쪽에 위치하고 T12~L1에서 시작해 치골 바로 위쪽 높이의 골반 앞쪽에 붙는 소요근$_{\text{psoas minor}}$이라고 하는 두 번째 얇은 요근을 가진 사람들이 있다.[666] 그 역할은 명확하지 않지만 고관절 굴곡을 돕고 아마도 요추의 안정화를 제공하는 것으로 보인다. 일부 연구자들은 소요근의 크기가 매우 작기 때문에 움직임에 작은 영향을 주거나 전혀 영향을 주지 않기 때문에 이 근육은 흔적 근육으로 믿고 있다.[667]

요방형근

요방형근$_{\text{quadratus lumborum}}$은 12번째 늑골의 아래쪽 경계와 L1에서 L4의 횡돌기에서 장골능과 장요인대까지 이어진다. 따라서 이 근육은 골반, 요추, 갈비뼈를 연결하고 이 모든 부위의 안정화에 영향을 줄 수 있다. 아래쪽이 위쪽보다 약간 넓으며 요근과 횡격막 뒤쪽에 위치한다. 12번 갈비뼈와 연결되어 있어 숨을 들이쉴 때 갈비뼈를 안정시켜주는 역할을 한다.[668] 척추를 구부리거나 옆으로 구부릴 때 가장 활성화되지만, 모든 척추의 움직임에서 어느 정도 안정화에 기여한다. 요방형근을 한쪽만 활성화하면 외측굴곡이 발생하지만, 요추의 양쪽을 활성화하면 요추를 약간 신전시킬 수 있기 때문에 척추가 굴곡될 때 척추를 안정화시킬 수 있다.[669] 요추 안정화에 두드러진 역할을 하기 때문에 등허리를 강하게 유지하기 위해 '코어 운동'을 처방할 때, 이 근육을 단련하는 것은 좋은 아이디어이다.[670]

복부 근육

복부 근육들은 배의 앞쪽과 옆쪽을 덮고 있고 앞쪽의 정중선에서 만난다. 복부 근육들은 좌우 한쌍으로 이루어져 있다. 이러한 근육은 외복사근, 내복사근, 복횡근, 복직근의 4개 그룹으로 나눌 수 있다.[671] 그림 3.226을 보면 앞쪽 복근 중심에는 복직근이 위치하는데 이 근육은 복직근초

rectus sheath라고 하는 결합조직에 감싸져 있다. 복직근초의 가운데에는 백선linea alba(하얀 선이라는 뜻)이라는 근막선이 존재한다. 백선은 두 복직근을 하나로 연결한다. 일반적으로 복직근초에는 수평으로 배치된 3개의 근막띠가 존재하는데(이를 분할 힘줄tendinous insertions이라고 부른다), 운동선수, 체지방이 낮은 사람, '복근을 조지는' 운동을 하는 사람들에게서 눈에 띄게 보일 수 있다. 이런 복근 형태를 이른바 '식스 팩'이라고 부른다(백선과 분할 힘줄로 인해 6개의 분할된 복근이 보이는 게 일반적이지만, 어떤 사람들은 4팩만 보여주고 어떤 사람들은 8팩 또는 10팩을 보일 수도 있다! 이런 사람들은 수평으로 배치된 근막선을 추가로 더 가지고 있다).

복직근 바깥의 복벽은 3개의 층으로 구성된다. 외복사근은 표층을 형성하는 반면, 내복사근은 중간층을 형성하고 복횡근은 가장 깊은 내층을 형성한다. 그림 3.226을 보면 각 근육들의 섬유 방향이 다른 것을 볼 수 있다. 이 방향들은 표 3.208에 나와 있는 것처럼 각 근육의 작용에 대한 단서를 제공한다. 복횡근 섬유는 바지의 벨트처럼 수평으로 배열되어 있다. 복직근은 멜빵처럼 수직으로 배열된다. 외복사근은 몸통의 측면에서 몸의 전면까지 대각선으로 내려간다(손을 주머니에 넣을 때 손가락과 같은 방향이다). 내복사근 섬유는 주머니에 손을 넣었을 때 엄지손가락이 가리키는 방향과 유사하게 향하고 외복사근 섬유에 직각(수직)을 이룬다(엄지를 제외한 네 손가락들의 방향은 외복사근의 섬유 방향이고, 엄지는 내복사근과 같다고 생각하면 기억하기 쉬울 것이다).

코어에 영향을 미치는 다른 근육

근막적 연결과 골반의 움직임을 통해 다리 근육이 요추에 영향을 줄 수 있다. 척추-골반 리듬을 통해 대퇴사두근은 골반을 앞쪽으로 기울여 요추를 신전시킬 수 있고, 햄스트링은 골반을 뒤쪽으로 기울여 척추굴곡을 유발할 수 있다. 종종 햄스트링이 뻣뻣한 것이 요통을 유발한다는 이유로 비난과 저주를 받고 있지만, 많은 연구에서 햄스트링이 뻣뻣한 것과 요통 사이에는 연관성이 없음이 밝혀졌다.[673] 둔부의 근육도 요추에 영향을 줄 수 있다. 대둔근은 햄스트링과 같은 고관절 신전근이지만 고관절을 외회전시킬 수도 있다. 중둔근과 소둔근은 주로 고관절을 외전시키는 근육이며 우리가 한 다리로 서 있을 때와 걸을 때 척추를 안정화하기 위해 요방형근 및 내외 복사근과 함께 작동한다.[674]

요추 위쪽에 위치한 광배근은 요추의 움직임에 큰 영향을 미친다. 광배근은 상완골에서 흉요추 근막을 거쳐 요추 극돌기에 연결되어 요추의 신전과 안정화를 만드는 역할을 한다. 스튜어트 맥길은 광배근이 척추의 경첩 움직임을 예방하는 역할을 한다고 말했으며 '선택 근육muscle of choice'이라고 불렀다. 요통을 가진 사람들은 시간을 내어 광배근을 강화하는 것이 좋다.[675] 광배근은 상체와 연결되어 팔의 움직임에 영향을 미치기 때문에 상체를 다루는 다음 책에서 더 자세히 다룰 것이다.

복부에서 살펴볼 마지막 부위는 코어의 지붕인 횡격막이다. 횡격막은 공기로 찬 신체 부위(흉곽 내의 폐)와 액체로 찬 신체 부위(복강) 사이를 구분 짓는 구조이다. 흉곽 부위, 특히 호흡하는 방법에 대한 세부적인 내용들을 살펴볼 때 횡격막에 대해 할 말이 훨씬 더 많지만 지금은 순서상 간략하게 살펴볼 것이다.

횡격막은 모든 복부 장기를 덮는 우산 형태이다. 우산의 바깥쪽 가장자리는 아래쪽 갈비뼈(7~12)의 안쪽 늑골 가장자리에 부착부를 가지고, 횡격막의 중심 힘줄은 L1에서 L3까지 디스크의 전면과 연결된다. 횡격막 힘줄의 섬유, 요근, 요방형근 및 전종인대 사이에는 근막적인 연속성이 있는데, 이 연속성은 여기서 멈추지 않는다. 이 근막적 연속(근막간면interfascial plane이라고 부름)은 간, 신장, 대동맥 시스템 및 하대정맥과 연결된다. 횡격막의 가장 중요한 기능은 숨을 쉬게 하는 것이지만, 척추를 안정시키고 자세를 유지하는 데 도움이 될 수 있는 복강 내 압력을 조절하는 데도 도움이 된다고 여겨진다. 하지만 복강 내 압력이 진정으로 그러한 영향이 있는지는 약간의 논쟁이 있는 주제이며 다음 섹션에서 이에 대해 다룰 것이다.

발살바 동작과 복강내 압력

아마 당신은 이러한 경험을 해본 적이 있을 것이다. 비행기가 착륙하는 동안, 귀가 먹먹해지면 코를 막고 입을 다문 뒤 "흡" 하면 귀의 먹먹함이 사라진다. 혹은 변비에 시달릴 때 숨을 참고 배에 힘을 줄 때에 도움이 된다는 사실도 경험해 보았을 것이다. 이러한 현상들은 귀의 작용에 매료된 18세기 초 이탈리아 해부학자 안토니오 마리아 발살바Antonio Maria Valsalva의 이름을 따서 명명된 발살바 기법이다. 성문 또는 입과 코를 막고 숨을 내쉬려고 할 때 복부의 압력이 증가하는데, 이를 복강 내압(IAPintra-abdominal pressure)이라고 한다. 발살바 기법의 부작용은 흉부의 압력이 증가하여 심장으로 가는 혈류가 감소할 수 있다는 것

표 3.208 복근들의 위치와 작용

근육	부착부	작용 효과
복직근	• 흉골(검상돌기)과 5~7번 갈비뼈에서 시작해 치골과 연결된다.	• 체간을 굴곡시키고, 골반을 후방으로 회전시키며, 복부의 톤과 복강 내압을 유지한다.
복횡근	• 흉골과 백선에서 시작해 장골능의 전면, 흉요근막과 7~12번 갈비뼈 내측 가장자리에 연결된다.	• 한쪽만 동원되면 몸통을 그 방향으로 회전시킨다. • 양쪽이 동원되면 복부의 톤과 복강 내압을 유지한다.
외복사근	• 5~12번 갈비뼈의 표층면에서 시작하여 백선에 붙는다. 그리고 장골능의 맨 윗부분으로도 내려간다.	• 한쪽만 동원되면 몸통을 해당 방향으로 구부리거나 몸통을 반대 방향으로 회전시킨다. • 양쪽이 동원되면 몸통을 굴곡시키고 골반을 후방으로 회전시킨다.
내복사근	• 장골능과 서혜부인대에서 시작하여 위로 올라가 10~12번 갈비뼈의 아래쪽 가장자리와 백선에 붙는다.	• 한쪽만 동원되면 몸통을 해당 방향으로 구부리거나 몸통을 같은 방향으로 회전시킨다. • 양쪽이 동원되면 몸통을 굴곡시키고 골반을 후방으로 회전시킨다.
요방형근	• 장골능에서 시작하여 12번 갈비뼈와 L1~L4의 늑골돌기에 붙는다.	• 한쪽만 동원되면 몸통을 해당 방향으로 굴곡시킨다. • 양쪽이 동원되면 복부의 톤과 복강 내압을 유지한다. 요추에 압박 부하가 발생할 때 요추 안정화에 중요한 역할을 하는 것으로 보인다.
대요근	• 심부층: L1~L5의 늑골돌기에서 시작해 장골와 및 대퇴골 소전자에 붙는다. • 표층: T12~L5의 척추체 측면에서 시작해 대퇴골 소전자에 붙는다.	• 고관절을 굴곡시키고 약간 외회전시킨다.* • 만약 한쪽만 작용하면 요추를 측굴시킨다.**

* 요근은 주로 고관절 굴곡근으로 작용하지만, 요추의 안정화근으로써도 역할을 한다. 요추 안정화근의 역할은 오직 고관절이 굴곡될 때에만 적용된다.

** 요근이 허리를 측굴시킨다는 내용에 모든 연구자들이 동의하는 것은 아니다.[672]

이다.[676] 이것은 순환계의 압력이 흉부의 압력을 극복할 만큼 충분히 강하지 않을 수 있기 때문에 발생할 수 있는 일이다. 건강한 사람의 경우, 혈압이 처음에는 상승한 다음 몇 초 후에 정상 수준으로 돌아올 수 있으며, 발살바 기법이 끝나면 떨어지다가 정상 수준보다 훨씬 높은 수준으로 다시 반등할 수도 있다.[677] 숨을 들이마시면 IAP가 일시적으로 증가하고, 숨을 내쉬면 일시적으로 감소한다. 만성적으로 상승된 IAP는 모든 사람들에게 좋지 않을 수 있으며,[678] 이는 복부 고혈압으로 알려진 상태로 이어질 수 있다.[679]

잘란다라 반다jalandhara bandha의 한 가지 버전을 수행하면 요가에서도 동일한 효과를 만들어낼 수 있다. 만약 성문을 닫기로 선택했으면, 코와 입을 닫을 때와 동일한 막힘이 발생한다. 다만, 잘란다라 반다에서는 숨을 내쉬려는 시도로 외이도로 압력을 보내지 않는다는 차이는 있지만, 흉부의 압력과 IAP를 높인다는 것은 비슷하다. 성문을 약간 닫힌 채로 수행하는 웃짜이 호흡ujjayi breathing도 IAP를 증가시킬 수 있다. 이것은 학생에 따라 좋을 수도 있고 도움이 되지 않고 심지어 해로울 수도 있다.[680] 우리는 무거운 것을 들 때마다 발살바 기법을 수행하는 경향이 있다. 이때 우리는 숨을 멈추고 배에 힘을 주고 물건을 들어 올린다. 이러한 행동은 IAP를 증가시켜 우리가 물건을 들어 올리는 데 도움이 되는 것처럼 보인다. 이는 스트레스를 견디는 척추의 능력을 어떻게든 증가시키지만 정확히 어떻게 도움이 되는지는 여전히 미스터리로 남아 있다. 사이드 바, '어려운 내용: 척추는 어떻게 무거운 중량을 들어 올리는가?'를 참고하라.

어려운 내용: 척추는 어떻게 무거운 중량을 들어 올리는가?

생체 역학에는 다음과 같은 한 가지 수수께끼가 있다. 등허리 근육은 적당한 하중을 지탱하면서 앞으로 굴곡되어 있는 상태를 신전시킬 수 있을 만큼 충분히 강하지 않다는 것이다. 하지만 분명 우리는 상대적으로 무거운 물건을 바닥에서부터 들어 올릴 수 있기 때문에, 무언가가 등허리 근육을 돕고 있는 것이다. 그림 3.228은 우리는 평균적이고 건강한 남자가 바닥에서 30kg의 무게를 들어 올리는 모습이다. 이렇게 하려면 고관절과 척추 모두 신전되어야 한다. 고관절 신전근은 상당히 강하고 하중을 쉽게 견딜 수 있긴 하지만, 고관절이 척추를 신전시킬 수는 없다(이러한 자세에서 척추를 신전시킬 수 있는 것은 오직 척추의 근육뿐이다)! 그림 속 남자의 몸무게가 70kg이라고 가정해보자. 척추의 굴곡 모멘트는 약 250N·m일 것이다.[681] 평균적인 30세 남성의 등허리 근육은 약 200N·m의 힘을 생성할 수 있다고 하는데,[682] 그렇다면 이 남자는 어떻게 물건을 들어 올릴 수 있는가?

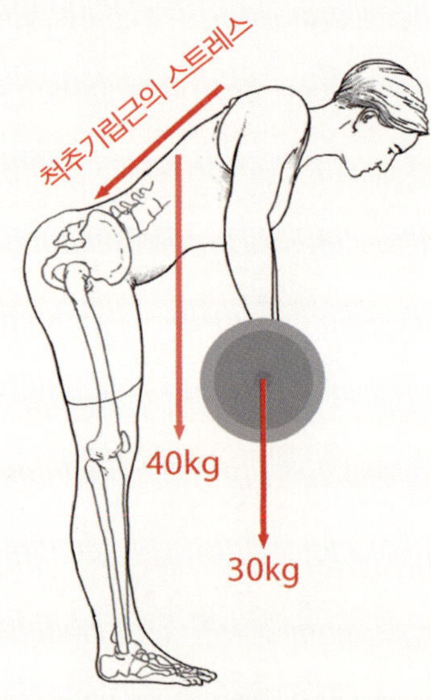

그림 3.228 고관절이 굴곡된 상태에서 물건을 들어 올리면 척추뼈 사이에 전단 스트레스가 생기고 척추를 따라 압박 스트레스가 생긴다. 척추는 상체의 무게와 들어 올리는 물체의 무게를 모두 수용해야 한다.

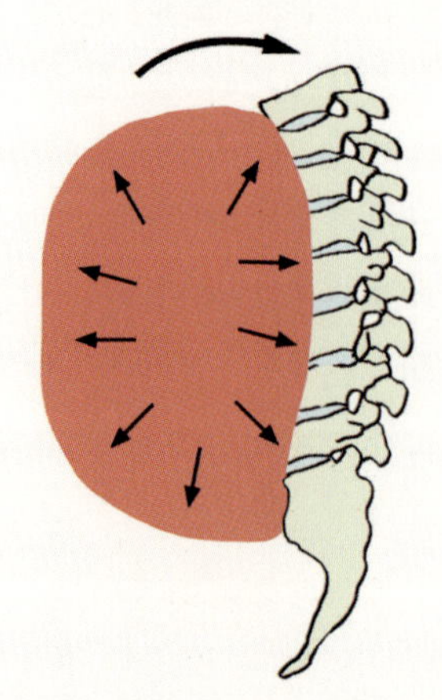

그림 3.229 물이 가득 찬 풍선은 구부러지지 않는다. 복부 '풍선'의 장력은 앞으로 구부러진 척추를 펴는 데 도움이 될 수 있다.

이러한 일이 어떻게 일어날 수 있는지 설명하는 한 가지 이론이 1957년에 주장되었는데, 바로 복강 내압(IAP)이 요추의 신전을 돕는다는 것이다.[683] 복부는 물로 가득 찬 풍선이며, 물은 압축되지 않는다. 우리 배속의 풍선은 부피를 바꿀 수 없지만 압력을 받으면 모양이 바뀔 수 있고 변화한다. 이 이론의 아이디어는 우리가 복부 근육과 골반저 근육을 함께 수축하고 발살바 기법을 사용하면 횡격막을 향해 위쪽으로 압력이 가해지며 이는 요추굴곡을 방해하여 척추를 다시 수직으로 밀어낸다는 것이다(그림 3.229 참조).

이 이론은 실제로 입증되지는 않았음에도 물리치료사, 피트니스 애호가 및 일부 요가 강사 사이에서 빠르게 인기를 얻었다. 하지만 불행히도 이 이론에는 몇 가지 문제가 있다. 물건을 들어 올릴 때 IAP가 증가하는 것은 분명한 사실이지만 이때 발생하는 IAP의 양은 들어 올려야 하는 하중의 크기와 상관관계가 없다. 이 이론이 사실이라면 부하가 증가함에 따라 IAP가 증가하지만 그렇지 않은 것이다. 또한 연구 대상자 5명 중 4명에서 발사바 기법을 사용하니 IAP와 요추에 가해지는 압박 부하를 모두를 증가시킨 것이다![684] 다른 연구에 따르면 복부 근력 증가가 리프팅 중 IAP 증가로 이어지지 않으며, 복사근은 척추기립근은 들어 올리는 동안 강하게 활성화되지 않는 반면, 척추기립근은 활성화된다는 것이다.[685] 실제로 척추를 신전시킬 정도로 복근(복사근 등)이 동원되려면, 그 힘이 너무 커서 자체 인장 한계를 초과해야 한다. 즉, 복근이 찢어진다는 것이며 이는 통증을 유발할 것이다. 또한 IAP가 척추를 신전시킬 만큼 충분히 강하려면 복부 내부의 압력이 너무 높아서 복부 대동맥을 막고 심장으로부터의 혈류가 차단될 정도가 되어야 한다.[686] 하지만 분명히 그런 일은 잘 일어나지 않는다.

하지만 리프팅을 할 때 IAP 상승과 복근 사용은 분명히 보이는 현상이다. 그러니 이 현상에 대한 또 다른 이론이 필요하다. 척추를 구부린 상태에서 짐을 들어 올릴 때 뭔가 다른 일이 일어나고 있음이 분명하며, 그 무언가는 우리의 후방 결합조직과 관련이 있을 수 있다. 세르주 그라코베츠키Serge Gracovetsky와 해리 파판Harry Farfan은 흥미

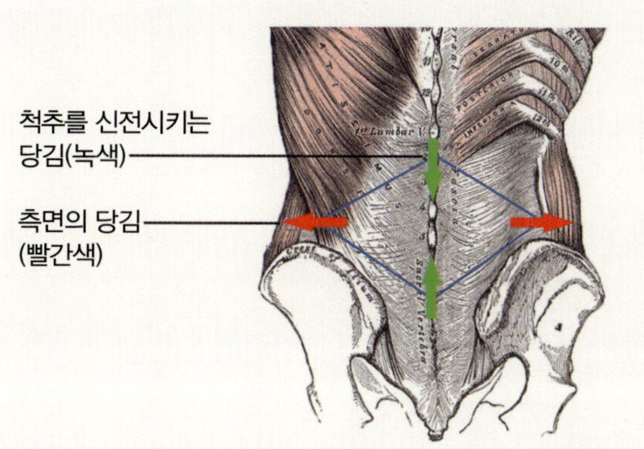

그림 3.230 흉요근막의 대각선 섬유를 옆으로 당기면 극돌기들은 신전된다.

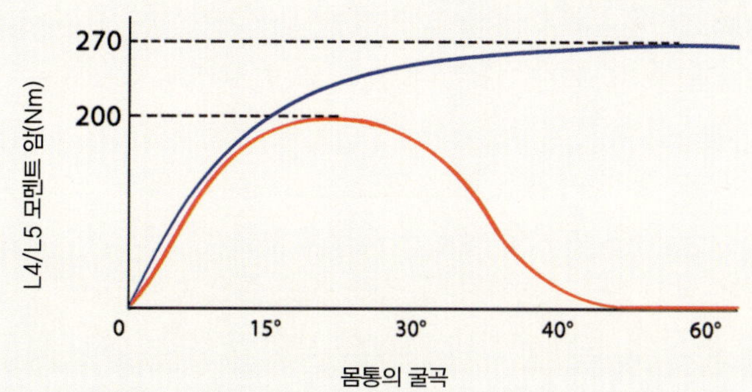

그림 3.231 척추가 완전히 구부러지면 신전근이 꺼지지만(근육의 수축성 장력은 빨간색으로 표시됨) 근막의 장력은 그대로 유지된다. 근막, 인대 및 근육의 수동적(파란색으로 표시)인 장력은 근육 단독의 장력보다 크다.

로운 아이디어를 내놓았다. 즉, 서로 교차된 형태의 흉요근막의 섬유(웹 부록 'The thoracolumbar fascial train'에서 볼 수 있듯이)가 이 일에 관여한다는 것이다.[687] 흉요근막 섬유의 이러한 방향 때문에 그림 3.230과 같이 근막을 가로질러 측면 당김이 가해지면 극돌기를 따라 척추를 신전시키는 모멘트가 발생한다. 이 현상이 우리를 바로 세우는 것일까? 복부 근육의 긴장은 흉요근막에 스트레스를 주어 들어 올리는 힘을 제공할 수는 있다. 하지만 안타깝게도, 이 창조적인 이론에는 심각한 결함이 있었다. 흉요근막에 연결되는 복부 근육의 섬유는 매우 적고, 해당 영역의 힘이 매우 낮아 필요한 척추 신전 모멘트를 제공할 수 없다는 것이다.

그라코베츠키는 나중에 복부 근육(적어도 복횡근과 복사근)의 역할은 요추를 직접 신전시키는 것이 아니라, 요추에 보호대를 만드는 것이라고 이론화하였다. 허리 보호대를 착용하면 많은 사람들이 짐을 안전하게 들어 올리는데 도움이 되기 때문에 이것은 직관적인 의미가 있다. 허리 벨트는 그라코베츠키가 복부 근육이 흉요근막을 단단하게 만든다고 제안한 것과 같은 방식으로 척추를 지지한다. 그 과정에서 IAP가 증가하는 것은 순전히 우연히 일어나는 것이며 반드시 필요한 것은 아니라는 것이다. 하지만, 이러한 경우에도 생성된 힘은 물건을 들어 올리는 작업을 수행하기에 충분하지 않다.

그라코베츠키는 다른 연구자들과 마찬가지로 척추가 완전히 구부러졌을 때 신전근은 멈추고 전혀 동원되지 않는다고 말했다. 그는 척추 전체가 구부러진 상태를 유지하도록 허용되면 등의 후방인대 구조가 완전히 늘어날 것이라고 추론했다. 구부러진 척추. 이것은 크레인처럼 고관절을 통해 척추를 들어 올릴 수 있음을 의미한다. 고관절이 신전함에 따라 등의 결합조직은 근육이 마침내 척추와 결합하여 척추를 중립 방향으로 복원할 수 있을 만큼 몸이 수직이 될 때까지 긴장 상태에 놓일 것이다. 이 이론이 성립되려면 등 근육이 수동적 상태를 유지해야 한다. 왜냐하면 허리 근육이 동원되면 척추의 굽힘 정도가 감소할 때 결합조직의 지지력이 감소하기 때문이다. 불행히도 이 특정 모델을 따를 경우에도 인대가 충분히 강하지 않는다는 문제가 있다. 허용 오차는 약 70N · m[688](표 3.206 참조)이며, 이는 그림 3.228의 사람이 경험하는 250N · m보다 훨씬 낮다. 하지만 비록 이 아이디어가 정답은 아니지만 또 다른 이론으로 이어졌다.

척추가 완전히 굴곡되면 근육은 풀릴 수 있지만 여전히 그 결합조직에는 수동적인 힘이 남아 있다. 근육을 감싸고 힘줄로 변하는 근막도 하중을 견디는 구조인데 이전 이론들에서는 간과된 부분 중 하나이다. 근육은 길어질수록 수축력이 감소하지만, 반면 그 탄성 장력은 증가하는데, 이로 인해 근육이 완전히 늘어난 상태에서 생성되는 수동적인 장력은 근육이 정상 휴식 길이에서 동원되는 것과 동일한 힘을 발휘한다.[689] 따라서 척추를 완전히 굴곡했을 때 근육이 전기적 신호에서는 활동을 하지 않는 것처럼 보이지만 이것이 중량을 지탱하는 데 아무런 기여를 하지 않는다는 것을 의미하지는 않는다. 이때 발휘되는 힘은 200N · m인 최대로 동원된 것과 같은 정도이다. 여기에 후방인대와 근막의 스트렝스를 추가하면 70N · m가 된다. 자, 이제 보통 사람이 30kg을 들어 올리는 데 필요한 250N · m보다 더 큰 신전 모멘트를 만드는 원인을 찾을 수 있게 되었다(그림 3.231 참조). 따라서 그라코베츠

키와 파판은 원래 그들이 주장했던 이론이 본질적으로 옳았을 수 있다. 후방 결합조직은 물체를 굴곡 상태로 들어 올릴 수 있는 능력을 담당하지만 척추가 굴곡 상태를 '유지'하는 경우에는 주의하긴 해야 한다!

지금까지 논의한 부분들은 여전히 논쟁의 여지가 있고, 여전히 답을 내리기 쉽지 않으며, 상대적으로 더 무거운 물건을 들어 올릴 수 있는 방법에 대한 명확한 이해가 아직 없다. 그러나 우리는 우리가 무거운 중량을 들 수 있다는 것을 알고 있으며, 그것이 IAP나 코어 근육이 얼마나 많은 역할을 하는지에 기인하지 않는다는 것은 안다.[690] 그 답이 무엇이든 간에, 근막, 인대 및 기타 결합조직, 그리고 아마도 심지어 생체 장력의 요소까지 포함될 것이다. 그라코베츠키가 옳다면, 현재 많은 요가 수업에서 몸을 앞으로 접을 때 행해지는 가르침, 즉 "척추를 곧게 펴고 고관절을 사용해야 한다"에 대해 다시 한 번 생각해야 할 것이다. 즉, 몸을 앞으로 접을 때 허리를 신전 시키면 근육의 결합조직, 후방 척추인대, 그리고 등허리 근막 조직의 장력을 잃게 되기 때문이다. 우리는 이러한 사항들을 사이드 바 '중요한 내용: 무릎 굴곡과 곧은 척추에 대해서'에서 더 자세히 살펴볼 것이다.

척추를 펴고 무거운 짐을 들어 올리는 데 복부 근육이 기여하는 바가 적을 수는 있지만, 코어를 수축하는 것은 다른 이유에서 도움이 될 수 있다. 다만, 꼭 기억해야 하는 주의 사항은 코어 근육을 과도하게 사용해서는 안 된다는 것이다! 척추는 하중을 받을 때 압박력과 전단력이라는 두 가지 힘을 받는다는 것을 기억하라. IAP를 증가시키는 방법과 움직임의 시기에 따라 증가된 압력은 축 방향 압박력을 감소시킬 수 있다. 예를 들어, IAP를 증가시키기 위해 횡격막, 골반저 근육 및 복횡근만 사용하면(즉, 성문을 닫지 않음) 흉추부의 신전근들은 서 있는 동안 55% 덜 활동적이고 몸을 앞으로 접을 때 30% 덜 활동적이게 된다.[691] 그러나 이것은 복근의 동시 활성화 수준이 매우 낮을 때만 발생한다.[692] 그러나 40° 이상 앞으로 접으면 이 동작 중에 전단력이 더 나빠진다. 모든 경우에서, 발살바 기법(성문 닫기)과 복사근 동시수축을 결합하면 척추에 가해지는 압박 및 전단 스트레스는 모든 자세에서 더 나빠진다. 이는 두 가지 핵심 사항으로 이어진다.

중요한 내용:

1. 복부 근육의 동시수축은 부드럽거나 '절묘해야' 한다!
2. 복근을 수축하면서 숨을 참지 마라.

엘리트 역도 선수는 특정 순간에 숨을 참거나 그들의 움직임에 따라 호흡을 조정해야 할 것이다. 즉 힘을 줄 때는 숨을 내쉬고, 이완기에는 숨을 들이마시는 것처럼. 그러나 이러한 호흡 패턴은 IAP를 상당히 높여 척추 사이의 압박을 증가시킬 수 있다. 올림픽 역도 선수들은 메달을 따기 위해 이러한 일을 해야만 하고, 큰 압박 하중을 견디도록 디스크와 척추를 훈련시키겠지만, 정상적인 일상 활동을 하는 일반 사람들, 그리고 요가 아사나와 빈야사를 하는 동안에는 정상적인 호흡 패턴을 변경하지 않고 복부 근육을 동시수축하는 것이 낫다(이것이 오션 브레스Ocean Breath[웃짜이]가 매우 유익한 이유 중 하나이다. 이러한 수련은 격렬한 노력 중에도 호흡을 유지하도록 훈련시킨다). 이러한 사항은 다른 스포츠 활동에서도 중요하다. 우리는 호흡 수나 움직임에 관계없이 복부 근육을 '적당히' 사용할 수 있어야 한다.[693] 역도 선수들은 그들의 코어를 동원할 때, 요추가 중립적인 해부학적 위치에 놓이도록 세심한 주의를 기울인다. 조금만 척추를 구부려도 척추에 따라 작용하는 높은 수준의 힘으로 인해 재앙을 초래할 수도 있기 때문이다.

스튜어트 맥길은 정상적인 일상 활동을 위한 복부 근육의 동시수축 수준은 근육 최대 능력의 약 10%가 되어야 한다고 권장한다.[694] 이는 그다지 많은 양이 아니다. 이보다 더 어려운 작업을 시도하는 경우 더 큰 수준의 동시-활성화가 필요할 수 있지만 복부 근육을 너무 많이 사용하면 척추관절에 더 큰 부하가 발생하고 움직임이 제한되는 경향이 있다. 부상을 입은 사람은 정상적인 일상생활에서 더 많은 동시-활성화가 필요할 수 있지만 그 경우에도 양이 많아서는 안 된다.

척추 안정성

이제 척추의 안정성은 무엇을 의미하는지 다시 한 번 살펴보자. 앞선 내용에서는 안정성이란 '안정적이고 견고하

중요한 내용: 강성과 안정성

지지 작용을 하는 근육을 제거하면 척추는 본질적으로 불안정해진다. 인대로만 연결된 척추뼈 구조는 9kg(20lb) 정도의 하중에도 무너질 것이다.[696] 하지만 실제 우리의 척추는 이보다는 더 안정적이다. 척추는 근육이라는 '버팀줄'과 신경계의 조정으로부터 도움을 받는다. 이것이 어떻게 작동하는지 이해하기 위해 스튜어트 맥길은 낚싯대로 비유를 하였다.[697] 낚싯대가 바닥에 세워져 있다고 상상해보라. 그대로 두면 바로 넘어지고, 끝에 작은 추를 연결해놓으면 구부러질 것이다(그림 3.232 참조). 그러나 낚싯대 주위로 버팀줄을 다양한 위치에 대칭적으로 연결하면 낚싯대는 안정화되어 구부러짐이나 넘어짐 없이 쉽게 무게를 견딜 수 있을 것이다. 여기서 버팀줄은 우리의 근육이며 낚싯대(척추)가 똑바로 유지되기 위해서는 각 근육이 동일한 힘을 가해야 한다. 그러나 특정 버팀줄(앞에 위치한)이 다른 줄보다 더 팽팽하다고 상상해보라. 이는 우리 몸통의 근육들 중에서 예를 들어, 복직근이 다른 근육보다 더 강하고 단단한 것과 유사한 상황이다. 이 경우 막대는 척추가 구부러지는 것과 유사하게 앞으로 구부러진다(즉, 등허리 근육과 옆구리 근육들을 골고루 강화하지 않으며 복직근만 강화하는 것은 소용이 없다!). 안정성을 유지하기 위해서는 각 근육이 균등하게 기여해야 하며, 이는 근육들과 우리의 신경계의 조절력 그리고 협응력 모두가 필요한 기능이다.

한편, 버팀줄이 제공하는 약간의 장력은 안정성을 만들어주긴 하지만, 너무 많은 장력은 오히려 부작용을 낳을 수 있다. 근육이 수축하면 강성stiffness이 발생하지만 추간판에는 압박력도 발생한다. 이러한 힘이 너무 크면 가동성이 제한되고 안정성을 만드는 데 방해가 될 수 있다. 정상적인 일상 활동의 경우 코어 근육의 활성화는 10% 정도면 충분하다.[699] 근육의 힘이 더 증가하면 디스크를 손상시킬 수 있다. 코어 근육을 최대로 동원하는 것이 항상 필요한 것은 아니며, 바람직하지도 않다. 즉 다음과 같은 결론에 도달한다.[700]

> "강성화stiffness는 안정화를 만들지만,
> 힘은 안정성도, 불안정성도 만들 수 있다."

안정성 형성에 대한 마지막 포인트: 그림 3.232b에서, 버팀줄의 지면 고정점이 낚싯대와 얼마나 떨어져 있는지 보라. 이 사이의 거리가 넓은 것, 즉 기반이 넓을수록 큰 지지를 만들어 더 큰 안정성을 만든다는 것을 직관적으로 이해할 수 있을 것이다. 버팀줄은 바로 코어 근육이기에 배를 가늘게 만들면 지지 기반이 좁아져 척추의 안정성이 감소한다는 것을 알 수 있다. 이를 요가에 적용할 수 있는 교훈은 다음과 같다. 복부 근육을 사용하는 동안(또는 체중을 지탱하는 자세에서 웃디야나 반다 수행) 배를 가늘게 만들지 말라. 대신, 배를 '부풀려' 보라. 이러한 방식으로 복부 근육의 지지와 IAP 증가를 모두 활용하여 과도한 굴곡에 대해 척추를 지지할 수 있다. 이 작업을 수행하는 방법은 사이드 바 '중요한 내용: 브레이싱과 스페이싱'에 설명되어 있다.

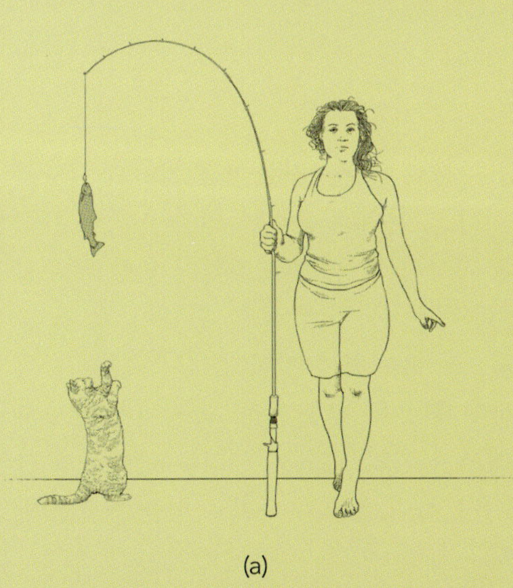

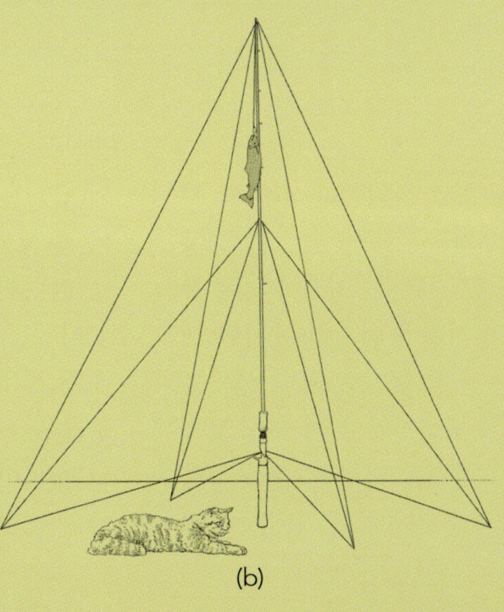

그림 3.232 척추는 낚싯대와 유사하다. (a) 지지되지 않은 낚싯대는 작은 하중만 걸려도 구부러진다. (b) 버팀줄로 지지된 낚싯대는 하중을 받아도 안정성을 유지할 수 있다.[698]

중요한 내용: 중력에 대한 신체 위치는 척추 스트레스 양에 영향을 미친다

중력은 우리에게 세 가지 방식으로 영향을 줄 수 있다. 즉, 우리가 경험하는 스트레스를 증가(및 움직임 범위 감소)시키거나, 스트레스를 감소(및 운동 범위 증가)시키거나, 또는 중립적일 수 있다. 이에 대한 예를 몇 가지 들어보자. 그림 3.233a에서 우리는 코브라 자세(부장가아사나)를 취하고 있는 학생을 볼 수 있다. 여기에서 중력이 그녀에게 작용하여 척추를 완전히 펴는 능력을 감소시킨다. 중력이 상체에 아래쪽으로 힘을 가하기 때문에 그녀의 등허리 근육은 그녀를 들어 올리기 위해 더 열심히 일해야 한다. 이러한 등 근육 활동의 증가는 척추를 따라 더 많은 축 방향 압박을 생성할 수 있다. 여기서 중력은 일반적으로 척추에 약간의 전방 전단 스트레스를 생성하지만 척추를 뒤쪽으로 당기는 등허리 근육의 작용에 의해 전단 스트레스가 상쇄될 수 있다. (b)에서 왕비둘기 자세(라자카포타아사나)는 중력이 사용하는 경향이 중립적이며 가동범위를 감소시키거나 증가시키지 않는다.

여기에서 발생하는 추가적인 중력 전단 스트레스는 없지만 상체의 무게를 지지하고, 신전 상태를 유지하기 위한 등허리 근육의 작용으로 척추를 따라 축 방향 압박이 발생한다. (c) 낙타 자세(우스트라사나)를 보면, 중력은 척추를 신전시키는 데 도움을 주며, 코브라 자세에서 근육만으로 수행했던 것보다 더 많은 가동범위를 생성한다. 여기에서는 등허리 근육의 힘이 필요하지 않으므로 척추 축을 따라 압박 스트레스 또한 거의 또는 전혀 없지만 척추와 디스크를 가로지르는 후방 전단 스트레스는 발생한다. 다른 척추 운동에서도 비슷한 효과를 볼 수 있다. 예를 들어 보트 자세(나바아사나)에서 척추의 굴곡은 중력에 의해 저항을 받는 반면, 앞으로 서기(우타나아사나)에서 굴곡은 중력에 의해 강화된다.

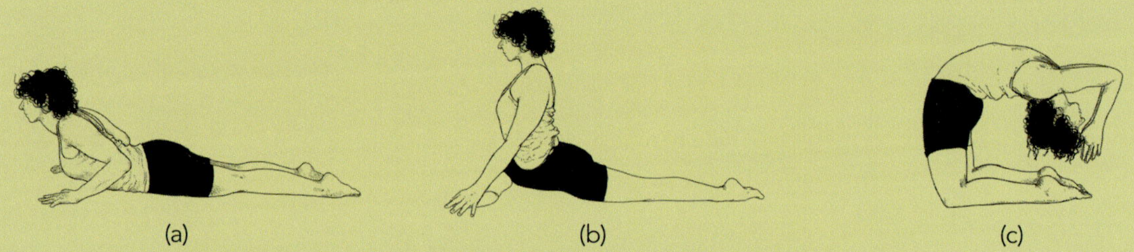

그림 3.233 중력은 움직임을 방해하거나, 강화하거나, 중립적으로 작용할 수 있다. (a) 코브라 자세(부자아사나)에서 척추의 신전 정도는 중력에 의해 감소되고, (b) 왕비둘기 자세(라자카포타아사나)에서는 중력의 영향을 받지 않으며 (c) 낙타 자세(우스트라사나)에서 신전 범위가 향상된다. (a)에서 등허리 근육은 축 방향 압박을 생성하고 전방 전단 스트레스를 감소시킨다. (b)에서 근육과 중력은 축 방향 압박을 생성한다. (c)에서 압박 스트레스는 거의 없을 수 있지만 중력은 척추와 디스크를 가로질러 후방 전단 스트레스를 생성한다.

며, 급격한 변화에 저항하는 성질'로 정의했다. 척추에 하중이 가해질 때에는, 축 방향(압박 스트레스)과 수평 방향(전단 스트레스) 모두에서 하중을 견딜 수 있도록 척추를 안정화해야 한다. 척추가 구부러지거나 펴지면 이러한 스트레스들은 상당히 증가할 수 있다. 엘리트 역도 선수는 큰 중량을 시도할 때 척추가 구부러지거나 펴지는 것을 허용하지 않는다. 역도 선수는 척추를 가능한 한 수직과 중립을 유지하도록 세심한 주의를 기울인다. 그림 3.228의 남자는 이러한 자세로 100kg을 들어 올리려고 시도조차 하지 않을 것이다. 그는 무릎을 구부리고 스쿼트 자세로 앉아서 척추를 가능한 한 중립에 가깝게 만들려고 할 것이다.[695] 무거운 중량을 몸 위에 실을 때 해야 할 첫 단계는 척추를 중립으로 유지하는 것이다. 다음 단계는 척추를 단단하게 하여 하중을 받는 동안 움직이지 않도록 하는 것이다. 엘리트 단거리 선수는 허리를 단단하게 만들고 중립적으로 유지하여 팔에서 다리로 힘을 전달한다.

어려운 내용: 척추는 얼마나 많은 스트레스를 견딜 수 있는가?

모든 척추는 그 척추를 가진 사람들처럼 각각 고유한 특성을 가진다. 어떤 사람들은 등허리가 강하게 타고나서, 당신이나 나는 그들이 할 수 있는 일을 엄두조차 못 낼 수도 있다. 이러한 차이는 여러 요인으로 인한 것이다. 스트레스를 받는 조직의 크기나 성질, 즉 뼈, 연골, 인대 그리고 근막의 역학적 구조에 영향을 미치는 유전적인 차이/디스크의 수분 함량과 콜라겐의 강도와 성질에 영향을 미치는 나이/척추가 짧은 기간 또는 수년에 걸쳐 경험한 하중의 이력 등이 이러한 요소이다. 이러한 변이 요소들을 감안할 때 모든 신체에 안전한 하나의 스트레스 한계를 설정하는 것은 불가능하다. 대부분의 사람들(인구의 95% 이상에 적용되는) 모두에게 적용할 수 있는 척추에 절대로 무리가 가지 않는 어떤 스트레스 한도가 있다고 가정하더라도, 그 정도로 스트레스 한도를 낮추면 스트레스 부족으로 인해 척추는 건강을 잃고 위축될 수도 있다. 스트레스가 너무 많으면 건강에 해롭지만, 건강을 유지하려면 스트레스가 필요하다는 것을 기억하라.

미국 국립산업안전보건연구소(NIOSH)는 작업자의 척추가 견딜 수 있는 압박 스트레스의 정도를 연구했다.[701] 이 연구에 따르면 업무의 일환으로 하중을 반복적으로 들어 올리는 작업자들의 압박 스트레스 기준을 3,400N(약 765lb) 정도로 설정하였다. 이 수치는 일회성 리프팅에 반드시 적용되어야 하는 수치는 아니다. 실제로 NIOSH는 근로자가 요통을 피하는 데 도움이 되는 몇 가지 범주를 제안하였다. 여기에는 생체역학적 고려 사항(스트레스 수준을 3,400N 미만으로 유지하도록 제안하는 범주임), 생리학적 고려 사항(반복적 스트레스, 피로 및 유산소 조절능력 포함) 및 정신 신체적 고려 사항(얼마나 많이 들어올릴 수 있는지에 대한 근로자의 인식)을 포함한다. 하중을 들어 올릴 때 세 가지 종류의 스트레스(비틀림, 전단 및 압박)가 동시에 발생하지만 압박에 대한 한계 수치를 설정하는 것은 다른 힘에 대한 척추의 내성을 예측하는 데에도 좋은 지표이다.[702]

3,400N을 초과하는 하중이 평균적인 요가 학생에게 해롭다고 단정적으로 말할 수는 없다. 대부분의 요가 학생들은 자신의 몸무게보다 무거운 하중을 들지는 않는다. 그러나 하중을 3,400N 아래로 설정하는 것은 압박 스트레스에 대한 좋은 목표치일 수 있다. 흥미롭게도, 평범한 요가 학생이 팔을 머리 위로 하고 몸을 앞으로 접을 때, 3,400N의 스트레스가 발생할 수 있다. 이처럼 단순한 움직임으로도 안전 한계에 가까워질 수 있는 것이다! 그러나 이 안전 제한 수치는 평균적인 척추가 아닌, 대부분의 척추들을 보호하기 위해 설정된 값이라는 점이 중요하다. 1989년 연구에 따르면 압박에 대한 척추의 평균 허용 오차는 4,400N이고 표준편차는 1,880N이다. 이는 정상 인구에서 30%의 사람들이 NIOSH에서 정한 마법의 수치인 3,400N보다 낮은 허용 수준을 가지고 있음을 의미하지만,[703] 70%의 사람들은 표 3.209에서 볼 수 있듯이 NIOSH 목표보다 더 높은 내성을 가지고 있다. 이것은 한 연구의 결과이며 다른 연구에서는 다른 결과가 있다.[704] (스튜어트 맥길은 젊고 건강한 남성 척추는 12,000~15,000N 사이의 일회성 압박 스트레스를 견딜 수 있어야 한다고 지적한다. 일부 올림픽 역도 선수들은 20,000N의 압박을 안전하게 견딜 수 있지만 이들은 엘리트 운동선수이다.[705]) 스트레스의 한계에 대해 말할 때마다 값의 범위를 언급하는 것이 불편하므로 우리의 목적을 위해 NIOSH 안전 수치를 사용하지만, 일부 사람들에게는 이 3,400N조차 너무 많은 반면 대부분의 사람들의 척추는 더 많이 견딜 수 있음을 명심하라.

전단 스트레스의 기준은 압박 스트레스와는 다르다. 근로자의 전단 스트레스 노출 한계는 비정기적 하중(하루 100회 미만)의 경우 1,000N, 빈번한 하중(하루 100회 이상 노출[707])의 경우 700N으로 설정된다. 척추는 전단보다 압박에 대한 내성이 더 크다! 척추 골절(특히 관절간부)은 2,000N의 전단력으로 발생할 수 있으며, 힘이 빈번하게 반복적으로 가해지는 경우라면 더 적은 힘에도 손상이 간다.[708] 이러한 이유로 척추를 가로지르는 전단 스트레스를 최소화하고 조절하는 것이 요가 학생들을 지도할 때 가장 주요한 관건 중 하나가 되는 것이다. 전단력이 높게 발생할 때 우리는 척추를 보호하기 위해 브레이싱Bracing을 사용해야 한다.

표 3.209 요추의 압박 하중에 대한 내구성.[706] (표시된 단위 N은 힘의 측정 단위 뉴턴: 1lb는 약 4.45N, 1N 약 0.225lb)

인구 %	압박 부하에 대한 최대 내구성 수치
〈 2.5%	400N 또는 그 이하
14%	400~2,520N
34%	2,520~4,400N
평균	4,400N
34%	4,400~6,280N
14%	6,280~8,160N
〈 2.5%	8,160N 또는 그 이상

요추 부분

이렇게 허리를 단단하게 만드는 과정은 '몸통을 잠금'과 같은 다양한 이름으로 불린다. 이렇게 만드는 안정성은 다음과 같은 두 가지 보완적인 요소에서 올 수 있다. 하나는 위에서 논의한 IAP의 유압 효과로 인한 강성(풍선 안의 물)이고 다른 하나는 척추에 직접 작용하는 근육의 활성화이다. 우리는 방금 IAP에 대해 살펴보았다. 사이드 바 '중요한 내용: 강성과 안정성'에서 우리는 근육을 사용하여 척추를 단단하게 만들고 지지하는 방법을 살펴볼 것이다. 그러나 척추를 강성화시키면 디스크에 가해지는 압박력이 증가할 수 있다는 것도 주의해야 한다. 코어 근육을 사용할 때에는 지불해야 할 대가가 있을 수 있으며, 모든 사람들의 척추가 이러한 대가를 지불할 수 있는 것은 아니다.

척추가 견딜 수 있는 스트레스를 정량화하기

척추가 부상당하기 전에 얼마나 많은 스트레스를 견딜 수 있는지와 그러한 스트레스의 원인에는 어떤 것이 있는지는 매우 복잡한 문제이며 사람마다 크게 다르다. 이러한 복잡성에 대한 질문은 일련의 사이드 바와 웹 부록을 통해 알아보는 것이 가장 좋을 것이다. 척추를 따라 생성되는 스트레스의 양은 스트레스의 종류(전단, 비틀림, 긴장 또는 압박)에 관계없이 근육의 활성화, 물체를 몸에서 얼마나 멀리 잡고 있는지, 중력 방향은 어떤지에 따라 증가할 수 있다. 근육 수축이 우리에게 어떤 영향을 미치는지 이해하려면 사이드 바 '중요한 내용: 강성과 안정성'을 참조하라. 중력이 우리에게 어떤 영향을 미치는지 이해하려면 사이드 바 '중요한 내용: 중력에 대한 신체 위치는 척추 스트레스 양에 영향을 미친다'를 참조하라. 그리고 좀 더 핵심적인 쟁점에 대해 알고싶다면 사이드 바 '어려운 내용: 척추는 얼마나 많은 스트레스를 견딜 수 있는가?'를 읽어보라. 몸 앞에 물체를 잡고 있을 때 그 거리에 따라 신체에 어떤 영향이 미치는지에 대해 이해하려면 웹 부록 'Folding forward with arms overhead increases stress in the spine'을 참조하라.

생리적 심리학적 사회적 요소들이 우리에게 얼마나 많은 양의 스트레스를 만들 수 있는가

우리는 물건을 들어 올릴 때 척추기립근, 복부, 엉덩이 및 다리 근육, 상체 근육과 같은 여러 근육 그룹들이 함께 수축한다. 척추 근육의 수축 정도는 척추에 가해지는 스트레스의 크기에 영향을 준다. 물론 우리 모두가 다르기에 같은 무게의 물건을 동일한 속도로 들어 올려도, 모든 사람이 척추에 같은 양의 동시수축력을 만들 수는 없다. 우리의 척추에 가해지는 하중은 물체를 들어 올리기 위한 신체적인 노력, 들어 올리는 기술, 외부 환경에 대한 내부 반응 및 고유한 해부학과 같은 요인들의 조합에 따라 달라진다.[709]

무엇인가를 실행할 때 우리가 받는 심리적 스트레스의 수준은 우리가 만드는 힘에도 영향을 준다. 심리적으로 더 스트레스를 받으면 우리는 근육을 더 강하게 동시수축시켜 척추에 더 많은 압력과 전단력을 만들어낸다. BMI는 우리가 생성하는 힘의 양에 영향을 미치는 또 다른 요소다. 이는 '체질량 지수'이며 기본적으로 체중 대 키의 척도다. BMI 지수가 높은 사람들은 같은 활동을 할 때 BMI 지수가 낮은 사람들보다 척추에 더 많은 압박을 가한다.[710]

마지막으로는 현재 요통의 유무다. 요통을 가진 대부분의 사람들은 그들의 허리를 보호하기 위해 움직임 패턴을 바꾼다. 그들은 물건을 들어 올리는 동안 척추굴곡의 크기를 다소 줄이려 하면서, 이에 도움이 되지 않는 허리 근육의 동시수축 수준을 증가시킨다. 요통 환자는 증상이 없는 사람과 비교하여 동일한 하중을 받는 경우 26% 더 많은 압력과 75% 더 많은 전단력을 만든다.[711] 우리는 척추가 안전하게 움직일 수 있도록 하는 3400N 또는 그 이하의 압력 수준의 금지사항 가이드라인을 설정할 수 있지만 그 가이드라인은 모든 사람들에게 적용될 수 없다. 척추의 안전은 부하의 양이 아니라 우리의 고유한 생리적, 심리적, 사회적 요소들의 차이에 달려 있기 때문이다.

기능: 요가 자세에서의 적용

우리는 척추의 구조와 독특한 모양이 어떻게 척추의 굴곡, 신전, 측방(측면) 굴곡 및 회전을 가능하게 하는지를 알아보았고 또한 요추 부분에서 어떻게 굴곡과 신전만 쉽게 허용하고 나머지 움직임의 대부분을 제한하는지도 살펴봤다. 이제 우리는 일반적인 사람과 그렇지 않은 모든 요가 학생들의 가능한 움직임의 범위를 살펴볼 것이다. 무엇이 나를 멈추게 하는가? 질문에 답하기 위해, 우리는 긴장과 압박의 요소들과 골격과 관절의 자연스런 변화로 인해 어떻게 다른 신체의 위치에서 압박이 발생할 수 있는지 살펴볼 것이다.

정상 가동범위

요추는 일반적으로 T12/L1에서 요추와 흉추 사이, L5/S1에서 요추와 천골 사이의 관절이 있는 5개의 요추(일부 사람들은 4개 또는 6개가 있음)로 구성된다. 따라서 요추에는 6개의 주요 관절과 각 척추 사이에 2개의 후관절과 2개의 디스크 관절(디스크의 위아래)로 이뤄진 여러 개의 관절이 짝을 이루고 있다. 평균적인 요추에는 전체적으로 26개의 관절부가 있다! 어떤 움직임이 쉽게 수용되고 어떤 움직임을 제한하는지에 대한 대부분은 후관절이 결정한다.

표 3.211에 허리 부분의 평균 관절 가동범위가 요약돼 있다. 요추 회전이 얼마나 작은 범위인지 살펴보자. 측면 및 전방 굴곡이 요추 회전보다 훨씬 더 많이 할 수 있다. L5의 아래 후관절은 후방으로 더 열려 있기 때문에, 요추의 다른 곳보다 L5/S1에서 더 많은 회전을 허용할 수 있다. 일반인에게 허리의 신전 범위가 아주 많이 제한되어 보이지만, 이는 평균적인 척추의 전만 정도인 49° (일반인에서는 29~69° 범위이다)에서 추가되는 신전의 양이라는 것을 기억하라.

그림 3.234에서 6개의 척추 움직임을 알아본다. 신전, 굴곡, 왼쪽과 오른쪽에서 발생하는 측면굴곡 및 양쪽에서 생기는 회전(또는 비틀림)이 일어날 때, 디스크와 주

표 3.210 척추의 움직임을 도와주거나 제한하는 코어 근육[712]

척추의 움직임	주동근	협력근	길항근
굴곡	복직근	외복사근 내복사근 대요근	요장늑근 흉장늑근 흉최장근 흉극근 광배근
신전	요장늑근 흉장늑근 흉최장근 흉극근	극간근 횡간근 다열근 요방형근 척추 회전근 반극근	복직근 외복사근 내복사근 대요근
회전	회전하는 쪽: 내복사근 기립근 반극근 회전의 반대쪽: 외복사근	회전하는 반대쪽: 요방형근 척추 회전근 횡간근 다열근 대요근	회전하는 쪽: 외복사근 척추 회전근 다열근 회전하는 반대쪽: 내복사근 기립근 광배근
측면굴곡	측면굴곡하는 쪽: 기립근 그룹 외복사근 내복사근 광배근 대요근 요방형근 복직근 흉반극근 횡극근 그룹		측면굴곡하는 쪽의 반대쪽에 있는 모든 근육들

* 요근은 고관절 굴곡의 주동근이며, 아주 큰 고관절 굴곡이 일어났을 때에 척추의 안정화를 보조하기에, 요근에서 상기와 같은 역할들은 크지 않을 수 있다.[713]

표 3.211 요추의 정상 가동범위. 첫 번째는 평균값을 나타내며 괄호 안은 범위값이다. 표의 중앙에 굴곡과 신전을 합산했고, 측면굴곡과 회전의 범위는 표 끝의 왼쪽/오른쪽이다.

수준	굴곡*	신전*	굴곡과 신전	외측굴곡	회전
L1/2	8° (5°)	5° (2°)	12° (5~16°)	6° (3~8°)	2° (1~3°)
L2/3	10° (2°)	3° (2°)	14° (8~18°)	6° (3~10°)	2° (1~3°)
L3/4	12° (1°)	1° (1°)	15° (6~17°)	8° (4~12°)	2° (1~3°)
L4/5	13° (4°)	2° (1°)	16° (9~21°)	6° (3~9°)	2° (1~3°)
L5/S1	9° (6°)	5° (4°)	17° (10~24°)	3° (2~6°)	5°
합계	52° (18°)	16° (10°)	74° (38~96°)	29° (15~45°)	13° (9~17°)

* 굴곡과 신전의 괄호 값은 일반 범위값이 아니라 하나의 표준편차를 나타내며, 해당 값들은 다른 측정 값들과 연구들을 참고했다.[714]

변 인대는 인장 저항을 통해 추가되는 비틀림(회전)에 대해 저항한다. 다른 모든 움직임에서도 위에 있는 척추뼈가 아래에 있는 척추뼈에 대해서 기울어지면 척추의 한쪽은 아래 척추뼈에 더 가까워지고(이를 근사라고 함) 반대쪽은 멀어지게 된다(이를 신연이라고 함). 근사는 압력을 발생시키며 이때 압축되는 디스크와 척추체의 저항이 척추 움직임의 범위를 제한한다. 신연이 일어나면 (늘어나는 쪽) 연골과 인대에 신연력이 발생하여 추가 움직임에 대한 인장 저항이 발생한다.

나이에 따른 변화

척추의 만곡 변화는 노화와 함께 발생하며 운동 범위(ROM)의 감소가 같이 나타난다. 이것은 놀라운 일이 아니다. 우리는 나이가 들면서 유연성을 잃는다!

표 3.212는 평균적인 사람의 요추 가동범위가 나이에 따라 얼마나 변하는지 보여준다. 일반적으로 가동범위를 잃어도 회전 능력이 그 영향을 받지 않는다는 것에 주목하라. 아마도 나이든 요가 수련자들에게 좋은 소식일 수 있다. 다만, 요추는 처음부터 많이 회전하지 않기 때문

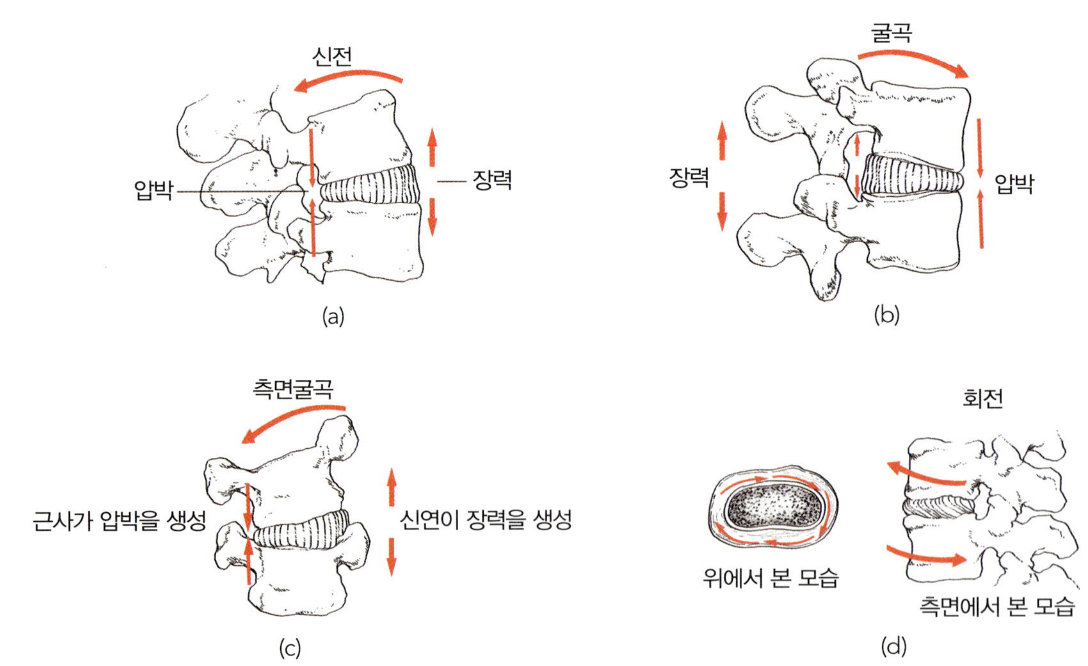

표 3.234 척추체의 움직임은 근사와 신연을 통해 인장력과 압력을 만든다. (a) 신전, (b) 굴곡, (c) 측면굴곡, (d) 회전에서는 디스크 섬유의 인장력으로 저항이 생긴다.

표 3.212 청소년기에서 노년기(16~90세)까지의 요추 운동 범위의 변화.[717] 노인 대 청소년의 평균 운동 범위뿐만 아니라 운동 범위의 손실을 백분율로 표시.

요추의 움직임	ROM의 감소 % (청소년/노인)
굴곡	40% (73° → 40°)
신전	76% (29° → 6°)
외측굴곡	50% (28° → 14°)
회전	0% (7° 로 고정)

에 이 점은 주목할 만한 점은 아니다. 나이가 들어감에 따라 우리가 겪는 가장 눈에 띄는 손실은 후굴 능력이다. 이러한 변화가 발생하는 이유는 명확하지 않으며 요가 학생이 수년간의 아사나 수행을 통해 이러한 변화를 지연하거나 피할 수 있는지 여부도 알려져 있지 않다. 그러니 나이가 많은 학생으로 요가 연습을 시작하는 경우 굴곡과 신전을 어린 학생들만큼 쉽게 할 수 없다는 사실에 놀라지 마라. 괜찮다. 당신의 몸이 할 수 있고 좋아하는 일을 하면 된다.

축 압박과 축 견인(신연)

척추는 두 가지 다른 방향으로 움직일 수 있다. 척추끼리 더 가까워지는 축 압박, 그리고 더 멀리 떨어지는 축 견인(신연). 축 압박은 다음 두 가지 상황 중 하나에서 일어난다. 척추가 무게를 지탱할 때(예: 중력으로 인해), 또는 척추 근육이 수축할 때. 두 힘 모두 척추와 디스크에 압력 부하를 생성한다. 디스크는 상당한 압력을 견디도록 설계되었지만 신연에는 강하지 않다. 디스크는 압박되는 이상으로 늘어날 수 있다(다만 후관절낭은 신연 방향의 저항에 매우 강하고 최대 600N의 세로 방향 힘을 견딜 수 있다. 이는 각각의 후관절낭이 견딜 수 있는 압력이 ~135lb 정도임을 알려준다). 견인력이 가해지면 전체 요추는 다소 길이가 길어진다. 이 신장된 길이의 40%는 전만 곡선의 감소로, 60%는 척추 사이의 분리로 일어난다(디스크가 더 길어짐을 의미함). 그러나 절대적인 관점에서 견인력(신연)에서 요추의 신장 정도는 그리 크지 않다.[718] 9kg의 견인을 30분 동안 유지한다면 건강하고 평균적인 젊은 사람의 요추는 10mm 늘어날 수 있다. 중년의 척추는 약 6.5mm만 늘어날 수 있으며, 노인의 척추는 9.4mm 늘어날 수 있다(노인의 디스크는 젊은이들의 디스크보다 더 많은 Creep 현상이 나

중요한 내용: 요가 자세에 따라 척추 디스크에 다양한 스트레스가 가해진다

척추가 중립으로 있는 자세에서[예: 팔을 높이 뻗은 산 자세(타다아사나)에서] 척추에 가해지는 스트레스는 대부분 압박 스트레스로 각각의 디스크, 척추 및 척추면은 위에 위치한 척추들과 두개골의 무게를 지지한다. 여기에서 발생하는 대부분의 압력은 디스크가 부담하고 후관절은 최소량을 부담하게 된다.[715] 척추에 있는 4개의 커브를 유지하기 위해서는 인대와 후관절낭을 따라 긴장이 발생하는데, 중립 척추 위치에서는 이 긴장이 미치는 영향은 미미하다.

스탠딩 포워드 폴드(우타나사나)의 척추굴곡은 디스크 앞쪽에 발생하는 압박과 몸 뒤쪽을 따라 있는 인대, 근육 및 근막의 긴장에 의해 제한된다. 스탠딩 백 벤드에서 압박은 후관절, 극돌기 및 디스크의 후방 부분과 같은 여러 위치에서 일어날 수 있다. 이 자세의 장력은 전종인대 및 신체 앞쪽의 근막과 근육에서 발생할 수 있다.

하프 문 자세(아르다찬드라아사나)와 같은 측면굴곡에서는 늑골 사이, 후관절 사이 및 디스크 측면에서 압박이 발생할 수 있다. 장력은 척추 측면을 둘러싸고 있는 인대뿐만 아니라 신체 옆면의 근막과 근육에서도 발생할 수 있다.

회전은 위의 움직임들과 다른 방식으로 척추에 스트레스를 준다. 운동 범위를 제한할 수 있는 후관절에서 여전히 압박이 생기며, 이 부위의 긴장 역시 부하 생성에 큰 역할을 맡는다. 근막과 척추관절을 감싸는 인대의 긴장뿐만 아니라 디스크 자체의 긴장도 있으며, 원형인 디스크 섬유륜은 회전에 대한 저항을 제공한다.

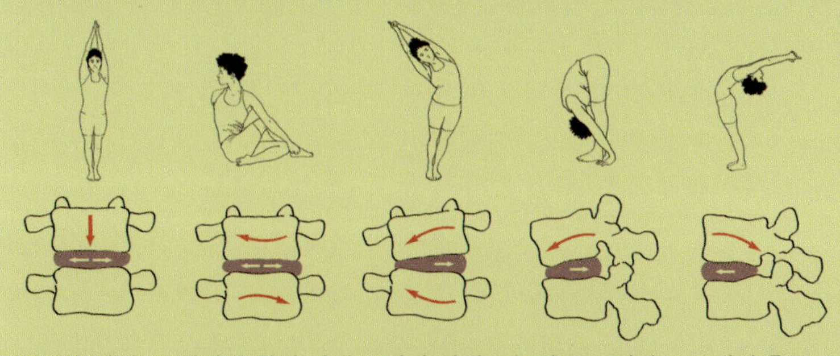

그림 3.235 수행하는 자세에 따라 추간판에 가해지는 스트레스의 방향이 다르다.[716]

요추 부분

타난다).[719] 견인력이 제거된 후 신연으로 발생한 신장된 길이는 즉시 1~2mm로 줄어든다.[720] 견인이 중단된 후 30분 이내에 신연으로 인한 길이 신장은 거의 사라진다. 다만, 노인의 척추는 길어진 0.5mm가 남아 있을 수 있다. 단, 이 길이는 매우 작으며, 견인력으로 인한 어떠한 잔여 효과도 척추가 다른 방향으로 움직이기 시작하면 빠르게 사라진다.

이러한 연구들은 견인 요법이 요추의 길이에 장기적이고 영구적인 영향을 미치지 않는다는 것을 보여준다.[721] 물론 이 점이 견인 기간 동안 치료적 효과가 이뤄지지 않는다는 것을 의미하지는 않는다. 효과가 발생했을 수 있지만 디스크의 영구적인 신장은 나타나지 않음을 말하는 것이다.

짝 움직임: 굴곡과 회전

특정 움직임이 결합되면 정상 범위보다 더 깊게 움직일 수 있다. 예를 들어, 요추를 구부리면 L1 와 L2 후관절의 사이가 벌어지면서 두 척추 뼈가 회전할 때 서로 부딪히지 않고 좀 더 많은 움직임이 발생할 수 있게 된다. 이것은 굴곡하는 동안 더 많은 회전이 발생할 수 있음을 의미한다.[722] (이것을 직접 테스트할 수 있다. 가능한 한 척추를 길게 늘린 채 키가 큰 자세로 앉는다. 가능한 한 많이 회전해보고 멈추게 되는 위치를 확인해보자. 이제 상체를 구부리고 구부린 다음 다시 비틀어보자. 얼마나 더 갈 수 있게 됐는가?)

항상은 아니지만 척추에 큰 압축력이 가해지면(아마도 기립근이 강하게 결합되어 있기 때문에) 후관절에서 위 아래 척추뼈 사이의 공간이 좁아질 수도 있다.[723] 우리가 선 자세를 취하고 있을 때에는 후관절 사이에 강한 압박이 존재하여 위에서 이야기하는 것처럼 척추 굴곡을 함에도 불구하고 회전을 위한 공간이 더 이상 생성되지 않을 수 있다. 다만, 그림 3.236a에서 볼 수 있는 것처럼 다리를 넓게 벌리고 앞으로 접는 자세(프라사리타파도타나아사나)와 같은 굴곡 자세에서는 척추를 따라서 발생하는 압박이 적기 때문에 요추의 굴곡이 앉아서 하는 회전보다 더 많은 회전(비틀림)을 허용할 수 있다. 이는 그림 3.236b에서와 같이 무릎을 가슴 쪽으로 끌어당겨 허리가 둥글어지는 리클라인 트위스트(자타라파리바르타나아사나)에서도 일어

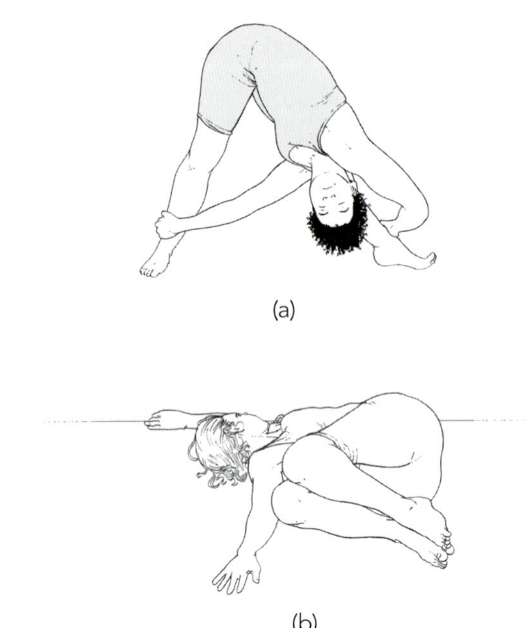

그림 3.236 부하를 받지 않은 상태에서 요추를 구부리면 회전 범위가 증가한다. (a) 와이드 레그 포워드 폴드(프라사리타파도타나아사나)에서 한 손이 반대쪽 발에 닿으면서 요추를 구부리면 척추를 똑바로 세우고 앉거나 서 있는 동안 이 동작을 하는 것보다 더 많이 회전할 수 있다. (b) 동일한 효과가 무릎을 가슴 쪽으로 당겨 요추굴곡을 만드는 리클라인 트위스트Reclining Twists(자타라파리바르타나아사나)에서도 생긴다.

날 수 있다. 개인에 따라 할 수 있는 추가된 회전의 정도는 다르지만, 한 연구에 따르면 정상 인구에서 전체 요추 길이를 따라 최대 16°까지 추가적으로 회전될 수 있다고 한다. 동일한 연구에서 신전 중에는 요추 전체에 대해 최대 13°까지 추가 회전이 가능한 것으로 발견했다.[724] 이 모든 발견으로 척추를 구부리거나 펼 때 훨씬 더 많이 회전할 수 있다는 것을 알 수 있지만 척추에 하중이 가해질 때는 그렇게 하지 않길 바란다.

요추의 축 방향 회전(비틀림)에는 약간의 굴곡이나 신전이 동반된다는 것이 밝혀졌다. 또한 요추의 측면굴곡(측면 굽힘)도 굴곡 또는 신전을 유발할 수 있다. 이러한 결합된 움직임은 일관성이 없고 작은 범위지만 관심 있는 독자는 웹 부록 'Axial rotation and lateral flexion can create flexion and extension'에서 자세한 내용을 찾아볼 수 있다.

긴장의 요소들

"무엇이 나를 멈추게 하는가?"라는 질문의 유일한 답은 없다. 답이 될 수 있는 가능성의 범위는 피부의 약한 긴장에서부터 끝 범위인 단단한 뼈와 뼈 압박까지 스펙트럼으로 펼쳐 있다. 긴장과 압력은 두 가지 주요 범주이며 각 범주에는 각각의 체계가 있다. 긴장은 늘어남에 대한 조직의 저항이며 표면에서 심부까지 여러 영역 및 다양한 조직에서 발생할 수 있다. 요추와 흉추에 영향을 미치는 표면 근막과 후방 근육은 굴곡에 저항할 수 있지만 그 저항의 크기는 작다(후면 근육은 표 3.205 참조). 더 깊고, 더 중요한 것은 흉요추 근막과 근막경선, 척추의 내재 근육, 인대와 관절낭이다. 이 근육과 근막경선의 역할은 굴곡에 저항하는 것이 아니라 굴곡이 발생하는 속도의 조절이다. 움직임에 대한 주요 긴장 제한 요인은 인대와 후관절낭이다.

근막에서 생기는 긴장의 요소들

인장(긴장) 저항
근막경선

흉추부와 상부 요추에는 등 상부 근육의 힘줄, 요추 근육의 일부 및 복부 근육의 건막으로 형성된 큰 흉요근막이 있다. 이 근막은 천골과 골반까지 닿는다. 척추가 구부러질 때 또는 연결된 근육의 동시 수축을 통해 뻣뻣해질 때 흉요근막은 굴곡에 저항한다. 실제로 척추가 50° 이상 구부러졌을 때(그림 3.231 참조), 척추기립근들은 활동을 멈추고 흉요근막의 섬유와 척추기립근 내의 수동적인 결합조직이 굴곡에 대해 주로 저항한다.

흉요근막은 웹 부록 'Myofascial meridians'에서 설명하는 근막경선도 들어있다. 근막경선은 근육과 관절낭을 감싸는 근막의 연속적인 연결로, 전신을 둘러싸는 직물의 연결을 형성한다. 척추의 움직임을 방해할 수 있는 경선은 표면 전방선, 표면 후방선, 나선선, 측면선, 기능선 및 심부 전방선을 포함한다. 근막경선의 저항은 일반적으로 요추에서 멀리 떨어진 곳을 잡아당김으로 감지할 수 있으며, 그 저항은 경선을 따라서 어느 지점으로나 퍼질 수 있고 나타날 수 있다.

중요한 내용: 척추가 굴곡/신전되고 부하가 가해질 때 척추를 비틀지 말라

이 경고를 항상 염두에 두는 것이 중요하다. "척추에 부하가 실릴 때, 굴곡 또는 신전된 척추에 비틀림을 결합하지 않는 것이 좋다." 척추는 중립 커브를 유지할 때 더 안정적이고 비틀림을 더 잘 견딜 수 있다. 그림 3.236에 표시된 예에서는, 척추는 비틀리는 동안 압박 하중을 받지 않는다. 그러나 프로 골퍼를 생각해보라. 골퍼는 골프 스윙 중에 척추를 따라 엄청난 비틀림 스트레스를 가하므로 척추를 안전하게 하기 위해 굴곡이나 신전 없이 척추를 가능한 한 중립으로 유지한다. 척추에 하중이 가해지지 않은 경우에도 자연적인 인간의 변이로 인해 척추가 굴곡되거나 신전될 때 척추가 비틀리는 것은 많은 사람들에게 좋지 않은 결과를 가져올 수 있다. 척추에 여러 움직임들이 복합된 자세를 취하는 동안과, 그 후에 어떤 느낌이 드는지 주의 깊게 살펴보기 바란다.

근육에서 생기는 긴장의 요소들

인장(긴장) 저항
근육과 힘줄

일반적으로 허리에 영향을 주는 근육들은 서 있는 자세에서는 척추의 움직임을 만들지 않고 중력에 의한 움직임을 조절하는 역할을 한다. 우리가 앞으로 구부릴 때 중력은 척추를 앞으로 당기고 등 근육은 굴곡 속도를 제어하기 위해 활성화된다. 몸을 뒤로 젖힐 때, 우리의 앞 근육에도 같은 일이 일어난다. 회전은 복부 근육에 의해 발생할 수 있지만 이보다는 상체, 팔, 어깨를 움직임 때 자주 일어나고 코어 근육이 회전의 정도와 속도를 제어하게 된다. 그러나 우리가 중력에 대항하여 앞으로, 뒤로 구부리며 일할 때 일부 근육은 능동적으로 움직임을 시작시키며 다른 근육은 너무 많은 스트레스가 너무 빨리 생기지 않게 방지하기 위해 움직임에 대해 저항한다. 중력에 대한 우리의 방향이 바뀌면 특정 근육을 사용하는 효과도 바뀐다.

표 3.213 해부학적 위치에서 또는 해부학적 위치로 돌아갈 때 요추 및 흉추 운동을 유발하고 제한하는 근육(CL은 반대쪽 또는 반대쪽으로의 이동, IL은 동측 또는 같은 쪽으로의 이동을 나타낸다).[725]

움직임	주동근	협력근	길항근
굴곡	복직근, 외내 복사근	요근*	척추기립근(흉최장근, 흉장늑근, 요장늑근, 흉반근극, 다열근)
신전	척추기립근(흉최장근, 흉장늑근, 요장늑근, 흉반근극, 다열근)	승모근, 극근들(가시근), 요방형근, 극간근	복직근, 외내 복사근
측면굴곡**	외내 복사근, 장늑근들	승모근, 최장근들, 횡간근들, 복직근, 요근, 요방형근	**반대편 외내 복사근, 장늑근들
회전	외복사근, 외늑간근(회전 반대쪽), 내늑간근(회전 방향 쪽), (오른쪽 외늑간근과 왼쪽 내근간근은 척추의 외쪽 회전을 만든다.	승모근(회전 반대쪽), 다열근(회전 반대쪽), 복횡근	***회전 반대쪽의 근육들

* 몇몇 연구들은 요근이 요추굴곡을 한다고 보지만, 그 기여도는 매우 낮다

** 측면굴곡을 만드는 근육들의 한쪽만 수축할 때 측면굴곡이 일어난다, 반대쪽 측면굴곡 근육들은 발생한 측면굴곡의 저항 요소들이 된다.

*** 회전을 만드는 근육들의 한쪽들은 반대쪽 회전 근육들이 회전을 만들 때, 그 회전의 저항 요소가 된다.

표 3.213은 포워드 폴드 또는 백 벤드에서 해부학적 자세(산 자세, 타다아사나로 서 있는 것과 유사)로 돌아가는 동안 요추와 흉부에 영향을 주는 핵심 근육의 영향을 요약했다. 눕거나 앉는 방향으로 방향을 바꾸면 이 근육의 작용이 동일하지 않을 수 있지만 대부분은 거의 비슷할 것이다.

인대와 관절낭에서의 긴장의 요소들

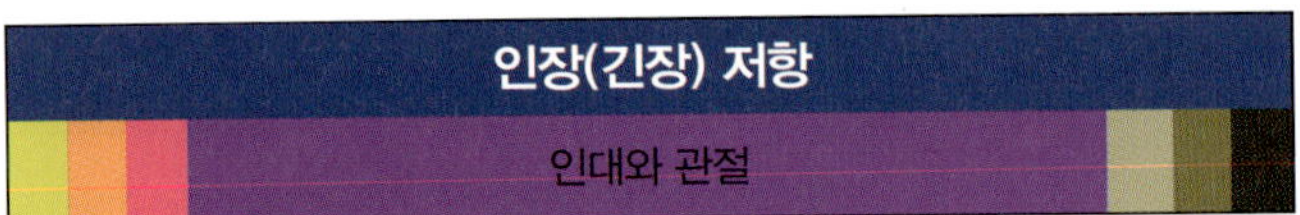

인대와 후관절낭의 긴장은 여러 영역에서 발생한다. 척추 굴곡으로 요추 후관절에서 약간의 분리가 발생하며 관절낭에 긴장을 생성한다. 여기에서 움직임의 크기가 작고 각 관절낭의 강도는 약 600N으로 크기 때문에 후관절낭이 추가적인 굴곡을 억제할 수 있다.[726] 실제로 긴장이 증가하면 관절낭이 손상되기 전에 후관절을 형성하는 관절들이 구부러진다.[727] 또한 굴곡이 계속되면 극돌기가 서로 멀어져 후방인대, 특히 극상인대에 긴장이 생긴다. 실험적으로 극상인대가 제거되었을 때 추가로 5°의 굴곡이 발생했었기에 극상인대가 굴곡 저항에 기여한다는 것을 알 수 있다. 후관절낭이 제거되었을 때 4°의 추가 굴곡이 가능했다.[728]

긴장의 또 다른 요소는 디스크에 있다. 척추가 구부러지면 디스크의 앞쪽은 압축되지만 뒤쪽 부분은 굴곡 1°마다 0.6%만큼 넓어진다.[729] 디스크가 늘어나 견디는 정도에는 한계가 있다. 정상적인 디스크라도 약 18° 이상 굴곡이 발생하면 손상될 수 있지만, 다행히도 후종인대(PLL)가 디스크에서 그렇게 많은 스트레스를 느끼지 않도록 한다. 건강한 PLL은 디스크를 손상시킬 수 있는 굴곡 정도를 80%로 제한한다.[730]

한 수학적 통계는 굴곡 저항에 대한 기여를 다음과 같이 요약했다.[731]

- 후관절낭 39%
- 극상 및 극간 인대 19%[732]
- 황색인대 13%
- 추간판 디스크 29%

신전 시 추간판의 전방섬유와 전종인대는 미리 긴장되어 너무 많은 후방 굽힘 운동을 조절하지만, 척추의 골격 구조 역시 골 압박 작용으로 신전 긴장을 분산하는 역할을 한다.[733] 어떤 이유로 이런 후방 뼈 구조가 제거되거나 없어진 경우에도 디스크의 전방섬유가 여전히 신전 긴장을 적절하게 견딜 수 있다.[734] 회전할 때는 디스크륜의 섬유가 회전 방향으로 장력을 받는다. 회전에 저항하

는 능력은 굽힘, 신전 또는 측면 굽힘에 대한 저항보다 크다.[735] 또한 회전하는 동안 극상 및 극간 인대가 약간 늘어나 너무 많은 회전에 저항하는 데 도움이 된다. 그러나 신전과 마찬가지로 후관절의 골압박이 인대나 추간판의 장력보다 회전 움직임에 훨씬 더 큰 제약이 된다. 측면굴곡에서 우리는 추간판의 횡방향 인대와 외측 섬유가 움직임을 제한할 것이라고 추측할 수 있지만, 문헌상 이 움직임에 대한 연구가 거의 없기 때문에 확신할 수 없다.[736]

압력의 요소들

압박은 위에서 설명한 조직의 긴장저항이 충분히 감소한 뒤에도 무엇이 날 움직이지 못하게 하는가에 대한 다음 답이다. 일반적으로 우리를 멈출 수 있는 압박에는 세 가지 특성이 있다. 부드러운 압박, 중간 정도의 압박, 그리고 단단한 압박이다. 부드러운 압박은 근육과 같은 더 말랑한 조직이 서로 가까워질 때 발생한다. 예를 들어, 고관절의 굴곡은 가슴이 다리에 닿아 멈춰진다. 중간 정도 압박은 뼈가 연조직과 닿을 때 생긴다. 이 압박은 일부 사람들에서 포워드 폴딩 동안 골반(전상장골극)의 앞부분이 허벅지에 닿을 때 발생할 수 있다. 이 두 가지 유형의 압박은 일반적으로 요추의 움직임을 제한하지는 않지만, 일부 사람들에게는 종종 제한이 발생할 수 있다. 그러나 뼈가 뼈에 부딪히거나 뼈 사이에 인대가 끼이고 압착되는 등의 단단한 압박은 누구에게나 생긴다. 그리고 척추는 세 곳에서 단단한 압박이 일어날 수 있다.

1. 후관절 내: 이곳의 압박은 모든 방향에서 너무 많은 움직임이 일어나는 것을 방지한다.
2. 극돌기에서: 이곳의 압박은 너무 많은 신전이 일어나는 것을 제한한다.
3. 추간판에서: 이곳의 압박은 모든 방향에서의 너무 많은 움직임을 방지할 수 있다.

굴곡에서 압박의 요인들

압박 저항

부드러운 압박과 중간 강도의 압박

어떤 사람들에게는 요추가 구부러질 때 배에 압박감이 나타날 수 있다. 복부 장기들은 하강하는 흉곽과 상승하는 치골 사이에 압박될 수 있다. 이런 압박은 식사 후(식사 직후 요가를 하지 않는 많은 이유 중 하나일 뿐임) 또 요가를 시작하기에 배가 다소 큰 경우(플러스 사이즈 또는 임산부 학생의 경우), 또는 늑골과 치골 사이의 거리가 정상보다 짧은 경우 발생할 수 있다. 일부 개인들에서는 12번 늑골이 몸통 앞쪽에 도달할 만큼 길어서[737] 체간 앞쪽에서 늑골과 치골 사이의 유효 거리가 짧아질 수 있다. 또한 다양한 요인으로 인해 일반 가슴보다 큰 가슴을 가질 경우, 부드러운 압박으로 제한된 굴곡의 또 다른 원인이 될 가능성이 크다.

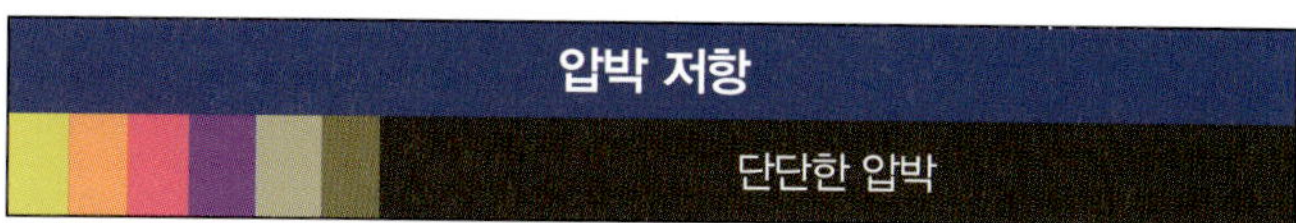

궁극적으로 관절낭과 후방인대의 장력 저항이 지나치면 척추의 단단한 뼈 구조가 굴곡의 저항이 된다. 장력 저항이 추가 움직임을 멈추기에 충분하지 않다면, 척추굴곡 시 위쪽 척추가 아래쪽으로 인접한 척추의 위, 앞으로 회전할 때 후관절이 서로 맞물리게 된다. 요추의 후관절면은 완전한 내/외측면(시상면)을 이루지 않는다. 특히 후관절이 그림 3.209에서와 같이 C-형태 또는 J-형태인 경우 약간의 후/전방(앞뒤를 관통하는) 방향성을 가진다. 흉추에서의 후관절은 후방/전방 방향으로 더 많이 향하고 있다. 흉추에서는 척추가 구부러질 때 적어도 주변 관절낭이 허용하는 한계까지 후관절이 서로를 따라 위아래로 미끄러지는 경향이 있지만, 위에서 말한 후관절의 근사가 굴곡에 대한 압박 저항의 첫 번째 요소다. 요추 부분에서 후관절이 제거되면 척추가 앞으로 15° 더 구부러진다![738] 두 번째 압박 요인은 추간판 앞쪽에서 척추뼈가 척추뼈 사이를 압박할 때 나타난다.

요추의 굴곡은 요추의 시상면상의 회전을 통해 아래 척추의 위쪽에서 일어나며, 위쪽 척추의 아래 후관절이 아래쪽 척추의 위 후관절에서 멀어지면서 약간 들어 올려지고 뒤쪽으로 같이 움직인다. 척추가 중력이나 근육의 힘으로 앞으로 굽혀지면 이러한 힘이 다시 위 후관절을 앞으로 끌어당기고 위 후관절과 아래 후관절이 다시 접촉하게 된다(그림 3.237 참조). 이 압박은 굴곡의 양이 증가함에 따라 증가한다. 위쪽 척추뼈가 아래쪽 척추뼈 위로 약간 앞으로 미끄러지고 회전하면 추간판 앞쪽이 압박된다.[739] 척추에 큰 요추전만lumbar lordosis이 있는 경우 굴곡

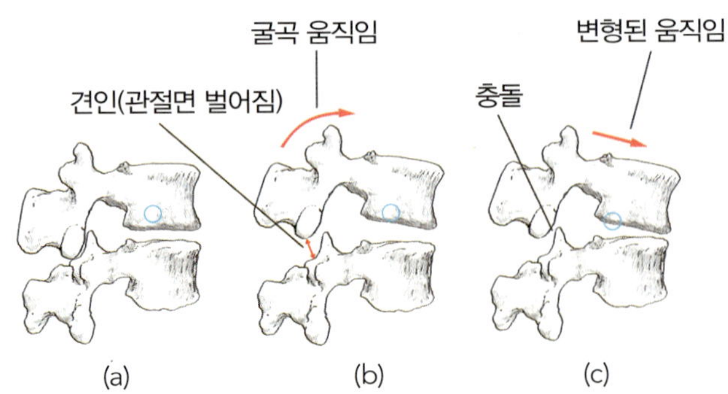

그림 3.237 굴곡은 위 척추뼈의 회전(a에서 b로)을 포함하며, 위 척추뼈의 아래 후관절이 아래 척추뼈의 위 후관절에 대해 압박할 수 있는 전방 병진(b에서 c로)을 허용하는, 후관절 사이에 신연을 생성한다[741](작은 파란색 원은 굴곡의 회전축[742]).

에 사용할 수 있는 '공간'이 더 많다(하지만 신전을 위한 공간은 더 적음). 이런 현상은 특히 상부 요추에서 나타나고, L4/L5의 경우에는 그렇지 않다. 역설적으로, 하부 요추에서는 전만이 클수록 더 적은 굴곡 가동범위를 사용할 수 있다.[740]

신전에서 압박의 요인들

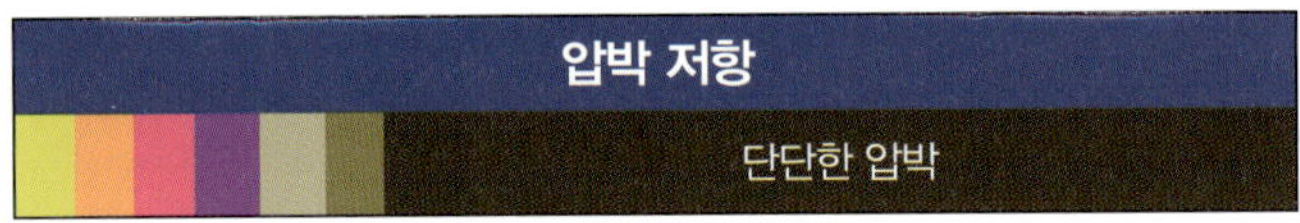

장력이 신전 범위를 제한하는 경우는 거의 없다. 우리가 더 깊은 백 벤드를 막는 압박을 느끼기 시작하는 때까지 요가 연습을 하는 데 많은 시간이 걸리지 않다. 압박의 첫 번째 요인은 극돌기가 뒤로 접힐 때 극돌기와 극돌기 사이에 극상 및 극간 인대가 갇혔을 때 일어난다(기술적으로, 뼈가 실제로 부딪히지 않기 때문에 이것을 중간 정도 압박의 한 형태라고 부를 수 있다. 극돌기는 극돌기 사이에 끼어 접혀진 인대에 의해 완전히 부딪히진 않는다). 그러나 어떤 사람들에게는 이런 압박이 발생하기 전에도 후관절이 서로 압박되어 신전이 제한될 수 있다. 이것은 위 척추뼈의 아래쪽 후관절의 끝이 아래 척추뼈의 황색인대로 회전하거나, 내려갈 때 일어날 수 있다. 이 압박은 아마도 꽤 자주 발생하고[743] 후면 근육이 수축하며 척추가 서로 더 가깝게 당겨질 때, 근육으로 인한 신전보다 중력으로 인한 신전이 일어날 때 나타나는 경향이 있다. 이 현상 안에서는 후관절이 체중을 지지하는 구조가 된다. 압박의 마지막 요인은 인접한 척추뼈가 뒤로 회전하며 그 사이에 있는 디스크의 후방을 압착할 때 추간판 후방에서 발생한다.

회전에서 압박의 요인들

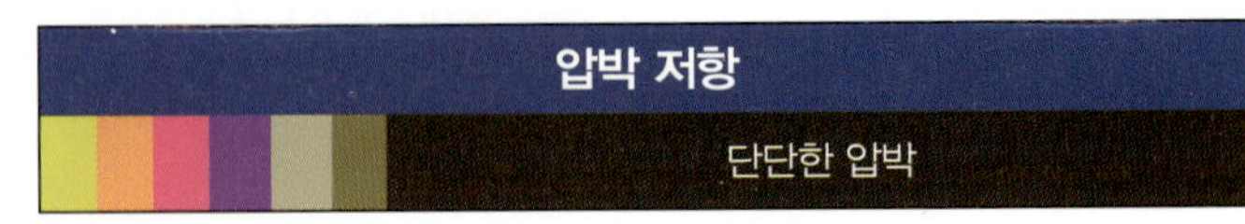

요추의 회전은 후관절의 접촉에 의해 제한된다. 요추에서는 후관절이 대부분 내외측을 향하므로 외측을 향하는 위 척추뼈의 아래 후관절이 내측을 향하는 아래 척추뼈의 위 후관절과 접촉하게 된다. 왼쪽으로 비틀면 오른쪽의 후관절이 접촉하여 축 회전이 제한된다. 후관절 사이의 공간이 매우 작기 때문에 요추의 비틀림에 대한 운동 범위는 1~3° 정도로 작다. 추간판이 3° 이상 비틀리면 손상되기 때문에 후관절에 의한 회전 제한은 좋은 일이다. 추간판의 완전 손상은 12° 회전 후에 일어난다.[744] 3°를 넘어가는 회전이 일어나면 회전축이 디스크의 뒤쪽 영역에서 압박받고 있는 후관절로 바뀌어 이동한다. 여기서 추가적으로 일어나는 회전은 척추뼈를 전단 분리하여 디스크에 더 큰 장력을 일으키고 압박된 후관절의 반대쪽에 있는 후관절의 관절낭에 긴장을 유발한다(그림 3.238 참조). 후관절과 디스크는 균일하게 회전을 제한한다.[745]

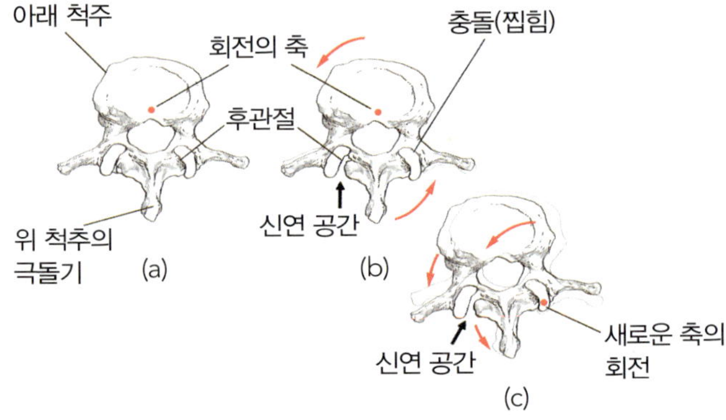

그림 3.238 왼쪽으로 회전하면 위쪽 가시돌기가 오른쪽으로 회전한다. 이것은 후관절(b) 사이의 충돌로 중지된다. 이 지점을 넘어 회전하면 회전축이 후관절 쪽을 향해 뒤로 이동하여 위 척추뼈가 아래쪽 척추뼈 위로 측면 전단이 발생한다(c).[746]

측면굴곡에서 압박의 요소들

압박 저항
중간 강도 압박과 단단한 압박

측면굴곡을 제한하는 압박 요인들은 회전의 압박 요인들과 유사한 후관절과 디스크다. 그림 3.22에서 볼 수 있듯이 우리가 위쪽 척추뼈를 옆으로 기울이면 위쪽 척추뼈의 아래쪽 후관절이 아래쪽 척추뼈의 위쪽 후관절에 부딪힌다. 측면굴곡 시 후관절에 가해지는 하중은 신전할 때만큼 클 수 있다![747] 부딪힌 후관절 외에도 척추가 구부러지는 쪽의 추간판의 측면이 압박될 수 있다(그림 3.234 참조). 척추의 양쪽에 튀어나온 넓은 횡돌기가 신전에서의 가시돌기처럼 서로 부딪친다고 생각할 수 있다. 다만, 그러려면 90° 또는 그 이상의 측면굴곡이 필요하고, 그렇게 깊은 측면굴곡은 구부러지는 쪽의 디스크에 심각한 압박을 주고 구부러지는 반대쪽 디스크의 파열을 가져올 수 있다. 따라서 극돌기와 달리 횡돌기는 서로 맞부딪히지 않는다.

굴곡 방향에서 멀어지는 장력은 측면굴곡으로 발생하는 일반적인 감각이다. 그림 3.239에 표시된 하프 문 포즈(아르다찬드라아사나라고 하는 몇 가지 자세 중 하나)를 하는 학생과 같이 매우 유연한 일부 사람들에게는 중간 형태의 압박이 있을 수 있다(인장력이 아닌 구조물의 압박이 느껴질 수 있다는 표현이다). 이는 늑골이 장골능의 윗부분에서 몸통 측면 조직이 찝힐 때 일어날 수 있다. 이 학생의 측면 굽힘이 뛰어난 만큼 이 학생은 움직임의 한계가 장력이나 단단한 압박이 아닌 중간 정도의 압박으로 나타난다. 일부 학생들이 여분의 늑골과 특히 높은 장골능 또는 그 둘 다 가지고 있다면 다른 학생들보다 먼저 이런 압박 지점에 도달할 수 있다. 그 학생들은 외측굴곡을 많이 하지 못한 듯 보여, 스트레칭을 더 하면 더 갈 수 있다고 주장할 수도 있지만, 일단 압박에 도달하면 이 동작(측면굴곡)의 한계에 이른 것이다.

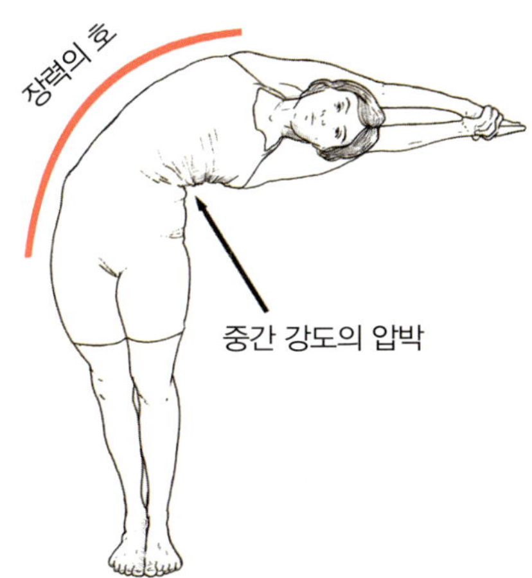

그림 3.239 측면굴곡은 움직임의 반대쪽에서 장력이 나타날 수 있지만, 움직임의 가장 큰 제한은 움직임 방향으로 연부조직이 늑골과 골반 사이에 끼여 일어날 수 있는 중간 강도의 압박이다.

중요한 내용: 더 깊게 백 벤드를 하기 위해선 등 근육을 이완해야 한다

우리가 등 근육을 사용해 백 벤드를 만들면, 후관절은 더 가까이 끌어당겨서 서로 압박될 수 있게 하며, 움직임의 깊이를 제한시킨다. 우리가 등 근육을 이완시키면 후관절 압박이 줄어들어 척추를 확장할 공간이 더 많아진다. 그러므로 깊게 백 벤드를 하기 위해서 등 근육을 이완시키고 중력이 당신을 신전으로 이끌 수 있도록 해야 한다. 그러나 백 벤드는 천골의 움직임에서 이야기했듯이, 천골을 카운터뉴테이션 하는 경향이 있다는 점을 알아야 한다. 백 벤드의 천장관절 카운터뉴테이션 경향은 천장관절을 불안정하게 만들 수 있다. 척추기립근을 수축하면 카운터뉴테이션을 줄일 수 있지만 백 벤드의 깊이도 줄어들 것이다. 따라서 당신은 다음 번 바퀴 자세(우드르바라누라사나) 동안 백 벤드 시 등 근육을 이완하거나 수축하는 것을 실험하여 자신에게 가장 적합한 것이 무엇인지 확인할 수 있을 것이다.

긴장과 압박에 대한 요약

지금까지 어떤 조직이 저항에 얼마나 저항할 수 있는가에 대한 숫자에 대해 이야기했다. 하지만 이러한 수치들은 움직임에 있어 절대적인 법칙으로 여겨서는 안 된다. 모든 것이 함께 움직이며 척추의 한 부분만이 움직임 제한의 끝을 만드는 요인이 아니다. 그럼에도 움직임에는 끝이 있다! 움직임의 끝이 연부조직에서의 긴장이면 시간이 지남에 따라 이 제한은 줄어들고 척추의 운동 범위가 증가할 수 있다. 그러나 제한이 뼈와 뼈의 압박이라면 그것이 신체가 제공할 수 있는 궁극적인 가동범위다.

척추에서 나를 멈추게 하는 것은 무엇인가에 대한 답을 생각하는 것은 어렵다. 후방인대나 후관절낭에 긴장이 느껴지거나 후관절이 압박받고 있는가? 이 부위는 서로 매우 가깝기 때문에 긴장과 압박을 구별하기 어렵지만, 긴장은 더 넓게 퍼지는 느낌을 가질 수 있는 반면 압박은 더 작은 영역에서 갇힌 느낌으로 나타난다. 주의를 기울이면 무엇이 당신을 멈추게 하는지에 대한 단서를 발견할 수 있다. 그 답변을 바탕으로 요가 자세에 대한 의도를 조정할 수 있다.

굴곡과 신전의 가동범위 변이

요통이 있는 사람은 증상이 없는 사람에 비해 운동 범위가 적고 느리게 움직이는 것으로 보고된다.[748] 그러나 우리의 최대 운동 범위는 압박이 발생하는 위치와 시기에 의해 결정된다. 우리가 긴장으로 움직임을 제한하는 조직을 늘려서 해결하면, 그다음으로 남은 장애물(최대의 운동 범위를 가지기 위한)은 뼈가 서로 가까워지거나 부딪히기 시작할 때다. 언제 어디서 그런 일이 일어날지는 우리의 독특한 해부학적 차이로 인해 매우 다양하다. 따라서 우리 고유의 최대 가동범위도 매우 개별적이다.

굴곡의 변이

굴곡은 요추의 전만을 펴거나 곧게 하는 것이다. 평균적인 전만 정도는 약 49° 이고, 평균적인 사람이 할 수 있는 굴곡의 양은 52° 라는 것을 기억하자. 요추의 전만과 굴곡의 범위가 거의 동일하다. 즉, 보통 사람들은 요추를 곧게 펼 수 있지만 앞으로 구부릴 수는 없다는 걸 나타낸다. 요가 수업에서 학생들이 척추를 앞으로 접거나 구부릴 때 척추가 어떻게 나타나는지 살펴보자. 요추는 앞으로 구부러진 것처럼 거의 보이지 않고 기껏해야 평평해 보이지만, 이를 위해 요추는 많은 굴곡이 필요하다. 특히 큰 전만증이 있는 학생의 경우에는 더 필요하다. 전만도가 거의 없는 학생의 경우 척추를 곧게 펴는 데 많은 굴곡이 필요하지 않다. 매우 드문 경우이지만 요추의 커브가 전방으로 있는 학생(또는 곡예사)의 경우에도 그 각도가 작고 일반적으로 상부 요추에서만 나타난다. 이러한 특수한 학생에서도 L5/S1 관절은 수직을 넘어 앞으로 구부러지지 않는다.[749] 많은 훌륭한 곡예사들도 딥포워드 폴드를 할 때 요추는 직선을 그린다. 그림 3.211의 즐라타를 다시 보라. 그녀의 허리는 매우 곧다. 즉, 완전히 구부러져 있다.

그렇다면 학생이 포워드 폴드를 할 때 등을 구부리지 말라고 하는 요가 교사의 안내는 무엇을 의미할까? 대부분의 학생들에게 둥글게 나타나는 것은 허리(곧게 펴짐)가 아니라 척추후만으로 인해 처음부터 둥근 위쪽 등이다. 요추를 구부리고 요추전만이 곧게 펴지면 등이 정상보다 훨씬 더 구부러져 보이지만 요추가 '둥글게' 되는 사람은 극소수에 불과하다. 포워드 폴드에서 등을 구부리지 않는 것은 요가 학생들이 허리를 둥글게 할 수 없기 때문에 걱정할 일이 아니다.

그림 3.240a는 요추굴곡에 따라 요추전만이 어떻게 감소하는지 보여준다. 전만의 감소가 다양한 자세에서 어떻게 나타나는지 주목하자. (b)에서 우리는 어린이 자세(발라사나)에서 고관절은 완전히 구부러진 반면 척추를 따라 약간만 굴곡이 있는 것처럼 보이는 한 학생을 보자. 요추의 모양에 주의하자. 요추가 곧다는 건 완전히 구부러졌다는 의미한다! 요추가 굴곡되는 동안 정상적인 곡선을 유지하려는 흉추의 후만으로, 전체 척추가 약간의 굴곡으로 보인다. (c)에서 우리는 아래를 향한 고양이 자세(또는 비틸아사나)를 살펴보자. 이 자세에서 엉덩이는 ~70° 의 굴곡을, 등 상부는 더 굴곡된 것처럼 보인다. 확인해보자. 요추가 얼마나 곧게 펴져 있는지- 다시 말하지만 완전히 굴곡된 상태다. (d)에서 우리는 포워드 폴드에서 엉덩이가 완전히 구부러지고 요추가 곧게 펴진 '둥근 척추'를 보게 된다. 마지막으로 (e)는 1889년 영국의 거리 곡예사를 그린 그림이다.[750] 그는 요가 수련자가 아니지만 요가에서는 이 자세를 티티바아사나Tittibhasana B라고 부른다. 엉덩이는 흉추와 마찬가지로 극도로 구부러져 있지만 허리를 보라. 약 T12/L1까지 곧다. 요추는 후만되지 않으므로 어린이 자세와 같은 부드러운 굴곡 자세에서도 곧게 펴진 요추를 보면 요추는 이미 완전히 굴곡되어 있음을 알 수 있다.

중요한 내용:

교사가 학생에게 척추를 둥글게 하지 말고 평평하게 유지하라고 조언할 때, 그녀는 종종 흉추만을 보고 있는 것이다. 요추가 평평하면 이미 최대한 구부러져 있다! 학생에게 허리를 평평하게 유지하라고 안내해도 허리굴곡은 줄어들지 않는다.

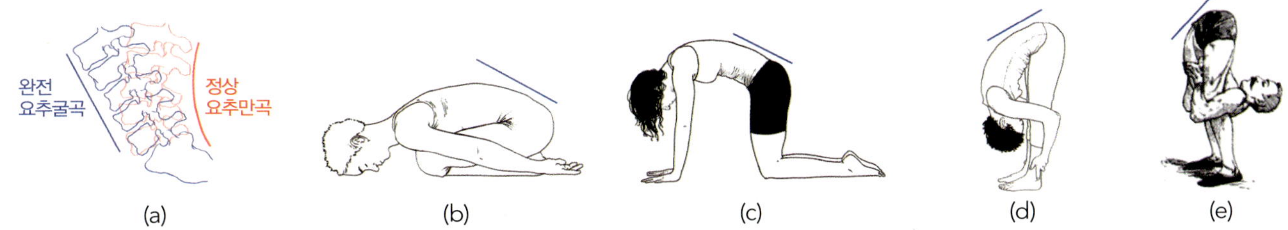

그림 3.240 요추는 완전히 구부러지면 곧게 펴진다. 곧게 펴지는 것을 넘어서 구부러지는 경우는 거의 없다. (a)에서 우리는 완전히 구부러진 요추를 볼 수 있다. (a)의 요추가 어떻게 곧게 펴져 있는지, 하지만 앞으로는 둥글지 않는지 보자. (b)에서 우리는 쉬운 굴곡 자세인 어린이 자세(발라사나)에서 요추가 이미 완전히 굴곡되었음을 알 수 있다! 훨씬 더 깊은 척추굴곡을 하는 (c) 고양이(비틸라사나 Bitilasana) 자세, (d) 앞으로 접기(우타나아사나Uttanasana) 및 (e) 티티바아사나 B[751]와 같은 자세에서 요추는 곧게 펴지고 등 위쪽은 더 크게 둥글어진다.

굴곡 실패

척추를 완전히 곧게 펴거나 '편평하게' 하려면 요추를 최대한 구부리면서 등 상부를 펴, 흉추후만증을 감소시켜야 한다. 물론, 요추는 구부리고 요추가 할 수 있는 최대 굴곡까지 가는 것 그 자체로는 문제가 아니지만, 최대 요추 굴곡과 큰 하중이 합쳐지면 일부 사람들에게는 문제가 생길 수 있다. 그 사람들의 요추는 구부러진 상태에선 하중 지지를 못할 수 있기 때문이다.

과도한 굴곡으로 인한 부상은 일반적으로 후방 디스크가 너무 많이 늘어나는 걸 보호하는 후종인대에서 먼저 나타난다.[752] 인대의 부상은 60N·m의 굴곡 모멘트에서 시작되며 140~185N·m 사이의 힘에서는 완전한 파손이 발생한다.[753] 이 결과로 인대에 가해지는 힘이 과도하지 않도록 하는 등 근육의 중요성이 강조된다. 척추가 구부러진 채로 유지하는 시간은 인대의 강도에 영향을 미친다. 척추의 스트레스 지속 시간을 1초에서 10초로 늘리면 인대의 강도는 12% 감소한다. 스트레스를 5분 동안 유지하면(예: 인 요가 자세에서) 인대가 42% 약해진다! 1시간 후에는(예: 책상이나 소파에 구부정한 자세로) 67%가 약해진다.[754] 크리프 현상으로 인한 이와 같은 인대의 약화로 인해, 앞서 언급한 등 근육의 중요성이 더 커진다. 결합조직에 장기간 스트레스를 가한 후에는 적응할 시간을 주거나 나중에 적절한 반대 움직임을 수행해야 한다(이 점은 하키, 농구 등과 같은 스포츠를 하는 사람들에게 중요한 인식이 될 수 있다. 경기 중에 잠시 휴식을 취하는 경우 척추를 구부릴 수 있으므로 벤치나 의자에 앉는 것보단 서 있는 채로 쉬어라).

인대에 너무 많은 스트레스를 받을 수 있을 때에 디스크와 후관절에도 너무 큰 압박 스트레스가 가해질 수 있다. 압박 부상의 위험이 있는 것은 디스크만이 아니다. 후관절은 일반적으로 2,000N의 힘을 견딜 수 있지만, 그 힘이 계속 반복되면 후관절 뒤에 있는 척추뼈 영역lamina의 저항이 낮아지고 골절이 발생할 수 있다.[755]

신전의 변이

신전은 요추의 전만을 더 크게 만든다. 정상 인구에서 가능한 평균 신전량은 16°에 불과하지만 신전의 표준편차는 10°로 정상 인구의 약 2.5%(40명 중 1명)는 36° 신전할 수 있는 반면 일부 사람들(정규 분표의 다른 양극단에 속하는)은 신전을 거의 할 수 없다. 정상 인구의 평균 전만도는 약 49°이고 그 표준편차는 10°로 95%의 사람들에 대한 전만의 한계 범위는 29°와 69° 사이에서 다양하다. 그림 3.241a의 전 세계에서 전만도가 가장 적고 신전을 거의 할 수 없는 상태의 학생을 보면 고양이 자세에서 척추를 일반적인 요추의 전만 각도인 29°만을 신전할 수 있다. 그림 3.241b와 같이 평균적인 전만 각과 신전을 가진 학생은 요추의 총 신전이 65°(49° 전만 + 16° 신전으로 구성)다. 그림 3.241c에서 볼 수 있듯 매우 드문 학생(1/1600)들은 105°의 멋진 백 벤드(36°의 신전 + 69°의 전만)를 할 수 있다.[756] 이것은 꽤 인상적인 백 벤드지만 이 전만의 곡선을 다른 전만보다 '더 나은' 것으로 해석하지 않도록 주의하라. 저 백 벤드는 단순히 그녀의 뼈가 그녀가 더 신전할 수 있도록 허용하는 것이며, 이 정도로 유연해지는 것에 내재된 건강상의 이점은 없다. 곡예사이거나 요추에 경첩(외과 수술로 척추에 경첩을 집어 넣은)이 한두 개 존재해 더 깊이 백 벤드를 할 수 있는 사람들이 있다. 그리고 또한, 요추에 금속 막대를 삽입해 신전이 훨씬 덜 되는 사람들도 있다.

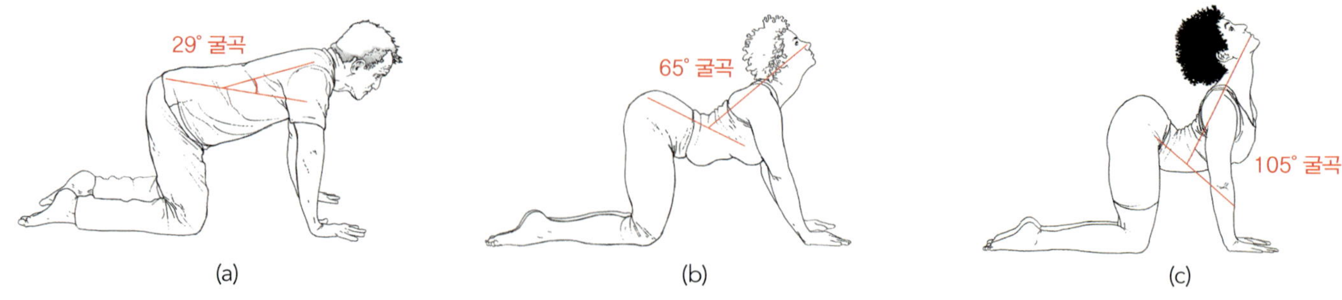

그림 3.241 신전된 요추: (a) 전만도가 29°이고 더 이상 신전되지 않은 학생. (b) 49°의 전만과 16°의 신전을 가진 평균적인 학생. (c) 69°의 전만과 36°의 신전을 가진 드문 학생.

신전의 끝 범위

신전의 다양한 범위의 변이보다 더 흥미롭고 중요한 것은 캣-카우 자세를 할 때 요추에서 얼마나 많은 전만을 얻을 수 있는지이다. 휴대전화로 사진을 찍어줄 친구와 함께 이 자세들을 해보라. 찍은 사진은 매우 흥미로울 수 있다. 무엇이 당신을 막고 있는지 살펴보라. 자세를 취하는 동안 척추 뒤쪽 척추뼈 사이에서 압박이 느껴진다면 가동범위의 한계에 도달했을 수 있으며 그리고 이런 압박에 대한 제한은 괜찮다. 그 이상으로 더 깊게 신전하려고 할 필요는 없으나 당신이 할 수 있는 일이 더 있을지도 모른다.

척추를 진주목걸이로 표현한다면 진주목걸이의 줄을 구부리면 진주는 서로 압박될 수 있다. 척추를 더 길게 당겨 진주를 분리하고 백 벤드를 위한 더 많은 공간을 만들 수 없지만(많은 요가 교사가 주장함에도 불구하고), 2개의 진주만 압축되는 경우 진주가 아직 닿지 않은 목걸이의 다른 부분을 구부려 목걸이를 더 많이 구부릴 수 있다. 소자세(위를 향하는 고양이 자세라고도 함)(그림 3.241)에서 더 신전할 수 없게 하는 압박이 느껴지면 감각에 집중해 어느 척추뼈 사이에서 압박이 느껴지는지 살펴보는 게 도움이 될 수 있다. 압박의 감각이 허리의 작은 영역에만 있다면 모든 척추 사이에서 압박이 일어나도록 작업하여 조금 더 신전할 수 있다. 이 방법은 요추에 경첩 현상이 있을 경우 특히 유용하다. 경첩 현상이 있는 사람들은 한 관절로 백 벤드를 수행하기 때문이다. 목걸이에 있는 모든 진주를 사용한다면 더 구부릴 수 있다. 척추 전체를 따라 압박이 느껴진다면 최대 백 벤드에 도달했다는 것이고 허리로 더 많은 것을 하려고 할 필요가 없어진다. 그러나 하나의 작은 관절에서만 압박을 느낀다면 아직 개선할 여지가 있을 수 있다. 다시 한 번 주의를 기울이고 의도적으로 움직여보라.

요가와 요추

요추의 최적의 건강을 회복하고 유지하기 위해 요가 수련을 고려할 때 염두에 두어야 할 4가지 핵심 주제가 있다.

1. 현실에서의 인간 다양성
2. 안티프래질 곡선
3. 관절에 안전하게 부하를 적용하고 운동하는 방법
4. 척추가 받는 스트레스의 종류

다른 누구와도 겹치지 않는 당신의 생애와 유일무이한 당신의 생물학적 특징들은 시중에 떠도는 모든 척추 운동들이나 주의 사항들이 당신에게는 적용되지 않음을 암시한다. '모든 사람은 포워드 폴드를 할 때 무릎을 구부려야 한다'와 같은 포괄적인 일반화를 만들 수 있지만 이는 모든 사람에게 적용되지는 않는다. 이 장에서 제공하는 제안과 아이디어는 효과가 있을 수 있지만 그렇지 않을 수도 있다. 그것은 당신의 유니크함에 달려 있다.

중요한 내용:

이 아이디어들이 허리에 안전한지 확인하기 위해 이 제안들을 시도하기 전에 의료전문가에게 확인받을 것.

일반적으로 너무 적은 스트레스로 신체가 위축되어 허리가 약해지는 사람들이 있다. 대부분의 사람들에게 이런 상황은 허리가 안티프래질 할 수 있게 한다. 안티프래질 곡선은 그림 3.242에 다시 나와 있다. 우리 모두는 건

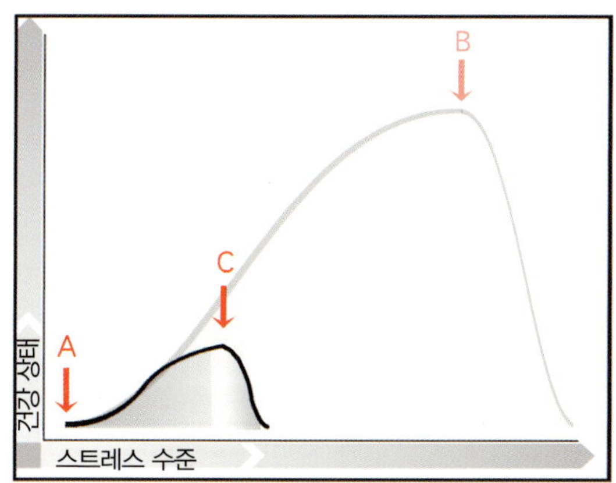

그림 3.242 안티프래질 곡선. 척추에 스트레스를 가하지 않으면 위축되어 약해진다(A 지점). 건강한 척추에도 무리한 스트레스를 가하면 약해질 수 있다(B 지점). 척추가 약하거나, 늙거나, 질병에 걸리거나 부상을 입으면 스트레스에 대한 최대 내성이 감소하지만(C 지점), 이것이 스트레스가 없는 상황이 건강하다는 것을 의미하지는 않는다. 우리는 여전히 약해진 척추에 최대 허용점을 넘지 않으며 스트레스를 가해야 한다.

강을 유지하기 위해 조직에 다소의 스트레스가 필요하다. 허리, 척추, 근막, 인대, 디스크 및 근육에 스트레스를 가하지 않는다면 곡선의 A 지점에 있게 되며 이러한 조직은 위축될 것이다. 그렇다, 너무 많이 하는 경우도 있다. 우리는 곡선의 지점 B를 지나서 조직에 손상을 줄 수 있으며 이는 많은 요가 수업에서 흔히 일어난다. 더 많은 것을 성취하기 위해 끊임없이 자신을 밀어붙이는 아쉬탕가 또는 파워 요가는 큰 위험을 감수해야 한다. 그러나 너무 많은 스트레스를 주는 상황을 고려해서 스트레스를 모두 피해야 하는 것은 아니다. 누군가 척추에 부상을 입었다면, 그들의 '너무 많은' 지점은 곡선의 지점 C이며, 이는 지점 A에 훨씬 더 가깝다. 부상당한 허리에 스트레스를 더 과하게 주기 쉽지만 그렇다고 이 점이 부상당한 허리에 절대 스트레스를 주지 말아야 함을 의미하지는 않는다. 허리에 너무 많은 스트레스가 가해지지 않도록 더 세심한 주의가 필요하지만 다소의 스트레스는 필수적이다. 현실에서 인간의 다양함으로 우리 각자는 자신의 안티프래질 곡선을 가지고 있다. 척추의 뼈는 더 강해지도록 훈련될 수 있으며, 이는 곡선의 B 지점을 더 오른쪽으로 이동시킨다. 그러나 부상, 질병, 쓰지 않음 및 단순 노화는 곡선의 최대 허용 지점을 왼쪽으로 이동시킬 수 있다.

척추에 스트레스를 주는 방법과 얼마나 많은 스트레스를 가할지가 중요하다. 관절에 스트레스를 줄 때 기억해야 할 몇 가지 사항이 있다.

1. 관절에 하중이 가해질 때 관절을 단단하게/팽팽하게 하라(이는 관절의 가동범위를 감소시킬 수 있음).
2. 관절의 가동범위를 늘리고 싶다면 하중 지지를 하지 않을 때 해야 한다.
3. 하중이 가해진 관절을 움직일 때는 적절한 신경근 협응과 움직임 패턴(이것을 '적절한 기술'이라고 함)을 배우는 것이 필수다.

이 아이디어들을 허리에 적용할 수 있다. 척추를 강화하려면 척추가 최대한 중립에 가까울 때 강화해야 한다. 척추의 가동범위를 향상시키려면 척추가 가능한 한 적은 하중을 받을 때, 즉, 등 근육이 완전히 수축하지 않았을 때 해야 한다. 등 근육이 완전히 수축하면 척추에 많은 스트레스가 생긴다. 그리고 신경근 협응은 척추가 동적으로 움직일 때 고려해야 하는 중요한 사항이다. 우리는 신체가 능숙하게 움직이도록 훈련해야 한다.

허리에 영향을 주는 두 종류의 힘이 있다. 압력: 디스크와 종종 척추궁과 극돌기가 서로 눌려지는 곳에서 생긴다. 전단력: 하나의 척추가 이웃하는 척추 위로 미끄러지는 경향이 있을 때 발생한다. 척추는 전단력보다 압력을 더 많이 견디도록 설계되어 있다. 적당한 양의 압력이나 전단력은 문제되지 않지만(사실, 적당한 압력과 전단력은 필요하고 이롭다), 이러한 힘이 너무 커지면 손상이 발생할 수 있으며, 그 크기가 너무 크지 않아 즉시 손상이 발생하지 않더라도 스트레스가 계속해서 반복되면 시간이 지남에 따라 스트레스가 누적되어 손상이 발생할 수 있다. 압력은 중력으로 척추에서 몸무게를 지지하는 곳에서 또는 척추를 서로 맞물리게 하거나, 더 가깝게 당기는 등/허리 근육에 의해서 생길 수 있다. 전단력은 중력에 대해서 하나의 척추뼈를 이웃한 척추뼈 위로 당기는 근육에 의해 만들어질 수 있다. 다만, 근육은 중력과 반대 방향으로 척추를 잡아당겨 전단력으로부터 우리를 보호할 수도 있다. 또한 우리의 인대, 근막 및 뼈의 압박(근사)도 척추를 지지하고 척추가 서로 미끄러지는 것을 방지할 수 있다.

이런 점들을 마음에 두고 우리는 요가가 허리의 안정성과 가동성 모두를 구축하는 데 어떻게 도움이 되는지 살펴볼 수 있다. 우리는 힘과 안정성을 만드는 것부터 시작할 것이다.

중요한 내용: 브레이싱과 스페이싱

놀라운 일반 상식이 있다. 팔다리의 근육(부속체the appendicular body)은 주로 움직임을 생성하는 데 사용되며 코어의 근육(축체the axial body)은 주로 움직임을 멈추는 데 이용된다. 우리는 척추에 하중이 가해질 때에는 척추관절의 흔들림을 막기 위해 척추를 안정화시키려 한다. 그런데 이렇게 만들어지는 안정화는 사지의 움직임을 쉽게 만드는 데에도 도움이 된다. 척추를 안정시키기 위해 최대로 강도를 높일 필요는 없다. 사이드 바 '중요한 내용: 강성과 안정성'에서 우리는 10%의 근육 참여만으로 일상 활동에 충분한 척추 안정성을 생성한다는 것을 확인했다. 이 수준 이상으로 올라가면 역효과가 나고 움직임이 억제될 수 있다. 스튜어트 맥길에 따르면 "강성은 항상 안정화를 제공하지만 힘force는 안정화를 시키기도 하지만 불안정화를 유발할 수도 있다. 강성 그리고 힘과 안정화의 관계는 비선형적이다. 힘을 만드는 근육 활성화가 시작될 때 초기에는 강성의 증가가 크게 발생하지만 힘을 계속 증가시키면 추가적인 강성은 거의 일어나지 않고 근육의 힘이 굴곡을 만들 만큼 충분히 커질 수 있다. 단일 관절의 집중보다 참여하는 모든 근육[당김줄]의 강성을 조정하고 균형을 맞추는 것이 더 좋다."[757] 이는 반다bandhas란 돌같은 것이 아닌 '절묘'하게 이루어져야 한다고 조언하는 요가의 지혜와 일치한다. 몸에 지지대를 만들 때(브레이싱) 코어가 너무 경직되거나 뻣뻣하지 않고 적절한 정도로 단단한지 확인해야 한다.

공간을 만들며 브레이싱하기

일어서서 배 옆에 손을 얹는다(그림 3.243 참조). 엄지손가락이 가장 낮은 늑골에 닿도록 하고 새끼손가락이 골반의 꼭대기(장골능)에 닿도록 손가락을 뻗는다. 골반을 기울이거나 허리를 과도하게 펴지 않고 엄지와 새끼손가락 사이의 거리를 최대한 늘려라. 그만큼이 당신의 '공간'이다. 가운데 세 손가락을 배 옆으로 밀어넣는다. 이제 복부 근육을 이용해 손가락을 밀어낸다. 그것이 바로 '브레이싱'이다. 다시 말하지만, 강직될 필요는 없고 단지 단단하라. 배를 홀쭉하게 만들지도, 배를 부풀리려고 하지도 않는다. 우리는 단지 약간의 견고한 단단함이 필요하다. 이 브레이싱에 얼마나 많은 노력을 기울여야 하는지는 수행하는 활동과 척추에 가해지는 스트레스 수준에 따라 다르다.

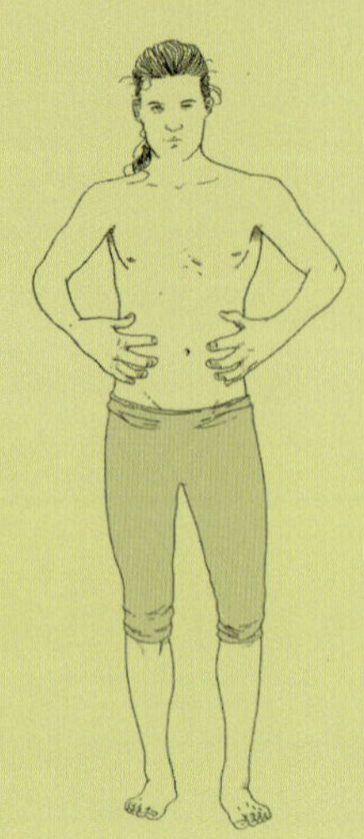

그림 3.243 작은 손가락을 골반 최상단(장골능)에 두고 엄지손가락을 가장 낮은 늑골에 놓으며 나머지 손가락들은 가슴 안쪽으로 밀고, 손가락의 힘에 대항하여 가슴을 밀어서 공간과 브레이싱을 만든다.

움직임 동안 공간과 브레이싱 유지하기

종종 요가 학생들은 엉덩이를 굴곡할 때 척추를 굴곡한다. 일부 학생들에게는 고관절 대신 척추를 굴곡하는 것이 적절하고 완전히 괜찮을 수 있다. 둥근 척추는 등의 근막 조직을 동원하여 스트레스를 지지할 수 있다(사이드 바 '어려운 내용: 척추는 어떻게 무거운 중량을 들어 올리는가?' 참조). 그리고 일부 학생들은 다리를 곧게 펴고 앞으로 굴곡해도 괜찮다(사이드 바 '중요한 내용: 무릎 굴곡과 곧은 척추에 대해서' 참조). 그러나 나머지 다른 학생들은 특히 정상보다 큰 하중을 가하는 경우(특히 웨이트 리프팅에서는 그렇다) 척추를 중립 상태로 유지하고 무릎을 앞으로 구부린 상태로 유지하는 것이 가장 좋다.

척추가 평소보다 더 큰 하중을 받고 있을 때 척추를 보호하는 방법을 배우려면 기술과 연습이 필요하다. 기술을 구축하려면 버릇이 형성될 때까지 아주 간단한 움직임으로 공간과 지지대 만들기를 연습하는 것이 좋다. 그러면 만든 공간과 지지대를 유지하면서 안전하게 더 많은 하중을 받는 움직임을 할 수 있다. 고관절과 척추의 움직임을 분리하는 간단한 움직임 기본기는 다음과 같은 방법

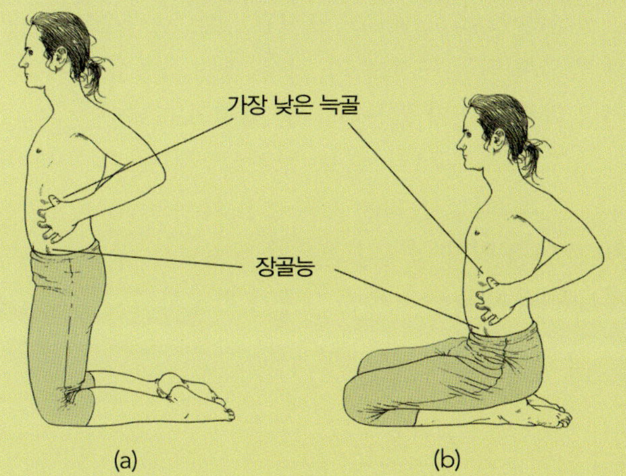

그림 3.244 지지대를 유지하면서(a) 엉덩이를 구부리고 발뒤꿈치로 뒤로 앉았다가(b) 다시 일어서기(a).

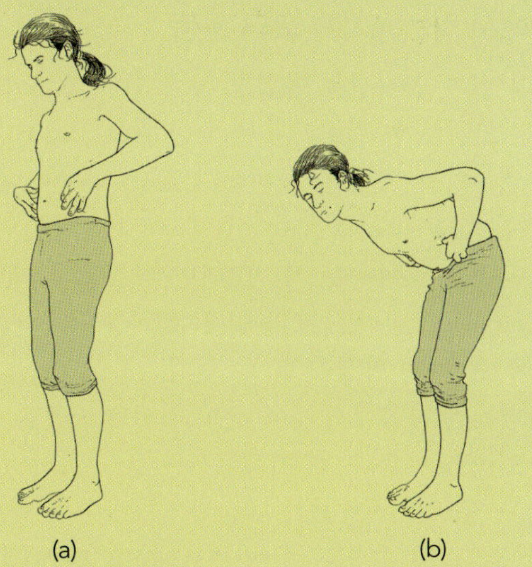

그림 3.245 포워드 폴드 시 공간과 지지대. 복부 지지대를 유지하며 무릎을 약간 구부리고 엉덩이를 뒤로 움직여 앞으로 접는다.

으로 배울 수 있다. 시작은 무릎을 꿇고 선 다음, 이후 공간과 지지대를 만든다(그림 3.244a 참조). 이제 천천히, 공간과 지지대를 잃지 않고 고관절을 구부려 발뒤꿈치까지 내려앉는다(b)(발뒤꿈치에 앉을 수 없다면 발 사이에 블록을 둔다). 공간과 지지대를 유지하며 고관절과 무릎을 사용하여 다시 무릎 서기로 돌아간다. 당신은 척추의 움직임 없이 고관절을 약 90° 굴곡했다. 이 동작을 습관화하기 위해 여러 번 반복하자. 몇 주 동안 매일 이 동작을 연습하자.

이 간단한 동작을 숙달했다면 그림 3.245와 같이 하프 포워드 폴드를 시도해보자. 키를 길게 만들어 서서 약간의 공간을 만들고 지지대를 유지한다. 이제 손은 제자리에 두고, 무릎을 구부리며 엉덩이가 뒤로 움직여, 바닥을 향해 반쯤 접는다. 척추를 구부릴 필요는 없다. 척추의 전만을 유지한다. 이 모든 움직임은 엉덩이의 굴곡에서 비롯된다. 이제 공간과 지지대를 유지하며 엉덩이를 앞으로 밀고, 무릎을 곧게 펴며, 원래 위치로 돌아온다. 움직임에 대해 몸이 기억할 때까지 이것을 여러 번 수행하라. 그런 다음 몸에 손을 대지 않으면서도 몸을 접었다 펼 때 몸통이 손을 밀어내는 듯한 감각은 유지한다. 결국에는 척추가 아닌 고관절을 움직이며 완전한 포워드 폴드를 할 수 있을 것이다.

스페이싱과 브레이싱을 다른 요가 수행에서 하는 법

이제 안정적으로 척추를 움직이는 것이 습관이 됐다면 모든 움직임에서 이를 수행하는 자신을 발견할 것이다. 태양 경배 중 앞쪽으로 굴곡할 때 처음에는 무릎을 구부리며 엉덩이를 움직일 것이다. 앞으로 굴곡함에 따라 척추의 굴곡 정도를 최소화할 것이다. 상체가 가장 낮은 위치의, 굴곡의 맨 끝에서 요추는 자연적으로 완전히 굴곡하지만 그때 모멘트 암은 아주 작아 안전할 것이다. 마찬가지로, 다시 일어설 때 초기의 상체 펴짐은 척추가 아닌 엉덩이의 신전으로 일어난다.

집에서나 사무실에서나 의자에 앉을 때나 의자에서 일어날 때마다 같은 브레이싱과 스페이싱을 유지하는 연습을 하라. 엉덩이에서 움직여라. 시간이 지나면 전사 자세, 의자 자세, 삼각 자세 및 사이드 앵글 자세와 같은 더 도전적인 아사나로 이동하면서 브레이싱과 스페이싱을 유지할 것이다. 마지막으로, 바퀴 자세와 같은 상위 자세에서 척추가 의도적으로 구부러지거나 펴지도록 허용하더라도 가장 깊은 자세에서조차 허리를 보호할 코어의 공간과 안정성을 습관적으로 만들 수 있게 될 것이다.

바닥에서 하는 4가지 코어 운동

척추의 힘과 안정성을 만들고 쌓기 위한 우리의 신조는 척추를 가능한 한 중립 정렬에 가깝게 하는 것이다. 이 기준을 충족하는 자세는 '저위험/고보상' 자세로 볼 수 있다. 그림 3.246a와 3.247a는 이 철학에 맞지 않는 두 가지 척추 운동을 보여준다. 즉, '고위험/저보상' 자세다.[758] 그림 3.246a에서 로커스트 자세(살라바아사나, 슈퍼맨 자세라고도 함)를 하는 학생을 볼 수 있다. 큰 척추기립근은 상체와 다리를 바닥에서 들어 올리기 위해 척추를 따라 거대한 압력을 만든다. 이 자세에서는 등 근육의 4개 영역이 모두 동시에 작용하기 때문에 6,000N(~1350lb) 이상의 힘이 생성될 수 있다.[759] 이 스트레스의 양은 평균 안전 한계로 권장되는 3,400N보다 훨씬 높다.[760] 다리가 더 높이 들리면 척추 사이에 전단력이 일어난다. 이 자세는 고위험/저보상 자세로 이 버전의 로커스트를 할 이유가 없다. 등을 강화하는 더 좋은 방법이 있으며 그림 3.246b와 같이 이러한 압력이 더 작은 로커스트 자세의 변형들이 있다. 팔은 뒤로 향하고 손은 바닥에 둔다. 이 변형에서는 상체에 대한 모멘트 암이 감소되지만 많은 학생들에게는 이 변형된 로커스트 자세조차 너무 큰 압력일 수 있다. 근력을 강화하려는 의도라면 그림 3.246a와 같이 학생이 높이 들어 올릴 필요는 없다. 더 높이 들어 올릴수록 요추는 더 많이 신전되고 척추가 압박을 가장 잘 처리할 수 있는 중립에서 멀어지게 된다. 따라서 당신에게 필요한 근력과 안정성은 그림 3.246b에 표시된 낮은 로커스트 자세만으로 충분히 만들 수 있으며, 그 뒤에는 가동성을 위한 훈련이나 다른 부하가 없는 자세를 진행하면 된다.

그림 3.247a의 하프 보트 자세(아르다나바아사나 Ardhanavasana)라고 불리는 구부러진 자세의 교사 그림을 보자. 그의 허리가 얼마나 곧은지 살펴보라. 하프 보트 자세에서 이렇게 곧은 요추는 요추가 완전히 구부러져 있음을

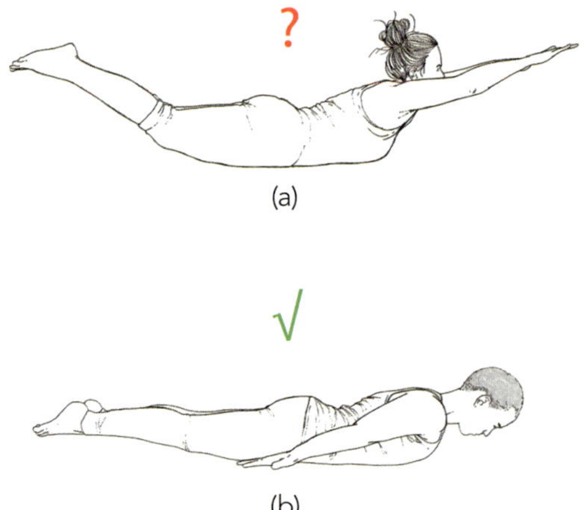

그림 3.246 (a) 로커스트 자세(살라바아사나) 또는 수퍼맨 자세와 같은 신전 자세는 척추 사이에 큰 압력을 생성한다. 버전 (b)에서 가슴과 다리를 바닥에서 약간 들어 올리고 손을 바닥에 대고 팔을 뒤로 가져오면 스트레스의 양이 줄어든다. 더 쉬운 옵션(표시되지 않음)은 어깨 아래 바닥에 손을 둔다(낮은 코브라 자세처럼).

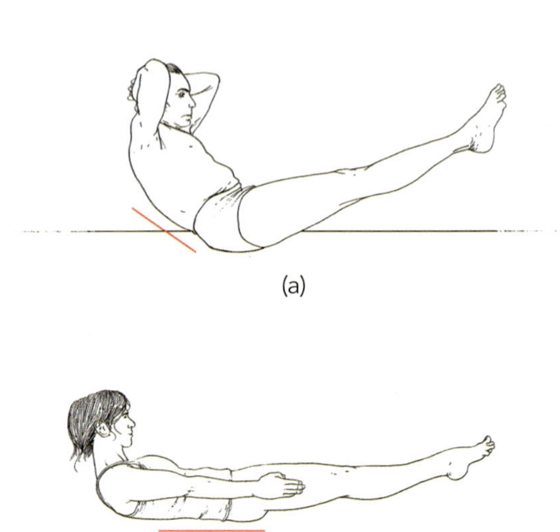

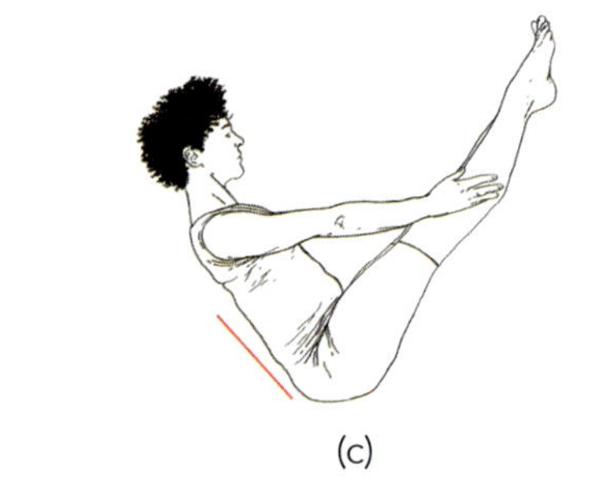

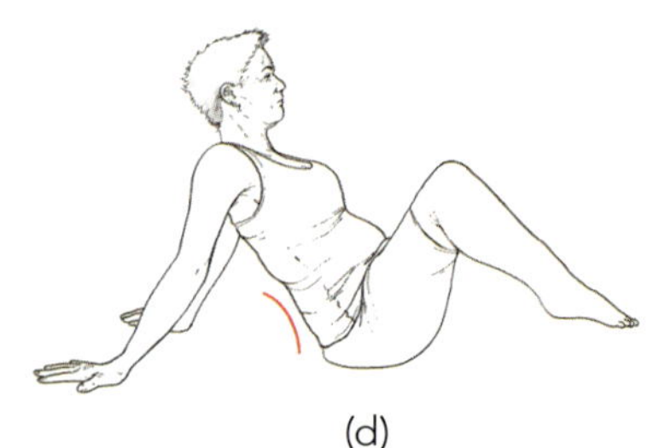

그림 3.247 굴곡 운동은 종종 일부 학생들의 척추에 너무 많은 압박을 줄 수 있다. (a) 요추가 완전히 굴곡하고 다리와 상체에서 큰 모멘트가 생성되는 아르다나바아사나를 보여준다. (b) 수정된 윗몸 일으키기와 유사한 '낮은 보트' 변형. (c)는 보다 전통적인 풀 보트 자세를 보여주지만, 여기에서도 허리는 전만lordosis이 없고 완전히 구부러져 있다. (d)에서는 손이 상체의 무게를 지지해 허리의 전만을 보다 쉽게 유지할 수 있다.

의미한다. 그림 3.247b는 '낮은 보트'로 불리는 이 자세의 또 다른 변형을 보여준다. 이 자세는 몸이 더 낮고 지면에 더 가깝다. 다시 말하지만, 요추가 얼마나 평평한지 확인해보라. 그림 3.247c는 보다 전통적인 풀 보트 자세(나바사나Navasana)를 보여준다. 풀 보트 자세에서도 허리가 얼마나 곧은지, 즉 완전히 굴곡하고 있음을 확인해보라. 이러한 모든 굴곡 자세는 요근의 강한 작용으로 인해 3,300N 이상의 척추에 압력을 만들 수 있다.[761] 무릎이 구부러졌는지 다리가 똑바른지, 엉덩이가 더 굴곡되었는지 여부(따라서 요근이 단축됨)는 중요하지 않다. 요근이 짧을수록 엉덩이가 구부러진 상태를 유지하기 위해 더 강하게 수축해야 한다. 일부 학생들은 이 자세를 유지하기 위한 코어 근력을 가지지만 척추를 압박하는 스트레스로 인해 이것이 코어를 강화하는 최선의 방법인지 명확하지 않다. 그림 3.247d는 척추굴곡이 힘든 사람들에게 가장 좋은 보트 자세의 변형일 수 있다. 요추는 약간의 전만을 유지하며 손으로 상체의 무게를 지지하고 무릎을 많이 구부려 하체의 모멘트 암을 줄인다. 이 모든 제안들이 다수 사람들에게는 괜찮을 수 있지만, 그럼에도 불구하고 특히 나이가 많은 학생이나 허리 문제의 병력이 있는 사람에게는 코어 근력을 개발하는 더 좋은 방법이 있다.

코어의 안정성과 강도 향상

그렇다면 척추에 대한 위험을 최소화하면서 코어를 강화하는 더 좋은 방법은 무엇일까? 스튜어트 맥길이 쉽게 수정할 수 있고 요가 수행에 적용할 수 있는 몇 가지 옵션들을 제안하였다.[762] 이러한 제안들은 매일 할 수 있으며 요통에서 회복 중인 사람들에게 매우 좋은 방법이지만 아침에는 척추 운동을 피해서 하는 것이 가장 좋다. 각각의 이 자세들은 중립 척추에서 수행되며, 가능한 한 전만 곡선을 유지하고 적절한 복부 지지대를 만든다. 이 자세들을 하는 동안 명심하라. 더 많은 것이 반드시 더 좋은 것은 아님을. 너무 많은 동작들을 애써서 한다면 요추의 중립 곡선이 무너지기 시작하고 압력 및 전단력이 모두 증가할 수 있다.

1) 미니 컬업(또는 낮은 보트 다시 보기) - 복직근의 근력과 지구력 향상

윗몸 일으키기와 일반적인 컬업(때로는 '크런치'라고도 함)은 척추를 따라 많은 압력을 생성해 역효과를 내기에[763] 대안적이고 훨씬 안전한 운동은 그림 3.248의 '미니 컬업'이다. 이 동작의 주요 강조점은 '적을수록 좋다!'이다. 요추 커브 아래에 손을 두고 시작한다(천골이나 골반 아래가 아님). 이렇게 하면 허리의 커브를 유지하고 굴곡 움직임이 나오지 않게 방지할 수 있다. 한쪽 다리는 바닥에 바르게 펴고 다른 다리는 바닥에 발을 대고 무릎을 구부린다. 허리에서 발생하는 움직임을 방지하기 위해 복부 브레이싱을 적용한다. 이 동작의 움직임은 섬세하게 이루어진다. 가슴을 1~2인치(2.54~5.08cm) 정도 들어 올리되 더 높이 올리지 않는다. 목이 구부러지지 않도록 시선은 천장을 바라본다. 머리는 가슴과 함께 들리지만 턱을 가슴 쪽으로 끌어당길 필요는 없다. 팔꿈치도 바닥에서 떨어질 수 있다. 팔꿈치를 바닥에서 떨어뜨리는 것은 이 운동을 조금 더 어렵게 만드는 버전이며 처음 이 동작을 해볼 때에는 꼭 할 필요는 없다. 다만, 학생이 팔과 어깨로 바닥을 밀어 상체가 들리지 않도록 한다. 이는 팔이 아닌 코어 근육을 통해서 상체를 들어 올림을 의미한다. 즉시 목표 부위인 복직근에 힘이 들어가는 것을 느끼기 시작할 수 있다. 그러나 요근이 수축하지 않아 능동적인 고관절

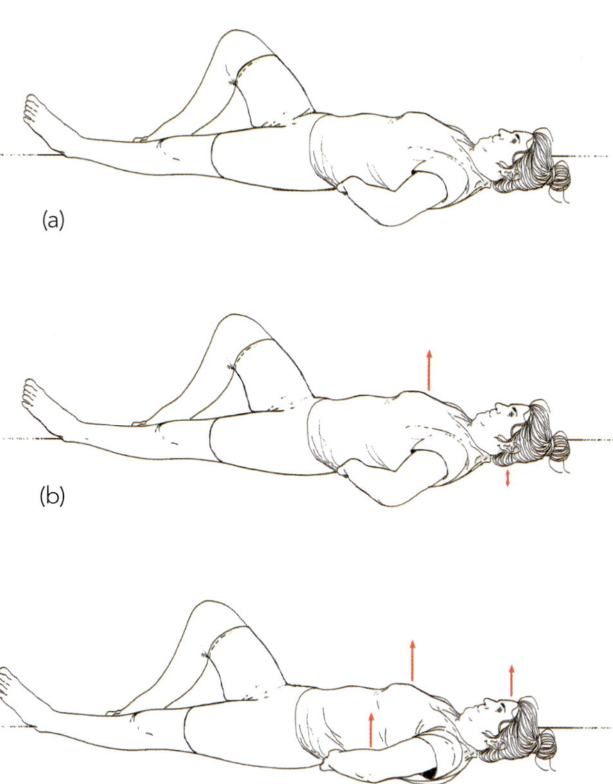

그림 3.248 미니 컬업: (a) 한쪽 무릎을 구부리고 그 다리의 발을 바닥에 대고 다른 쪽 다리는 바닥에 똑바로 놓는다. 손은 전만을 유지하기 위해 요추 곡선 아래에 둔다. (b) 가슴, 머리 및 (c) 간혹 팔꿈치를 바닥에서 약간 들어 올릴 수 있다.

굴곡이 발생하지 않기에, 척추를 따라 최소한의 압박만이 생긴다.

약 10초 동안 한 사이클을 유지하고 잠시 휴식을 취하고 다리를 바꾼 다음 약 10초 동안 다시 반복한다. 이 동작을 6회 반복한다. 여섯 번째 사이클이 끝나면 잠시 멈춘 다음 전체 과정을 다시 하며 4회까지만 한다. 다시 휴식을 취하고 마지막 세트의 2회를 반복한다.[764] 시간이 지남에 따라 반복 횟수를 늘릴 수 있지만 각 주기의 시간을 늘릴 필요는 없다(사이드 바 '중요한 내용: 지구력 만들기' 참조. 세트 내에서 횟수를 줄이는 이러한 패턴은 다음에 설명된 다른 자세에서도 반복해야 한다).

2) 사이드 플랭크(바시스타사나Vasisthasana 변형) – 내외 복사근 근력 및 지구력 향상

그림 3.249에 사이드 플랭크(바시스타사나) 변형이 나와 있다. 바시스타사나에서는 내복사근과 외복사근, 복횡근과 복직근, 요방형근이 모두 훈련되고 강화되는 반면, 광배근은 움직임에 통합된다. 바시스타사나를 브레이싱과 함께 수행하면 척추는 안정적이고 중립 상태를 유지한다.

지도자에게 보내는 메모: 학생들을 살펴보라!

미니 컬업을 시도할 때 많은 학생들이 머리를 너무 높이 들거나 발을 보려고 할 것이다. 머리는 가슴과 같은 높이를 유지해야 하고 바닥에서 약간 떨어져 있어야 한다. 따라서 학생이 머리를 과도하게 높이려고 하지 않는지 확인하라. 학생들에게 머리와 가슴이 함께 움직이는 하나의 단단한 단위라고 상상하도록 지도할 수도 있을 것이다. 목이 너무 긴장된 경우(목 근육이 약하거나 흉쇄유돌근을 과도하게 활성화시키기 때문에 지나치게 긴장되는 것이다), 턱을 살짝 다물고 혀를 치아 바로 뒤의 입천장으로 강하게 누르도록 한다. 이는 맥길 교수가 제안한 방법으로, 악이복근이 활성화되어 목을 안정화시킬 것이다.[765] 또한 손은 골반 아래가 아니라 허리 아래에 놓아서 허리의 전만을 유지하도록 한다. 만약 골반 아래에 손을 놓으면 허리는 평평해질 것이니 주의하라. 다리 한쪽을 바르게 펴는 것은 허리를 신전된 상태로 유지하는 데 도움이 될 것이다.

그림 3.249a는 초보자에게 좋은 변형이다. 무릎이 90° 구부러져 몸통에 가해지는 하중이 적다. 다리는 서로의 위에 쌓이고 아래쪽 손목과 팔에 단단하게 힘을 주어 어깨를 지지하는 것을 돕도록 한다. 자유로운 위쪽 손은 아래쪽 어깨를 능동적으로 내려 당겨 어깨 안정성을 도울 수 있다. 가장 중요한 것은 요추가 중립적인 전만 자세를 유지하도록 몸통을 지탱하고 골반을 앞으로 곧게 밀어낸다(이 동작으로 인해 자연스럽게 골반이 위쪽으로 올라갈 것이다). 여기에서의 움직임은 순전히 엉덩이에서 일어난다. 만약 할 수 있다면 위쪽 팔이 몸통 옆에 놓는 것으로 동작의 난이도를 높일 수 있다.

그림 3.249b는 다리는 곧게 펴고 발은 요가 매트보다 넓지 않게 하며 위 발은 뒤/아래 발 앞에 있다. 이 정렬에서 요추에 가해지는 압력의 양은 약 2,500N(~562lb)이고 아래쪽의 요방형근은 최대 활성의 약 50%까지 활성화

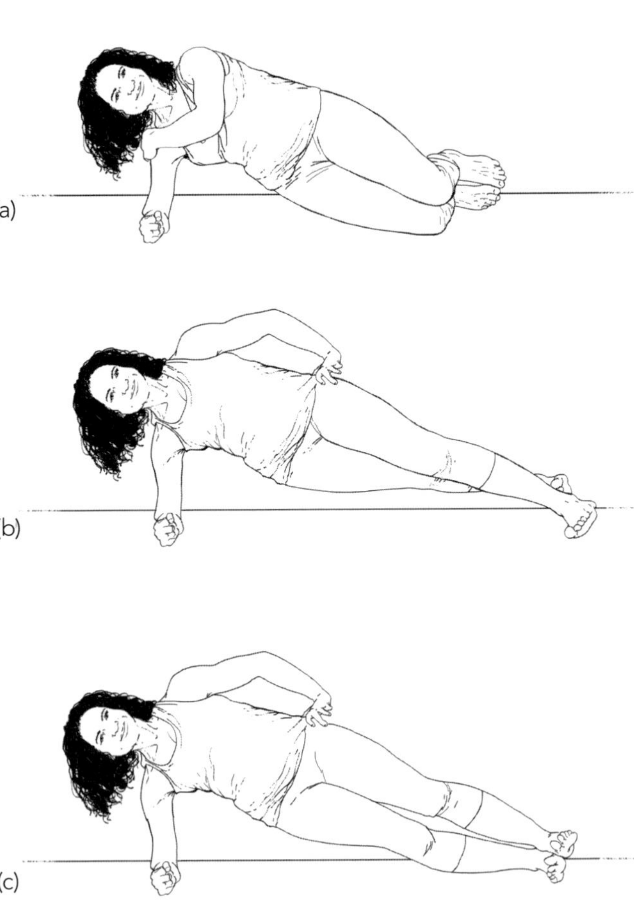

그림 3.249 사이드 플랭크(바시스타아사나 변형). 모든 변형은 브레이싱과 함께 수행해야 한다. 초보자의 옵션(a)은 무릎이 90° 구부러지고 척추가 중립이다. (b) 다리를 곧게 펴고 있지만 바닥에 놓인 두 발은 앞뒤로 떨어져 있다. (c) 두 다리가 똑바르지만 서로 겹쳐져 있다.

된다.[770] 마찬가지로, 난이도를 높이기 위해 위쪽 팔을 몸에 나란히 놓을 수 있다. 마지막으로, 그림 3.249c는 다리가 서로의 위에 겹쳐 쌓이고 발은 지지를 위해 단단히 배측굴곡된 상태로, 보다 도전적이고 전통적인 요가 사이드 플랭크 자세(아래쪽 팔은 곧게 펴는 대신 팔꿈치로 바닥을 지지한다)를 보여준다. 의도는 복부 브레이싱과 중립 척추를 유지함에 있음을 기억하자. 이 자세에서는 모든 코어 근육이 작동하는 것을 쉽게 느낄 수 있고 또한 척추가 중립을 유지하기에 대부분의 사람들에게 안전하다. 허리에 문제가 없는 학생들을 위한 다른 더 어려운 변형은 위쪽 다리를 아래쪽 다리에서 들어 올리는 것이다. 그러나 너무 높게 들지는 않는다(다리를 높이 들면 근수축하기 더 쉬워지지만 요추를 옆으로 굽힐 위험이 있다). 물론, 이러한 모든 변형에 대해 양쪽(좌우) 모두를 수행해야 한다(측만증이 있는 경우라면 한쪽만 수행할 수 있다. '척추측만증을 위한 요가' 210쪽 참조).

항상 그렇듯이 어떤 사람들은 사이드 플랭크를 수행할 수 없다. 어깨 문제가 있는 사람들은 이러한 자세가 어깨에 너무 큰 스트레스를 가한다는 것을 느낄 것이다. 그런 사람들에게는 스탠딩 사이드 플랭크가 효과적일 수 있다. 즉, 벽에 기대어 같은 동작을 할 수 있다. 발을 1~2피트(30.48~60.96cm) 뒤로 위치시키면 몸통과 벽 사이에 적절한 각도를 만들 수 있다.

3) 푸시업 자세 또는 팔꿈치 지지 자세(플랭크 또는 돌고래 자세) - 복부 및 등의 근력 및 지구력 강화

그림 3.250a는 손으로 바닥을 지지하는 전통적인 플랭크 자세('푸시업' 위치)를 보여주고, (b)는 이를 팔꿈치로 하

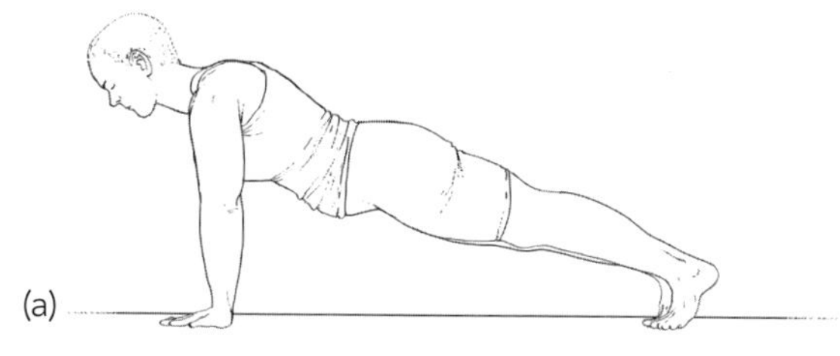

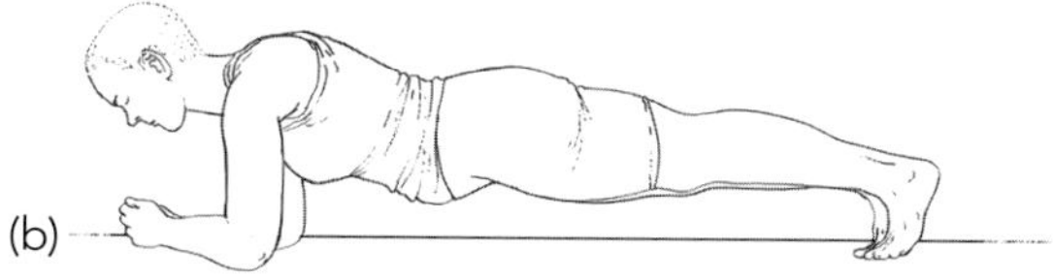

그림 3.250 팔굽혀펴기 자세(a)와 팔꿈치 플랭크(b).

중요한 내용: 지구력 만들기

근력은 분명한 이유로 높이 평가되지만 허리 근육의 근력과 요통 사이의 상관관계는 거의 또는 전혀 없다. 그러나 유연성과 허리 문제 사이에는 역의 관계가 있으며, 척추가 유연할수록 유연성이 낮은 척추보다 문제가 발생할 가능성이 더 크다. 그러나 가장 강력한 양의 상관관계는 등 근육의 지구력과 척추의 건강에 있다.[766] 이러한 이해는 중요한 훈련 철학으로 이어진다. 다친 척추를 회복시키거나 정상적인 척추의 건강을 최적화할 때, 가장 먼저 등 근육의 지구력을 기르는 것에 집중하라.[767]

지구력을 만들려면 더 많은 부하와 더 긴 스트레스가 아니라 더 많은 반복이 필요하다. 일단 지구력이 만족스럽다면 자세를 유지하는 시간을 늘리는 운동을 하고, 나중에는 하중의 크기를 늘리도록 한다. 몇 번의 반복으로 시작하여 몸이 어떻게 반응하는지 확인하고 느낌이 좋다면 개선이 보이는 한, 시간이 지남에 따라 더 많은 횟수를 추가한다. 예를 들어, 밸런싱 캣 자세(이 책의 뒷표지와 그림 3.252c에서 요가 수행자가 보여주는 것처럼)를 10초간 유지, 6회 반복하는 것으로 시작한다.[768] 동작을 유지하는 사이에는 손과 무릎을 바닥으로 쓸어내는 움직임을 한다(앞쪽 손을 천천히 바닥을 따라 뒤로 당기고 뒤쪽 무릎을 가능한 한 바닥에 가깝게 앞으로 당긴 다음 손과 발을 뒤로 뻗는다). 그다음 다른 쪽 팔/다리를 6회 반복한다. 30초간 휴식을 취하고(어린이 자세. 발라사나가 좋다) 다른 세트를 수행하되 각각 유지하기를 4회 반복한다. 그런 뒤 마지막 주기를 위해 한쪽씩 두 번 반복한다. 시간이 지나면서 더 많은 도전이 필요하다고 느끼면 더 오래 유지하기보다 세트당 1회씩 7, 5, 3으로 추가해 더 많은 반복을 한다.

동작을 반복하면 몸이 피로해지고 이는 기술에 영향을 줄 수 있다. 부상을 예방하는 데 도움이 되는 기술을 유지하려면 운동의 각 사이클에서 시간을 줄이는 것이 좋다.[769] 이러한 연속 반복 횟수를 줄이는 철학을 '러시아식 하강 피라미드'라고 한다.

는 변형(악어 자세와 같은 다양한 이름을 가진 돌고래 자세 변형)을 보여준다. 이 자세는 모든 복부 고리 근육들이 작용하고 일부 학생들에게 요통을 유발할 수 있기 때문에 모든 사람을 위한 것은 아니지만 많은 학생들이 이 자세가 요통을 완화한다고 생각한다.[771] 표준 푸시업 자세(a)는 척추에 약 1,800N(~405lb)의 압력을 가할 수 있으며 이는 대부분의 사람들에게 안전한 수치다. 푸시업 전체 동작을 수행하는 동안 천천히 위아래로 움직이면 스트레스가 2,222N(~500lb)으로 증가하는 반면, 빠른 수행은 척추를 따라 3,905N(~878lb)의 압축을 생성한다. 한 손은 앞으로, 다른 한 손은 뒤로 오도록 손을 비대칭으로 놓으면 스트레스가 2,300~2,500N(517~562lb)으로 변한다.[772] 한 팔 플랭크는 스트레스를 5,800N(~1,304lb) 이상으로 증가시킨다! 자세가 가진 각도의 특성으로 팔을 곧게 펴고 플랭크를 하는 동안, 체중의 일부가 발에 가해진다. 팔꿈치로 플랭크를 하기 위해 아래로 내려갈수록 코어 근육이 더 많은 무게를 지탱하므로 팔꿈치로 플랭크를 유지하는 것은 코어에 더 힘들지만 손목은 더 아낄 수 있다. 일부 학생들은 무릎을 바닥에 두는 (b)의 변형을 수행해야 할 수도 있지만 엉덩이가 어깨와 거의 같은 높이에 유지되는 한 그런 변형도 괜찮다.

그림 3.251과 같이 사이드 플랭크와 팔꿈치 플랭크를 '롤'이라는 도전적인 흐름으로 결합할 수 있다. 하지만 충분한 힘이 없는 사람이 하면 자세와 기술을 유지할 수 없고 척추가 중립적인 형태를 잃기 때문에 상급 학생들을 위한 것이다. 늑골은 골반을 따라가는 것이 아니라 함께 움직여야 한다. 롤은 근력과 지구력뿐만 아니라 신경근 협응력을 구축하는 데 도움이 된다. 각 자세를 10초간 유지한다. 전체 과정 동안 균일하고 느린 호흡을 유지한다. 시간이 지남에 따라 지구력을 만들기 위해서 각 자세에서 더 길게 유지하는 방향으로 수행할 수 있다.

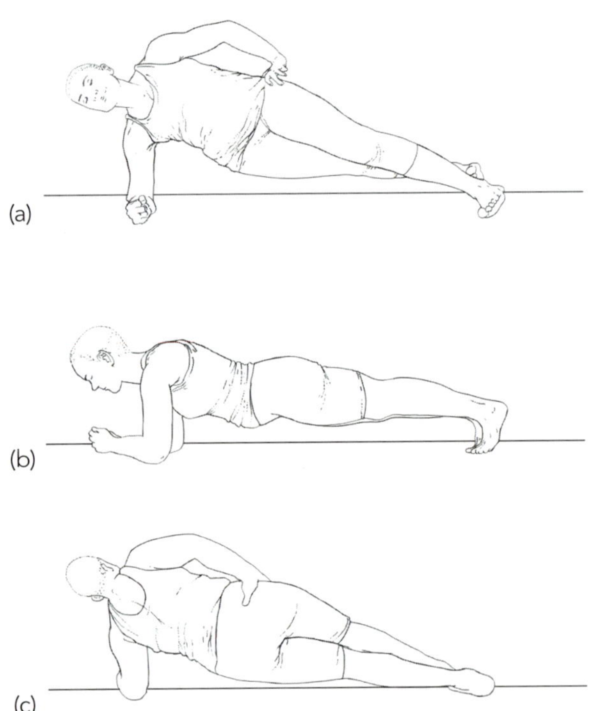

그림 3.251 롤: 팔꿈치 사이드 플랭크에서 플랭크, 반대쪽의 사이드 플랭크로 진행한다. 복부 브레이싱이 유지되고 골반이 움직임을 주도하지 않는지 확인한다. 몸통과 골반은 (a) 한쪽 사이드 플랭크에서 (b) 팔꿈치 플랭크를 거쳐 (c) 다른 쪽 사이드 플랭크로 함께 움직여야 한다. 발은 바닥에서 두고 서로 떨어져 있게 둔다.

4) 밸런싱 캣Balancing Cat(혹은 버드독Birddong) - 척추기립근 근력과 지구력 향상

척추를 과도하게 압박하지 않고 등 신근에 스트레스를 가하는 것은 어려울 수 있다. 앞서 설명한 대로 로커스트 자세(살라바아사나 또는 슈퍼맨 자세)는 엄청난 압력 스트레스를 유발할 수 있지만 밸런싱 캣(마르자르아사나. 버드독이라고도 함)은 척추를 과도하게 압박하지 않고 큰 등 신근을 작동시킬 수 있다. 그림 3.252는 밸런싱 캣의 여러 변형을 보여준다. 이 자세를 안전하게 수행하는 열쇠는 복부 브레이싱을 유지하고 요추를 가능한 한 중립 상태로 유지하는 것이다. (고양이 자세를 하는 동안 손목이 불편하면 손목에는 더 편하지만 역설적으로 더 도전적인 손 위치로 대체할 수 있다. 손바닥 쪽이 서로 안쪽을 마주보게 주먹을 쥐고 처음 두 손가락 관절을 매트에 단단히 눌러 바닥에 닿도록 한다. 손등을 따라 팔뚝까지 일직선이 된다. 손목은 구부릴 필요가 없다. 곧게 유지하라.)

그림 3.252b는 밸런싱 캣의 가장 쉬운 변형이다. 허리의 모양을 바꾸지 않고 한쪽 다리를 위로 뒤로 곧게 편다. 이 변형은 대부분의 사람들에게 안전한 압력 수치인 최대 2,500N(~ 562lb)의 압력을 만들 수 있다. 또한 이 방식은 척추의 한쪽에 있는 신근 근육만 활성화한다. (c)와 같이 변형하면 반대쪽 팔도 올라간다. 들어 올린 팔이나 다리가 수평보다 높지 않도록 한다. 척추가 신전되어 중립적인 형태를 잃게 되기 때문이다. 이 변형에서 척추의 압박은 이제 3,000N(~ 674lb)을 넘을 수 있으므로 복부 브레이싱을 유지해야 한다. 이 변형은 다리를 들어 올린 쪽의 요추 신근과 팔을 올린 쪽의 흉추 신근과 광배근이

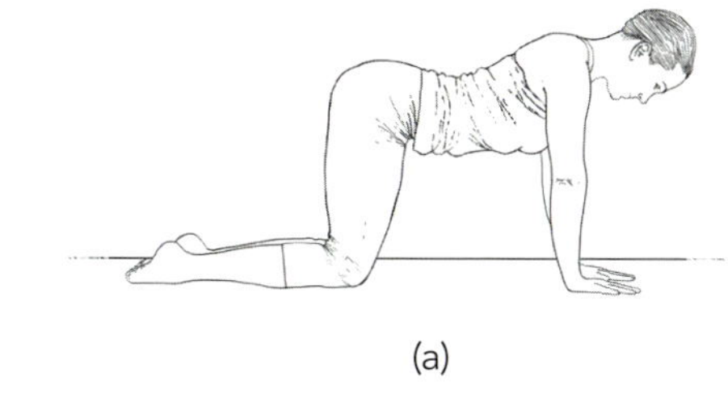

(a)

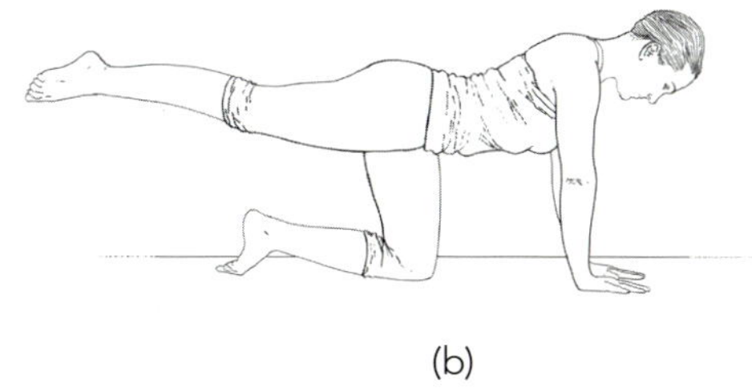

(b)

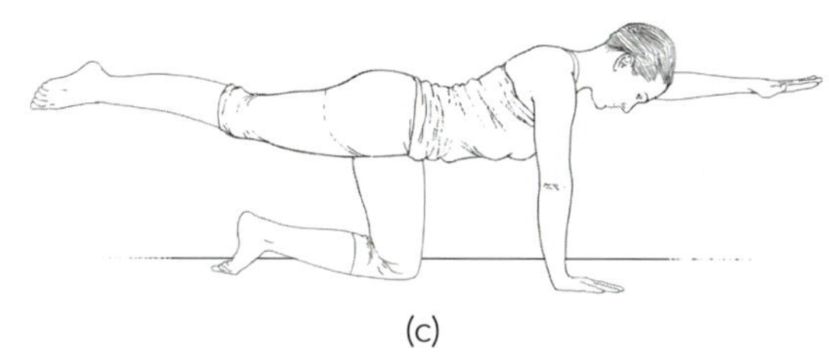

(c)

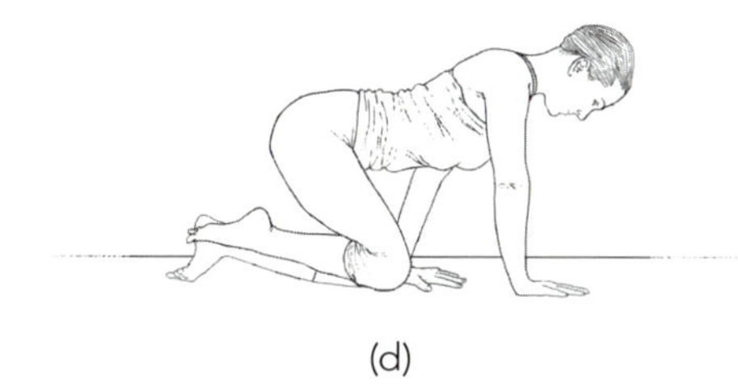

(d)

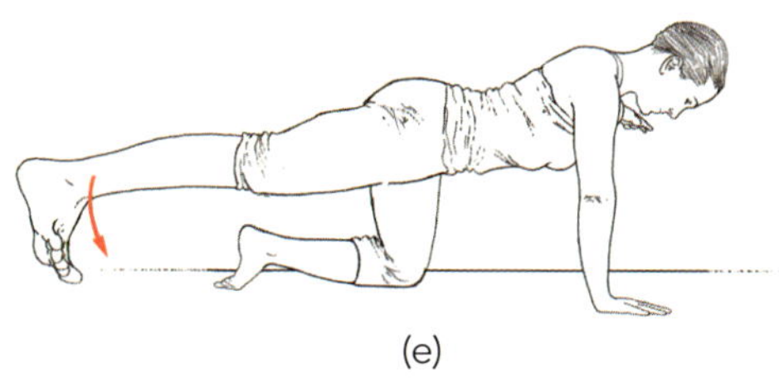

(e)

그림 3.252 밸런싱 캣balancing cat(마르자리아사나). (a)와 같이 네 발로 시작. 한쪽 다리를 뒤로 뻗는다(b). 중립 요추 커브를 잃지 않은 정도로만 다리를 들어올린다. (c) 수평 위로 넘지 않을 정도로 반대쪽 팔을 앞으로 들어 올린다. (d) 스위핑 캣Sweeping Cat: 뒤쪽 무릎을 안으로 당기면서 앞 손을 바닥을 따라 뒤로 쓸어내린다. (e) 또 다른 상위 변형은 뻗은 팔과 다리가 반대쪽으로 신전되는 불편한 비행기Awkward Airplane 자세이다. 척추, 목 및 머리를 원래의 중립 위치에 정렬한다. 모든 움직임은 척추의 회전이 아니라 엉덩이와 어깨에서 일어난다.

지도자에게 보내는 메모: 학생들을 계속 살펴보라!

많은 학생들이 '바닥에서 코어' 운동을 할 때 요추의 중립 곡선을 잃을 수 있다. 그런 학생들을 계속 안내해주라. 당신은 그들이 느끼지 못하더라도 그들의 척추가 어떻게 움직이는지 볼 수 있을 것이다. 예를 들어, 종종 학생들은 밸런싱 캣 자세에서 뒷다리를 너무 높게 들어 더 큰 전만증을 유발한다. 다리를 수평 이상으로 높이 올릴 필요가 없다. 많은 학생들은 뒷발을 바닥에서 약간만 들어 올리면 된다. 그 이상이면 요추가 신전된다. 또 다른 도움이 되지 않는 동작은 엉덩이를 한쪽으로 들어 올리는 것이다. 골반이 수평을 유지하고 '엉덩이 들기'가 일어나지 않게 하라. 동작은 척추가 아니라 엉덩이와 어깨에서 일어나야 한다. 학생들이 이 과정을 실제로 느끼기까지는 시간이 걸리므로 살펴보고 피드백을 제공하자. 움직이는 동안 깊고 부드럽게 호흡을 하는 방법에 대해 추가 안내한다면 점프, 달리기, 빠르게 방향 전환과 같은 폭발적인 운동 활동에 도움이 될 수 있는 유용한 신경근 조절을 배울 수 있다.

활성화되고 함께 수축된다.

뻗은 손을 꽉 쥔 주먹으로 만들어 등 상부 근육에 대한 도전을 높일 수 있다. 둔근과 햄스트링에 도전을 추가하려면 들어 올린 발을 배측굴곡으로(발가락이 뒤쪽이 아닌 앞으로 향함) 유지하고 다리를 뒤꿈치 쪽으로 밀어낸다.[773] 이 동작은 또한 들어 올리는 다리 쪽의 엉덩이를 들어 올리는 경향이 있는지 확인해야 한다.

스위핑 캣Sweeping Cat 플로우를 할 수도 있다(그림 3.252d). 올렸던 팔의 손을 뒤로 당기고, 부드럽게 편하고 완전한 호흡과 함께 들어 올린 다리의 무릎을 앞으로 아래로 끌어당기고 손과 무릎으로 바닥을 쓸어내린다(참고: 척추를 중립으로 유지하라. 팔꿈치나 머리를 무릎을 향해 움직이면 무릎을 상당히 높이 들게 해서 척추가 구부러질 수 있으니 하지 않는다). 이 '바닥 쓸기' 플로우는 자세를 유지하는 사이클 사이 또는 왼쪽에서 오른쪽으로 이동하는 사이에서 수행할 수 있다. 원한다면 척추를 중립에 가깝게 유지할 수 있는 때 최대 10초 동안 끌어당긴 자세를 유지할 수 있다. 허리를 아치형으로 만들 필요는 없다!

밸런싱 캣 자세의 더 도전적인 변형은 팔과 다리를 옆으로 움직였다가 다시 일직선으로 되돌리는 것이다. 처음에는 천천히 하되, 몇 초 동안 옆으로 넓게 유지한다(그림 3.252e 참조. 때때로 이 동작은 마음의 난기류의 변동으로 인한 '불편한 비행기' 자세라고 한다). 이렇게 하면 복사근들이 크게 활성화되어 매우 눈에 도드라지게 된다. 다시 말하지만, 효과를 얻기 위해 다리/팔을 너무 많이 옆으로 이동할 필요가 없다. 스튜어트 맥길이 제공하는 또 다른 변형은 상자 모양의 패턴을 통해 들어올린 손과 올린 발을 움직이는 것이다. 이 변형에서 뻗은 손은 옆으로, 아래로, 다시 가운데로, 다시 위로 움직이며, 동시에 들어 올린 발도 옆으로, 거의 바닥으로, 중앙으로, 다시 위로 움직인다.

신전, 굴곡 및 측면굴곡의 가동성 향상하기

요추는 특별히 굴곡과 신전의 움직임을 하도록 설계되어 있으며, 회전과 측면굴곡은 움직임의 양이 비교적 제한적이며 약간만 가능하다. 이러한 이유로 우리는 이번 장에서 주로 요추의 굴곡과 신전에 초점을 맞추고 회전에 대한 탐구는 흉부 분절에서 할 것이다.

척추를 둘러싼 근육의 힘을 향상하기 위해선 요추가 중립 위치에 있는 때 부하를 적용해야 한다. 척추의 가동범위를 늘리기 위해선 척추에 많은 하중을 가하지 않을 때 수행해야 한다. 요가에는 척추를 움직이는 동안 디스크와 척추에 최소한의 스트레스를 가할 수 있는 여러 가지 자세가 있고 그중 가장 좋은 운동 중 하나는 간단한 캣-카우(마르자르아사나/비틸아사나, 때로는 고양이 호흡, 고양이/낙타 자세라고도 하지만, 내가 개인적으로 선호하는 명칭은 업캣/다운캣이다) 동작이다.

고양이 호흡cat's breath은 단순히 고양이 자세와 소 자세 사이의 플로우flow 동작이다(그림 3.253 참조). 이러한 자세들을 극단적으로 하지 않아도 된다(소 자세는 그렇게 하면 안 됨). 이 플로우 동작(연속 동작)의 진가는 척추가 마치 진주목걸이를 흔들 때 보이는 것처럼 물결과 같은 움직임을 할 수 있을 때 나타난다. 한 연구에 따르면 천천히 부드럽게 7~8주기를 수행하면 척추의 경직을 줄여 척추를 더 탄력 있게 만들 수 있다고 한다. 단, 8회 이상 하면 불필요하고 오히려 역효과가 날 수도 있다고 한다.[774] 이 경우 고양이 호흡은 스트레칭이 아닌 척추 가동술이 된다. 경추, 흉추, 요추, 심지어 골반까지 움직임을 허용하라. 이러한 움직임은 척추를 오랫동안 한 자세로 유지하고 있는 현대인들에게 훌륭한 처방이 될 것이다..

고양이 호흡은 척추에 있는 마찰을 줄이고 느슨함을 만들어 움직일 수 있게 하는 멋진 방법이지만 가동범위를 향상시키는 스트레칭은 아니다. 척추의 가동범위를 늘리는 스트레칭은 인요가 철학을 관절에 적용하는 체중 부하가 없고 근육이 이완된 상태에서 정적인 스트레스를 길게 유지하는 다른 자세들이 더 효과가 좋다.

신전 가동성 최적화하기

어렸을 때 바닥에 누워 책을 읽거나 TV를 보던 것을 기억하는가? 이 단순한 엎드린 자세에서 척추는 신전된다.

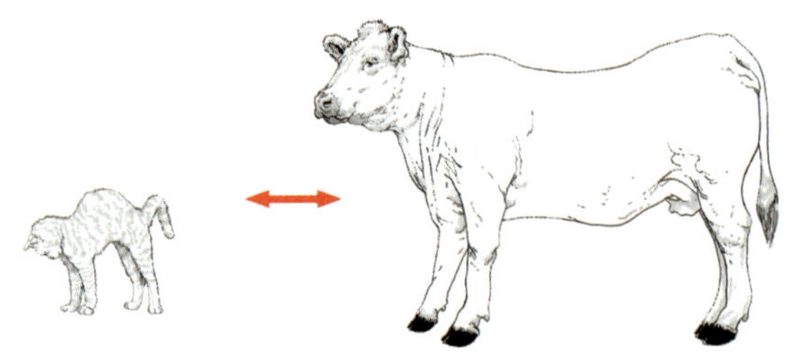

그림 3.253 고양이 호흡: 고양이와 소 사이의 플로우(마르자리아사나/비틸라사나Bitilasana). 고양이 호흡을 많이 수행할 필요가 없이 8주기를 완벽하게 해라.

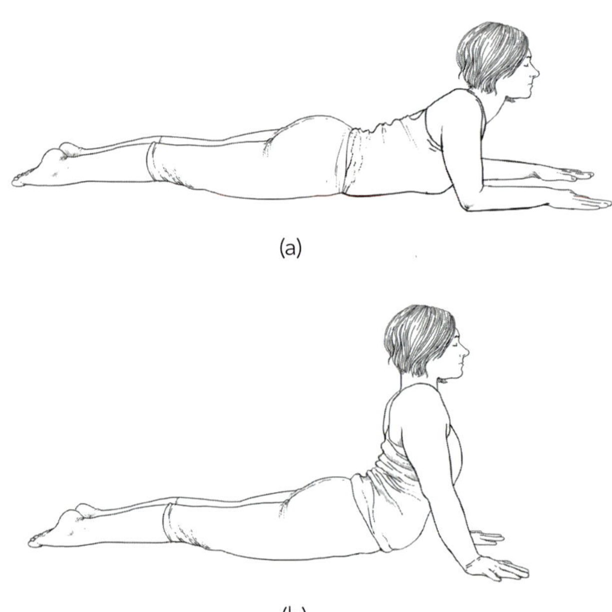

그림 3.254 스핑크스 자세(a)와 물개 자세(b)(코브라-부장가아사나Cobra-Bhujangasana의 변형). 스핑크스 자세는 팔꿈치를 바닥에 두고 가슴을 위로 올려 유지한다. 물개 자세는 팔을 쭉 펴서 고정하고 손을 어깨 바로 앞에 놓는 더 도전적인 자세다.

이 자세를 스핑크스 자세(코브라 자세/부장가아사나, 부장가아사나의 변형이라고도 함)(그림 3.254a 참조)라고 하며 어린 시절에 편했듯이 성인이 되어서도 허리에 이로울 수 있다.[775] 이 자세의 의도는 척추를 따라 최소 압박력과 척추를 가로지르는 전단력을 최소한으로 하여 척추가 신전되도록 하는 것이다. 대부분의 사람들은 이 자세의 '끝 범위'를 요추에서 느끼지만(압력으로 인한 제한) 소수의 사람들은 몸의 앞쪽의 긴장에 대한 제한으로 느낄 수 있다. 허리의 끝 범위에 도달하면 압박이 발생함으로 더 신전하려고 하지 않아도 된다.

심화 자세인 물개 자세(b)는 스핑크스 자세에서 끝범위 압박 제한에 도달하지 않는 학생들을 위한 자세다. 이 자세를 취하는 요점은 물개 자세를 완성하려는 것보다는 스핑크스 자세로는 가동범위의 제한점에 도달하지 않는 사람들을 위한 선택 사항이라는 것이다. 그림 3.242의 안티프래질 곡선을 기억하라. 우리는 조직에 스트레스를 줄 필요가 있으며 여기에는 척추의 뼈가 포함된다. 그러나 이 자세가 고통스럽다면 끝 범위가 통증이 없을 때까지 적당히 뒤로 물러나라. 팔꿈치를 더 멀리 움직이거나 가슴 아래에 받칠 물건을 놓는 것으로 조절할 수 있다. 어떤 사람들에게는 단순히 엎드려 눕는 것만으로도 허리에 충분한 스트레스를 주는 반면 다른 사람들은 단순히 엎드리는 자세를 완전히 건너뛸 수 있다.[776] (흥미롭게도 스핑크스 자세는 디스크가 돌출되거나 탈출된 디스크를 앓고 있는 일부 사람들을 위한 치료법으로 종종 처방되지만, 이들에게 효과가 있는지는 탈출된 디스크 특징과 방향에 따라 다르다.)[777]

스핑스크와 물개 자세가 요가 백과 아사나에서 가장 깊은 후굴 자세는 아니다. 더 깊은 신전 자세로는 우드르바라누라사나와 브릭쉬카아사나Vrischikasana 자세가 있다. 이 심화 자세들은 디스크를 가로지르는 큰 전단력이 발생하여 많은 학생들에게 위험이 높은 아사나다. 큰 가동범위를 얻는다 해도 이러한 위험을 보상할 수는 없을 것이다. 다시 말하지만 척추는 상체에서 하체로 또는 그 반대로 힘이 전달될 수 있도록 안정성을 위해 설계되었다. 이를 달성하기 위해 척추의 극단적인 가동범위가 필요하지 않다. 일상생활에서 정상적으로 기능할 수 있거나 통증이나 기능 장애 없이 운동 활동/스포츠를 수행할 수 있다면 척추의 더 큰 가동범위가 필요하지 않다. 척추에 가해지는 부하가 줄어든 스핑크스/물개 자세로도 신전 범위를 유지하는 데 충분할 수 있다.

굴곡 가동성 최적화하기

요추는 앉아 있는 동안에도 쉽고 빠르게 굴곡 끝 범위에 도달한다. 소파에서 몸을 구부리는 것으로 요추는 최대로 굴곡된다. 이때 척추를 따라 압력이 최소화로 일어난다면 괜찮을 수 있다. 그러나 이 자세로 한 시간 이상을 보내는 것은 바람직하지 않다. 요가 교실에는 소파가 거의 없지만 압박이나 전단력 스트레스의 위험 없이 요추를 구부릴 수 있는 몇 가지 자세가 있다. 간단한 자세는 그림 3.255a와 같이 아기 자세(발라사나)다.[778] 조금 더 어려운 또 다른 자세는 (c)와 같이 받다코나아사나다.[779] 아기 자세에서 상체는 하체에 기대어, 척추를 가로지르는 모든 전단력이 제거된다. 그러나 일부 학생의 경우 가슴이 넓적다리 위에 놓이지 않는다. 아마도 넓적다리를 모을 수 없거나 앞으로 접힐 만큼 무릎을 구부릴 수 없기 때문일 수 있다. 이러한 경우 학생들은 (b)와 같이 가슴 아래에 볼스터 1개 또는 2개를 배치하여 지속적으로 지지받을 수 있다. 나비 자세에서 상체는 공간에 매달려 있어 척추 전체에 약간의 전단력이 발생한다. 너무 전단력이 많이 생긴다면 (d)와 같이 상체를 지지할 수 있다.

스트레스가 적고 단순한 이 굴곡 자세들을 학생들은 자신의 몸의 수준에 따라 3~7분 정도 할 수 있다. 특히 나비 자세에서는 흉추를 정상적인 후만 이상으로 등 상부가 구부러질 수도 있다. 이는 좋은 것일 수 있다. 그 범위를 소화할 수 있는 한, 일상적인 우리의 제한된 움직임의

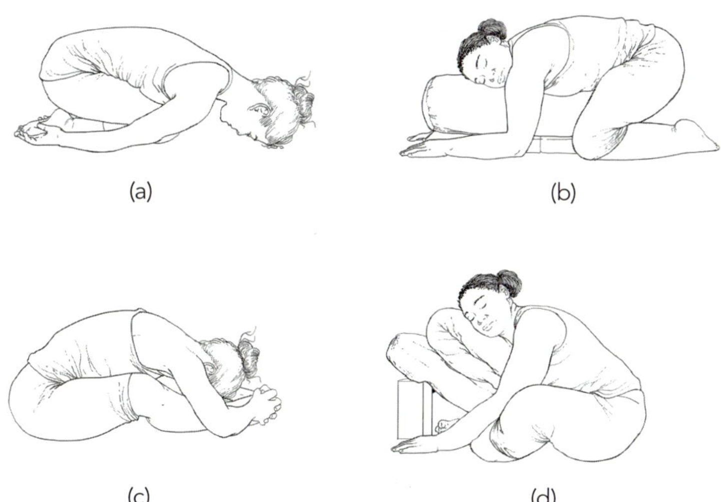

그림 3.255 지지대(a)와 지지대(b)가 없는 아이 자세(발라사나). 지지대가 없고(c) 지지대가 있는(d) 버터플라이 자세Butterfly Pose(받드라코나아사나Baddhakonasana 변형). 모든 변형은 척추를 따라 압력과 전단력이 거의 또는 전혀 없는 요추의 굴곡이다.

요추 부분

한계를 넘어서는 것은 좋기 때문이다. 그러나 이 자세들에서 볼 수 있는 등 상부 구부러짐은 정상적인 대부분 단순한 흉추후만이다. 추가적인 등 굴곡이 아니다.

이 자세들을 한동안 유지한다면 근막과 인대에 약간의 크리프 현상이 일어날 것이다. 아마도 이런 인-스트레스(길고 지속적인 정적 스트레스) 후에는 취약해짐을 느낄 수도 있다. 이는 당신이 하중 운동을 하기 전, 척추가 정상적인 안정 상태로 돌아갈 수 있는 시간이 필요함을 의미한다. 한 가지 옵션은 척추를 반대 방향으로 움직이는 것이다. 따라서 굴곡 자세 후에 신전 자세를 취하라. 또 다른 대안으로는 척추를 신전과 굴곡 모두로 움직이는 고양이 호흡Cat/Cow flow인데, 굴곡 강화하기 또는 신전 강화하기 자세 후에 완벽한 카운터 자세가 될 수 있다. 척추의 움직임이 없는 선 자세를 취하면, 척추를 압박해 척추에 길게 가한 음의 스트레스로 생기는 크리프 현상과 불안정한 느낌을 줄일 수 있다. 비라바드라아사나 또는 브륵샤아사나를 떠올려보자.

외측굴곡의 안정성 강화와 가동성 최적화하기

앞부분의 '바닥에서 하는 코어' 운동에서 살펴본 사이드 플랭크와 불편한 비행기 자세, 모두 측면 안정성과 힘을 기르는 데 도움이 된다. 이 안정성은 측면굴곡을 포함하는 선 자세와 앉은 자세에서 필요하다. 이런 자세들을 할 때 복부 브레이싱을 이용해 측면굴곡에서 척추가 너무 왼쪽이나 오른쪽으로 움직이지 않도록 보호할 수 있다. 그림 3.256b에서 볼 수 있듯 트리코나사나에서 이 '너무 멀리 가려 함'이 자주 일어난다. (a)에서 우리는 복부 브레이싱과 척추를 중립으로 유지함으로, 척추가 측면으로 굽힐 수 있는 정도를 조절하는 학생을 관찰한다. 이는 척추를 가로지르는 측면 전단력의 양을 감소시키기에 좋은 선택이다. 그러나 (b)에서 우리는 측면굴곡(엉덩이의 외전 제한으로 인해)이 제한된 요가 수련자가 손을 아래로 내리려고 시도하는 것을 본다. 그러나 그렇게 움직이려면 척추를 옆으로, 아치형으로 만들어야 해 척추의 중립 정렬을 잃게 된다. 따라서 척추에 전단력과 압박이 증가된다. 아르다찬드라아사나라고 하는 선 자세의 측면굴곡(c)에서도 같은 상황이 나타날 수 있다. 척추는 옆으로 구부러져 있지만 아래팔이 다리를 밀어내 척추의 무게를 보조해주는 삼각 자세와 다르게 척추의 어떤 무게도 지지받지 못하게 된다. 복부 브레이싱으로 삼각 자세와 반달 자세, 모두 수행할 수 있지만 요추는 더 이상 중립이 아니기에 척추 사이와 척추를 가로지르는 스트레스가 여전히 증가된다. 이 동작들은 특정 학생에게는 괜찮을 수 있지만 대부분의 학생에게는 권장되지 않는다. 무게를 받는 동안 척추가 옆으로 구부러지도록 하는 것은 또 다른 고위험/저보상 전략이다. 일부 학생들은 자세들을 다룰 수 있지만 대부분은 그럴 수 없다.

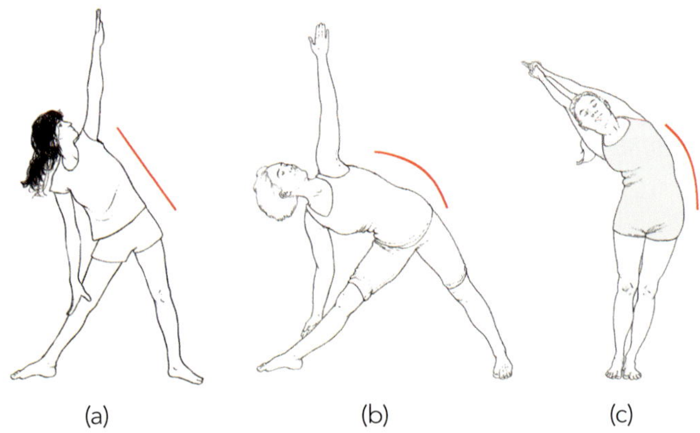

그림 3.256 트리코아사나 및 아르다찬드라아사나의 예시: (a) 자세의 깊이가 줄어들지만 요추를 중립 위치에서 브레이싱해 척추를 가로지르는 전단력을 관리하는 데 도움을 주고 있다. (b) 척추를 브레이싱하지 않아 학생이 아래쪽 손을 바닥으로 밀 수 있지만 이를 위해 척추가 측면에서 아치를 만들어 측면 전단력을 생성된다. (c) 복부 브레이싱을 넘어서는 측면굴곡에서는 척추의 지지가 없는 아드라찬드라아사나. (b)와 (c)는 몇몇 학생에게는 괜찮을 수도 있지만 어떤 학생에게는 좋지 않은 방법일 수 있다.

대부분의 학생들에게 삼각 자세와 반달 자세에서 가동범위가 약간 줄더라도 척추를 단단하게 하여 요추의 측면 전단력을 낮추는 것이 좋다. 그림 3.257과 같이 바나나

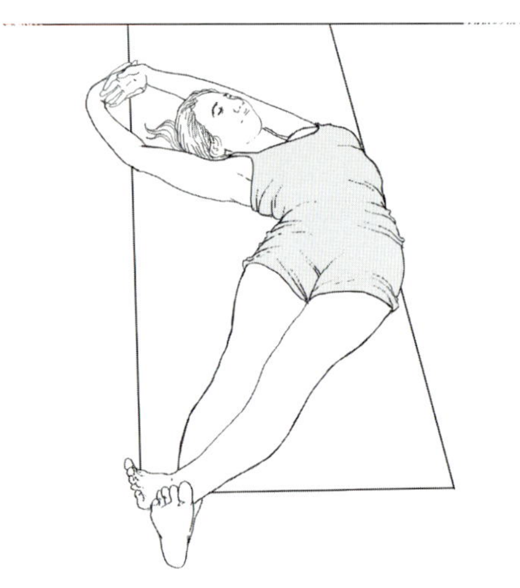

그림 3.257 기본적으로 기대어 있는 아드라찬드라사나 자세인 바나나아사나는 척추를 따라 압박 스트레스 없이 측면굴곡 자세를 할 수 있다.

아사나로 알려진 인 요가 자세처럼 척추에 부하가 가해지지 않을 때 가동범위를 늘릴 수 있다.[780] 누워서 하는 기본적인 반달 자세다. 우리가 바닥에 누워 있는 동안 척추를 따라 압박이 일어나지 않고 척추를 가로질러 약간의 전단력만이 발생된다. 이제 너무 많은 스트레스를 가하지 않는가에 대한 두려움 없이 가동범위를 향상시킬 수 있다.

허리에 대한 관찰이 끝났으니 이제 이미 여러 번 제기된 질문에 답할 차례다. 학생들이 앞으로 몸을 구부릴 때 다리를 곧게 펴도록 해야 하는가, 아니면 항상 무릎을 구부려야 하는가? 가장 건강하고 안전한 선택은 무엇인가? 이 질문은 질문 자체로 그에 대한 토론이 필요로 하므로 사이드 바 '중요한 내용: 무릎 굴곡과 곧은 척추에 대해서'에서 답을 찾아볼 수 있다.

흉추와 요추 분절의 결합된 움직임

요추와 흉추에서 가능한 네 가지 움직임 조합이 있다.

1. 흉추의 신전 동안 요추도 신전될 수 있다.
2. 흉추의 굴곡 동안 요추도 굴곡될 수 있다.
3. 흉추의 굴곡 동안 요추는 신전될 수 있다.
4. 흉추가 신전 동안 요추는 굴곡될 수 있다.

앞 내용은 단순히 가능한 네 가지의 움직임을 말할 뿐이지만 요추 또는 흉추는 각각 다양한 수준의 움직임을 할 수 있다. 상황 #1은 코브라 자세(부장가아사나) 또는 활 자세(다루나사나)와 같은 전통적인 후굴이다. 상황 #2는 어린이 자세(발라사나) 또는 거북이 자세(쿠르마사나 Kurmasana)다. 이 두 상황은 드물지 않다. 우리는 흉추가 요추와 같은 방향으로 움직이는 것으로 생각하는 경향이 있고 그건 그 상황이 가장 자주 일어나는 일이기 때문이다. 그러나 요추와 흉추의 움직임이 반드시 같을 필요는 없다. 상황 #3은 많은 사람들에게 교각 자세(세투반다하사나)에서 일어난다. 요추는 신전되지만 흉추는 굴곡된다. 엉덩이가 올라가고 등 상부가 바닥에 남아 있기 때문에 굴곡은 흉추 중간에서 일어나야 한다. 고관절이 더 높이 들리고 요추가 더 신전되어 교각 자세가 깊어질수록 신전에서 굴곡으로의 전환점은 흉추 위쪽으로 올라간다. 지지하는 어깨가 바닥에 닿아 있어야 하기에 척추 어딘가에서는 굴곡이 생겨야만 한다

지도자에게 보내는 메모: '평평한 등'은 척추를 중립적으로 만들지 않는다

앞서 설명된 상황 #4, 흉추가 신전하며 요추가 굴곡하는 상황은 등을 평평하게 해 포워드 폴드할 때마다 일어난다. 즉 척추가 곧게 된다. 예를 들면, 스탠딩 포워드 폴드(우타나사나) 또는 와이드 레그 포워드 폴드(프라사리타파도타나아사나)가 이러한 자세이다. 이 자세를 할 때 교사는 학생들에게 "등을 평평하게 한 상태에서 엉덩이를 구부리세요"라고 자주 안내한다. '곧은 등'이라고도 하는 평평한 등은 요추를 완전히 굴곡하고 흉추를 최대로 신전해야 한다. 따라서 평평한 등은 우리가 얻으려 하는 중립 위치의 척추에서 아주 멀리 떨어져 있다! 이는 많은 학생들에게 문제가 되지 않을 수 있지만, 이 안내의 의도가 요통을 피하기 위함이라면 완전히 굴곡된 요추는 압박 및 전단력을 처리하는 능력이 가장 적은 상태라는 것을 유의해야 한다. 허리에 대한 위험을 최소화하려는 의도라면 "엉덩이를 구부리고 가능한 한 오랫동안 중립 요추 곡선을 유지하세요"가 더 나은 안내일 것이다. 그렇다면 이러한 안내가 최상의 조언일까? 그럴 수도 있지만 그렇지 아닐 수도 있다. 그건 학생, 그녀가 살아온 삶과 및 생물적 특성, 그리고 그녀가 어떻게 움직이는지에 달려 있다. 이것은 사이드 바 '중요한 내용: 무릎 굴곡과 곧은 척추에 대해서'에서 자세히 설명된다.

지도자에게 보내는 메모: 척추의 뼈들을 강화하기

로렌 피셔맨Loren Fishman은 아주 오랫동안 요가를 가르쳤다. 그는 요가 자격증을 보유한 외에도 의사이기도 하다. 그는 웹사이트 www.sciatica.org의 창시자이자 관절염, 척추측만증 및 골다공증이 있는 사람들을 위한 요가의 가치에 대해서 말한 여러 책의 저자다. 피셔맨 박사는 또한 요가 수행과 특히 노인의 척추에서 골밀도 증가 사이에 강력한 연관성이 있음을 보여주는 매우 흥미로운 연구에 참여했다.[781]

10년간 평균 연령이 68세인 200명 이상의 요가 학생을 추적 연구했으며 참가자의 83%가 정상 골밀도 미만이었다. 이 학생들은 매일 또는 이틀에 12가지 요가 자세를 취하도록 요청받았다(그림 3.258 참조). 자세는 길게 유지하지 않고 자세당 30초씩, 자세 사이에 30초 휴식을 가졌다. 요가 연습의 전체는 하루에 약 12분밖에 걸리지 않았다. 계속 요가 연습을 따른 사람들의 경우 눈에 띄게 골밀도가 개선됐다. 척추와 대퇴골의 뼈 밀도가 크게 향상되었다. 고관절의 밀도도 눈에 띄게 증가했지만 양이 일정하지 않아 유의미한 것으로 간주되지 않았다. 또한 요가 연습으로 인한 참가자의 부상이 없었기 때문에 부정적인 부작용이 없다는 것도 중요했다.

이 연구에는 몇 가지 취약점이 있었다. 대조군이 없었고 참가자가 스스로 자원했으며 수년 동안 500명 이상의 참가자가 탈락했었다. 그럼에도 이 연구는 우리가 나이가 들어도 골밀도를 증가시키는 것이 가능하다는 것을 보여주었다. 이 발견은 우리가 나이가 들면 골밀도를 잃을 운명이며 그것을 막을 방법이 없다는 일반적인 통념에서 벗어난다. 이러한 성격의 많은 연구들에서 종종 언급되는 것처럼 "더 많은 연구가 필요합니다"라고 하지만, 그럼에도 교사로서 뼈 건강을 개선할 방법을 요구하는 노인 학생이 있는 경우 이 12가지 자세를 제공할 수도 있을 것이다.

1) 나무 자세
2) 삼각 자세
7) 교각 자세
8) 누운 손-발 1 자세
3) 전사 2 자세
4) 측각 자세
9) 누운 손-발 2 자세
10) 다리 편 회전 자세
5) 회전한 삼각 자세
6) 메뚜기 자세
11) 무릎 구부린 회전 자세
12) 시체 또는 깊은 이완 자세

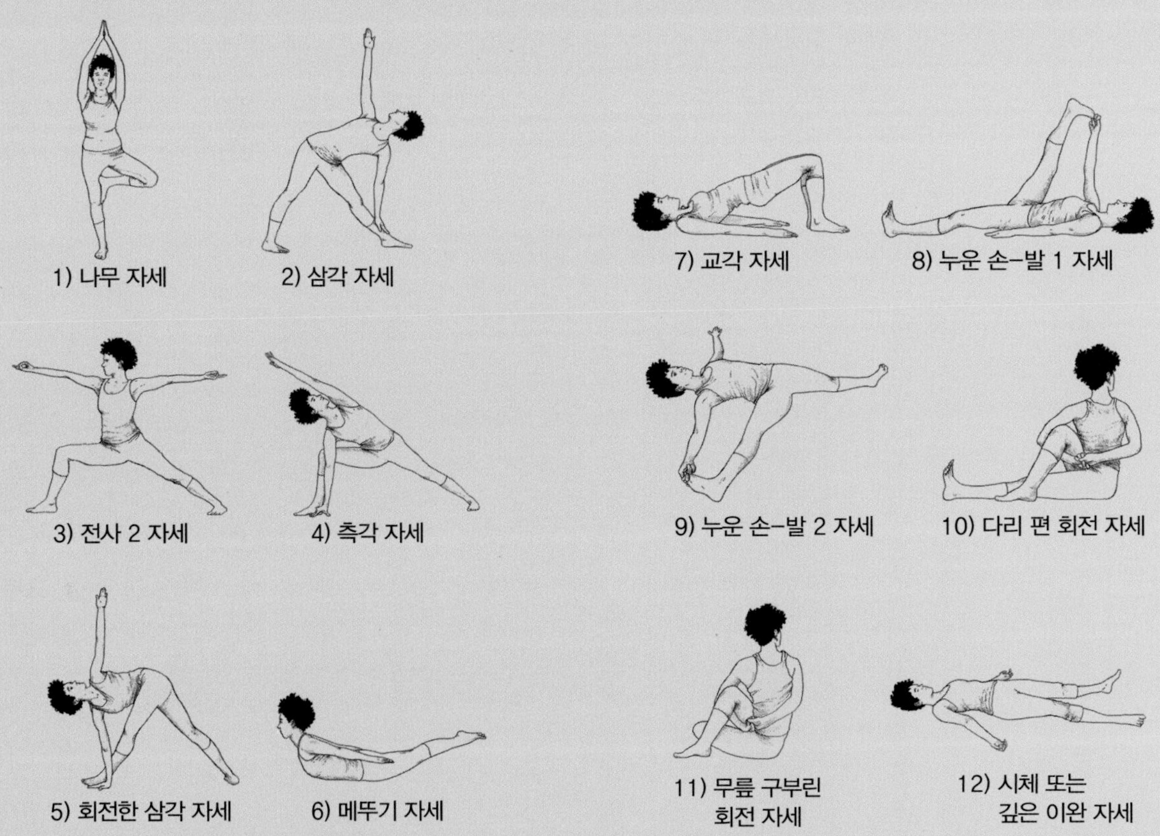

그림 3.258 많은 노인 학생들의 척추 골밀도를 증가시키는 12가지 자세(Fishman et al.의 연구에서 제시된 사진을 기반으로 한 그림).[782]

중요한 내용: 무릎 굴곡과 곧은 척추에 대해서

포워드 폴드를 할 때 반드시 무릎을 구부려야 하는가? 대답부터 확실히 하겠다. 네, 아니오, 그리고 아마도! 해당 질문은 많은 토론과 논쟁으로 이어진다. 모든 몸에 맞는 정답이 없다는 사실에서 문제가 시작된다. 주요 쟁점은 요가 학생이 포워드 폴드를 수행할 때 척추에서 발생하는 스트레스의 양이다. 우리는 요추가 구부러지면 요추가 중립 위치에 있을 때보다 척추를 따라 발생하는 스트레스가 훨씬 더 크다는 믿음을 가지고 있다(흥미롭게도, 우리가 포워드 폴드 자세에서 내려갈 때보다 일어날 때 척추에 더 많은 스트레스가 생긴다[783]). 이러한 우려는 일반적으로 우리가 듣는 안내인 "몸을 앞으로 굴곡할 때 무릎을 구부리세요"로 이어진다. 이 조언의 배경은 다리를 곧게 펴 햄스트링이 팽팽해지면 가용할 수 있는 고관절 굴곡의 양이 줄어들어, 학생들이 앞으로 몸을 구부리기 위해 등을 둥글게 만들 수 있다는 것이다. 실제로, 척추골반 리듬에 대한 우리의 초기 관찰에서 거의 모든 사람이 척추의 굴곡으로 앞으로 몸을 구부리기 시작하고 이후 고관절이 굴곡한다는 것을 보여주었다. 그러나 몸을 앞으로 접거나 다시 일어설 때 무릎을 구부려야 한다는 논리에는 몇 가지 문제가 있다.

1. 무릎을 구부린다고 해서 요추가 중립적이고 전만된 형태를 유지한다는 보장은 없다.
2. 일부 학생의 햄스트링은 무릎을 구부리지 않고 고관절을 완전히 구부릴 수 있을 만큼 충분히 느슨하다.
3. 다리를 곧게 펴면 햄스트링과 내전근의 긴장을 만들고 유지해, 다시 일어날 때 고관절을 펴는 데 도움이 된다.
4. 대부분의 건강한 학생들은 척추가 완전히 구부러진 상태에서도 몸을 앞으로 접는 스트레스를 견딜 만큼 강한 척추를 가지고 있다.
5. 척추가 완전히 굴곡되면 기립근의 활성이 꺼지는데, 이 경우 근육에 의한 압박 없이 근막 조직이 스트레스를 감당할 수 있다.
6. 무릎을 덜 구부리면 무릎 문제가 있는 사람들을 보호할 수 있다.
7. 학생들에게 이 동작으로 척추를 단련할 수 있는 기회를 주지 않는다면 언제, 학생들의 등 근육을 단련하게 해줄 것인가?

앞 장에서 살펴본 정보('척추는 얼마나 많은 스트레스를 견딜 수 있는가?', '선 자세에서 몸을 앞으로 접는 동안의 척추골반 리듬' 및 사이드 바 '어려운 내용: 척추는 어떻게 무거운 중량을 들어 올리는가?')를 통해서 위의 사항을 이해할 수 있고, 그리고 어떤 사람들에게는 다리를 곧게 펴고 몸을 앞으로 접는 것이 완벽히 안전하고 또한 무릎을 구부리고 몸을 앞으로 접는 것보다 더 나은 선택지임을 확인할 수 있다.

1. 무릎을 구부리는 것은 무엇도 보장하지 않는다

무릎을 구부린다고 척추의 중립이 보장되지 않는다![784] 그림 3.259의 하중이 있는 요추 자세에 대한 연구 참가자를 보자. 무릎은 구부러져 있지만 요추와 하부 흉추 역시 완전히 굴곡되어 있다.[785] 이 사람은 몸을 구부릴 때 허리를 위해 무릎을 굴곡하라는 말을 들었지만, 무릎을 구부렸어도 요추의 전만이 유지되지 않았다. 사람들은 몸을 앞으로 접을 때 항상 척추를 어느 정도 구부린다. 한 연구에 따르면 무릎을 45° 구부려도 요추는 여전히 최대 40%까지 굴곡할 수 있었다.[786] 또 다른 연구에 따르면 남성과 여성 모두 바닥에서 물건을 집기 위해 쪼그려 앉을 때(따라서 무릎을 완전히 구부릴 때) 요추를 최대 범위의 75~100% 굴곡하는 것으로 나타났다. 중량이 무거울수록 요추굴곡은 더 많이 발생했다.[787]

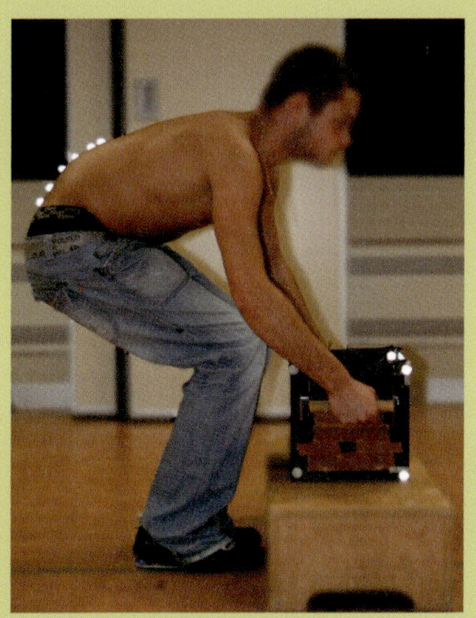

그림 3.259 무릎을 구부린 상태에서 물건을 드는 참가자.[788] 무릎을 구부려도 요추는 완전히 구부러져 있다.

지도자에게 보내는 메모:
무릎이 아닌, 척추를 보라!

척추를 따라 가해지는 스트레스를 최소화하는 것이 목적이라면 가능한 한 척추 중립의 전만을 유지하면서 움직임을 해야 한다. 척추가 이미 굴곡했다면 무릎의 굴곡 여부는 큰 상관이 없다. 겉 보기에 평평해 보이는 요추는 완전히 굴곡된 요추다! 척추에 문제가 있는 학생들에게 스트레스를 줄이기 위해선 가능한 오랫동안 전만 곡선을 유지하도록 가르처라.

척추 보호에 신경이 쓰인다면, 몸을 앞으로 접기 자세에서 학생의 초점을 무릎이 아니라 척추에 두는 것이 더 좋다. 따라서 허리에 문제가 있는 학생을 위한 안내는 "가능한 척추를 중립적으로 유지하세요"일 수 있다. 요가 교사는 무릎을 구부리는 것이 아니라 척추의 굴곡이 줄어드는가를 봐야 한다.

2. 몇몇 학생들의 햄스트링은 충분히 느슨하다

포워드 폴드 중 무릎을 구부리는 동작은 고관절을 조금 더 쉽게 구부릴 수 있게 한다. 햄스트링이 팽팽하면 고관절 굴곡에 저항하고 고관절이 굴곡되지 않으면 요추가 저항한다. 충분히 그렇게 생각할 수도 있지만, 모든 사람이 뻣뻣한 햄스트링을 가지고 있는 것은 아니다. 무릎을 구부리지 않고 고관절을 쉽게 구부릴 수 있는 사람에게 왜 무릎을 굴곡하게 해 불리한 상황을 만드는가? 다리를 곧게 펴고 포워드 폴드를 하면, 특히 일어설 때 햄스트링의 장력을 사용하여 다음에 설명하는 것처럼 고관절 신전 움직임에 도움을 받을 수 있다.

3. 다리를 곧게 펴는 것은 햄스트링과 내전근에 장력을 만들고 유지한다

다리 근육, 특히 햄스트링, 내전근 및 둔부는 기중기의 균형추처럼 작용하며, 고관절을 받침대 삼아 척추를 들어 올린다(신전). 햄스트링과 내전근이 긴장하고 있을 때, 고관절이라는 받침점에 더 쉽게 힘을 가할 수 있기 때문에, 곧은 다리로 체간을 세우는 것이 더 효율적이며, 상당히 큰 부하(단순히 자신의 체중 이상)를 들어 올리기 위한, 등을 효율적으로 조절하고 강화하는 훈련과 수준에 맞는 리프팅 기술의 개발을 제공할 수 있다. 자신의 체중을 초과하는 하중을 들어 올릴 때 척추를 중립으로 유지하는 것이 매우 중요하다. 그러나 우리가 자신의 체중 정도만 들어 올리는 일을 한다면, 대부분의 사람들은 다음 장의 설명처럼 굴곡된 척추로 그것을 감당할 수 있다.

4. 대부분의 건강한 척추는 포워드 폴드를 할 만큼 튼튼하다

척추가 얼마나 많은 스트레스를 견딜 수 있는지에 대한 이전 논의에서 국립산업안전보건연구원National Institute for Occupational Safety and Health은 근로자를 위한 한도가 3,400N(~764lb)이라고 언급했다. 이 수치는 대부분의 근로자들을 반복적인 스트레스로부터 보호하기 위한 기준이다. 일반적인 척추가 견딜 수 있는 최대 한계치가 아니다. 한 연구에 따르면 평균적으로 척추는 4,400N(~989lb)의 압력을 견딜 수 있으며 그 표준편차는 1,880N(~423lb)다.[789] 해당 연구 결과를 그림 3.260과 같이 종형 곡선으로 만들면, 인구의 70%가 NIOSH 수치 이상의 부하를 견딜 수 있음을 알 수 있다. 웹 부록 'Folding forward with arms overhead increases stress in the spine'에 표시된 분석에 따르면 평균적인 사람은 다리를 곧게 펴고 포워드 폴드하는 동안 약 3,100N(~697lb)의 하중이 척추에 가해진다. 팔이 머리 위로 들면 NIOSH 권장 한계인 거의 3,400N(~764lb)까지 증가한다. 이 결과는 인구의 70%가

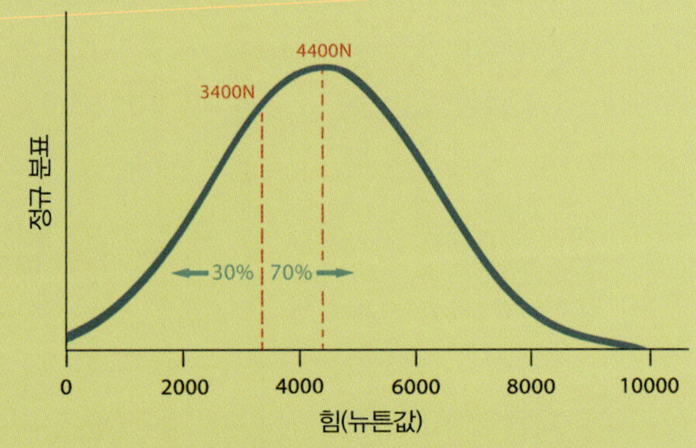

그림 3.260 압력에 대한 요추의 내성의 정규 분포. 일반적인 척추는 4,400N(~989lb)의 힘을 견딜 수 있으며 그에 대한 표준편차는 1,880N(~423lb)이다.[790] 국립산업안전보건연구소는 작업자에게 한계치로 3,400N(~764lb)을 권장한다. 그러나 인류의 70%는 그 이상을 견딜 수 있다. (표기된 단위 N은 뉴턴 단위의 힘 측정 값이다. 1lb의 힘은 ~4.45N이고 1N ~0.225lb이다.)

다리를 곧게 펴고 포워드 폴드를 해도 척추에 가해지는 스트레스를 쉽게 다룰 수 있음을 의미한다.

작업장에서 작업자들은 하루에도 수백 번, 때로는 수백 번씩 움직임을 반복하는데, 이 점이 NIOSH가 한도를 낮게 설정한 이유 중 하나다. 일반적인 요가 수업에서 학생들은 한 시간에 5~10번의 포워드 폴드를 할 수 있다(기본 아쉬탕가 수업에서는 90분에 걸쳐 20번의 포워드 폴드가 있을 수 있다[791]). 또한 더 빠른 움직임과 자주 숨을 참게 되는 많은 작업 환경과 달리 요가에서는 모든 움직임이 천천히 그리고 호흡으로 이루어진다. 이 모든 내용을 보면 정상적이고 건강한 척추는 다리를 곧게 펴고 숨을 고르게 쉬면서 천천히 하는 포워드 폴드의 부하를 다룰 수 있음을 나타낸다.

5. 완전히 굴곡된 척추는 척추기립근을 이완한다

사실, 학생들이 포워드 폴드의 모든 각도에서 척추를 완전히 중립으로 유지할 수는 없다.[792] 무릎을 구부리고 척추에 브레이싱하려는 의도적인 노력에도 불구하고 우리가 포워드 폴드를 하면 척추가 구부러진다. 이게 나쁜 걸까? 일반적인 척추는 4,400N(~989lb)의 압력을 견딜 수 있지만, 척추가 완전히 구부러지면 척추기립근의 압력이 없어지고 척추를 따라서 발생한 스트레스는 척추인대와 근육 내의 결합조직을 포함한 척추의 근막 조직에 흡수된다('척추는 어떻게 무거운 중량을 들어 올리는가?' 참조). 이 상태에 도달하면 근육은 더 이상 척추를 따라 압력을 만들지 않는다. 따라서 일부 연구자들은 가능한 한 오랫동안 척추가 완전히 구부러진 상태를 유지하면 수동 조직들이 기립근 대신 스트레스를 받아 척추를 보호할 수 있다고 주장한다![793] 그렇다면 포워드 폴드 동안 척추를 곧게 하려고 하면 안 되는 것인가? 이 문제는 아직 완전히 연구되지 않았고 해결되지 않았으며 척추가 병리학적인 문제를 앓고 있다면 필요 이상으로 주의하는 것이 좋다. 그러나 혹시라도 대부분의 척추가 실제로 구부림으로 이익을 얻고 있음이 밝혀질 수도 있다(참고: 지금처럼 무거운 짐을 드는 것이 아니라 신체의 상체 무게만으로 움직이는 경우에만 해당된다).

6. 무릎을 덜 구부리는 것은 무릎에 문제가 있는 사람들을 보호할 수 있다

"다리로 들면 허리는 살지만 무릎은 망가진다!"는 속담이 있다.[794] 무릎을 구부린 자세로 무게를 들면 무릎에 부담이 많이 가며 이런 무릎을 지지하는 근육은 많지 않다(무릎을 굽힐수록 대퇴사두근이 길어지며, 이로 인해 수축력이 훨씬 약해진다.[795]) 그림 3.259의 피험자는 무릎을 슬개골과 대퇴골 사이에 적당한 압력이 있는 약 70°로 구부렸다. 무릎을 90~100° 굴곡하면 가장 높은 압력을 만들고 슬개골이 좋지 않은 사람들에게 문제가 된다.[796] 척추에 병리적 문제가 없는 한, 슬개대퇴 통증 증후군을 앓고 있는 학생들에게는 다리를 곧게 펴려고 노력하거나 곧게 펴는 것이 더 나을 수 있다. 너무 많은 척추 스트레스와 너무 많은 무릎 스트레스 사이에 균형이 필요할 수 있다.

7. 포워드 폴드 동안 학생의 척추가 튼튼하게 될 수 있는 기회를 주지 않는다면, 당신은 언제 그들의 등/허리 근육을 훈련할 것인가?

안티프래질의 개념은 우리가 연부조직에 스트레스를 가할 필요가 있으며, 과하지 않는 한 척추에 가해지는 스트레스는 이롭다고 가정한다. 포워드 폴드 동안 척추를 따라 항상 스트레스를 최소화하려고 노력한다면 대체 언제 스트레스를 적용할 것인가? 당신이 안전하게 수련하기로 선택하고 모든 포워드 폴드 동안 척추를 곧게 유지하기로 결정했어도 척추를 강화하기 위해 네 가지 핵심 '바닥에서 하는 코어 운동' 운동을 추가하라. 위험은 낮고 보상은 높은 유용한 전략이 될 수 있다. 그러나 척추를 위한 다른 강화 운동을 하지 않는다면 아마도 포워드 폴드 동안 자신에게 도전해야 할 것이다.

무릎을 구부리는 것이 좋은 방법일 때

모든 이들이 포워드 폴드를 할 때 무릎을 구부리거나, 척추를 중립 상태로 유지해야 하나 하고 걱정할 필요는 없다. 이는 포워드 폴드를 수행하려는 사람이 지내온 삶과 생물학적 특징들과 고관절이 얼마나 유연한지, 동작을 몇 번 반복하는지, 몇 년 동안 반복했는지, 얼마나 빨리 움직이는지, 팔이 어디에 있는지(머리 위로 뻗거나 옆으로 뻗거나 엉덩이를 잡고 있거나) 체격이 가볍거나 아니면 상체가 무거운지, 얼마나 많은 코어 근육이 동시수축을 하는지 그리고 다른 여러 요인들에 달려 있다.[797] 그럼에도 이 움직임이 당신에게 안전한지 어떻게 알 수 있는가? 모든 이론적 주장, 연구 및 인구 통계를 잊어버려라. 척추를 구부린 상태에서 포워드 폴드하는 것은 몸에 좋은 것인가? 무릎을 구부리고 척추를 똑바로 유지해야 하는가? 확실히 무릎을 구부리는 것이 좋은 때가 있다. 다음은 그중 몇 가지다.

1. 허리에 문제가 있을 때
2. 손이 땅에 닿을 정도로 엉덩이를 구부릴 수 없을 때
3. 포워드 폴드 동안 다리를 곧게 유지하기 위해 허벅지를 수축하면 찝힘이 발생할 때
4. 무거운 물건을 들 때
5. 피곤하거나 이미 많은 포워드 폴드를 했을 때
6. 빠른 동작을 준비할 때

1. 허리에 문제가 있을 때

척추에 부하가 있을 때 척추를 둥글게 하면 좋지 않은 여러 가지 허리 문제들이 있다. 골다공증, 퇴행성 디스크, 추간판 탈출증, 척추전방전위증, 그리고 그외 많은 질환이 있다(웹 부록 'Sacral, low back and neck pain and problems' 참조). 이러한 병리 중 하나가 있거나 의료전문가가 척추를 둥글게 하지 말라고 구체적으로 지시한 경우에는 하지 않는다. 무릎을 구부리고 복부 브레이싱을 하며 척추를 가능한 한 중립 상태로 유지하라.

2. 고관절 굴곡에 제한이 있을 때

이 문제는 척추의 중립 유지의 여부와 관련이 없을 수 있다. 많은 사람들이 포워드 폴드 자세에서 손이 바닥에 닿을 만큼 충분한 고관절 굴곡을 가지고 있지 않다. 이 경우 손을 바닥에 닿게 하려면 무릎을 구부려야 한다. 고관절을 구부리는 것은 일상생활 중 바닥에서 무언가를 집어 들거나 또는 요가 수업에서 발가락을 만지기 위한 단순한 필요일 수 있다. 이런 상황에서 무릎을 굽혀서 당신의 몸이 내려가는 걸 도와주는 게 어떤가?

3. 허벅지 수축이 찝힘을 일으킬 때

무릎 구부리기에 찬성하는 또 다른 이유는 포워드 폴드 간 다리를 똑바로 유지하려면 대퇴사두근을 동원해야 한다는 점이다. 대퇴사두근을 수축하면 일부 사람들은 고관절 굴곡을 깊게 하는 동안 골반과 허벅지 사이에 찝힘을 느낄 수 있다. 이 학생들은 햄스트링이 빽빽해서가 아니라 고관절 앞쪽이 눌리는 느낌 때문에 고관절 굴곡에 제한을 느낀다. 무릎을 구부리면 대퇴사두근이 이완되고 고관절을 더 많이 구부러질 수 있게 된다.

4. 무거운 것을 들 때

웨이트 리프터들과 다른 운동선수들은 계속해서 자신의 기술을 갈고닦는다. 그들은 무거운 무게를 다룰 때 그들의 기술이 습관화될 수 있게 가벼운 무게로 연습을 한다. 그들은 요추를 중립의 전만 상태로 잠그고, 복부 브레이싱을 활성화한 다음 무게를 들어 올린다. 나의 이전 분석에선 구부러진 척추로 무게를 들어 올릴 때는 유일한 외부 하중이 자신의 체중일 때였다. 상당한 무게의 물건을 들거나 들고 있다면(또는 상체가 평균보다 훨씬 무거우면(예: 임신 후기 여성의 경우) 적절한 기술을 사용하고 가능한 한 척추를 중립 상태로 유지하는 것이 현명하다.

5. 지쳤을 때

근육을 과도하게 사용하거나, 오랜 연습으로, 또는 같은 동작을 너무 많이 반복해서 지쳤을 때 우리의 기술은 떨어진다. 우리는 복부 브레이싱를 이용하여 멋진 중립 상태의 척추를 유지하려고 할 수 있지만, 지쳤을 때 우리는 허리를 보호할 수 있는 형태에서 주춤하게 되고 잃게 된다. 이러한 상황에서는 무릎을 구부려라! 무릎을 구부리는 것이 척추에 필요한 위치를 유지하는 데 도움이 될 수 있다.

6. 빠른 동작을 준비할 때

요가의 영역을 벗어나 움직임에 대해 탐험할 때, 많은 운동선수들이 특히 동작을 시작하려고 하는 순간, 엉덩이를 구부릴 때 무릎을 구부리고 척추 중립을 유지하는 것을 볼 수 있다. 그림 3.261은 야구 선수(농구와 테니스에서 비슷한 준비 자세를 찾음), 골퍼, 크리켓 타자 등 '준비 자세'에 있는 여러 선수를 보여준다. 각각, 엉덩이 굴곡과 함께 구부린 무릎과 중립 위치 요추를 하고 있다. 그들은 달리고, 뛰고, 회전할 준비가 되어 있다. 축 운동 중 곧은 척추와 복부 브레이싱은 부하가 척추의 움직임에 낭비되지 않고, 다리의 하중이 팔로 또는 그 반대로 전달되도록 하는 데 도움을 준다. 요가 수업에서 그렇게 극적인 움직임은

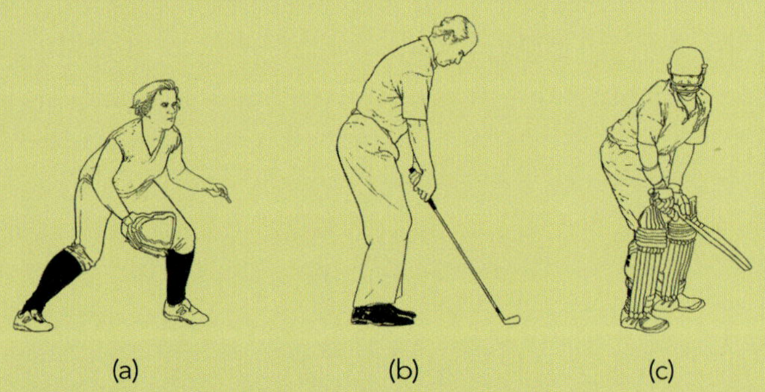

그림 3.261 '준비 자세'에 있는 선수: (a) 야구 선수, (b) 골퍼, (c) 크리켓 타자. 각각은 굴곡된 무릎과 중립 위치의 요추와 함께 엉덩이를 굴곡하고 있다.

거의 없지만 상기의 운동선수를 모방해 코어를 바닥에서 상체로 전달하는 힘의 전달장치로써 사용하는 것은 여전히 다소의 이점을 가질 수 있다.

그러나 언제나 그렇듯이 항상은 아니다! 일부 운동선수는 척추를 둥글게 만든다. 그림 3.262의 선수를 보자. (e) 출발선의 주자, (a) 스모 선수, (b) 북미 축구의 라인맨. 손이 땅에 닿아야 할 땐 요추는 항상 구부러져 있다. 이것은 주변을 살폈던 우리 동물의 조상들처럼, 또는 먹이를 덮칠 준비가 된 호랑이처럼 네발 동물이 되었기 때문이다(c). 척추의 굴곡에 주목하라! 요가 세계에서와 같이 스포츠 세계에서 굴곡은 맞이해야 하는 현실이며 항상 피할 수 있는 것도, 항상 문제가 되는 것도 아니다. 적어도 한 연구에 따르면 만성적으로 척추의 굴곡 부하가 필요했던 운동선수는 다른 운동선수보다 허리 문제가 더 많지 않았다. 아마도 수년간의 훈련을 통해 척추를 강화했기 때문일 것이다.[798] 실제로, 하중이 가해진 상태에서 척추를 지속적으로 굽히는, 노 젓는 사람들은 일반 사람들

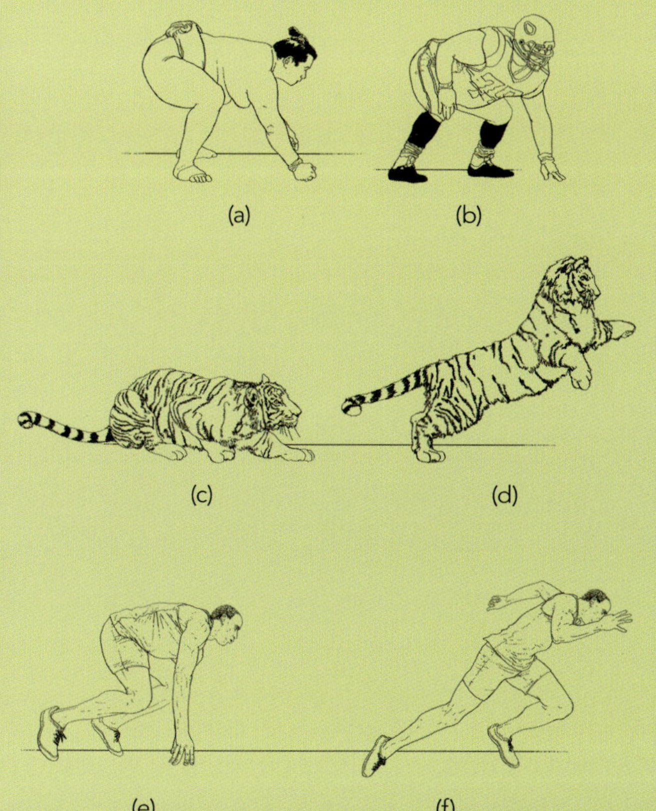

그림 3.262 (a) 스모 선수와 (b) 축구의 라인맨과 같이 선수의 손이 지면에 닿으면 무릎이 구부러져도 요추가 구부러진다. 네발 달린 동물(c)도 앞으로 튀어나오기 직전에 구부러진 요추지만 도약 후에는 척추가 신전된다(d). 세계적인 수준의 단거리 선수의 척추(e)도 출발선에서는 구부러져 있지만 앞으로 돌진할 때는 강하게 신전한다(f).

보다 요통이 더 많지 않다(또한 그러한 통증이 있을 때 더 빨리 치유된다).[799]

(f)의 출발 신호탄 후의 단거리 선수를 다시 살펴보자. 튀어나간 후 이제 척추는 호랑이(d)와 같이 보다 중립적인 위치로 돌아간다. 활시위가 뒤로 당겨지는 것처럼 발사 직전 요추의 굴곡이 등 근육과 근막을 긴장시킬 수 있다(엉덩이와 발목의 굴곡을 통해 햄스트링과 아킬레스건에 동일한 장력이 생성됨). 그러나 일단 활시위가 풀리면 척추가 강력하게 신전되고 힘이 하체에서 중립의 척추를 통해 상체로 흘러간다.

롤업과 롤다운

포워드 폴드 자세에서 무릎을 구부리고 척추를 곧게 유지하는 것과 관련된 질문은 요가 수련 중 포워드 폴드의 롤업/롤다운에서 자주 나온다. 많은 교사들이 학생들에게 "절대 이것을 하지 말라!"[800]고 경고한다. 다리를 곧게 펴 포워드 폴드 할 때와 동일하게 척추에 너무 많은 스트레스가 가해질 것이라는 두려움이 나타난다. 그러나 다시 말하지만 척추가 완전히 굴곡하면 근막 조직과 인대가 상체를 지지하며, 근막 조직이 스트레스를 흡수할 때는 척추의 축을 따라 압력이 생성되지 않는다.[801] 구부러진 상체가 곧은 상체의 포워드 폴드 자세보다 스트레스가 덜한 또 다른 이유는 곧은 척추에 비해 상체의 모멘트 암이 줄어들기 때문이다. 척추에 대한 현저한 곡선과 함께 L5/S1 관절에서 머리 꼭대기까지의 거리가 짧아져 척추가 받는 스트레스의 양이 줄어든다. 또한 롤업 또는 롤다운은 매우 천천히 수행되므로 인대와 디스크를 손상시키거나 손상시킬 가능성이 적은 것으로 나타났다.[802] 실제로 필라테스 세계에서 그림 3.263과 같이 롤다운과 롤업은 수련의 처음이자 마지막 운동으로 자주 제공된다.[803] 롤다운의 초보자 필라테스 버전은 무릎을 약간 구부리고 상급 버전은 다리가 점점 더 곧게 펴진다.

롤업 또는 롤다운의 안전한 변형 중 하나는 롤링할 때 손을 몸 뒤에 두고 다리의 뒤쪽으로 밀어 내려가는 것이다. 이 변형은 상체의 모멘트 암을 더욱 줄여 척추에 가해지는 스트레스를 낮춰준다. 대부분의 정상적이고 건강한 척추는 위험 요소 없이 천천히 위아래로 굴러갈 수 있지만 척추 문제가 있는 사람에게는 좋은 습관이 아닐 수도 있다. 다시 말하자면, 핵심은 당신의 삶과 생물학적 특성을 고려해 이 변형이 당신에게 좋은 방법인지 결정하는 것이다. 대부분의 사람들에게 적합하게 위험도가 낮고 보상

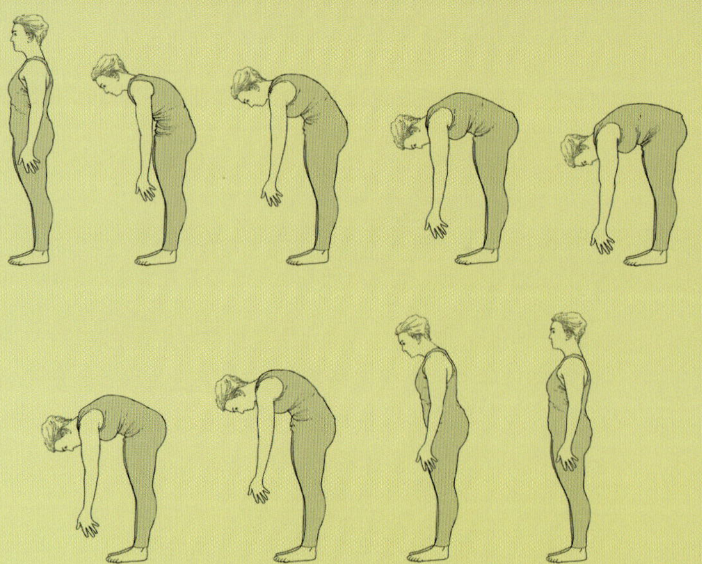

그림 3.263 필라테스 '롤다운' 운동. 턱을 가슴에 대고 시작해서 가슴을 엉덩이 쪽으로 굴려 등 위쪽을 둥글게 만든 다음 허리가 움직인다. 고관절 굴곡은 척추굴곡을 따라 자연스럽게 한다. 허리부터 시작하여 각 척추뼈를 밑에서 한 번에 하나씩 쌓아 내려간 순서를 반대로 감아 올라가 마지막에 목을 편다.

이 적은 움직임일지라도 당신이 그 어떠한 위험을 감수하고 싶지 않아 이 움직임을 포기하기로 했다면 그것도 아주 좋다. 단지 위험은 낮고 보상은 더 좋은, 허리를 강화하고 윤활할 수 있는 다른 방법들을 선택했는지 확인하라.

요약

척추를 구부려야 하는가, 마는가에 대한 질문에 "예, 아니오, 그리고 아마도"라는 대답은 그다지 도움이 되지 않지만 '모든 것이 학생과 그 움직임에 달려 있다'는 점은 사실이다. 그래도 일반적인 판단을 원한다면 물리치료사이자 체조 선수이며 스튜어트 맥길의 학생인 그랙 레만Greg Lehman의 작업을 주 기반으로 한 내용들을 아래에 소개한다.[804] 이 목록은 논쟁의 여지가 있을 수 있으니 자신이 어떻게 느끼는지에 주의하라. 이런 일반적인 판단들이 적용되지 않는다면 상황에 맞게 조정하라.

- **낮은 무게로 하는 굴곡은 위험하지 않다.** 여기에는 바닥에서 가벼운 물건을 집기 위해 몸을 굽히거나, 신발을 묶거나, 요가 수업의 포워드 폴드 우타나사나가 포함된다.
- **낮은 무게로 굴곡을 많이 반복하는 것도 위험하지 않다.** 여기 108번의 태양 경배를 한다고 생각해보자. 하지 말아야 할 다른 이유가 많이 있을 수 있지만[805] 허리 부상에 대한 두려움이 하지 말아야 할 그 위험이 되지는 않다.
- **굴곡 중에 통증이 발생하면 굴곡을 하지 않는다.** 적어도 통증이 있는 동안은 하지 않는다. 치료하라. 회복되고 나면 힘과 지구력을 회복할 때까지 부하 없이 약간의 반복으로 굴곡을 다시 시작한다.
- **무거운 무게의 굴곡은 반복 횟수에 관계없이 척추를 중립으로 한다.** 이런 경우 척추가 가능한 한 오랫동안 중립에 가깝게 유지되도록 기술을 연마하고 복부 브레이싱을 사용한다. 단, 너무 과하지 않아야 한다!
- **급격한 움직임을 피하고 부드럽게 굴곡한다.** 느릴수록 더 안전하고 근육이 만들어야 하는 최대 토크값은 줄어든다. 단순히 자신의 체중보다 무거운 것을 들어 올리는 경우 몇 가지 제안 사항이 더 있다.
- **가능할 때마다 발을 함께 모으지 말고 벌린다.** 발을 어깨 너비로 벌리거나 약간 넓게 두는 것이 발을 모은 것보다 더 움직이기 좋다. 이것은 몸 전체에 더 큰 안정성을 제공하고 더 무거운 물건을 떨어뜨릴 위험을 줄인다(따라서 발을 함께 모아 하는 포워드 폴드는 모든 사람에게 맞지 않는다. 그러니 당신에게 가장 좋은 방식을 고려하라).
- **당신과 들어 올리려는 물체 사이의 거리를 좁힌다.** 물체가 코어에 가까울수록 모멘트 암이 짧아져 척추를 따라 생기는 스트레스가 줄어든다. 들어 올리려는 물체가 다리 사이에 있을 때가 가장 이상적인 위치다.
- **리프팅 시 척추를 회전하지 않는다.** 이미 압박되어 있는 디스크에 회전력을 추가하는 것은 좋은 생각이 아니다.
- **무게가 무거울 땐 척추를 최대한 중립에 가깝게 유지한다.** 너무 많이 굴곡하면 디스크가 손상될 위험이 있고, 너무 많이 신전하면 후관절이 손상될 위험이 있다.

리스트의 마지막은 굴곡과 신전 둘 다를 의미하지만 다시 분명히 말하겠다. 이것은 모든 상황에서 모든 사람들에 문제가 되지 않을 수 있다. 어떤 사람들에게는 적당한 양의 굴곡이 큰 허리 신전근에 의해 만들어지는 압력을 줄일 수 있기에 보호장치일 수 있다. 적당한 신전은 또한 후관절이 폐쇄된 위치에 있기 때문에 척추를 보호할 수 있으며, 이로 인해 스트레스에 더 잘 저항할 수 있다. 다만, 핵심은 '적당히'다. 굴곡 또는 신전의 양이 최대에 가까워지면 이러한 이점들이 없어지고 위험이 증가한다.[806]

요추 요약

인구의 93%는 요추가 5개의 척추로 이뤄져 있지만 30명 중 1명은 1개가 더 많을 수 있고 30명 중 1명은 1개가 더 적을 수 있다. 요추 위에는 마지막 흉추(T12)가 있고 아래에는 첫 번째 천추(S1)가 있다. 요추 분절에서 발생하는 주요 움직임은 굴곡과 신전이지만 약간의 회전과 측면굴곡도 발생할 수 있다. 그 정도는 매우 다양하며 개인에 따라 다르다. 각 척추뼈는 위아래 디스크와 연결되어 있으며 이웃한 척추뼈의 후관절과도 연결되어 있다. 후관절의 측면은 주로 요추 회전과 측면굴곡을 제한한다. 요요추는 전반적으로 전만의 형태를 띤다. 요추는 글자 C처럼 앞으로 구부러져 있고, C의 커브는 몸의 정면을 향하고 있다. 전만의 정도는 매우 다양하며, 전만의 평균은 약 49° 이지만 정상 범위는 29~69° 사이다.

요추는 그 위치로 인해 압박에 영향을 받는다. 움직일 수 있는 척추의 가장 낮은 곳에 위치하기 때문에 상체의 무게를 견디며 움직임을 다소 허용해야 한다. 중력에 의해 생성된 스트레스 외에도 척추를 따라 배열된 근육이 수축할 때 요추를 축으로 추가적인 압력이 만들어질 수 있다. 척추의 수평을 가로질러 작용하는 전단력도 있다. 일반적으로 압박이 높아지면 너무 많은 전단력으로부터 척추를 보호하지만 척추가 견딜 수 있는 두 종류의 힘에는 한계가 있다.

척추는 안정성과 가동성을 위해 설계됐지만 척추에 부하가 가해질 때 복부와 척추기립근의 동시수축을 통해 요추를 안정화하는 것이 더 안전하고 이롭다. 그러나 이 동시수축을 만드는 데 사용되는 노력의 양은 적당해야 한다. 너무 많은 동시수축은 많은 척추들의 허용 한계를 초과하는 압박을 증가시킬 수 있다. 움직임을 만드는 목표가 척추의 운동 범위를 향상시키는 것이라면, 이는 부하가 없을 때 수행되어야 한다.

최적의 허리 건강을 회복하고 유지하기 위한 운동에는 지구력, 근력, 가동성 및 협응, 네 가지 핵심이 있다. 지구력은 많은 반복(세트)을 통해 개발되지만 부하 수준이 낮다. 힘은 더 높은 부하 수준과 더 적은 반복을 통해 향상되며 척추가 중립 위치에 있을 때 개발된다(이를 '양 요가'라고 부를 수 있음). 가동성은 하중을 받지 않은 상태에서 척추의 자연스러운 움직임 범위를 통해 움직이면서 개발된다(이를 '인 요가'라고 부를 수 있음). 적절하고 숙련된 기술과 연습된 움직임을 통해 신경근 협응이 발전된다.

우리를 멈추게 하고 추가적인 요추 움직임을 방해하는 요소들을 표 3.214에 요약했다. 왜 우리가 특정한 방향이나 자세로 더 나아갈 수 없는지를 이해하는 것은 우리가 계속해서 더 많은 운동 범위를 개발하려고 노력할 것인지 아니면 우리가 원하는 바를 최대로 얻을 수 있는 순간에 우리가 가지고 있는 것을 받아들이고 뒤로 물러나는 것을 현명하게 선택할 것인지의 기준을 제공하기에 중요하다.

표 3.214 무엇이 움직임을 멈추게 하는가? 요추에 대한 스펙트럼. (CL은 반대쪽 또는 반대쪽 근육, IL은 동측 또는 같은 쪽 근육을 나타낸다.)

요추 움직임	해당 움직임에 저항하는 근막경선	해당 움직임에 저항하는 근육	해당 움직임에 저항하는 인대와 관절들	압박의 요인		
				가벼운	중간	강한
굴곡	표면 후방선	기립근(흉최장근, 흉장늑근, 요장늑근, 흉반극근), 다열근	후관절낭, 극상인대, 황인대, 추간판의 후방섬유	깊은 굴곡 시 늑골이 아래로 눌러, 복부에서 압박을 느낄 수 있다.		처음에 후관절이 압박되고, 추궁판이 구부러져 추간판의 전면에 압력이 가해진다.
신전	표면 전방선	복직근, 외복사근과 내복사근	전종인대, 추간판의 전방섬유		극돌기 사이의 후방인대가 찝힐 수 있다.	극돌기가 서로 맞부딪히거나, 후관절과 추간판의 후방이 서로 압박될 수 있다.
측면굴곡	외측선	외복사근과 내복사근(반대쪽) 장늑근(반대쪽)*	횡간인대와 추간판의 외측섬유가 저항할 수 있음***		늑골과 골반 사이의 복부 조직의 외측 조직들에서 압박	후관절, 추간판의 외측
회전	나선선 기능선 외측선	내복사근(반대쪽), 외복사근(같은 쪽)**	대부분의 추간판 섬유들, 아주 약간의 극상인대와 극간인대			후관절

* 근육은 한쪽만 활성화될 때 측면굴곡을 만든다. 반대쪽 근육은 이 움직임에 대한 저항을 한다.

** 한쪽에서 회전을 생성하는 근육은 다른 쪽에서 활성화될 때 이 움직임에 대해 저항을 한다.

*** 인대에 대한 측면굴곡의 효과는 잘 연구되지 않았기에 외측굴곡에서 인대의 저항에 관한 확정적인 연구 결과는 없다.

Chapter 4
흉부, 가슴 부분

흉추의 주요 기능은 상체에서 하체로 또는 그 반대로 힘의 전달이지만, 흉곽(라틴어와 그리스어로 '가슴판')에서 우리는 두 번째 기능이자 생명에 필수적인 호흡에 대해서도 알아볼 것이다. 대부분의 우리cage와 마찬가지로 흉곽ribcage은 많은 움직임을 허용하지 않는다. 늑골의 주요 기능은 폐와 심장을 보호하며 호흡을 할 수 있는 것이기에 굴곡과 신전이 크게, 회전은 그보다 덜 제한되는 것에도 괜찮다. 고대 문헌에 기술된 요가 수행에서는 호흡 운동(프라나야마라고 함)이 자세 운동(아사나)보다 더 중요하다고 여겨졌다.[807] 신체의 모든 부분에서처럼 인간의 다양성는 척추뼈와 근막의 모양과 배열뿐만 아니라 늑골, 폐, 흡기 및 호기 근육의 모양과 기능 그리고 흉추 분절의 구조와 기능에 영향을 미친다. 모든 사람이 발가락을 만지거나 연꽃 자세(파드마사나Padmasana)를 할 수 있는 구조를 갖고 있지 않듯 모든 사람이 요가에서 기술된 모든 상급 프라나야마를 수행할 수 있는 흉부 구조를 가진 것은 아니다. 많은 사람들이 상급 프라나야마 수행을 시도하지만 이는 로터스 자세에서 햄스트링을 과도하게 늘리거나 무릎을 망치려는 것보다 더 나쁠 수 있다.[808]

흉추는 그 자체의 구조와 지지 구조물들로 인해 안정성과 호흡의 이중 역할을 수행할 수 있다. 축성 골격에 대한 개요에서는 흉추의 주요 구성 요소 중 일부를 살펴봤다. 이 장에서는 앞에서 설명한 중요 사항을 요약하고 흉곽에 대해서 추가로 알아보며 호흡의 해부학 및 생리학에 대한 이해를 발달시키고 흉추의 모양과 변형들과 기능들이 요가 수련에 있어서 어떤 의미가 있는지 등에 관한 내용을 제공한다.

형태

대부분의 사람들에게 흉추는 12개의 척추뼈, 12개 쌍의 늑골, 각 척추뼈 사이의 디스크, 앞쪽의 늑골들과 연결되는 흉골로 구성된다. 정상적으로 늑골는 12개지만 일부 사람들은 흉곽 상단이나 하단에 1개의 여분이(매우 드물게 양쪽 모두) 있기도 한 반면 다른 사람들은 하나가 더 없을 수 있다. 때로는 여분의 늑골이 한쪽에서만 발견되기도 한다. 늑골는 수뿐만 아니라 크기, 모양, 흉골과 이어지는 방식, 심지어 늑골 서로에 있어서도 다양한 형태를 가진다. 늑골 사이에 골성 다리가 있을 수 있으며, 이로 인해 호흡하는 동안 움직임이 제한될 수 있다.

흉추의 모양은 늑골과 연결되어야 하기 때문에 요추나 경추와 현저하게 다르다. 또한 극돌기 모양이 매우 독특하다. 요추보다 길고 좁으며 아래쪽으로 예리하게 기울어져 있어 이러한 극돌기 모양은 후굴(신전 운동)을 제한하게 된다. 쇄골은 흉골에 연결되어 있지만 축체로 간주되지 않으므로 쇄골과 견갑골에 대한 연구는 상체를 살펴보는 볼륨 4에서 살펴볼 예정이다.

요추에서와 같이 흉추의 인대는 신체의 축을 감싸고 상체에서 하체로 확장되는 광대한 근막 네트워크와 연속성을 가진다. 흉추의 근육에는 하나 또는 2개의 척추관절에 걸쳐 있는 짧은 섬유뿐만 아니라 척추의 전체 길이를 덮고 몸의 앞쪽을 감싸는 길고 큰 근육도 있다. 가슴의 근육은 호흡과 팔의 움직임과 안정화를 돕는다.

흉부의 구조

흉추에서 발견되는 두드러진 곡선을 후만증이라 하며 이는 그리스어로 '곱추등'을 의미한다(그림 3.300 참조). 사람들이 가지고 있는 후만증의 정도는 다양하다. 일반적으로 흉추는 11~54°의 곡률을 가지며 한 연구에서는 그 평균이 약 33°라고 한다.[809] 흉추 만곡의 정점은 일반적으로 T7 또는 T8 주변이다. 후만이란 뒤쪽으로 둥글다는 뜻이다. 매우 드문 일부 요가 수행자와 곡예사를 제외하고는 흉추가 곧게 펴지지 않는다. 그러나 어린이 자세(발라사나)와 시티드 포워드 폴드(파스치모타나아사나)(그림 3.301 참조)와 같은 굴곡 자세에서는 매우 둥글게 될 수 있다. 흉곽은 흉추에서 운동 범위가 제한되게 하는 주요 원인

중 하나다. 우리cage는 본질적으로 뻣뻣하고 상대적으로 움직이지 않는다. 흉추의 운동 범위 제한의 두 번째 주요 이유는 흉추의 모양이다. 흉추는 많이 구부러지거나 신전되도록 설계되지 않았지만 회전할 수 있으며 일반적으로 T12에서 T1으로 흉추를 위로 올라갈수록 각 척추뼈 사이에 사용할 수 있는 회전의 양이 증가한다.

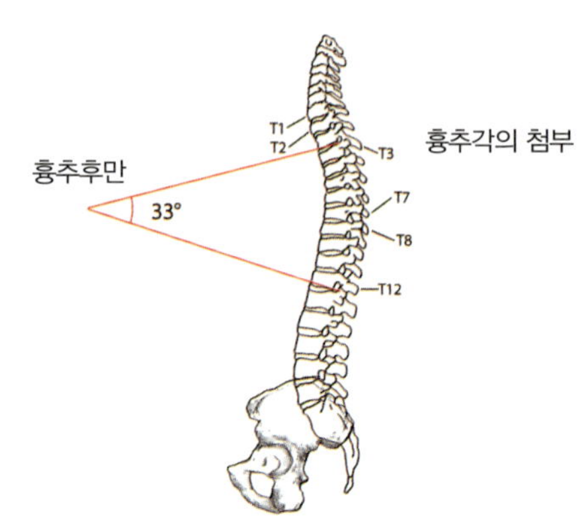

그림 3.300 평균 흉추의 후만은 33°다. 곡선의 정점은 일반적으로 T7/T8 사이다.

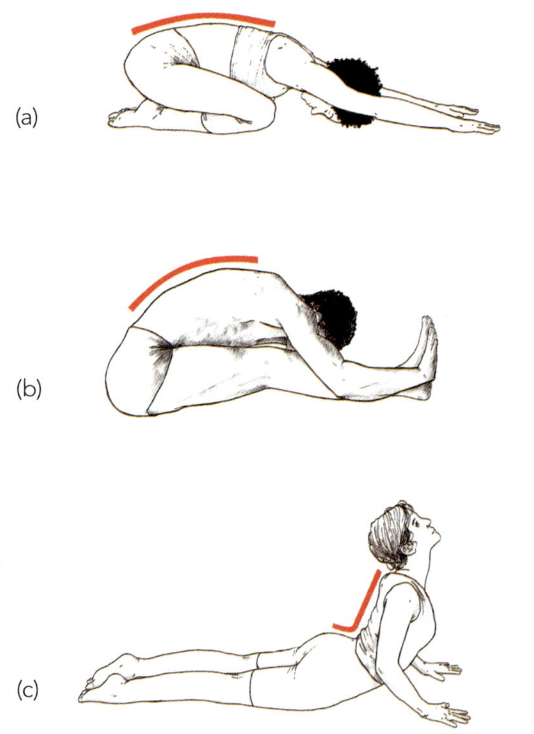

그림 3.301 흉추는 (a) 어린이 자세(발라사나)에서와 같이 약간 구부러지거나 (b) 시티드 포워드 폴드 자세(파스치모타나아사나)에서와 같이 많이 굴곡할 수 있지만 그림과 같이 평평함을 넘어 신전되지 않는다. (c) 코브라 자세(부자아사나).

랜드마크

앞서 우리는 등 상부의 여러 흉추 랜드마크를 보았다. 그림 3.302는 전면에서 볼 수 있는 몇 개의 랜드마크를 보여준다. 이것은 일반적으로 정렬되는 위치의 근사치임을 명심하라. 여러분의 신체는 상당히 다를 수 있다! 이러한 많은 랜드마크는 쉽게 촉진할 수 있고 아래의 설명을 읽으면 그 내용을 알 수 있을 것이다.

흉골의 첨부에서 흉골병manubrium(라틴어로 '손잡이'를 뜻함)을 살펴볼 수 있다. 그것은 흉골의 세 부분 중 하나다('가슴뼈'를 의미하는 그리스어 'sternon'에서 파생됨). 흉골의 몸체는 흉골병 바로 아래에 있고, 그 아래에는 검상돌기xiphoid process(그리스어 '모양의 칼'에서 유래)가 있는데, 이는 조금 더 단단한 흉골 아래에서 떠 있는 것처럼 느껴진다. 쇄골은 흉골병에서 나와 경정맥와에 위치한다. 첫 번째 늑골은 쇄골 아래 깊숙이 위치해 숨겨져 있지만 두 번째 늑골는 쇄골 바로 아래에서 만져볼 수 있다. 여기에서 어떤 사람들은 쇄골과 늑골 사이에서 '패임'을 만져볼 수 있다. 흉골의 가장자리와 늑골 사이에는 늑연골costal cartilage이 존재하여 골성 늑골과 흉골을 연결한다. 'costal'이란 '늑골와 관련된'을 의미한다(갈비를 의미하는 라틴어 'costa'에서 유래. 이 용어는 자주 등장하므로 이제 익숙해지는 것이 좋다).

갈비뼈 1~7번은 흉골에 직접 연결되어 있기 때문에 '진늑골true ribs'이라고 한다. 갈비뼈 8, 9, 10은 흉골에 연결되지 않고 늑골연골을 통해 갈비뼈 7과 연결되기 때문에 '가늑골false rib'이라고 한다. 갈비뼈 11번과 12번은 몸 앞쪽에서는 전혀 만질 수 없다. 이 뼈들은 흉골에 닿지 않거나 다른 갈비뼈와 연결되지 않기 때문에 '부유 늑골

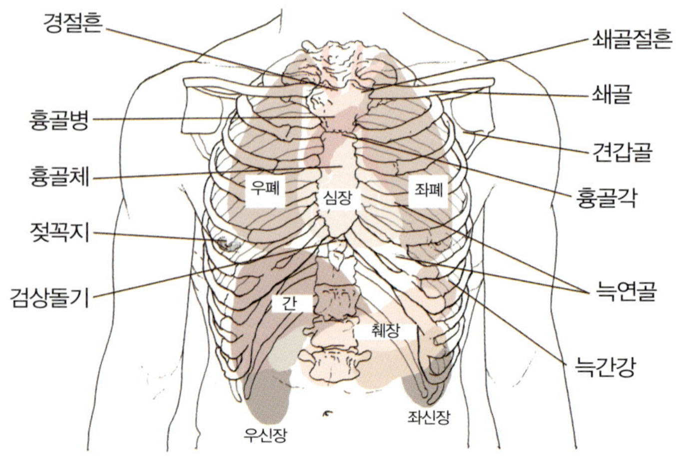

그림 3.302 늑골의 랜드마크

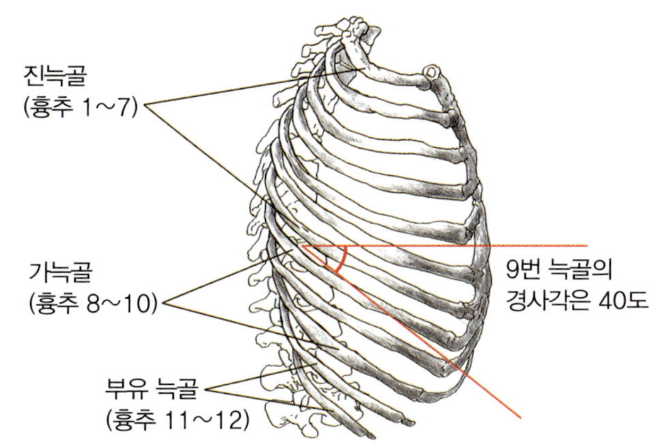

그림 3.303 흉곽의 측면도. 늑골이 뒤에서 앞으로 어떻게 아래로 기울어지는지 살펴보라.

floating rib'이라고 한다. 맨 아래에 있는 이 짧은 두 개의 늑골은 몸의 뒤쪽에서 만질 수 있다. 그림 3.303을 보면 흉부의 측면을 볼 수 있다.

그림 3.302에서 보는 바와 같이 심장은 대부분 3~5번째 늑골에 위치하며, 흉골 바로 아래 가슴 중앙에 숨겨져 있지만, 가슴 왼쪽까지 불룩 튀어나오기 때문에 심장이 왼쪽에 있다고 생각하는 사람이 많다. 늑골이 몸 뒤쪽의 척추에서 아래쪽으로 경사진 덕분에(그림 3.303에서 볼 수 있듯이 이를 경사 또는 수평에 대한 늑골의 각도라고 함) 심장은 실제로 4~6번째 극돌기와 같은 높이에 있고 이는 정상적으로 당신의 심장이 그 극돌기들 앞에 있다는 것을 의미한다. 남성의 경우 일반적으로 6번째 늑골의 앞에 유두가 위치한다. 6번째 늑골은 폐 흉강air body과 그 아래에 위치한 복강water body을 구분하는 기분이 되기도 한다. 일반적으로 폐는 6번 또는 7번 늑골보다 아래로 내려가지 않는다. 6~7번 늑골은 횡격막이 시작되는 부위, 위 및 간의 랜드마크가 된다. 췌장은 9번째 늑골 높이에 있으며 흉곽의 중앙과 왼쪽에 위치하며 담낭은 오른쪽에 있다. 신장은 11번 늑골과 12번 늑골쯤에 위치한다.

이 모든 지표들과 그 아래의 기관들은 호흡 주기 동안 변경될 수 있다(예: 들숨 중 횡격막이 내려갈 때 심장, 간 및 신장이 하강함). 정적인 랜드마크를 기반으로 수술을 하면 안 된다!

흉곽의 뼈

척추

흉추의 주요 특징들은 횡돌기, 늑골관절면costal facet, 척추체의 반관절면demifacet, 아래 및 위 관절면inferior and superior articular facet, 극돌기spinous process다.[810] 그림 3.304는 전형적인 흉추의 모습이다. 척추체는 요추보다 가늘고 가운데가 안으로 당겨진 날씬한 허리 모양이다. 흉추는 늑골과 연결되기 위한 관절면이 있는 거의 곤봉 모양의 횡돌기를 가지고 있다. 흥미롭게도 2번째에서 9번째 늑골들은 2개의 척추체와 연결되어 있다. 늑골의 머리 부분은 두 척추뼈 사이에 끼워진다. 2번째 흉추에서 9번째 흉추의 몸체에는 늑골에 연결하기 위한 반관절면(반면)이 있다. 따라서 이들 각각의 척추는 좌우에 상부 및 하부 반관절면을 가지며, 척추당 총 4개의 반절면을 갖는다. 위나 아래의 척추뼈와 관절을 이루는 흉추의 골단관절apophyseal facets은 관절면이 상당히 평평하고 뒤쪽(상관절면superior facets)과 앞쪽(하관절면inferior facets)을 향한다. 이러한 방향은 굴곡 및 신전 운동의 제한에 기여하지만 회전은 용이하게 한다.

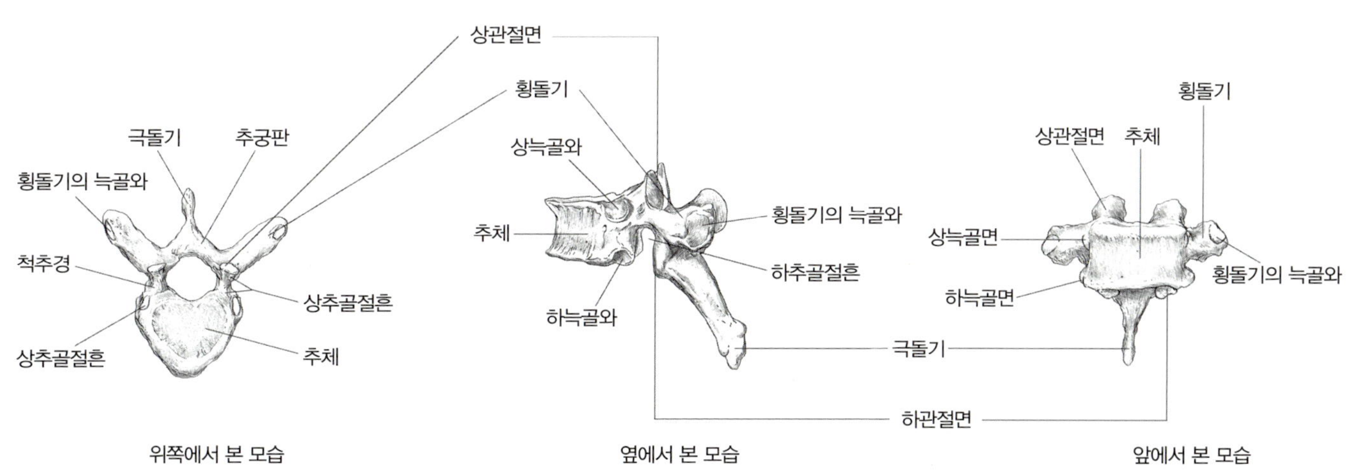

그림 3.304 전형적인 흉추체의 모습

어려운 내용: 흉추의 변이

척추의 특징은 흉추의 길이를 따라 내려갈수록 변하며, 가장 위의 흉추는 경추와 유사한 모양을 하고 가장 아래의 흉추는 요추 모양을 더 많이 취한다. 그림 3.305는 이러한 변형을 보여준다. 일반적으로 극돌기의 길이는 1~6번 흉추까지 증가한 다음 12번 흉추로 가면서 감소하며 가장 아래의 3개의 흉추의 극돌기는 눈에 띄게 더 짧아진다. 흉추의 극돌기는 요추보다 훨씬 얇다. 표 3.300에서 볼 수 있듯이 극돌기의 각도는 다양하며 5~9번 흉추까지 가장 큰 각도를 가진다.[811] 우연찮게도 흉추의 이 부분은 심장 바로 뒤쪽이기에 척추의 이 영역은 최소한의 신전이 되는 것이 좋은 일일 것이다. 횡돌기는 상부 흉추에서 가장 길고 척추를 따라 내려갈수록 천천히 짧아지며 가장 아래 3개의 척추에서는 상당히 짧아진다.[812]

표 3.300 극돌기의 수평각은 척추 위치에 따라 다르며 성별에 따라 정도가 다르다.[813](괄호 안에 하나의 표준편차가 표시됨)

척추	남성	여성
T1	28° (8°)	26° (9°)
T6	60° (9°)	55° (9°)
T12	13° (7°)	13° (6°)

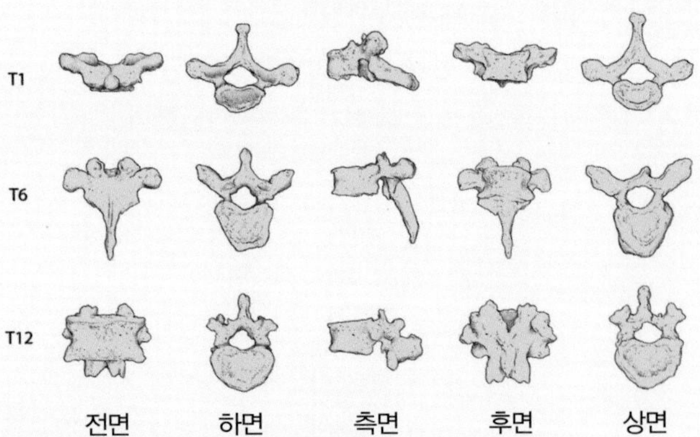

그림 3.305 다른 면에서 본 흉추(같은 축척이 아님).

가장 낮은 흉추는 가장 높은 요추와 비슷해진다. 이 영역은 전환 영역이지만 정확히 어디에서 발생하는지는 변이적이다. 일부 연구자들은 전환의 핵심 척추가 12번째 흉추라고 주장한다. 12번째 흉추의 상부는 전형적인 흉추이지만, 하부는 요추와 비슷하다. 다른 연구자는 이러한 전환이 일어나는 흉추는 11번째 흉추라고 한다.[814] 이 영역에서 흉추의 후관절은 요추의 후관절과 더 유사한 방향을 가지며 또 서로 매우 가깝게 맞춰져 있어 이 작은 분절에서 굴곡을 제외한 모든 움직임을 제한할 수 있다.[815]

연령 및 성별에 따른 척추의 변이

노르마와 노르만(미국의 평균적인 남녀를 의미하는 조각상을 지칭: 역자 주)의 흉추 돌기의 위치와 각도는 아마도 노르마가 임신했을 때 호흡을 더 잘 하는 데 도움이 되도록 뚜렷한 차이가 있다. 동일한 신체 크기를 가진 남성과 여성의 경우, 개별 늑골의 길이와 곡선이 성별 간에 상당히 유사함에도 불구하고 남성은 더 큰 흉추와 10~12% 더 큰 가슴 용적을 가지고 있다.[816] 다시 말해서, 남성은 여성보다 흉곽이 큰 이유는 키가 커서가 아니다. 이러한 폐활량의 차이에 대한 이유 중 일부는 남성 횡돌기의 각도가 여성보다 뒤쪽(후방)을 가리키는 경향이 있어 더 넓은 가슴과 더 큰 폐활량을 초래한다는 것이다.[817] 이는 그림 3.306a에 설명되어 있다.

늑추관절의 수평 각도도 성별에 따라 다르며 결과적으로 일반적으로 그림 3.306b에서 볼 수 있듯이, 여성의 늑골은 남성의 늑골보다 더 아래쪽을 향한다.[818] 이 더 큰 경사로 인해 노르마의 흉곽은 노르만의 흉곽보다 더 크게 부피 확장을 할 수 있다(노르만의 흉곽은 노르마의 흉곽보다 크지만 노르마는 노르만의 흉곽보다 더 확장할 수 있다). 이는 여성의 늑골이 폐에 비해 불균형적으로 성장했기 때문일 수 있으며, 이는 노르마가 임신했을 때 복부의 부피 변화를 받아들이는 데 도움이 될 것이다. 즉, 임신 중 노르마의 복부는 쉽게 복식 호흡을 할 수 없지만 여전히 흉곽을 통해서 효율적으로 호흡할 수 있게 된다.[819]

성별 다양성은 가장 아래에 있는 흉추의 골단면과 극돌기의 각도에서 가장 두드러지게 나타난다. 노르마는 노르만보다 관절면들이 더 앞뒤 쪽을 향하는 경향이 있다. 그녀의 극돌기는 더 수평이다. 이러한 변형은 더 넓은 가동범위를 제공하며, 이는 평균적으로 여성이 남성보다 척추가 더 유연한 또 다른 이유일 수 있다. 성장하는 아기를 뱃속에 품고 돌아다니기 더 좋게 하기 위해 이런 특징

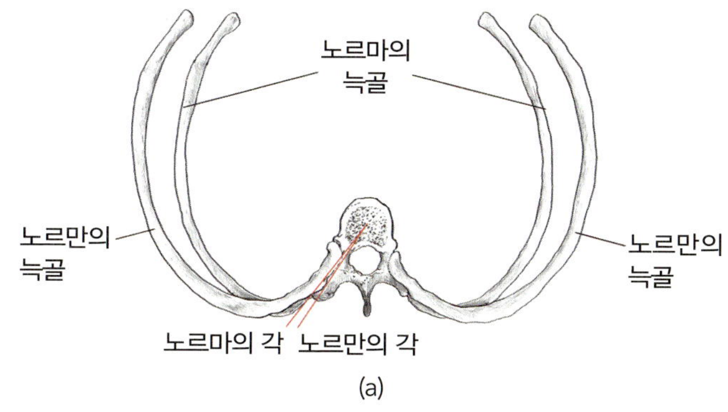

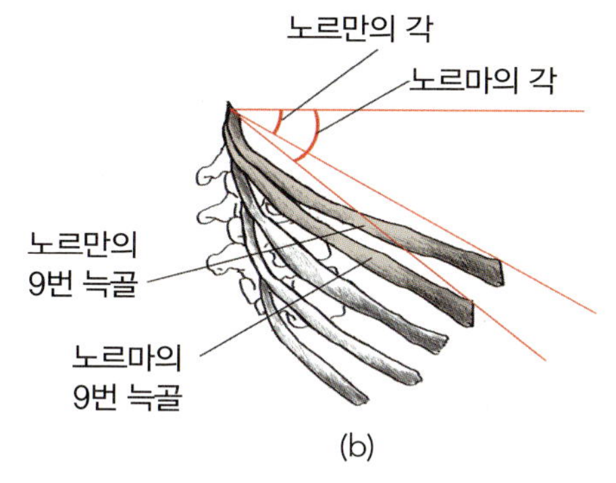

그림 3.306 (a) 남성의 횡돌기 각도는 여성보다 뒤쪽(등쪽)을 향하기 때문에 더 넓은 가슴과 증가된 폐 용적을 만든다. 수평각은 다양하며 여성의 늑골은 아래쪽으로 경사가 더 크다. (b) 노르마와 노르만의 9번 늑골의 각도를 보여주며 노르마의 경사각이 현저하게 더 크다.

들로 아래의 흉추와 요추에서 더 큰 신전/전만을 허용하는 것으로 보인다.[820]

다시 한 번, 성별 차이에 대한 이 모든 관찰들은 '평균적으로'라는 점을 염두에 두어야 한다. 많은 여성이 평균적인 남성과 유사한 흉추와 늑골 각도를 갖고 있고 많은 남성이 평균적인 여성과 유사한 척추와 늑골 각도를 가질 만큼 여성의 정상 범위는 충분히 크다.[821] 우리는 요가 수행자에게 "당신은 여성이기 때문에 남성보다 운동범위가 더 넓을 것입니다"라고 말할 수 없다. 이는 누구에게나 할 수 없는 잘못된 표현이다. 중요한 건 그녀가 자신에 대해 무엇을 발견할 수 있느냐다.

늑골

늑골은 흉추를 요추 및 경추에서 뚜렷하게 구분 짓는다. 이 고리들은 흉추를 둘러싸 내부 장기를 보호하는 우리cage를 만들고 또한 호흡에도 역할을 한다. 속이 빈 뼈로 이뤄진 늑골들은 길고 가늘며 약간 탄력이 있다. 속이 빈 벌집 모양의 소주골 안에는 조혈 세포가 들어 있는 골수가 있다.

언급한 바와 같이, 일반적으로 늑골은 척추의 두 곳에서 연결된다. 늑골의 머리(그림 3.307 참조)는 두 척추뼈 몸체의 반관절면에 연결되고, 늑골경을 따라 조금 더 멀리 떨어져 있는 늑골결절은 늑횡관절에서 횡돌기와 관절을 이룬다. 이게 2~9번째 늑골의 일반적인 구조지만 1번 10번 11번 및 12번 늑골은 하나의 척추체에만 연결되며, 11번 및 12번 늑골은 횡돌기와 관절하지 않고 척추체에만 연결된다. 2~8번 늑골들은 모양이 매우 유사하지만 1번 늑골과 9~12번 늑골은 뚜렷한 차이가 있다. 그림 3.307은 늑골의 회전축을 보여준다. 늑골경은 회전 방향에 따라 이 축을 중심으로 회전한다.

늑골의 크기와 모양은 위치에 따라 다르다. 그림 3.308은 1번, 2번, 5번, 11번 늑골들의 비교를 보여준다.

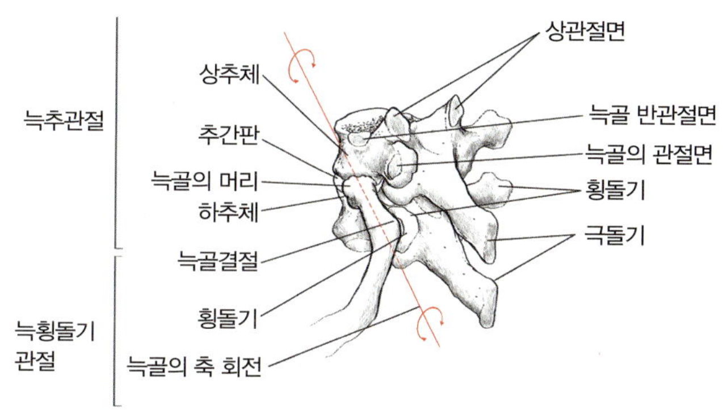

그림 3.307 척추에 연결된 늑골들. 2~10번 늑골의 경우 각 늑골은 2개의 척추체와 하나의 횡돌기와 연결된다. 늑골경의 회전축이 표시됐다.

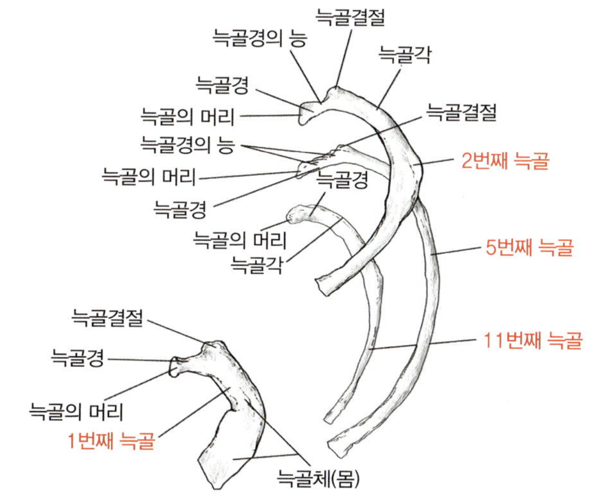

그림 3.308 늑골의 모양과 크기와 구역들

늑골경은 늑골의 머리와 늑골결절 사이에 있다. 늑골결절을 지나면 늑골각이 있고, 늑골이 앞으로 극적으로 구부러지는 곳이다.

늑골몸은 늑골에서 가장 긴 부분이며, 비틀어져 있다. 늑골의 바깥 표면은 척추 근처에서 약간 아래를 향하고, 앞쪽 끝에서 약간 위를 향하는 꼬임으로 인해 방향이 바뀐다. 늑골의 바깥쪽은 볼록하고 불룩 튀어나온 반면, 안쪽은 오목하고 매끄럽다. 위쪽 가장자리(위)와 아래쪽 가장자리(아래쪽)는 늑간근의 부착 부위 역할을 한다. 늑골몸의 상단에는 둥근 표면이 있지만 아래쪽에는 홈이 있는 날카로운 테두리가 있어 이를 따라 흐르는 신경과 혈관을 어느 정도 보호한다.

대부분의 앞쪽 늑골은 늑골을 흉골에 연결하는 유리질 연골의 평평한 막대인 늑연골에서 끝난다. 늑연골의 바깥은 늑골과 이어져 있고, 내측은 흉골과 이어진다. 늑골과 늑연골은 1번 늑골에서 7번 늑골까지 길어졌다가 다시 짧아진다. 특히 늑골 8, 9, 10의 늑연골은 흉골로 이어지지 않고 7번 늑골과 연결되어 있다. 11, 12번 늑골은 늑연골이 없어 흉골이나 나머지 늑골에 붙어 있지 않고, 이 때문에 '떠 있는 늑골'이라고도 한다. 어떤 사람들은 10번 늑골이 떠 있기도 한다.[822] 떠 있는 늑골는 정확히는 흉곽을 구성하지는 안지만, 하후거근과 요방형근과 같은 근육의 중요한 부착 부위 역할을 한다.

길이와 함께 늑골의 수평각도 아래 늑골로 갈수록 증가한다. 그림 3.303은 측면에서 본 흉곽을 보여준다. 어느 늑골도 수평이 아니다. 이는 호흡을 돕는 중요한 특징이며 나중에 살펴볼 것이다. 1번 늑골에서 경사도가 가장 작으며, 그다음 9번 늑골에서 최대로 증가하며 그 후에 다시 감소한다. 평균적으로 상부 6개의 늑골은 25~35°의 경사를 갖는 반면, 하부 6개의 늑골은 35~45°의 각도를 갖는다.[823] 늑골의 가슴 분절은 늑골의 반대 방향으로 경사져 흉골까지 올라갈 수 있다. 따라서 1번 늑연골은 약간 아래쪽으로, 2번 늑연골은 수평으로, 3~10번 늑연골들은 위쪽으로 기울어져 있다.

흉곽은 위에서 볼 때 타원형이다(그림 3.309 참조). 앞뒤보다 양옆으로 훨씬 더 넓다. 앞뒤(전후) 길이와 측면(가로) 길이의 비율을 흉부지수thoracic index라 한다. 6~10번 늑골은 주로 장기 보호/자세 유지 및 횡격막을 이용한 호흡에서 중요한 역할을 맡으며, 1~5번 늑골은 (6~10번 늑골들보다) 늑골근육과 상체의 움직임을 이용한 호흡에 더 많은 역할을 한다. 이 늑골들의 영역은 우리의 성장에 따라 서로 다른 속도로 발달된다.[824]

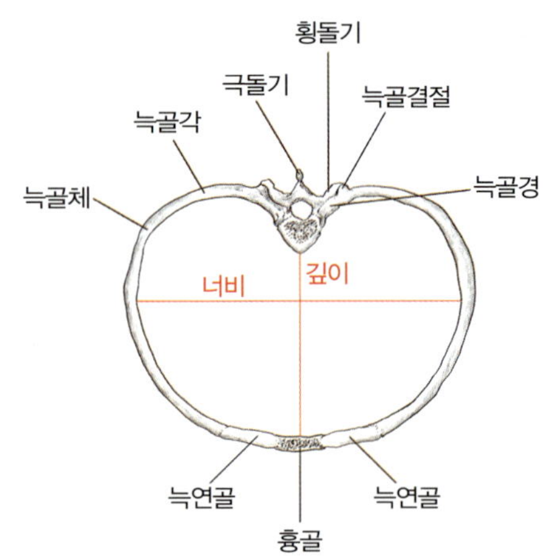

그림 3.309 흉부 지수는 측정된 흉곽의 원형 정도를 나타낸다. 늑골은 앞뒤로 깊은 것보다 좌우 방향으로 더 넓다. 지수는 다양한 방법으로 백분율을 계산할 수 있고, 여기서는 깊이/너비×100 공식을 사용했다.[825]

늑골의 변이

앞서 언급했듯이 대부분의 사람들은 12개의 늑골을 가지지만 일부는 13개, 일부는 11개만 가지고 있다. 왜 이러한 변이가 발생하는지 잘 알 수 없다. 유전이나 임산부의 독소 노출 때문일 수 있다.[826] 여분의 늑골 1개(또는 2개)가 있는 경우 일반적으로 요추(~8%) 또는 경추(~1%)에 발생한다. 그러나 아주 드물게 여분의 늑골이 천골이나 심지어 꼬리뼈에 나타날 수 있다[827](15개의 늑골을 가진 매우 드문 사람에 대한 연구 보고가 적어도 하나 있었다![828]). 여분의 늑골이 항상 양쪽에 생기는 것은 아니다. 경추 늑골은 일반적으로 태아와 신생아에서 발생하며 일반적으로 성인에서는 발생하지 않는다.[829] 경추 늑골은 혈류를 감소시키고 신경근을 압박할 수 있는 흉곽출구증후군과 같은 건강 문제를 일으킬 수 있다. 요추의 추가 늑골은 4번/5번 요추관절의 퇴화 및 요통과 관련이 있다.[830]

인구의 약 1~3%가 3번 또는 4번 늑골이 이분형성(bifid, '갈라져 있음'을 뜻한다)일 수 있으며, 이는 각 늑골들이 흉골에 연결되는 2개의 늑연골을 가질 수 있음을 의미한다.[831] 이런 경우는 특히 흉곽의 가동성 중 굴곡에 다소 영향을 줄 수 있는 늑골 공간을 좁게 만든다. 11번, 12번 늑골과 같이 10번 늑골이 부유 늑골이라는 연구 보고가 있었고, 또한 견갑골이 '늑골 오훼간'인대 'costocoracoid' ligament[832]를 통해 1번 늑골에 고정되어 견갑골 움직임에 영향을 미칠 것으로 추정되는 연구 보고도 있었다.

나이와 성별에 따른 흉곽의 변이

늑골들의 위치, 모양 및 방향은 연령, 성별 및 높이에 따라 다르다.[833] 평균적인 여성인 노르마는 평균적인 남성인 노르만보다 늑골의 경사도가 약 4° 더 크다.[834] 남성과 여성 모두 나이가 들어감에 따라, 늑골의 경사도가 줄어들어 그 각도가 수평에 가까워진다. 18세의 9번 늑골의 평균 경사는 40°이지만 나이가 들수록 약 33°로 감소한다.[835] 이것은 중요한 생체역학적 관찰이다. 왜냐하면 각도가 평평해질수록 늑골은 외상에 더 약해지기 때문이다.[836] 나이든 사람들은 젊은 사람들보다 늑골이 부러질 가능성이 더 크다. 이러한 경사의 감소로 인해 늑골이 '위로 들려 올려'지면서 흉부 지수는 20대 초반의 약 62%에서 70대의 약 68%로 변한다. 이는 그림 3.310과 같이 흉곽의 단면이 나이가 들어감에 따라 더 원형으로 변함을 의미한다.

이런 흉곽의 확장을 술통 가슴barrel chest이라고 하며 이 흉곽의 확장은 많은 노인들이 '술통 가슴'처럼 보이게 한다. 일반적으로 술통 가슴은 나이가 들면서 남녀 모두에게 발생할 수 있으며, 늑골을 완전히 확장된 위치로 당기는 늑연골의 경직으로 인해 나타난다. 70세 이후 여성의 흉곽은 계속해서 확장돼 100세일 경우 75%의 흉부 지수에 도달하는 반면 남성의 경우 70세 이후에는 약간 감소할 수 있다.[837] 종종 술통 가슴은 늑골들을 높은 위치에 고정시켜 늑골의 남은 가동성이 매우 적어지기 때문에 호흡에 문제가 발생할 수 있다. 그러나 술통 가슴의 모든 경우가 치료가 필요한 병리는 아니다. 치료는 때때로 웨이트 트레이닝과 같은 다른 원인으로 인해 발생할 수 있다.

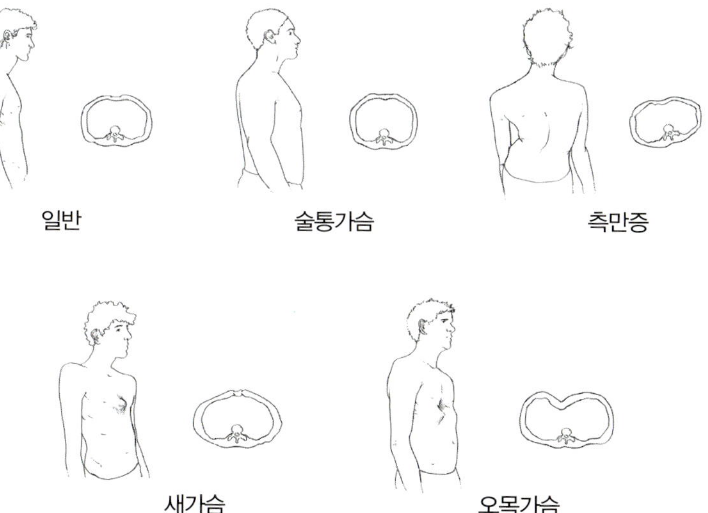

그림 3.310 흉곽의 모양에 따른 다양성

술통 가슴을 가진 나이든 요가 수행자는 반드시 프라나야마를 통달할 필요가 없다. 그들의 증가된 가슴 크기는 일반적으로 나이가 들면서 발생하는 늑연골의 경화로 인한 것이다. 또 다른 흉곽 모양의 변형은 그림 3.310에 나와 있다.

노르마와 노르만의 늑골의 방향 차이는 오로지 노르만의 더 큰 가슴 부피와 호흡 능력에 기여하는 척추뼈의 구조 차이에서 오는 것으로 보인다.[838] 비슷한 덩치의 남성과 여성에서 이러한 변이는 늑골의 모양이나 크기 때문에 발생하는 것이 아니며, 변이의 모습은 비슷한 덩치의 남성과 여성들에서 상당히 유사한 것으로 보인다.

흉골

흉골은 흉곽의 전면을 고정하는 길쭉한 구조이며 일반적으로 클립온 타이(그림 3.311 참조) 모양의 3개의 뼈로 구성된다.[839, 840] 흉골병manubrium, 흉골체sternum body, 검상돌기xiphoid process는 초기 성인기까지 연골로 연결되지만, 성숙한 성인이 되면서 대부분의 사람들은 하나의 단단한 뼈로 융합된다. 흉골병은 흉골의 위쪽의 더 넓은 부분이며 3번, 4번 척추의 높이 근처에 위치한다(늑골이 아래쪽으로 기울어지기 때문에 이 척추의 늑골들은 자루뼈가 아니라 흉골 몸체와 연결됨).[841] 흉골병 상단에는 경절흔jugular notch이라고 하는 얕은 U자형 테두리가 있다. 이것은 두 쇄골 끝 사이의 목 앞쪽 기저부에서 쉽게 촉지될 수 있다. 쇄골절흔clavicular notch는 흉골병 위쪽 가장자리의 양쪽에 위치한 얕은 오목이다. 이것은 흉골과 쇄골 사이의 흉쇄관절을 이루는 부분이다.

1번 늑골의 연골은 흉골병에 붙어 있고 2번 늑골의 연골은 흉골병과 흉골 몸체에 붙어 있다. 흉골체는 흉골의 중앙 부분으로 5~9번 척추뼈의 높이에 있다. 상대적으로 평평하지만 흉골체에는 3개의 횡융기선(젊은 시절의 흉

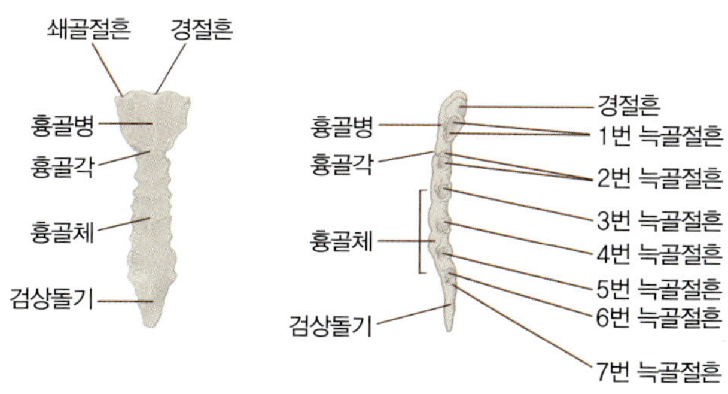

그림 3.311 흉골: (a) 앞에서 본 모습,[842] (b) 옆에서 본 모습.

골을 구성하는 융합되지 않은 연골의 잔재)이 있다. 각 능선의 측면에는 3번, 4번, 5번 늑골의 연골이 연결된다. 6번, 7번 늑골은 검상돌기 바로 위, 흉골체의 바닥에서 흉골과 가깝게 연결된다. 흉골병과 흉골체의 결합은 흉골각을 만든다. 1번 늑골은 쇄골 아래에 있기 때문에 느낄 수 없다. 2번 늑골이 우리가 느낄 수 있는 가장 높은 늑골이다.

흉골의 하단 끝에는 검상돌기가 있다. 이 작은 구조는 연골에서 시작하지만 인구의 약 절반에서 중년기부터 시작하여 점차 골화(뼈가 됨)된다.[843] 검상돌기는 3개의 흉골 뼈 중 가장 많은 변형을 가진다. 검상돌기는 길 수도, 가늘거나 직선일 수도 있고 앞으로 찌르는 갈고리 같은 모양일 수도 있다. 검상돌기는 이형성(포크처럼 2개의 끝을 가짐), 2개(한쪽이 다른 쪽 위에 있음), 3개(3개가 연속으로 놓여 있음) 또는 완전히 없을 수 있다. 일부는 배꼽까지 내려가는 매우 긴 것도 보고됐었다! (긴 검상돌기가 체간의 굴곡을 방해하는 모습을 쉽게 상상할 수 있다. 아야! 어린이 자세조차도 검상돌기가 긴 사람에게는 편안하지 않을 것이다.) 검상돌기는 또한 흉골체에서 분리될 수 있다.[844] 일반적으로 노르만의 흉골은 노르마의 15cm에 비해 약 16.5cm로 노르마의 흉골보다 10% 더 길다.

흉골의 위치와 방향의 변화는 그림 3.310에서와 같이 오목가슴pectus excavatum(움푹 들어간 부분, 움푹 들어간 부분 또는 깔때기 모양의 가슴) 또는 새가슴pectus carinatum(비둘기 가슴)으로 이어질 수 있다. 오목가슴은 500명 중 1명꼴로 드물게 나타나며, 오목가슴을 가진 사람들의 85%가 비교적 일찍 나타나 한 살에 이러한 변이를 보인다. 왜 발생하는지는 알 수 없다. 오목가슴은 종종 늑골들의 비대칭 만곡과 깊게 함몰된 흉골을 동반하며, 흉골 뒤에 위치한 장기들의 위치에도 영향을 미친다. 새가슴도 흔치 않으며 흉골이 전방 또는 외부로 돌출되며 사례의 50%는 10세 이후, 어린 시절의 후반기에 발달하는 경향이 있다.[845] 대부분의 흉골의 모양 변형은 30세 이전에 발생한다. 그리고 그 이후에는 뼈의 밀도를 제외하고는 거의 변화가 없는 것으로 보인다. 흉골의 주요 변화는 흉골이 경화(골화)되는 아동기 및 청소년기에 발생한다. 흉골 골절과 같은 대부분의 흉부 손상은 흉골이 완전히 골화된 성인에게서 발생한다.[846]

추간판

흉추 디스크의 생리학은 척추의 다른 부분과 유사하지만 흉추의 디스크가 요추보다 훨씬 얇다. 흉추에선 수핵의 분리도 적은 수준에서 나타난다.[847] 경추나 요추와 달리 흉추 디스크는 쐐기 형태를 띄지 않는다. 흉추에서 보이는 후만은 앞이 가늘고 뒤로 갈수록 두꺼운 척추뼈 자체의 형태에서 기인한다(이 쐐기에 대한 자세한 내용은 웹 부록 'Wedging of the vertebrae and discs' 참조). 요추와 경추에 비해 흉추의 추간판 높이는 척추체 높이에 비해 더 낮으며 수핵은 상대적으로 더 작다.[848]

늑연골

1~7번 늑골은 긴 막대 형태의 유리질 연골인, 늑연골costal cartilage 흉골에 연결된다. 늑연골의 각 끝은 쐐기 모양으로 되어 있고 흉골과 늑골 끝에 꼭 맞는다. 흉골에서 늑연골은 약간의 위아래 움직임을 허용하지만 회전 움직임을 허용하진 않는다. 늑연골 자체는 비틀리는 힘을 받아들이지만, 이 비틀림을 흉골로는 전달하지 않는 것이다. 이러한 작용은 흡기 시 탄성 에너지를 저장하여 호기 시에 이 에너지를 활용할 수 있게 한다.[849] 8~10번 늑골은 늑연골을 통해 서로 합쳐진 다음 7번 늑골에 연결된다. 늑연골은 젊었을 때 가장 유연하지만 나이가 들면서 훨씬 더 뻣뻣해지는 경향이 있어, 흉곽의 탄력이 감소하고 호흡 효율이 감소하게 된다.

관절과 인대

흉추에 있는 두 관절에 대해서 알아보자. 먼저, 척추 뼈들 사이의 관절인 척추관절을 살펴보고, 흉추와 흉골 그리고 늑골의 연결인 늑골관절에 대해서 알아볼 것이다.

척추관절

척추 관절은 디스크로 연결된 곳과 골단관절apophyseal facets, 이 두 종류의 관절로 구성된다. 이 관절들의 성질은 요추 부분에서 자세히 설명했고, 흉추 부분에서도 이 관절들의 성질은 매우 유사하므로 여기서는 자세히 설명하지 않을 것이다. 흉추의 추간판은 자세히 연구되지 않았다. 디스크 탈출증은 자주 일어날 수 있지만 일반적으로 증후군이나 문제들을 일으키지 않는다. 후관절면의 각도는 수직에서 0~30° 까지 다양할 수 있으며 후관절은 대부분 관상면에 정렬된다.

흉늑관절

늑골과 척추를 연결하는 관절은 그 크기가 작기 때문에 종종 무시되곤 하지만, 이 관절들은 갯수가 많고 관여하는 인대들도 많다. 정상적인 흉추에는 108개의 인대가 있다.[850] 이 인대들은 상체의 안정, 흉추의 가동, 흉곽 내의 장기들 보호, 호흡에의 기여 등에 있어 매우 중요하다. 2~10번 늑골의 머리는 늑추관절에서 위아래 두 척추뼈와 관절을 이룬다. 1~2번 흉추 샌드위치는 2번 늑골과, 2~3번 흉추 샌드위치는 3번 늑골과 등등, 10번 늑골의 경우 흉추 9~10번까지 내려간다. 각각의 늑추관절은 위아래 척추뼈와 그 사이에 있는 디스크의 늑골면에 걸쳐 있다. 1번, 11번 및 12번 늑골에는 해당 척추에 위치한 단 하나의 늑추관절만이 있다. 늑추관절은 섬유화된 관절낭과 여러 개의 짧은 인대로 둘러싸인 활액관절이다. 방사형 인대(그림 3.312 참조)가 관절낭에서 부채꼴 모양으로 뻗어나와 늑골 머리 주위에 원을 형성한다. 2~9번 늑골의 경우 위아래 척추와 척추 사이 디스크에 연결된다. 이 늑골에는 늑골 머리를 디스크의 섬유 연골에 연결하는 관절 내 인대가 있다. 이 인대는 늑추관절의 활액강을 2개로 분리해 나눈다. 늑추인대는 촘촘하고 탄성이 있어 늘어나거나 짧아질 수 있어, 발생하는 움직임의 종류에 상관없이 팽팽한 상태를 유지한다.[851]

늑횡관절Costotransverse joint은 11번, 12번 늑골을 제외하고 동일한 숫자(2번 늑골은 2번 흉추 횡돌기와 관절 연결을 한다)의 척추 횡돌기와 늑골경을 연결한다. 11번, 12번 흉추는 이 연결을 위한 관절면이 없다.[852] 늑횡관절은 관절낭을 강화하는 3개의 인대가 있는 활액관절이기도 하다.

- 외측 늑횡인대는 횡돌기 끝에서 늑골결절까지 확장된다.
- 늑횡인대는 늑골경과 횡돌기를 따라 움직인다.
- 상늑횡인대는 늑골경에서 그 위 척추뼈의 횡돌기를 통과한다.[853] (종종 첫 번째 늑골에는 상늑횡인대가 존재하지 않는다.[854])

마지막 2개의 늑골에는 늑횡관절이 없기 때문에(늑골경이나 결절이 없음), 제대로 분화되지 않은 늑횡인대만 있을 수 있다.[855] 12번 늑골은 요늑인대에 의해 1번 또는 2번 요추의 횡돌기에 연결된다.[856]

흉(골)-늑골 관절

가슴 앞쪽에서 늑골(1~7번 늑골)은 흉골과 연속되기 위한 늑연골이 되며, 이 흉골과 연결되는 관절을 흉늑골관절 sternocostal joints이라고 한다(그림 3.313 참조). 늑골에서 연골을 걷어내면 연골의 둥근 측면 끝과 일치하는 늑골의 끝부분의 얕은 함몰부가 노출된다. 여기서는 아주 약간의 수직 움직임만 일어날 수 있다. 이 제한은 뼈와 연골의 콜라겐 섬유가 연결 접합부를 가로질러 함께 혼합되기 때문에 생긴다. 그러나 연골은 탄력적으로 꼬일 수 있어 흡기 시 에너지를 저장했다가 호기를 도와 흡수한 에너지를 방출할 수 있다. 젊을 때 이 연골은 가장 유연하지만 나이가 들수록 골화로 인해 뻣뻣해지는 경향이 있어 나이가 들수록 호흡의 편함에 영향을 준다.[857] 1번 늑골과 흉골이 이어지는 부분은 섬유질이며, 부동관절synarthrosis joint('고정된' 또는 '움직이지 않는'을 의미)이다.[858] 2~7번 늑골의 경우, 흉골과 늑골이 관절을 이루기 위한 얕고 둥근 늑골절흔이 있는 경우가 많다. 참고한 해부학 문헌에 따

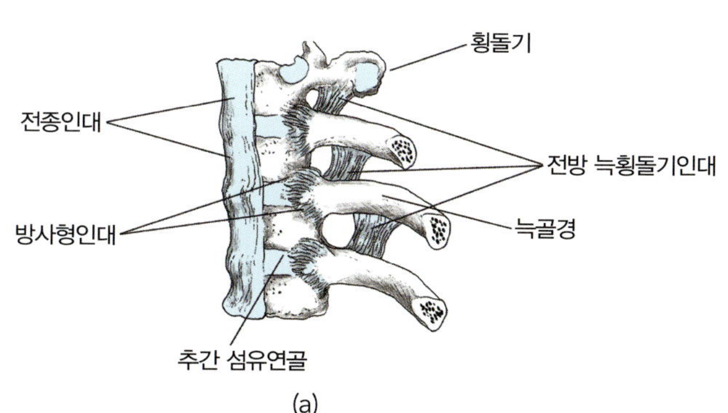

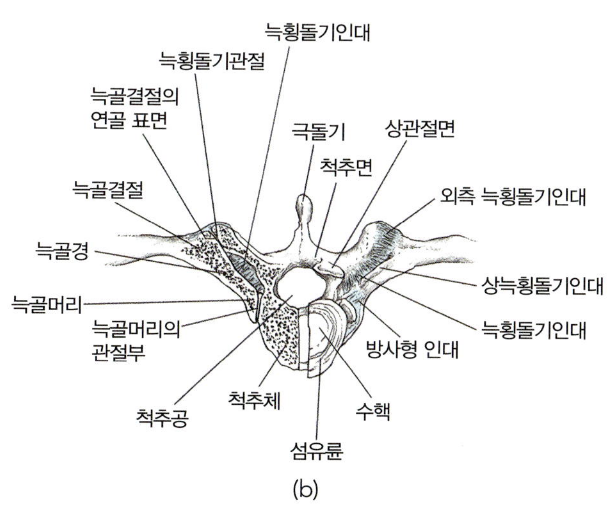

그림 3.312 늑추관절과 늑횡돌기관절: 늑골이 척추체와 횡돌기와 연결됨.

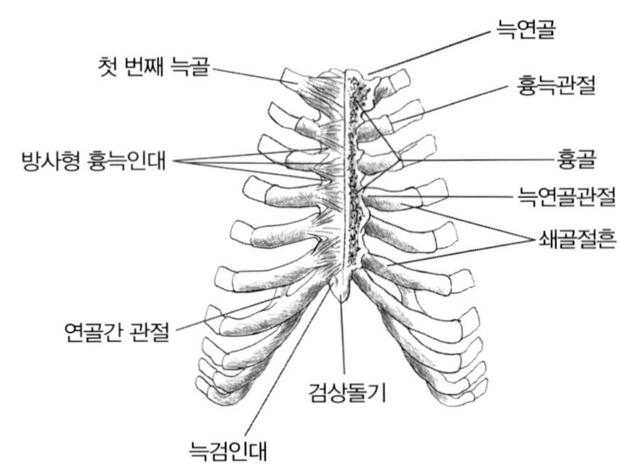

그림 3.313 연골간 관절과 늑흉관절

라 2~7번 늑골의 흉늑골관절이 모두 활액관절로, 2~5번 늑골만 활액관절이고 6~7번 늑골은 부동관절(연골화됐음으로 가동성이 제한됨)로 나와 있기도 한다.[859] 이런 불일치는 의심할 여지없이 인간의 자연적 다양성의 반영이다. 이 활액관절들은 늑골의 위아래 움직임을 약간의 허용하지만 회전은 허용하지 않는다(늑골의 회전은 늑연골에 탄성 꼬임으로 흡수됨). 8, 9, 10번 늑골들은 위쪽 늑연골과 연결되어 있다. 일반적으로 9번 늑골의 늑연골은 앞쪽의 10번 늑골에 섬유질 연결로 이어지지만 항상 그렇지는 않다. 만약 9번 늑연골과의 연결이 없는 경우 10번 늑골은 부유늑골이 된다.[860]

2~7번 늑골의 늑연골관절과 흉골 측면은 섬유성 관절낭으로 둘러싸여 있다. 7번 늑골의 관절은 활액관절, 가동관절이거나 또는 치골결합과 같은 섬유관절(약간 움직일 수 있음을 의미)일 수 있다.[861] 방사형 인대들은 늑연골에서 흉골까지 이어진, 얇고 넓은 띠 모양이며, 이 섬유성 관절낭들을 둘러싸고 있다. 방사형 인대는 위아래로 진행하는 다른 인대의 섬유와 문합되어, 인접한 늑연골과 흉골의 반대편에 있는 늑연골을 연결한다. 이런 방식으로 흉곽의 양측 사이에는 근막 연결이 있어, 흉골을 덮고 둘러싸는 섬유막을 생성한다. 그림 3.313에서 볼 수 있듯이, 아래 늑골의 늑연골 및/또는 연골간 관절강을 연결하는 늑연골간인대가 있을 수 있다. 전자는 인대성 결합syndesmoses(아주 약간 움직임)이고 후자는 활액관절(더 움직일 수 있음)이다.[862]

횡격막의 인대들

그림 3.314와 같이 횡격막에는 왼쪽과 오른쪽 크루스crus('다리'를 의미하는 라틴어, 복수는 crura)라고 하는 2개의 뚜렷한 힘줄 다리를 통해 요추까지 이어지는 중앙 힘줄이 있다. 이 횡격막 다리 섬유는 오른쪽의 경우 1~3번 요추 앞의 전종인대 섬유와, 왼쪽의 경우 1~2번 요추 앞쪽에 있는 전종인대 섬유로 합쳐진다. 이 섬유는 계속해 대요근의 상부 힘줄로 이어진다. 2개의 횡격막 다리 위쪽 기시부들을 연결하는 것은 정중궁상인대median arcuate ligament이며, 이는 대동맥 위에 아치를 형성한다. 조금 더 옆으로는 좌우 정중궁상인대가 있으며, 이들은 횡격막을 추체에 연결하고 1번 요추의 횡돌기와 요근 위로 아치를 이룬다. 요추와의 근막 연속성과 복강 내압을 만드는 역할로 인해, 횡격막은 요추에 대한 기계적 지지뿐만 아니라 축체에 대한 자세 안정성을 제공하는 것으로 여겨진다.[863]

흉부 근막

흉부 근막은 4개의 구분된 층으로 되어 있다. 가장 깊은 근막은 내장 근막visceral fascia이라고 불리는 장기를 둘러싸고 연결하는 근막이 있다. 또한 뇌막meningeal fascia이라고 불리는 우리의 신경을 감싸는 근막층이 있다. 이 두 층 위에는 심부 근막deep fascia이 있고 그 위 그리고 피부 바로 아래에 표면 근막superficial fascia이 있다.[864] 표면 근막은 표면 지방 조직(SATsuperficial adipose tissue)과 심부 지방 조직(DATdeep adipose tissue)의 2개의 층으로 나눌 수 있다.[865] SAT층은 콜라겐과 작은 지방 소엽(소엽이라고도 함)이 있는 엘라스틱 섬유로 이뤄져 있고, 두께가 균일하지 않다. 이 조직은 하반신의 표면 근막과 연속되어 연결되지만, 좌우는 서로 연결되지 않으며, 피부와 배의 중심선에 있는 심부 근막(이 부위를 백선Linea alba 또는 White line이라고 함)에 의해 분리된다.

SAT와 상당히 다르게, DAT는 지방 세포가 매우 적은 더 느슨한 결합조직이다. DAT는 흉골과 백선, 서혜인대(하복부) 및 견봉돌기(어깨 부위)에서는 거의 존재하지 않아, SAT가 이 위치들의 심부 근막에 직접 부착되도록 한다. 이러한 불연속성으로 인해 DAT는 구획화되어 있고 이런 특징은 다른 신체 부위 끼리의 감염 확산을 방지할 수 있게 한다.[866]

가슴의 연부조직

일부 해부학자들은 유선이 표면 근막 바로 아래에 위치한다고 믿지만, 유선 조직은 때때로 표면 근막층의 일부로 간주된다.[867] 또 다른 견해로는 유선 조직이 피부와 표면 근막 사이에서 더 표면에 가깝게 위치한다고 주장한다.[868] 이 후자의 견해는 발생학적 발달과 더 일치하며 유선이 표면 근막이 아닌 피부에서 발견되는 변형된 땀샘이라는 관점이다.

유방 크기와 모양은 매우 다양하며[869] 유전, 민족, 식이, 나이, 여성의 출산 여부, 폐경기 상태, 체질량 등 많은 요인들이 유방의 최종 형태에 기여한다. 모양은 원추형에서 반구 모양, 늘어진 모양 또는 납작한 모양까지 다양할 수 있다.[870] 유방은 일반적으로 2번 늑골에서 6번 늑골의 위에, 흉골에서 겨드랑이 바로 아래 선까지 위치하지만 이 범위도 매우 다양하다. 비대칭이 일반적이다. 여성의 97%는 한쪽 유방이 다른 쪽보다 크고 62%는 왼쪽 유방이 더 크다.[871] 유방은 가슴 근육 위에 있기 때문에 여러 방향으로 심부 근막의 위를 움직일 수 있다.[872] 하지만 일부 여성들의 경우, 유선 조직 일부가 심부 근막에 부착되거나 심부 근막을 뚫고 가슴 근육에 직접 부착되어 고정되어 있는 경우도 있다.[873]

유선 내의 표면 근막과 인대(주요 인대는 쿠퍼인대Cooper's ligament라고 함)의 격막은 주변 지방보다 무거운 유선의 무게를 지탱해준다. 놀랍게도, 유방의 피부는 유방을 지탱하고 그 형태와 위치를 유지하는 주요 요인 중 하나다.[874] 또한 유방은 쇄골과 유선 사이의 표면 근막이 두꺼워짐으로써(지르알데스Giraldes인대라고 함) 그 위치를 유지하게 된다.[875] 인대와 피부의 도움이 없어지면, 유방이 처지고 그 모양을 잃게 된다. 피부의 튼살은 피부가 탄력 한계를 넘어 늘어났음을 나타낼 수 있다. 유방 보형물은 해당 부위를 정상보다 더 뻣뻣하게 만드는 보형물 주변의 흉터를 자극하여 최종적으로 처짐을 줄이거나 지연시킬 수 있다.[876]

흡연, 유방 크기, 임신, 체질량 지수, 반복되는 체중 감소 및 증가, 연령과 같은 여러 요인이 피부의 구조와 강도, 지지 인대, 중격 및 두께를 변하게 할 수 있다. 예를 들어, 임산부의 가슴이 커지면 피부, 중격, 인대가 늘어나고 이완된다. 출산 후 유방이 원래 크기로 돌아오더라도 이런 지지 구조물들은 더 이상 원래 유방의 모양이나 위치를 유지할 수 없다.[877] (하수drooping 또는 ptosis라고 불리는 가슴의 처짐은 유방 조직과 삼각근의 표면 근막에 연결되는 활경근platysma을 강화함으로써 피할 수 있다.[878] 활경근은 아래턱과 아래 입술을 끌어내리는 데 도움을 준다. 하지만 지르알데스인대와 함께 작용한다면 유방 위치를 유지시킬 수 있다.[879])

심부 근막

뒤쪽의 심부 근막이 별개의 3개의 층을 가지듯, 흉부의 앞쪽에 있는 근막도 표면, 중간 및 심부로 3개의 층을 가진다.

심부층은 늑골 사이의 늑간근을 덮는다. 중간층은 전거근과 소흉근을 둘러싼다.[880] 중간층은 견갑골을 안정화하거나 가동시키는 등 근육들인 능형근, 극상근, 척추하근 및 견갑거근을 둘러싸는 근막으로 이어진다.[881]

심부 근막의 표층은 전거근serratus anterior 위에 놓여 있으며 여러 근육을 둘러싼다. 이 층은 상당히 광범위하여 위쪽으로 계속해서 삼각근과 상완 근육을 둘러싸고 아래쪽으로는 대둔근을 덮으며 대퇴장막근이 된다. 팔의 근막, 체간 근막, 하지 근막의 연결은 근막을 따라 힘의 전달을 가능케 하는 특정한 조직을 가지고 있다. 이 모든 큰 근육들은 많은 근막 격막을 가지고 있으며 해당 근육들의 근막 덮개에 단단히 부착된다. 이 긴밀한 상호 연결은 근막이 근육의 상태를 감지할 수 있도록 한다.[882] 흉곽의 표면 근육은 주로 상지의 움직임이나 신체의 한 영역에서 다른 영역으로의 힘 전달에 관여하며, 호흡에 대해서는 단지 2차적으로 관여한다(볼륨 4에서 상체의 움직임과 안정성과 관련된 흉부 근육과 근막에 대해 보다 자세하게 알아볼 것이다).

가슴 근막은 대흉근을 둘러싸는 2개의 층을 가진다. 심부층은 쇄골의 골막(뼈의 바깥쪽 표면)에서 발생하지만, 표면층은 쇄골을 넘어 확장해 목의 심부 근막의 일부가 된다. 바깥에선 가슴 근막은 삼각근을 둘러싸며 여기서 확장되어 팔의 심부 근막이 된다. 안쪽에서는 가슴 근막의 심부층은 흉골과 결합되어 고정되는 반면, 표면층은 흉골 위로 계속되어 반대쪽 가슴의 표면 가슴 근막이 된다. 이 근막이 활성화되면 이 표면 연결은 왼쪽과 오른쪽 가슴 근육 사이에서 서로 협응하게 한다. 아래로 내려가면 가슴 근막은 복직근초와 연결되고 반대쪽의 외복사근과 이어진다[883](예: 왼쪽 가슴 근막은 오른쪽 외복사근막과 연결된다).

늑간 근막

늑골 사이의 근육(늑간근)은 골막(골격의 바깥쪽 근막층)으로써 늑골 위쪽으로 계속해서 이어지는 심부 근막의 가장 깊은 층에 위치한다. 이 늑간 근막은 또한 복횡근과 복직근초를 둘러싼 근막과 내복사근의 근막으로 연속된다.[884] 늑간 근막은 가슴의 중앙으로 갈수록 흉골의 골막이 된다. 이 층의 아래에서, 가장 안쪽의 늑간 근막은 폐를 둘러싼 근막(벽측 흉막parietal pleura)과 결합해 흉내 근막endothoracic fascia으로 알려진 층을 형성한다. 흉부의 내장 근막과 보다 표면의 근육에 위치한 근막 사이의 이 밀접한 연결은 독특하다. 복부에서는 내장 근막(벽측 복막parietal perineum)과 복부 근육들의 근막 사이에 분명한 분리가 있다.[885]

흉부 근육

흉부의 근육은 세 가지의 주요 기능 세트로 나눌 수 있다.

1. 부속골격(견갑골, 어깨, 팔)을 안정시키거나 움직이는 것
2. 체간골격(척추)을 안정시키거나 움직이는 것들
3. 호흡을 유발하거나 보조하는 것들

첫 번째 세트의 근육들은 체간골격에 영향을 주지만, 주된 효과는 견갑골, 어깨 및 팔의 움직임이기에 볼륨 4에서 상체를 알아볼 때, 살펴볼 것이다. 한쪽에서만 활성화되면 흉부의 근육들은 척추의 측면굴곡과 약간의 회전을 유발할 수 있다. 척추를 움직이거나 안정화시키는 근육은 표 3.301과 같이 후방, 측방 및 심부 등 세 위치로 더 나눌 수 있다. 이 근육들은 이미 요추 부분에서 살펴봤었다.

호흡의 근육

표 3.301에 표시된 세 번째 그룹은 호흡과 연관된 근육들이다. 어떤 근육이 호흡에서 어떤 역할을 하는지에 대해서는 아직 알려지지 않은 것들이 많다. 호흡 근육들은 일반적으로 1차 역할과 2차 역할로 나뉜다. 그러나 흉부에 연결된 모든 근육들은 잠재적으로 호흡에서 어떤 역할을 가질 수 있다. 아직까지도 우리는 이 근육들이 호흡에 어떻게 영향을 미치는지 연구하고 있다.[886] 1차 근육은 모든 호흡의 형태에서 활성화되는 반면, 2차 근육은 강제 호흡 중에만 활성화된다. 근육들이 흡기 또는 호기를 보조하는지 따라 추가로 분류할 수도 있다. 가슴의 볼륨을 증가시키는 근육은 흡기 근육이고, 볼륨을 감소시키는 근육은 호기 근육이다.

흡기의 주요 근육은 횡격막, 각 늑골 사이의 외늑간근, 목과 가슴을 연결하는 사각근이다. 사각근은 경추에서 1~2번 늑골까지 이어진다. 목이 안정되면 양쪽 사각근의 수축이 늑골을 들어 올리는 데 도움이 준다. 이 동작이 가슴의 부피를 증가시키기 때문에 사각근은 흡기 근육이 된다. 사각근은 목을 움직이기 때문에 경추 부분에서 더 자세히 설명할 것이다.

유명한 요가 교육자인 레슬리 카미노프Leslie Kaminoff[887]가 호흡을 관찰할 때 선호하는 방법은 '형태의 변화'이다.[888] 우리가 가슴의 모양을 바꿀 때에만 우리는 호흡이 가능하다. 그는 호흡에 사용되는 근육의 역할을 구분할 때, 해당 근육이 호흡에 얼마나 효율적으로 영향을 미치는가가 중요하다고 생각했다. 다른 근육의 활성화 없이 가슴의 크기를 직접 바꿀 수 있는 근육은 효율적인 반면, 다른 근육이 먼저 작동해 신체 일부 영역(예: 늑골)을 안정화시켜야만 가슴의 크기를 바꿀 수 있는 근육은 비효율적이다. 이 기준에 따르면 가장 효율적인 호흡 근육은 다른 근육이 관여하지 않더라도 호흡에 영향을 줄 수 있는 횡격막이다.

표 3.301 몸통의 근육.

세트 1: 부속 안정화 및 가동화 근육 (후방의 근육 그룹을 외재성 근육이라고 함)	**후방**: 승모근, 광배근, 능형근, 견갑거근, 전거근 **전방**: 대흉근, 소흉근
세트 2: 축성골격의 안정화근 및 가동화 근육 (후방 그룹을 내재근이라고 함)	**후방**: 기립근(장늑근, 최장근, 극근), 횡극근(회전근, 다열근, 반가시근), 짧은 분절 근육군(극간근, 횡돌간근) **외측**: 복직근, 외복사근, 내복사근, 복횡근 **심부**: 요근(대요근 및 소요근), 요방형근
세트 3: 호흡 근육	**1차**: 흡기근: 횡격막, 사각근, 외늑간근, 내늑간근의 전방섬유 호기근: 내늑간근의 측면섬유 **2차**:* 상후거근, 하후거근, 늑골거근

* 흉부에 붙어 있는 거의 모든 근육은 호흡을 돕거나 제한할 수 있다. 여기에서는 좀 더 활성화되는 근육들을 나열하였다.

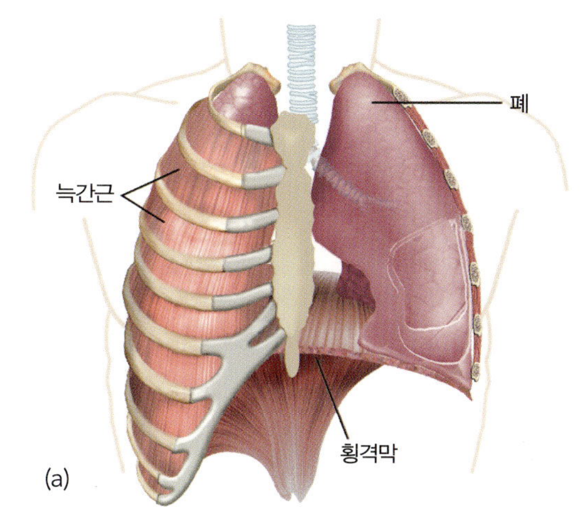

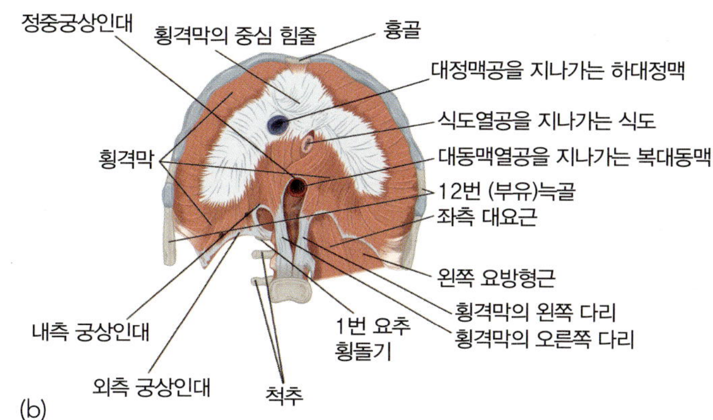

그림 3.314 전면(a)과 밑에서(b) 본 횡격막.[890]

횡격막

횡격막은 복부의 꼭대기에 위치하여 흉강과 복강 사이를 뚜렷하게 구분짓는 구조이다. 그림 3.314에 나타난 바와 같이, 우산이나 돔 모양의 횡격막은 모든 복부 기관 위에 위치한다. 7~12번 늑골의 안쪽과 검상돌기에서 횡격막의 바깥쪽 가장자리가 형성된다. 맨 아래 6개의 늑골과 이어지는 횡격막의 근섬유는 복횡근 섬유와 합쳐진다.[889] 횡격막 섬유는 아래쪽 늑골 안쪽으로 수직으로 뻗어 있으며 중앙 힘줄과 합쳐지는 곳에서 수평으로 뻗어 있다. 이러한 형태는 횡격막을 돔 구조처럼 보이게 한다. 중심 힘줄은 그 어떤 뼈와 연결되지 않는 둥근 건막에 가까운 독특한 힘줄이다. 횡격막의 위쪽(상부) 면은 볼록하며, 흉강을 위한 바닥을 만든다. 돔의 꼭대기 위치는 보통 4~6번 흉추 정도다(숨을 들이마시거나 내쉬거나 앉거나 눕느냐에 따라 다름). 횡격막이 수축하면, 횡격막 돔을 아래로 당기거나, 아래 늑골을 위로 올리거나, 또는 둘 다 약간씩 일어날 수 있다. 횡격막은 심장을 둘러싸고 있는 심낭 근막과 연결되는 근막으로 둘러싸여 있다. 횡격막의 오른쪽은 간이 바로 아래에 있기 때문에 왼쪽보다 약간 높다. 돔의 아래쪽 면은 오목하여 복강 위쪽의 지붕을 만든다.

그림 3.314b에서 볼 수 있듯이 횡격막에는 대정맥, 대동맥와 식도가 지나가기 위한 3개의 구멍이 있어 흉부와 복부 사이로 관이 통과할 수 있다. 하대정맥inferior vena cava은 대정맥공을 통과한다. 식도는 식도 열공esophageal hiatus을 통과한다. 대동맥은 정중궁상인대 아래의 대동맥열공aortic hiatus을 통과한다.

횡격막이 호흡에서 매우 중요하다는 것은 명백한 사실이며, 또한 척추의 움직임에는 전혀 기여를 하지 않긴 하지만 척추를 안정시켜 너무 많은 움직임을 방지할 수 있다.[891] 배변, 배뇨, 심지어 출산까지 횡격막과 복근 사이의 협응이 필요하다(앞서 논의한 바와 같이 이 협응을 '발살바 기법'이라고 한다). 계속해서 횡격막을 수축하며 숨을 참으면 복강 내 부피와 압력이 안정된다. 횡격막이 단단해진 상태에서 복부 근육도 같이 수축하면 장관(배변), 요로(배뇨) 또는 생식관(분만) 내 압력이 증가된다.

늑간근

이웃하는 2개의 늑골들 사이에는 늑간근으로 명명된 세 가지 근육들이 11개의 늑골 사이 공간에 걸쳐 있다(그림 3.315 참조). 늑간근은 주로 흉곽의 면적(형태와 크기 모두)를 변화시켜 호흡을 보조하지만, 상체의 회전을 돕는 역할도 한다.

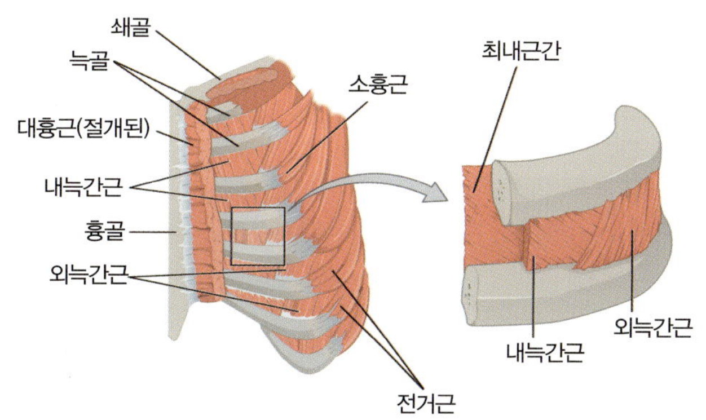

그림 3.315 외늑간근은 신체 측면과 뒤쪽에 그리고 척추 가까이에 있다. 내늑간근은 흉골 근처의 가슴 앞쪽과 안쪽에 위치한다. 최내늑간근은 내/외늑간근 밑에 있다.[892]

흉부, 가슴 부분

외늑간근

늑간근의 가장 바깥쪽 그룹은 복부의 외복사근과 많은 유사성을 가진 외늑간근external intercostals 또는 intercostal externi으로 구성된다. 외복사근과 외늑간근은 비슷한 깊이에 같은 방향으로 주행한다. 외늑골근은 한 늑골의 아래 모서리에서 그 아래 늑골의 위쪽 모서리까지 대각선 아래와 앞으로 주행한다. 흥미롭게도 이 근섬유들은 흉곽의 측면과 후면에서 가장 많이 발달되어 있다. 흉곽 전면의 늑연골 접합부 근처에서 얇은 근막이 된다. 외늑간근은 흡기에 이용된다.[893]

횡격막이 하부 늑골을 안정시키거나 고정하면 복부의 외복사근과 같이 외늑간근이 체간을 반대쪽(반대쪽)으로 회전하도록 도울 수 있지만 동측(같은 쪽)으로 회전하게 되면 이완되고 늘어난다.[894] 따라서 우리는 체간을 왼쪽으로 당기기 위해 오른쪽 외늑간근을 사용하지만, 이 경우 왼쪽 외늑간근은 이완된다(실제로 왼쪽 외늑간근이 늘어나 왼쪽으로 심하게 회전하지 않게 저항하는 것을 느낄 수 있다! 회전하고 있는 늑골의 뒤쪽이나 측면에서 이 감각을 느낄 것이다).

내늑간근

내늑간근internal intercostals 또는 intercostal interni은 외늑간근 아래에(심부에) 있으며 조금 더 흉곽 앞쪽과 흉골 쪽으로 두드러진다. 뒤쪽이나, 늑골각 근처에서 내늑간근은 또 다른 근막이 된다. 최근에는 흉골에 연결되는 앞부분(흉골 섬유라고도 함)과 측면/뒷부분(때로는 골간 섬유라고도 함)의, 두 부분으로 나눈다. 내늑간근은 한 늑골의 아래 모서리에서 아래 늑골의 위 모서리까지 대각선 아래로(아래로/옆으로) 뻗어나가, 내늑간근 섬유는 외늑간근 섬유와 수직으로 주행한다. 외측 내늑간근은 호기 기능을 하고,[895] 전면 섬유는 흡기를 보조할 수 있다.[896]

내늑간근은 복부의 내복사근과 매우 유사하며 체간을 동측으로 회전시킬 수 있다. 따라서 체간을 왼쪽으로 당기기 위해 왼쪽 내늑간근을 수축하면, 이때 오른쪽 내늑간근이 이완되고 늘어나게 된다[897](이 경우 오른쪽 내늑간근이 늘어나고 깊은 왼쪽 회전에 저항하는 것을 느낄 수 있다. 저항은 회전하고 있는 늑골 앞쪽에서 느낄 것이다).

최내늑간근

가장 깊은 층에 가장 발달되지 않은 최내늑간근 innermost intercostal muscles 또는 intercostals intimi이 있다. 그것들은 폐 근막의 바로 앞에 위치하고 내늑간근과 같은 방향의 대각선으로 주행한다.[898] 이 근육은 하부 늑골에서 더 두드러지지만 정확히 어떤 역할을 하는지는 완전히 알려져 있지 않다. 최내늑간근에 대한 연구는 아직 부족하다. 미루어 보자면 최내늑간근은 호흡과 함께 내늑간근을 보조한다는 것이다. 다른 늑간근들이 바로 위 아래 늑골들 사이에 존재하는 것과는 달리, 이 근육은 두 늑골을 넘어 걸쳐 있을 수 있다.[899]

횡흉근

부채꼴 모양의 횡흉근transversus thoracis(흉늑근sternocostalis이라고도 함)은 흉골과 검상돌기의 하단부를 가로질러 2~6번 늑골연골의 안쪽(뒤쪽) 표면으로 간다. 늑골의 뒤쪽을 향하면, 횡흉근은 늑골하근subcostalis muscles이라고 불리게 되고, 2~3개의 늑골에 걸쳐 있을 수 있다. 일부 해부학자들은 횡흉근과 늑골하근, 최내극간근을 한 그룹으로 묶는다.

늑골 근육과 복부 근육의 관계

서로 다른 위치에서 발견되지만, 가슴과 복부의 근육은 연속되기도 하고 기능을 공유하기도 한다. 외늑간근은 비슷한 깊이에서 같은 방향으로 달리는 복부의 외복사근과 연속성을 가지고 있다. 유사하게, 내늑간근은 내복사근과 연속되며 동일한 방향과 깊이를 갖는다. 흉골을 압박하여 흉부 팽창에 저항하는 횡흉근은 복횡근과 유사하다. 복횡근은 횡격막의 하강하는 움직임에 저항하는 길항근으로 볼 수 있다.

2차 호흡 근육

2차 호흡근은 상체 뒤쪽에 있다. 늑거근levatores costarum(늑골을 들어 올리는 근육을 의미함)은 7번 경추에서 11번 흉추의 횡돌기까지 있는 12개의 작은 근육들로, 하나 아래 있는 척추의 늑골에 정지하여, 외늑간근과 같은 대각선 방향으로 주행한다. 이 근육들은 흡기를 돕기 위해 늑골을 들어 올리는 역할을 가졌다고 추측되지만, 그 움직임이 명확하게 입증된 것은 아니다. 척추를 회전하고 옆으로 구부리는 것을 돕거나 그런 움직임들에 대해 척추를 안정화시킬 수 있다.[900]

상/하후거근(그림 3.221 참조)은 척추의 극돌기와 극돌기인대에서 기시하여 늑골각에 정지하는 척추의 얇은 직사각형 모양의 근육이다. 상후거근serratus posterior superior은 7번 경추와 첫 2~3개의 흉추 극돌기에서 시작하여 대각선 아래로, 바깥쪽으로 주행해 2~5번 늑골에 정지한다. 상후거근은 흉요근막 위쪽에, 능형근 아래쪽에 놓여 있다. 상후거근의 변이는 굉장히 다양하다. 어떤 사람들은 근육이 3개만 있고, 다른 사람들은 여섯 개까지 있기도 하며, 어떤 사람들은 상후거근이 완전히 없기도 하다.[901] 이 근육의 역할은 확실히 알려지지 않았지만, 늑골을 들어 올리며, 따라서 흡기를 보조하는 것으로 보인다.[902] 하후거근serratus posterior inferior은 아래쪽 2개의 흉추와 위쪽 2~3개의 요추에 위치한다. 하후거근은 가장 낮은 4개의 늑골까지 측면으로 주행한다. 이 근육 역시 상후거근처럼 근육 개수는 다양하다. 하후거근은 늑골을 아래로 그리고 뒤로 당기며, 횡격막이 하강하는 동안 늑골을 안정시키는 것으로 보이며, 이를 통해 흡기를 돕는 것 같지만[903] 이것 역시 명확하지 않다.[904] 후거근이 흡기를 돕는다면 많은 요가 학생들이 몸의 앞뿐만 아니라 몸의 뒤쪽에서도 들어오는 호흡을 느낄 수 있는 이유일 것이다. 그러나 또한 학생들이 느낀 것은 흡기 중에 수축하는 척추기립근일 수도 있다.

기능: 요가 자세의 적용

일반적으로 척추의 형태에 따라 특정 움직임은 허용하는 동시에 나머지 다른 움직임을 제한할 수 있다. 흉추의 경우 몸통 전방에 흉골에 의해 늑골들이 고정되어 있기 때문에 움직임이 감소된다. 경추, 흉추, 요추의 관절들은 척추를 따라 약간의 굴곡 및 신전을 할 수 있지만, 특히 흉추에서는 측면굴곡, 뒤로 신전하는 것보다 회전을 더 잘 할 수 있도록 설계됐다. 굴곡 및 신전의 축 움직임에 대한 제한은 요추 세션에서 살펴봤었다. 여기에서는 회전과 측면 굴곡에 대해 주로 살펴볼 것이다.

정상 가동범위

인간의 변이도 다양하고 연구들도 제각기 다양한 이야기를 한다. 어느 누구도 평균적인 사람이 없기 때문에 각각의 척추관절의 평균 가동범위를 인용하는 것은 별 소용이 없지만, 흉추의 여러 부위에서 일반적으로 발견되는 모습들에 대해 살펴보는 것은 흥미롭게 다가올 것이다. 표 3.302에 흉추의 평균 가동범위에 대한 한 연구 결과가 나와 있다. 상부 흉추의 굴곡과 신전이 얼마나 적은지 주목하라. 상부 흉추는 회전을 더 많이 할 수 있다. 그러나 추체 아래쪽으로 내려갈수록 굴곡과 신전이 많아지고 회전의 범위는 줄어든다. 이 연구에 따르면, 흉추의 회전은 하부에서는 적고 상부에서는 많이 발생하여, 나선형으로 일어난다.

그러나 다른 연구에서는 흉부의 중간이 상부보다 회전 가동범위가 더 크고, 가장 아래 흉추는 위의 다른 연구와 마찬가지로 가장 작다고 한다.[905](당신은 어땠는가? 어디에서 회전 움직임이 더 크다고 느껴지는가? 흉추 중간인가, 아니면 상부인가?) 표 3.302의 연구에 따르면 측면굴곡은 흉추를 따라 상대적으로 일정하되 가장 아래 분절에서 약간 증가한다. 그러나 이 연구와 대조적으로, 다른 연구자들은 측면굴곡이 흉추를 따라 내려갈수록 조금씩 더 증가한다고 말한다.[906] 당신은 어디서 더 측굴을 할 수 있는가? 흉곽의 위쪽인가? 아래쪽인가?

모든 사람은 다르며, 당신이 가진 변이는 고쳐야 하는 병이 아닐 수도 있다. 당신은 있는 그대로 괜찮을 수 있다. 이 모든 연구에서 가장 중요한 것은 연구자들이 발견한 가동범위는 항상 많은 변이가 있다는 것이다. 이 수치를 반드시 얻어야 하는 수치가 아니라 가능성을 보여주는 지표로 사용하라.

흉추의 후관절 방향에 비대칭은 매우 흔한 일이며, 이로 인해 한 방향의 회전 또는 측면굴곡이 반대 방향보다 커질 수 있다.[908] 즉, 흉추의 가동범위는 대칭이 아니며 때때로 이 차이는 작기도 하고, 크기도 하다.[909] 이 다양함들이 반드시 바꾸거나 고쳐야 하는 병리들은 아니지만, 일부 개인에게는 가동범위의 비대칭은 반드시 조정해야 할 문제들이다.

표 3.302의 굴곡 및 신전 가동범위는 어느 하나의 움

표 3.302 흉추의 정상 가동범위. 첫 번째 값은 평균이고 괄호 안은 범위다. (참고: 굴곡과 신전은 합산, 측면굴곡과 비틀림은 좌우 움직임의 합)[907]

척추 수준	굴곡과 신전	외측굴곡	회전
T1/2	4° (3~5°)	5°	9° (최대 14°)
T2/3	4° (3~5°)	6° (5~7°)	8° (4~12°)
T3/4	4° (2~5°)	5° (3~7°)	8° (5~11°)
T4/5	4° (2~5°)	6° (5~6°)	8° (5~11°)
T5/6	4° (3~5°)	6° (5~6°)	8° (5~11°)
T6/7	5° (2~7°)	6°	7° (4~11°)
T7/8	6° (3~8°)	6° (3~8°)	7° (4~11°)
T8/9	6° (3~8°)	6° (4~7°)	6° (6~7°)
T9/10	6° (3~8°)	6° (4~7°)	4° (3~5°)
T10/11	9° (4~14°)	7° (3~10°)	2° (2~3°)
T11/12	12° (6~20°)	9° (4~13°)	2° (2~3°)

중요한 내용:

흉추는 직선 이상으로 신전(백 벤딩)되지 않는다! 요가 교사들은 눈으로 직접 보면서도 이러한 사실을 잘 깨닫지 못하는 경우가 많다. 가장 유연한 요가 수련자와 곡예사조차도 흉추를 완전히 바르게 펴기 힘들다(그림 3.211 및 3.214 참조). 만약 등 위쪽이 곧아 보인다면 이것은 흉추가 완전히 신전된 것이지 '중립' 척추는 아니다.

직임을 측정할 수 있는 중립적 시작 위치를 결정하기 어려워 합친 수치이며, 대신 양방향의 최대 움직임으로 구성된 총계로 측정했다. 표의 1~2번 흉추에서 11~12번 흉추까지 가능한 신전 및 굴곡의 총량을 합하면 64°가 된다. 이 움직임들은 기존의 척추후만 위에서 일어나며, 정규 분포는 평균 33°, 범위는 11~54° 사이이다.[910]

중립 척추 위치의 흉추후만을 기준으로 하여, 일반적으로 흉추에서 굴곡이 신전의 약 2배 정도 더 많이 할 수 있다.[912] 평균적으로 흉추는 15~20° 신전한다.[913] 완전 굴곡은 30~40°이다.[914] 평균적인 척추후만에서 최대 신전을 한다면, 흉추는 직선이 될 수 없다는 것을 알 수 있다(평균 척추후만 33°에서 최대 신전 20°를 뺀 값은 13°로, 아주 적은 양의 척추후만이 남게 되므로, 완전히 신전해도 흉추는 완전히 직선이 되지 않는다)! 매우 유연한 사람들의 경우에도 그들의 백 벤딩은 척추후만을 중립 상태로 만들 뿐이다(이는 요추가 직선 이상으로 구부러지지 않는다는 우리의 발견과 유사하다). 이 점은 강조할 가치가 있다.

흉추와 늑골이 연결되어 있기 때문에 척추가 움직이면 늑골도 움직인다. 흉추가 신전하면 늑골의 뒤쪽이 아래로 움직이고 늑골의 앞쪽이 위로 이동해, 늑골들은 뒤쪽 방향으로 회전한다.[915] 이 회전은 흡기 시에도 일어나 늑골과 흉골 사이의 늑연골에 회전력이 가해진다. 이때 늑연골에서 생성된 긴장은 숨을 내쉴 때 풀어져 늑골을 원래 위치로 되돌리는 데 도움이 된다. 흉추를 굴곡시키면 늑골 뒤쪽이 전방으로 회전되고 위로 올라가며(상승), 늑골 앞쪽은 아래로 움직인다.[916]

흉추의 신전 제한은 팔과 어깨 움직임에 영향을 미칠 수 있다

상체(팔과 견갑골)의 움직임은 볼륨 4에서 알아보겠지만, 여기서는 팔 움직임, 견갑골 움직임, 흉부 척추 사이의 관계에 대해 살펴본다. 견갑골이 제대로 움직이기 위해서는 흉추가 자유롭게 신전할 수 있는 능력이 필요하다. 예를 들어, 만성적인 자세(예: 몸을 구부리는 자세), 또는 노년에 흉추후만의 심화로 인한 흉추 신전의 제약은 한쪽 또는 양쪽 팔을 머리 위로 들어 올리고(어깨의 굴곡이라고 함)[917] 팔을 옆으로 외전하는 능력에 영향을 미칠 수 있다.[918] 팔이 신전되거나 외전될 때 견갑골의 움직임도 일어나며(거상 및 상향 회전), 흉추, 특히 하부 흉추 부위에서 신전을 유발한다. 반대로, 구부정한 자세에서처럼 흉추가 과도하게 구부러지면 견갑골이 이미 거상돼 있어 팔의 정상적인 굴곡 및 외전 범위가 감소한다. 이 상관관계를 아는 것이 제한된 팔 가동범위를 다루는 사람을 돕는 데 유용할 수 있다. 문제의 원인은 부분적으로 흉추의 신전 운동 감소와 관련이 있을 수 있다.[919]

한쪽 팔을 머리 위로 들어 올리면(팔 굴곡) 흉추의 회전과 측면굴곡이 일어난다. 오른팔이 올라가면 흉곽은 일반적으로 오른쪽으로 약간 회전하고 오른쪽 옆으로 구부러지지만 이러한 움직임 짝이 모든 사람에게서 나타나는 것은 아니다.[920]

흉추 전체 회전

각 척추관절의 회전 범위는 다소 적지만, 흉추 12개 전체에 걸쳐 합하면 그 크기는 상당하다. 표 3.302의 척추체의 회전 합은 평균적인 사람이 늑골을 왼쪽 또는 오른쪽으로 약 34.5° 회전할 수 있음을 보여준다. 항상 그렇듯이 이 범위에는 상당한 편차가 있으며 일부 연구자는 25~35°[921]의 범위를 제시하는 반면 다른 연구자는 35~60° 범위라고 말한다![922] 흉추의 축 회전은 약간의 동측(같은 쪽으로) 굴곡이 동반될 수 있다. 따라서 오른쪽으로 회전하면 오른쪽으로 약간 외측굴곡이 일어난다.[923]

흉추의 전체 측면굴곡

표 3.302의 측면굴곡의 합을 보면 평균적인 사람의 경우 늑골을 왼쪽이나 오른쪽으로 약 34° 옆으로 구부릴 수 있음을 보여준다. 이 범위에는 상당한 편차가 있는데 일부 연구자는 25~30°[924]의 범위를, 다른 연구자는 20~40°의 범위를 선호한다.[925] 외측굴곡할 때 동측 늑골(굴곡하는 쪽 늑골)은 약간 아래로 움직여 서로 가까워지고 반대쪽(반대쪽)에 있는 늑골들은 약간 올라가서 멀어진다. 외측굴

지도자에게 보내는 메모: 과후만증 다루기

(흉추의) 과후만증에 대해 표준화된 치료 프로토콜은 없다.[933] 과후만증의 원인은 질병, 선천적 결함, 만성적으로 구부린 자세, 골밀도 감소, 복부 근육의 신경학적 문제, 기타 근육 손상 등 다양하다.[934] 치료 계획을 세우기 전에 문제의 원인을 이해하는 것이 중요하다. 문제의 원인이 자세나 근육 결핍과 관련된 경우 요가가 도움이 될 수 있는 몇몇 적응증이 있다. 60세 이상의 여성을 대상으로 한 한 연구에서는 뒤로 기대기, 엎드린 등 강화 운동, 밸런싱 캣 자세, 손과 무릎을 바닥에 대고 다른 쉬운 자세, 비교적 쉬운 선 자세를 포함하는 규칙적인 하타 요가 수련의 효과를 조사했다. 후만 각은 약 2% 감소했지만, 12주 동안 일주일에 두 번 운동을 한 결과는 통계적으로 유의한 결과를 보였다.[935] 24주에 걸쳐 일주일에 세 번 운동을 진행한 남성과 여성을 대상으로 한 또 다른 대규모 연구에서는 4.4% 개선이 있었다.[936] 또한 요가를 한 학생은 대조군보다 허리 통증이 훨씬 적었다고 보고됐다.

장기 연구에서는 단기 연구에서 인용한 모든 자세를 자세에 포함했고, 실험 시간이 더 길었기에 자세를 추가했다. 모든 하타 요가 수련과 마찬가지로 가슴을 여는 자세(그림 3.316a에서 볼 수 있는 것처럼 볼스터에 기대어 후굴하기를 생각하자)와 함께 조절된 호흡 운동을 하며 수축된 앞쪽 근육(가슴근과 복부)의 스트레칭과 후방 지지근육(능형근 및 척추기립근)을 강화하기 위해 다른 자세가 제공됐다. 복부와 대퇴사두근도 강화 대상이었다.

요가 영역 밖의 치료사들은 역시 유사한 방법을 통해 과후만증을 치료했다. 몸의 뒷부분을 강화시키고, 몸의 앞을 길게 하고, 척추의 적절한 자세와 정렬을 위한 훈련을 하는 것이다. 강화 운동에는 엎드려 몸통들기(살라바아사나 변형), 사이드 플랭크 자세(쉬운 바시스타사나) 및 기타 손과 무릎을 바닥에 대는 자세가 포함된다.[937] 일부 치료사는 그림 3.316b와 같이 등에 대한 장시간 견인을 포함하며, 이 자세를 최대 20분 동안 유지하는, 보다 '음'적인 접근법을 적용한다. 과후만증의 치료를 연구하는 어떤 연구도 과후만증을 치료하는 데 앞서 설명한 4가지 핵심 '바닥 위의 코어' 운동의 이점을 확인하지는 못했지만, 역학적인 논리에 입각하면 이것들 또한 안전하고 효과적일 수 있음을 시사한다.

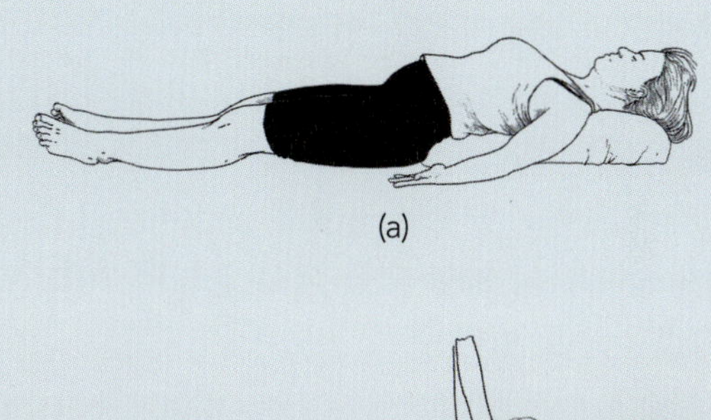
(a)

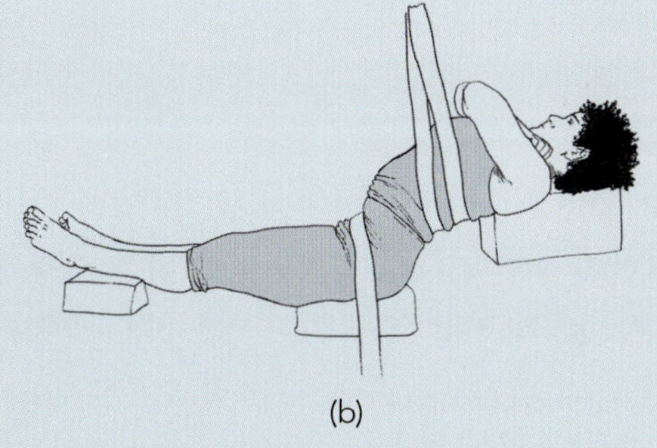
(b)

그림 3.316 등 신전은 후만증을 줄이는 방법으로 알려져 있다. (a) 볼스터 위에 기대는 전통적인 요가 자세, (b) 최대 20분 동안 유지하는 더 깊은 치료적 견인.[938](스트랩 고정을 위한 지붕과 바닥 앵커는 표시되지 않음)

곡은 약간의 회전을 동반할 수 있지만,[926] 이것이 정확히 어떻게 또 왜 일어났는지는 완전히 이해되진 않았다.[927]

과후만

흉추의 후만 각이 45°를 초과하면 거동에 장애가 생기고 낙상의 위험이 증가한다. 이 상태를 과후만증hyperkyphosis이라 하며,[928] 이는 버섯 증후군dowager's hump 또는 꼽추gibbous 기형이라고도 한다. 과후만증은 척추 골절을 유발하는 골다공증(척추 골절의 약 40%를 골다공증이 차지함), 골다공증과 무관한 퇴행성 디스크 질환, 척추 신근 근육 약화, 전종인대의 석회화(및 이에 따른 경직) 또는 자세 불량, 시력, 내이 균형 및 고유 감각의 변화로 인한 것일 수 있다.[929] 이 상태는 선천적일 수도 있고 만성적으로 구부린 자세가 수년에 걸쳐 발생할 수도 있다. 골다공증이 과후만증을 유발할 수 있지만, 과후만증을 가진 60세 이상의 사람들 중 70%는 골다공증이 없다.[930] 과후만증은 늑골을 아래로 휘게 만든다.

특히 55° 이상의 과후만증이 있는 사람들의 경우 호흡량이 크게 감소할 수 있다. 이러한 폐활량 감소는 작아진 흉강뿐만 아니라 늑골들이 서로 가까워질수록 늑간근이 짧아지고 약해지기 때문일 수 있다.[931]

흉추가 더 깊게 구부러짐에 따라 사람의 키도 감소한다. 후만 각이 15° 증가하면 키는 4cm가 줄어든다.[932] 더 짧아진 고관절 굴근과 흉근도 이 상태의 특징이지만 근육들의 단축과 뻣뻣함이 과후만증을 유발하는지는 잘 알려지지 않았다. 그 반대의 경우도 마찬가지다.

과후만증은 어떤 사람의 무게중심을 앞으로 이동시킬 수 있고, 균형을 유지하기 위해 다른 부위의 보상을 필요하게 할 수 있다. 가능하다면 요추전만이 증가하고 골반은 후방으로 기울어진다. 이러한 변화는 무게중심선을 대퇴골 머리 뒤로 되돌려놓을 것이다. 이렇게 하면 신체의 균형은 향상되지만 요추 디스크와 척추에 가해지는 스트레스가 증가하고 퇴행을 유발할 수 있다. 이 자세를 유지하려면 근육들이 항상 힘을 써야 하는데, 이는 만성 통증을 유발할 수도 있다.[939]

저후만

흔하진 않지만 저후만증도 일어날 수 있다. 저후만증은 20° 미만의 후만 각으로 정의되지만 항상 그렇듯 연구마다 다른 수치를 사용할 수 있다. 또 다른 용어로는 '곧은 등 증후군straight back syndrome'이다(참고: 이것은 곧은 요추를 말하는 '평평한 등 증후군flat back syndrome'과 다르다). 상대적인 편평해진 흉추로 인해 상부 흉추가 많이 편평해지면 가슴의 앞뒤 사이에 공간이 적어지고, 이로 인해 심장과 주요 혈관이 '압박 받는' 상태가 나타나 심장 판막에 이상이 생길 수 있다.[940]

연령 및 성별에 따른 후만 곡선의 변이

흉추후만의 범위에 있어서 성별의 차이는 없는 것처럼 보인다.[941] 몇몇 연구자들은 우리가 나이가 들어감에 따라 흉추후만의 크기가 증가한다고 한다[942](그러나 모든 연구자들이 이에 동의하지 않는다).[943] 흉추 만곡은 어린 시절부터 30대까지 크게 변하지 않지만,[944] 40대 이후에는 후만의 크기가 증가하기 시작하고 남성보다 여성이 더 빠르게 증가하지만 항상 그렇듯이 모든 사람이 그런 것은 아니다.[945] 노인의 과후만증(상부 흉추가 너무 많이 만곡된 상태)의 발병률은 남녀 모두에서 20~40% 사이이다.[946] 과후만증이 있는 사람들의 사망률은 그렇지 않은 사람들보다 44% 더 높아, 그리 좋지 않은 결과를 가진다.[947]

언급한 바와 같이, 일반적으로 흉추 과후만증에서는 균형을 유지하기 위해 요추전만이 증가한다. 그러나 어떤 사람들은 나이가 들면서 증가된 흉추 과후만증을 요추가 수용할 수 없어 요추전만이 상실되기도 한다. 실제로 이 두 변화는 서로 관련될 수 있다.[948] 가슴이 더 굴곡할 때, 이 변화를 수용하기 위해 허리가 신전되지 않으면 어떻게 되는가? 과후만증이 증가해 전만을 잃게 되면, 상체의 중심에서 벗어난 신체의 무게를 지탱하기 위해 지팡이나 보행기가 필요할 수도 있다.

긴장의 요소들

흉추의 움직임을 제한하는 많은 긴장의 요소들은 이미 요추 부분에서 자세히 논의됐었다. 간단히 말해서, 굴곡은 일반적으로 후관절낭, 극상인대, 후종인대와 같은 후방 근막과 근육 및 인대에 의해 제한된다. 신전은 전종인대 또는 전방 복부 근육들에 의해 제한될 수 있다. 회전은 추간판의 장력과 극상인대 및 극간인대에 의해 제한될 수 있다. 외측굴곡은 외측굴곡하는 디스크의 반대쪽 횡간인대와 디스크의 외측 섬유에 인장력이 생길 수 있다.

흉추는 일반적으로 요추와 같은 근육, 근막의 저항 요소들을 공유하지만, 회전의 경우 늑간근들이 추가로 작용하여 회전 움직임을 더 강화하거나 제한 할 수 있다(표 3.213 참조). 이는 그림 3.317의 회전 자세를 하는 학생들에게서 알아볼 수 있다. 왼쪽으로 회전하면 오른쪽 외늑간근과 외복사근과 왼쪽 내늑간근과 내복사근이 활성화되어 짧아진다.[949] 이 회전에서는 왼쪽 외늑간근과 오른쪽 내늑간근이 늘어난다. 오른쪽 내늑간근의 저항으로 오른쪽 앞쪽 늑골에 저항이 느껴질 수 있다. 체간 왼쪽의 저항하는 느낌은 외늑간근 또는 외복사근 때문일 수 있다. 흉곽의 오른쪽 뒤쪽, 표면에서 저항감이 느껴진다면, 이것은 광배근과 아마도 늘어남에 저항하는 척추기립근일 가능성이 크다.[950]

가슴 부위에 있는 흉터 조직은 긴장 저항의 또 다른 잠재적 요소다. 유방 축소술, 확대 또는 유방 절제술을 받은 여성은 절개선과 배액 부위drainage site 주변에 흉터가 생길 수 있다. 또한 방사선 치료를 받은 사람들은 가슴에 유착과 섬유증이 생길 수 있다.[951] 치료되지 않은 흉터 조

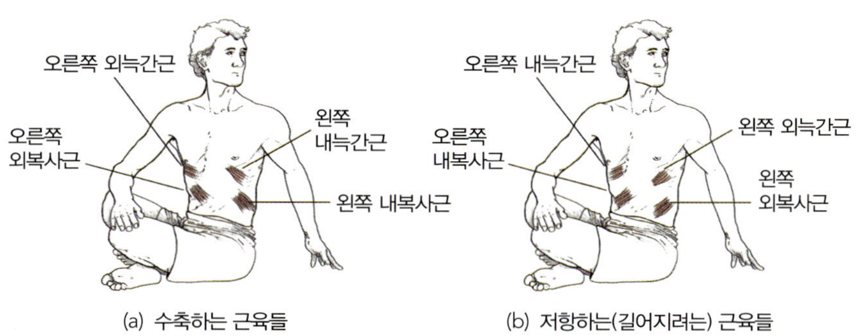

그림 3.317 좌회전에 대한 근저항의 요소들. 저항이 느껴지는 위치는 어떤 근육이 늘어나는지 알려줄 수 있다. (a) 왼쪽 내늑간근과 내복사근과 함께 오른쪽 외늑간근과 외복사근이 좌회전을 만든다. (b)에 저항하여 스트레칭 느낌을 만드는 근육은 오른쪽 내늑간근, 내복사근과 함께 왼쪽 외늑간근과 외복사근이다.

직은 단단해져 가동범위를 제한할 수 있다. 이런 긴장의 요소들은 일반적으로 팔과 어깨의 움직임을 제한하지만 일부 척추 움직임을 방해할 수도 있다.

마지막으로, 늑골과 흉골이 없었다면 흉추는 훨씬 더 회전할 수도 있었을 것이다. 흉곽의 회전은 늑골과 흉골을 연결하는 늑연골에 긴장을 만든다. 어릴 때는 연골이 상당히 탄력적이어서 회전의 범위가 넓지만 나이가 들면서 늑연골이 뻣뻣해지면 회전 범위가 줄어든다.[952]

압박의 요소들

흉추의 움직임을 제한하는 압박의 요소들은 요추 부분에서 논의된 것과 유사하게 극돌기가 서로 부딪히거나 신전 중 후관절의 표면이 서로 가까워지는 것이다. 흉추 후관절의 앞뒤는 개방되어 있어 일반적으로 회전의 제한에 기여하지 않지만(요추 부분과는 달리), 위 척추의 후궁 아래쪽, 극돌기, 아래 후관절의 밑면이 척추 횡돌기의 상후 기저부에 충돌할 수 있다. 우리가 흉추를 구부리면, 이 두 부위는 더 멀리 떨어져 공간이 많아지는데, 이는 흉추가 중립에 있을 때보다 굴곡 중에 회전할 여지가 더 많다는 것을 의미한다. 그러나 신전하는 동안은 이 두 영역이 더 가까워지기 때문에 흉추를 신전할 때 사용할 수 있는 회전이 적어진다. 즉, 요추에서는 압박이 일어나기 전까지는, 굴곡과 신전 모두, 회전의 양을 증가시킬 수 있는 반면, 흉추에서는 굴곡이 경우 회전 범위를 증가시키지만 신전은 감소시킨다.

또다른 압박의 요소는 흉부의 고유한 특성 때문이다. 이는 전신을 굴곡할 때 가슴/흉곽과 하체가 닿는 것을 말한다. 더 큰 가슴의 영향은 사이드 바 '지도자에게 보내는 메모: 유방의 크기는 일부 여성의 요가 수련에 영향을 준

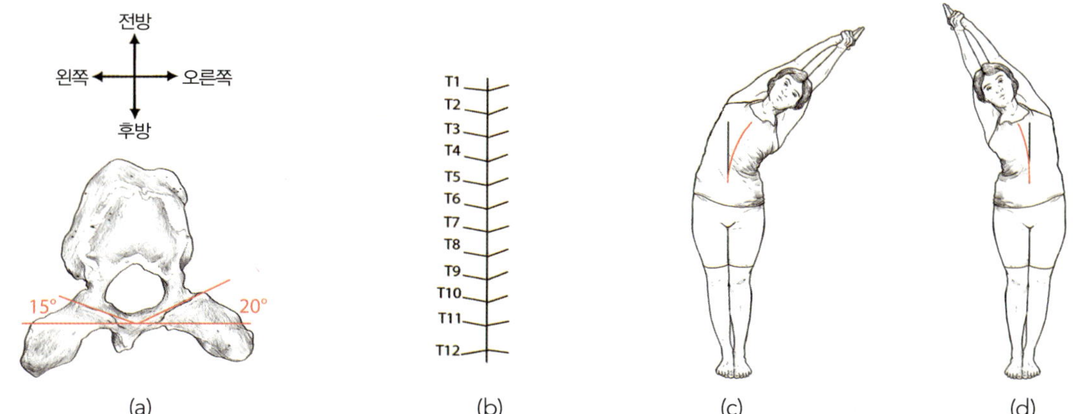

그림 3.318 흉추의 비대칭은 다른 한쪽과 비교해 얼마나 더 멀리 외측굴곡하거나 회전하는지에 영향을 줄 수 있다. (a) 일반적인 T6 척추(위에서 본 모습): 오른쪽의 후관절이 왼쪽 후관절과 얼마나 다른 각도인지 확인하자. (b) 흉추의 전체 길이를 따라 왼쪽 및 오른쪽 윗쪽 후관절의 평균 각도.[956] 이런 후관절의 차이로 인해 오른쪽(d)보다 왼쪽(c)에서 외측굴곡이 더 쉬울 것이다.

다'에서 논의되지만 요가 수련자들은 전굴 중 일어나는 압박 문제를 경험하기 위해 큰 가슴을 가질 필요가 없다. 가슴chest과 늑골은 유전적 차이, 여분의 체지방, 또는 나이와 관련된 거상된 늑골(술통가슴)로 정상보다 클 수 있다. 더 큰 가슴의 원인이 무엇이든 간에, 가슴이 작은 사람보다 포워드 폴드(가슴이 다리나 바닥에 닿는 경우)에서 압박이 더 빨리 일어날 수 있다. 일부 학생들에게 큰 가슴은 플랭크에서 바닥으로 내려가는 자세의 깊이에 영향을 줄 수 있다(차투랑가단다아사나Chaturangadandasana). 웨이트 리프팅에서는 가슴이 큰 선수는 가슴이 작은 선수에 비해 벤치 프레스에서 바를 들어 올려야 하는 거리가 적어지는 뚜렷한 이점을 가진다.[953]

회전 및 외측굴곡에 대한 가동범위의 변이

척추와 늑골 구조의 비대칭은 축 움직임에 유의한 영향을 미칠 수 있다. 일반적으로 흉추의 후관절(이 관절의 다른 멋진 이름은 골단 관절이라는 것을 기억하자)은 그림 3.318a, b에 묘사된 것처럼 대칭이 아니다. 오른쪽 흉추 후관절은 더 수직이고 왼쪽 후관절보다 더 앞쪽을 향하고 있다. 이 비대칭은 좌우로 회전하거나 외측굴곡할 때 후관절으로 인한 움직임 제한이 같지 않음을 의미한다. 그림 3.318c, d에서 볼 수 있듯이 왼쪽으로 쉽게 외측으로 굴곡할 수 있지만 오른쪽으로는 쉽게 또는 멀리 굴곡할 수 없다.[954] 이런 차이는 시간에 따라 변할 수 있는 근육 불균형, 근막의 긴장 또는 다른 연부조직의 긴장 때문이거나 바꿀 수 없는 후관절의 방향 때문일 수 있다. 이러한 흉추 비대칭은 척추 퇴행의 징후가 아니다! 이 비대칭은 정상이다(그러나 이러한 비대칭은 요추 후관절에서는 흔하지 않다.[955] 요추의 후관절 비대칭은 병리적일 가능성이 크다).

측만증

비대칭은 후관절을 넘어 척추뼈, 늑골 또는 근육과 같은 척추의 다른 영역에서 발생할 수 있다. 이러한 비대칭의 결과 중 하나는 '비뚤어진' 또는 '구부러진'을 의미하는 그리스어인 척추측만증scoliosis이다. 우리 중 척추가 완벽하게 대칭인 사람은 거의 없으며 이는 정상이지만 뒤에서(관상면에서) 볼 때 척추의 만곡이 10°를 초과하면 공식적으로 척추측만증으로 간주된다. 보고된 척추측만증 비율은 인구의 1%에서 많게는 8%까지 다양하다.[957] 실제 비율이 5%라면 요가 수업 참여자 20명 중 한 사람은 척추측만증을 앓고 있는 것이다. 척추측만증은 일반적으로 10~15세 사이인 소아에서 처음 발견되며, 이를 청소년기 특발성 척추측만증(또는 AISadolescent idiopathic scoliosis)이라 부르지만, 유아기에서부터 전생에 걸쳐 나타날 수 있다. 척추측만증의 발병률은 나이가 들수록 증가하며[958] 여성은 남성보다 발병률이 2~8배 높으며[959] 아주 심한 측만증은 여성에서 발생하는 경향이 있다.[960]

척추측만증은 여러 방식으로 나타날 수 있다. 척추의 만곡이 척추 하부(요추측만증), 흉추(흉추측만증) 또는 두 영역(흉요추측만증)에 있을 수 있으며, 이중 또는 다중 만곡으로 더 복잡할 수 있다. 그림 3.319의 삽화는 이러한 네 가지 가능성을 보여준다. 다만, 일어난 회전의 정도는 확인할 수 없다. 척추측만증은 단순히 척추가 옆으로 굴곡할 뿐만 아니라 회전도 발생한다. 그림 3.320은 오목한

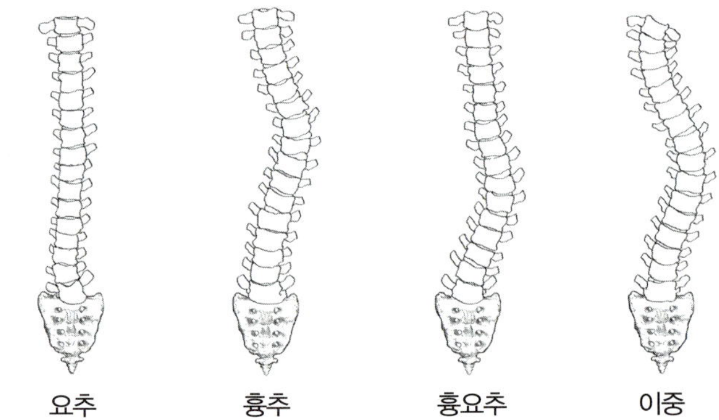

그림 3.319 척추측만증 변이.

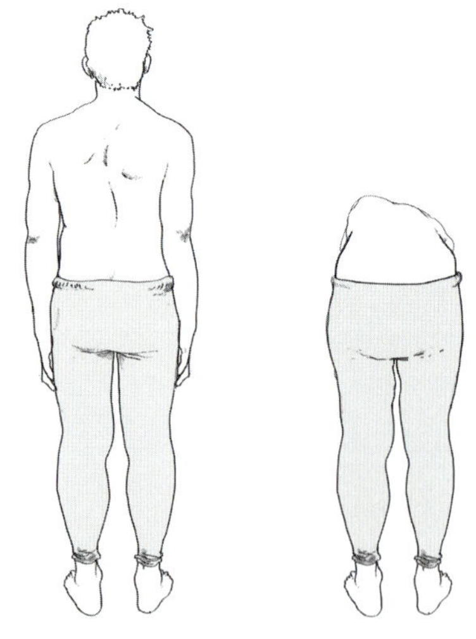

그림 3.320 척추측만증이 심한 사람이 포워드 폴드하면 흉추의 회전이 더 명확해질 수 있다. 이 학생에서 굴곡과 함께 흉추의 오목한 쪽(오른쪽)은 앞으로 회전하고 왼쪽 흉추는 뒤쪽으로 회전해 늑골이 위로 올라가 늑골혹을 만든다.[961]

쪽(이 그림에서 오른쪽)의 늑골이 전방으로 회전하는 반면 볼록한 쪽(왼쪽)은 후방으로 회전하는 것을 보여준다(즉, 늑골이 볼록한 쪽으로 회전한다). 이는 척추측만증이 심한 대상자가 포워드 폴드할 때 매우 두드러지게 나타난다. 왼쪽으로 회전된 늑골이 뒤쪽으로 올라가면서 뒤쪽 흉곽이 튀어나온 것이다..

척추측만증 중 어떤 경우는 척추의 구조적 변화로 인한 것이 아닐 수도 있는데 이를 기능적 척추측만증 functional scoliosis 이라고 부른다. 기능적 척추측만증은 다리 길이, 근육의 경련, 염증 상태와 같이 척추외의 구조적 조건에 의해 발생하는 측만증을 말한다(예: 맹장염과 같이 동반되는 근육 경련으로 인해 기능적 척추측만증이 유발될 수 있다). 이러한 경우 척추가 문제가 아니며 다른 기저 원인을 해결해야 할 것이다. 기능적 척추측만증에서 포워드 폴드를 하면 척추가 곧게 펴지는 경우가 많다.

척추측만증의 원인과 결과

대부분 척추측만증은 특발성idiopathic이다. 이 라틴어 단어는 기본적으로 "우리는 병리의 원인을 이해하는 데 바보입니다", 즉 "우리는 이유를 모릅니다"를 의미한다.[962] 십대 척추측만증의 약 65%가 AIS다. 약 15%는 선천적이거나 유전적일 수 있다. AIS의 약 10%는 신경근 문제 또는 질병으로 인한 것으로 여겨진다.[963] 많은 연구자들은 만성적으로 잘못된 자세가 척추측만증을 유발하거나 악화시킬 수 있다고 믿는다. 사실 인간 이외의 동물계에서는 척추측만증이 흔하게 보이지 않는 것으로 보아 이족보행이

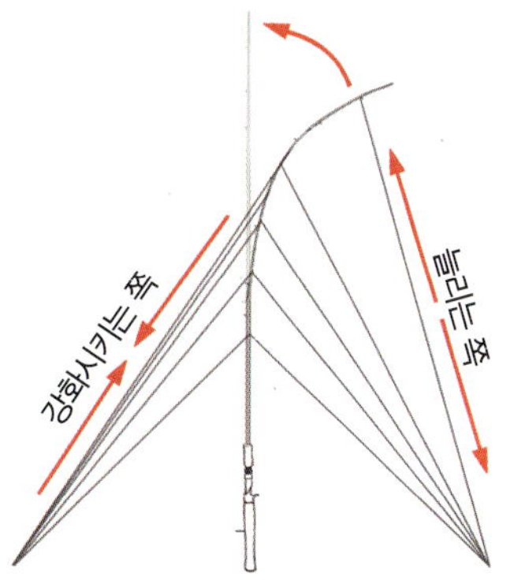

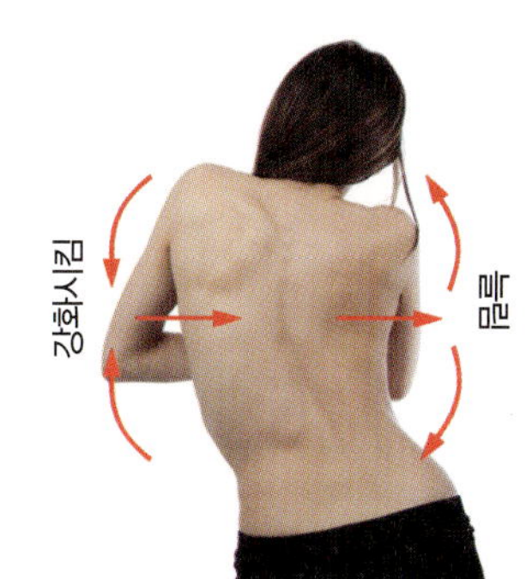

그림 3.321 척추측만증은 척추의 오목한 쪽이 더 단단하고 짧아지며 동시에 볼록한 쪽은 더 길고 약해진다. 버팀줄로 지지되는 낚싯대로 이와 같은 영향을 쉽게 시각화할 수 있다. 측만증을 앓고 있는 사람들의 척추에서도 마찬가지다. 측만증 재활의 원리는 볼록한 부분(왼쪽)을 강화하고 짧게 하고 오목한 부분(오른쪽)을 늘리는 것이다.[965]

라는 우리의 고유성 때문에 척추측만증이 발생할 수 있다. 척추 사이의 일정한 후방 전단력은 척추의 회전 안정성과 강성을 감소시키는 것으로 나타났으며, 이는 일부 사람들에게 척추측만증을 일으킬 수 있다[964](여성의 척추측만증 발병률 증가는 노르마의 척추가 노르만의 척추보다 더 움직이지만 덜 안정적이기 때문일 수 있다). 척추측만증이 심해지면, 그림 3.321처럼 체간의 한쪽이 짧아지고 뻣뻣해지며 단단해지는 반면 반대쪽은 길어지고 약해진다.

척추측만증 치료

척추측만증에 권장되는 치료법은 만곡 정도에 따라 다르다. 곡선이 20~25° 이하이면 중재하지 않고 환자의 추이를 살펴본다. 25~35°의 척추측만증의 경우 보조기를 권장하지만 보조기가 불편해, 모든 사람이 그 처방을 따르지는 않는다. 35° 이상의 만곡은 운동 및 자세 재교육이 권장된다. 45° 이상에서는 수술이 슬슬 고려된다.[966] 이러한 다양한 방법에도 불구하고 여러 장기 연구에서 모든 치료법의 효과에 대해 의문을 제기했으며 척추측만증 관련 위원회는 여전히 최선의 진행 방법을 찾고 있는 것으로 보인다.[967]

의료계에서는 척추측만증의 결과에 대해 논쟁이 있다. 한편으론 척추측만증이 발병하는 청소년들이 자존감 문제, 다양한 정도의 장애, 고통, 활동의 제한, 삶의 질 저하에 취약하다는 보고가 있으며, 또한 측만증의 곡률 증가는 성인 및 노인 인구에서 호흡 문제와 다른 건강 위험을 야기하는 것으로 알려져 있다.[968] 그러나 AIS 환자에 대한 장기 연구에 따르면 AIS 상태는 매우 심각한 경우를 제외하고는 삶의 질이나 결과에 유의한 영향을 미치지 않았다.[969] 실제로 치료를 받지 않은 AIS를 가진 젊은이들도 완전히 기능적이고 활동적인 성인이 된다. 물론, 모든 사람들은 고유하고, 척추측만증이 있는 사람은 자신만의 길을 결정할 필요가 있지만, 이런 장기적인 발견은 이용 가능한 작은 보상을 고려할 때, 수술 그리고 또 다른 강력한 치료를 받음으로 생기는 위험을 감수할 가치가 없을 수도 있다는 것을 보여준다. 지켜보고 기다리며 물리치료와 요가를 병행하는 것이 가장 좋다.[970] 다양한 치료법의 이점에 대해서는 다소 불확실하지만, 적어도 운동에서 보고된 단점이 없다는 것은 좋은 일이다.[971] 이를 염두에 두고 척추측만증을 위한 요가 적용의 연구 결과를 살펴보도록 하자.

지도자에게 보내는 메모: 때로는 한쪽 자세만 수행해도 괜찮다!

척추가 비대칭인 학생들은 한쪽 자세를 다른 쪽 자세보다 길게 유지하거나, 다음 쪽은 완전히 건너뛰고 처음 했던 쪽을 두 번 하는 것이 좋을 수 있다! 단일 만곡척추측만증이 있는 학생은 척추의 한쪽은 팽팽하며 짧고 다른 쪽이 길고 약할 수 있다. 이런 경우 척추의 양쪽에 동일한 요가 수행을 하는 것보다 같은 쪽으로 두 번의 측면굴곡 또는 두 번의 비틀기를 하고 다른 쪽은 전혀 하지 않는 것이 더 유익할 수 있다. 예를 들어, 그림 3.320에 묘사된 학생은 그가 포워드 폴드를 할 때 분명하게 왼쪽으로 볼록한 곡선을 가졌고, 그 축은 왼쪽으로 회전하고 있다. 그에게는 사이드 플랭크 자세(바시스타사나)를 오른쪽이 아닌 왼쪽에서 두 번 수행하는 것이 더 유익할 수 있다. 그의 흉곽이 이미 왼쪽으로 회전했기 때문에 오른쪽으로 비틀기 자세만 하고 왼쪽 방향의 비틀기는 건너뛸 수 있다.

척추측만증의 정의는 10° 이상의 척추 만곡이지만 많은 사람들이 10° 미만의 경미한 만곡을 가진다. 이렇게 척추의 만곡이 경미할 경우에는 척추의 양쪽의 운동을 수행할 수 있지만 시간은 서로 다르게 적용한다. 내 경우에는 왼쪽을 향한 약간 볼록한 곡선을 가지고 있다. 이로 인해 머리가 약간 오른쪽으로 기울어져 앉게 된다. 양 요가 수련에서 나는 45초 동안 오른쪽으로 낮은 사이드 플랭크 자세를 유지한 다음 왼쪽은 90초 동안 할 것이다. 인 요가 수련에서는 먼저 3분 동안 왼쪽으로 비틀기를 유지한 다음 오른쪽으로는 6분 동안 트위스트를 유지한다. 이런 방식으로 왼쪽의 가동범위와 오른쪽의 근력을 유지하면서 오른쪽의 가동범위와 왼쪽의 근력을 높일 수 있다. 내가 가진 만곡에 대한 인지로 움직임 패턴의 습관도 바꾸게 됐다. 더 편한 오른쪽을 사용하는 대신 왼쪽 손에 물건을 들거나 왼쪽 어깨에 걸치고, 의식적으로 몸을 약간 왼쪽으로 기울이며 더 똑바로 앉는 것을 스스로에게 상기시킨다. 이러한 작은 기술은 척추 만곡율을 줄이고 악화를 방지하는 데 도움이 된다. 이 작은 기술들은 당신과 당신의 학생들에게도 도움이 될 수 있을 것이다.

척추측만증을 위한 요가

그림 3.321은 척추측만증의 설명과 그것을 고치는 이론을 보여준다. 볼록한 면(열린 왼쪽)이 너무 길고 약하기 때문에 이쪽을 짧게 하고 강화하는 것이 좋다. 오목한 면(닫힌 오른쪽)이 너무 뻣뻣하고 너무 짧기 때문에 늘리지만 더 이상 강화하지 않는 것이 좋다. 사이드 플랭크(바시스타사나)와 같은 자세가 이와 잘 맞는다. 그림 3.322a에서 볼 수 있듯이 체간의 아래쪽(왼쪽)이 수축하고 강화된다. 위쪽(오른쪽)은 늘어나지만 하중을 많이 받지 않아 강화되지 않는다.

의사이자 수석 요가 교사인 로렌 피셔맨Loren Fishman이 이끄는 팀은 25명의 척추측만증 환자에게 이 아이디어를 테스트했다. 7개월 동안 일주일에 6일, 90초 동안 이 한 자세를 유지하는 연습을 지속했고, 시간이 지남에 따라 자세를 연습하고 노력한 사람들은 척추의 곡률이 40% 감소했다. 40%가 평균이었다.[972] 개선 범위는 25~75%로 일부 참가자가 교정기와 수술을 피할 수 있을 만큼 충분히 유의했다.

연구의 모든 참가자가 무릎, 손목 및 어깨 문제로 인해 전체 사이드 플랭크 자세를 유지할 수 없었으므로 주 자세는 환자의 사정에 맞게 조정됐다. 손목과 어깨 문제

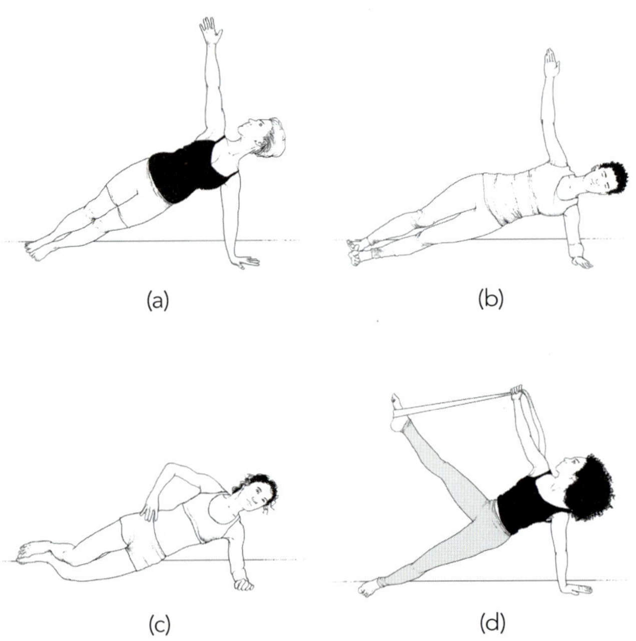

그림 3.322 척추측만증을 줄이기 위한 요가 자세. (a) 사이드 플랭크(바시스타사나), (b) 손목이나 어깨에 문제가 있는 사람들을 위한 팔꿈치 사이드 플랭크, (c) 무릎 문제가 있는 사람들을 위해 바닥에 무릎을 두는 사이드 플랭크, (d) 이중 곡선 척추측만증을 위한 다리가 올라간 사이드 플랭크.[973]

지도자에게 보내는 메모: 유방의 크기는 일부 여성의 요가 수련에 영향을 준다

이 참고사항은 주로 이런 변화에 대한 개인적인 경험이 없는 남성 요가 교사와 이러한 상황을 경험한 적이 없고 일부 여성이 이러한 걱정을 가지고 있다는 사실을 알지 못하는 일부 여성 교사를 위한 것이다. 현실에서 일부 여성은 다른 여성보다 더 큰 유방을 가지고 있으며 이로 인해 특정 자세에서 다양한 문제가 발생할 수 있다. 여성 사이의 유방 크기 차이는 명백하며 이러한 사실을 확인하기 위해 연구 보고를 인용할 필요는 없지만, 그럼에도 한 보고서에 따르면 여성들의 유방이 커지고 있다는 사실이 밝혀졌다. 최근 몇 년 동안 영국에서 판매되는 브래지어의 평균 크기는 34B에서 36D로 증가했다. 이는 여성의 흉곽이 더 커졌을 뿐만 아니라(여성은 이전 세대보다 오늘날 여성이 더 키가 크고 덩치가 더 큼) 유방이 신체 크기보다 더 풍만하다는 것을 나타낸다.[974] 이는 대부분 소녀들이 성장하면서 영양 상태가 개선되었기 때문이기도 하지만 부분적으로는 불행하게도 서구에서 비만 발생률이 증가했기 때문이기도 하다.[975]

여성의 유방 크기는 여성의 스포츠 참여 또는 다른 형태의 운동의 참여에 영향을 미칠 수 있다. 여고생의 46%는 유방에 대한 걱정으로 운동을 기피하는 것으로 나타났다.[976] 유방의 크기 때문에 여성이 요가 연습을 하는 것을 꺼린다고 밝혀진 연구는 없지만 더 큰 유방은 요가 자세를 수행하는 방식에 영향을 미칠 수 있다. 다만, 모든 유방이 큰 여성들이 많은 사람들이 하고 싶은 모든 자세를 문제없이 할 수 있는 것에 대해 걱정하는 것은 아니라는 것에 주목해야 한다. 또한 월경 주기에 따라 다를 수 있는 유방 조직의 더 큰 민감성으로 인해 일부 유방이 작은 여성은 유방이 큰 여성처럼 비슷한 문제를 가지고 있다. 더 크거나 더 민감한 유방은 일부 요가 자세를 달성할 수 없게 만들 수 있고 다른 일부 자세는 단순히 불편하지만 수정된 자세를 통해 수행할 수 있다. 다음은 가장 일반적으로 문제가 생긴다고 보고되는 자세들이다.[977]

- **물구나무 자세:** 숄더 스탠드(살람바사르반가아사나), 쟁기 자세(할라사나), 다운독(우르드바무카스바나아사나)
- **엎드린 자세:** 메뚜기 자세(살라바아사나), 코브라 자세(부장가사나), 활 자세(다누라사나), 아이 자세(발라사나)
- **암 밸런스 보조:** 공작 자세(마유라아사나Mayurasana)
- **앉은 자세:** 트위스트 자세(아르다마츠야아사나 Ardhamatsyasana)
- **팔이 내전된 자세:** 독수리 자세(가루다사나Garudasana)
- **앞으로 접는 자세:** 앉은 자세(파스치모타나아사나 Paschimottanasana)와 선 자세(우타나사나)

증상은 호흡의 제한에서부터 숨이 막히는 느낌들(물구나무 선 자세들), 균형이 잡히지 않은 느낌 또는 불편함이나 통증에 이르기까지 다양하다. 해결책은 일반적으로 4가지 범주로 나뉜다.

- 자세를 피하라(그리고 여전히 목표에 효과가 있을 수 있는 다른 자세를 취하라).
- 제한되는 부위에서 가슴을 움직여 비켜낸다.
- 가슴이나 가슴 주변 부위를 지지하기 위해 볼스터 또는 접은 담요와 같은 소품을 사용한다.
- 방해가 되지 않도록 가슴의 움직임을 제한한다(다양한 스포츠 브라 옵션 또는 스트랩 사용).

활동적인 스포츠나 운동에서 유방에 대한 잠재적인 위험을 연구하는 전문가들은 너무 많은 유방 움직임이 피부와 결합조직을 포함한 지지 구조에 장기적인 손상을 일으킬 수 있다고 경고한다. 일단 피부나 인대가 늘어나면 다시 짧아지지 않아 하수('늘어진 가슴'이라는 멋진 표현)로 이어진다. 이를 위한 사전 처방은 가슴의 움직임을 최소화하는 것이므로 일종의 스포츠 브라를 권장한다.[978] (브래지어를 착용한다고 해서 수년간 가슴이 처지는 것을 막을 수는 없다는 연구 결과가 있지만,[979] 이 연구는 스포츠와 운동 중에 적절한 지지대를 착용했을 때의 영향을 검토하지 않았기에 만약 운동 중 유방이 움직이고 있다면, 아마도 고정해두는 것이 더 나을 것이다.[980]) 대부분의 요가 자세는 정적 자세이므로 스포츠만큼 위험과 불편함이 높지 않다. 사실, 요가는 유방의 관점에서 영향이 적은 운동의 형태로 여겨진다. 따라서 많은 학생들에게 브래지어는 바람직하지 않지만, 유방이 큰 여성에게는 브래지어가 불가피하다.

유방이 큰 사람을 위한 선택 사항들은 몸이 큰 사람에게 제공되는 선택 사항과 매우 유사하다. 대부분의 답변은 상식적이지만, 학생들이 유방 크기나 민감성 때문에 일부 자세에 대해 고민하는 것을 모르는 교사(주로 남성)들의 보고가 많았고 그 중 한 가지 예는 공작 자세(마유라아사나)에서 팔꿈치를 모으는 방법에 대해 묻는 여학생들의 질문에 답변하지 않은 남성 교사였다. 학생에게 고민 사항이 있음을 안다면, 교사는 학생의 요가 자세의 정렬과 자세를 취함에 있어 덜 엄격하고 또 너그러울 수 있고 고통스러운 압박을 피하는 방법을 새롭게 찾아줄 수 있다. 또한 학생이 유방의 불편함이나 통증으로 인해 자세를 수정하거나 완전히 건너뛰어도 괜찮다는 것을 알게 된다.

의 경우 그림 3.322b에 표시된 변형이 사용됐다. 무릎 문제가 있는 학생의 경우 무릎을 구부리고 바닥에 놓고(c), 엉덩이는 들었다. C자 모양의 곡선이 하나인 이 학생들의 경우 척추 곡선의 볼록한(왼쪽) 쪽을 아래로 두었다. 이중 곡선 척추측만증의 경우 (d)와 같이 더 복잡한 자세가 사용됐다. 여기에서는 빳빳한 쪽을 열어주고 긴 쪽은 수축하고 강화한다는 동일한 철학에 따라 두 곡선을 모두 작업했다.

연구원들은 척추측만증에 대한 요가 자세에 대한 연구가 소규모이고 대조군이 부족하다는 것을 인정했다.

프로토콜을 준수하는 것도 어렵고 이러한 운동을 치료로 사용하는 것은 추가 조사가 필요하지만 이 운동의 부작용(일부 손목과 어깨의 가벼운 통증 제외)이 없었고 결과가 너무 인상적이었다. 이 연구에서는 매일 1분 정도만 수행했지만 이 자세와 그 철학을 전체 요가 수련에 통합하기 쉬울 것이다.

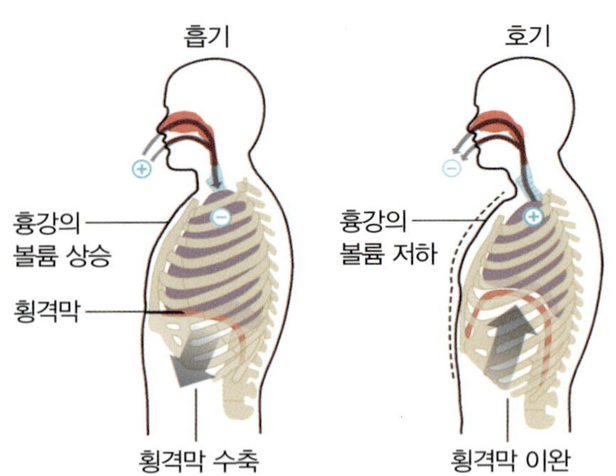

그림 3.323 흡기동안 횡격막의 돔이 낮아지고 늑골이 바깥쪽으로 움직이기 때문에 공기압이 감소된 영역이 생성된다. 호기 중에 횡격막이 원래의 이완된 위치로 돌아가고 늑골이 안쪽으로 이동하여 더 높은 기압이 생성된다.[981]

호흡의 생체역학과 그 변형

복부는 유압작용을 가진 물 풍선과 비슷하며, 양끝은 밀폐되어 있으며 모양은 변하지만 부피는 변하지 않는다. 가슴은 공기 풍선과 같고, 윗부분이 열려 있고, 모양과 부피가 변한다. 우리가 숨을 들이마실 때, 가슴은 팽창하여 폐 내부에 음압을 만들어 공기를 끌어들인다(그림 3.323a 참조). 우리가 숨을 내쉴 때는 가슴의 부피가 감소하여, 공기를 밖으로 내보내는 양압을 만든다. 횡격막과 늑골의 움직임으로 가슴 안쪽의 부피가 변한다. 우리가 숨을 들이마시면 횡격막이 능동적으로 수축하여 횡격막 돔이 내려오며 동시에 늑골이 바깥쪽, 위쪽으로 움직인다. 폐는 매우 유연하고 부드러운 풍선처럼 늑골의 모양을 따라 변하기 때문에 가슴이 팽창하면 폐가 팽창해 공기를 끌어들이는 데 필요한 음압이 만들어진다. 반대로 우리가 숨을 내쉴 때 횡격막의 탄성이 수동적으로 횡격막 돔을 위로 움직이고 늑간근의 탄성이 늑골을 아래, 안쪽으로 끌어당겨 폐를 쥐어짜 공기를 밖으로 밀어낸다. 따라서 정상적이고 조용한 호흡에서, 흡기는 우리의 호흡 근육의 능동적인 참여를 필요로 하는 반면, 호기는 수동적인 반동이다.

보다 적극적인 호흡에서는 이런 능동적 움직임과 수동적 움직임의 주기가 바뀐다. 2차 호흡근은 가슴을 확장하거나 숨을 내쉴 때 흉부의 부피를 강제로 줄이기 위해 사용된다. 표 3.303에 보는 바와 같이 조용한 흡기는 횡격막과 외늑간근을 사용하지만, 더 깊은 흡기는 사각근, 소흉근, 흉쇄 유돌근, 그리고 아마도 늑거근과 상하 후거근까지 동원한다. 심지어 척추기립근조차도 등 상부를 확장하는 데 사용될 수 있어 가슴에 더 많은 공간이 생길 수 있다. 조용히 내쉴 때는 횡격막과 외부 늑간근이 이완되기만 하면 되지만 강제 호기는 내부 늑간근과 복부 근육들을 동원한다.

표 3.303 호흡 근육들

	흡기	호기
일반 호흡	횡격막, 사각근, 외늑간근, 내늑간근의 전방(흉골) 섬유	내늑간근의 외측(늑골)섬유
강제 호흡	소흉근, 대흉근, 흉쇄유돌근, 광배근, 기립근(흉장늑근, 경장늑근), 요방형근, 늑거근* 상후거근, 하후거근*	가장 안쪽의 내늑간근**, 흉횡근, 복부 근육들(복직근, 외, 내복사근, 복횡근)

* 이 근육들이 호흡에 미치는 정확한 영향은 불분명하지만, 강제 흡기에 도움이 되는 것으로 여겨진다. 일부 연구자들은 반대로 하후거근은 숨을 내쉬는 데 도움을 준다고 생각한다.

** 이 근육들의 정확한 효과도 완전히 알려지지 않았지만, 그것들은 강제 호기를 보조하는 것으로 생각된다.

횡격막의 움직임

횡격막은 흡기의 주동근으로, 흡기 과정의 60~80%를 맡는다.[982] 주 움직임은 횡격막 돔의 하강이다. 하지만 횡격막 바로 아래에는 복부의 장기들이 있는데, 이 장기들과 복부 근육과 골반저 근육 작용이 함께 하면 횡격막 돔이 너무 많이 내려가는 것을 막는 장벽으로 작용할 수 있다. 이 경우 돔이 안정화되고 더 이상의 하강이 방지된다. 초기에 돔이 낮아지면 흉강이 수직으로 길어지지만, 돔이 더 이상 내려가지 않게 되면, 지속적인 수축으로 인해 횡격막이 아래쪽 늑골을 바깥쪽과 위쪽으로 움직이게 하여 흉강의 너비를 증가시킨다. 따라서 횡격막의 작용으로 우리의 폐는 위에서 아래로, 앞에서 뒤로, 좌우로, 세 가지 차원에서 확장된다. 우리는 횡격막을 가슴과 복부의 형태를 조절하는 근육으로 볼 수 있다. 레슬리 카미노프Leslie Kaminoff는 호흡을 '모양이 변하는 것'라고 묘사했으며 따라서 흉부와 폐의 모양에 영향을 미치는 모든 근육은 호흡의 보조 근육으로 여겨진다.[983]

늑간근의 주 역할은 횡격막 하강 시 늑골을 안정화시켜 늑골이 안쪽으로 당겨지는 것을 방지하는 것이다.[984] (흡기 동안 늑골이 안쪽으로 당겨지면 가슴의 확장이 사라져 공기가 전혀 흡입되지 않을 수 있다!)

조용히 숨을 쉬면 횡격막이 약 1.5cm 아래로 내려갈 수 있다. 깊은 강제 호흡 시 횡격막의 하강은 6~10cm로 증가하며,[985] 이때 흉곽이 안정화될 뿐만 아니라 가동화도 함께 된다.

횡격막 돔의 위치는 중력 방향에 따라 다르다. 많은 프라나야마 연습이 키가 큰 자세로 수행되는 데는 그럴 만한 이유가 있을 수 있다. 이 자세는 구부정한 자세, 서 있거나 기대어 앉은 자세에 비해 폐활량을 증가시킨다. 우리가 등을 대고 거꾸로 누우면, 복부 장기의 무게로 횡격막이 위쪽으로 눌려져 호기의 끝에서 횡격막의 돔이 가슴에서 가장 높게(가장 위쪽) 위치된다. 우리가 서 있을 때 횡격막 돔의 최대 높이는 누워 있을 때보다 낮다. 우리가 앉았을 때의 최대 높이는 다른 자세에 비해 가장 낮아[989] 횡격막이 움직일 수 있는 공간이 가장 적게 된다.[990] 이는 우리가 누워 있을 때 더 깊이 숨을 쉴 수 있음을 의미한다. 누웠을 때 횡격막은 앉아 있을 때보다 더 많이 움직일 수 있지만 폐로 들어가는 공기의 양은 줄어든다. 역설적으로 보일 수도 있지만 똑바로 앉을 때보다 등을 기대고 있을 때 전체 폐활량이 줄어들고 호흡이 어려워진다.

어려운 내용: 횡격막은 심장을 밀고 당긴다

흥미로운 점은 횡격막을 둘러싼 근막이 심장을 둘러싸고 있는 심낭을 형성하는 근막과 연속된다는 것이다. 횡격막이 움직일 때 심장도 움직인다![986] 그 관계는 거의 선형이어서 심장도 거의 횡격막만큼 움직인다.[987] 심호흡을 하면서 횡격막을 깊게 내리면 심장도 깊게 내려가게 된다.[988] 내가 아는 한, 심장 연구자들은 이 지속적인 심장 움직임이 치료 효과가 있다고 생각하지 않았지만, 요가의 관점에서 우리는 호흡할 때마다 심장이 마사지를 받는다고 상상할 수 있다. 아마도 이 점이 요가의 호흡 운동이 우리 심장에 건강하다고 여겨지는 이유 중 하나일 것이다.

복강 내 압력이 증가했기 때문일 수 있지만 왜 그런지는 확실하지 않다. 중력은 우리가 서 있을 때 수동적으로 숨을 내쉬도록 도와주는 요소이기 때문에[991] 아마도 우리가 누웠을 때 중력은 아래 늑골이 움직이는 정도를 감소시킬 것이다.[992]

늑골과 척추의 움직임

늑골은 척추와의 연결되는 지점에서 아래쪽으로 기울어진다. 이를 늑골의 경사도라고 하며 그림 3.306b에 나와 있다. 아래쪽 늑골은 위쪽 늑골보다 아래쪽으로 더 기울어져 있다. 숨을 들이쉴 때 횡격막의 돔이 아래쪽으로 이동하여 가장 낮은 두 늑골을 고정하는 동안 늑간근과 2차 흡기 근들이 다른 늑골을 위로 당긴다. 늑골의 경사도로 인해 늑골들이 잡아당겼을 때 2차원의 공간이 생긴다. 이들의 움직임은 그림 3.324a에서 볼 수 있는 것처럼 양동이 손잡이가 들어 올릴 때의 움직이는 방식과 유사하다. 양동이 손잡이가 올라가면 양동이의 중심에서 멀어지게 된다. 늑골에서도 같은 효과가 나타난다. 늑골들이 올라감에 따라 전방 및 측면 공간이 모두 만들어진다. 늑골의 경사각이 클수록 생성되는 공간이 커진다. 반대로 늑골의 경사도가 낮을수록 늑골을 들어 올리면서 생기는 부피가 더 작아진다. 완전히 수평인 늑골은 흡기 시 추가적인 폐의 용적을 만들지 않는다! 신생아와 노인의 늑골은 성숙한 성인의 각도보다 훨씬 수평에 가깝다. 즉, 아기와 노인의 호흡 전략은 삶의 다른 시기와 다를 수 있다.

우리는 호흡 중에 늑골의 움직임을 느낄 수 있다. 한 손은 아래 늑골의 옆에, 다른 손은 흉골에 대고 심호흡을 해본다. 7~10번 늑골이 옆으로 움직이는 동안 흉골과 2~6번 늑골이 앞쪽으로 움직이는 것을 확인하자.[993] 또한 모든 늑골이 들어 올려지는 것을 느낄 수 있으며, 이는 등 상부에 약간의 후굴(신전)을 일으킬 수 있다. 흡기 동안 가슴이 올라감에 따라 흉추는 뒤쪽과 위쪽으로 움직이

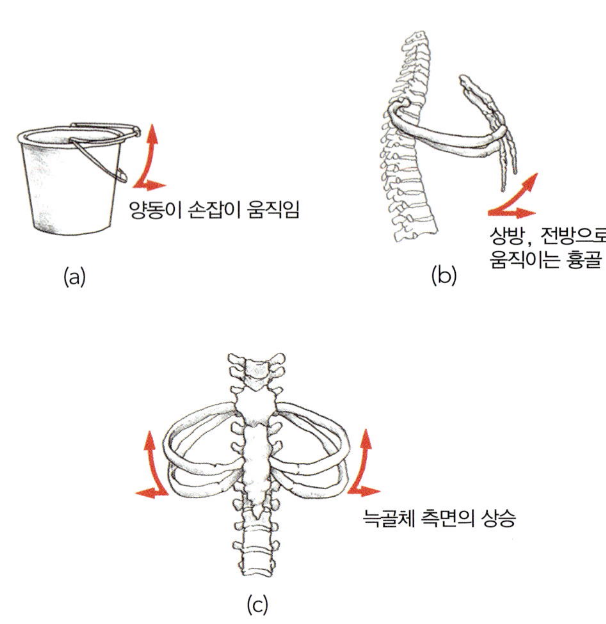

그림 3.324 (a) 양동이의 손잡이가 위로 움직일 때, 손잡이는 바깥쪽으로 움직이는 궤적을 따른다. 늑골도 같은 경로를 따른다. (b) 늑골과 흉골이 바깥쪽/앞으로 움직이고 (c) 늑골이 옆으로 움직여 가슴 안에 더 많은 공간을 만든다.

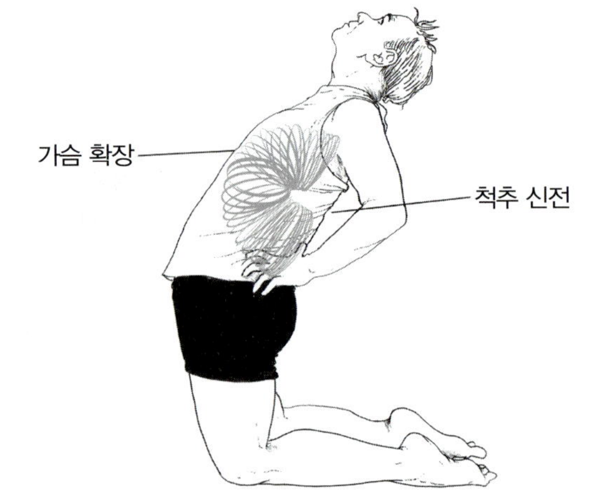

그림 3.325 용수철처럼 흉추는 흡기 중에 늑골이 벌어지고 흉골이 들어 올려져 약간 확장된다. 따라서 흉곽 부피가 증가한다.

는 경향이 있다.[994] 즉 심호흡 중 약간의 신전이 일어날 수 있다. 심호흡이 후굴을 일으키지만 반대로 후굴은 흡기를 하는 데 도움이 될 수 있다. 이것은 요가 전승에서 오랫동안 주장되어왔으며, 다음 그림 3.325에서 볼 수 있는 것처럼 뒤쪽 고리가 서로 가까워지면 앞쪽 고리가 분리되어 멀어지는 용추철이 뒤로 구부려지는 그림으로 이해할 수 있다. 이는 후굴 시 늑골들이 들어 올려져 분리되는 것과 유사하지만, 용추철과 달리 늑골은 가슴 앞쪽에서 흉골과 연결되어 있어 실제로는 늑골의 옆쪽만 들어 올려 분리될 수 있다. 늑골의 앞쪽을 들어 올리려는 시도는 전체 흉골을 들어 올려 가슴 내부의 크기를 높이는 데 도움이 된다.

복부 호흡 대 흉곽 호흡

종종 '배 호흡', '복식 호흡' 또는 '횡격막 호흡'이라는 배를 움직이는 호흡을 지칭하는 용어는 흉곽을 움직이는 '흉식 호흡' 또는 '가슴 호흡'을 구별하기 위해 사용된다. 배가 부풀어 오르면 복식 호흡을 하고 있는 것이다. 숨을 들이쉴 때 배가 움직이지 않거나 안쪽으로 움직이고 늑골이 위나 바깥쪽으로 움직이는 경우는 흉식 호흡이다. 만약 배가 불룩할 때 가슴이 안쪽으로 움직인다면, 이는 역설적인 호흡paradoxical breathing의 한 형태로 간주되며 좋은 작용을 기대하기 어려운 호흡이다! (보통 역설적인 호흡이란, 호흡 패턴에서 횡격막이 정상적인 방향과 반대로 움직이는 것을 의미한다. 즉 횡격막이 흡기 시 올라가고 호기 시 내려가는 패턴을 보이는 것이다. 이런 호흡은 효율적으로 공기를 폐로 들이거나 내보내지 않는다. 역설적인 호흡의 다른 형태들은 병리학적인 징후가 될 수도 있다. 예를 들어 폐와 흉벽 안쪽의 접착면이 떨어지면 이는 호흡을 위한 진공 밀봉 상태를 잃게 되는 것이다. 일반적으로 이런 형태의 역설적인 호흡은 흡기 시 폐의 전체 또는 일부를 수축시키고 호기 시 팽창시키는 양상을 보인다. 이러한 일이 일어나는 경우로는 늑골 골절과 같은 가슴 부상을 꼽을 수 있다.)

주의해야하는 것은 복식 호흡에 '횡격막'이라는 용어를 사용하는 것이 오해를 불러 일으킬 수 있다는 점이다. 왜냐하면 이 모든 형태의 호흡은 횡격막 움직임을 포함하기 때문이다! 복식 호흡에서는 횡격막이 활성화되어 횡격막 돔이 복부로 내려와 배를 앞으로 밀어낸다. 그러나 흉식 호흡에서도 횡격막의 돔은 아주 많이 내려가지 않더라도 여전히 활성화된 상태를 보인다. 복부 근육(특히 복횡근)의 수축, 웃디야나 반다uddiyana bandha와 같은 자세 또는

임신과 같은 상태로 횡격막 돔의 움직임이 제한되면 횡격막의 움직임이 늑골활에서 일어나 아래쪽 늑골이 바깥쪽과 앞쪽으로 움직이게 한다. 따라서 병리적인 상황으로 인해 횡격막이 마비되어 버리는 것을 제외하고 모든 호흡들은 횡격막 호흡이다(요가 교사는 어휘에서 횡격막 호흡이라는 용어를 없애고 원하는 호흡 전략의 명칭을 보다 구체적으로 지정하는 것이 좋다).

호흡 전략의 다양성

호흡 전략은 다양하다. 어떤 사람들은 흉식 호흡을 하고 다른 사람들은 복식 호흡을 한다. 대부분의 사람들은 두 동작을 조합해 사용한다. 요가 커뮤니티에는 복식 호흡을 권장하는 교사와 흉식 호흡을 권장하는 교사가 있다. 올바른 전략은 어떤 것인가? 대답은 언제나 그렇듯이 "그것은 상황에 따라 다르다!"이다. 시바난다Sivananda와 다른 많은 전통에서 권장되는 호흡 전략은 배를 앞으로 움직이면서 시작하여 아래쪽 늑골을 옆으로 바깥쪽으로 움직이고 위쪽 가슴을 들어 올리면서 마무리하는, 세 부분으로 이루어진 호흡이다. 날숨은 이 방향의 반대로 한다. 반면, T.K.V. 데시카차르T.K.V. Desikachar의 호흡 전략(비니요가)에서는 반대로 가르친다. 먼저 가슴 위쪽을 들어 올린 다음 늑골 아래쪽을 옆으로 들어 올리고 마지막으로 배가 부풀게 한다. 어느 것이 맞는가? 그건 수행하는 개인과 그들의 의도에 달려 있다.[995] 하나의 전략을 모든 사람에게 적용할 수는 없다. 천식, 폐쇄성 폐 질환(COPD)[996] 또는 기타 폐 질환과 같은 폐 문제를 앓고 있는지 여부에 따라 달라질 수 있다. 또는 늑골과 척추의 해부학적 크기와 구조에 따라 달라질 수 있다.

여성의 늑골은 남성보다 더 경사져 있다(각이 아래를 향함). 이는 흉식 호흡 시, 노르마가 노르만보다 상대적으로 더 많은 폐 용적을 얻는다는 것을 의미한다.[997] 흉식 호흡 시 여성이 남성보다 더 큰 폐 용적을 가지는 것은 아마도 임신이라는 생리적 활동을 예비한 것으로 보인다. 임신한 배가 부풀면 횡격막의 돔이 하강할 수 없게 되어 폐의 확장이 제한된다(복식 호흡이 제대로 작동하지 않음). 다행히도 여성의 늑골 각도가 더 크기 때문에 흉식 호흡이 그 차이를 보완한다. 단순히 늑골의 각도 때문에 여성이 남성보다 흉식 호흡을 할 가능성이 더 높고 남성이 여성보다 복식 호흡을 할 가능성이 더 높다고 일반화하여 말할 수도 있다.[998] 그러나 모든 일반화와 마찬가지로 이것은 모든 사람에게 적용되지 않는다. 흉식 호흡을 선호하는 남성과 복식 호흡을 선호하는 여성들도 있다.

신생아의 늑골 각도는 수평에 매우 가깝기 때문에 흉곽 움직임을 통해 '양동이 손잡이'의 이점을 얻지 못한다. 따라서 아기의 경우 모든 호흡이 배를 통해 이루어진다. 3년이 지나면 늑골이 더 기울어져 가슴 호흡을 더 많이 할 수 있게 된다.[999] 아기가 배로 숨을 쉰다고 해서 성인이 복식 호흡하는 것이 자연스럽거나 유일한 방법이라는 의미는 아니다. 아기들은 늑골의 해부학적 정렬로 이런 방식으로 호흡하게 된다.

나이가 들고 늑연골이 경직됨에 따라 늑골은 중립 위치에서 더 높아져(술통가슴이라고 함) 경사도가 7° 만큼 줄어든다.[1000] 늑골의 경사도가 수평에 가까울수록 흡기 시 늑골의 거상 시 공간이 덜 생김으로 나이가 들어감에 따라 호흡량이 감소된다. 이런 현상은 남성과 여성 모두에게 발생하지만 여성에서, 특히 70세 이후에 더 많이 발생하는 경향이 있다. 또한, 나이가 들면서 숨을 내쉴 때 수동적으로 흉곽의 부피를 줄이는 데 도움이 되는 횡격막과 기타 근육의 자연적인 탄성이 감소한다. 여러 조직들의 섬유와 근육들이 더 뻣뻣해지면 날숨은 자연스럽거나 수동적이지 않게 된다. 숨을 완전히 내쉬려면 더 많은 작업이 필요하게 된다. 또한 이 근육들의 경직을 극복하기 위해서 숨을 들이쉬는 데 더 많은 일이 필요하게 된다. 폐의 탄성의 감소로 이에 대한 균형을 맞출 수 있지만, 폐의 탄성 감소는 숨을 들이쉴 때마다 폐를 공기로 채우는 것을 더 쉽게 만들지만 호기 시의 반동을 감소시킨다. 전반적으로, 나이가 들수록 흉곽의 순-순응도net compliance(폐의 확장 능력)은 감소하여 호흡 효율은 낮아진다.[1001] 나이가 들수록 숨은 얕고 빠르게 쉬게 된다.

폐활량의 변이

폐의 내벽은 장측 흉막(내부 표면)과 벽측 흉막(외부 표면)의 두 가지 표면이 있다. 이 두 흉막 사이에는 흉막강이 있지만, 강이란 표현은 실제 이뤄진 분리보다 잠재적인 공간에 가깝기 때문에 훌륭한 설명이 아니다. 두 표면 사이에는 표면들을 함께 진공으로 봉하는 액체가 담긴 얇은 층이 있다. 벽측 흉막은 결과적으로 늑골 안쪽의 흉부 내막에 진공으로 밀폐된다. 이 긴밀한 연결로 늑골이 움직일 때 폐도 움직이고 그 안에 있는 공기의 양이 증가된다. 그러나 폐는 흉곽이라는 한정된 공간 안에 있기에 폐가

지도자에게 보내는 메모: 움직임은 호흡을 향상시킬 수 있고 호흡은 움직임을 향상시킬 수 있다

사바아사나Savasana에서 조용히 휴식을 취할 때에는 호흡을 위해 특별한 노력을 기울이지 않는다. 이때는 횡격막만이 고요히 움직인다. 그러나 더 활동적인 상태가 되거나, 세포를 위해 더 많은 영양을 공급하고 혈액 내 더 많은 산소가 필요하게 되면 우리의 호흡은 변해야 한다. 표 3.303에 열거된 근육들은 이런 도움을 줄 수 있다. 즉, 등 근육을 사용하여 약간의 후굴 상태를 만들거나, 머리를 뒤로 떨어뜨려 목을 신전시키거나, 어깨와 팔을 사용하여 팔을 위와 옆으로 들어 올리거나, 견갑골을 함께 당겨 가슴을 열면 늑골들을 들어올리고 숨을 깊게 들이마시는 것을 도울 수 있다. 우리가 상부 척추를 구부리고 팔을 앞으로 아래로 당기며 견갑골을 넓힐 때 우리는 숨을 깊게 내쉬게 된다. 그 반대도 마찬가지다. 흡기를 이용해 후굴을 깊게 하거나 팔을 들어 올릴 수 있고, 호기를 이용해 척추 굴곡을 더 깊게 할 수 있다. 학생들에게 호흡과 함께 움직이고 또 호흡을 사용하여 움직임을 돕도록 지도하라.

움직임을 향상시키기 위해 호흡하는 것과 호흡을 향상시키기 위해 움직임을 사용한다는 위의 설명은 대부분의 요가 교사들에게 잘 알려져 있다. 하지만 여기에 주의할 점도 있다. 이러한 작용들이 모든 상황이나 사람들에게 적용되지 않을 수도 있다는 것이다! 2차 흡기 근육의 작용으로 늑골이 들리지만 늑골의 경사가 너무 작으면 늑골이 들어 올려져도 폐 용적이 증가하지 않는다. 늑골이 수평에 가깝게 기울어진 사람들에게 흉식 호흡은 거의 도움이 되지 않는다. 이 점이 아기가 복식 호흡을 하는 이유다. 흉곽이 수평에 가깝기 때문에 숨을 쉬려면 횡격막을 사용하여 횡격막의 돔을 낮춰 배가 부풀어져야 한다. 마찬가지로 큰 가슴을 가진 많은 남성들은 늑골이 수평으로 기울어져 있기 때문에 복식 호흡을 더 많이 해야 한다(흉곽이 크다고 해서 폐활량이 항상 크다고 볼 수는 없다!). 나이가 들어감에 따라 술통가슴(배럴 체스트)이 나타날 수 있으며(특히 노년의 여성에서) 이는 다시 늑골의 경사를 수평에 가깝게 만든다. 이런 학생들의 경우 팔과 척추의 움직임이 숨을 깊게 마시는 것을 크게 돕지 않을 수도 있다. 이러한 사람들의 경우에는 더 많은 복식 호흡 전략을 개발하고 이 움직임을 수용하기 위해 배를 부드럽게 만드는 수행을 해야 할 것이다. 이들에게 요가 수행을 하는 내내 웃디아나반다를 유지하도록 강제한다면 역효과만 벌어질 것이다.

그렇다면 학생의 흉곽 변이에 대해서는 어떻게 알 수 있을까? 항상 그렇듯이 그녀와 함께 확인하는 것이 좋다. 다양한 움직임을 수행하는 동안 그녀에게 호흡이 어떻게 느껴지는지 물어보라. 하나의 결과만 받아들이라고 주장하기보다 다양한 가능성을 제시하라. 그녀의 몸과 현재 움직이는 방식을 고려해, 그녀에게 가장 잘 맞는 호흡 전략을 실험하고 찾도록 하라.

확장할 수 있는 범위는 제한적이다. 흉곽의 확장과 횡격막 하강이 모두 한계지점까지 일어났을 때, 폐 내부의 공기량을 총폐활량(TLCtotal lung capacity)이라고 한다.

풍선은 완전히 바람이 빠져서 내부에 공기가 전혀 남지 않을 수 있지만, 인간의 폐는 그렇지 않다. 폐는 흉곽에 붙어 있기 때문에 우리가 완전히 숨을 내쉴 때에도 항상 약간의 공기가 유지된다(폐가 풍선처럼 완전히 비워지려면 흉곽이 완전히 무너져야 하는데 이는 좋은 일이 아니다[1002]). 따라서 최대한 많이 호기한 뒤에도 폐에는 항상 약간의 공기가 있다. 이것을 잔기량residual volume이라고 한다. 우리가 가만히 앉아, 조용히 숨을 쉬고 있을 때, 폐에 있는 공기의 양은 아주 조금 변한다. 들어오고 나가는 공기의 양을 일회호흡량(TVtidal volume)이라고 한다. 더 깊게 호흡하려면 흡기 보조근을 동원해야 한다.[1003] 마찬가지로, 안정 호흡보다 더 많이 호기하기 위해서는 호기 보조근의 활성화가 필요하다. 그림 3.326에서 보듯이 우리가 숨을 깊게 들이마셔 폐를 완전히 채우면 우리는 흡기 예비량(IRVinspiratory reserve volume)이라고 불리는 것을 모두 사용하는 것이다. IRV는 최대 흡기와 안정 호흡 흡기 사이의 공기량이다. 마찬가지로, 만약 우리가 가능한 한 많이 숨을 내쉬면, 호기 예비량(ERVexpiratory reserve volume)을 모두 사용하는 것인데, ERV는 최대 호기와 안정 호기 사이의 공기

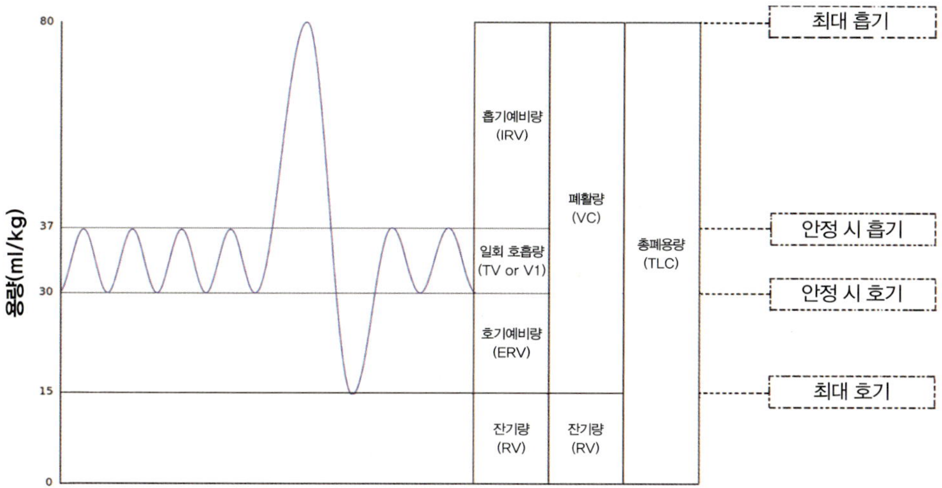

그림 3.326 폐 용적 및 용량.[1004]

량이다. 다시 말해서, 우리는 총 폐용량total lung capacity으로 숨을 마실 수 있고, 잔기량까지 숨을 내쉴 수 있는 것이다. 이렇게 이동된 공기의 총량을 폐활량(VCVital Capacity)이라고 한다.

우리의 폐활량은 우리의 건강에 있어서 매우 중요하다! 이 양은 사람마다 다르며 사람의 키, 성별, 유산소 조절, 전반적인 건강, 사회경제적 지위 및 민족성과 상관관계가 있을 수 있다.[1005] 키가 큰 사람들은 더 큰 폐와 더 큰 총폐용량을 갖는 경향이 있다. 적어도 비만 인구에서 체지방이 높은 사람들은 폐 용적이 더 적다. 남성은 평균적으로 같은 키의 여성보다 12% 더 큰 폐용량을 가지고 있다.[1006] 폐 기능은 우리가 성숙함에 따라 증가하며 여성의 경우 20세, 남성의 경우 25세경에 최대가 되고 35세까지 수준을 꽤 유지하다가 점차 감소하기 시작한다.[1007] 보다 구체적으로 말하면, 총폐용량은 실제로 나이가 들어도 상당히 일정하게 유지되거나 약간 증가할 수도 있다. 그러나 잔기량은 유의하게 증가해 폐활량 VC가 감소된다.[1008]

폐활량 VC는 핵심 매개변수이며 산소 소비량과 높은 상관관계를 가진다. 폐활량 VC는 폐가 잘 기능할 수 있는 능력의 척도며 전반적인 신체 건강의 좋은 지표다. 표 3.304는 폐활량 VC를 연령 및 성별로 보여주는 연구의 결과다. 먼저 남성이 여성보다 VC가 더 높다는 점에 유의하라. 그러나 나이가 들어감에 따라 폐활량 VC가 감소하더라도 두 성별의 표준편차가 얼마나 크고 나이가 들수록 그 편차가 커지는지 살펴보라. 이는 많은 사람들이 알려진 평균에서 상당히 멀리 떨어져 있어 훨씬 높거나 낮은 폐활량 VC를 갖는 것이 정상임을 의미한다. 단, 정상이 반드시 건강한 것은 아니다! 이상적으로 우리 모두는 가능한 많은 폐활량과 가능한 오랫동안 사용할 수 있는 폐능력을 원한다. 한 연구에 따르면, 폐활량 VC가 흉곽의 크기는 전혀 상관관계가 없다는 것을 발견했다. 흉곽이 크다고 해서 폐활량 VC가 커지는 것은 아니다. 더 높게 앉은 자세, 더 넓은 어깨, 더 좁은 골반은 폐활량 VC와 양의 상관관계를 가진다.[1009]

표 3.304 연령 및 성별에 따른 생명 유지 능력의 변화. 평균 폐활량의 ml(밀리리터). 괄호 안에는 ml 및 백분율의 하나의 표준편차가 표기된다.[1010]

그룹 \ 나이	20~29	40~49	60+
남자	3,578 (659 ~ 18%)	3,259 (651 ~ 20%)	2,282 (708 ~ 31%)
여자	2,208 (508 ~ 23%)	1,962 (472 ~ 24%)	1,418 (463 ~ 33%)

심박수 변이성

노르마는 노르만보다 심장 박동수가 더 빠르며 이는 작은 포유동물이 큰 포유동물보다 더 빠른 심박수를 가지는 것과 유사한 관계를 보인다. 평균적으로 여성은 남성보다 덩치가 작으며, 작은 심장은 큰 심장보다 신체에 혈액을 공급하기 위해 더 많은 일을 해야 한다. 나이가 들면 심장 박동이 느려지며,[1014] 일반적으로 이는 좋은 일이다. 느린 심박수는 일반적으로 심혈관 건강과 관련이 있다. 우리의 심장 박동수가 나이가 들면서 느려지는 데는 여러 가지 이유가 있으며 그건 우리의 심장이 더 강해지거나 건강

중요한 내용: 나이가 들어감에 따라 폐활량 유지하기

나이가 들어감에 따라 얼마나 숨을 많이 들이마실 수 있는지보다는 얼마나 많이 내쉴 수 있는지가 더 중요해진다! 50대가 넘어감에 따라 흉곽은 영구적으로 올라가고 늑골은 더 수평이 되며 늑연골은 더 경직된다. 실제로 우리는 숨을 내쉬는 동안 늑골을 예전에 할 수 있는 만큼 낮출 수 없는 '흡기' 위치에 갇히게 된다. 영구적으로 상승된 흉곽에서의 호기는 더 많은 작업을 필요로 한다. 우리는 폐 용적을 줄이기 위해 늑골의 탄성보다는 횡격막에 더 의존해야 한다. 불행히도 횡격막도 나이가 들면서 약해지는 경향이 있다.[1011] 이러한 변화는 우리의 총폐용량(TLC)에 영향을 미치지 않지만, 얼마나 많이 그리고 얼마나 쉽게 호기할 수 있는지를 감소시킨다. 우리의 TLC은 나이에 관계없이 성인이 되면서 일정하게 유지되지만,[1012] 우리가 완전히 숨을 내쉰 후 폐에 남아 있는 공기의 양인 잔기량(RV)은 대부분의 사람들이 완전히 내쉴 수 있는 능력을 잃기 때문에 나이가 들면서 증가할 수 있다. 우리의 폐활량은 TLC와 RV의 차이며, 나이가 들어감에 따라 RV가 증가하면 폐활량이 감소한다.

앞서 한 손은 아래 늑골 옆에 다른 한 손은 흉골 위에 놓고 깊게 흡기하면 아래 늑골이 옆으로 이동하고 흉골이 올라가는 실험을 했었다(그림 3.327a 참조). 흉곽의 이러한 확장은 폐에 더 많은 부피를 만들어 더 깊은 흡기를 허용한다. 이 추가된 부피는 나이가 들어도 여전히 사용 가능하지만, 이제는 더 이상 폐활량이 줄어드는 과정을 완전히 되돌릴지 못할 수도 있다. 그러니 이제 이것을 시도해보자. 흡기 대신에 호기에 집중하는 것이다. 아래 늑골과 흉골에 손을 대고 깊이 숨을 들이쉬고 천천히 숨을 내쉬면서 흉골을 아래로, 아래 늑골을 안으로 당긴다. 이 움직임을 가능한 한 최대로 한다(그림 3.327b 참조).

나이가 들어감에 따라 우리가 들이마시는 양을 늘리는 것이 아니라 내쉴 수 있는 양을 늘리는 것이 과제다! 숨을 내쉴 때마다 흉곽의 크기를 줄이는 연습을 하면 늑골 사이의 자연스러운 탄성을 가능한 한 오래 유지하는데 도움이 될 수 있다.[1013]

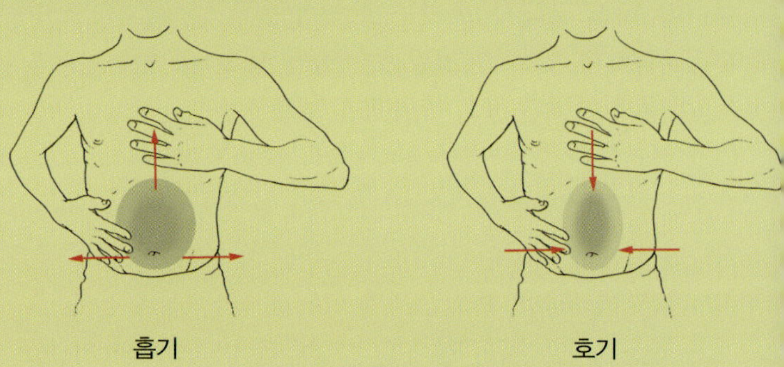

그림 3.327 나이가 들수록 호기를 향상하기 위해 더 많은 노력이 필요해진다. (a) 한 손은 늑골 아래, 다른 한 손은 흉골에 대고 깊게 숨을 들이쉬고 움직임을 관찰한다. (b) 손을 그 자리에 두고 숨을 내쉬며 가능한 한 이전의 움직임을 반대로 하려고 해본다. 흉골을 아래로 당기고 늑골을 완전히 안으로 당긴다.

해지기 때문이 아니라 단지 노화되어가기 때문이다. 노화된 심장은 운동 후 회복이 더 오래 걸리고 중력 방향의 변화에 반응하는 데 더 오래 걸린다. 많은 사람들이 너무 빨리 일어설 때 느끼는 현기증도 나이가 들수록 더 자주 나타난다.[1015] 그러나 건강에 대한 심박수의 중요성에도 불구하고 심건강을 판단하는 더 나은 지표는 심박 변이도(HRV$_{\text{heart rate variability}}$)이다.

우리의 심장은 일정한 리듬으로 뛰는 메트로놈이 아니다. 음, 어떤 심장은 그렇게 하기도 한다. 쿵… 쿵… 쿵… 건강한 심장은 박동 패턴을 약간씩 바꾼다. 심박 변이도는 젊을 때 가장 높고 노년기에 자연스럽게 크게 감소 한다.

숨을 들이쉬면 교감신경계가 잠시 활성화되고 심박수가 증가한다. 우리가 숨을 내쉴 때 부교감신경계가 활성화되고 심박수가 감소한다. 이건 마치 우리가 약간의 스트레스를 받았다가 숨을 쉴 때마다 약간 이완되는 것과 같다. 불행하게도 나이가 들어감에 따라 HRV는 감소하고 부교감신경 상태보다 교감신경 활성화 상태를 더 많이 유지하게 된다.

HRV는 부교감신경계가 우리의 심장을 얼마나 잘 제어하는지를 나타내는 용어이며, 심장의 미주신경 긴장도의 간접적으로 측정할 수 있는 수치로써 임상의와 연구자에 의해 사용된다. 미주신경 긴장도는 미주신경의 상태를 반영한다. 미주신경vagus nerve이란 이름은, 우리의 모든 내장기관을 방황하며 돌아다니며 내장기관에서 뇌로, 뇌에서 내장기관으로 연결하는 신경이기 때문에 붙여졌다.[1016]

심박 변이도에 대한 이 모든 논의의 요점은 평생 동안 심박 변이도를 발달시키고 유지하는 것이 우리에게 가장 유익하다는 것이다. 운동과 지구력 훈련은 그렇게 하는 데 도움이 되고[1017] 또한 요가에서 프라나야마라고 부르는 특정한 형태의 호흡 운동도 마찬가지로 그럴 것이다.

요가, 호흡 그리고 프라나야마

요가 수행자들은 프라나야마라고 하는 다양한 호흡법을 개발했다. 이 단어는 일반적으로 '호흡 조절'로 번역되지만 때로는 '호흡을 확장한다'는 의미로 해석된다.[1018] 많은 요가 수행자들은 프라나야마를 통해 다른 의식 상태를 만들거나 몸을 치유한다. 이 두 효과에 대해 최근 몇 년간 연구들이 진행되었으며 어느 정도 검증되고 있는 동시에, 위험성에 대해서도 경고를 한다. 제대로 지도받지 않은 빠르고 깊은 프라나야마 수행은 매우 심각한 위험을 초래할 수 있다. 그렇기 때문에 이러한 형태의 수행은 일반적인 요가 수업이 아닌, 경험이 풍부한 프라나야마 선생님이 집중적으로 케어해 줄 수 있는 작은 규모의 그룹에서 이루어져야 한다. 즉, '혼자서 해서는 안 된다!' 당신과 함께 수행하고 당신을 봐줄 자격을 갖춘 교사를 찾아라. (여기서 나는 몇 분간의 느린 교호 호흡nostril breathing이나 부드러운 웃짜이 호흡을 말하는 것이 아니라 카발라바티Kapalabhati 또는 바스트리카Bhastrika와 같이 더 극적이고 빠르며, 정교한 호흡 비율 및 호흡 사이의 긴 유지를 해야 하는 수행을 언급하고 있다. 깊고 빠르고 장기간의 프라나야마 연습은 훈련된 교사와 함께 해야 한다.)

우리가 숨을 어떻게 쉬는지, 1분마다 얼마나 자주 쉬는지, 호기에 비해 흡기를 얼마나 오래 하는지는 생리적인 효과와 심리적인 효과를 동시에 가지고 있다. 빠른 호흡은 호랑이에게 공격을 받을 때에는 매우 유용할 수 있는 과민성을 유발하는데, 이러한 상태는 심각하면 공황 상태를 초래할 수도 있다. 빠른 호흡은 교감신경계를 자극하고 심박수와 호흡수를 높인다. 느린 호흡은 부교감신경계를 활성화시켜 심장과 마음을 진정시킨다.[1019] 이런 효과들은 호흡의 심리적 효과 중 일부이며, 우리의 호흡 속도는 생리학적으로도 영향을 미친다. 심박 변이도와 폐활량을 모두 향상시킬 수 있다.

호흡수, 심박수 및 폐의 효율은 단기간의 요가 수련만으로도 향상시킬 수 있다. 이것이 정확히 어떻게 또는 왜 그런지는 아직 알려지지 않았다. 아마도 그 향상들은 신체 운동의 이점, 마음챙김 수행, 호흡을 늦추고 길게 하는 데 중점을 두는 것, 코로 숨쉬기, 전반적인 이완 상태로의 도달 또는 이 모든 것의 조합 때문일 수 있다. 주목할 만한 이점으로는 심폐 지구력 증가, 에너지 수준의 향상, 혈액 순환 개선 및 폐활량 증가가 있다.[1020] 또한 호흡과 심박 변이도의 관계와 그에 따른 모든 이점도 있다.

일반적으로 우리는 조용히 앉아 있을 때 1분에 9~24번 정도 숨을 쉰다.[1021] 일반적으로 호흡수가 높을수록 호흡이 얕아지고 공기가 들어오고 나가는 일회 호흡량이 작아진다. 우리가 의도적으로 분당 6회로 호흡수를 줄인다고 가정해 보자. 한 연구에 따르면, 이는 불교의 만트라 '옴마니 반메 옴Om mani padme om'을 마음속으로 그리고 되새기거나 라틴어로 '아베 마리아Ave Maria'를 암송하는 데 걸리는 시간과 비슷하다고 밝혀졌다. 이 정도의 호흡수를 사용하면 놀라운 멋진 일들이 일어난다. 심박 변이도 증가는 그 중의 하나이다. 우리의 압력반사 반응baroreflex response에도 좋은 영향을 미친다. 압력반사 반응이 좋아진다는 것은 우리의 몸이 빠르고 쉽게 혈압을 조절할 수 있다는 것이며, 만성적인 고혈압 상태를 낮추거나 갑자기 일어날 때 혈압을 빠르게 올리는 것을 돕는다. 이 느린 호흡 속도를 통해 우리의 운동 내성이 증가하고 혈액 산소 공급이 증가할 뿐만 아니라 평온함과 행복감이 증가한다.[1022]

1분에 6번 숨을 쉰다는 것은 각 호흡에 10초가 걸린다는 의미한다. 이제 우리는 흡기와 호기를 1대 1의 비율로 하거나 흡기를 늘리고 호기를 줄이거나 흡기를 줄이면서 호기를 길게 할 수도 있다. 이 모든 비율은 사람마다 효과가 다르지만 요가에서는 종종 1대 1 또는 1대 2의 비율이 사용된다. 즉, 호기가 흡기와 동일하거나 2배 더 길다.[1023] 호기가 부교감신경계를 활성하고 흡기가 교감신경계를 유발한다는 사실을 깨달으면 직관적으로 이해가 된다. 호기에 더 많은 시간을 할애하면 교감신경 흥분 상태보다 부교감신경 안정 상태에 있는 시간이 더 길어진다

(높은 단계의 프라나야마 수행에서는 더 긴 호기가 사용되지만 이것은 훌륭한 교사가 함께하는 상급 요가 수행자를 위한 것이다). 이러한 다양한 비율이 연구되어 각 비율에 대한 HRV에 미치는 영향이 주목됐다. 일부 비율은 HRV를 악화시키는 반면 다른 비율은 HRV를 개선시킨다. 어느 비율이 이상적이라고 합의하기에는 아직 이르지만 생리학적으로 HRV를 최대화하기 위해서는 1대 1 비율이 가장 좋은 것으로 보인다.[1024] 더 긴 호기 비율은 여전히 유익하지만 1대 1만큼은 아니다. 이 연구의 표준편차는 매우 커서 사람들 사이에 많은 차이가 있을 수 있다. 자신에게 가장 적합한 호흡 비율을 스스로 결정해야 하지만 1대 1 비율부터 시작해 진행할 수도 있다.

분명히 하자면, 호흡을 천천히 하는 것에 대한 위의 논의는 우리가 조용히 앉아 있을 때 적용된다. 우리가 활동적일 때(움직일 때, 운동할 때, 스포츠를 하거나 열정적으로 빈야사 수련을 할 때) 자연히 우리의 호흡은 깊어지고 빨라질 것이다. 더 많은 산소를 섭취하고 더 많은 이산화탄소를 배출해야 하는 생리학적 필요는 이러한 변화를 필요로 한다. 여전히 우리는 코로 숨쉬고 싶을 수 있다. 비강 호흡은 공기를 여과하고, 흡기 시 공기를 따뜻하고, 축축하게 하며 호기 시 열과 습기의 손실을 줄일 수 있기 때문이다. 그러나 모든 사람이 최대 활동 수준에서 코로 숨을 쉴 수 있는 폐활량이나 심폐 조절 능력을 가진 것은 아니다. 필요할 때 입으로 숨쉬기를 거부하면(일반적으로 일부 교사가 항상 코로 숨을 쉬어야 한다고 말했기 때문에) 혈액의 산소 공급이 너무 적고 혈액에 잔류 이산화탄소가 너무 많이 남아 있을 수 있다. 주의를 기울이고 자신에게 맞는 것이 무엇인지 배우라. 이상을 향해 노력하는 것이 좋을 수도 있지만, 강하게 운동할 때 비강 호흡을 하면 현기증이 있거나, 어지럽거나, 피곤하다면 잠시 동안 구강 호흡을 해보자.

흉추 요약

흉추에는 두 가지 주요 기능이 있다. (1) 상체에서 하체로 또는 그 반대로 힘을 전달한다. (2) 호흡을 허용한다. 흉곽은 대부분의 방향의 움직임을 제한하지만 동시에 호흡을 용이하게 한다. 신전과 굴곡은 위/아래 흉추뼈 사이에서 가장 크게 제한되는 움직임이며, 그다음이 외측굴곡(측면굽힘)이다. 회전은 가장 제한이 적은 움직임이다.

한 쌍의 흉추 사이의 운동 범위는 다소 작지만 흉

중요한 내용: 호흡을 느리게 하는 것이 호흡을 깊게 하는 것보다 좋다

우리는 모두 다르다. 그리고 우리의 차이점들은 명상을 하거나 요가 수련을 하는 동안 호흡을 사용하는 방식에 영향을 줄 수 있다. 1분에 6회, 길게 호흡하면 심박 변이도가 개선되고 '도피하거나 싸우거나' 반응(교감신경계)이 꺼지며 '휴식과 소화' 반응(부교감신경계)이 자극된다. 그러나 이 느린 호흡은 반드시 훨씬 더 깊게 호흡해야 함을 의미하지는 않는다! 다양하고 복잡한 화학 작용으로 인해 느리고 얕은 호흡이 깊은 호흡보다 우리 대부분에게 훨씬 더 건강할 수 있다(자세한 내용은 웹 부록 'How yoga affects our blood chemistry' 참조). 느리지만 반드시 깊게 호흡할 필요가 없는 확실히 좋은 방법은 코를 통해 호흡하는 것이다. 코를 사용하는 호흡은 프라나야마 수련의 대부분에서 사용되는 방법이지만, 한 가지 특정한 방법이 구체적으로 연구되었다. 그 방법은 왼쪽 콧구멍으로 숨을 들이쉬고 오른쪽으로 숨을 내쉬고 오른쪽으로 숨을 들이쉬고 왼쪽으로 내쉬는 교호 호흡이다. 나디 쇼다나 nadi shodhana, 나디수디 프라나야마nadisudhi pranayama 또는 아눌로마 빌로마anuloma viloma라고도 하는 이 방법은 심박수, 호흡수, 이완기 혈압을 감소시키는 것으로 나타났다.[1025] 다음에 여러분이 불안하거나 약간 초조할 때, 그것을 시도해보라. 코를 통해 천천히 숨을 쉬면서 교호 호흡(양 콧구멍을 교대로 사용하는 호흡)이 여러분에게 효과가 있는지 살펴보아라.

추 분절에는 12개의 척추가 있어서 일부 사람들은 전체 흉추 분절에서 상당히 큰 움직임이 가능하다. 평균적인 사람은 척추후만이라고 불리는 약 33°의 후방 만곡을 가지고 있다. 그러나 정규 분포에서 이 곡률의 범위는 11~54° 사이로 다양하다. 흉추 만곡에 할 수 있는 추가적인 굴곡 또는 신전은 이 후만 만곡에 중첩된다. 일반적으로 흉추는 신전보다 더 많이 굴곡할 수 있다. 실제로, 일류 곡예사를 포함해 누구든지 등을 평평하거나 곧은 자세 이상으로 신전할 수 있는 것은 매우 드문 일이다. 등 상부가 평평한 사람은 완전히 흉추가 신전된 상태다. 신체의 모든 부분과 마찬가지로 인간의 다양성은 척추와 근막의 형태와 배열뿐만 아니라 늑골, 폐 및 흡기와 호기 근육의 구조와 기능에 영향을 미친다. 정확히 어떤 근육이 호흡을 돕는지는 아직 완전히 이해되지 않았지만, 우리는 횡격막이 호흡 능력의 대부분을 담당한다는 것을 알고 있다. 모든 호흡 방법에는 횡격막이 포함되며, 횡격막은 척추를 안정시키고 가장 낮은 늑골을 제자리에 고정하여 늑간근이 호흡과 회전 운동을 모두 보조할 수 있도록 하는 역할도 한다.

우리를 멈추게 하고 흉추 움직임을 더 이상 하지 못하게 막는 것들은 표 3.305에 요약되어 있다. 흉추의 움직임을 제한하는 많은 긴장 요소들은 이미 요추 부분에서 자세히 논의했고, 이는 표 3.214에 요약되어 있다. 간단히 말하자면, 굴곡 움직임은 후방 근막, 근육 및 후관절낭, 극

표 3.305 흉추에 대한 WSM? 스펙트럼. (CL은 대측 또는 반대쪽 근육, IL은 동측 또는 같은 쪽 근육을 의미한다.)

허리 움직임	움직임에 저항하는 근막경선	움직임에 저항하는 근육	움직임에 저항하는 인대와 관절낭	압박 요소		
				부드러운	중간	단단한
굴곡	표면 후방선	척추기립근(흉최장근, 흉/요장늑근, 흉-반극근), 다열근	후관절낭, 극상인대, 황색인대, 추간판의 후섬유	일부 학생들은 아래쪽 갈비뼈와 복부 장기 사이에 압박을 경험할 수도 있다.		후관절이 압박되면 추궁판이 구부러져 전방 디스크에서 압박이 발생할 수 있다.
신전	표면 전방경선	늑간근	전종인대, 추간판 전섬유		극돌기들 사이에 후방인대가 찝힐 수 있다.	극돌기들은 서로 '부딪힐' 수 있다. 또한 후관절들 사이 또는 추간판에도 압박이 생길 수 있다.
측굴	외측선	외복사근과 내복사근(CL), 장늑근(CL)*	횡돌간인대와 디스크의 측면 섬유가 움직임을 제한할 것으로 생각된다.***		어떤 사람들의 경우 측굴하는 쪽의 갈비뼈들 사이로 늑간근들이 갇힐 수 있다.	후관절, 디스크 측면
회전(비틀림)	나선선, 기능선, 외측선	내복사근 및 내늑간근(CL), 외복사근 및 외늑간근(IL)**	대부분 디스크의 섬유들이 제한하지만 극상인대와 극간인대도 약간 관여한다.			아래 척추의 횡돌기 상부내측이 상부 척추의 극돌기 하부 외측 근처의 추궁판에 부딪힌다.

* 표시된 근육은 한쪽이 활성화될 때만 측굴을 생성한다. 반대쪽 근육은 이 움직임에 대한 저항 역할을 한다.

** 한쪽에서 회전을 생성하는 근육은 다른 쪽에서 활성화될 때 이 움직임에 대한 저항 역할을 한다.

*** 측굴이 인대에 미치는 영향은 잘 연구되지 않았으므로 측굴에 대한 인대 저항에 관한 구체적인 연구 결과는 없다.

상인대 및 후종인대와 같은 인대의 긴장에 의해 제한된다. 신전 움직임은 전종인대 또는 복부 앞쪽 근육들의 장력에 의해 저항될 수 있지만, 대부분의 사람들에서는 흉추 극돌기 사이의 압박에 의해 제한된다. 측굴 시에는 반대쪽 횡돌간인대와 추간판의 외측 섬유에 장력이 발생할 수 있다. 비틀림은 추간판, 극상인대, 극간인대, 늑간근의 장력에 의해 저항될 수 있다.

Chapter 5
경추 복합체

축성 몸체axial body는 안정성과 지지력을 제공하며, 이를 통해 스트레스를 상체에서 하체로 또는 그 반대로 전달한다. 이러한 기능은 경추 아래쪽에서 중요하지만 목에서는 또 다른 중요한 역할인 가동성이 강조된다. 목은 아래쪽의 척추들과는 달리 큰 하중을 견디도록 설계되지 않았다. 경추와 두개골은 감각 기관의 성능을 최적화하기 위해 높은 수준으로 잘 움직일 수 있는 복합체 구조를 가졌다. 머리의 가동범위는 매우 넓으며 몸의 나머지 부분이 움직이는 동안 귀와 눈을 수평으로 유지할 수 있다.

경추 복합체는 맨 위에 있는 7개의 척추와 두개골로 구성된다. 경추는 척추에서 가장 작은데, 가동성은 좋으나 큰 무게를 견디는 데 적합하지는 않은 구조이다. 인간 머리의 평균적인 무게는 약 5.5kg(~12lb)이며, 이는 전체 체중의 10% 미만이다. 요가 자세 중 하나인 헤드 스탠드(시르사아사나)가 위험이 따르는 자세인 이유는 목이 이러한 목적을 위해 만들어지지 않았기 때문이다. 하지만 헤드 스탠드를 하는 것은 요기들이 목에 특별한 스트레스를 주는 유일한 시간이 아니며, 많은 사람들에게 이 추가적인 스트레스는 기술이 좋다면 결코 문제가 되지 않을 것이다. 그러나 적절한 기술을 가지고 있더라도 목에 스트레스를 주는 (일부) 요가 자세를 취하는 것은 많은 요가 학생들에게 좋은 생각이 아니다. 이것이 왜 그리고 누구에게 문제가 될 수 있는지 이해하려면 경추 복합체의 구조를 이해해야 한다.

형태

경추 복합체는 여러 관절들로 이루어져 있지만, 세 부위로 단순화할 수 있다.[1026]

- 상부 경추 및 두개골(C0/C1, C1/C2)
- 중간 경추(C2/C3, C3/C4, C4/C5)
- 하부 경추(C5/C6, C6/C7, C7/T1)

인대와 근육 구조들은 앞뒤 좌우, 4면에서 경추 분절을 둘러싸고 있어 머리와 목의 움직임을 미세하게 제어하는 데 기여하지만 머리와 목이 안정화되었을 경우에는 호흡을 위해 가슴을 움직이게 하는 역할도 한다. 또한 경추 복합체의 움직임과 안정성, 그리고 상지의 움직임 사이에는 밀접한 관련이 있다.

하지만 경추관절들을 통해 척수에서 나오는 신경들, 뇌에 영양을 공급하기 위해 척추를 따라 배치된 혈관들, 그리고 갑상선, 기관trachea, 식도와 성대와 같은 목 부위에 위치한 기관들까지 보면 고려해야 하는 것들은 더 복잡해진다. 목의 부적절한 움직임이나 스트레스는 혈류를 방해하고 신경 건강을 손상시키거나 기관들과 분비선들의 기능을 방해할 수 있다. 인간의 뼈 구조, 인대와 근육의 위치, 신경과 혈관의 경로에 대한 인간의 다양성(변이)으로 인해 한 학생에게는 완전히 무해한 움직임이나 자세가 다른 학생에게는 매우 해로울 수 있다. 요가 아사나 수행 중에 머리, 목, 팔 및 손에서 발생하는 고유하고 개별적인 정렬, 적절한 기술 및 감각에 주의를 기울여 지나치게 나아가지 않도록 해야 한다.

경추 복합체의 구조

다른 영장류의 경우 목이 두개골 가운데 바닥이 아니라 뒤쪽에서 시작되는 것에 반해, 인간의 머리는 척추 꼭대기가 형성하는 수평 플랫폼 위에 평평하게 놓여 있다.[1027] 유인원과 침팬지의 경추는 거의 수평에 가까운 위치를 형성하는 것에 비해, 인간의 목은 경추에 있는 커브 덕분에 수직 위치를 유지한다. 요추와 마찬가지로 목에도 전만 곡선이 있지만 그 크기는 평균적으로 요추의 절반 미만이다. 경추전만의 정점은 일반적으로 네 번째와 다섯 번째 경추(C4/C5) 사이에 있다.[1028] 평균적인 경추전만의 각도는 약 18° 인데(그림 3.400 참조), 이 정도 각도는 흉추의 후만 곡선에 대응하여 머리가 첫 번째 척추뼈 위에 수평을 유지할 수 있도록 한다.[1029]

경추 복합체

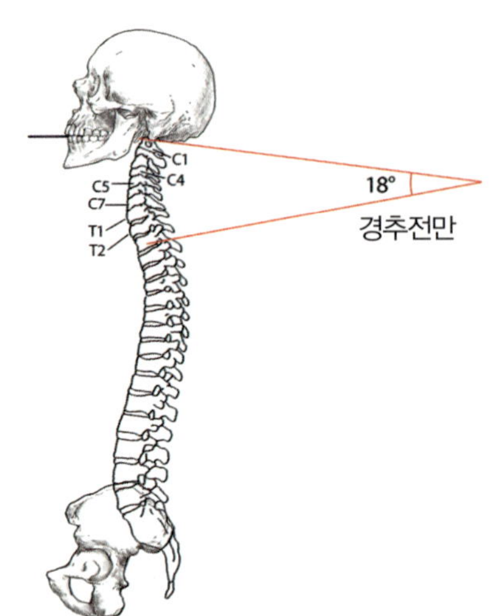

그림 3.400 평균적인 경추 분절은 뒤로 구부러진 18°의 전만 곡선을 가지고 있다. 곡선의 정점은 일반적으로 C4/C5 사이다.

목의 전만 곡선은 태아 수정 후 약 9.5주인 아주 초기에 발달한다![1030] 전만 변이의 범위는 상당히 넓다. 일부 사람들의 경우 최대 45°의 상당한 전만 곡선을 가지고 있는 반면 다른 사람들은 오히려 커브가 앞으로 된 약간의 후만 곡선이 있고 그 정도는 최대 8°에 이른다.[1031] 즉 목이 항상 뒤쪽으로 구부러져 있다는 것은 모든 사람에게 사실이 아닌 것이다. 경추후만증의 추정치는 인구의 2~35%까지 다양하다.[1032] 어떤 사람들은 상부 목에는 후만이, 아래쪽에는 전만이 있거나 그 반대의 경우도 존재한다.[1033] 이러한 조사들을 보면 곧거나 심지어는 후만 목이 정상 범위 내에 있으며 반드시 병리학의 징후나 고칠 필요가 있는 것은 아니라는 것을 의미한다. 실제로, 한 연구에 따르면 목의 후만증이 있는 사람들의 42%는 부정적인 증상을 경험하지 않았다고 한다.[1034] 어떤 이들을 보면 목이 곧은 편인데 이 또한 크게 문제가 되지 않는다! (하지만 이는 곧게 펴진 목을 가진 사람들의 58%는 문제를 겪었다는 것을 의미하는 것이기에, 곧은 목을 갖는 것이 반드시 좋거나 나쁜 것이 아니라는 정도로 생각해야 한다. '당신'은 어떤가? '당신에게' 일자목이 문제를 일으키는가? 라고 질문해야 한다.)

경추의 전만 곡선이 거의 없는 사람들은 보상작용으로 흉추후만이 작아지는 경향이 있다. 그러나 머리의 수평을 유지하기 위해, 흉추 커브를 작게 만드는 것이 경추전만을 크게 만드는 것인지 반대로 경추전만이 커서 흉추 커브를 변형시키는지는 분명하지 않다. 아기의 경추전만은 작지만 앉는 법을 배우면서 머리를 똑바로 세우는 행위는 커브를 뒤로 구부리는 과정을 진행시킨다. 우리의 완전한 경추전만은 요추전만보다 먼저 확립된다.

목의 전만 곡선의 변화가 성별에 의한 것인지, 성인이 된 후의 노화 문제 때문인지에 대해서는 논쟁의 여지가 있지만 명확하게 결론지어지지 않았다.[1035] 하지만 개인 간의 편차가 크다는 점은 논쟁의 여지가 없다. 타고난 목의 커브가 직선 형태인지 혹은 큰 곡선인지 여부는 요가에서 여러 자세를 얼마나 쉽고 안전하게 수행할 수 있는지에 영향을 미친다. 목이 앞으로 굽은 후만 곡선이 있는 경우 헤드 스탠드가 상당히 어렵다는 것을 알 수 있지만 토끼 자세(사상가아사나$_{\text{Sasangasana}}$ 또는 사사카사나$_{\text{Sasakasana}}$)(그림 3.401 참조) 또는 쟁기 자세(할라사나$_{\text{Halasana}}$)는 충분히 접근할 수 있다. 큰 전만 커브를 가지고 있다면, 물고기 자세(맛샤아사나$_{\text{Matsyasana}}$ 또는 아쉬탕가 버전의 웃탄파다아사나$_{\text{Uttanpadasana}}$)와 같이 머리가 바닥에 닿아야 하는 백 벤딩 자세를 매우 쉽게 취할 수 있을 것이다.

경추는 일반적으로 움직임에 따른 다음과 같은 3개의 영역으로 분류된다. 1) 상부 경추: '두개골~1번 경추$_{\text{atlas}}$'와 '1번 경추~2번 경추$_{\text{axis}}$', 2) 중부 경추, 그리고 3) 하부 경추. 경추의 아래쪽은 종종 위쪽 경추 움직임에 의해 보상적 움직임이 발생한다. 예를 들어, 의자에 구부정한 자세를 취하는 동안 눈높이를 유지하기 위해 경추뼈는 하부 경추의 굴곡을 보상하기 위해 신전된다. 이 작업을 많이 수행하면 그림 3.402에서 볼 수 있는 것처럼 만성적

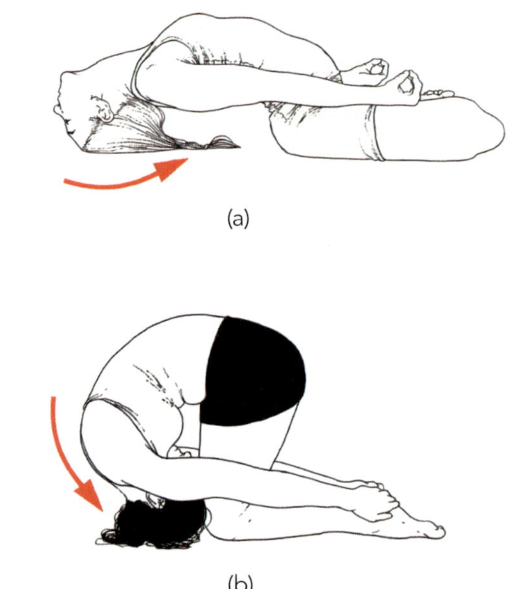

그림 3.401 목에 큰 전만 곡선이 있는 학생들의 경우 일부 요가 자세, 즉 (a) 물고기 자세(맛샤아사나)와 같은 자세를 쉽게 할 수 있는 반면, (b) 토끼 자세(사사카사나)와 같은 다른 자세는 더 어려울 수 있다.

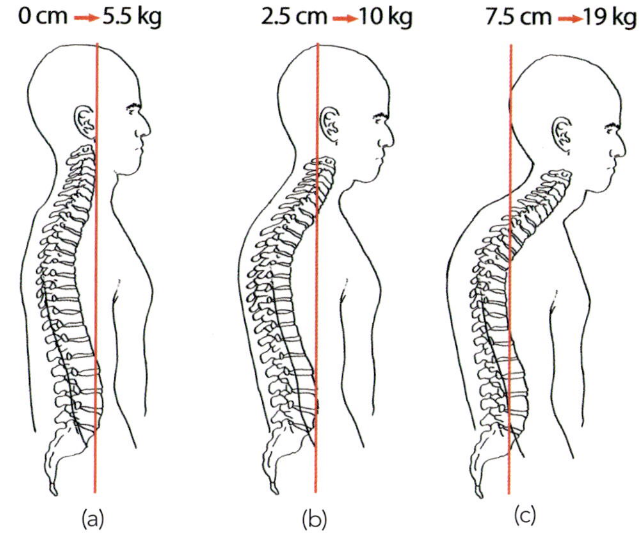

그림 3.402 (a) 평균적인 무게인 5.5kg(12lb)의 머리가 척추 위에 잘 올려져 있는 모습이다. (b) 그러나 머리가 2.5cm(1인치) 앞으로 이동하면 스트레스가 10kg(22파운드)으로 증가한다. (c) 머리를 앞으로 7.5cm(3인치) 늘리면 19kg(42파운드)의 스트레스가 발생한다.

인 '머리가 앞으로 빠진 자세'로 이어질 수 있으며, 이는 결과적으로 상부 경추 분절에 대한 스트레스를 증가시킬 수 있다.

머리가 앞으로 빠진 자세는 교정이 필요한 문제일까? 머리가 어깨에서 앞으로 빠지는 자세가 두통을 유발하는지 아니면 다른 목의 통증을 유발하는지에 대해서는 논란의 여지가 있으며 최근 여러 연구에서는 상관관계가 없는 것으로 나타났다.[1036] 그러나 머리가 앞으로 나아갈수록 목을 지지하는 근육과 근막에 더 많은 스트레스를 가하는 것은 사실이며 이 추가된 전방 무게의 균형을 맞추기 위해 흉추의 커브가 더 많이 필요해진다. 머리가 2.5cm 앞으로 움직일 때마다 머리의 무게로 인한 스트레스는 4.5kg(10lb)씩 증가한다.[1037] 표 3.400은 머리의 무게와 경추 굴곡 각도에 의해 생성된 스트레스 사이의 관계를 보여준다.

몇몇 치료사들은 만성적으로 머리를 앞으로 내미는 자세가 골다공증, 신경 충돌 증후군, 근육 경련 및 추간판 탈출증을 유발할 수 있다고 믿는다.[1038] 하지만 그렇지 않을 수도 있다! 중요한 것은 당신이 현재 어떤 경험을 하고 있는가이다. 당신은 머리가 앞으로 빠진 자세를 가지고 있는가? 척수 신경과 관련된 문제가 있는가? 그렇다면 자세를 바꾸는 것이 도움이 될 것이다. 그렇지 않은 경우 미학적으로 보기에 좋지 않을 수 있지만 머리가 앞으로 빠진 것이 문제가 되지 않을 수 있다.

표 3.400 서 있는 동안 목에 가해지는 머리의 하중은 목의 굴곡 정도에 따라 달라진다.[1039]

목의 굴곡 정도	머리 무게로 인한 하중(kg)
0˚	5.5
15˚	12.3
30˚	18.2
45˚	22.3
60˚	27.3

경부 복합체의 뼈

경추 복합체는 두개골, 처음 2개의 경추(C1 및 C2), 유사한 모양의 중간 경추들(C3~C6), 그리고 마지막 경추(C7)들로 그룹화되는 여러 뼈들로 구성된다. 이 복합체에는 설골hyoid이라고 하는 목구멍에 있는 작고 자유롭게 떠 있는 뼈도 포함되어 있다. 이러한 뼈들의 형태와 변이들은 상당히 다양하다.

두개골

두개골은 2개의 주요 부분으로 나누어진다. 하나는 얼굴에 있는 뼈들이고 다른 한 부분은 뇌를 담고 있는 케이스 부분이다. 일반적으로 평균적인 두개골은 22개의 뼈들로 구성되어 있다고 여겨지는데,[1040] 턱(하악)을 제외한 두개골을 구성하는 뼈들은 움직이지 않는다는 것이 일반적인 견해이다. 이러한 견해에는 논란의 여지가 있긴 하지만, 일부 정골의사와 두개천골 치료사들은 두개골 뼈들 사이에 약간의 가동성이 있다고 믿는다.[1041]

그림 3.403은 두개골에서 가장 잘 알려진 뼈들을 보여준다. 여기에는 8개의 머리 뼈cranial bones와 14개의 얼굴 뼈facial bones가 있다. 요가의 관점에서는 머리 뼈가 중요한데, 이는 이마의 전두골frontal bone, 꼭대기에 있는 2개의 두정골parietal bone, 사골ethmoid bone과 접형골sphenoid bone, 양 측면의 측두골temporal bone, 그리고 머리 뒤쪽에 있는 후두골occipital bone로 구성되어 있다. 후두부와 측두부는 많은 근육들의 부착 부위이며 가동성과 특정 요가 자세를 얼마나 쉽게 할 수 있는지에 영향을 미치기 때문에 우리의 작업에서 가장 중요한 부위이다. 유양돌기mastoid process

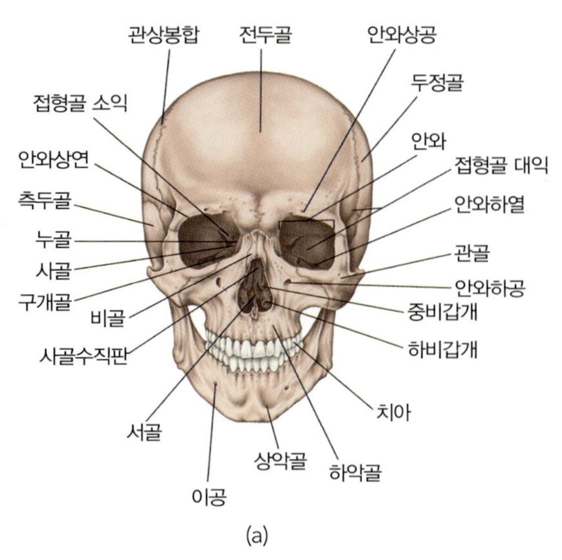

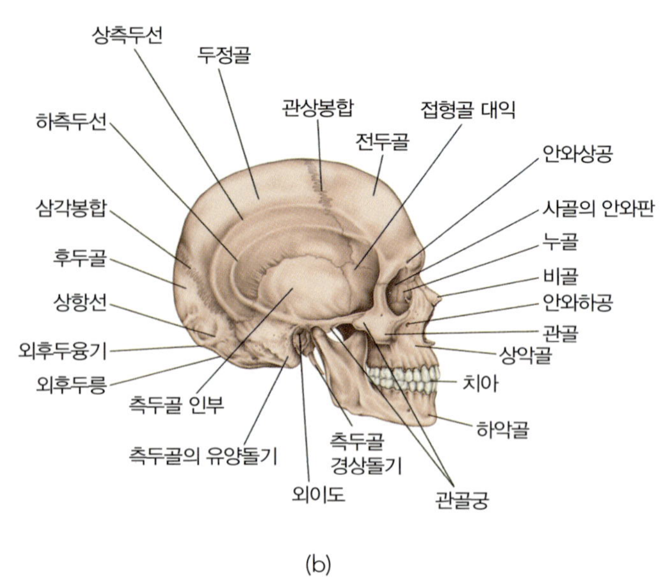

그림 3.403 두개골: (a) 정면, (b) 측면.[1042]

는 귀 바로 뒤에서 쉽게 느껴지는 돌기이다(그림 3.403b 참조). 측두골의 아래 부분은 흉쇄유돌근과 같은 근육들이 부착하는 중요한 부위이다.

얼굴뼈에는 하악mandible(아래턱), 상악maxilla(위턱 및 코 주변 영역), 관골zygomatic bone(귀 쪽으로 이어지는 광대뼈), 비골nasal bone(코의 다리를 형성함) 및 누골lacrimal bone(눈구멍이라고도 하는 안와강을 형성함)이 포함된다.[1043]

출생 시에 우리는 44개 뼈로 구성된 상태의 두개골을 가진다. 이 뼈들은 작고 서로 융합되지 않은 상태로 되어 있는데 이는 좋은 점을 가지고 있다. 우리가 어머니의 산도를 통해 이 세상으로 나오려면 머리가 유연해야 하기 때문이다. 산도는 완전히 융합된 두개골을 수용할 만큼 충분히 넓지 않기 때문이다. 따라서 두개골의 별도로 느슨하고 유연한 연결판들을 통해 두개골이 모양을 변경하여 산도의 크기에 맞출 수 있다. 그러나 일단 이 세상으로 안전하게 나온다면, 뇌의 껍질은 단단하게 굳어져야 한다. 두개골 판들의 얇고 평평한 뼈의 가장자리 사이에 섬유질 연결이 형성되어 이 판들을 제자리에 단단히 고정하게 된다.

두개골 판들의 가장자리에 있는 섬유질 연결은 봉합부suture를 형성하는데 외과의사가 수술 절개부의 가장자리를 결합하는 봉합선의 이름을 따서 명명된 것이다. 봉합부는 직선이 아니라 불규칙한 톱니 모양인데, 이러한 형태 덕분에 두개골 판들의 결속력이 높아져 외부 충격으로부터 뇌를 보호하는 데 도움이 된다. 두개골 상단에 있는 2개의 봉합선은 관상 및 시상 봉합이라 불리는데 여기서 신체 움직임의 두 평면의 이름이 유래된다(관상면은 신체의 앞면과 뒷면을 나누고 시상면은 신체의 오른쪽과 왼쪽을 나눈다). 관상 봉합은 두개골을 가로질러 좌우로 이어진다(그림 3.403b 참조). 이 봉합선은 전두골과 좌우 두정골을 연결시킨다. 시상 봉합은 관상 봉합에서 후방으로 연장되어 시상면에서 두개골 상단의 정중선을 따라 이어진다(그림 3.405 참조). 이 봉합은 오른쪽과 왼쪽 두정골을 결합한다. 30대에 이르면 시상봉합은 좌우 두정골 사이에서 골성 유합을 만들기 시작하지만 이러한 현상이 발생하는 정확한 시기는 매우 다양하다.[1044] 만약 두 판들이 너무 일찍 융합되면 병리적인 문제 등이 발생할 수 있다.

여러 뼈가 합쳐져 두개골의 기저부를 형성하고 이 기저부는 척주 상단에 위치한다.[1046] 여기서 주요한 뼈는 두개골의 뒤쪽과 바닥을 형성하는 후두골이다(그림 3.405 참조). 아래쪽 정중선에는 외후두융기external occipital protuberance라고 하는 작은 돌출부가 있으며, 그 양쪽에는 목 근육이 두개골에 부착되는 가장 높은 지점인 상항선superior nuchal line이 있다. 이 지점 이상에서는 두개골을 덮는 것은 두피뿐이다. 후두골 내부에는 대후두공foramen magnum(라틴어로 '큰 구멍'을 의미함)이라고 하는 큰 구멍이 있다. 이 구멍은 척수와 여러 개의 동맥과 정맥이 뇌를 오가는 경로이다. 두개골 바닥에 있는 이 구멍의 모양과 크기는 매우 다양하며,[1047] 매우 드문 경우이지만 대후두공이 너무 작아 척수를 수용할 수 없어 움직임과 균형에 영

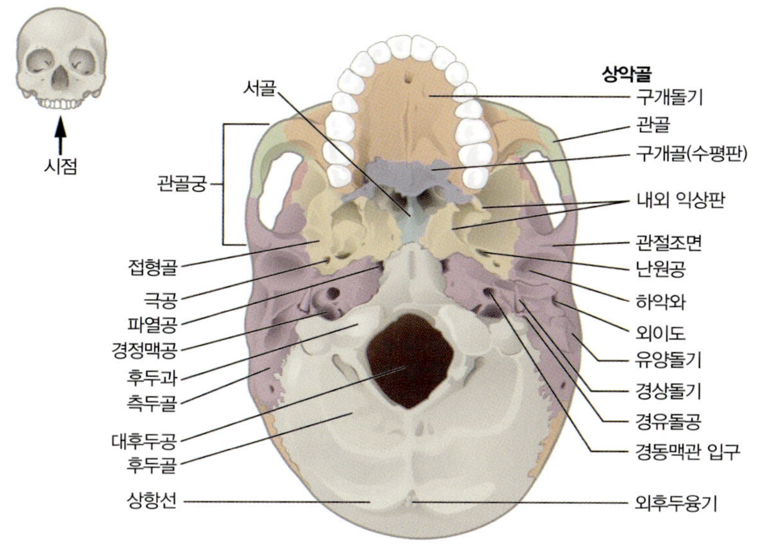

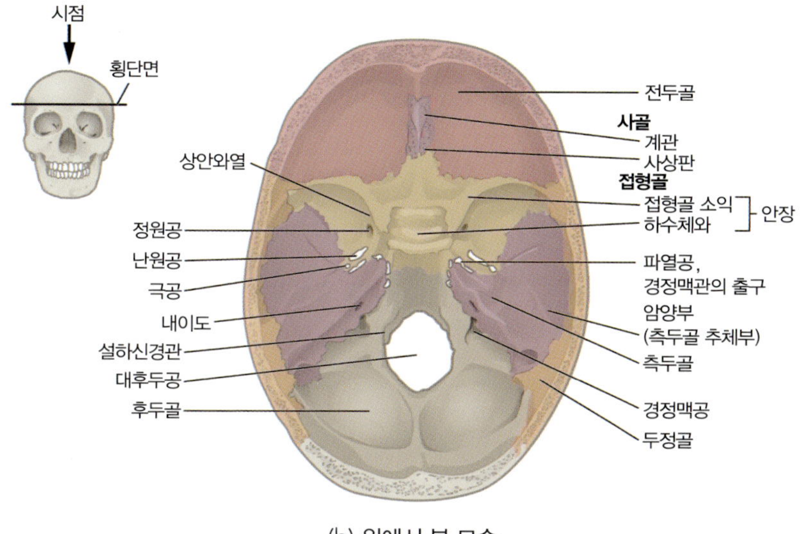

그림 3.404 두개골 기저부: (a) 아래에서 본 모습, (b) 위에서 본 모습.[1045]

그림 3.405 두개골의 뒷모습.[1049]

향을 미치는 문제를 일으킬 수 있다.[1048]

대후두공의 양쪽에는 척추의 첫 번째 척추에 위치하는 타원형의 (볼록한) 후두과occipital condyles(그림 3.404a 및 3.405 참조)가 있다. 이 관절은 머리를 위아래로 끄덕이게 한다(신전 및 굴곡).

설골

설골은 목 앞에 위치한 작은 U자형 뼈이다. 이 뼈는 두개골의 구성에는 포함되지 않는다. 또한 다른 뼈와 결합해 관절을 형성하지 않는 몇 안 되는 뼈 중 하나이다. 대신

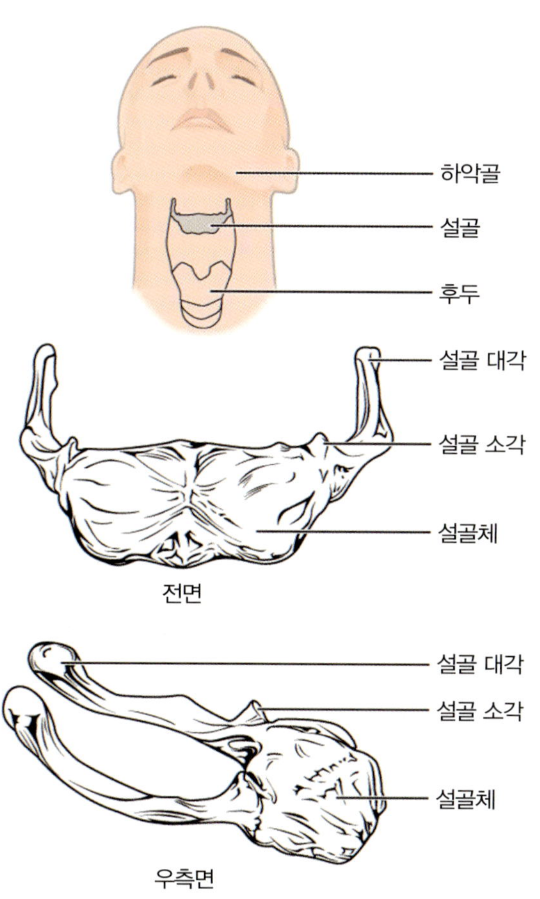

그림 3.406 설골의 모습.

혀, 후두 및 인두에 작용하는 근육을 포함하여 다양한 근육에 부착 부위를 제공한다. 설골은 목 앞, 후두융기Adam's apple 위, 아래턱(하악) 정도의 위치에 있다. 'U'의 끝은 뒤쪽을 가리킨다(그림 3.406 참조). 설골은 위로는 혀의 기저부 역할을 하고 아래로는 후두, 뒤쪽으로는 인두에 부착된다. 설골은 위아래에 부착된 작은 근육들에 의해 위치가 고정되고 위아래 또는 앞뒤로 움직인다. 이러한 움직임은 삼키고 말하는 동안 혀, 후두 및 인두의 움직임들과 협응을 이룬다.[1050]

경추

경추는 흉추나 요추와는 확연히 다르다. 예를 들면 목은 안정성이 낮고 가동성이 높은 부위인데, 경추는 이러한 목의 특성에 맞게 작고 더 잘 움직이는 구조이다. 또 다른 독특한 특징은 횡돌기에 있는 횡돌기공transverse foramina이라고 불리는 작은 구멍이 있다는 것이다. 이 구멍은 척추 동맥의 통로이다. 뇌 혈액 공급의 약 15%를 제공하는 이 동맥은 경추와 대후공을 통해 뇌로 올라간다(사이드 바 '중요한 내용: 척추 동맥' 참조).

C3~C6

C3~C6에서 볼 수 있는 경추의 전형적인 모습은 직사각형 모양이며, 흉추나 요추와 구별되는 몇 가지 특징을 가지고 있다(그림 3.408 참조). 요추와 달리 경추는 몸체가 작기 때문에 견딜 수 있는 신체 중량 역시 척추 중에서 가장 낮다. 척수가 통과하는 경추의 척추공은 뚜렷한 삼각형을 띤다. 몸체의 윗부분은 그림 3.408c에서 볼 수 있는 것처럼 약간 오목한 곡선을 가지며 얕은 U자 모양을 형성한다. 몸체의 가장자리에는 구상돌기uncinate processes라고 하는 작은 돌기가 있다(uncinate는 '갈고리'를 의미). 이 돌기는 바로 위에 있는 척추체의 함몰부와 결합하여 신경이 척수를 빠져나가는 추간공의 내측 가장자리를 형성한다.

아래쪽 척추뼈의 구상돌기와 위쪽 척추뼈의 함몰부

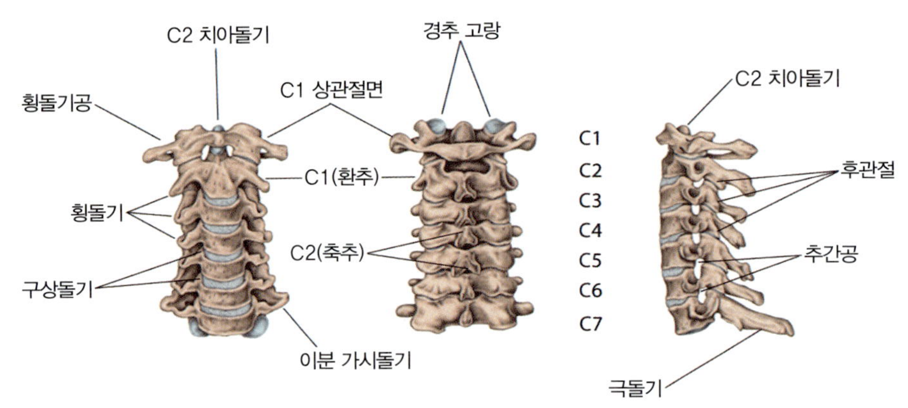

그림 3.407 C1에서 C7까지의 경추.[1051]

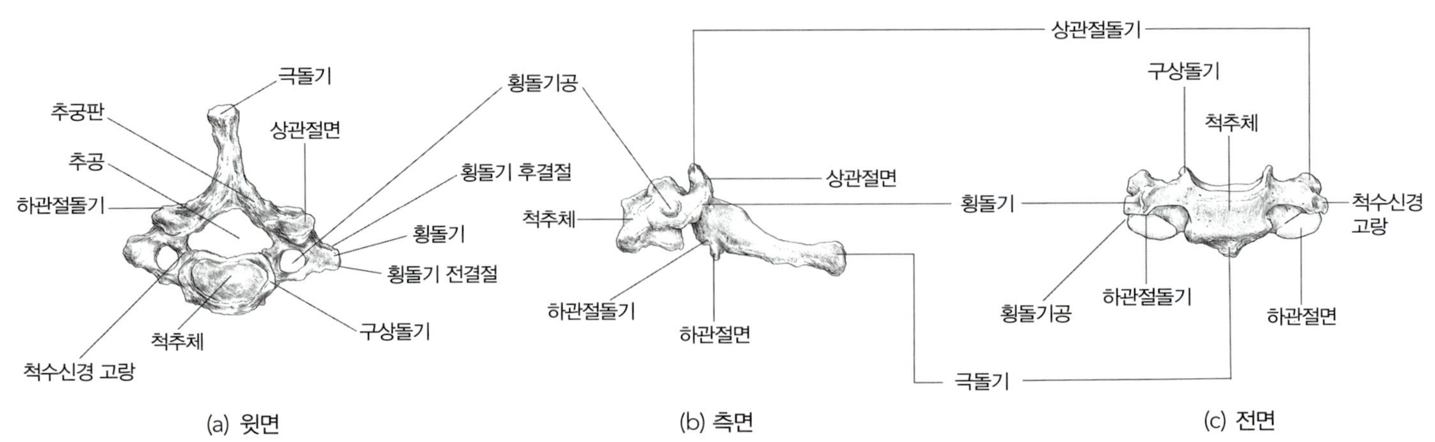

그림 3.408 전형적인 경추 C6의 모습.

가 함께 형성하는 부위를 구상관절uncovertebral joint이라고 한다. 구상돌기가 있는 이유와 목 움직임의 역학에서 이 구조의 역할이 무엇인지 알지 못하지만, 이 돌기의 역할로 제시되는 것 중 하나는 경추가 앞뒤, 좌우로 활주하는 움직임을 제한한다는 것이다.[1052] 이러한 돌출부들이 너무 커지거나 각도가 잘못되면 신경근을 자극하는 것과 같은 문제를 일으킬 수 있다.[1053]

C3~C6까지의 극돌기는 일반적으로 이분화bifid(둘로 갈라짐)되어 있지만 항상 그런 것은 아니다.[1054] C6의 경우 그렇지 않는 경우도 있다. C3~C6의 극돌기들은 C7(그림 3.407 참조)이나 흉추에 비해 짧다. 두개골 뒤에서 목 뒤 정중선 아래로 손가락을 움직이면서 내려가보면 극돌기를 느낄 수 있다. C7의 극돌기는 목의 맨 아래 부분에 눈에 띄게 튀어나와 있다. 머리를 앞으로 숙이면 극돌기들을 만지기 더 쉬워진다. 굴곡은 극돌기들을 서로 분리하고 뒤로 이동시키며 극돌기 위에 있는 조직을 늘려서 더 얇게 만든다.[1055] 하지만 맨 위의 경추들의 경우에는 목덜미 인대(항인대)의 두께로 인해 극돌기를 만지기 조금 어렵다. 게다가 C1의 경우에는 극돌기가 없기 때문에 목뒤에서는 만질 수 있는 경추가 아니다. C3~C6의 횡돌기는 짧고 그 끝에는 전후 결절이 있어 근육 부착 부위 역할을 하는 독특하고 작은 돌기들이 있다.

C1의 상관절면을 제외하고 모든 경추의 관절면은 일반적으로 매우 평평하며 C3~C7까지는 수직에 대해 약 45°로 배향되어 있으며 상관절면은 위/뒤를 향하고, 하관절면은 아래쪽/앞쪽을 향하고 있다(그림 3.409 참조). 이러한 관절 방향으로 인해 목 관절이 넓은 가동범위를 사용할 수 있는 것이다. 후관절의 표면은 위아래, 좌우 쉽게 미끄러지고 경추관절끼리 잘 회전할 수 있다.

경추 후관절면의 각도가 약 45°인 경향이 있지만 이것은 항상 그렇듯이 평균적인 수치에 불과하다. 변이도의 범위는 32~78°이며 목 아래로 내려갈수록 수직이 되는

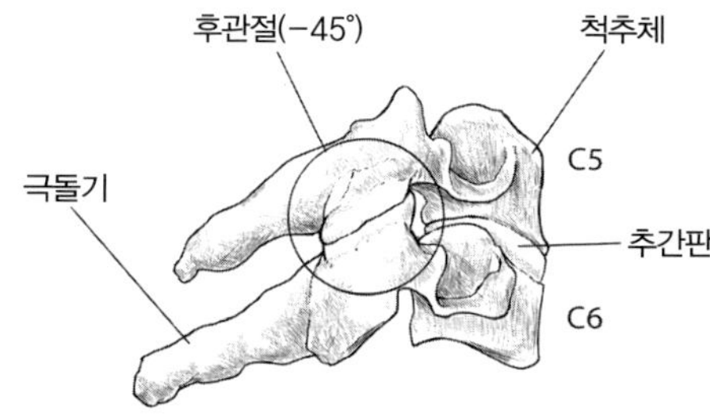

그림 3.409 C2에서 C7 사이의 관절면은 평평하고 약 45° 기울어져 있으며 지붕의 판자들처럼 겹쳐 있다.

경향이 있다. C3의 상후관절은 평균적으로 45° 기울어져 있지만 C7의 상후관절의 평균 각도는 65°로, 흉추와 유사하다.[1056] 이러한 변이 범위는 분명히 누군가가 얼마나 쉽게 목을 비틀거나 옆으로 구부릴 수 있는지에 영향을 미칠 것이다.

C7

7번째 목뼈는 때때로 융추vertebra prominens라고 불린다. 7번 경추(극돌기)는 일반적으로 목 뒤에서 가장 튀어나와 보이는 척추이며 따라서 손으로 가장 잘 만져볼 수 있다. 사실 약 70%의 사람들에게 목 뒤에서 가장 큰 융기는 C7이며, 10%의 사람들의 경우에는 첫 번째 흉추(T1) 극돌기가 가장 큰 융기이다. 목 뒤에서 가장 튀어나온 뼈가 C1인지 T1인지 구분할 수 있는 한 가지 방법은 머리와 목을 움직일 때 T1이 움직이지 않는 반면 C7은 종종 약간 움직인다는 것이다. C7이 눈에 띄는 이유는 대부분의 사람들에게 C7 경추가 가장 큰 극돌기를 가지고 있기 때문이다. 그림 3.407에서 다른 척추뼈의 극돌기(가시돌기)와 비교하여 얼마나 큰지 주목하라. 그러나 20%의 사람들은 목 뒤에서 만져지는 가장 큰 돌기가 실제로 C6의 극돌기라고 한다![1057] C6, C7 또는 T1에서 극돌기는 매우 뚜렷하게 느껴질 수 있는데 이는 쿠션을 제공하는 살이 거의 없기 때문이다. 이러한 경우 어깨 아래(머리 아래는 제외)에 좋은 두꺼운 담요로 지지하면 자세를 유지하기 더 좋을 것이다.

여러 면에서 C7은 흉추와 비슷해 보인다. C7은 목과 흉부 사이에 있는 척추이다. 성인 인구의 약 1%에서,[1058] C7의 횡돌기에서 작은 갈비뼈가 나올 수도 있다. 이는 일반적으로 횡돌기 전결절의 과성장의 결과이며, 이러한 갈비뼈가 존재하는 경우 특히 추간공에서 나오는 신경근과 충돌하는 경우 몇 가지 문제를 일으킬 수 있다.

C1 및 C2

첫 번째와 두 번째 목뼈는 매우 독특한 모양을 가지고 있어, 표준적인 경추뼈와는 다른 형태를 띠고 있다(그림 3.410 참조). 첫 번째 경추(C1)는 아틀라스atlas(환추)라고도 불리는데, 그리스의 신 아틀라스가 지구의 무게를 지탱한 것처럼 머리의 전체 무게를 지탱하기 때문이다. 몸체, 추궁판lamina, 척추경pedicle, 그리고 극돌기가 보이지 않아 하나의 고리ring처럼 보이는 구조를 가진다. 2개의 아치(작은 전방 아치, 큰 후방 아치)는 측면(횡)돌기에서 만난

다. 이 돌기는 C3~C6의 횡돌기보다 더 길고 측면으로 뻗어 있다.[1059] C1의 횡돌기는 두개골의 움직임을 미세하게 제어하는 여러 작은 근육들의 부착부이다. 다른 경추들과 마찬가지로 척추 동맥이 통과할 수 있는 작은 구멍(횡돌기공)도 있다. 앞쪽 아치의 앞쪽에는 전종인대가 부착되는 작은 융기(결절)가 있다. 뒤쪽 아치의 뒤쪽에는 항인대가 부착되는 가시돌기의 잔해인 또 다른 결절이 있다.

C1의 상부 표면에는 위쪽(위쪽)을 향한 2개의 크고 오목한 신장kidney 모양의 관절면이 있다. 이 관절면들은 후두과의 볼록한 표면에 대응한다. 그러나 약 20%의 사람들은 이 표준적인 관절면 구조를 갖고 있지 않다. 대신 모양이 다르거나 각 관절면이 2개의 개별 조각으로 분할되어 있을 수도 있다. 드물지만 아틀라스와 후두부의 두개골이 융합되어 이 두 뼈 사이에 전혀 움직임이 없는 사람들도 있다.[1060] C1의 아랫면은 약간 오목하고 아래로 약간 약 20° 기울어져 있으며 옆으로 조금 경사져 있다.

두 번째 경추(C2)는 축추axis라고도 부르는데 머리 회전의 대부분이 이 뼈 주위에서 발생하기 때문이다. 이 뼈는 C1보다는 일반적인 경추뼈 형태의 규칙을 지키고 있는 것처럼 보이지만 앞쪽 아치에 치아돌기(치상돌기odontoid process)라고 하는 돌출부가 있다. 이 치아돌기의 위치는 C1의 앞쪽 아치 내부에서 가로 인대에 의해 유지된다. 실제로 이 치아돌기는 아틀라스(C1)에는 없는 몸체의 역할을 하며 머리가 회전하는 축을 형성한다. 치아돌기 양쪽에는 C2가 위치하게 된다. 이 관절면들은 평평하거나 약간 볼록하여 C1 하관절면의 평평하거나 약간 오목한 형태와 대응하고 두 관절들 모두 수평 아래로 20° 경사를 가진다. 횡돌기는 매우 짧고 척추경pedicle은 튼튼하다. 극

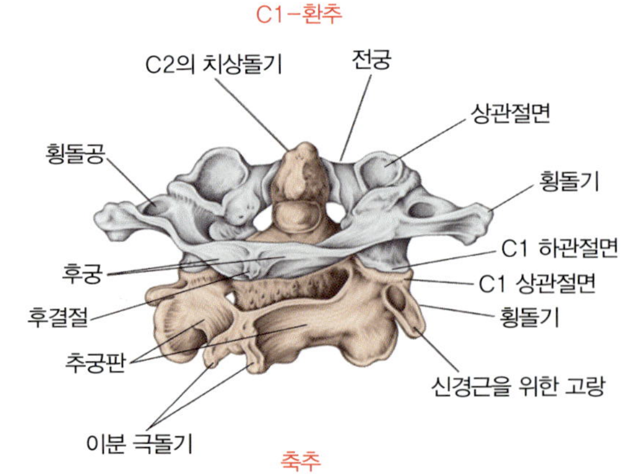

그림 3.410 아틀라스(C1, 환추) 및 축추(C2).[1061]

돌기는 넓고 단단하며 이분되어 있고bifid(끝이 둘로 갈라짐) 근육들(경반극근과 같은 근육들) 및 인대(항인대와 같은 인대들)의 부착부 역할을 한다. 축추의 아래쪽의 관절면은 약간 앞쪽과 아래쪽을 향한다.

축추는 신체에서 가장 복잡한 형태의 척추이며 다양한 변이(변형)가 발생할 수 있다. 치아돌기의 길이는 20~40mm로 다양하며 그 각도도 다양하다. 수직으로 세워져 있는 대신 뒤로 기울어져 있으면 후경된 치상돌기retroverted dens라고 한다.[1062] 이러한 형태는 외상, 퇴행, 염증 또는 유전적인 영향으로 인해 발생할 수 있다. 또한 측면으로 기울어질 수 있으며, 매우 드물게 전방으로 기울어진 경우도 있다.[1063] 기울어지는 원인과 기울어지는 정도에 따라 문제가 될 수도 있고 문제가 되지 않을 수도 있다.[1064]

경추의 추간판

두개골과 아틀라스, 아틀라스와 축추 사이에는 디스크가 없다. C2~C7 척추뼈 사이의 디스크는 척추 전체에서는 가장 얇지만, 척추체의 높이와 비례했을 때에는 경추 디스크의 두께는 가장 두껍다. 이는 아마도 움직임의 가동범위를 늘리는 데 도움이 될 것이라고 생각된다.[1067] 디스크의 앞면은 뒷면보다 두껍기 때문에 옆에서 보았을 때는 뒤로 기울어진 쐐기처럼 보인다. 이와 같은 쐐기형 모양은 목의 전만 곡선을 만드는 데 기여한다.[1068] 경추의 수핵(디스크 도넛 중앙에 있는 젤리)은 흉추보다 상당히 발달되어 있어 요추 디스크와 유사하다. 따라서 요추와 마찬가지로 경추 디스크의 돌출 및 탈출이 발생할 수 있으며 이러한 돌출이 신경근에 충돌하여 목이나 상체의 다른 부위에 통증을 유발할 수 있다(이러한 증상을 종종 신경근 병증radiculopathies이라고 하지만 염증, 종양, 척추 골절 또는 감염 등에 의해서도 유사한 증상이 나타날 수 있다. 웹 부록 'Sacral, low back and neck pain and problems' 참조).

수핵은 상당히 발달되어 있지만, 섬유륜이라고 불리는 수핵 주위의 고리를 형성하는 콜라겐 섬유는 변이가 다양하다. 디스크 앞쪽의 섬유륜은 두껍고 잘 발달되어 있지만 측면 주위에는 상당히 가늘며 디스크 뒤쪽에는 섬유륜이 발달되어 있지 않다. 경추 디스크 뒤쪽을 지지하는 구조는 후종인대가 유일하다. 요추 디스크의 섬유륜은 사선으로 교차된 섬유 구조를 가지고 있는데 이는 비틀림 스트레스에 저항하는 데 도움이 된다. 하지만 경추 디

표 3.401 경추의 특징을 요약한 표.[1065]

경추	추체	상관절[1066]	하관절	극돌기	횡돌기	기타 사항
C1(아틀라스)	추체가 없고 원형의 구조임	상부 쪽이 오목하다	하부 쪽이 오목하다.	없음	경추에서 가장 크다.	두개골과 관절을 이룬다.
C2(축추)	치상돌기로 인해 높이가 높으며, 치상돌기는 C1 향해 뻗어 있고 이를 중심으로 C1이 회전한다.	상부 쪽이 살짝 오목하다.	편평하고 전하방을 향하고 있다.	넓으며 두 갈래로 나뉘어 있다	전후방 결절들이 횡돌기공을 만든다.	경추 회전의 범위는 상관절면, 치상돌기의 형태와 방향에 크게 좌우된다.
C3~C5	앞뒤는 길지 않고 좌우로 넓음	편평하고 수평에 대해 45~50°를 이룬다. 관절면이 상방, 후방으로 향한다.	편평하고 수평에 대해 45°를 이룬다. 관절면이 하방, 전방으로 향한다.	짧으며 두 갈래로 나뉘어 있다.	전후방 결절들이 횡돌기공을 만든다.	
C6	앞뒤는 길지 않고 좌우로 넓음	편평하고 수평에 대해 56°를 이룬다. 관절면이 상방, 후방으로 향한다.	편평하고 수평에 대해 45°를 이룬다. 관절면이 하방, 전방으로 향한다.	두 갈래로 나뉘어 있는 경우가 많지만 예외도 있다. 약 20%의 인구에서는 C7보다 길다.	전후방 결절들이 횡돌기공을 만든다.	
C7	앞뒤는 길지 않고 좌우로 넓음	편평하고 수평에 대해 65°를 이룬다. 관절면이 상방, 후방으로 향한다.	흉추의 관절과 비슷하다. 수직에 가깝게 정렬되어 있고 전방을 향한다.	일반적으로 경추에서 가장 큰 척추뼈이며 목 뒤에서 가장 도드라져 있다.	전후방 결절들이 횡돌기공을 만든다. 두꺼운 편이며 부속늑골이 연결되어 있는 경우도 있다.	대부분의 경우 머리를 돌릴 때 C7의 극돌기가 돌아가는 느낌을 가진다.

스크에서는 이러한 구조가 발견되지 않다. 경추 디스크의 섬유들은 더 수직 방향으로 배열되어 있다.[1069] 섬유륜에서 콜라겐 지지체와 사선으로 교차된 섬유가 없다는 것은 경추가 요추보다 훨씬 더 쉽게 비틀릴 수 있음을 의미하지만,[1070] 수핵 탈출의 가능성은 더 커진다. 이러한 이유에서 추간판 탈출증이 요추보다 경추에서 더 자주 발생하는 경향이 있다.[1071]

디스크 퇴행의 비율은 나이가 들수록 증가하지만 모든 디스크 돌출(디스크 팽륜disc bulge)이 증상, 통증 또는 기능 장애를 유발하는 것은 아니다. 디스크 퇴행과 통증 사이의 연관성은 여전히 논란의 여지가 있다. 50대 이전에는 약 27%의 사람들이 일종의 목 디스크 퇴행을 경험하며, 이는 50대에 약 48%, 60대에 60%, 70대에 76%, 80대에 85% 이상으로 증가한다(50세 이후에는 여성이 남성보다 약간 덜 퇴행되지만 큰 차이를 보이는 것은 아니다). 디스크 퇴행(약화)은 C5/C6 사이에서 가장 빈번하고 그다음으로 C4/C5와 C6/C7 사이에서 빈번하다. 아마도 이 부위가 C2/C3 및 C3/C4보다 더 자주 많이 움직이기 때문일 것이다.[1072] 실제로 디스크 퇴행은 특정 관절의 가동범위를 증가시킬 수 있다. 이는 척추의 관절염성 변화, 불안정성 및 척추 압박을 유발할 수 있기 때문에 좋지 않을 수 있다. 경추 디스크의 퇴행이 통증이나 병리적 상태를 유발하는지 여부에 관계없이, 이 디스크는 나이가 들면서 퇴행될 수밖에 없으므로, 나이가 들수록 목에 너무 많은 스트레스를 주는 것은 신중해야 한다. 이전에 헤드 스탠드를 한 번도 해본 적이 없다면 50세 이후에 헤드 스탠드를 시작하는 것은 좋은 생각이 아닐 수도 있다(사이드 바 '중요한 내용: 갈릴레오, 스케일링 법칙 및 헤드 스탠드' 참조)!

경추 디스크에 대한 또 다른 사실은 주목할 가치가 있다. 경추 후관절의 각도는 그림 3.409와 같이 아래와 앞

중요한 내용: 갈릴레오, 스케일링 법칙 및 헤드 스탠드

유명한 이탈리아 자연 철학자(일명 과학자)인 갈릴레오 갈릴레이는 망원경을 사용하여 지구가 태양 주위를 돈다는 코페르니쿠스의 주장이 옳았음을 증명하였고, 질량이 다른 모든 물체가 같은 속도로 떨어지는 것을 증명했으며, 나무, 동물, 건물이 계속해서 커질 수 없는 이유를 최초로 증명하였다.[1073] 개미는 자기 몸무게의 몇 배나 되는 무게를 짊어질 수 있지만 코끼리는 그렇게 할 수 없는 이유가 있다. 갈릴레오는 그 이유를 스케일링의 법칙the laws of scaling으로 설명하였다. 이러한 스케일링의 법칙은 몸집이 큰 요가 학생이 작은 학생보다 헤드 스탠드(시르사아사나)와 같은 자세에서 더 위험한 이유를 설명할 수도 있다.

스케일링 법칙

직사각형의 면적은 너비와 길이를 곱하여 계산할 수 있다. 정사각형에서 두 변은 동일하므로(그림 3.411 참조), 변의 길이가 1m인 정사각형의 면적은 $1m^2$이다. 이때 길이를 2배로 늘리면 면적은 실제로 4배(2제곱)만큼 증가한다. 길이는 2배로 늘렸지만, 면적은 4배로 늘어난 것이다! 주어진 재료(콘크리트, 강철, 근육 또는 뼈)의 강도는 단면적과 관련이 있기 때문에 건물을 설계하고 신체를 이해할 때 이를 아는 것이 중요하다. 횡단면이 더 큰 근육은 횡단면이 작은 근육보다 강하다. 이와 유사하게, 더 큰 횡단면을 가진 뼈는 더 적은 면적을 가진 뼈보다 더 강하다. 재질이 같을 경우 단면적이 증가할수록 강도가 증가한다.

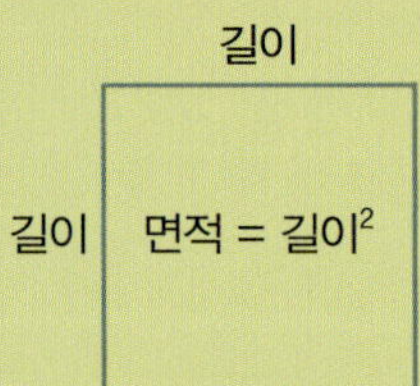

그림 3.411 정사각형의 면적은 길이의 제곱이다.

스트렝스(강도)는 2차원적 문제이며 면적과 관련이 있다. 그러나 이제 그림 3.412를 보도록 하자. 이것은 3차원 구조인 큐브이다. 정육면체의 부피는 높이, 너비 및 깊이를 곱하여 결정된다. 큐브의 부피는 $1m^3$이다. 변의 길이를 2m로 2배 늘리면 부피는 $8m^3$로 증가한다. 이러한 사항은 기계 공학자가 알아야 하는 사항인데, 스트렝스(강도)는 단면적에 비례하지만 무게는 부피에 비례하기 때문이다. 물체가 원래 물질적 성질을 유지하면서 크기가 커지면 무게가 강도보다 빠르게 증가한다.

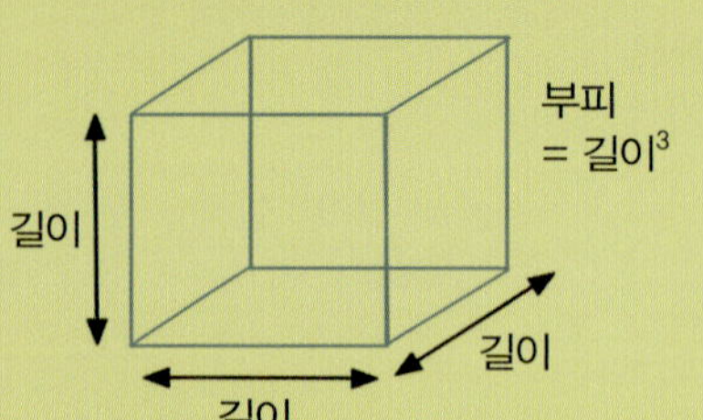

그림 3.412 부피는 변의 길이의 3제곱이다.

단층집을 짓는다면 나무 정도로도 지붕의 무게를 견딜 수 있기 때문에 나무를 사용할 수 있다. 하지만 10층짜리 아파트 건물을 짓는다면 나무는 충분히 강하지 않을 것이다. 그러므로 나무를 사용해서는 스케일을 높일 수 없다. 나무보다 비싸지만 튼튼한 콘크리트를 사용해야 한다. 100층짜리 오피스 타워를 짓는다면 건물의 무게를 지탱하기 위해 강철, 콘크리트 및 기타 재료를 혼합하여 사용해야 한다.

건물의 경우라면 사용하는 재료를 변경할 수 있지만, 동식물의 경우에는 훨씬 더 제한적일 수밖에 없다. 생쥐든 기린이든 상관없이 뼈의 구성은 거의 비슷하며 뼈가 제공하는 힘도 비슷하다. 쥐에서 사람으로 스케일을 높이면 뼈의 강도는 단면적이 증가함에 따라 증가하겠지만 무게는 부피에 비례해 증가한다.

티루말라이 크리슈나마차랴처럼 몸무게가 겨우 약 45kg 정도이고 키가 약 157.5cm 정도인 인도의 작은 요가 교사의 목뼈는 자신의 몸무게를 견딜 수 있을 것이다. 키가 180cm 몸무게가 90kg인 사람보다 훨씬 쉽게 헤드 스탠드를 할 수 있을 것이다. 갈릴레오는 이처럼 단순한 수학적 사실을 발견한 것이다! 몸이 커질수록 근육과 뼈 조직의 단면적 역시 커지기 때문에 더 강해지긴 하지만, 체중은 부피에 비례하여 증가하기 때문에 조직이 견뎌야 하는 무게는 조직의 강도보다 더 빨리 증가한다.

마르고 젊은 여성 요가 교사가 몸집이 큰 사람보다 헤드 스탠드 자세를 쉽게 견딜 수 있는 것은 단순히 수백 년 전에 갈릴레오가 설명한 자연 법칙 때문이다. 달리 말하면, 헤드 스탠드의 목에 대한 위험은 신체 크기가 증가함에 따라 증가한다. 스케일링의 법칙 덕분에 작은 학생에게는 쉬운 것이 큰 학생에게는 더 어렵다(이 주제에 대한 자세한 내용은 '중요한 내용: 헤드 스탠드-고위험, 저보상 자세' 참조).

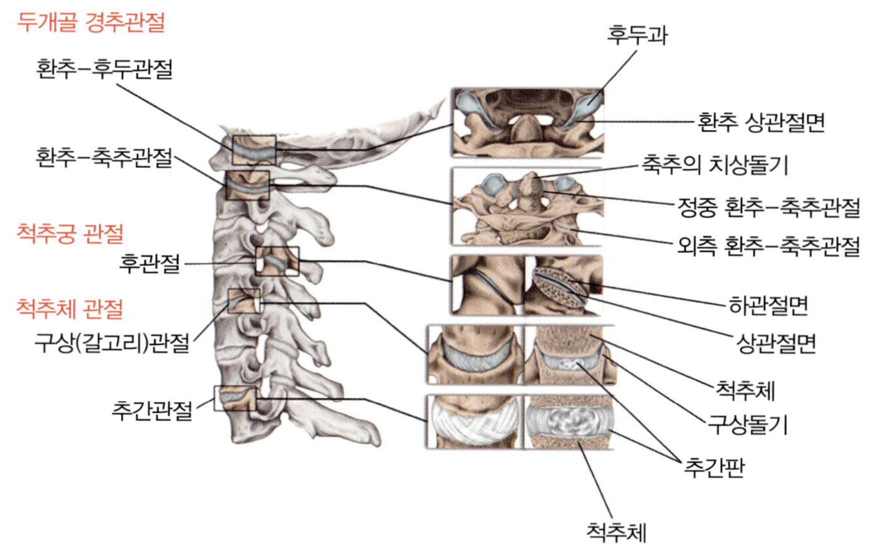

그림 3.413 머리와 목의 관절.[1078]

쪽으로 기울어져 있다. 이 방향은 목의 장축에 수직이 아니라 비스듬하게 배열된 것이다. 이를 보면 목에서 가장 크고 쉬운 움직임이 굴곡과 신전이라는 사실을 유추할 수 있다.

관절 및 인대

목의 주요한 기능은 머리를 정확하게 움직이는 것이다. 안정성은 가동성을 위해 희생되는 경향이 있기 때문에, 작은 사이즈인 경추뼈의 안정성을 보강하기 위해 인대가 중요한 역할을 한다.[1074] 해부학자들은 사체를 통한 실험으로 경추뼈가 버틸 수 있는 힘은 10N 정도라고 밝혀내었다[1075](이는 무게로 따지면 약 2lb 정도로 평균적인 머리 무게보다 훨씬 적은 것이다!). 따라서 경추 뼈만으로는 머리 무게를 버틸 수 없다. 해부학적 위치와 자세를 유지하려면 연부조직 - 인대, 근막 그리고 특히 근육의 역할이 중요한 것이다.[1076]

머리와 목의 가동성을 높이기 위해 안정성이 희생되어, 경추 복합체는 부상에 취약한데 특히 관절 부분들이 약하다.[1077] 그림 3.413에서 볼 수 있듯이 경추 복합체의 관절 대부분은 C2/C3에서 C7/T1 사이에 있다. 이 관절들은 우리가 이미 본 다른 척추관절과 매우 유사하지만, 두개골과 환추 사이의 관절atlanto-occipital joint, 그리고 환추와 축추 사이atlanto-axial joint는 매우 독특하며 더 자세히 살펴봐야 한다.

C2~T1 사이의 척추관절

우리가 이미 살펴본 다른 척추관절들의 특징과 마찬가지로 C2~T1 사이의 척추관절들은 두 가지 주요한 부분에서 서로 연결된다. 하나는 디스크이고 다른 하나는 돌기관절apophyseal facets(또는 후관절이라고 부른다). 이러한 관절의 특성은 요추 부분에서 설명하였으므로 여기서는 자세히 다루지 않을 것이다. 무릎 관절과 마찬가지로, 후관절에는 작은 반월판이 존재하여 뼈들 사이에 쿠션을 제공하고 관절 표면은 미끄러운 연골(관절 연골이라고 함)로 둘러싸여 있으며 관절을 안정화시키는 관절낭으로 둘러싸여 있다.[1079] (때때로 후관절낭을 관절낭인대라고도 부른다. 척추에 있어서 이 용어들은 서로 바꿔서 사용할 수 있다.[1080])

경추에 자리 잡고 있고 지지하는 다른 인대들은 이미 친숙할 것이다. 이 인대들은 C2에서 경추를 따라 내려오는 경추 앞쪽에서는 유일한 인대인 전종인대(ALL), 후종인대(PLL), 황색인대, 극돌기간인대, 극간인대, 극상인대이며, 마지막은 항인대이다(그림 3.414 참조). 이 인대들의 탄성 정도는 위치와 기능에 따라 다르다. 예를 들어, ALL과 PLL은 각각 너무 많은 신전과 굴곡을 방지한다는 유사한 기능을 수행하므로 대부분 콜라겐 섬유(67%), 수분 및 약간의 엘라스틴 섬유(6%)로 구성된다.[1081] 관절낭인대는 ALL 또는 PLL보다 더 탄성이 높다. 황색인대는 인체에서 가장 탄성이 높은 인대이며 대부분이 엘라스틴 섬유(80%)로 구성되어 있다.

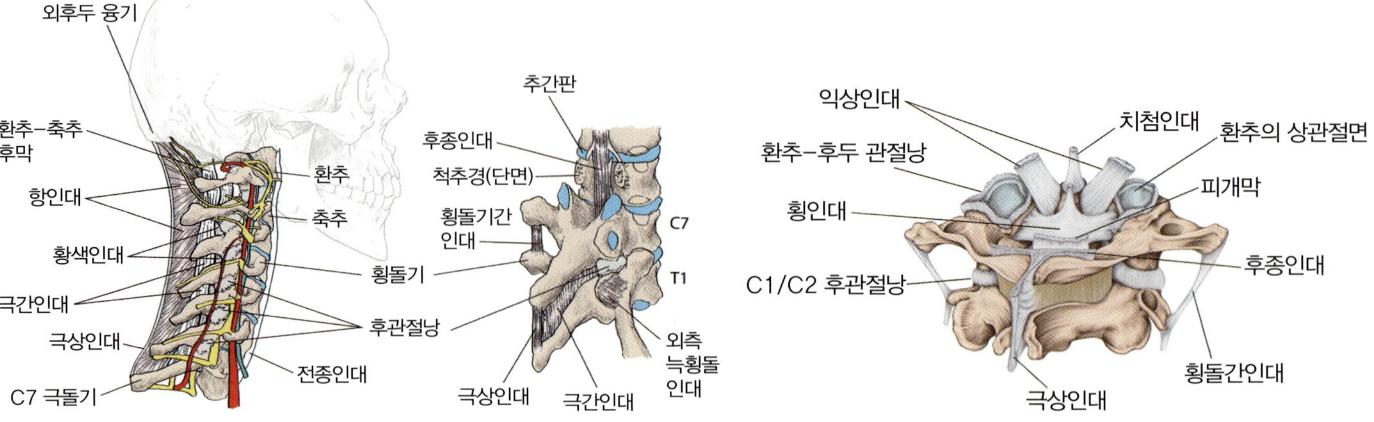

그림 3.414 목의 인대들과 척추 동맥(빨간색), 정맥(파란색) 및 신경(노란색).[1084]

그림 3.415 환추-후두 관절과 환추-축추 관절.[1086]

극간인대는 종종 경추에서 별도의 구조로 구별하기 어렵고 일반적으로 극상인대와 연속되는 인대이다. 항인대는 앞에서 뒤로 상당히 넓어지며, 엘라스틴 섬유의 함량 차이로 사람마다 탄력성 5~20%까지 다를 수 있다.[1082] 동물들을 보면, 말의 경우 항인대는 중력에 저항하는 구조물인데, 머리를 지탱하는 기능을 하여 목의 근육들이 많은 일을 할 때 이 근육들을 도와준다. 인간의 경우에도 항인대는 그 신축성 덕분에 어느 정도 비슷한 기능을 할 수 있다. 동물들과의 차이라면, 우리 항인대는 풀을 뜯는 동작을 돕는 것이 아니라, 걷고 뛰는 동안 머리를 수평으로 유지하는 데 도움을 준다. 걸을 때마다 우리의 머리는 앞으로 쏠리는 경향이 있지만 팔을 스윙할 때 팔에서 어깨, 그리고 목으로 이어지는 연속적인 연결이 항인대로 하여금 머리를 뒤로 당겨 똑바로 세운 상태를 유지시킨다.[1083] 하지만 인류와 가깝다고 여겨지는 유인원들은 탄력 있는 항인대를 가지고 있지 않고 그 외의 다른 이유들도 있어 똑바로 걷는 것이 훨씬 더 어렵다고 여겨진다.

후관절의 관절면들은 인접하는 관절면의 위를 덮고 있고 그 각도는 수평과 수직 방향 사이의 중간인 45° 정도이다. 후관절의 이러한 각도는 후관절들 사이에서 상당한 양의 미끄러짐sliding, 활주gliding 및 회전을 허용하며 이러한 움직임은 후관절끼리의 압박보다는 관절낭의 장력에 의해 주로 제한된다. 한편 C7~T1 사이의 후관절은 경추의 다른 후관절들과는 다르다. C7~T1의 후관절의 아랫면 방향이 T1의 윗면과 일치하도록 더 앞쪽을 향하고 있기 때문에(각도가 크다) 그 방향은 흉추와 비슷하다.

환추-후두(C0/C1) 관절

척추의 상단과 두개골의 하단에는 환추(C1)와 두개골(C0) 사이의 관절이 있으며 이를 환추-후두 관절atlanto-occipital joint이라고 부른다. 후두부에는 흔들의자의 다리와 같은 2개의 볼록한 융기가 있으며(그림 3.405 참조), 환추의 오목한 위쪽 면(그림 3.415 참조) 위에 위치한다. 이러한 관절의 모양은 앞뒤로 흔들리는 움직임을 허용한다. 이러한 움직임은 우리가 고개를 끄덕일 때 볼 수 있다. 따라서 이 관절에서 중요한 움직임은 굴곡과 신전이며, 이 움직임이 환추-후두 관절의 주된 작용이다. 이 관절에서는 약간의 측굴이 발생할 수 있지만 회전은 상당히 제한된다.

환추-후두 관절은 활액관절로, 이 관절의 관절낭은 전환추후두막anterior atlanto-occipital membrane과 합쳐진다. 후환추후두막posterior atlanto-occipital membrane은 얇으면서도 넓은 형태를 띠는데, 이 막이 대후두공foramen magnum으로 들어가기 전에 척추 동맥이 관통한다. 여기에서는 더 많은 가동성이 요구되기 때문에 이 부위의 관절낭성 인대와 환추-축추 관절은 목의 나머지 부분보다 더 느슨하여 본질적으로 안정성이 떨어진다.[1085]

환추-축추(C1/C2) 관절

축추는 세 곳에서 환추와 연결된다. 1) 환추의 전궁anterior arch 안쪽과 축추의 치상돌기가 이루는 차축관절pivot joint, 2), 3) 활주 움직임이 나오는 좌우 후관절이다. 환추의 하관절면은 축추의 상관절면 위에 위치한다. 후관절의 관절

중요한 내용:

대부분의 요가 교사와 학생들은 머리와 목의 근육을 깊이 탐구할 필요가 없으므로 이 섹션 전체를 건너뛰고 더 매력적인 근막 섹션으로 바로 넘어가도 된다. 그러나 세부적인 내용을 공부하고 싶다면 탐구하고 깊게 빠져드는 것도 좋을 것이다!

면은 수평으로 향하는 약간의 오목한 부분(C1)과 볼록한 부분(C2)이 있어 회전하는 동안 한 표면이 다른 표면 위로 쉽게 미끄러질 수 있다. 환추-축추 관절의 회전은 축추의 치상돌기를 중심으로 일어나며 강한 횡인대transverse ligament에 의해 제자리를 유지한다. 치상돌기의 앞쪽은 활액강을 통해 환추의 전궁 뒤쪽 부분에 맞닿아 있으며, 축추와 횡인대를 감싸는 연골 사이에는 더 큰 또 다른 활액강이 있다.[1087] 횡인대의 길이는 약 2cm에 불과하지만 그 강도는 축추와 두개골을 안정화시켜 잠재적으로 척수를 손상시킬 수 있는 치상돌기 앞쪽으로 머리가 미끄러지는 움직임을 방지한다.[1088]

환추와 축추 사이의 주요 움직임은 "아니요" 하면서 머리를 좌우로 흔드는 것과 같은 회전인데, 아주 약간의 굴곡/신전 움직임도 발생할 수 있다. 반면 측굴은 크게 제한된다. 경추 복합체의 회전을 위한 전체 가동범위의 약 절반 정도가 이 관절에서 나온다!

관절낭인대

관절낭인대는 후관절을 둘러싸고 있는 관절낭의 일종으로 매우 강하며 특히 목에서 비틀림이 발생할 때 주요 안정화 역할을 한다. 이 구조는 매우 높은 피크 힘peak force을 견딜 수 있고 손상을 피하기 위해 늘어날 수도 있다.[1089]

어려운 내용: 두개골과 머리 사이에 있는 막들과 인대들

몇 가지 특수한 인대와 막들이 환추와 축추의 위쪽에서 두개골을 안정화하는 데 관여한다. 횡인대는 C1과 두개골을 C2의 치상돌기에서 벗어나지 않게 한다(그림 3.415 참조). 횡인대는 뒤에서 보았을 때 다이아몬드 모양을 하고 있어 위/아래 팔이 있는데, 횡인대의 위팔은 두개골 기저부에 도달하고(피개막tectorial membrane과 치첨인대apical ligament 사이에 부착한다), 훨씬 더 얇은 아래쪽 팔은 축추 뒤쪽 가장자리에 붙는다.[1091] 횡인대의 아래팔이 없는 사람들도 있다.

횡인대 바로 뒤에는 척추체 뒤쪽을 덮고 후종인대에서 연장되는 피개막이라고 하는 얇고 넓은 근막이 있다. 이 구조는 척수의 바로 앞에 위치한다. 피개막은 치상돌기 뒤에 위치하지만, 사실 대후두공의 앞쪽 관절순lip에 연결되어 척수의 앞쪽 벽을 형성한다.[1092] 피개막의 두개골 기저의 부착 위치로 인해 이 막은 여러 방향에서 두개골의 안정성을 제공하는 역할을 하는 것으로 여겨지지만 정확한 기능이 무엇인지는 아직까지 명확하진 않다.[1093]

익상인대alar ligament(alar는 '날개'를 의미)는 후두과 바로 위, 치상돌기 위쪽에서 두개골까지 2개의 날개처럼 펴져 있는 인대이다. 이 단단하고 짧은 섬유성 줄은 추축을 중심으로 두개골과 환추의 회전을 제한하는 역할을 한다. 머리를 오른쪽으로 돌리면 왼쪽 익상인대가 팽팽해지고 머리를 왼쪽으로 돌리면 오른쪽 익상인대가 팽팽해진다. 이 인대는 또한 환추의 상단에서 두개골의 다른 움직임들을 막기도 한다.[1094] 치상돌기 바로 상단에서 치첨 인대가 발생하며, 익상인대들 사이, 대후두공의 앞쪽 가장자리에 연결하기 위해 부채꼴 방식으로 위쪽으로 뻗어 있다.

넓고 조밀한 섬유성 조직인 전환추후두막은 환추 전궁의 상부 표면에서 시작해 대후두공의 앞쪽 가장자리까지 이어진다. 이 지점에서 지금까지 설명한 모든 인대들(치첨인대, 익상인대, 전환추후두막)은 공통의 부착부에서 혼합되는 경향이 있다. 넓고 얇은 후환추후두막은 환추의 후궁 뒤쪽에서 시작해 대후두공의 뒤쪽 가장자리까지 이어진다.

불행하게도, 이 인대는 손상되면 더 이상 제대로 기능하지 못한다. 손상 발생하면 늘어나고 약해져서 너무 많은 회전과 측면굴곡을 허용해 통증과 병리 상황이 나타난다. 이러한 인대의 손상은 교통사고처럼 편타성 손상이 발생하거나 지속적인 목과 머리의 굴곡 자세를 통해 시간이 지남에 따라 천천히 발생할 수 있다(웹 부록 'Sacral, low back and neck pain and problems' 참조). 관절낭인대는 또한 고유수용성 기능을 하여 뇌로 하여금 기계수용기 신경 종말을 통해 신체가 어디에 있는지 감지하는 데 도움을 주지만, 이 인대에는 침해수용성(통증을 유발하는) 자유신경 종말 역시 많이 분포되어 있다.[1090]

경추 복합체의 근육

머리, 얼굴, 목에는 수십 개의 근육이 있지만 다행히도 움직임을 만들거나 안정화시키는 근육에 대해 알아보는 것이 목적이므로 모든 근육들을 확인할 필요는 없다(예: 눈의 움직임이나 표정을 유발하는 근육은 조사하지 않을 것이다. 그리고 팔과 견갑골을 목과 두개골에 연결하는 많은 근육들이 있지만, 이 근육들은 상체를 다루는 볼륨 4에서 조사할 것이다. 여기서 다루지 않는 다른 모든 목, 얼굴 및 머리 근육에 대해 자세히 알아보려면 웹 부록 'Other anterior neck muscles' 및 'Muscles of the face and jaw'을 참조하라).

이러한 근육들은 위치/기능에 따라 3개의 별도의 그룹으로 나누면 이해하기 더 쉬워진다.

1. 환추와 축추에서 두개골을 움직이거나 안정화시키는 근육들
2. 등 상부와 목, 그리고 머리의 뒤쪽 근육들
3. 위쪽 몸통, 목, 그리고 머리의 전면과 측면 근육들

근육과 그 기능을 이해하기 위해서는 근육이 어디에 붙어 있는지 아는 것이 종종 유용하다. 그림 3.418은 머리를 움직이거나 안정시키는 근육의 부착 위치를 두개골 기저부에서 보여준다. 이것은 근육의 다른 쪽 끝도 작용을 만들기 때문에 완전한 그림은 아니지만 근육의 위치와 잠재적 역할을 시각화하는 데 도움이 된다.

환추와 축추에서 두개골을 움직이거나 안정화시키는 근육

각 근육의 실제 역할은 복잡하다. 물론 우리는 일반화를 하여 근육들의 역할을 설명할 수는 있지만, 어떤 근육이 머리와 목의 움직임이나 안정성에 미치는 영향은 신체의 위치와 중력선에 대한 방향뿐만 아니라 다른 근육의 활성화에 의해서도 크게 좌우된다. 이러한 점을 숙지한 상태에서 근육 기능에 대한 일반화를 일부 진행할 수 있지만 이러한 기능/작용들이 어떤 것도 절대적이지 않다는 점을 명심해야 한다.

6쌍의 근육들은 환추, 축추 및 두개골 사이의 매우 짧은 거리에 걸쳐 작용하며 머리의 움직임을 매우 미세하게 제어한다(그림 3.416 및 3.417 참조). 이 중 3쌍은 대후두공 앞쪽(전면)과 옆쪽(측면)에 부착되는 반면, 나머지 3쌍은 후두과 뒤쪽(후면)에 위치한다(그림 3.418 기저부 부착부 참조). 근육의 이름은 위치와 기능에 대한 단서를 제공한다. capitis(두~, '머리의'에 대한 라틴어에서 유래)라는 이름이 붙은 근육은 두개골에 붙는다. cervicis 또는 colli(경~ 둘 다 '목'을 뜻하는 라틴어에서 유래)가 붙는 근육은 경추에 붙는다. anterior(전), lateral(측), 또는 posterior(후)라는 단어가 보인다면 이것은 후두과 또는 대공과 관련하여 근육이 부착되는 위치를 나타낸다. Rectus(~직)는 직

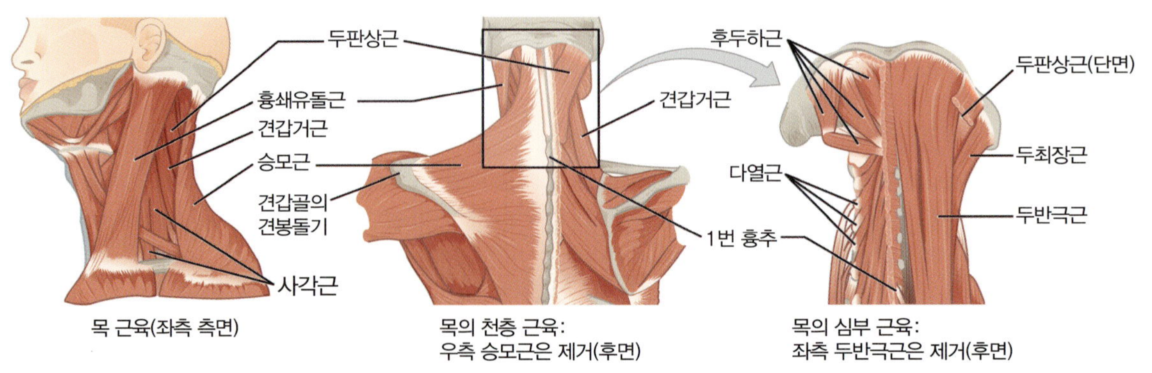

그림 3.416 목의 후면 및 측면.[1095]

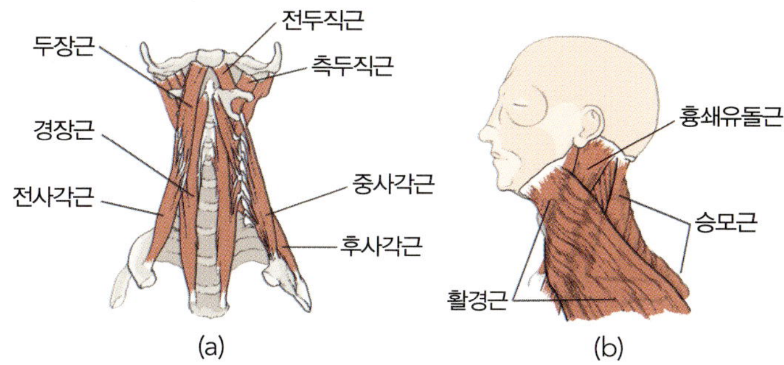

그림 3.417 (a) 목의 전면, (b) 활경근.

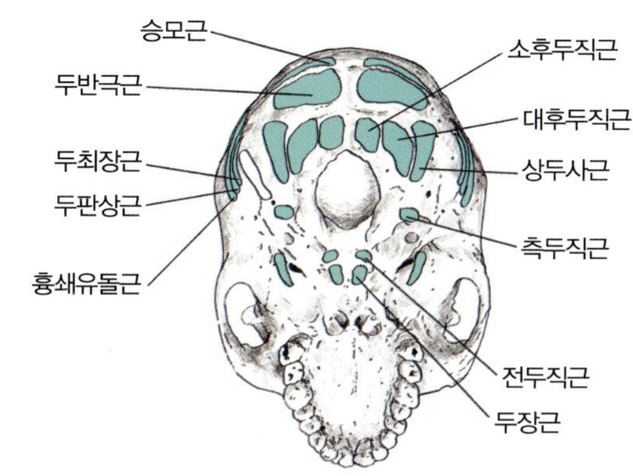

그림 3.418 두개골 기저에 붙는 목과 머리의 근육들.

표 3.402 환추-후두 관절을 지나 작용하는 근육들과 이 근육들이 만드는 움직임.[1096]

근육	굴곡	신전	측굴
전두직근	중간	없음	약함
측두직근	없음	없음	중간
대후두직근*	없음	강함	중간
소후두직근*	없음	중간	약함
상두사근*	없음	강함	강함

* 후두하근이라고 불리는 4개의 근육들에 속하는 3개의 근육들이다.

표 3.403 환추-축추 관절을 지나 작용하는 근육들과 이 근육들이 만드는 움직임

근육	신전	회전**
대후두직근*	강함	중간
하두사근*	중간	강함

* 후두하근이라고 불리는 4개의 근육들에 속하는 2개의 근육들이다.

** 축회전은 근육과 같은 방향으로 일어난다(동측 회전).

선을 의미한다. oblique(사~)는 대각선 또는 경사짐을 의미한다. 표 3.402와 3.403에서 볼 수 있듯이 이 6개의 근육 각각은 환추 위의 두개골이나 축추 위의 환추를 다양한 각도로 움직일 수 있다(그러나 반대 방향으로의 움직임을 제한하는 작용을 하여 안정성을 생성할 수도 있다).

전두직근rectus capitis anterior과 측두직근rectus capitis lateralis은 환추의 횡돌기 사이에서 대후두공 전면/측면의 두개골 기저부까지 도달하는 매우 짧은 근육이다(그림 3.418 참조).[1096] 전두직근은 모든 직근 중에서 가장 작다. 턱을 가슴 쪽으로 당기는 데 도움이 되는 굴곡근이다. 측두직근은 외측굴곡으로 귀를 어깨 쪽으로 당기거나 머리가 반대쪽으로 측굴된 경우 머리를 바른 상태로 되돌린다.

후두하근

이 부위의 다른 4개 근육은 후두하근suboccipitals이라고 하는 범주로 분류된다. 대후두직근, 소후두직근, 상사두근과 하사두근(그림 3.419 참조). 이 4쌍의 근육들은 두개골 기저부(후두부) 아래에 위치하므로 후두하근이라고 부른다. 상사두근과 소후두직근은 환추와 후두 사이에 위치한 반면, 대후두직근은 축추와 두개골 사이에 있다. 하사두근만이 두개골에 연결되지 않고 대신 축추의 극돌기와 환추의 횡돌기 사이를 지난다. 그림 3.419b의 측면에서 본 후두하근들을 보면 이 근육들의 작용을 명확히 알 수 있다. 대후두직근과 소후두직근 양쪽과 상사두근이 결합하여 머리를 환추에서 신전시킨다. 한쪽만 작용하면 측굴이 생긴다. 상직근은 한쪽 부분만 작용할 때 축추에 대해 환추의 강한 회전을 만들기도 한다. 이와 같은 축회전은 또한 하두사근의 수축에 의해서도 생성된다.

이 근육들은 크기도 작고 만들어내는 움직임의 축이

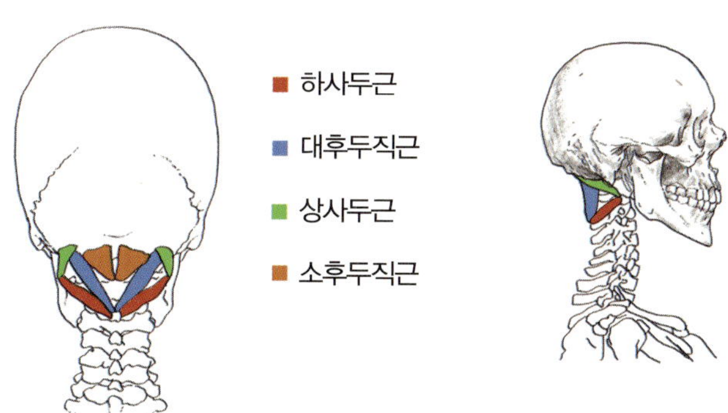

그림 3.419 후두하근: (a) 후면, (b) 측면.[1097]

가깝기 때문에 큰 지렛대를 생성하지 않는다(역학적으로 말하자면 모멘트 팔이 작다). 이 근육들은 머리 움직임의 주동근이 아니라 움직임을 세밀하게 조정하고 정확하게 위치하도록 한다. 이 근육들은 귀, 눈, 코의 방향을 최적화하고 중력과의 관계를 모니터링하는 데 매우 중요한 역할을 한다. 후두하근이 이러한 절묘한 기능을 가진 것은 근육 내에는 스트레스를 감지하고 이 정보를 뇌에 제공하는 많은 수의 근방추가 있기 때문이다.[1098] 머리와 목의 자세를 미세 조정하는 능력은 나이가 들어간다고 해서 감소하지는 않지만, 경추증과 같은 비외상성 문제뿐만 아니라, 교통사고나 스포츠 손상과 같은 부상들은 머리를 제자리에 위치시키는 능력에 오류를 일으킬 수 있다.[1099]

등 상부 뒤쪽, 목, 그리고 머리의 근육

척추 근육에 대한 전형적인 내용들은 이미 다루었으므로, 여기에서는 머리와 목에 위치한 후방 척추 근육에 초점을 맞춰 짧게 요약할 것이다. 이러한 근육들은 일반적으로 표층, 중간층 및 깊은 층의 세 그룹으로 분류하지만 목의 경우에는 중간층이 없다. 표 3.404에는 표층 및 깊은 층의 근육들이 나열되어 있다.

판상근

그리스인들은 붕대를 'Splenion'이라고 불렀는데, 길고 얇은 판상근의 어원이 바로 붕대 같이 생긴 근육인 것이다. 두판상근splenius capitis은 C3~T3의 극돌기에서 시작하여 두개골의 항선nuchal line의 외측과 유양돌기로 이어진다. 경판상근splenius cervicis은 T3~T6까지의 극돌기에서 시작하여 환추와 축추(C1 및 C2)의 횡돌기로 이어진다[1100] (해부학자에 따라 C3 횡돌기로도 이어진다고 함).[1101] 한쪽만 활성화되면 머리는 해당 방향으로 회전 및 측굴을 한다(동측). 반면 양쪽 판상근이 활성화되면 목과 머리를 신전시킨다. 판상근은 크기와 각도로 인해 머리를 회전시키는 가장 큰 토크를 제공한다.[1102]

표 3.404 등 상부, 목 그리고 머리의 뒤쪽 근육들

층	근육
표층	경판상근, 두판상근, 견갑거근, 승모근
심층	기립근 그룹: 장늑근, 최장근, 극근 횡돌기극근: 회선근, 다열근, 반극근 단분절근: 횡돌간근, 극간근

견갑거근

견갑거근levator scapulae은 견갑골의 상각(견갑골 상부 내측 가장자리)에서 시작해 환추, 축추, C3 및 C4의 횡돌기로 이어진다. 목이 고정된 상태면 견갑골을 비스듬한 위쪽, 즉 목 쪽으로 들어 올리지만 견갑골이 고정되어 있으면 목을 옆으로 굽혀 견갑골을 향하게 한다(동측). 견갑골이 고정된 상태에서 양쪽을 동시에 활성화하면 목이 신전될 수 있다.[1103]

승모근

이 크고 넓은 범위의 근육은 상체를 살펴보는 다음 책에서 더 자세히 논의될 것이다. 하지만 이 근육은 머리와 목에도 영향을 미친다. 승모근trapezius은 후두부에 부착되어 있으며 항인대를 통해 모든 경추 극돌기들과 T1~T12까지의 극돌기에 부착되어 있다. 측면으로 견봉돌기와 견갑극뿐만 아니라 몸 앞으로 쇄골까지 이어진다. 견갑골이 고정된 상태에서 한쪽에서만 작용하면 머리를 같은 방향으로 측굴시키고 반대쪽으로 회전시킨다. 머리를 축회전시키는 모든 회전 근육들 중에서 가장 큰 모멘트 암을 가지고 있다.[1104] 양쪽이 활성화되면 경추전만이 깊어지고 목이 신전된다.[1105]

척추기립근

척추기립근의 깊은 층은 요추와 흉추 부위에서 가장 발달하지만 일부 섬유는 머리와 목까지 도달한다. 이 근육들은 표 3.405에 나와 있는 것처럼 장늑근iliocostalis, 최장근longissimus 그리고 극간근spinalis의 세 그룹으로 나눌 수 있다. 그림 3.420에서 볼 수 있듯이, 각 그룹에는 위치와 범위에 따라 명명된 개별 근육들이 있다. '경~'cervicis이라는 명칭이 붙은 섬유는 경추에 연결되고 '두~'capitis라는 명칭이 붙은 섬유는 두개골에 연결되어 있다.

극근spinalis muscle들은 종종 주변 근육들과 구별하기 어렵거나 전혀 발견되지 않기도 한다. 경극근spinalis cervicis은 종종 두반극근semispinalis capitis이 되기도 한다.[1107] 만약 따로 존재한다면 목의 항인대에서 C7의 극돌기에 걸쳐 분포되어 있지만, 어떤 사람들에게서는 1번, 2번 흉추 극돌기까지에도 내려간다.[1108] 두극근은 일반적으로 두반극근과 혼합되어 있는데, 두반극근은 상부 흉추와 경추의 횡돌기에서 시작하여 두개골의 항선으로 이어진다.

표 3.405 목의 척추기립근

그룹	근육	위치	기능*
장늑근	경장늑근	척추기립근 중에서 가장 바깥에 위치한 근육. 3번~6번 늑골에서 4번~6번 경추의 횡돌기 후방결절로 이어진다.	한쪽만 활성화되면 목을 측굴시키고, 양쪽이 활성화되면 목을 신전시킨다.
최장근	경최장근	최장근은 기립근 그룹에서 가장 큰 근육이다. 경최장근은 T1~T6의 횡돌기에서 시작하여 C2~C5의 횡돌기로, 때로는 환추까지 이어진다.	한쪽만 활성화되면 목을 측굴시키고, 양쪽이 활성화되면 목을 신전시킨다.
	두최장근	기립근 그룹에서 가장 내측에 있으며, T1~T5의 횡돌기와 C4에서 C7의 관절면에서 두개골의 유양돌기 후방까지 이어진다.	한쪽만 활성화되면 머리를 측굴, 같은 방향으로 회전시키며, 양쪽이 활성화되면 머리를 신전시킨다.
극근	경극근	• C4~C6 사이의 항인대 하부와 T2~C7의 극돌기에서 시작하여 C2~C4의 극돌기까지 이어진다. • 목에서의 기능은 분명하지 않으며 종종 두반극근과 합쳐진다.	한쪽만 활성화되면 목을 측굴시키고, 양쪽이 활성화되면 목을 신전시킨다.
	두극근	C7의 극돌기에서 시작하여 후두의 항선까지 이어진다.	환추에서 머리를 신전시킨다.

* 이 목록은 이러한 근육들이 활성화되었을 때 발생 가능한 기능들 중 일부만 제시된 것이다. 이 표에 제시된 기능뿐만 아니라, 반대 방향의 움직임을 제한하거나 제어하는 역할을 할 수 있다.

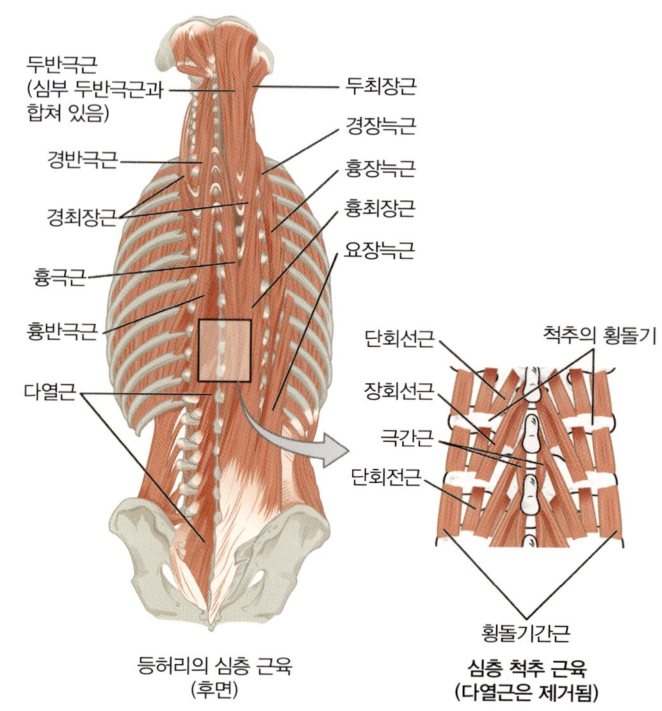

그림 3.420 머리, 목 그리고 등허리의 근육.[1106]

횡돌극근 그룹

이 근육들은 척추기립근들보다 깊은 층에 위치하며, 한 척추 횡돌기에서 위쪽 척추의 횡돌기로 이어진다. 회선근rotator들은 하나 또는 2개의 척추에 걸쳐 있고, 다열근multifidus은 2~4개, 반극근semispianlis들은 6~8개의 척추에 걸쳐 있다.

경반극근semispinalis ceervicis은 T6 또는 T5(다양함)~T1의 모든 횡돌기에서 시작하여 C5~C2의 가시돌기까지 이어진다. 이러한 연결은 대부분 힘줄로 구성되어 있는데, C2의 경우에는 두꺼운 근육 부착부일 수 있다. C2의 근육 부착부의 경우 두개골 아래의 근육(후두하부[1109])들을 안정화하는 데 도움이 된다. 두반극근은 이 그룹의 다른 근육들보다 깊이 위치하고 판상근이나 승모근보다 깊은 층에 있다. 이 근육은 위로 올라갈수록 두꺼워지고 넓어지며 두개골의 후두부, 하항선과 상항선 사이에 넓은 부착부를 형성한다. 두반극근은 T6(때로는 T7)에서 T1까지의 모든 횡돌기, 때로는 T1과 C7의 극돌기에서 시작하고, 또한 C7~C5까지의 모든 관절돌기(면)에서 시작한다.[1110] 두반극근과 두판상근은 목을 신전하는 데 있어 가장 큰 모멘트 암을 가지고 있다.[1111]

경추 복합체

두반극근과 경반극근은 함께 목 뒤쪽에서 발견되는 가장 큰 근육이며 목의 신전을 위한 지렛대(토크)의 35~40%를 제공한다.[1112] 많은 마른 사람이나 유아의 경우, 목 뒤쪽을 따라 만질 수 있는데 목 중간의 양쪽에 있는 끈처럼 느껴진다.

다열근과 회선근은 앞서 요추 부분에서 설명하였다.

앞쪽 상체, 목 및 머리 근육

흉쇄유돌근

지금까지 우리는 머리와 목을 신전시키거나 머리를 회전시키는 몸의 뒤쪽 근육에 대해 살펴보았다. 머리와 목의 굴곡은 몸의 앞쪽에 위치한 근육에 의해 발생한다. 이는 일반적인 경우이고, 머리의 또 다른 신전근 중 하나인 흉쇄유돌근sternocleidomastoid은 몸 앞쪽에 위치한다(그림 3.416 참조). 흉쇄유돌근은 머리를 신전시키기도 하지만, 역설적으로 중간에서 아래쪽 경추를 굴곡시킬 수도 있는 근육이다. 실제로 목을 굴곡시키거나 측굴시키는 근육들 중 가장 긴 모멘트 암을 가지고 있다.[1113] 이 두 가지 작용이 함께 일어나면, 앞에서 설명한 습관성 '거북목(헤드 포워드)'을 만들 수도 있다. 이 근육은 전인protraction이라고 하는 머리 움직임의 핵심 근육이기도 하다. 또한 머리의 강력한 동측 회전근이면서도 반대쪽 측굴 근육이기도 하다. 이 근육의 부착부들은 근육의 이름을 보면 알 수 있는데, 'sterno'는 흉골을 나타내며 'cleido'는 쇄골을 나타내고, 'mastoid'는 유양돌기로, 귀 바로 뒤에 있는 두개골의 큰 융기이다. 이 근육에는 2개의 머리가 있는데, 하나는 흉골 상단에서, 다른 하나는 쇄골의 측면 1/3에서 볼 수 있다.

사각근

사각근scalenes들은 첫 2개의 늑골에서 C3~C7의 횡돌기까지 이어진다. 이 근육에는 그림 3.417과 같이 앞쪽, 중간 및 뒤쪽의 세 부분으로 구성되어 있다. 전사각근과 중사각근anterior/middle scalenes은 흉골 바로 옆에 있는 1번 늑골에 붙는다. 후사각근posterior scalene은 2번 늑골에 부착된다. 사각근이라는 단어은 빗변의 길이가 다른 삼각형에 대한 라틴어에서 유래했으며, 사각근들의 배치 형태와 닮은 것이다. 사각근은 양측으로 함께 수축되어 목을 굴곡시키는 역할을 할 수 있지만 이 근육의 주요 기능은 아니다. 사각근의 주요 기능은 호흡을 하는 동안 갈비뼈를 들어 올리는 것이다. 늑골이 고정되어 있을 때 한쪽 사각근들만 활성화가 되면 목이 같은 쪽(동측으로)으로 측굴된다. 이 근육의 작용선을 보면 목이 중립 위치에 있을 때 목의 축 회전을 잘 만들지 못한다는 것을 알 수 있지만, 머리와 목이 이미 회전된 경우에는 다시 중립으로 되돌리는 역할을 할 수 있다. 세 사각근들이 함께 목에서 지지강선처럼 펼쳐져 목을 안정시키는 넓은 기반을 제공한다.[1114]

경장근과 두장근

척추의 전면을 따라 달리는 기관과 식도 아래(깊이)에는 전종인대의 동적인 버전처럼 작용하는 2개의 근육이 있다. 얇은 경장근longus colli[1115]은 추체의 앞쪽과 T3~C1의 횡돌기에서 시작하여 환추의 전궁에서 끝난다. 이 근육의 앞쪽 섬유는 목의 굴곡을 돕고 경추의 전만을 줄이는 반면, 옆쪽 섬유는 사각근을 도와 측굴 및 회전되어 있는 목을 중립으로 되돌리고 안정화하는 데 도움을 준다. 두장근longus capitis은 C6~C3의 횡돌기 전면에서 시작해 두개골 바닥에 붙는다. 이 근육의 주요 역할은 또한 머리와 목을 안정시키는 것이지만 측굴을 도울 수 있다.

목 근육의 단면

지금까지 많은 근육들에 대해 설명하였다. 이 모든 근육들을 숙지하는 것은 매우 어려운 일이다. 이 근육들에 대해 이해하는 또 다른 방법은 그림 3.421과 같은 그림을 이용하는 것이다. 그림 3.421은 C6 높이에서의 목 단면을 그린 것이다. 근육뿐만 아니라 주요 정맥 및 동맥과 주변의 근막 경계, 목구멍의 두 가지 주요 튜브인 기도trachea(공기 튜브)와 식도esophagus(음식 튜브)도 표시되어 있다.

목과 머리 근육들의 변이

앞에서 설명한 근육들은 한쪽 또는 양쪽이 없거나, 한쪽 또는 양쪽이 2배로 더 있거나, 부가적인 부착부가 다른 위치에도 존재하거나, 더 넓거나, 더 길거나, 좁거나 짧거나, 아예 다른 위치에 존재한다는 보고들이 많다. 흉쇄유돌근과 평행하게 위치하며 쇄골에서 목까지 이어지는 근육인 쇄골경추근cleidocervicalis과 같이 위에 나열되지 않은 근육에 대한 보고도 있다.[1117] 실제로, 흉쇄유돌근은 쇄골

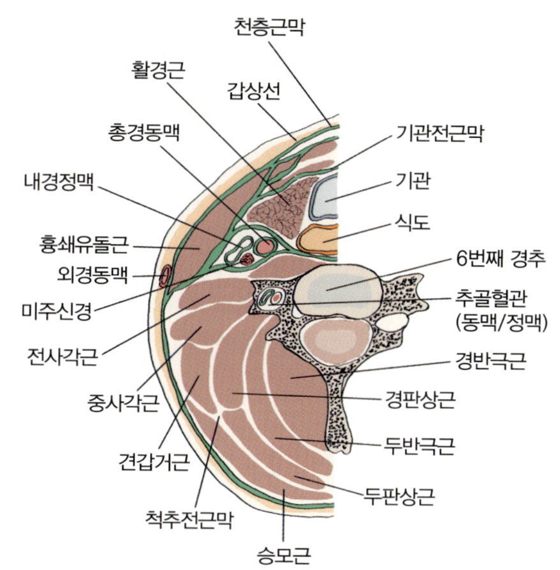

그림 3.421 6번 경추 높이의 목 단면.[1116]

유돌근cleidomastoid과 흉골유돌근sternomastoid이라는 2개의 개별 근육으로 분리될 수 있다. 이러한 변이는 일반적으로 나타나는 것이며 임상적 의미가 거의 없지만 사람마다 다르게 나타나고, 움직임의 용이성에도 영향을 줄 수 있다. 따라서 지금까지 설명하고 있는 근육의 특성을 절대적이라고 받아들이면 안 된다. 개인마다 항상 차이가 있다.

경추 복합체의 근막

경추에 깊이 위치한 작은 근육들이 고유수용성 기능을 가져 머리의 방향을 정하고 경추의 미세한 위치들을 조절하는 데 도움을 주는 것처럼, 경추 복합체의 근막에도 고유수용성 기관과 통각수용기들이 풍부하게 존재한다. 이 근막은 종종 긴장성 두통, 이명(귀울림), 현기증, 시력 문제, 목과 턱관절의 급성 또는 만성 통증, 그리고 머리와 목의 기타 문제들과 관련이 있다. 불행히도, 이 근막에 대한 이해는 이러한 조직에 적용되는 다양한 이름으로 인해 쉽지 않다.[1118] 경추 복합체의 근막을 더 쉽게 이해하기 위해서는 두 가지 주요 층으로 나누어 보는 것이 필요하다. 바로 피부 바로 아래의 표층 근막과 깊은 근육과 인대를 둘러싸고 있는 심층 근막으로 나누는 것이다.

표층 근막

피부 바로 아래의 근막층은 표층 신경과 혈관들이 통과하고 지방 세포와 표재성 림프절들을 함유하고 있다. 이 층은 머리와 목 주위의 두께에 따라 달라서 이름이 달라진다. 두개골을 감싸고 있는 근막은 모상건막galea capitis이라고 부르고, 측두부 주변에 위치한 근막은 표면 측두 근막superficial temporal fascia이라고 부른다. 얼굴 위의 근막은 표재 근건막superficial musculo-aponeurotic fascia이라고 부른다. 그리고 활경근을 감싸는 근막층도 있다. 목 뒤쪽 주위에는 구분하여 부르기 어려운 섬유질과 지방 세포로 채워진 표면 근막층이 있다.

모상건막은 때때로 안면 근육과 머리 측면에 위치한 근육들에 연결된 힘줄로 간주되기도 한다. 이 근막(건막)은 항상 약간의 긴장 상태에 있지만 안면 근육이나 머리 측면의 근육이 수축하면 이 근막층의 긴장이 증가한다. 이것은 긴장성 두통의 원인 중 하나일 수 있다.[1119] 표층(표재성) 근막은 표층 지방 조직(SAT)과 심층 지방 조직(DAT)의 두 가지 별개의 층으로 볼 수도 있다. SAT는 작은 지방구fat globules(소엽lobules이라고도 함)가 있는 콜라겐과 탄성 섬유로 구성된다. 만약 이 부위에 과도한 지방이 저장되기 시작하면 일반적으로 표층 지방으로 축적되어 '이중턱'이 된다. SAT는 두께가 균일하지 않으며 경추 복합체의 모든 곳에서 발견되지는 않는다. 즉 많이 있는 지방은 아니란 것이다.

깊은 지방층은 머리와 목에 존재하지만 몇몇 군데에는 존재하지 않는다.[1120] 이러한 지방층은 두피의 움직임을 허용한다. 목의 앞쪽에서, 이 지방층은 심부 근육과 활경근을 분리한다. SAT와 DAT는 목 뒤쪽의 항인대와 같은 여러 위치에서 서로 합쳐지게 된다.

머리의 깊은 근막

목에서 보다시피 3개의 층으로 구성되는 깊은 근막의 일반적인 구성과는 달리, 머리에는 1개의 층만으로 심부 근막이 구성되어 있다. 머리 심부 근막의 이름은 근막이 싸고 있는 분비선, 기관 또는 근육에 따라 명칭이 정해진다. 예를 들어 측두근을 감싸고 있는 근막은 측두근막temporal fascia이라고 한다. 하지만 실제로 이 근막은 두개골과 얼굴을 감싸는 하나의 연속적인 근막 덮개의 일부이다. 두개골 위에는 깊은 근육층이 없기 때문에 여기의 근막은 두개외 근막epicranial fascia 또는 두개골외막pericranial membrane

중요한 내용: 척추 동맥

요가를 하는 학생들 중 일부가 주의해야 되는 사항은 목을 움직이거나 요가 자세를 취하는 동안 뇌로 가는 혈류를 방해함으로써 발생되는 문제이다. 이 문제는 추골동맥 vertebral arteries과 같이 뇌에 영양을 공급하는 동맥이 꼬이거나 압박될 가능성 때문에 발생한다. 그림 3.414에서 볼 수 있듯이 척추 동맥은 C1~C6 경추의 횡돌기에 있는 구멍(횡돌기공)을 통과하지만 약 4%의 사람들은 C7에도 도달한다.[1125] 척추의 제일 상단에 있는 척추 동맥은 대후두공을 통해 뇌간을 따라 뇌로 이어진다. 목의 중간에서 아래쪽의 경우, 추골동맥은 대부분 수직 위쪽 방향을 향하고 있지만 C2에서 측면으로 이동하여 환추의 횡돌기공을 통과하기 시작한다. 상부 경추에서는 신체의 정중선에서 더 멀어지기 때문에 상부 경추의 비틀리고 구부리는 움직임으로 인한 스트레스를 수용하려면 더 길고 느슨해야 한다.

뇌로 가는 혈액의 약 15%가 2개의 추골 동맥(목의 양쪽에 하나씩)을 통과한다.[1126] 머리와 목의 정상적인 움직임도 두 혈관 중 하나에서 혈류를 20~30% 감소시킬 수 있다.[1127] 상상할 수 있듯이 뇌로 가는 혈류를 제한하는 것은 좋은 생각이 아니지만 대부분의 사람들은 이러한 수준의 감소에 문제를 겪지 않는다. 이 동맥에서 혈류가 문제가 될 정도로 제한되는 것에는 다른 잠재적인 원인이 있다. 죽상동맥경화증이 가장 흔한 원인이지만 색전증, 약물 사용, 목 부상(예: 채찍 또는 뇌진탕) 또는 혈관을 좁히는 관절염성 뼈 성장(협착증) 등이 그 밖의 원인이다. 혈류의 현저한 감소로 인해 증상이 발생하면 이 상태를 척추뇌저동맥순환부전(VBIvertebrobasilar insufficiency)이라고 한다. 이러한 증상에는 현기증, 메스꺼움, 눈떨림을 동반한 어지럼증, 두통 또는 편두통, 삼키거나 말하기 어려움, 평범한 오래된 목 통증이 포함된다.

요가 수행자들이 염려해야 하는 것은 이러한 증상이 극단적인 머리와 목의 회전이나 신전으로 인해 동맥이 막힐 때도 발생할 수 있다는 것이다.[1128] 이러한 현상은 머리를 기대고 비틀면서 회전하는 학생들에게서 관찰되었다. 하지만 다행히도 이러한 현상은 흔하게 나타나는 것은 아니다. 모든 요가 학생들이 이 문제와 관련하여 머리나 목의 움직임에 대해 걱정할 필요는 없지만 많은 사람들이 '구불구불한 혈관'이라고 불리는 것을 가지고 있다. 즉, 혈관이 꼬이고, 급격히 구부러져 있고, 말려 있거나, 고리 형태를 띠는 것을 의미한다.[1129] 이러한 상태는 유전적일 수도 있고, 노화, 고혈압, 당뇨병 또는 다양한 희귀 혈관 질환과 함께 발생한다[1130](구불구불한 혈관은 머리와 목에 국한되지 않고 몸 전체에서 발견될 수 있다).

다행히 대부분의 구불구불한 혈관들이 문제를 일으키는 것은 아니며, 구불구불한 동맥이 있는 사람들에게 모든 목의 움직임이 문제가 되는 것 역시 아니지만 일부 사람들에게는 머리와 목의 일부 움직임이 나쁠 수도 있다고 알고 있는 것이 좋다. 그리고 이것은 전적으로 척추 동맥의 압박이나 꼬임 때문이 아닐 수도 있다. 이는 앞의 섹션에서 논의한 '척추 신경과 신경가동술'에서처럼 경추에서 나가는 신경에 가해지는 압력과 관련이 있을 수 있다.

지도자에게 보내는 메모:
목을 비틀거나 움직일 때 원치 않는 감각을 경험할 수 있음을 학생들에게 알리도록 하라

특히 목과 관련된 척추를 비틀도록 학생들에게 요청할 때 또는 머리를 돌리는 것과 같은 다른 목 동작을 제안할 때 일부 사람들에게는 현기증, 현기증 또는 메스꺼움의 감각이 발생할 수도 있음을 알려주어야 한다. 이러한 느낌이 생기면 움직임을 멈추고 머리 위치를 중립으로 되돌리는 것으로 나아지고 적절한 조치라고 고지한다. 학생들에게 사전에 경고를 하고 문제가 되는 움직임을 피할 수 있도록 허락함으로써, 학생들이 문제가 발생하는 동작을 하지 않을 가능성이 훨씬 줄어든다.

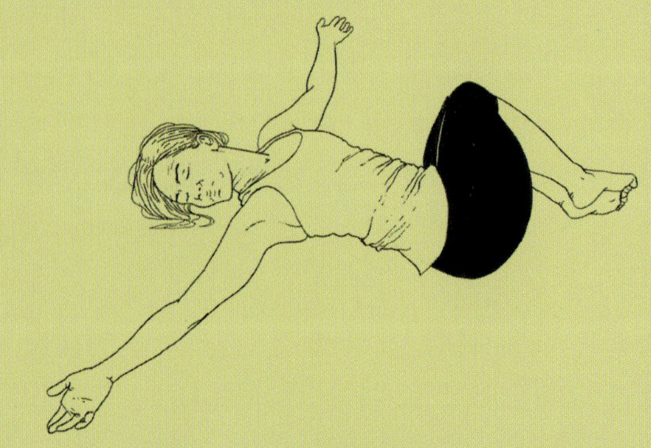

그림 3.422 비틀린 자세로 머리를 돌리는 것은 일부 학생들에게 어지러움, 메스꺼움, 현기증 또는 실신의 감각을 유발할 수 있다. 이러한 증상이 나타나면 고개를 돌리는 것을 멈춰야 한다!

이라고도 부르며, 이는 이 근막이 골막 또는 두개골 뼈의 외부 표면과 연속되어 있음을 나타낸다.

목의 깊은 근막

목의 깊은 근막에도 다양한 이름들과 설명할 부분들이 있다. 이 조직 층은 목 통증과 두통에 관여하기 때문에 임상적 관심들이 많으며 신경 압박과 만성적인 근육 긴장의 원인이 될 수 있다. 목의 깊은 근막은 깊은 층, 중간층 및 표층의 세 가지 층으로 구성된다. 목의 깊은 근막은 이 근막이 둘러싸고 있고 매우 단단히 고정되어 있는 목 근육의 깊이와 관련이 있다. 이러한 물리적인 연결 때문에 깊은 근막의 기능은 목 근육의 기능과 분리할 수 없다.

깊은 근막의 가장 바깥쪽 층은 표층 근막 바로 아래에 있으며 셔츠 칼라처럼 목을 둘러싸고 있다. 이 표층 심부 근막은 흉쇄유돌근 및 승모근과 같이 목의 표층 근육 위의 바깥층이다. 설골을 덮고 하악골, 유양돌기, 후두골의 상부 항선까지 도달하여 항인대와 결합하거나 직접 항인대가 된다(실제로 일부 해부학자들은 항인대가 인대가 아니라 목의 깊은 근막 표층의 두꺼운 연속체라고 주장한다).[1121] 깊은 근막의 표층은 견봉돌기와 견갑극, 그리고 쇄골과 흉골까지 내려간다.

깊은 근막의 중간층은 판상근, 견갑거근, 능형근, 상하 전거근을 감싸고 있다. 이 층은 흉부 깊은 근막의 중간층이 되거나 합류한다. 이 근막은 목의 앞쪽에서 목의 기관들을 위한 공간을 만든다.[1122] 기타 내장 근막visceral fascia은 동맥, 기도 및 식도를 싸고 있다. 내장 근막의 역할에 대한 한 가지 견해는 목의 움직임이나 호흡에도 불구하고 주요 혈관과 호흡관이 눌리지 않은 상태를 유지함으로써 효율적인 호흡을 허용하거나 보조한다는 것이다.[1123]

목의 깊은 근막에서 가장 깊은 층은 주로 척추의 전면을 덮지만 척추에 가장 가깝기 때문에 전척추 근막prevertebral fascia이라고도 한다. 이 층은 교감신경계의 신경뿐만 아니라 사각근, 최장근, 반극근, 두직근 그리고 두장근과 같은 목의 깊은 근육을 감싸고 있다. 이 근막은 두개골 기저부에서 시작하여 경추의 횡돌기로 이어지며 척추 앞쪽에서 식도와 척추 사이를 지나 전종인대가 된다. 목 아래에서는 팔을 지배하는 신경 다발인 상완 신경총을 둘러싸는 튜브를 형성한다.[1124]

기능: 요가 자세에의 적용

목은 척추의 다른 어떤 부분보다 목의 가동범위를 가장 넓게 움직일 수 있도록 설계되어 있다. 이와 같은 높은 가동성에 대한 단점은 안정성이 부족하다는 것이다. 특히, 목은 중립 위치에 정렬되어 있지 않은 경우 많은 무게를 버틸 수 있도록 설계되어 있는 구조가 아니다. 대부분의 요가 수련에서는 머리와 목의 움직임은 자유롭고 제한이 없으며 목이 견뎌야 하는 유일한 하중은 머리의 무게여야 하지만, 요가 자세들 중에는 경추 복합체에 상당한 하중을 더하는 것들이 있다. 목에 상당한 하중을 가하는 것이 안전한 때와 그러한 하중을 제한하는 것이 더 현명할 때를 아는 것은 더 건강한 요가 수련으로 이어질 것이다.

머리와 목의 가동범위에 대해 숙지할 때에는 다음과 같이 이전에 살펴본 관절에 스트레스를 가하는 것과 관련한 규칙들에 대해 염두에 두어야 한다.

1. 관절에 하중이 가해질 때 관절 강성화(단단하게 만듦)를 적용해야 한다(이는 관절의 가동범위를 감소시킬 수 있음).
2. 관절의 가동범위를 향상시키려 할 때에는 부하가 걸리지 않은 상황에서 해야 한다.
3. 하중이 가해진 상태에서 관절을 움직일 때 신경근 협응과 건강한 움직임 패턴을 발달시키는 것이 필수적이다(이른바 '적절한 기술'을 사용한다는 것이다).

정상 가동범위

경추 복합체는 두개골(C0이라고 함) 아래에 쌓인 7개의 척추(C1~C7)로 구성된다. 평균적인 사람의 각 관절에서 가동범위는 표 3.406[1131]에 나와 있다. 이 표는 평균적인 경추의 가동범위를 보여주지만 이러한 데이터는 여러 가지를 가감해서 받아들여야 한다. 일부 연구자들은 다음과 같은 사항을 지적하였다. "경추 움직임에 대한 일반적인 패턴을 공식화할 수는 없다… 각각의 환자가 가진 [경추] 관절은 개별적으로 접근해야 한다."[1132] 이는 각 경추관절의 평균 가동범위를 보는 것은 흥미로운 부분이지만 이 수치들과 당신의 가동범위가 이와 같다는 것으로 받아들여서는 안 된다는 것을 의미한다. 척추의 다른 어떤 부분보다 당신의 목은 독특하다. 당신은 여기에 표시된 것 이상 또는 이하의 가동범위를 가질 수 있지만, 완벽하게 문

표 3.406 경추 복합체에서 관절의 평균 가동범위(2 표준편차 범위).[1133]

높이	굴곡과 신전 (합침)	측굴 (한쪽)	비틀림 (한쪽)
C0/C1	25°	5°	5°
C1/C2	20°	5°	40°
C2/C3	10° (5~16°)	10° (11~20°)	3° (0~10°)
C3/C4	15° (7~26°)	11° (9~15°)	7° (3~10°)
C4/C5	20° (13~29°)	11° (0~16°)	7° (1~12°)
C5/C6	20° (13~29°)	8° (0~16°)	7° (2~12°)
C6/C7	17° (6~26°)	7° (0~17°)	6° (2~10°)
C7/T1	9°	4° (0~17°)	2° (0~7°)

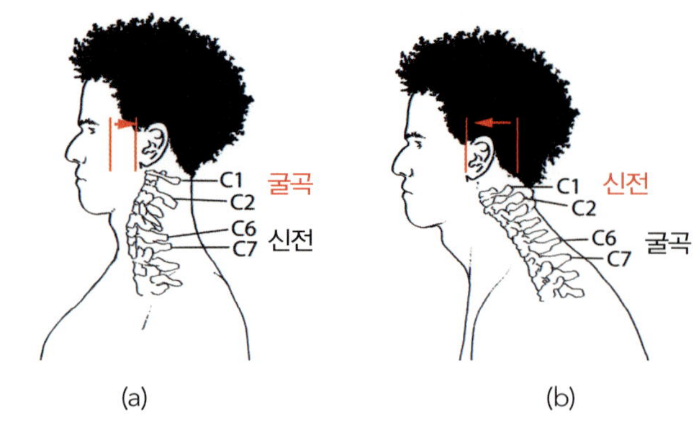

그림 3.423 머리의 (a) 후인과 (b) 전인.[1138]

제없는 상태일 가능성이 높다.

목의 가동범위에 대한 수치의 또 다른 문제는 목의 전체 움직임 범위를 얻기 위해 개별 척추 값을 단순히 합산할 수 없다는 것이다(이유를 이해하려면 사이드 바 '어려운 내용: 목은 하나의 단위로 움직이지 않는다' 참조). 표 3.406의 값은 각 척추관절에 대한 몇 가지 상대적인 운동범위와 위치에 따른 변이성을 보여주는 것이다.

표 3.406은 굴곡과 신전에 대한 수치를 합산한 것이지만, 머리와 목의 중립 위치에서 더 많이 굴곡할 수 있는 것인지 또는 더 많이 신전할 수 있는 것인지 결정하는 것은 어려운 문제이다. 한 문헌에서는 평균적인 사람은 머리와 목을 앞으로는 65° 구부릴 수 있지만 신전은 40° 만 가능하다고 주장한다.[1134] 그러나 다른 많은 출처들에 따르면 적어도 중년까지는 목은 일반적으로 굴곡보다 신전이 더 크며 그 비율은 1.5~1[1135] 정도라고 한다(그림 3.424 참조).[1136] 항상 그렇듯이 중요한 점은 머리와 목을 얼마나 편하게 굴곡/신전할 수 있는지, 그리고 움직임을 막는 것은 무엇인지를 알아내는 것이다.

척추의 맨 윗부분이 얼마나 비틀어(회전)지는지를 보라. 두개골과 환추 사이의 주요 움직임은 고개를 위아래로 끄덕이는 것이다. 이 부분에서 회전은 크게 제한된다. 한편, 환추와 축추(C1/C2) 사이에서는 회전이 주요 움직임이다. 머리를 옆으로 돌릴 수 있는 능력의 약 절반이 이 관절 부분에서 나온다.

전인 및 후인 움직임

표 3.406에는 전인protraction(머리를 앞으로 밀기)과 후인 retraction(머리를 뒤로 당기기)과 같은 경추 복합체에 고유한 또 다른 한 쌍의 움직임이 기재되어 있고 그림 3.423에서는 이 움직임을 표현하고 있다. 전인 시 머리와 상부 경추는 신전되고 하부 경추는 굴곡된다. 후인 시 머리는 머리와 위쪽 경추는 구부러지고 아래쪽 경추는 신전되면서 뒤로 당겨진다. 전인과 후인을 할 때 C1과 C2 극돌기 사이, 그리고 C6과 C7 극돌기 사이의 거리에 주목하라. 신전 시 극돌기는 서로 모이고, 굴곡 시 떨어진다. 일반적으로 아래쪽 경추는 머리와 같은 방향으로 움직이고 위쪽 경추는 반대 방향으로 움직인다. 머리가 중립 위치에 있다면 전인은 후인의 2배 정도의 움직임 양을 보일 수 있다.[1137]

전인과 후인 움직임은 나쁜 움직임이 아니다. 즉 우리는 이러한 동작들을 할 수 있어야 한다. 이러한 움직임은 정상적인 것이긴 하지만 한편, 한 위치에 너무 오래 머무르면 나쁜 일이 생길 수 있다. 우리가 소파에 기대어 TV를 보거나 컴퓨터 화면을 응시하는 것처럼 지속적으로 머리를 내밀고 있다면 목 근육이 긴장될 수도 있다.[1139] 만약 당신이 이러한 경우에 속한다면 머리를 후인하는 것이 긴장과 통증을 완화하는 데 도움이 될 수 있다.[1140] 실제로 역도 커뮤니티에서 스쿼트를 할 때 선호하는 머리 정렬은 중립에서 약간 후인되고 눈을 높이거나 약간 위쪽을 바라보는 것(몸은 시선이 가는 방향으로 움직이는 경향이 있기 때문에 중량을 위로 들고 싶다면 살짝 위를 보는 것이 도움이 된다)을 추천한다.[1141] 목에 문제가 있다면, 당신이 오랫동안 취하고 있는 머리 위치를 주목하라. 대부분의 요가 자세를 하는 동안 머리를 약간 뒤로 당기는(후인) 습관을 길러야 할 수도 있다. 물론 먼저 의사와 상의한 후에 말이다.

어려운 내용: 짝 움직임

역학적으로 우리는 신체의 움직임을 움직임 3 평면을 기준으로 이야기하곤 하는데, 사실 목의 움직임은 어느 한 움직임 평면에서만 일어나지 않는다. 실제로 일부 연구자들은 다른 움직임 없이 목을 한 평면에서만 움직이는 것이 불가능하다고 말한다.[1142] 즉, 머리와 목이 굴곡만 하거나 회전만 하거나 옆으로만 굽히는 경우는 드물다. 이러한 움직임들은 다른 평면에서 일어나는 움직임의 구성 요소를 가지고 있다.[1143] 머리의 회전은 굴곡과 측굴을 동반하지만 때로는 신전을 유발한다. 측면굴곡은 신전과 함께 회전을 생성한다. 굴곡이나 신전에도 약간의 측굴과 회전 움직임이 동반된다[1144](이상하게도 머리를 후인할 때에는 회전 결합이 크게 사라진다고 한다! 목의 여러 움직임들이 복합적으로 일어나는 일은 움직임이 시작되기 전 목이 이전에 어디에 있느냐에 달려 있다).[1145]

이와 같은 짝 움직임coupling of movements이 일어나는 주요 이유 중 하나는 후관절의 모양과 방향이다. 그림 3.409는 C5와 C6의 후관절의 형태를 보여준다. 후관절의 움직임 면은 약 45° 이다. 이 기울어진 각도와 후관절의 평평한 표면은 위쪽 척추가 아래쪽 척추 위에서 앞과 위쪽으로 미끄러질 때 목의 굴곡을 만든다. 아래와 뒤쪽으로 미끄러지면 목의 신전이 발생한다. 상부 척추는 또한 하부 척추 위에서 회전할 수 있다. 이 회전은 수평면에서 완전히 이루어지지 않기 때문에 약간의 측굴과 함께 회전이 발생한다. 맨위의 경추가 우측으로 회전하면 동측으로 측굴하게 된다. 마찬가지로 왼쪽으로 회전하면 왼쪽으로 측굴이 발생한다.

이 모든 것이 사실이라면 목을 측굴만 시키는 것이 가능할까? 하지만 우리는 분명히 이 동작을 할 수 있다. 우리는 요가 수련에서 동작을 자주 한다. 머리와 목을 측굴시키려 하면 머리와 목에서 회전이 일어나지 않는다. 연구자들이 반드시 측굴과 회전이 같이 일어난다고 말해도 말이다. 어떻게 이런 일이 일어난까? 사실, 연구자들이 말하는 짝 움직임은 단일 관절에 초점을 둔 것이다. 예를 들어 C5/C6에서 측굴을 하면 이 부위에서 회전이 발생한다. 그러나 C5/6 위의 관절들은 반대로 회전하여 목 전체로 보면 회전 없이 측굴을 하는 것처럼 보이는 것이다. 이 조정은 무의식적으로 발생한다. 즉 C1/C2 관절이 반대쪽 움직임으로 보상하는 것이다.[1146] 이러한 기전은 복잡하지만 머리를 비틀지 않고 머리와 목을 효과적으로 옆으로 구부릴 수 있다는 사실은 실제 요가 수련에서는 그 복잡한 작동 원리를 알 필요까지는 없다는 것을 의미한다. 핵심적인 세부 사항을 알고 싶어 하는 요가 해부학에 빠진 사람들이나 이러한 움직임들을 개별 척추관절으로 분해해서 이해하고 싶을 것이다. 거기에 속하지 않는 우리들은 짝 움직임 효과를 안심하고 무시하고 그저 움직임에만 집중하면 될 뿐이다.

기능적 가동범위

머리와 목의 가동범위는 사람마다 다양한 범주를 가지고 있지만, 너무 많이 제한되어 있다면 일상생활에서 문제가 될 수 있다. 우리는 젊을 때 쉽게 고개를 돌려 어깨 너머로 시선을 돌릴 수 있다. 나이가 들면 목과 상체를 돌려 뒤를 봐야 한다. 중년 후반이 되면 상체와 엉덩이 전체를 돌려야 한다. 노년이 되면 발을 돌리고 몸 전체를 회전시켜야 한다. 자동차를 운전할 때에는 발이나 몸을 쓰기 힘들기 때문에 나이가 들수록 뒤를 돌아보고 뒤를 확인하거나 후진하는 것이 점점 더 어려워진다. 뒤를 보고 운전하려면 머리와 목이 평균 68° 회전해야 하며, 많은 고령 운전자는 더 이상 이러한 가동범위를 갖지 않는다. 어깨 너머로 바라볼 수 없는 것은 가동범위가 줄어들 때 고통받는 일상적인 활동 중 하나일 뿐이다. 점점 더 어려워지는 다른 단순하고 평범한 일상 활동에는 부엌의 높은 선반에 물건 놓기, 물 마시기, 화장하기, 양말 신기 등이 있다. 신발끈을 묶으려면 머리와 목의 굴곡/신전 범위가 67° 정도 필요하다. 샤워 중에 머리를 감는 것조차 경추의 43° 신전/굴곡 범위가 필요하다! 길을 건너려면 머리를 32~54° 돌릴 수 있어야 한다.[1147] 이러한 동작 범위가 제한된다면 요가는 이러한 능력을 회복하거나 최소한 유지하기 위한 완벽한 처방이 될 수 있다.

표 3.407 다양한 연구들에서 제시하는 머리와 목의 평균적인 움직임 범위[1148]

움직임	평균 가동범위
굴곡	45~60°
신전	45~78°
측굴	38~45°
회전	70~81°

성별, 연령 및 시간에 따른 변이

가녀린 신체는 일반적으로 뼈도 더 얇은 경향이 있기 때문에 움직임 범위가 큰 경우가 많다. 이를 감안할 때 평균적인 여성이 평균적인 남성보다 목의 움직임 범위가 더 넓을 것으로 예상하는 것이 논리적이다. 연구들은 이러한 가정을 지지한다. 일반적으로 여성은 남성보다 목 신전 범위가 78° 대 70°로 더 크다. 그러나 굴곡의 경우 남성은 60°로 여성의 58°보다 약간 더 크다. 측굴은 여성의 경우 평균 45°로 남성의 38°보다 더 크다. 목의 회전은 남성은 81°, 여성은 78°이다. 그러나 이러한 측정 값의 표준편차는 약 10°로 비교적 높으며, 이는 많은 남성이 많은 여성보다 운동 범위가 더 넓으며 그 반대도 마찬가지임을 의미한다. 흥미롭게도 머리와 목을 구부릴 때 남자와 여자는 머리, 목, 등 위쪽, 어깨를 앞으로 숙이고 뒤로 젖혀 신전할 때에는 남자는 머리, 목, 어깨, 등 위쪽을 신전하지만 여자는 머리와 목 위주로 신전하고 어깨와 등 상부는 약간 앞으로 기울이는 경향이 있다.[1149]

가동범위는 나이가 들어감에 따라 자연스럽게 줄어든다. 한 연구에 따르면 가동범위의 저하 비율은 10년에 0.5~0.8° 사이일 수 있다.[1150] 그러나 흥미롭게도, 목의 전만 정도는 실제로 나이가 들면서 증가한다. 불행히도 이는 신전 움직임을 희생하여 발생하므로 목을 뒤로 움직이는 능력은 나이가 들면서 감소한다. 이러한 사항은 그림 3.424에 나와 있다. 우리는 나이가 들면서 약간의 굴곡을 잃지만 특히 남성의 경우 신전을 많이 잃는다. 일반적으로 우리가 젊을 때 남녀 모두에서 신전이 굴곡보다 더 큰 반면, 남성은 40대가 될 때 신전 움직임을 너무 많이 잃어 굴곡이 더 커진다.[1151] 나이가 들어감에 따른 가동범위의 손실의 결과는 사이드 바 '중요한 내용: 나이가 들면 목에 중량을 실은 움직임을 조심해야 한다!'에서 논의할 것이다.

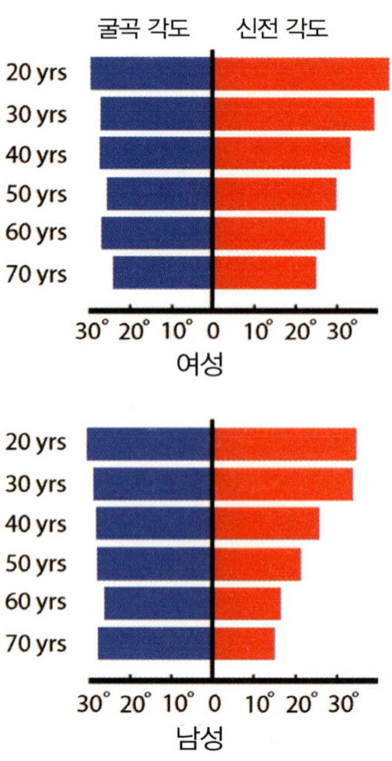

그림 3.424 성별과 나이에 따른 굴곡과 신전 가동범위.[1152]

목의 가동범위에 영향을 미치는 시간적 요소는 나이만 있는 것은 아니다. 가동범위는 매일매일 변한다! 능동 및 수동 가동범위는 목이나 어깨에 장애나 통증이 없는 사람들에게서도 몇 주 동안 다양한 변화를 보이지만 문제가 있는 사람에서는 훨씬 더 다양하게 나타난다. 변화의 범위는 평균보다 11° 낮거나 평균보다 9° 더 클 수 있으므로 몇 주 동안의 가동범위는 20°씩 변할 수 있으며 이는 정상적인 것이다! 이러한 사항은 머리와 목을 움직이는 능력을 평가할 때 고려해야 할 중요한 요소이다. 지난 주에 할 수 있었던 일이 오늘 할 수 있는 일이 아닐 수도 있지만 괜찮다. 몇 주를 더 지켜보면 훨씬 더 많은 움직임을 보일 수도 있기 때문이다.[1153]

흉추는 경추에 영향을 미친다

우리는 머리와 목의 움직임 범위만 살펴보았지만 이러한 움직임은 신체의 나머지 부분과 분리될 수 없다. 흉추와 우리의 호흡 역시 머리와 목이 어떻게 그리고 얼마나 쉽게 움직이는지에 영향을 미친다. 흉추, 특히 상부 흉추의 움직임은 세 움직임면 모두에서 목에 영향을 미친다. 목 움직임의 제한들은 목에만 영향을 미친다고 생각해서는 안 된다. 어떤 부위의 기능 장애는 보다 광범위한 잠재적 제한들을 초래할 수 있다.[1155]

중요한 내용: 나이가 들면 목에 중량을 실은 움직임을 조심해야 한다!

그림 3.424는 우리가 나이가 들면서 신전과 굴곡을 위한 가동범위가 감소한다는 것을 분명히 보여준다. 나이가 들어감에 따라 측굴 또는 회전에서 우리의 동작 범위도 감소하지만 요가 수행에서는 일반적으로 측굴과 회전 움직임을 체중 부하 스트레스와 결합하지는 않는다.[1154] 측굴 또는 회전에서 목이 지지하는 유일한 무게는 우리의 머리 무게이다. 반면, 목을 굴곡하거나 신전할 때 목에 스트레스를 가하는 요가 자세는 많이 있다. 어깨 서기(살람바사르반가아사나Salambasarvangasana) 및 쟁기 자세(할라사나)와 같은 자세는 목이 머리의 무게보다 더 큰 하중을 견뎌야 하며 목과 머리에서 상당한 굴곡 움직임이 필요하다. 물고기 자세(맛샤아사나) 및 '올려진' 물고기 자세(웃탄파다아사나. 그림 3.425 참조)와 같은 신전 자세도 머리와 목에 상당한 하중을 가한다.

관절이 중립적인 가동범위에 가까울 때에만 하중을 더하고, 관절의 가동범위를 높이려면 목에 하중이 받지 않은 상태에서 해야 하는 것이 목 관절에 안전하게 스트레스를 가하는 원칙이다. 목에 부하가 가해진 상태에서는 극단적인 굴곡과 신전을 가하지 않아야 하는데, 부하와 극단적인 움직임을 결합하는 것은 고위험/저보상 자세이다. 이러한 자세에 대한 안전성은 우리가 젊을 때(또는 몸집이 작은 사람들의 경우) 더 높지만, 나이가 들면 이러한 자세를 요가 수련에서 제외하고 보다 안전한 자세를 통해 안정성과 가동성을 구축하는 것이 더 현명할 수 있다. 예를 들어, 그림 3.426과 같이 토끼 자세(사사카사나)는 쟁기 자세보다 머리에 적은 압박을 가하는 반면 낙타 자세(우스트라사나)는 목의 깊은 신전과 머리의 무게만 받는 하중을 결합한 자세이다.

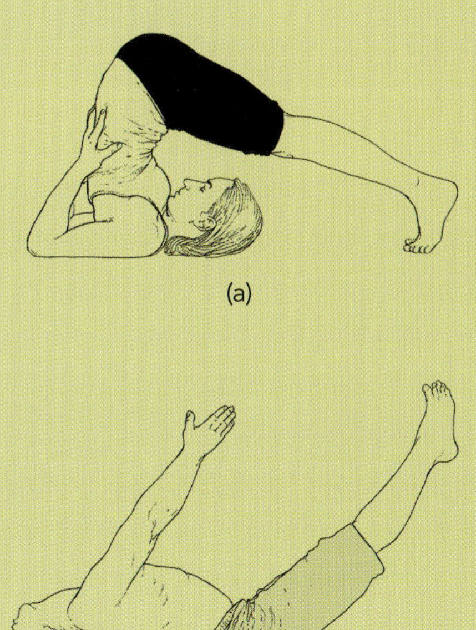

그림 3.425 (a) 쟁기 자세(할라사나)는 목에 큰 하중이 가해지며 극단적인 굴곡을 요구하는 반면, (b) 들어 올려진 물고기 자세(웃탄파다아사나)는 큰 하중과 극단적인 신전을 요구한다.

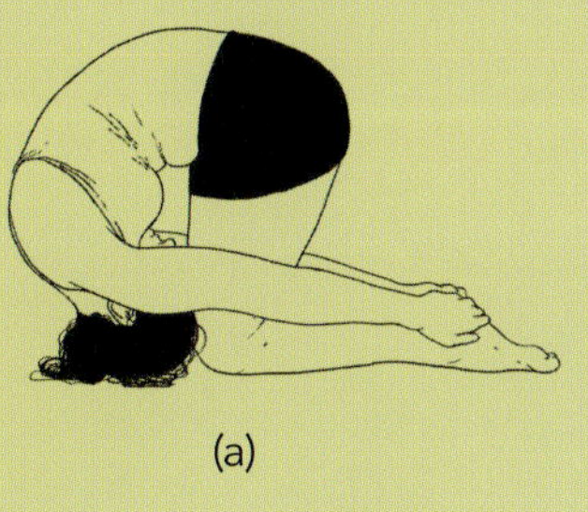

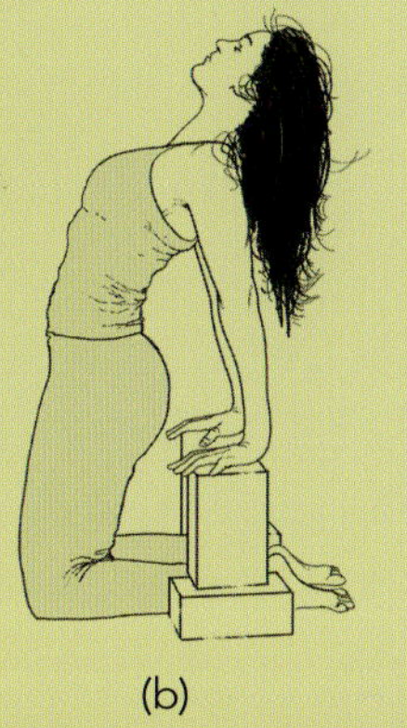

그림 3.426 (a) 토끼 자세(사사카사나)는 쟁기 자세보다 목을 구부리는 동안 목에 부하를 훨씬 덜 가한다. (b) 낙타 자세(우스트라사나)는 머리의 무게만 지탱하는 목 신전 자세로 물고기 자세보다 목에 더 안전하다.

중요한 내용: 머리를 중립으로 되돌리기

많은 요가 자세에서 학생은 머리를 중립 위치에 유지하는 것이 좋다[특히 헤드 스탠드(시르사아사나)와 같은 신체를 거꾸로 한 자세에서는]. 하지만 학생들이 이러한 권고 사항을 적용하기 전에 머리와 목을 움직였다면 머리가 중립 위치에 있는지에 대해 감지하는 능력이 변경된다. 머리를 굴곡시키거나 펴고 난 뒤에야 목의 중립 위치를 찾으려고 하면 실제 중립 위치를 약 2.4° 놓칠 수 있다.[1156] 이러한 상황이 벌어지는 이유는 목 전체 형태를 유지하기 위한 것이다. 각 개별 척추관절도 이상적인 중립 정렬에서 ~2° 떨어져 있을 수 있지만 대부분의 경우 일부 관절은 너무 신전되고 다른 관절은 너무 굴곡되기 때문에 이러한 오류가 상쇄된다. 하지만 각 관절의 위치를 합하면 목 전체가 완전히 중립적이지는 않게 된다.

목의 중립 위치를 만들기 전에 머리를 많이 구부리게 하는 요가 자세에는 어떤 것이 있을까? 바로 헤드 스탠드 자세이다! 헤드 스탠드 자세를 취하는 일반적인 방법은 목을 크게 구부리고 머리를 바닥에 대고 바닥에 무릎을 꿇는 것이다. 이와 같은 깊은 굴곡 상태에서 우리는 목을 중립 위치로 만들기 위해 자세를 진행하며(그림 3.439 참조), 이는 목 위치 오류를 생성하는 정확한 예시이다. 머리를 중립 위치로 되돌릴 때의 문제 중 일부는 고유수용성감각의 오류이다. 고령자, 목에 문제가 있는 사람, 만성적으로 머리를 앞으로 내밀고 있는 자세를 가진 사람은 고유수용성감각 장애가 있을 수 있지만 이는 교통사고(편타성 손상) 부상자나 피곤할 때에도 발생할 수 있다.[1157] 2.4°라는 각도는 걱정해야 하는 정도로 큰 각도가 아닌 것처럼 들릴 것이다. 그러나 목에 무거운 하중이 가해지면 이 약간의 정렬 불량이 문제가 될 수 있다! 2°라는 각도는 척추관절의 가동범위에서 상당한 비율을 차지할 수 있다. 이러한 사실을 기반으로, 요가 연습을 더 안전하게 만들 수 있는 한 가지 제안은 피곤한 상태라면 잠재적으로 스트레스를 줄 수 있는 목 자세를 피하라는 것이다. 목의 긴장을 풀려는 노력은 요가 수련이 끝날 때가 아니라 시작에서부터 만들어야 한다.

움직임과 제한: 긴장과 압박

목의 움직임은 요추나 흉추의 움직임보다 더 복잡하다. 목은 각각 고유한 특성을 가진 3개의 개별 부분으로 간주될 수 있기 때문이다. 그렇기 때문에 "무엇이 나를 멈추게 하는가?"라는 질문에 대한 답을 찾기 위해 각 부분의 움직임을 따로따로 살펴보는 것이 도움이 된다. 3개의 개별 부분들은 C0/C1('요람'cradle이라고 부르기도 함)과 축관절(C1/C2)로 구성된 윗부분, 중간 부분(C2~C5), 그리고 아래 부분(C5~C7)으로 구성된다. 목의 중간 부분과 아래 부분은 흉추와 요추와 비슷하게 움직이지만, 목의 윗부분은 매우 다른 특성을 가졌다.

두개골과 환추 사이의 경추 복합체 굴곡 및 신전

상부 분절에서 두개골과 환추 사이의 굴곡 및 신전은 환추의 오목한 소켓 위로 후두부의 볼록한 과두의 구름 움직임을 포함한다(그림 3.427 참조). 신전 시 후두과가 뒤로 굴러가고 굴곡 시 전방으로 굴러간다. 그러나 이러한 움직임만 일어난다면 두개골이 환추에서 굴러 떨어질 것이므로 후두과는 머리 굴곡에서 앞으로 굴러가면서 동시에 뒤로 미끄러진다. 신전 시에는 뒤로 구르면서 앞으로 미끄러진다[1158](이것은 『유어 바디, 유어 요가』에서 다룬 대퇴골이 경골 위로 움직이는 방식에 대한 설명과 유사하다. 대퇴골이 경골 고평부tibial plateau 위에 머물기 위해 구르고 미끄러지는 움직임이 있는 것이다). 머리와 두개골에 작용하는 근육의 견인 작용은 환추의 소켓에 의해 형성된 '골짜기'에서 두개골이 굴러나가는 것을 방지한다.[1159]

일반적으로 긴장은 두개골과 환추 사이에서 발생할 수 있는 굴곡 또는 신전의 정도를 제한하며 이는 요약 표 3.408에 나열된 인대와 근육에서 비롯된다. 그러나 많은 사람들이 이 인장 저항을 넘어서거나 이러한 조직이 너무

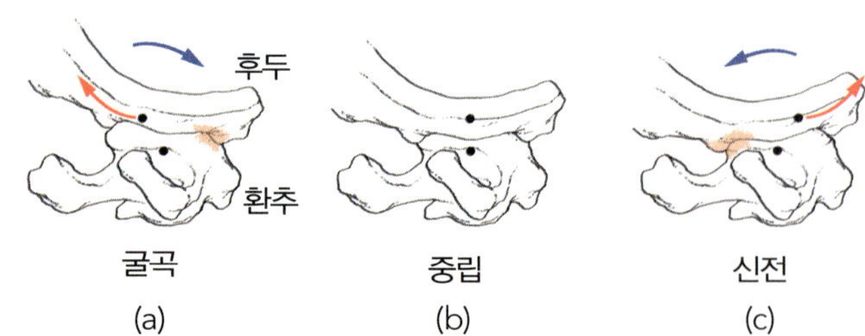

그림 3.427 두개골과 환추 사이의 굴곡과 신전은 후두과의 구름(파란색)과 미끄러짐(빨간색)을 모두 포함한다.[1160] 압박이 발생 가능한 부위는 주황색/황갈색 음영으로 표시되어 있다.

느슨한 상태를 지속하여 압박이 굴곡 및/또는 신전을 제한되게 된다.

굴곡 시 압박은 세 가지 영역에서 발생할 수 있다.

1. 그림 3.427a에서 볼 수 있듯이 두개골이 환추 소켓의 전면 가장자리에 닿을 수 있다(이것은 압박의 단단한 형태이다). 여기에서 굴곡을 방지하는 압박은 목구멍 깊숙이 높은 곳에 막히는 듯한 매우 이상한 감각으로 나타날 수 있다.
2. 압박은 또한 턱이 기관과 식도로 압박할 수 있는 목의 앞쪽에서 발생할 수 있다(이는 부드러운 압박으로 느껴질 수 있다).
3. 마지막으로, 턱이 가슴에 닿는 부위에 압박이 발생할 수 있다(이는 중간에서 단단한 정도의 압박이다). 이 감각은 아주 분명하다.

반대 방향인 신전을 막는 압박은 머리와 목 뒤쪽에서 느껴지며 다음과 같은 세 위치에서 발생할 수 있다.

1. 그림 3.427c와 같이 후두부가 환추의 관절면의 가장자리에 닿을 수 있다(단단한 압박).
2. 두개골의 후두부는 환추의 후궁과 접촉할 수 있다(단단한 압박)(그림 3.428 참조).
3. 환추의 후궁과 축추의 극돌기가 목 뒤쪽의 근육과 인대 사이를 압박할 수 있다(중간 압박)(그림 3.428 참조). (실제로 환추의 후궁은 후두와 축추의 극돌기 사이에서 호두깎이 사이의 호두와 같은 상황에 처할 수 있으며, 때때로 극단적인 신전에 의해 골절된다.[1161])

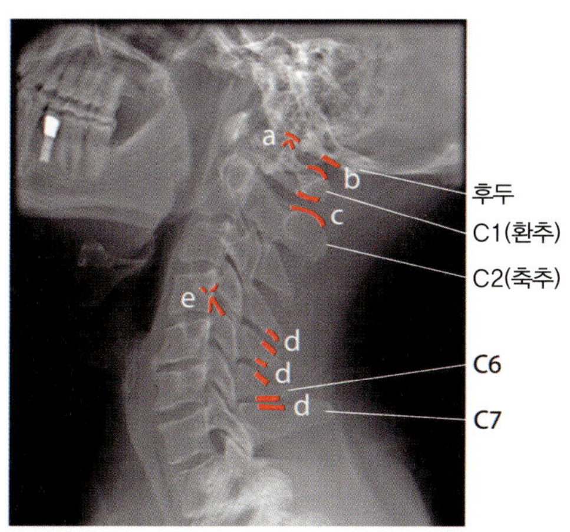

그림 3.428 머리와 환추를 신전시키는 동안 압박이 발생할 수 있는 위치는 많다.[1162] (a) 후두골과 환추의 후단 사이, (b) 후두골과 환추의 후궁 사이, (c) 환추의 후궁과 축추의 극돌기 사이, (d) 다른 극돌기들 사이, 및 (e) 아래 척추관절면의 상관절면과 상위 척추의 횡돌기 사이.

환추와 축추 사이의 경추 복합 굴곡 및 신전

환추(C1)는 축추(C2)의 상단에 위치하며 이 관절은 주로 회전하도록 설계되었지만 굴곡/신전 움직임도 상당히 낼 수 있다. 두 척추의 관절면은 평평하지만 관절 연골은 그렇지 않다! 관절면을 덮고 있는 연골은 그림 3.429와 같이 측면에서 보았을 때 두 관절 면을 볼록하게 만든다.[1163] 이는 상하면 사이의 관절이 모두 볼록하다는 것을 의미하므로 환추가 축추 위를 이동할 때 이러한 연골면 기울기를 따라 미끄러지기 때문에 환추의 위치가 낮아진다. 아틀라스가 축 위에서 뒤로 또는 앞으로 미끄러지는 것은 일반적으로 아틀라스가 축 위에서 비틀릴 때 발생한다. 따라서 머리를 비틀면 머리의 높이는 약간 낮아진다.

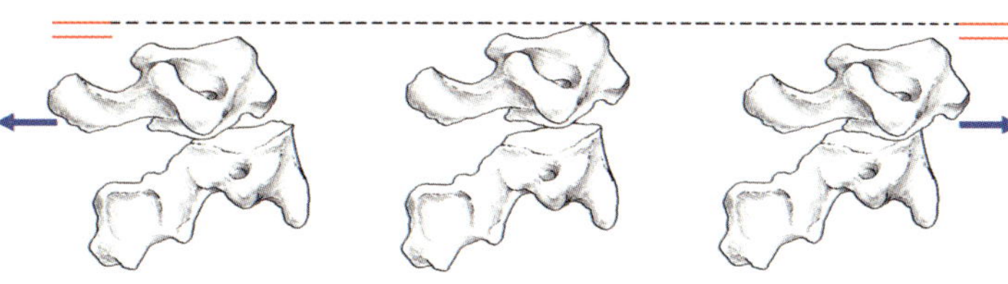

그림 3.429 환추가 앞뒤로 움직일 때(파란색 화살표) 축추 위에서 아래로 미끄러지는 모습(머리가 낮아지는 양은 빨간색 선 사이의 공간으로 표시됨).[1164]

긴장 문제인가 압박 문제인가?

환추와 축추를 연결하는 인대가 어떻게 발생하는지 그리고 굴곡과 신전을 제한하는 요소인지는 아직 명확하게 밝혀지지 않았다.[1165] 목을 신전할 때 환추의 후궁과 C2의 극돌기 사이에는 압박 스트레스가 발생할 수 있다(정확히는 두 뼈 사이에 있는 인대와 연부조직을 압박하는 것. 중간 압박의 한 형태). 환추는 축추의 치상돌기에 의해 뒤로 미끄러지는 것이 방지된다. 환추의 전궁과 축추의 치상돌기가 서로 부딪히기 때문이다. 이와 같이 환추가 뒤로 미끄러지는 것을 환추의 후방 병진이라고 부른다. 이러한 움직임은 굴곡도 신전도 아니다. 이 뼈들 사이의 접촉은 환추가 앞으로 미끄러질 때는 발생하지 않는다(전방 병진). 이 움직임은 익상인대와 횡인대의 장력에 의해 제한된다(그림 3.414 참조).

하부 및 중부 경추 부위

C2~C7까지는 요추와 같은 방식으로 굴곡/신전이 제한

된다. 굴곡은 표 3.408에서 3.410에 요약된 것처럼 후방인대와 근육의 긴장에 의해 제한된다. 경추의 중~하부 관절에는 굴곡을 멈추게 하는 국소적인 압박 원인은 없다.[1166] 전체적인 목의 굴곡 움직임을 막는 압박 원인은 위에 앞 명하였는데, 두개골의 움직임을 막는 환추의 관절순, 턱 아래의 목의 연부조직, 그리고 턱과 가슴 사이 조직이다. 이러한 압박 원인은 다양한 감각을 생성하여 압박이 일어나는 위치가 어디에서 일어나는지 확인하는 데 도움이 될 수 있다.

신전을 제한하는 연부조직의 긴장은 표 3.408~3.410에 요약되어 있다. 신전에 저항하는 주요 인대는 전종인대이다. 전종인대의 인장 저항이 줄어들면 일부 학생들의 경우 인접한 척추의 극돌기 사이의 연부조직의 압박에 의해 신전이 중단된다.[1167] 그림 3.428에서 볼 수 있듯이, 아래 경추의 상관절면에 충돌하는 상부 경추의 횡돌기 사이에서도 압박이 발생할 수 있다.[1168] 그림 3.430의 마지막 학생이 보여주는 것처럼 매우 유연한 일부 학생의 경우 머리 뒤쪽이 등 위쪽에 부딪히는 압박이 발생할 수도 있다.

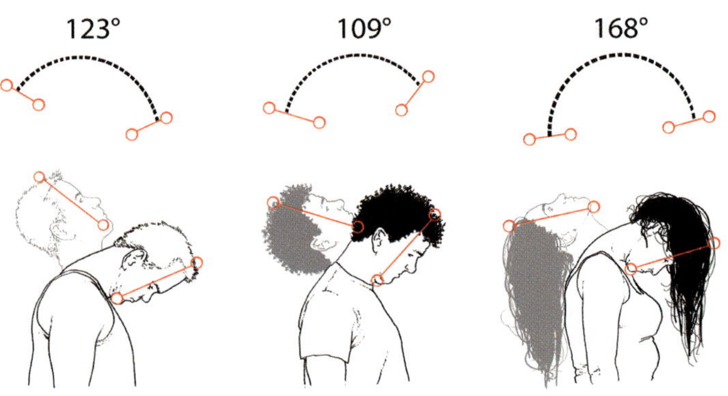

그림 3.430 굴곡과 신전의 다양한 범주.[1169]

경추 복합체의 회전

두개골과 환추 사이의 회전 가능 정도는 후두과 사이의 뼈 접촉으로 인해 약 5°로 제한된다. 흔들의자의 바닥과 같은 모양을 하고 있으며, 아래쪽 후두과는 환추 상과의 파임 안에 자리 잡고 있다. 이 '파임 속에 박힌' 구조는 이 관절에서 비틀림과 측굴을 모두 제한한다.[1170] (그러나 이러한 압박 저항이 회전을 아예 만들지 못하게 하는 것은 아니다. 목의 뼈는 척추의 다른 뼈들보다 훨씬 작고 가늘며 약하기 때문에, 목이 회전하는 동안 환추의 후궁이 구부러지는 것을 관찰할 수 있다. 이러한 구부러짐은 적어도 몸집이 작은 사람들의 경우 머리와 환추 사이에서 약간의 회전을 허용하게 한다.)[1171]

환추와 축추 사이의 관절은 그림 3.431과 같이 회전을 위해 특별히 설계되었다. 환추가 움직이면 머리도 움직인다. 이 움직임에서 두 부위는 밀접하게 연결되어 있다. 환추와 축추 사이의 회전은 관절면이 수평으로 정렬됨으로 향상된다. 환추는 축추에서 위쪽으로 돌출된 치상돌기 주위를 회전한다. 치상돌기는 이 회전의 중심점이다. 환추가 오른쪽으로 회전하면 환추 관절면은 축의 오른쪽에서 뒤로(반대쪽으로), 왼쪽에서는 앞으로(동측으로) 미끄러지며 그림 3.429와 같이 환추가 관절들의 두 볼록한 꼭대기 사이에서 미끄러진다. 이에 따라 머리를 회전할 때 머리의 높이는 약간 낮아지게 된다. 머리를 중앙으로 되돌리면 머리 높이는 다시 올라간다[1172](이러한 수직 이동량은 2~3mm 정도에 불과하다.[1173] 따라서 이와 같은 작은 변화를 느끼기는 어려울 것이다).

머리가 회전함에 따라 추골 동맥도 늘어나는데, 추골 동맥이 회전의 양에 영향을 미치진 않지만, 회전의 정도에 따라 추골 동맥이 늘어나는 정도는 영향을 받는다. 환

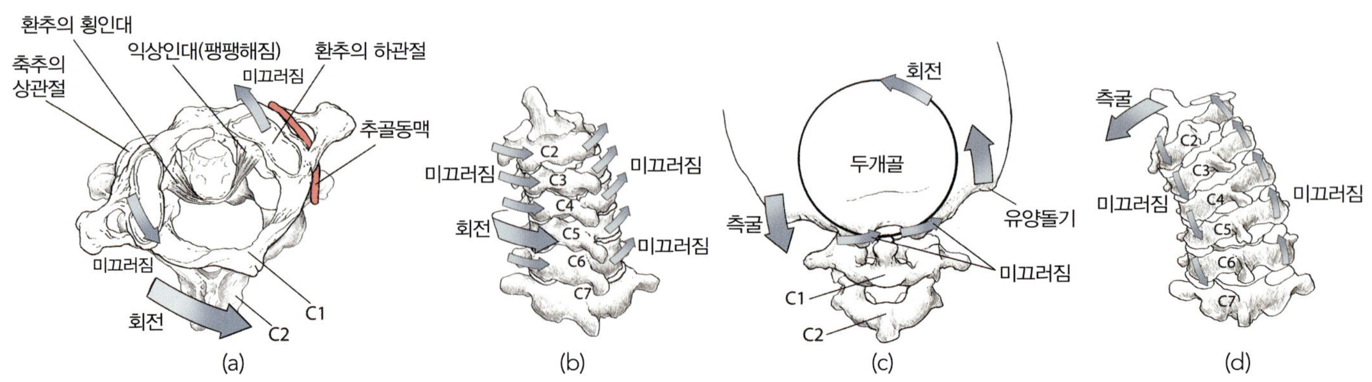

그림 3.431 회전 및 측굴 움직임 중 경추 분절의 움직임.[1174]

추와 축추 사이의 회전 움직임에 대한 압박성 제한은 없는 것으로 보이는데, 이 관절의 회전 제한은 모두 긴장성 제한이다.

중부 및 하부 경추의 회전

요추에서는 후관절의 방향으로 인해 회전 움직임이 크게 제한된다. 요추의 후관절들은 수직으로 정렬되고 서로 마주보고 있으므로 회전하려고 할 때 압박이 발생한다. 그러나 경추의 경우, 후관절 각도의 특성으로 인해(그림 3.431b 참조) 이웃한 관절면에 대해 회전을 하는 것이 매우 쉽다. 비틀림에 대한 제한은 뼈 압박이 아니라 관절낭의 장력 때문인 것으로 보인다.[1175] 요추에서 비틀림에 대한 인장 저항은 디스크 섬유륜의 배열로 인해 발생하지만 목에서는 디스크 섬유가 거의 수직으로 배열되어 있으며 뒤쪽 섬유륜이 없다. 이는 경추 디스크의 섬유륜이 비틀림에 거의 저항하지 않는다는 것을 의미한다.

회전에 대한 저항을 감지: 무엇이 나를 멈추게 하는가?

머리와 목을 돌릴 때 느껴지는 긴장은 두개골과 척추 및 등 상부 사이에 위치하는 많은 근육에 의해 생성될 수 있다. 고개를 돌리면 어떤 느낌이 드는가? 놀랍게도 목의 앞, 옆, 뒤 어디에서나 긴장이 생길 수 있을 것이다. 머리를 오른쪽으로 돌려보자(그림 3.432 참조). 만약 목의 좌측 앞(머리를 돌리는 방향의 반대쪽)에서 팽팽한 느낌이 든다면 이는 앞쪽 근육, 특히 사각근이 저항하고 있을 가능성이 높다. 느낌이 목의 오른쪽 앞(고개를 돌린 쪽)에 있다면, 이는 또 다른 목 앞쪽 근육인 흉쇄유돌근에서 생긴 저항 때문일 가능성이 있다(그림 3.432의 왼쪽 그림에서 눈에 띄게 부풀어 오른 흉쇄유돌근은 늘어난 게 아니라 수축을 하고 있는 모습이다. 이 근육은 머리를 돌리는 데 도움이 되도록 활성화된다). 목의 오른쪽 뒤쪽에서 감각이 느껴진다면 목의 뒤쪽에 위치한 근육일 가능성이 높다. 아마도 승모근의 상부 섬유에서 발생한 저항 때문일 것이다. 목의 왼쪽 뒤쪽에서 감각이 느껴진다면 다른 목 뒤쪽 근육이 저항하고 있을 가능성이 있으며, 아마도 경판 상근과 두판 상근일 것이다. 목의 뒤쪽 위인 두개골 기저부에서 느낌이 있다면 이는 후두하근 그룹 때문일 것이다. 아마도 우측 상두사근과 좌측 소후두직근, 대후두직근 및 하두사근 때문일 것이다(그림 3.419 참조).

더 깊은 곳에서 느낌이 있다면, 저항은 더 깊은 척추 근육(대부분 반대쪽 두최장근)이나 목과 머리를 안정화시키는 인대에서 올 수 있다. 축추에서의 환추 회전에 대한 인대의 인장 저항은 후관절의 관절낭과 치첨인대, 횡인대 및 익상인대에서 비롯된다.[1176] 하지만 이러한 저항의 대부분은 익상인대에서 오는 경향이 있다.[1177] 아래쪽 목의 인대성 저항은 후관절낭에서 오는 경향이 있다.

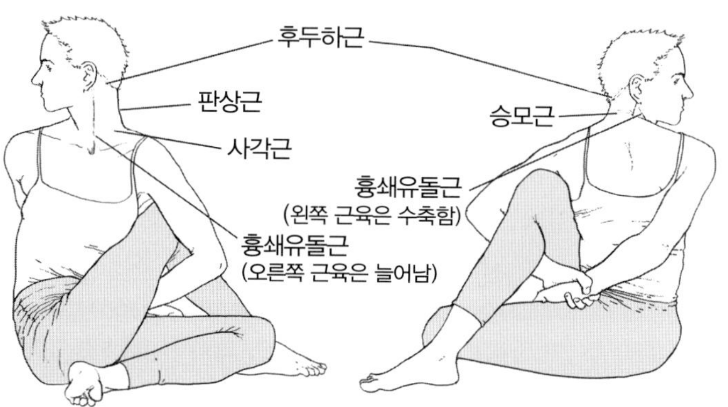

그림 3.432 회전 중에 발생하는 긴장을 느끼기. 비틀림의 감각이 발생하는 위치는 더 깊은 회전에 저항하는 근육에 대한 단서를 제공할 수 있다. 어떤 느낌이 드는가?

중하부 경추의 회전 제한에 대한 실험적 검증은 없었으므로 위에서 언급한 모든 내용들은 여전히 추측에 입각한 것들이다.[1178] 회전을 제한하는 압박성 제한이 있는 경우는 오직 후관절이 완전한 수평각을 이루지 않기에 목을 완전한 수평 방향으로 돌리려고 할 때 발생할 수 있는 뼈-뼈 압박의 요소일 가능성이 높다.[1179] 그럼에도 불구하고 중간 및 아래 목의 각 척추에서 발견되는 회전량은 매우 유연한 사람들의 경우에도 아틀라스 및 축(~40°)에 비해 매우 작으며(~12°), 이 정도의 회전으로 압박 제한이 발생할 가능성은 거의 없다.

경추 복합체의 측굴

두개골과 축추 사이의 측굴은 회전이 제한되는 것과 같은 이유로 약 5°로 제한된다. 즉, 후두과와 경추관절 사이의 뼈의 부딪힘이 제한의 이유인 것이다. 이러한 접촉을 피하기 위해선 반대쪽 후두 관절면이 위로 들어 올려져 환추에서 멀어져야 하지만 이것은 후관절낭의 긴장에 의해 제한된다.[1180] 축추 위에서 환추의 측면 미끄러짐 또는 측굴이 제한되는 것은 반대쪽 익상인대의 긴장, 그리고 환추와 축추의 치상돌기의 압박에 의해 생긴다. 환추 내부로 튀어나온 축추의 치상돌기는 환추의 측굴에 대한 궁극

어려운 내용: 목은 하나의 단위로 움직이지 않는다

목은 단단한 막대가 아니며 척추가 모두 동시에 또는 같은 정도로 움직이지는 않는다. 표 3.406에 인용된 각 척추관절의 굴곡 및 신전 범위는 각 척추의 최대 움직임이 목 전체의 완전한 굴곡 또는 신전에서 발생한다는 인상을 남길 수 있다. 하지만 이것은 사실이 아니다. 각 척추관절은 목이 완전히 굽혀지거나 펴지기 훨씬 전에 최대 가동범위에 도달할 수 있다. 이 최대 위치에 도달한 후 관절은 뒤로 물러나기 시작하고 목의 전반적인 움직임이 발생하는 동안 각 척추에서는 움직임을 줄인다. 이는 단순히 각 관절의 개별 범위를 합산하여 머리와 목의 전체 운동 범위를 결정할 수 없다는 것을 의미한다.[1183]

머리와 목은 굴곡과 신전 시 별개의 분절로 움직이며, 분절 움직임의 패턴은 움직임이 시작될 때 머리와 목이 어디에 있는지, 그 사람이 앉거나 서 있는지, 누워 있는지에 따라 달라질 수 있다. 시간이 지남에 따라 더 많은 변이가 발생한다. 동일한 개인이 다른 시간에 다른 움직임 패턴과 동작 범위를 가질 수 있다.

목이 구부러지거나 펴질 때 규칙적이지만 단순하지는 않은 패턴이 발생하게 된다. 굴곡의 경우 움직임은 일반적으로 C4~C7 분절에서 먼저 발생한다. 다음으로는 C0~C2, 그다음은 C2~C4이 따라 굴곡하게 되지만 C2~C4의 움직임이 일어나는 중 C5~C7에서 약간의 신전이 발생할 수 있다. 마지막 단계에서 C4~C7이 굴곡 움직임을 끝내지만 이 마지막 단계에서는 C0~C2에서 약간의 신전이 발생한다. 따라서 굴곡은 경추의 가장 낮은 부분에서 시작하고 끝나며 경추 중간에서 시작되는 것은 아니다.[1184]

신전 움직임도 간단하지 않다. 신전은 하부 경추(C4~C7)에서 시작되지만, 그 이후에는 굴곡보다 패턴에 더 많은 변이성이 있다. 신전의 첫 번째 단계 후에 C0~C2와 C2~C4 사이에서 움직임이 시작되지만 이 순서는 때때로 변경된다. 마지막 단계에서 먼저 C4/C5가 신전되고, 그다음으로 C5/C6가 신전, 그리고 마지막으로 C6/C7이 신전되면서 C4~C7 다시 좀 더 신전되는데, 이러한 움직임들이 일어나는 동안 C0~C2는 이미 최대 가동범위에 도달해 있다.[1185]

이 모든 것은 치료사와 요가 교사에게 심오한 질문을 제기한다. 무엇이 정상적인 움직임인가? 단일 관찰만으로는 이상이나 병리를 진단하는 데 그리 도움이 되지 않을 수 있다. 지금 이전에 발견되었던 모습은 단순히 매일 또는 시간당 벌어지는 변이일 수도 있고 병리적인 문제 때문일 수도 있다. 한두 번의 관찰만으로 말할 수 없다.

적인 장벽이다.[1181] 중부~하부 경추에서의 측굴에 대한 제한은 회전에 대한 제한과 매우 유사한 기전 때문이다. 다시 말하지만, 후관절면의 각도는 수평면에 대해 약 45° 이므로 회전 움직임도 측굴을 유발하고 측굴은 회전을 유발한다. 한편 측굴이나 회전을 할 때, 환추 위에서 머리가 움직이고 축추에서도 반대되는 움직임이 나와 이러한 짝 움직임이 쉽게 관찰되진 않는다. 그림 3.431과 같이 머리와 목을 오른쪽으로 구부리면 위쪽 경추의 동측 후관절은 아래와 뒤쪽으로 움직이고 반대쪽 후관절은 위와 앞쪽으로 미끄러진다. 회전과 마찬가지로 C2~C7까지 측굴에 대한 압박성 제한은 없는 것으로 여겨진다. 측굴에 대한 모든 제한은 긴장성 요인 때문이다.

가동범위의 변이성

일상생활을 영위할 때에 머리와 목의 특정 가동범위가 필요하다. 예를 들어, 머리를 감는 데에는 신전과 굴곡을 합하여 43° 가 필요하고, 신발을 묶는 데는 67° 가 필요하며, 차를 운전하려면 최대 68° 의 목 회전이 필요하다. 다행스럽게도 표 3.407에서 볼 수 있듯이 이러한 움직임들은 목의 정상적인 능력 범위 내에 있다. 그러나 많은 요가 자세는 일상생활에 필요한 것 이상의 동작 범위를 요구한다.

모든 사람이 이러한 자세를 취하는 데 사용할 수 있는 동작 범위를 갖고 있지는 않다. 이는 중요한 질문을 제기한다. 필요한 유연성이 없는 경우 학생들이 자세를 시도해야 할까? 이에 대한 대답은 무엇이 그들을 막고 있는지에 달려 있다. 근육, 인대 또는 근막이라는 연부조직의 긴장 저항으로 인해 제한이 있는 경우에는 신중한 연습과 시간을 들이면 더 많은 진전이 가능할 수 있다. 그러나 압박으로 인해 저항이 발생하면 학생의 독특한 해부학적 구조로 인해 자세를 취하지 못할 수 있다. 다양한 자세들을 안전하게 수행하려면 대안이 필요하다. 그러나 학생이 긴장 또는 압박으로 인해 중단되었는지 여부에 관계없이 다음 세 번째 고려 사항을 추가해야 한다. 학생이 긴장으로 인해 중단되더라도 더 깊은 곳으로 가는 것은 다양한 건강상의 이유로 여전히 좋은 생각이 아닐 수 있다는 점이다. 많은 가동성은 목을 통과하는 신경이나 동맥을 압박하거나 과도하게 늘릴 수 있다.

굴곡

긴장은 머리를 끄덕이거나 목을 구부리는 능력을 제한할 수 있으며 이는 목 뒤쪽을 따라 느껴진다. 그러나 압박은 여러 위치에서 발생할 수 있다. 턱이 가슴에 부딪힐 수 있고, 목이 턱과 척추 사이에서 압박되거나, 두개골이 환추의 전면에 부딪힐 수 있다. 우리는 모두 가슴, 턱 및 환추의 크기가 다르기 때문에 굴곡 압박이 발생할 수 있는 위치와 시기에 큰 차이가 있다. 압박이 일어나도 여전히 약간의 긴장을 느낄 것이다. 이 긴장을 더 줄이려면 굴곡을 더 진행해야 하지만 압박에 도달했기 때문에 더 이상 나아갈 수 없으므로 이 남아 있는 긴장은 유지된다.

이를 이론상으로라도 덜 만들기 위해서는 무엇이 당신을 멈추게 하는지 조사해야 한다. 바로 지금, 똑바로 앉아서 턱을 앞으로 내밀고 턱을 가슴 쪽으로 내려보라(그림 3.430의 학생들처럼). 더 나아가지 못하게 하는 것은 무엇인가? 가장 강한 느낌이 드는 곳은 어디인가? 느낌의 위치는 긴장(목 뒤쪽을 따라) 또는 압박(척추 앞쪽에서)으로 인해 중지되었는지 파악하는 데 필요한 단서를 제공한다.

일상생활에서 머리와 목을 약 23° 구부릴 수 있는 능력이 필요할 수 있지만[1186] 그림 3.433의 요가 자세들을 보자. 이러한 자세들은 일상적인 움직임보다 더 많은 굴곡을 요구할 뿐만 아니라 다양한 정도로 목과 머리에 부담을 준다. 머리를 이러한 위치로 움직일 수 있는 유연성을 갖는 것과 구분해야 하는 점은 굴곡과 하중을 결합할 때 목 부상의 위험이 증가한다는 사실이다. 다행히도 평균적인 사람은 45~60°의 굴곡 범위를 가지고 있지만(표 3.407 참조) 불행히도 그림의 요가 자세들의 대부분은 그 이상이 필요하다. 목의 굴곡 각도에 대한 대략적인 추정에 따르면 이러한 자세는 60~95° 사이의 굴곡이 필요하다.[1187] 종종 이러한 자세를 취하는 데 필요한 유연성의 정도는 목 전체가 아닌 몇 개의 척추관절에만 요구되어 동작의 난이도를 더 높이기도 한다. 그림 3.433b에서 브릿지 자세(세투반다하사나)를 보라. 목의 대부분은 중립 위치를 취하지만, 목 아래 부분과 흉추 부분은 많이 굴곡되어 있다. 자세를 취하기 위한 유연성이 없으면 어떻게 해야 할까?

움직임 제한이 연부조직의 긴장성 저항으로 인한 경우라면 시간이 지남에 따라 굴곡 움직임은 향상될 수 있

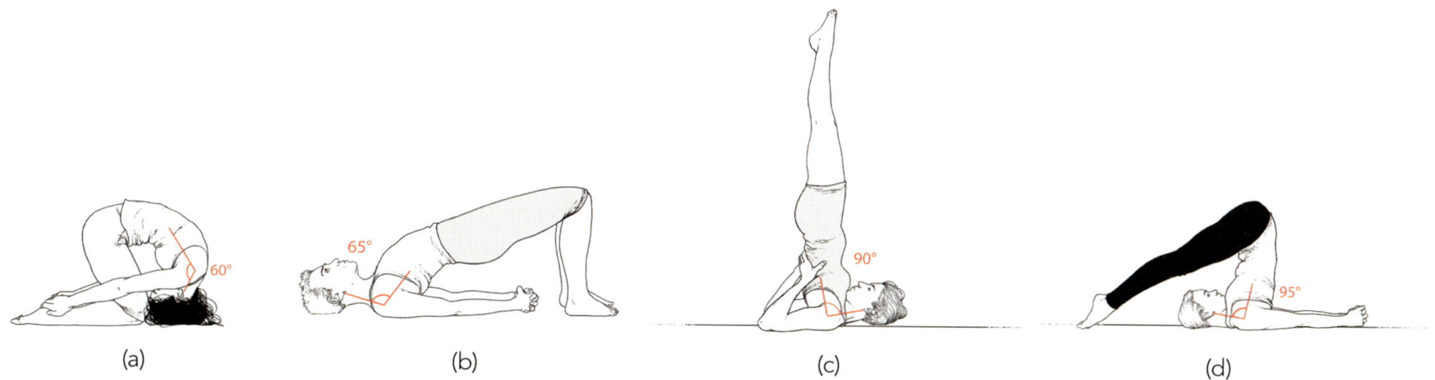

그림 3.433 목의 체중 부하 굴곡을 요구하는 요가 자세: (a) 토끼 자세(사사카사나) – 60°, (b) 브릿지 자세(세투반다하사나) – 65°, (c) 숄더 스탠드(살람바사르반가아사나) –90°, (d) 쟁기 자세(할라사나) – 95°. 굴곡과 하중의 양이 많을수록 목에 대한 위험도가 높아진다.

다. 이러한 요가 자세들에서 긴장만 느껴진다면, 발전을 위해 어느 정도 굴곡이 더 필요할 수 있다. 그러나 압박이 발생하고 있다면 굴곡 범위를 늘리려고 노력하는 것은 의미가 없다. 이제 이 정도 범위가 몸이 가진 한계라는 것을 받아들이고 이에 만족해야 할 때인 것이다. 압박 한계에 도달했지만 만족할 만한 자세를 취할 수 없다면 대체 자세를 고려해본다. 예를 들어, 요가 수업에서 학생들이 쟁기 자세(할라사나) 및 숄더 스탠드(살람바사르반가아사나)와 같은 자세를 취할 때에는 어깨 아래에 담요를 놓고 머리가 바닥에 닿게 하는 것은 매우 일반적으로 행해지는 방법이다. 그림 3.434에서 볼 수 있듯이 담요는 어깨 아래를 부드럽게 할 뿐만 아니라 목과 척추의 위치를 바꾼다. 담요를 사용할 수 없거나 다른 방법을 원하는 경우 그림 (b)와 같은 방법으로도 필요한 목 굴곡의 양을 줄일 수 있다. 여기에서는 고관절을 구부려 상체가 수직에서 멀어지도록 하여 목의 굴곡 정도를 줄인다.

턱을 가슴으로? 가슴을 턱으로?

숄더 스탠드를 위해 자주 사용되는 팁은 턱을 가슴 쪽으로 당기지 말고 가슴을 턱 쪽으로 움직이라는 것이다. 여기에는 몇 가지 타당한 이유가 있다. 첫 번째는 턱을 위로 들면 실제로는 머리를 환추 위에서 신전한다는 점이다. 두개골은 완벽하게 둥글지 않기 때문에 이 동작에서 머리를 뒤로 굴리면 환추가 바닥에서 더 들어 올려져 중간 경추 분절의 전만이 유지된다.[1188] 이러한 점은 이 팁을 제시하는 두 번째 이유인 척추관절의 전단 스트레스를 줄이는 데 도움이 된다는 근거가 된다. 어떤 학생들은 숄더 스탠드를 하는 동안 목에 약간의 전만 곡선을 유지하는 것이 좋으며 전만 곡선을 자연스럽게 잘 유지할 수 있는 학생들도 있다(유명한 아쉬탕가 교사인 데이비드 스웬슨 David Swenson은 목과 바닥 사이에 연필을 밀어넣을 수 있을 만큼 충분한 공간을 확보해야 한다고 가르친다). 목에 약간의 전만 곡선을 유지하는 것은 목 디스크 앞부분의 압박을 방지한다. 디스크가 너무 많이 압박되면 팽륜과 탈출이 발생할 수 있다.

하지만 턱을 당기는 동작으로 인해 중부 경추가 굴곡되지 않고 그저 바닥에 평평하게 펴지게만 된다면, 이 동작을 취하기 위해 필요한 목 전체의 90° 굴곡은 경추의 다른 부분에서 나와야 할 것이다! 굴곡이 상부 경추(머리 아래)나 중부 경추에서 나오지 않으면 구부릴 수 있는 유일한 곳은 하부 경추여야 한다. 이러한 점은 하부 경추가 유연한 소수의 학생에게는 괜찮을지 모르지만 당신에게는 괜찮지 않을 수 있다. 가슴을 턱으로 가져오라는 팁을 따를 때에는 이러한 점들을 고려해야 한다. 어떤 느낌이 나는가? 어쩌면 당신의 경우에는 턱을 가슴으로 당겨 목이 바닥과 평평하게 하는 것이 이 자세를 안전하게 할 수 있는 유일한 방법일 수도 있다! 그렇다고 할지라도 턱을 가슴으로 당기는 것은 목 상부에 너무 많은 스트레스를 주기 때문에, 적어도 수정된 버전을 사용해야 할 것이다.

완전히 수직인 버전의 숄더 스탠드는 약 90°의 목 굴곡이 필요하지만 어깨 아래에 몇 인치의 담요를 집어넣으면 목이 요구하는 굴곡의 양이 70° 이하로 줄어든다.[1189] 물론 이러한 방법 역시 목을 안전하게 하는 자세를 취하게 할 수도 있고 아닐 수도 있다. 평균적인 사람들은 45~60°만 목을 구부릴 수 있기 때문이다. 목을 구부릴 수 있는 정도에 제한이 있다면 담요를 사용한다고 해도 다리

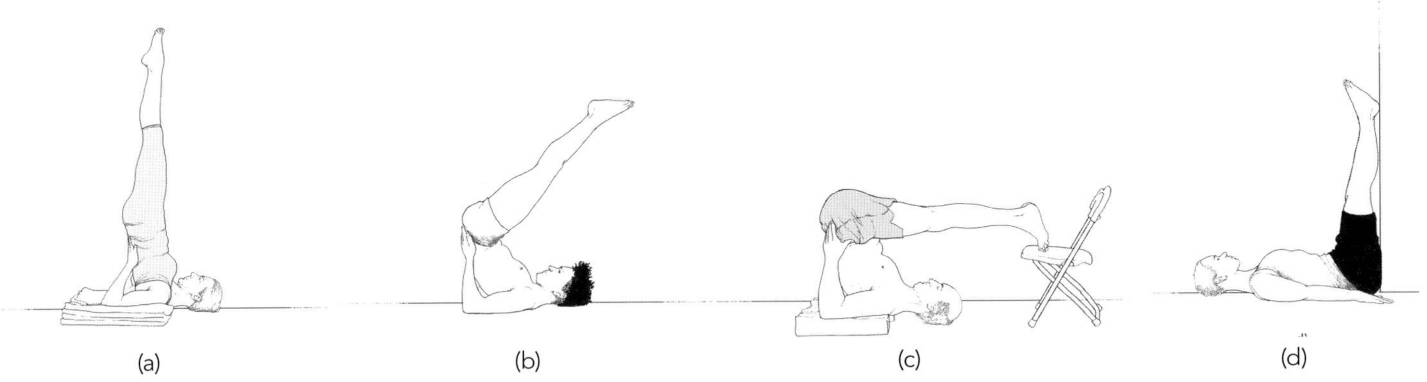

그림 3.434 목의 굴곡에 제한이 있을 경우, 숄더 스탠드(살람바 사르반가아사나)와 쟁기 자세(할라사나)를 취하기 위해서는 다른 방법을 사용해야 한다. (a) 머리는 바닥에 닿지만 어깨 아래에 담요를 놓는다. (b) 엉덩이를 머리에서 멀리 위치시킨다. (c) 의자에 발의 놓는다. (d) 다리를 벽에 올리는 자세(Viparakani)를 사용한다.

중요한 내용: 숄더 스탠드 – 고위험, 저보상 자세

B.K.S. 아헹가는 그의 저서 『Light on Yoga』와 『Yoga: A Path to Holistic Health』에서 '아사나의 어머니'라고 불렀던 숄더 스탠드(살람바사르반가아사나)는 가벼운 질병들에 대한 만병통치약Panacea이라고 하였다(Panacea는 그리스어로 만물에 대한 치료제를 의미한다! 정말 혹하는 말이 아닌가?). 그는 이 자세가 갑상선과 부갑상선으로의 혈액 공급을 증가시키고 심장으로의 정맥 혈액 공급을 개선하며 고혈압,[1190] 호흡곤란, 심계항진, 기관지염, 천식, 두통, 불면증, 자극, 변비, 탈장, 치질, 간질, 빈혈, 월경 및 비뇨기 장애, 궤양 및 대장염을 감소시키거나 치료하는 데 도움이 될 것이라고 하였다. 그것은 심지어 감기를 완전히 근절시킬 것이라고 하였다. 누가 이러한 효과를 거절하겠는가![1191]

나는 아헹가 선생님이 이러한 이점을 확인하기 위해 과학적 연구를 수행하거나 참조했다는 증거를 찾지 못했기 때문에 아마도 그가 자신의 학생들에 대한 일화적인 관찰을 통해 또는 이러한 이점이 학생들에게 발생할 것이라는 논리적 추론을 통해 이런 기록을 남겼다고 생각한다. 안타깝게도, 코크란 연합Cochrane Collaboration에서 수행한 요가의 건강상의 이점에 대한 광범위한 연구를 조사한 결과 이러한 그의 주장을 뒷받침하는 증거가 거의 또는 전혀 없으며, 존재하는 연구도 질이 낮은 것으로 나타났다.[1192] Pubmed.com에서 숄더 스탠드에 대한 임상 연구들 찾아보았을 때 아헹가가 주장한 이점을 보고하는 연구를 찾지 못했지만, 숄더 스탠드를 하는 학생들의 외상을 보고한 연구는 있었다. 이러한 보고들에는 눈에 문제가 발생했다고 하였는데 주로 녹내장 증상이 나타나며 뇌로 가는 혈류가 차단됐었다고 한다. 학생에게 가장 빈번하게 해를 끼친 요가 자세는 헤드 스탠드(시르사아사나), 숄더 스탠드, 머리 뒤에 발을 두어야 하는 자세 및 연꽃 자세(파드마사나)였다.[1193] 이러한 이유로 나는 이 자세들은 높은 위험, 낮은 보상 자세로 분류한다.

흥미롭게도 아헹가는 숄더 스탠드와 헤드 스탠드에서 인용한 많은 이점들이 벽에 다리를 올린 자세(비파리타 카라니Viparitakarani)에서도 나타날 수 있다고 주장하였다.[1194] 이 자세는 목이 흉추와 일직선으로 유지되고 하중을 지지하지 않기 때문에 목에 대한 위험이 매우 낮다. 아헹가가 단순히 다리를 벽 위로 올리는 것의 이점이 그가 주장하는 숄더 스탠드와 유사하다고 말했다는 점을 감안할 때, 누군가는 왜 위험을 감수하면서까지 숄더 스탠드를 해야 하는지 의아해할 수 있을 것이다.

분명히 숄더 스탠드의 수직 버전이 그리 위험하지 않은 학생들도 있을 것이며, 당신이 그러한 부류에 속하고 이 자세를 취하는 것을 좋아한다면 그 이점을 즐기도록 하라! 하지만 대부분의 사람들에게 이 자세는 고위험, 저보상 자세이며 그 위험은 나이가 들수록 증가할 것이다. 더 안전한 대안 자세를 활용하도록 하라.

를 공중으로 쭉 뻗은 숄더 스탠드 자세는 바람직하지 않을 수도 있다. 대신, 그림 3.434b와 같이 고관절을 약간 구부린 자세가 조금 더 안전할 수도 있다. 당신이 하지 못하는 것은 자세를 수직으로 만드는 것일 뿐이지만 몸을 거꾸로 취하는 자세의 이점을 그리 감소시키진 않을 것이다. 그림 3.434d와 같이 다리를 벽 위로 올리더라도 목에 위험 없이 원하는 모든 이점을 얻을 수 있다(사이드 바 '중요한 내용: 숄더 스탠드 – 고위험, 저보상 자세' 참조).

자세를 취하려고 할 때 생기는 일시적인 굴곡 스트레스

그림 3.433에 소개한 자세들은 구부러진 목에 하중을 가하는 유일한 경우가 아니다. 우리가 '목 고정neck lock'(잘란다라 반다. 사이드 바 '지도자에게 보내는 메모: 잘란다라 반다' 참조)이라고 하는 반다bandha를 적용할 때 이러한 일이 발생한다. 또한 부상의 위험을 증가시키는 역동적인 움직임에서도 굴곡된 목에서 하중이 발생한다. 어떤 학생들은 토끼 자세(사사카사나)에서 머리 꼭대기가 바닥에 닿도록 구르는 법을 배우는데, 이때 목에 가해지는 하중이 작다

지도자에게 보내는 메모: 잘란다라 반다

마하 반다maha bandha는 3개의 에너지 밸브로 구성된다. 이를 위대한 자물쇠라고 부르는데, 이 3개의 자물쇠를 각각 물라 반다, 웃디야 반다 그리고 목에 있는 잘란다라 반다라고 부른다. 전통적으로 하타 요가에서 반다는 무드라 수련이나 프라나야마 수련과 함께 가르쳤지만 반다는 아사나 수련을 할 때를 제외하고 언제든지 사용할 수 있다. 반다란 잡고 있음, 잠금, 또는 타이트하게 만듦을 의미하며, 이러한 맥락에서 에너지를 신체의 코어로 통제시키거나 가두는 것을 의미한다.[1197] 잘란다라에는 다양한 의미가 있다. 한 가지 해석은 유명한 하타 요기인 잘란다리 Jalandhari의 이름을 따서 명명되었다는 것이다.[1198] 산스크리트어 단어의 의미는 때때로 음절들을 분해하여 찾을 수 있는데, 잘란jalan은 그물 또는 네트워크를 의미하고 다라dhara는 시내 또는 흐름을 의미한다. 잘란은 또한 물을 의미할 수 있으며, 이에 따라, 목throat, jal을 잠근다는 의미로 해석될 수 있다. 다라는 16개의 차크라 중의 하나 또는 기반을 의미하는데, 이는 목에서 에너지를 잠그거나 억제하여 수슘나 나디sushumna nadi로 방향을 이끌 수 있는 기반을 의미한다.[1199]

잘란다라 반다를 위한 지침은 다음과 같다. 몸을 바르게 펴서 앉고(이상적으로는 연꽃 자세. 파드마사나), 손바닥으로 무릎을 밀어내고, 팔을 잠그며, 어깨를 위와 앞으로 구부리고(이를 통해 목에 스트레스가 증가한다), 숨을 깊이 들이마신 상태에서 멈춘 뒤 턱을 가슴 쪽으로 누른다[1200](호기가 끝날 때 할 수 있도록 하는 변형 동작도 있다). 숙련된 학생의 경우 턱이 가슴으로 떨어지는 것이 아닌 가슴이 턱 쪽으로 올라가는 것을 느낄 수 있다. 이 자세는 몸 앞의 조직에 발생하는 깊은 압박으로 인해 느린 심박수와 더 오래 숨을 참을 수 있는 능력 등 여러 가지 신체적 이점이 있다. 마음을 편안하게 하고 스트레스, 분노, 불안을 감소시킨다고도 한다. 심지어 갑상선 기능을 도와 신체의 신진대사를 조절한다고 주장하는 사람도 있다[1201](안타깝게도 나는 이러한 주장을 입증하는 과학적 연구를 찾지 못했다). 이 수련에 대한 금기 사항에는 고혈압, 현기증, 심장질환, 또는 목의 문제가 있는 경우이다.

당신의 학생이 이러한 잠금을 할 수 없으면 어떻게 될까? 만약 해부학적으로 턱이 가슴에 닿지 않는 경우에도 그 학생은 잘란다라 반다를 수행할 수 있을까? 다행히도 대답은 "예"이다! 턱이 닿지 않더라도 턱을 가슴 쪽으로 가져오기만 하면 반다를 연결하기에 충분할 수 있다. 학생은 자연스러운 굴곡 한계 이상으로 목에 힘을 가할 필요가 없다. 일부 선생님들은 성문을 닫을 것을 권장하지만 다른 선생님들은 호흡을 깊게 들이마신 후 성문을 열어두도록 권장한다.[1202] 성문을 열어두기로 선택하면 여전히 조금 더 많은 공기를 들이마실 수 있다는 느낌이 들어 노력하겠지만 실제로 공기를 더 흡입하지는 않는다. 이 버전의 잘란다라 반다는 턱을 가슴에 떨어뜨릴 필요가 전혀 없다! 어떤 버전이 당신의 학생들에게 가장 적합할까? 이는 당신과 당신의 학생들이 실제로 실험을 해봐야 알 수 있는 것이지만, 그들의 몸이 턱이 가슴에 닿는 것을 허용하지 않는다고 포기할 필요는 없다.

면 괜찮을 수도 있다. 그러나 헤드 스탠드(시르사아사나)로 진행하게 되면 구부러진 머리와 목에 훨씬 더 무거운 하중이 가해진다. 아쉬탕가 수련에는 머리의 위쪽과 뒤쪽으로 몸을 굴리는 차크라아사나Chakrasana라는 역동적인 동작이 있다.[1195] 이러한 움직임은 매우 구부러진 목에 일시적인 큰 스트레스를 만들어 부상 위험을 크게 높인다. 불행히도 의학적인 자료들에서는 목이 견딜 수 있는 동적 굴곡 스트레스의 임계값을 결정하지 않았다.[1196] 편타성 손상에 대한 일부 연구에서는 턱이 가슴에 닿는 것이 목을 단단하게 강화시키고 보호하는 데 도움이 된다고 제안했지만 그럼에도 불구하고 이렇게 굴곡 부상이 여전히 발생할 수 있다. 우리는 스트레스가 어느 지점에서 너무 커지는지 모른다(이 주제에 대한 자세한 내용은 사이드 바 '어려운 내용: 편타성 손상과 스포츠 외상' 참조).

다시 한 번 강조하지만, 테크닉이 중요하다. 목의 강성을 높이면 하중을 더 잘 견디고 전단 스트레스를 줄이

어려운 내용: 편타성 손상과 스포츠 외상

머리가 강제로 뒤로 튕겨졌다가 빠르게 앞으로 튀어나오는 편타성 손상(WADWhiplash-Associated Disorders)은 목에 전단 외상을 초래하고, 축 방향의 압박성 외상은 지면, 스포츠 지지물(스프링보드와 같은), 혹은 상대 선수에 의해 머리에 직접적인 충격이 발생하는 스포츠 부상으로 인해 발생한다고 가정하는 것이 논리적으로 보일 수 있다. 하지만 현실은 훨씬 더 복잡하고 직관적이지 않다. 편타성 손상은 머리와 목의 심한 과신전을 유발할 뿐만 아니라,[1204] 목 앞쪽 연부조직에 상당한 스트레스를 줄 뿐만 아니라 축 방향 압박을 일으켜 후관절에 심각한 손상을 줄 수 있다. 실제로 발생하는 손상은 사람의 위치와 자동차 의자의 헤드레스트, 헬멧과 같은 신체 안전장치의 크기와 모양에 따라 달라진다.

경추 손상을 유발하는 후방 추돌 사고의 경우, 일반적으로 등 상부는 좌석에 기대어 있고 머리는 몸통 앞쪽에 위치하고 있다. 대부분의 사람들은 약간 구부정한 머리를 앞으로 내미는 자세로 운전하여 목의 축 방향 압박을 위한 준비가 되어 있다. 차가 후방 추돌될 때 등받이는 먼저 등 상부를 밀어내,[1205] 흉추 곡선이 줄어들고 가슴이 머리 쪽으로 밀려 올라가게 된다. 그런 다음 가슴이 앞으로 그리고 위로 계속 움직이면서 머리는 뒤로 구르고 신전된다.[1206] 목 앞쪽에 긴장이 발생하고 경추에는 좌굴buckling이 발생한다.

헤드레스트가 올바르게 배치되어 있다면 후방추돌 시 목은 전체적으로 약 45°만 신전되지만(정상 가동범위 내) 개별 경추들에서는 견딜 수 있는 것보다 훨씬 더 큰 움직임을 경험할 수 있다.[1207] 개별 관절에서 극단적인 신전이 발생하면 추간판의 앞쪽 구성 요소와 척추체 관절이 분리되는 반면, 후관절낭은 탄성 한계를 넘어서는 힘에 의해 관절낭이 늘어나고 후관절 표면은 충분한 극도의 압박을 받는다.[1208] 실제로, 후관절 주위의 관절낭인대에는 추간판보다 10배 더 많은 힘이 가해지는데, 이것이 편타성 손상으로 인한 부상의 주요 부위와 그 후 발생하는 통증의 원인이 후관절인 이유 중 하나이다.[1209] 건강한 관절낭인대는 늘어나지 않으면서 100~250N(22.5~56lb)의 힘을 견딜 수 있어야 하며,[1210] 너무 느슨하면 척추를 적절하게 지지할 수 없다. 하지만, 직접적인 두부 외상과 편타성 손상은 충격이 생기는 각도에 따라 1,000~1,500N(225~337lb)의 힘을 목에 생성한다.[1211]

후방 충돌로 인해 생기는 힘을 너무 빨리 발생하여 목 근육들은 제때에 척추를 보호할 수 없다. 만약 자동차가 곧 충돌될 것이라는 것을 깨닫게 된다면(급하게 브레이크를 밟는 소리가 뒤에서 들린다면) 어느 정도 미리 사고를 예견할 수는 있을 것이다(이러한 소리가 들리면 몸 전체를 긴장시키고 근육들에 힘을 주는 대신 똑바로 앉아서 머리를 헤드레스트에 밀어넣어라). 그러나 스포츠에서는 종종 충돌이 발생하기 전에 근육이 머리와 목을 지탱하는 데 동원된다. 이러한 경우 근육은 머리와 목의 움직임을 제한하여 전단 효과는 줄일 수 있지만, 압박 스트레스는 줄이지 않는다. 근육이 관여하여 지탱할 때 실제로 축 방향 압박 수준을 증가시켜 뇌진탕을 악화시킬 수도 있다.[1212] 모든 연구자가 동의하는 것은 아니지만 많은 연구자들은 목 근육의 스트렝스를 높이면 뇌진탕으로 인한 손상 위험을 줄일 수 있다고 제안한다.[1213]

충격의 힘이 매우 크면 후두과에 압박골절이 발생하고, 추간판이 파열될 수 있으며, 중부~하부 경추 후관절에서 척추뼈가 부러질 수 있다. 골절은 일반적으로 아래쪽 부분(C5~C7)에서 먼저 발생하지만 목의 위쪽 부분 축추의 치상돌기가 부러질 수 있다.

머리와 목이 장비(헬멧 등)나 접촉면에 의해 지지되거나 고정되지 않아 머리가 자유롭게 움직일 경우, 근육과 인대가 늘어나 충격의 일부를 분산시켜 골절의 위험은 감소할 수 있다.[1214] 골절이 일어나는 스트레스의 양은 3,600~8,100N(809~1,821lb)이다. 심지어 3.4~6.6m/sec(약 시속 12~24km/h)의 속도라도 골절을 유발할 수 있다.[1215] 그러나 골절이 일어나지 않더라도 뼈의 부상은 일어날 수 있다. 1,700N(382lb) 정도의 스트레스는 심각한 뼈 손상을 일으키는 것으로 밝혀졌다.[1216] 연부조직을 과도하게 늘리는 데에는 250N(56lb)의 힘 정도만 필요할 수 있다. 이러한 점이 바로 느린 속도의 후방 충돌 사고에도 편타성 손상으로 이어질 수 있는 이유이다. 우리는 지금 축 방향의 압박 부상에 대해 이야기하고 있지만, 목의 강성을 높이는 것은 과도한 굴곡, 신전 또는 회전으로 인한 전단 부상과 같은 다른 부상에서 보호될 수 있다는 것을 알아야 한다.

모든 사람들이 후방 추돌을 당할 때 부상을 입는 것

은 아니다. 목 부상에 기여하거나, 부상으로부터 목을 보호하는 요인은 많다. 상대 차량이 얼마나 빨리 움직이고 있었는지, 충돌이 일어났을 때의 자세(목이 회전되어 있었을 경우, 손상은 훨씬 더 심각해질 수 있다), 고유한 해부학적 구조 및 관절, 인대 및 기타 연부조직의 강도.[1217] 부상률에 대한 것은 연구마다 다양하게 나타난다. 어떤 연구에서는 대부분의 사람들이 이러한 사고로 인해 겪는 고통은 크지 않으며, 만약 고통을 겪을지라도 60%는 6개월 이내에 회복되고 80%는 12개월 이내에 회복된다고 주장한다.[1218] 그러나 다른 연구에서는 50%가 편타성 손상을 입은 지 1년 후에도 여전히 통증을 호소한다는 사실을 밝히고 있다.[1219] 역시 모든 사람은 다르다!

는 데 도움이 될 수 있지만, 목 근육을 조이면(강성을 높이면) 척추를 따라 축 방향으로 압박 스트레스 역시 증가하기 때문에 근육의 강성을 높이는 것에도 단점이 있을 수 있다. 목의 상태에 따라 하중을 받을 때마다 목의 강성을 높이는 것이 가장 좋을 수도 있고 이완하는 것이 더 좋을 수도 있다.

동적 스트레스가 일부 또는 전부가 나쁘다고 독단적으로 말하기 힘들다. 이는 그 학생만이 가진 생물학적인 특징과 살아온바, 그리고 움직임을 수행할 때 그들이 가지는 협응력에 달려 있다. 하지만 확실한 것은 느린 것이 더 낫다는 것이다! 예를 들어, 헤드 스탠드를 할 때 부드럽고, 천천히, 그리고 통제 하에 수행하는 것이 자세를 취하기 위해 가속력을 사용하거나 교사의 지침에 허겁지겁 자세에서 빠져나오는 것보다 동적 스트레스를 훨씬 적게 생성한다.[1203]

신전

요가에서 머리와 목이 자주 하중을 받는 또 다른 중요한 위치는 신전된 상태이다. 목을 뒤로 젖힐 수 있는 정도를 제한하는 긴장은 주로 목 앞쪽에서 느껴진다. 또한 목 신전의 제한은 목 뒤쪽을 따라 느껴지는 압박으로 인한 것일 수 있다. 압박은 여러 위치에서 발생할 수 있다. 머리(후두)가 환추와 접촉할 수도 있고, 환추의 후궁이 축추의 극돌기와 부딪힐 수도 있다. 후두부은 환추와 축추 사이에 환추의 후궁을 가둘 수도 있다. 중부~하부 경추의 극돌기들 사이에서도 압박이 발생할 수 있다. 그리고 마지막으로, 위쪽 경추의 횡돌기는 아래쪽 경추관절의 상부에 영향을 미칠 수 있다. 인간의 다양한 변이로 인해 많은 사람들은 뼈의 모양으로 인해 신전이 매우 제한적인 반면 다른 사람들은 문제없이 깊이 목을 신전시킬 수 있다. 압박이 발생하면 목 앞쪽에 잔류하고 있는 약간의 장력 역시 여전히 느껴질 수 있다는 점도 알아야 한다. 이 장력을 없애기 위해서는 목 앞부분을 더 늘려야 하는데, 압박이 더 이상의 신전을 막기 때문에 잔류하고 있는 장력을 없애는 것은 쉽지 않다.

이러한 상황을 실제 사례에 대입해보자. 바르게 앉은 뒤 머리를 뒤로 젖혀 머리 뒤쪽을 등 위쪽에 놓아보라(그림 3.430의 학생들처럼). 당신의 움직임을 멈추게 하는 것은 무엇인가? 가장 강한 감각을 느끼는 곳은 어디인가? 감각의 위치는 움직임을 멈추게 하는 것이 긴장(목 앞쪽을

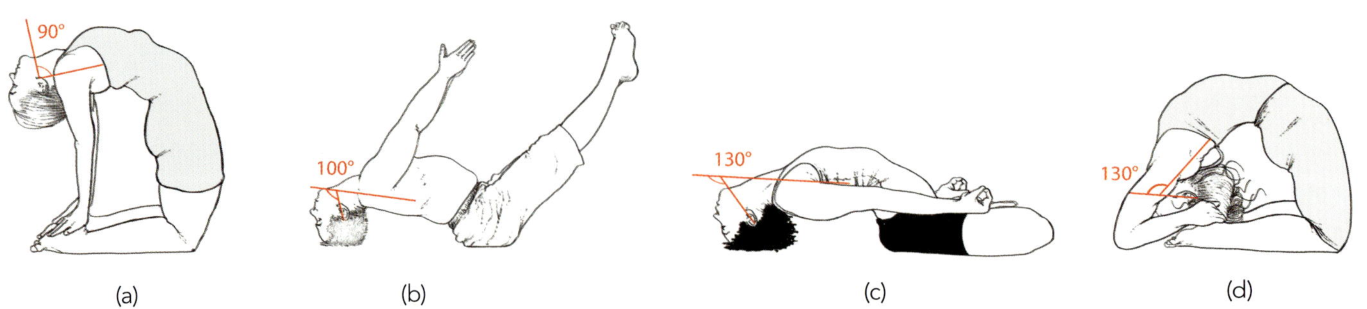

그림 3.435 목과 머리가 크게 신전된 요가 자세: (a) 낙타(우스트라사나) – 90°, (b) 올린 다리 자세(웃탄파다아사나) – 100°, (c) 물고기 자세(맛샤아사나) – 30°, (d) 왕비둘기 변형 자세(카포타아사나) – 130°.

따라) 또는 압박(목 뒤쪽에서)인지 파악하는 데 필요한 단서를 제공한다.

일상생활을 하는 데 필요한 머리와 목의 신전의 양은 약 45° 이지만,[1220] 그림 3.435의 요가 자세들을 보라. 이러한 자세에서는 머리와 목의 신전 범위가 매우 크다. 첫 번째 자세인 낙타 자세(우스트라사나)에서 목은 머리의 무게만 지탱하면 된다. 모든 사람들의 경우 움직임이 멈추게 되는데, 이 요기의 경우는 90° 신전이다. 당신은 이 범위에 가기 훨씬 전에 멈출 수 있지만, 문제는 없다. 하지만 질문은 여전히 남아 있을 것이다. 무엇이 당신을 멈추게 하는가? 긴장? 그렇다면 (기분에 따라) 계속 신전 범위를 늘리고자 노력하여도 된다. 달성하고자 하는 목표가 발생하면 시간이 지남에 따라 신전 능력을 높일 수 있다. 압박이 당신을 멈추게 하는가? 그렇다면 당신은 한계에 도달한 것이다. 더 이상 갈 필요도 없고 더 이상 갈 수도 없다.

불행히도 낙타 자세와 달리 그림 3.435의 다른 자세들에서는 머리 무게를 초과하는 하중을 견뎌야 한다. 정도에 따라 다르지만 체중이 머리와 목에 가 있는 것이다. 그림에 있는 자세들을 각각 취할 때 종종 머리 꼭대기를 바닥에 놓으라고 하지만, 이를 위해선 이 요가 수행자 중 일부가 보여주듯이 최소한 90° 이상을 신전해야 한다. 표 3.407은 평균적인 사람들의 신전 범위가 45~78° 임을 보여준다. 따라서 대부분의 사람들은 물고기, 다리를 뻗은 자세 또는 비둘기 자세에서 머리를 바닥에 대지 못한다. 당신이 그 사람들 중 하나라면, 당신은 어떻게 하는가? 분

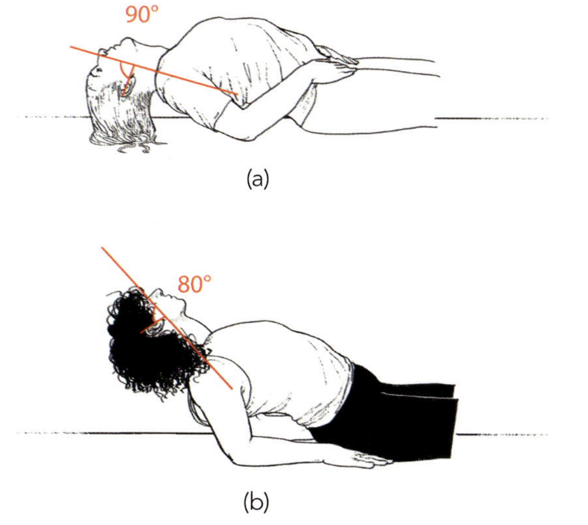

그림 3.436 물고기 자세(맛샤아사나)에서 머리를 바닥에 놓을 수 없는 경우의 옵션: (a) 머리 뒤쪽을 바닥에 놓는 것에 만족하거나, (b) 머리를 바닥에서 떨어뜨린다.

명한 답은 그림 3.436a와 같이 머리 뒤쪽에 무게를 싣거나 (b)와 같이 머리를 바닥에서 뜨게 하는 것이다. 이 두 번째 자세는 낙타 자세(우스트라사나)와 유사하다. 아마도 시간이 지나면서 머리와 목의 신전 범위를 늘릴 수 있을 텐데, 목 신전을 제한했던 것이 긴장 요소였던 것이다. 만약 그렇다면 문제는 없을 것이며, 그래야 할 이유가 있다면 역시 괜찮을 것이다. 그러나 신전 제한이 압박에 의해 생긴 것이라면 거기서 멈춰도 괜찮다.

학생에 따라 머리와 목을 신전하는 동안 부하가 증가하는 것이 문제가 될 수도 있고 그렇지 않을 수도 있다. 목을 신전하는 것은 확실히 척추가 중립적인 정렬 상태가 아니므로, 일반적으로 하중을 지탱하는 신체 구조가 완전히 작동되지 않는다. 더 많은 스트레스가 척추의 뒤쪽 구조 또는 횡돌기들의 기저부에 가해질 것이다. 이 부위들은 척추체나 디스크만큼 탄력이 없거나 강하지 않기 때문에 목을 신전시킬 때 부상이 발생한 위험이 더 높다.

머리에 추가적인 하중이 실리는지와 상관없이 극단적인 신전은 또 다른 문제를 발생시킨다. 즉, 추간공이 좁아진다는 것이다. 추간공은 척수에서 신경근nerve root이 나오는 곳이다. 목을 30° 이상 신전시키면 추간공의 크기가 20% 감소한다.[1221] 만약 이 부위에 뼈가 자라 있다면 bone spurs(골극osteophytes), 이러한 좁아짐은 더 악화될 수 있다. 이로 인한 신경근 압박은 팔로 내려가는 통증(신경근병증radiculopathology이라고 함) 또는 근육 약화가 동반될 수 있다.[1222] 깊은 신전은 추골 동맥의 꼬임을 유발할 수 있으며 이는 어지러움, 메스꺼움 또는 현기증을 유발할 수 있다. 일부 사람들에게서는 뇌졸중이 발생할 수도 있다. 언제나처럼 다음과 같은 질문을 해보라. 어떤 느낌이 나는가? 위에서 설명한 바람직하지 않은 감각이 느껴지면 해당 자세를 취하지 말라! 혹은 적어도 이러한 느낌이 덜한 옵션들을 시도하도록 한다.

측굴

환추 또는 축추에서는 머리와 목의 측굴이 거의 발생하지 않는다. 측굴의 대부분은 목의 중간 부위에서 발생한다. 우리의 머리와 목의 측굴 정도는 궁극적으로 압박에 의해 발생한다. C3~C6까지의 척추체의 윗면은 U자형이며, 측굴 동안 이 U의 끝부분에 있는 봉우리uncinate processes가 위쪽 척추의 기저부로 튀어나올 수 있다(그림 3.407에 구상돌기를 확인할 수 있다). 이 압박 지점에 도달할 때까지 연부조직의 장력이 추가적인 측굴을 막는 제한 요소가 된

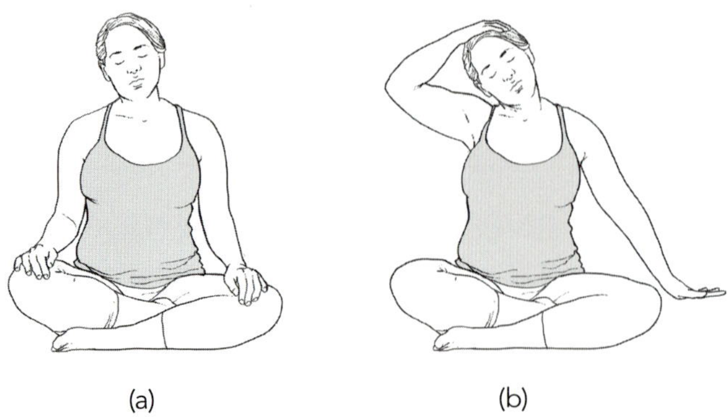

그림 3.437 머리와 목의 측굴: (a) 하중이 가해지지 않은 상태, (b) 하중을 가한 상태.

다. 이때 일어나는 감각은 움직임 방향에서 떨어진 쪽(반대쪽)에서 느껴질 것이다.

측굴에 저항하는 반대쪽의 주요 근육에는 흉쇄유돌근, 사각근, 판상근, 승모근 및 견갑거근이 있다. 후두하근들 역시 약간 저항할 것이다. 특히 상두사근, 외측 두직근 및 대후두직근이 관여한다. 큰 표재성 근육들보다 더 깊숙이 위치한 반대쪽 척추기립근들도 측굴 움직임에 저항한다. 경장늑근, 두/경최장근, 경극근. 목 앞쪽에 있는 반대쪽 경장근, 두장근 역시 측굴 움직임이 일어나는 동안 긴장을 유발할 수 있다.

요가에서 머리의 측굴을 요하는 자세는 거의 없지만, 그중 하나는 그림 3.32에 나와 있는 반달 자세(아르다찬드라아사나)이다. 의도적으로 목의 측굴을 만다는 다른 자세는 그림 3.437에 나와 있다. 목에 대한 이러한 측굴은 과도하지 않는 한 아주 훌륭하게 느껴질 수 있다. 일부 학생의 경우, 측굴을 너무 많이 시키면 구부러지는 쪽의 추골동맥을 압박하여 잠재적으로 혈류가 감소할 수 있다. 머리를 옆으로 구부릴 때 좋지 않은 증상들이 나타나면 뒤로 물러나도록 하라!

일부 학생들의 경우, 수동적인 측굴의 범위가 능동적인 범위보다 훨씬 큰 목 구조를 가지고 있다. 이러한 경우 스트레칭을 하려면 그림 3.437b와 같이 머리 측면에 손을 올려놓고 팔의 무게가 머리를 아래로 당기도록 해야 한다. 팔의 힘으로 목을 당겨 내리는 것은 위험할 수 있으므로, 팔의 무게만으로 스트레칭이 일어날 수 있도록 해야 한다. 이러한 방법으로 목 반대쪽에 좋은 스트레스를 준다면 더 세게 당길 필요가 없다. 스트레칭 감각이 스며들도록 내버려둬라. 하지만 다시 말하지만, 따끔거림이나 현기증과 같은 부정적인 느낌이 발생하면 즉시 멈춰야 한다!

회전

경추 복합체에서 가장 큰 회전은 환추(C1)와 축추(C2) 사이에서 발생한다. 목 회전의 거의 50%가 이 관절에서 발생한다! 이 관절에서 머리의 회전을 막는 것은 인대에서 오는 긴장으로, 주로 익상인대에서 나오고 그다음으로는 후관절낭이 관여한다. 근육성 긴장은 대후두직근, 하두사근 및 승모근에서 나온다. 긴장을 일으키는 요인은 이러한 것들이 대부분이다! 환추와 축추 관절은 압박 제한 요소가 발생하지 않는 관절 중 한 곳이다. 즉 환추가 축추를 중심으로 회전하는 것을 막는 골성 제한 장치는 없다. 이 부위의 회전을 막는 것은 주로 인대의 강성이다. 우리는 모두 고개를 돌릴 수 있는 한계가 다르며 이러한 한계는 대체로 뼈의 모양이 아니라 연부조직의 뻣뻣함의 차이에 기인한다.

하지만 중부 및 하부 경추는 다르다. 여기에서는 일반적인 긴장과 압박 스트레스가 발생할 수 있고 실제로도 발생하는데, 궁극적으로는 후관절들이 서로 압박되는 것이다. 그러나 후관절의 각도 때문에 압박이 발생할 때 서로 미끄러지려고 하고 결국 관절낭의 긴장에 의해 움직임이 멈추게 된다. 따라서 압박이 발생하더라도 목의 비틀림 움직임을 제한하는 것은 여전히 인대의 강성 때문이라고 할 수 있다.

이러한 사실은 지금까지 우리가 탐구해온 의도를 요가 수행에 적용할 수 있다. 요가에는 머리와 목을 회전해야 하는 자세가 많이 있다. 이러한 자세에는 앉은 자세에서 비틀기, 기댄 상태에서 비틀기, 심지어 머리를 위쪽으로 향하는 동작을 포함하는 삼각 자세(트리코나사나)와 같이 서서 비틀기 등이 포함된다. 일반적으로 대부분의 요가 자세에서 압박 지점에 도달할 때까지 공을 들이면 점차 가동범위들이 늘어나기 마련이지만, 이러한 압박 한계지점이 절대 오지 않는다면 어떻게 될까? 머리를 회전하는 동작에는 압박 한계가 없다. 신체 다른 부위에서와 같이 '관절에 막히거나', '뼈에 기대는' 것은 불가능하므로 인대와 관절낭이 손상될 위험이 있을 정도로 멀리 가지 않도록 하는 것이 매우 중요하다.

가동범위 끝에서 관절에 하중을 가하는 것을 피해야 한다는 경고는 목이 비틀린(회전된) 경우 훨씬 중요해진다. 이는 교사들이 학생들에게 요가 자세에서 목에 하중

중요한 내용: 헤드 스탠드 – 고위험, 저보상 자세

B.K.S. 아헹가에 따르면, 헤드 스탠드(시르사아사나)(그림 3.438 참조)의 이점은 구취 치료 및 불량한 폐 기능 개선에서 감기, 소화 장애 및 불면증 완화에 이르기까지 다양하다. 비록 이러한 이점들이 연구들을 통해 입증되지 않았지만, 헤드 스탠드는 과학적으로 연구된 자세 중 하나이며 일부 연구자들은 이 자세가 우울증을 감소시키고[1223] 심박수를 낮추며[1224] 교감신경계를 개선할 수 있다고 밝혔다.[1225] 아헹가는 고혈압, 심장질환, 편두통, 요통 또는 척추증을 가지고 사람들은 이 자세를 취하는 것에 주의해야 한다고 말한다.[1226] 또한 평균보다 크거나, 상완의 길이가 목과 머리보다 짧거나, 평균적인 경추전만 정도가 없는 학생들은 이 자세를 취하지 못하도록 하였다.

아헹가는 헤드 스탠드를 할 때, 체중은 머리의 정수리에서 균형을 이루고 팔이 안정성을 위한 충분한 지지 작용을 해야 한다고 제안하였다[1227](사실 그림 3.438b, c, d에 표시된 헤드 스탠드 버전에서는 머리에 모든 무게를 싣는 것 외에 선택의 여지가 거의 없다). 아헹가는 적절한 헤드 스탠드를 수행한다면 5분 정도는 머물 수 있지만, 결국에서 그 시간을 점차 늘려나가야 한다고 말한다. 이 자세보다 덜 위험한 반전 자세는 숄더 스탠드(살람바사르반가아사나)이며, 헤드 스탠드와 비슷한 효과를 보이지만, 그 이점은 훨씬 광범위하며(그러나 분명히 구취를 치료하지는 않음) 금기 사항은 더 적다고 이야기한다.[1228] 하지만, 숄더 스탠드가 덜 위험할 수는 있어도, 위험이 아주 없는 자세는 아니다('중요한 내용: 숄더 스탠드 - 고위험, 저보상 자세' 참조).

목의 뼈는 몸 전체가 아니라 머리의 무게를 지탱하도록 설계되었다. 압박 스트레스가 척추의 축을 따라 아래로 고르게 분포되도록 하는 정렬로 척추체가 쌓인 경우, 일부 부위에서는 정상 스트레스보다 더 큰 스트레스를 견딜 수도 있다. 그림 3.438의 헤드 스탠드를 하는 요기들의 그림은 이러한 이상적인 정렬을 보여준다. 목뼈가 정확하게 쌓이지 않으면 척추뼈 사이에 많은 전단 스트레스가 가해질 수 있다. 또한, 목의 디스크 높이가 평균적인 범위보다 낮은 경우, 관절 내 공간이 줄어들어 이 공간을 통해 나가는 척수 신경이 눌릴 수 있다. 이를 협착이라고 부르는데, 관절염과 척추의 뼈 성장으로 인해 발생할 수 있으며, 뼈들 사이를 더 가깝게 만들어 헤드 스탠드를 더 위험하게 만든다. 연구에 따르면 부상을 겪지 않은 목이 견딜 수 있는 스트레스 범위는 300N(67lb)에서 17,000N(3,822lb)이다.[1229] 일반적으로 남성의 목은 약 600N(~135lb) 더 강하다(즉, 남성은 부상을 겪지 않았을 경우 여성의 목보다 더 많은 스트레스를 견딜 수 있음을 의미한다).[1230] 당신의 목은 얼마나 견딜 수 있는가? 나이, 성별, 평생 동안에 걸친 경추의 강도 발달과 목에 하중을 가하는 방법(자세를 취하는 데 사용하는 기술)에 따라 다를 것이다.

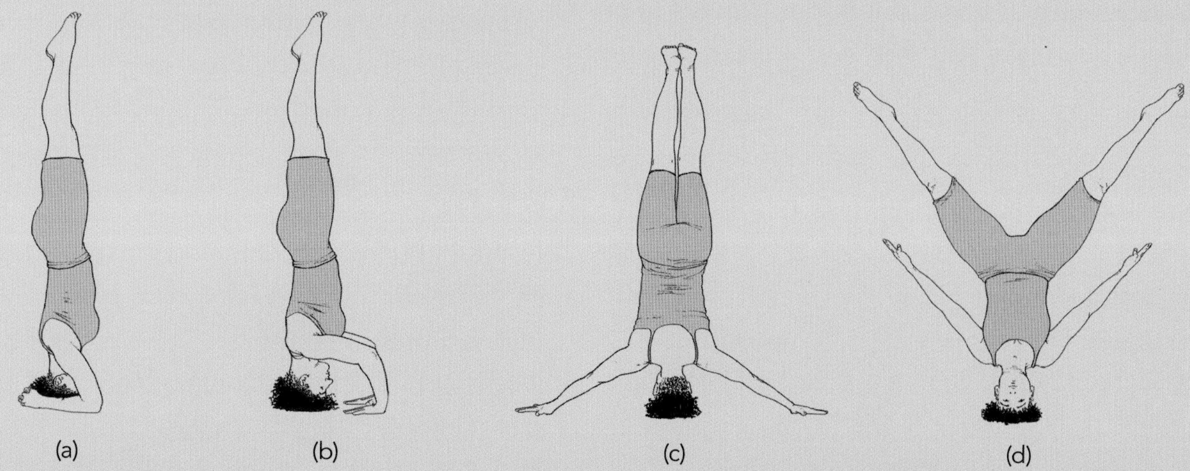

그림 3.438 헤드 스탠드 변형. (a)는 약간의 체중을 팔에 나누고 있지만, 나머지 버전은 목과 머리가 체중의 대부분을 지지하는 좀 더 난이도가 높은 자세들이다.

시바난다 요가 학교와 같은 일부 전통적인 교육기관에서는 팔이 머리에 가해지는 무게의 대부분 또는 전부를 덜어야 한다고 제안한다.[1231] 이러한 제안은 가능한 사람들에게는 좋은 지도 방식이지만 불행히도 많은 학생들은 상완의 길이가 머리와 목의 길이보다 더 짧다. 이는 팔의 길이를 더 길게 만들기 위해 다른 도구를 사용해야 함을 의미하며, 그렇지 못할 경우 체중을 머리에서 팔로 분배하지 못함을 의미한다. 또 다른 학생들은 목의 스트레스의 많은 부분을 흡수할 만큼 상체 근력이 충분하지 않을 수 있으며, 이 경우에도 대부분의 스트레스를 머리와 목으로 부담하게 된다.

2015년의 한 연구에 따르면 의도적으로 머리에서 팔로 중량을 배분할 수 있는 매우 경험 많은 요가 수행자라도 여전히 체중의 40~48%가 머리에 가 있는 것으로 나타났다.[1232] 연구에 참여한 사람들의 절반 이상이 이 수준의 스트레스를 받았다. 이 스트레스는 하중 실패 한계의 최소치인 300N(67lb)을 초과했다. 이 연구는 또한 학생들이 자세를 유지함에 따라 더 많은 무게가 팔에서 머리로 전달되어 목의 하중 허용치를 초과할 위험이 증가한다는 것을 발견했다.[1233]

척추에 가해지는 절대 하중absolute load과 스트레스의 차이점은 하중이 생성되는 속도이다. 즉 부상 위험은 부하가 가해지는 속도가 증가함에 따라 높아진다. 헤드 스탠드 자세에 들어가고 나올 때 목은 불가피하게 구부러진다(그림 3.439a 참조). 구부러진 상태에서 목은 체중을 견딜 수 있는 능력이 떨어지고 전단 손상의 위험이 높아진다. 하중 부하의 속도는 헤드 스탠드 자세를 취하려고 할 때와 헤드 스탠드에서 빠져 나올 때 가장 높아진다(그림 3.439b 참조). 양 무릎을 구부린 헤드 스탠드 자세는 목의 굴곡 각도가 크며 한 번에 한 다리씩 위로 뻗는 헤드 스탠드보다 더 많은 스트레스를 발생시킨다. 다리를 모은 상태로 헤드 스탠드에 들어가고(그림 3.439c 참조), 다리를 곧게 유지하면 목의 굴곡과 부하율이 가장 적다. 자세에서 나올 때도 동일한 위와 같은 관찰이 적용된다. 불행히도 대부분의 학생들은 다리를 곧게 편 상태로 자세에 들어가거나 나올 수 있을 만큼 유연하거나 강하지 않기 때문에 더 위험한 방식으로 자세를 취하거나 나온다.

목의 뼈들이 체중을 감당할 수 있을 만큼 잘 정렬되고, 건강하며 충분히 강하고, 기술 역시 숙달되면 헤드 스탠드도 안전한 자세가 될 수 있다. 티루말라이 크리슈나마차리야Tirumalai Krishnamacharya는 이 자세를 '자세의 왕'이라고 불렀지만 그의 아들 T.K.V. 데시카차르는 높은 위험에 비해 가치가 낮기 때문에 헤드 스탠드를 가르치는 것을 종종 피하려고 하였다.[1234] 위험 없이 헤드 스탠드의 훌륭한 이점들을 진정으로 얻으려면 벽에 다리를 올린 자세(비파리타카라니)와 같은 안전하고 가능한 것들을 시도해 보라.

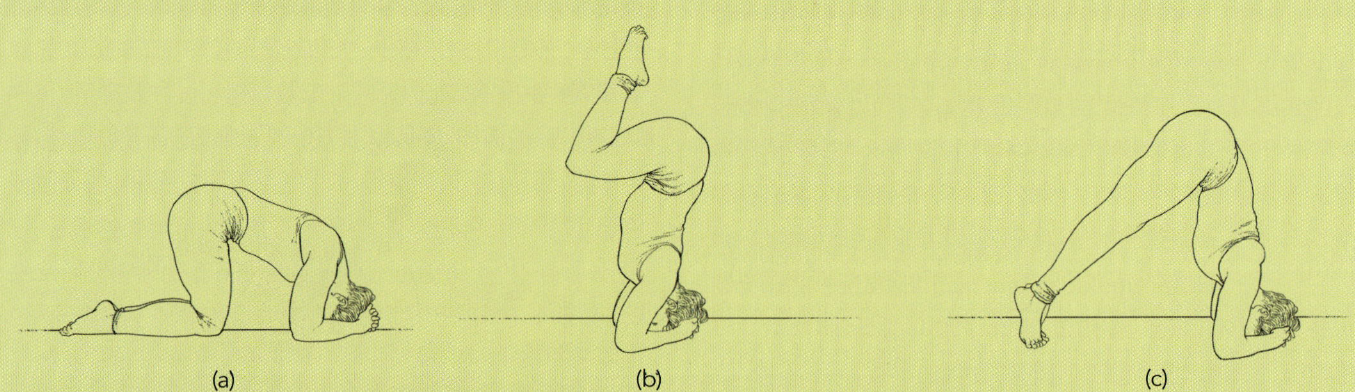

그림 3.439 헤드 스탠드에 들어가기: (a) 체중이 머리에 가해질 때 목은 깊게 구부러진다. (b) 초보자의 접근 방식은 두 다리를 구부리고 동시에 머리 위로 올리는 것이다. (c) 숙련된 학생은 다리를 곧게 펴고 두 다리를 함께 들어 올릴 수 있으므로 부상 위험이 최소화된다.

이 가해질 때 머리와 목이 중립적인 위치에 있는지 확인하도록 지속적으로 상기시키는 이유이다. 예를 들어, 숄더 스탠드(살람바사르반가아사나)에서 학생들은 자세를 취하는 동안 고개를 돌리거나 비틀지 않도록 해야 한다. 하중을 받고 완전히 구부러지거나 완전히 펴진 목을 회전시키는 것은 이러한 철학에 어긋난다.

머리를 회전시킬 수 있는 능력을 최대화할 수 있는 것은 머리가 굴곡되지도 신전되지도 않은 중립 위치일 때이다. 머리와 목을 구부렸을 때 거의 20°의 회전 운동 범위를 잃으며 완전히 신전되면 거의 25°를 잃는다.[1235] 머리를 최대한 회전시키고 싶다면, 우선 목이 굴곡되거나 신전되지 않았는지 확인해야 한다! 다시 한 번 강조하자면 다음과 같다.

완전히 굴곡되거나 신전된 상태에서는 머리를 회전시키면 안 된다. 반대로 머리가 이미 완전히 회전된 경우에도 굴곡이나 신전 움직임을 더하지 말라.

완전히 굴곡/신전되었을 때 머리를 회전시키는 것은 추간공 협착으로 인한 또 다른 고위험/저보상 동작이다(자세한 내용은 '척추 신경 및 신경가동술' 섹션 참조). 신경근이 빠져나가는 간격이 좁아지면 편두통, 현기증, 심한 통증, 이명이 발생할 수 있으며 추골 동맥에 영향을 미치게 되면 뇌로 가는 혈류가 부족해질 수 있다.[1236] 이러한 위험을 감수해야 할 필요가 있는가? 머리와 목을 회전시키는 동작 범위를 늘리고 싶다면, 머리가 굴곡되거나 신전되지 않은 상태에서, 그리고 머리가 자체 무게보다 큰 하중을 지지 않을 때 시도해야 한다.

하지만 이러한 사항이 굴곡과 회전 또는 신전과 회전 움직임을 결합해서는 절대로 안 된다는 것을 의미하진 않는다! 위의 경고는 우리가 움직임의 극한의 경계에 있을 때를 위한 것이다. 한계 지점까지 굴곡/신전되지 않았을 때에는 회전 움직임을 더하는 것이 완벽하게 괜찮을 수도 있다.

목의 원 움직임, 머리의 굴림 및 휘돌림 움직임

원시 사회의 한 사냥꾼이 숲속을 걸으며 나무 꼭대기를 올려다보며 포식자와 먹이를 찾는다. 맨해튼의 한 방문객이 타임스퀘어를 지나며 광고판을 올려다보며 그날 밤 보고 싶은 극장 쇼를 찾아본다. 부엌에 있는 아버지는 딸을 위해 사둔 사탕들을 떨어뜨렸다. 그는 아래를 내려다보고 바닥을 스캔하여 떨어뜨린 사탕들을 모두 찾는다. 사바나를 지나 물웅덩이로 걸어가는 한 여성이 땅에서 뱀을 찾기 위해 아래를 내려다보고 있다.

위를 올려다보고(머리와 목을 신전) 고개를 돌리거나(회전) 아래를 내려다보면서(굴곡) 좌우로 보는(회전) 능력은 정상적이고 건강한 생리적인 움직임이다. 우리는 이러한 움직임을 할 수 있도록 진화했다! 그러나 많은 요가 교사에게 머리를 원을 그리며 움직이는 것('머리 굴리기 rolling the head'라고도 함)은 금지되어 있다. 왜 그럴까? 이들의 설명에 따르면, 특히 목을 펼 때 머리를 돌리면 신경이 꼬이고 뇌에 혈액을 공급하는 혈관이 압박되기 때문이다. 실제로 목을 펴거나 구부릴 때 머리가 회전하는 움직임에 대한 위와 같은 논의는 이러한 두려움을 정당화하는 것처럼 보이지만 이러한 인식은 적절한 맥락에서 이루어져야 한다. 위에서 언급된 위험은 두 가지 조건에서 발생한다. (1) 목이 가동범위의 끝에 가까울 때(즉, 완전히 굴곡되거나 완전히 신전되었을 때), (2) 머리에 하중이 가해질 때. 이 두 조건 모두 해당되지 않는다면 대부분의 사람들에게 목을 돌리거나 머리를 굴리는 것은 안전하고 건강한 동작이어야 한다.[1237] 목에 통증이 있거나 부상을 입은 소수의 사람들은 이러한 동작을 피해야 할 수도 있지만 대부분의 요가 학생들에게 머리를 굴리는 것은 안전하고 정상적인 습관이어야 한다.

그러나 머리에 하중이 가해지면 더 이상 안전하지 않을 수 있다! 한 단계 나아간 아쉬탕가와 만다라아사나(원 자세)라고 하는 다른 요가 스타일에서는 연속적인 움직임flowing movement을 사용한다. 이러한 움직임에는 그림 3.440과 같이 머리 꼭대기를 바닥에 두고 브릿지 자세의 변형 자세(뒤파다비빠리타단다아사나Dwipadaviparitadandasana)[1238]에서 시작하여 머리를 고정된 상태로 유지하면서 몸을 원을 그리며 움직이는 것이 포함된다. 이러한 움직임은 확실히 멋지게 보이며 곡예사들은 춤과 같아 보이는 이 움직임으로 청중을 놀라게 하는 것을 즐긴다. 하지만 이러한 움직임이 건강하거나 안전할까? 내 개인적인 의견은 만다라아사나가 매우 위험하고 보상이 없는 자세라는 것이다. 이 자세에서는 건강상의 이점을 볼 수 없고, 극단적인 움직임 범위를 통해 움직이는 동안 머리와 목에 큰 하중을 가한다. 대부분의 학생들은 이러한 형태의 목의 원 움직임을 피하는 것이 현명하다.[1239] 이러한 움직임

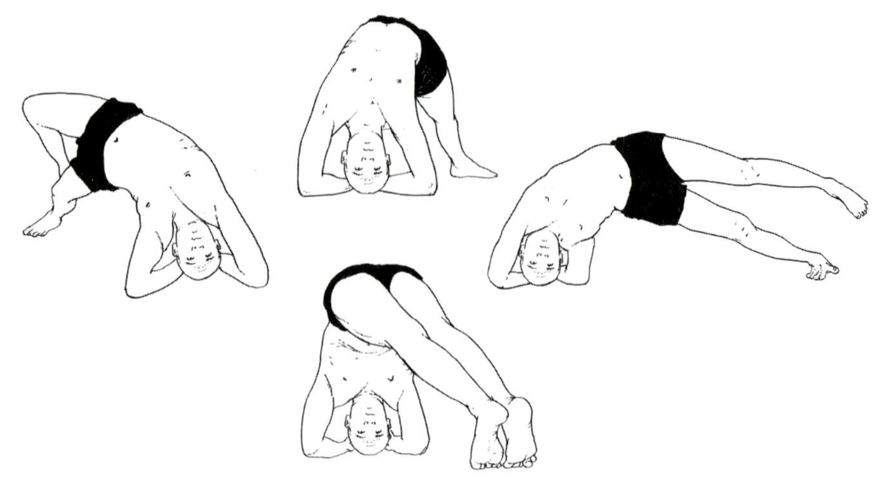

그림 3.440 만다라아사나는 궁극적인 고위험/무보상 자세인가?

대신 목에 좋은 스트레스를 주는 다른 방법들을 사용해야 한다.

목 문제를 위한 요가

일반적으로 요가는 목의 문제 발생을 예방하거나 만성 목 통증을 치료하는 데 유용할 수 있지만 그 정도는 사람마다 크게 달라진다. 이러한 변이성이 발생하는 이유 중 일부는 만성적인 잘못된 자세에서, 외상, 부상 및 질병에 이르는 목 문제에 관련한 다양한 원인들이 있다. 이러한 원인들이 복잡하게 연관되어 문제에 반응하는 방식의 차이를 낳게 된다. 즉, 우리는 특정 부상에 같은 방식으로 반응하고 대응하지 않는다. 웹 부록 'Sacral, low back and neck pain and problems'에는 목 통증의 원인과 의료 및 요가 커뮤니티에서 제공하는 치료법에 대한 자세한 내용이 수록되어 있다. 이곳에서 목 통증을 예방하고 치유하는 요가 자세에 대한 여러 요가 교사의 제안을 찾을 수 있을 것이다.

경추 복합체 요약

경추 복합체는 척추에서 가장 가동성이 높은 부분으로 넓은 범위로 머리를 움직이게 하도록 설계되었다. 이러한 움직임들을 안전하게 수행하기 위한 안정성과 지지를 위해 목은 인대와 근육에 의존한다. 목은 다른 척추체에 비해 상대적으로 뼈의 크기가 작기 때문에 움직일 때 머리에 지나치게 많은 무게나 하중이 동반될 경우 부상을 당하기 쉽다.[1240] 인대와 근육 구조는 목의 앞뒤 양옆 모두에서 경추 분절을 둘러싸고 있어 머리와 목의 움직임들을 세밀하게 조절한다. 근육들은 또한 머리와 목이 안정화될 때 호흡을 위해 가슴을 움직이는 역할도 한다. 경추 복합체의 움직임 및 안정성과 상지 움직임 사이에는 밀접한 관련이 있다.

경추 복합체는 세 부위로 나누어볼 수 있다.

- 상부 경추 및 두개골(C0/C1, C1/C2)
- 중부 경추(C2/C3, C3/C4, C4/C5)
- 하부 경추(C5/C6, C6/C7, C7/T1)

이러한 분류를 통해 우리는 "무엇이 나를 멈추게 하는가?"에 답할 수 있다. 그 내용은 표 3.408, 3.409 및 3.410에 정리하였다.

머리와 목이 움직일 때 목을 통과하는 신경과 혈관은 이러한 움직임을 수용해야 한다. 신경과 혈관은 다양한 방법으로 움직임에 대응한다. 즉 어느 정도 늘어나거나, 필요해 보이는 것보다 길어지고, 목이 중립 위치에 있을 때 따르는 경로를 통해서(이러한 경로는 신경과 혈관이 해야 하는 움직임의 양을 최소화한다) 대응한다. 이러한 전략에도 불구하고 일부 사람들의 머리와 목의 일부 움직임은 현기증, 두통, 이명 또는 현기증과 같은 문제를 유발한다. 이러한 증상이 나타나면 자극적인 움직임을 피해야 한다. 그러나 정상적인 움직임을 했을 때 위와 같은 부작용들이 나타나지 않는다면 자유롭게 수련을 수행하면 된다. 권고 사항은 다음 두 가지뿐이다.

1. 가동범위의 극단에 있을 때에는 머리와 목에 가해지는 하중을 최소화하라.
2. 중립 정렬을 이루었을 때에 머리와 목을 강화하라 (즉, 하중을 가함).

이 두 가지 원칙을 따르는 한 대부분의 목에 대한 위험은 최소화될 것이다.

표 3.408 환추-후두 관절(C0/C1)에 대한 WSM? 스펙트럼. (CL은 반대쪽 근육, IL은 같은 쪽 근육을 나타낸다.)

C0/C1 후두-환추 관절	움직임에 저항하는 근막경선	움직임에 저항하는 근육	움직임에 저항하는 인대와 관절낭	압박의 요인: 중간 정도의 압박	압박의 요인: 단단한 정도의 압박
굴곡	표면 전방선[1241], 표면 후방선	대소 후두직근, 상두사근, 흉쇄유돌근 상부	후환추후두막 및 관절낭[1242]	목 앞쪽 기관들의 압박(기도 및 식도)	환추 관절들의 앞쪽 가장자리에서의 후두부와의 충돌 가슴과 턱의 충돌
신전		전두직근	전환추후두막 및 관절낭[1243]	두개골과 경추 사이에 있는 후두하근들의 압박	환추 관절들의 뒤쪽 가장자리에서의 후두부와의 충돌
회전			후관절낭들		환추의 관절면의 앞쪽에 대한 CL 후두과의 충돌 및 환추 관절면의 뒤쪽에 대한 IL 후두과의 충돌
측굴		외측 두직근, 대소 후두직근, 상두사근	후관절낭들		

경추 복합체

표 3.409 환추-축추 관절(C1/C2)에 대한 WSM? 스펙트럼. (CL은 반대쪽 근육, IL은 같은 쪽 근육을 나타낸다.)

C1/C2 환추/축추 관절	움직임에 저항하는 근막경선	움직임에 저항하는 근육	움직임에 저항하는 인대와 관절낭	압박의 요인: 중간 정도의 압박	압박의 요인: 단단한 정도의 압박
굴곡	표면전방선,[1244] 표면후방선	대후두직근, 하두사근, 흉쇄유돌근의 상부, 척추기립근(흉최장근, 흉장늑근, 경반극근), 다열근	일부 해부학자들은 굴곡을 제한하는 인대/관절낭성 조직은 없다고 주장하지만[1245] 다른 해부학자들은 횡인대가 치상돌기 뒤쪽에서 충돌할 수 있고 그다음으로 황색인대가 팽팽해질 것이라고 말한다.[1246]	목 앞 기관의 압박(기도 및 식도)	환추의 후궁이 후두부에 닿음 가슴에 턱이 충돌함
신전			제한 요소가 결정되지 않음[1247]	두개골과 경추 사이의 후두하근들이 압박됨	치상돌기에 충돌하는 환추의 전궁이 치상돌기에 충돌, 환추의 신경궁과 환추의 후궁이 충돌
회전	CL 나선선	IP 상두사근, CL 소후두직근, 대후두직근, 하두사근	CL 익상인대(주요 제한 요소), 후관절낭(부 제한 요소)		환추의 전궁과 축추의 치상돌기 충돌
측굴					
축추에 대한 환추의 후방 미끄림					환추의 전궁과 축추의 치상돌기 충돌
축추에 대한 환추의 전방 미끄림			횡인대와 익상인대		
축추에 대한 환추의 측방 미끄림			CL 익상인대		축추의 치상돌기와 환추의 측면부의 충돌

표 3.410 중부-하부 경추관절들(C2-T1)에 대한 WSM? 스펙트럼. (CL은 반대쪽 근육, IL은 같은 쪽 근육을 나타낸다.)

C2~T1	움직임에 저항하는 근막경선	움직임에 저항하는 근육	움직임에 저항하는 인대와 관절낭	압박의 요인: 중간 정도의 압박	압박의 요인: 단단한 정도의 압박
굴곡	표면 후방선	두판상근, 경판상근, 흉쇄유돌근 상부, 승모근, 견갑거근	후종인대, 황색인대, 극간인대, 항인대(극상인대) 및 후관절의 관절낭	목 앞 기관의 압박(기도 및 식도)	추간판 앞 가장자리 근처,[1248] 턱이 가슴에 충돌
신전	표면 전방성	흉쇄유돌근, 경장근, 두장근, 전사각근	전종인대와 섬유륜		극돌기 또는 추궁판의 눌림, 후관절 표면, 추간판의 후방 가장자리의 일부[1249]
회전[1250]	CL 나선선	IL: 흉쇄유돌근, 승모근 CL: 두판상근, 경판상근, 사각근, 견갑거근	후관절낭, 섬유륜의 앞쪽 섬유		순수한 수평 회전은 관절면의 경사로 인해 관절면끼리 부딪혀 제한됨[1251]
측굴		CL: 흉쇄유돌근, 사각근, 두판상근, 경판상근, 경장근, 두장근, 승모근, 견갑거근	횡돌간인대, 후관절낭, 섬유륜의 외측 섬유[1252]		상부 척추의 척추체에 대한 구상돌기의 충돌[1253]

경추 복합체

볼륨 3: 요약

우리 몸의 축은 머리에서 꼬리뼈까지 이어진다. 몸의 축이 가진 역할은 1차적으로 상체(팔과 어깨)와 하체(골반과 다리) 사이에서 하중을 안전하게 전달하고, 2차적으로 척추의 움직임을 자유롭게 발휘하는 것이다. 축에서는 안정성이 최우선이고 그다음이 가동성이다. 척추는 중립 위치에 있을 때 가장 안정적이다. 중립 위치에서 가장 멀리 떨어져 있을 때 가장 불안정하다. 이 몇 가지 사실은 우리의 요가 수련과 척추의 건강과 안전을 극대화하는 방법을 알려줄 수 있고 또 그래야 한다.

미적인 기준이 중심을 차지해버린 이 세상에서는 크게 휘어진 백 벤딩이나 다른 극단적인 척추의 움직임을 보이는 것이 바람직하고 감탄할 만한 것으로 여겨지고 있다. 그러나 최상의 퍼포먼스나 유연성을 추구하기보다 최적의 건강을 회복하고 유지하는 데 초점을 바꾸면 요가 수행에 대한 기능적 관점이 필요하게 된다. 많을수록 좋지 않다. 건강의 관점에서 보면 엄청난 가동범위나 많은 척추 유연성이 필요하지 않다. 실제로 많은 경우에 척추 유연성이 증가하면 확실히 건강에 해로울 수 있다. 최적의 척추 건강을 되찾고 유지하기 위해 요가 수련을 사용하는 방법을 고려할 때 염두에 두어야 할 4가지 핵심 테마는 다음과 같다.

1. 인간 변이의 현실
2. 항취약성(안티프래질) 곡선
3. 관절에 스트레스를 주고 운동하는 안전한 방법
4. 척추가 받는 스트레스의 종류

당신의 신체는 독특하고 다른 사람들은 당신이 겪어온 신체적 상황과 신체적 특징과 같을 수 없다는 사실은 모든 척추 운동이나 주의 사항이 당신에게 적용될 수 없다는 것을 의미한다. '모든 사람들은 몸을 앞으로 접을 때 허리를 보호하기 위해 무릎을 구부려야 한다'와 같은 포괄적인 일반화는 모든 사람에게 적용되지 않는다. 어떤 사람들은 몸을 앞으로 접으면서 다리를 곧게 펴는 것이 괜찮지만 대부분의 사람들은 그렇지 않다고 생각하는 것이 옳다! 인간의 다양한 변이를 감안할 때 당신의 신체에 가장 적합한 움직임들과 운동을 배우는 것은 바람직하다. 당신 외의 다른 사람의 몸에 효과가 있는 것은 일종의 지침으로 참고해야 하지 절대적인 교리로 받아들여서는 안 된다.

신체의 모든 조직들은 건강을 유지하기 위해 스트레스가 필요하다. 우리는 시간이 지나면 닳아 없어지고 스스로 치유할 수 없는 기계가 아니다. 살아 있는 유기체는 항취약성(안티프래질)을 가진다. 즉, 스트레스는 어느 한계점에서 우리를 더 강하게 만든다. 물론 너무 많은 스트레스는 손상을 일으킬 수 있지만 그렇다고 해서 스트레스를 전혀 받지 않을 수는 없다. 이러한 현실은 척추의 건강에도 영향을 미친다. 우리는 신체 축에 존재하는 뼈, 관절, 인대, 근막, 근육 및 기타 모든 조직에 스트레스를 가해야 한다. 하지만 신체에 스트레스를 가할 때에는 주의와 의도를 가지고 신중하게 접근해야 한다.

척추에 스트레스를 어떻게 적용하는가, 그리고 어느 정도의 스트레스를 가해야 하는지가 중요하다. 관절에 스트레스를 줄 때 기억해야 할 사항들은 다음과 같다.

1. 관절에 하중이 가해질 때에는 그 관절에 강성을 만들어야 한다(이로 인해 관절의 가동범위가 줄어들 수 있지만 이러한 절충은 받아들여야 한다).
2. 관절의 가동범위를 넓히는 작업을 할 때에는 부하가 걸리지 않아야 한다.
3. 하중이 가해진 관절을 움직일 때 적절한 신경근 협응과 움직임 패턴을 배우는 것이 필수적이다('적절한 테크닉'을 사용함이란 이런 의미이다).

이러한 생각들은 몸의 축에도 적용할 수 있다. 척추를 강화하려면 척추가 가능한 한 중립 위치에 가까울 때 수행해야 한다. 척추의 가동범위를 향상시키려면 척추가 가능한 한 적은 하중을 받을 때 수행해야 한다. 즉 등허리의 근육이 완전히 활성화된 상태는 피해야 한다는 뜻이다. 등허리 근육들이 완전히 활성화되면 척추에는 많은 스트레스가 발생한다.

척추에 영향을 미치는 스트레스는 두 가지가 있다. 축성 압박은 디스크에 발생하는데, 때로는 척추궁과 극돌기가 서로 눌리는 경우도 있다. 그리고 전단력은 하나의 척추가 이웃하는 척추 위로 미끄러질 때 생긴다. 척추는 전단 스트레스보다 압박 스트레스를 더 많이 견딜 수 있다. 적당한 양의 압박이나 전단력은 문제가 되지 않지만(사실, 이러한 스트레스는 건강하고 필요한 것이다!), 이러한 힘이 너무 커지면 부상이 발생할 수 있다. 스트레스가 너무 커서 즉시 손상이 발생하지 않더라도, 틈틈이 복구 시간이 충분하지 않은 상태에서 스트레스가 반복적으로 발생하면 시간이 지남에 따라 스트레스가 누적되어 손상이 지속될 수 있다.

코어를 단단하게 만드는 근육들을 적절한 수준으로 수축시키는 방법을 배우고, 움직임과 호흡을 협응시키고, 적절하면서도 고유한 개인 정렬을 찾는 기술은 척추를 따라 스트레스를 경험하는 사람에게 필수적이다. 이러한 스트레스가 직장, 스포츠 또는 요가 수련 중 움직임에서 비롯된다고 할지라도 척추를 움직이고 안정화하는 적절한 기술을 배우면 유익할 것이다. 교사라면 이 책을 통해 얻은 지식을 통해 학생들이 안전하게 수련하는 데 도움이 되기를 바란다. 그리고 당신이 요가 강사이건 아니건 간에, 당신이 자신의 신체 축에 대해 배우는 데 보낸 시간이 당신에게 고유하면서도 최적화되어 있고 기능적인 방식인 수련을 개발하는 데 필요한 정보와 영감을 모두 주었기를 바란다.

결국, 당신의 척추는 요가의 혜택을 받게 될 것이다.

Volume 3 미주

1 See Anna G. Creadick, *Perfectly Average: The Pursuit of Normality in Postwar America* (Amherst, MA: University of Massachusetts Press, 2010), 19.

2 Ibid., 34.

3 See Todd Rose, *The End of Average: How We Succeed in a World That Values Sameness* (New York: HarperCollins, 2015), 7.

4 See Rose, *The End of Average.*

5 See Gilbert S. Daniels, "The 'Average Man'?" Technical Note WCRD, 53.7 (1952). Dayton, OH: Wright-Patterson AFB, Air Force Aerospace Medical Research Lab.

6 See Rose, *The End of Average.*

7 From Dr. Seuss, *Happy Birthday to You* (New York: Random House Books for Young Readers, 1959).

8 See Daniels, "The 'Average Man'?"

9 This is a quote from Theodosius Dobzhansky, a population geneticist. Quoted in Kate Douglas, "Reaping the Whirlwind of Nazi Eugenics," *New Scientist*, July 14, 2014, https://www.newscientist.com/article/mg22329770-800-reaping-the-whirlwind-of-nazi-eugenics/.

10 The original source of this quotation is unknown to me, but it is a great piece of wisdom and advice. Thank you, whoever you are, for coining it!

11 See Nassim Nicholas Taleb, *Antifragile: Things that Gain from Disorder* (New York, NY: Random House, 2012).

12 For a more thorough analysis of fragility and yoga, see Bernie Clark, "Are Yoga Teachers Making Us Fragile? An Essay about Iatrogenesis, Yoga and Fragility," http://www.yinyoga.com/newsletter23_Fragile.php.

13 There are many possible definitions of "core" in yoga and in the fitness world, as we will see; however, this is the context in which I will use the term most often.

14 Certainly, many yoga teachers will advise a student performing an unsupported backbend, such as Camel as shown in figure 3.7c, to "engage your core muscles" in an attempt to protect the spine. However, when the back muscles are working really hard, they also create stress along the vertebral joints. Too much muscular contraction can be just as harmful for the spine as too little. The unsupported Camel posture is a high-risk, low-reward pose, and there are likely few health benefits in doing it. Some individuals are at little risk from this pose, but for the vast majority of people, there are better ways than this posture to build flexibility in the spine and strength in the core.

15 Drawings are from OpenStax: Anatomy & Physiology, ©2017 Rice University. Download for free at https://openstax.org/details/books/anatomy-and-physiology. Credit: modification of work by Mariana Ruiz Villareal.

16 For a discussion of the approximate nature of these landmarks and reasons why they are not reliable for surgeons, see John A. Carrino et al., "Effect of Spinal Segment Variants on Numbering Vertebral Levels at Lumbar MR Imaging," *Radiology* 259.1 (April 2011), 196–202, http://pubs.rsna.org/doi/pdf/10.1148/radiol.11081511.

17 See Henry Gray, Susan Standring, and B.K.B. Berkovitz, eds., *Gray's Anatomy*, 39th ed. (London, UK: Elsevier, 2005), 728.

18 This is just an approximation, because for most people, the right kidney is a little lower than the left.

19 See Douglas Harper's *Online Etymology Dictionary*, http://www.etymonline.com/index.php?allowed_in_frame=0&search=sacrum.

20 The name of the coccyx bone comes from the Greek for the cuckoo bird. An ancient Greek physician named Galen thought that the coccyx looked a bit like the beak of a cuckoo, and thus has it been called ever since.

21 See Gray et al., *Gray's Anatomy*, 754.

22 This image is from Wikipedia, created by Medium69, https://en.wikipedia.org/wiki/Neutral_spine#/media/File:Spinal_column_curvature-en.svg.

23 Interestingly, our fellow apes, gorillas, have greater variability in their number of vertebrae: 41% have three lumbar vertebrae and 38% have four; the number of thoracic vertebrae varies between 13 and 14; see M.M. Abitbol, "Evolution of the Sacrum in Hominoids," *American Journal of Physical Anthropology* 74 (1987): 65–81.

24 From Carrino et al., "Effect of Spinal Segment Variants."

25 This image of Pont du Gard, in Roman Gaul (modern-day southern France) is licensed under the Creative Commons Attribution-Share Alike 2.0 Generic license. The upper tier encloses an aqueduct that carried water to Nimes in Roman times; its lower tier was expanded in the 1740s to carry a wide road across the river.

26 As always, not everyone agrees: one study found that the lordotic curve is caused 50% by wedge-shaped discs and 50% by wedge-shaped vertebrae; see E. Been, A. Barash, H. Pessah, and S. Peleg, "A New Look at the Geometry of the Lumbar Spine," *Spine* 35.20 (2010): E1014–17, doi:10.1097/BRS.0b013e3181ddd433. We will return to this topic later.

27 See Stuart McGill, *Back Mechanic: The Secrets to a Healthy Spine Your Doctor Isn't Telling You* (Waterloo, ON: Backfit Pro, 2015), 160.

28 See R.R. Peoples et al. "Whole-Spine Dynamic Magnetic Resonance Study of Contortionists: Anatomy and Pathology," *Journal of Neurosurgery: Spine* 8.6 (2008): 501–9, doi:10.3171/SPI/2008/8/6/501. According to Randal Peoples, the lead author of this study, the contortionists he

studied can give you whatever curve you ask for: lordosis? No problem. Kyphosis? Yep, can do that too. So this is not to say that these contortionists don't have a lordotic curve; they could if they wanted to, but they didn't while lying passively in the MRI scanner. (From personal correspondence with Randal Peoples in 2017.)

29 Bouchard et al. concluded that genetics may have a more powerful influence on flexibility than on strength. See C. Bouchard, R.M. Malina, and L. Perusse, *Genetics of Fitness and Physical Performance* (Champaign, IL: Human Kinetics, 1997). It has been shown that joint hypermobility can be passed from parents to children. See R. Grahame, "Joint Hypermobility and Genetic Collagen Disorders: Are They Related?" *Archives of Disease in Childhood* 80.2 (1999): 188–91, doi:10.1136/adc.80.2.188.

30 The image in figure 3.15b is from Kasa 1982 on Shutterstock: https://www.shutterstock.com/g/kasa1982.

31 Figure 3.15c is reproduced with the kind permission of R.R. Peoples et al., "Whole-Spine Dynamic Magnetic Resonance."

32 For this reason, many researchers measure the cervical lordosis from C2 to T2/3 and the kyphosis of the thoracic spine from T4 to L1.

33 See Gray et al., *Gray's Anatomy*, 736.

34 See Y. Masharawi et al., "Vertebral Body Shape Variation in the Thoracic and Lumbar Spine: Characterization of Its Asymmetry and Wedging," *Clinical Anatomy* 21 (2008): 46–54.

35 See F.A. Teixeira and G.A. Carvalho, "Reliability and Validity of Thoracic Kyphosis Measurements Using the Flexicurve Method," *Brazilian Journal of Physical Therapy* 11.3 (2007): 173–7.

36 See E. Been, A. Barash, A. Marom, and P.A. Kramer, "Vertebral Bodies or Discs: Which Contributes More to Human-like Lumbar Lordosis?" *Clinical Orthopaedics and Related Research* 468 (2010): 1822–9.

37 There is a lack of standardization for measuring these values. The common approach is to use Cobb's Method, but different researchers use different landmarks to do this. Once again, our purpose in citing any study is not to claim the right answer for every body but to show how variable every body is.
For the cervical statistics see S. Erkan, H.S. Yercan, G. Okcu, and T. Ozalp, "The Influence of Sagittal Cervical Profile, Gender and Age on the Thoracic Kyphosis," *Acta Orthopaedica Belgica* 76 (2010): 675–80. They used a "posterior tangent technique originally described by Albers and Gore et al." and studied 228 subjects with an average age of 38.7.
For thoracic and lumbar statistics, see G. Sudhir, S. Acharya, K.L. Kalra, and R. Chahal, "Radiographic Analysis of the Sacropelvic Parameters of the Spine and Their Correlation in Normal Asymptomatic Subjects," *Global Spine Journal* 6.2 (2016): 169–75, doi:10.1055/s-0035-1558652. They defined the lumbar lordosis as the angle between the superior plate of L1 and the inferior plate of L5. For the thoracic kyphosis, they measured the angle between the superior plate of T3 and the inferior plate of T12. The average age of the 101 participants was 48. This Indian study compares quite closely to a Brazilian study: Ç. Tüzün, İ. Yorulmaz, A. Cindaş, and S. Vatan, "Low Back Pain and Posture," *Clinical Rheumatology* 18 (1999): 308–12. However, other studies of Caucasian populations have reported quite different results. A metastudy published in 2017 reviewed 13 studies with mean lordosis ranging from 37.5° to 69° and standard deviations ranging from 6.3° to 21°; see S.W. Chun, C.Y. Lim, K. Kim, J. Hwang, and S.G. Chung, "The Relationships between Low Back Pain and Lumbar Lordosis: A Systematic Review and Meta-analysis," *Spine Journal* 17.8 (2017): 1180–91, doi:10.1016/j.spinee.2017.04.034.
For the sacral statistics, see C. Marty et al., "The Sagittal Anatomy of the Sacrum among Young Adults, Infants, and Spondylolisthesis Patients," *European Spine Journal* 11 (2002): 119–25. The measurements were of the sacrococcygeal angle, which is the angle between a line perpendicular to the superior plate of the first sacral vertebra and another line perpendicular to the inferior plate of the fifth sacral vertebra. The study was of 44 adults averaging 24 years of age.

38 See S. May and D. Lomas, "Posture, the Lumbar Spine and Back Pain," in J.H. Stone and M. Blouin, eds., *International Encyclopedia of Rehabilitation*. Available online at http://cirrie.buffalo.edu/encyclopedia/en/article/190/.

39 See Gray et al., *Gray's Anatomy*, 771.

40 See N. Bogduk, *Clinical Anatomy of the Lumbar Spine and Sacrum*, 3rd ed. (New York, NY: Churchill Livingstone, 1997), 118.

41 See Andrew L. McDonough, "Balance and Posture," PowerPoint slides, www.nyu.edu/classes/mcdonough/Balance%20&%20Posture.ppt, retrieved February 28, 2018.

42 A systematic review of the proposition that posture causes musculoskeletal problems showed that a causal link was possible, but only in cases where the postures were held for long periods of time. See R.H. Westgaard and J. Winkel, "Ergonomic Intervention Research for Improved Musculoskeletal Health: A Critical Review," *International Journal of Industrial Ergonomics*, 20.6 (1997): 463–500, doi:10.1016/S0169-8141(96)00076-5.
For a review of posture and back pain, see Eval Lederman, "The Fall of the Postural–Structural–Biomechanical Model in Manual and Physical Therapies: Exemplified by Lower Back Pain," *Journal of Bodywork and Movement Therapies*, 15.2 (2011): 131–8, doi:10.1016/j.jbmt.2011.01.011.

43 See Lederman, "The Fall of the Postural–Structural–Biomechanical Model."

44 Some earlier yogis and yoga teachers did deliberately challenge their bodies by remaining in uncomfortable and unhealthy postures for hours at a time, for example by holding one arm in the air, but their intention was to build a level of

tapas, or discipline, which would win them magical powers. Very few modern yogis take up a yoga practice to learn these black arts; see David Gordon White, *Sinister Yogis* (Chicago, IL: University of Chicago Press, 2011). Having said all that, B.K.S. Iyengar was known to hold his students in Tadasana for as much as 45 minutes at a time!

45 See Galen Cranz, *The Chair* (New York, NY: W.W. Norton and Company, 1998).

46 When we see someone squirming in a chair or fidgeting in a posture, we assume that they are uncomfortable. However, this is not a proven correlation; the movements may be done to maintain comfort, not to seek it. Fidgeting is often quite comforting, but it doesn't mean the previous position was uncomfortable; it means that the body craves movement. People may also fidget for psychological reasons or because of the state of their nervous system.

47 The drawing is based on a compilation of pictures of B.K.S. Iyengar in Tadasana.

48 The Latin for a spinal joint is *vertebra*, but the Greek word is *spondylos*. Sometimes you will find the Greek word used when a pathology or problem of the spine is discussed, such as in spondylolisthesis.

49 The first vertebra is named the atlas because it carries the weight of the globe of the head on its shoulders, just as the Greek Titan Atlas carried the whole globe of Earth on his shoulders.

50 Drawing (b) is from OpenStax: Anatomy and Physiology, ©2017 Rice University. Download for free at https://openstax.org/details/books/anatomy-and-physiology.

51 The drawing is from OpenStax: Anatomy and Physiology, ©2017 Rice University. Download for free at https://openstax.org/details/books/anatomy-and-physiology.

52 Often these joints go by the unpronounceable names of apophyseal or zygapophyseal joints (from the Greek *zygon*, which means yoke, and *apophysis*, which means bony outgrowth). I will stick to the much simpler term "vertebral facet joints" or more simply "facets." While this is a bit lazy on my part and not quite anatomically accurate (because there are many facets throughout the body), it is better than specifying a zygapophyseal facet every time. So whenever you see "facet" by itself, with no qualifier, know that I am referring to the zygapophyseal facets. When I refer to other facet joints, I will specify where these are, to avoid confusion.

53 Some researchers feel that these facets do more than guide or restrain movement; facets may also transmit forces between the vertebrae, thus creating movement; see Serge Gracovetsky, "Facets Do Not Impede Axial Rotation. Facets Enhance Axial Rotation," slide #2–21 in *How Man Moves* (Lulu.com, 2015), http://bit.ly/2tTyMmQ.

54 There are other joints along the spine as well, such as the *costovertebral joints*, where the ribs join the spine, and the *uncovertebral* joints in the neck, but we will defer investigation of those until we discuss the thoracic and cervical segments.

55 See N.V. Jaumard, W.C. Welch, and B.A. Winkelstein, "Spinal Facet Joint Biomechanics and Mechanotransduction in Normal, Injury and Degenerative Conditions," *Journal of Biomechanical Engineering* 133.7 (2011), doi:10.1115/1.4004493.

56 See Sangeeta Sangwan, Rodney A. Green, and Nicholas F. Taylor, "Characteristics of Stabilizer Muscles: A Systematic Review," *Physiotherapy Canada* 66.4 (2014): 348–58, doi:10.3138/ptc.2013-51.

57 If the top vertebra tilts a lot, the *pars articularis* may come into contact with the lower vertebra's superior facet. When laterally bending to the right, the left side's facets separate as the higher facet slides up and away from the lower one. While the joint capsule does resist the separation of the facets, compression here is an ultimate limit to how far the top vertebra can tilt.

58 In some individuals, a megaspinous process is created by two spinous processes fusing together, which obviously eliminates any movement between those vertebrae.

59 See Terry R. Yochum and Lindsay J. Rowe, *Essentials of Skeletal Radiology*, 3rd ed. (Philadelphia, PA: Lippincott Williams & Wilkins, 2005), 296.

60 Just kidding, folks! God doesn't care how deep your backbend is.

61 See R. Scapinelli, "Morphological and Functional Changes of the Lumbar Spinous Processes in the Elderly," *Surgical and Radiologic Anatomy* 11.2 (1989): 129–33. These findings were confirmed in 2012 by C.E. Aylott et al., "Spinous Process Morphology: The Effect of Ageing through Adulthood on Spinous Process Size and Relationship to Sagittal Alignment," *European Spine Journal* 21.5 (2012): 1007–12, doi:10.1007/s00586-011-2029-6.

62 Vanda Scaravelli comes to mind. She had a very active yoga practice right into her 90s. There are many photos of her doing deep backbends even in her 80s; see http://www.estheryoga.com/awakening-the-spine and https://yogainternational.com/article/view/the-legacy-of-vanda-scaravelli.

63 See Stuart McGill, *Low Back Disorders: Evidence-Based Prevention and Rehabilitation*, 2nd ed. (Champaign, IL: Human Kinetics, 2007), 202.

64 See McGill, *Low Back Disorders*, xi.

65 A hinge is not automatically a problem. Let's assume that a student has a pronounced hinge that allows her to go deep into the Wheel (Urdhvadhanurasana). Many teachers may not even notice and will be happy to see that this flexible student can easily drop back into a wheel with hips high and arms straight. But a few teachers may look more closely at the spine, see the hinge and offer some guidance along the lines of: "Hey, did you know that you have a hinge in your spine? Yeah, right about here… [touching the hinged area]. You're using this one joint for your full extension. Let's work on recruiting other joints along the spine as well, because *if you keep using that one joint, you'll damage it.*" Everything up to that last bit was good, fine, useful information, but that last

bit in italics? That was speculation.
Just because someone has a hinge and uses that hinge does not mean that they are damaging their spine. We don't know whether there is more range of motion available at that hinge or not. Maybe it is at its limit and the full stress of the backbend is shearing those two vertebrae apart—which would be bad. But maybe she still has lots more room there and it is not in danger at all. A hinge by itself is not bad. An overstressed hinge may be bad, but using fear to change her behavior is not an appropriate teaching technique. Instead, invite an investigation into what is appropriate for her, given her unique biology and biography. There is no problem with encouraging this student or any student to use the whole length of the spine when doing a backbend. That's cool. Do it. But don't play the fear card or assume that a hinge automatically means trouble.

66 Fortunately, our spines are not credit cards; we can get too carried away with such an analogy. Living tissues have the ability to adapt and become stronger from repeated stresses, provided sufficient rest is taken between episodes. The spine needs more rest than other joints of the body. Too much stress is bad, though. How do you know if it is too much? Pay attention to how the joint feels—in the pose, after the pose and in the subsequent few days.

67 See McGill, *Low Back Disorders*, 54, 202 and 203.

68 See McGill, *Low Back Disorders*, 202.

69 See Y. Masharawi et al., "Facet Orientation in the Thoracolumbar Spine: Three-dimensional Anatomic and Biomechanical Analysis," *Spine* 29.16 (2004): 1755–63.

70 See Masharawi et al., "Facet Orientation."

71 Since the right-side facets face more anteriorly, the facets can slide further to the right. Facets sliding to the right at the back of the body create a twist to the left.

72 See Masharawi et al., "Facet Orientation."

73 Often the disc is described as a "shock absorber," but some anatomists claim this may not be completely true, as the disc may be too stiff to serve that function efficiently. Instead, it is the curvature of the spine and its restraining ligaments that allow the spine to absorb energy while we walk, jump and run. See M.A. Adams, "Anatomy and Physiology of the Lumbar Intervertebral Disc and Endplates," in F.M. Phillips and C. Lauryssen, eds., *The Lumbar Intervertebral Disc* (New York, NY: Thieme, 2009), 9–19. See also J.E. Smeathers, "Some Time Dependent Properties of the Intervertebral Joint When Under Compression," *Engineering in Medicine* 13 (1984), 83–7. In another view, Farfan proposed that the vertebrae are also shock absorbers and their endplates flex under load; see H.F. Farfan, *Mechanical Disorders of the Low Back* (Philadelphia, PA: Lea & Febiger, 1973).

74 Living cells make up about 1% of the volume of a disc. These cells are very important, however, as they recycle and regrow worn out tissues. There are at least three distinct kinds of cells in the disc: chondrocytes in the nucleus, fibroblasts in the outer annulus and cells that create fibrocartilaginous materials, in the inner annulus; see Susan R.S. Bibby, Deborah A. Jones, Robert B. Lee, Jing Yu, and Jill P.G. Urban, "The Pathophysiology of the Intervertebral Disc," *Joint Bone Spine* 68 (2001): 537–42.

75 As always, not everyone agrees; one study found that the lordotic curve is caused 50% by disc wedge shape and 50% by vertebral wedge shape; see Been et al., "A New Look." We will return to this topic later.

76 This figure is from OpenStax: Anatomy and Physiology, ©2017 Rice University. Download for free at https://openstax.org/details/books/anatomy-and-physiology.

77 See M.E. Kunkel, *A Statistical Approach to Predict Subject-Specific Morphometry of the Human Thoracic and Lumbar Spine from Radiographic Images*, Dissertation, Medical Faculty of Ulm University, Germany, 2011.

78 We can lose 19 mm in height over the course of a day, and over 50% of that loss comes in the first 30 minutes after rising. See T. Reilly, A. Tyrrell, and J.D. Troup, "Circadian Variation in Human Stature," *Chronobiology International* 1.2 (1984): 121–6; cited in McGill, *Low Back Disorders*, 96.

79 See D.J. Botsford, S.I. Esses, and D.J. Ogilvie-Harris, "In Vivo Diurnal Variation in Intervertebral Disc Volume and Morphology," *Spine* 19.8 (1994): 935–40.

80 See M.A. Adams, P. Dolan, and W.C. Hutton, "Diurnal Variations in the Stresses on the Lumbar Spine," *Spine* 12.2 (1987): 130.

81 See Adams et al., "Diurnal Variations," 130.

82 See Reilly et al., "Circadian Variation," cited in McGill, *Low Back Disorders*, 96.

83 See S.H. Snook, B.S. Webster, R.W. McGorry, M.T. Fogleman, and K.B. McCann, "The Reduction of Chronic Non-specific Low Back Pain through the Control of Early Morning Lumbar Flexion," *Spine* 23 (1998): 2601–7.

84 An exception would be if your sitting posture includes a normal lordotic curve. If the spine is in its neutral shape while you meditate, little creep should arise. However, most people lose most of their lordosis when sitting, due to their slouching posture, and that is when creep occurs.

85 See McGill, *Low Back Disorders*, 1st ed., 96.

86 See McGill, *Low Back Disorders*, 97.

87 See McGill, *Low Back Disorders*, 97.

88 See I.A. Stokes and L. Windisch, "Vertebral Height Growth Predominates over Intervertebral Disc Height Growth in Adolescents with Scoliosis," *Spine* 31.14 (2006): 1600–4.

89 When we are young adults, our nucleus pulposus is 65% proteoglycans (the water-loving molecules that keep our body hydrated), but by our 60s that has dropped to 30%; thus, we are drying out over time; see Jim Borowczyk, "Spondylosis, Facet Joint Arthropathy and Pain," presentation at the General Practice Conference and Medical Exhibition South,

August 4–8, 2010, Christchurch, New Zealand, retrieved from http://www.gpcme.co.nz/pdf/GP%20CME/Friday/C5%201630%20 Borowczyk.pdf.

90 See Yanlin Tan et al., "Kinetic Magnetic Resonance Imaging Analysis of Lumbar Segmental Mobility in Patients Without Significant Spondylosis," *European Spine Journal* 21 (2012): 2673–9.

91 These values also vary depending upon which discs are measured. The flexibility of the discs between L1/L2 and L2/L3 is greater than between the lower lumbar discs. The amount of movement between L5 and S1 is the least of all the lumbar joints; see Yanlin Tan et al., "Kinetic Magnetic."

92 See I.A. Kapandji, *The Physiology of the Joints: Volume Three — The Trunk and Vertebral Column* (London, UK: Churchill Livingstone, 1998), 32.

93 G-P. Brüggemann, "Neuromechanical Load of the Biological Tissue and Injury in Gymnastics," in Randall Jensen, William Ebben, Erich Petushek, Chris Richter, and Karen Roemer, eds., *Proceedings of the 28th conference of the International Society of Biomechanics in Sports* (Marquette, MI: Northern Michigan University, 2010), 108–111.

94 See Yuan Li Zhou, Qing-Hang Zhang, and Ee-Chon Teo, "Effect of Disc Height and Disc Wedge Angle on Lumbar Spine under Axial Compressive Force," presented at WACBE World Congress on Bioengineering, Bangkok, Thailand, 2007.

95 See Joel A. DeLisa, Bruce M. Gans, and Nicholas E. Walsh, *Physical Medicine and Rehabilitation: Principles and Practice, Volume 1* (Philadelphia, PA: Lippincott Williams & Wilkins, 2005), 383.

96 See Q. Ashton Acton, *Pathological Conditions: New Insights for the Healthcare Professional, 2013 Edition* (Atlanta, GA: ScholarlyEditions, 2013), 216–17.

97 See M. Solomonow, B.H. Zhou, M. Harris, Y. Lu, and R.V. Baratta, "The Ligamento-Muscular Stabilizing System of the Spine," *Spine* 23 (2000): 2552–62.

98 See McGill, *Low Back Disorders*, pages 49–51.

99 For more details on the role of fascia in our nervous system, see page 46 of *Your Body, Your Yoga—Volume 1*; for information on fascia's role in the immune system, see pages 49–50.

100 Most data in the table were derived from A.A. White and M.M. Panjabi, *Clinical Biomechanics of the Spine*, 2nd ed. (Philadelphia, PA: J.B. Lippincott, 1990). Data for the separate values of the lumbar are from two studies: M.J. Pearcy, J. Portek, and J. Shepherd, "Three-dimensional X-ray Analysis of Normal Measurement in the Lumbar Spine," *Spine* 9 (1984): 294 (who provided the data on lumbar flexion and extension); and M.J. Pearcy and S.B. Tibrewal, "Axial Rotation and Lateral Bending in the Normal Lumbar Spine Measured by Three-Dimensional Radiography," *Spine* 9 (1984): 582.
Other studies have given estimates for lumbar flexion/extension values close to those of Pearcy et al. but with reported standard deviations of 8–10° in flexion and 6–11° in extension. Again, this shows a fairly large degree of variation; see G. Van Herp, P. Rowe, P. Salter, and J.P. Paul, "Three-dimensional Lumbar Spinal Kinematics: A Study of Range of Movement in 100 Healthy Subjects Aged 20 to 60+ years," *Rheumatology* 39 (2000): 1337–40.

101 Indeed, there are more recent studies that show a greater range of motion for the lumbar spine than shown here.

102 While the studies used to compile table 3.3 showed the average range of twist to the lumbar spine was only 2°, other smaller studies have shown rotations in the lumbar of 8–16°; see Victor M. Haughton, B. Rogers, M.E. Meyer and D.K. Resnick, "Measuring the Axial Rotation of Lumbar Vertebrae in Vivo with MR Imaging," *American Journal of Neuroradiology* 23 (2002): 1110–16.

103 See Van Herp et al., "Three-dimensional Lumbar."

104 It is tempting to call elongation in this case "extension" because we are extending the length of the spine, and indeed, some researchers and yoga teacher do use this term or "axial extension." But because extension is already used to describe other anatomical movements, such as backbending, employing it here would be confusing, so I have chosen elongation.

105 Traction is a form of therapy for a variety of ailments, involving a pulling force being applied to the body. It has been used to set broken bones, assist in delivering babies, release muscle spasms, reduce pain and treat bulging discs. We can use the body's own weight to generate the force, or we can attach external weights to increase the force and/or ropes to direct it.

106 These drawings are inspired by Leslie Kaminoff's and Amy Matthews's *Yoga Anatomy* (Champaign, IL: Human Kinetics, 2007), 27, figure 2.21.

107 See Appendix A: The forms of stress, in Volume 1 of *Your Body, Your Yoga*, page 65.

108 There is a less likely source of compression that a very few people may experience: compression of the front of the intervertebral discs. To sense whether this is stopping you, pay close attention to whether you have a sense of stuckness deep in the belly, at the front of the spine. Most people are not aware enough or sensitive enough to detect this.

109 Drawing is inspired by figure 1 of Tom P.C. Schlösser et al., "Differences in Early Sagittal Plane Alignment between Thoracic and Lumbar Adolescent Idiopathic Scoliosis," *The Spine Journal* 14 (2014): 282–90.

110 See J.W. Kouwenhoven, et al. "Effects of Dorsal Versus Ventral Shear Loads on the Rotational Stability of the Thoracic Spine: A Biomechanical Porcine and Human Cadaveric Study," *Spine* 32 (2007): 2545–50.

111 See C.W. Toueg et al., "Prevalence of Spondylolisthesis in a Population of Gymnasts," *Studies in Health Technology and Informatics* 158 (2010): 132–7.

112 See C.W. Toueg et al., "Spondylolisthesis, Sacro-Pelvic

Morphology, and Orientation in Young Gymnasts," *Journal of Spinal Disorders and Techniques* 28.6 (2015): E358–64, doi:10.1097/BSD.0b013e3182956d62.

113 After a deep twist in one direction, many teachers will offer an equally deep twist to the other side as the counterpose. And that may be fine for most people. But if a deep second twist is the counterpose for the first twist, a counterpose is required for the second twist, which will lead to another counterpose for this counterpose, and we become stuck in an infinite loop of counterposing. I don't believe this is a serious problem, but it is one that can be avoided altogether if a shorter twist in the other direction follows the original deep twist, and the deep twist to the second side happens a little later in the practice.

114 When we are at the limit of our range of motion and that limit is caused by compression, the body cannot open any further; no more movement is possible. However, if the limitation is caused by tension, then while we maintain the pose, the tissues experiencing the tension may still undergo lengthening. The ligaments or muscles may creep under the stress, resulting in very slow movement.

115 See William A. Sands et al., "Stretching the Spines of Gymnasts: A Review," *Sports Medicine* 46 (2016): 315–27, doi:10.1007/s40279-015-0424-6.

116 See L. Purcell and L. Micheli, "Low Back Pain in Young Athletes," *Sports Health* 1.3 (2009): 212–22, doi: 10.1177/1941738109334212.

117 See P. Armiger and M.A. Martyn, *Stretching for Functional Flexibility* (Philadelphia, PA: Lippincott Williams & Wilkins, 2010).

118 A common test for hypermobility is the Beighton test; see P.H. Beighton and F. Horan, "Orthopedic Aspects of the Ehlers-Danlos Syndrome," *Journal of Bone and Joint Surgery* [British volume] 15 (1969): 444–53.

119 This drawing is from stihii of Shutterstock; see https://www.shutterstock.com/g/stihii.

120 The image is from OpenStax: Anatomy and Physiology, ©2017 Rice University. Download for free at https://openstax.org/details/books/anatomy-and-physiology.

121 See R. Shane Tubbs, Mohammadali M. Shoja, and Marios Loukas (eds.), *Bergman's Comprehensive Encyclopedia of Human Anatomic Variation*, 1st ed. (London: Wiley-Blackwell, 2016), 989.

122 The image is from OpenStax: Anatomy and Physiology, ©2017 Rice University. Download for free at https://openstax.org/details/books/anatomy-and-physiology.

123 This section on spinal nerves is an edited version of material from OpenStax: Anatomy and Physiology, ©2017 Rice University. Download for free at https://openstax.org/details/books/anatomy-and-physiology.

124 See Michael Alter, *Science of Flexibility* (Champaign, IL: Human Kinetics, 2004), 68.

125 See Alter, *Science of Flexibility*, 69.

126 The image is from Alila Medical Media on Shutterstock: https://www.shutterstock.com/g/alila.

127 See M. Sunderland, *Nerves and Nerve Injuries*, 3rd ed. (Melbourne, Australia: Churchill Livingstone, 1978).

128 See Alter, *Science of Flexibility*, 69.

129 See J. Phillips, X. Smit, N. De Zoysa, A. Afoke, and R.A. Brown, "Peripheral Nerves in the Rat Exhibit Localized Heterogeneity of Tensile Properties during Limb Movement," in *Journal of Physiology* 15.557, pt. 3 (2004): 879–87, doi:10.1113/jphysiol.2004.061804.

130 See David Butler, *The Sensitive Nervous System* (Adelaide, Australia: Noigroup Publications, 2000), 114.

131 See Butler, 115.

132 See McGill, *Back Mechanic*, 60.

133 See Tubbs et al., *Bergman's*, 1121–22. Note that the *common fibular nerve* used to be called the *common peroneal nerve*.

134 See M. Güvençer, C. Iyem, P. Akyer, S. Tetik, and S. Naderi, "Variations in the High Division of the Sciatic Nerve and Relationship between the Sciatic Nerve and the Piriformis," *Turkish Neurosurgery* 19.2 (2009): 139–44.

135 Bergman offers several studies with a range of observations. Most commonly, sciatic nerves run under the piriformis muscle, and a variety of studies found this to be the case in 79–96% of people. This means that for 4–21% of people, the sciatic nerve runs not under the piriformis muscles but either through it or above it; see Tubbs et al., *Bergman's*, 1122.

136 See Güvençer et al., "Variations."

137 See Christopher Wanjek, "Sleep Shrinks the Brain—and That's a Good Thing," *Scientific American*, February 3, 2017, retrieved November 16, 2017 at https://www.scientificamerican.com/article/sleep-shrinks-the-brain-and-thats-a-good-thing/.

138 Dr. Brieg showed that neck flexion can move the spinal cord 5–7 cm; see Alf Brieg, *Adverse Mechanical Tension in the Central Nervous System* (Hoboken, NJ: John Wiley & Sons, 1978).

139 See Michael Shacklock, "Neurodynamics," *Physiotherapy* 81.1 (1995): 9–16.

140 See Butler, *The Sensitive Nervous System*, 99–100.

141 See Butler, *The Sensitive Nervous System*, 405.

142 See McGill, *Low Back Disorder*, 3rd ed., chapter 10.

143 I believe this term was coined by Stuart McGill; see *Low Back Disorder*, 2nd edition, 217–18.

144 See McGill, *Low Back Disorders*, 3rd ed., chapter 10.

145 Ibid.

146 This practice is also described in McGill, *Low Back Disorder*, 3rd ed., chapter 10.

147 See Butler, *The Sensitive Nervous System*, 117.

148 See Donald A. Neumann, *Kinesiology of the Musculoskeletal System* (Maryland Heights, MO: Mosby, 2002), 307.

149 See A.J. Vora, K.D. Doerr and R. Wolfer, "Functional Anatomy and Pathophysiology of Axial Low Back Pain: Disc, Posterior Elements, Sacroiliac Joint, and Associated Pain Generators," *Physical Medicine and Rehabilitation Clinics of North America* 21 (2010): 679–709.

150 See Carrino et al., "Musculoskeletal Imaging: Effect of Spinal Segment Variants on Vertebral Numbering," *Radiology* 259.1 (2011): 196–202.

151 The disarticulated sacral complex in (c) is from an Asian male; the image is from Bone Clones, reproduced with their kind permission. ©Bone Clones, https://boneclones.com/product/human-male-asian-articulated-skeleton-SC-092-A. Bone Clones provided the following commentary on the male pelvic morphology: "The pelvic inlet is somewhat 'heart-shaped'. The innominate bones are somewhat rugged and have prominent sites for musculofascial attachment. The ilium is somewhat prominent in the superoinferior plane (i.e., extends vertically). There are slight bilateral preauricular sulci. The greater sciatic notch is narrow. The subpubic angle is acute. The pubis is not significantly widened. Both innominates have a ventral arc. There is no subpubic concavity. The ischiopubic ramus is thick and its medial aspect is broad and flat. The obturator foramen is large and somewhat ovoid. The sacrum is tall, narrow, and not prominently curved (in the anteroposterior plane). The totality of pelvic features is most in keeping with [the] male sex."
The disarticulated sacral complex in (d) is from an Asian female; the image is from Bone Clones, reproduced here with their kind permission. ©Bone Clones, https://boneclones.com/product/human-female-asian-disarticulated-skeleton-SC-211-D. Bone Clones provided the following commentary on the female pelvic morphology: "The pelvic inlet is somewhat rounded. The innominate bones are somewhat robust, and sites for musculofascial attachment are slightly to moderately prominent. The ilium is not prominent in the superoinferior plane (i.e., does not extend vertically). There are subtle preauricular sulci. The greater sciatic notch is broad. The subpubic angle is obtuse. The pubis is prominently widened. There is no ventral arc. There are deep, smooth pits ('pits of parturition') on the posterior surface of pubic portions of the left innominate. There is a slight subpubic concavity. The ischiopubic ramus is slightly thickened, and its medial aspect is somewhat rounded. The obturator foramen is somewhat small and triangular. The sacrum is short, broad, and prominently curved (in the anteroposterior plane). The totality of pelvic features is most in keeping with [the] female sex."

152 Two terms are used interchangeably for these therapists: *physiotherapist* and *physical therapist*. They are synonymous, but in the USA the term most commonly used seems to be physical therapist, while in the rest of the world the term is physiotherapist. I have chosen to use physical therapist; however, if you're uncomfortable with that term, please imagine this to be a physiotherapist.

153 See Kapandji, *The Physiology of the Joints: Volume Three*, 56.

154 This arch, the Mycenaean Arkadiko Bridge or Bridge at Kazarma, Argolis, Peloponnese, Greece, is over 3,000 years old. The corbel arch bridge was part of a Mycenaean highway from Tiryns to Epidaurus, which was constructed for use by chariots. The bridge was built in the late Greek Bronze Age (late Helladic period LHIII, ca. 1300–1190 BC) and is still used by the local populace; see https://commons.wikimedia.org/wiki/File:Arkadiko_Mycenaean_Bridge_II.JPG.

155 See Stephen Levine, "A Suspensory System for the Sacrum in Pelvic Mechanics: Biotensegrity," in Andry Vleeming, Vert Mooney, and Rob Stoeckart (eds.), *Movement, Stability and Lumbopelvic Pain*, 2nd ed., chapter 15 (Edinburgh, UK: Churchill Livingstone, 2007), 229–37.

156 See Andry Vleeming and Rob Stoeckart, "The Role of the Pelvic Girdle in Coupling the Spine and the Legs: A Clinical-Anatomical Perspective on Pelvic Stability," in Vleeming et al. (eds.), *Movement, Stability and Lumbopelvic Pain*, 113–37.

157 The spinopelvic rhythm is sometimes called the *lumbopelvic rhythm*. However, movement of the pelvis often affects more than just the lumbar; the effects can also be noticed in the thoracic spine, which is why I will use the term spinopelvic rhythm.

158 See C.O. Lovejoy, "Evolution of Human Walking," in *Scientific American* 259 (1988), 118–25.

159 It's complicated! There is another view, promoted by Snijders and Vleeming, that claims a complete pelvic ring is not involved in transferring forces through the pelvis; instead, the keystone of the sacrum acts like the talus of the ankle to direct forces down to the legs, due to the triangular nature of the structure and to the support of the muscles and ligaments, which in the pelvis act like the plantar aponeurosis of the foot. They have found that even with the cartilage of the pubic symphysis removed, the pelvis can remain stable; see C.J. Snijders, A. Vleeming, and R. Stoeckart, "Transfer of Lumbosacral Load to Iliac Bones and Legs. Part 1: Biomechanics of Self-bracing of the Sacroiliac Joints and Its Significance for Treatment and Exercise," *Clinical Biomechanics* 8 (1993): 285–94.

160 See Physiopedia, retrieved March 1, 2018 from http://www.physio-pedia.com/Sacroiliac_joint.

161 There is some debate about whether the muscles crossing the sacrum can cause sacral movement. Some movement at an SI joint can occur due to contraction of up to 22 muscles, including distant muscles such as the latissimus dorsi and the sartorius; see D.G. Lee, "Intra-articular Versus Extra-articular Dysfunction at the Sacroiliac Joint — A Method of Differentiation," in *IFOMPT, Proceedings of the 5th International Conference* (Browns Bay, New Zealand: International Federation of Orthopaedic Manipulative Physical Therapists, 1992), 69.

162 See S.P. Cohen, "Sacroiliac Joint Pain: A Comprehensive Review of Anatomy, Diagnosis, and Treatment," *Anesthesia Analgesia* 101 (2005): 1440–53.

163 See Annelies Pool-Goudzwaard et al., "Contribution of Pelvic Floor Muscles to Stiffness of the Pelvic Ring," *Clinical Biomechanics* 19 (2004): 564–71.

164 See C. Liebenson, "The Relationship of the Sacroiliac Joint, Stabilization Musculature, and Lumbo-pelvic Instability," *Journal of Bodywork and Movement Therapies* 8 (2004): 43–5.

165 See F.H. Willard, A. Vleeming, M.D. Schuenke, L. Danneels, and R. Schleip, "The Thoracolumbar Fascia: Anatomy, Function and Clinical Considerations," *Journal of Anatomy* 221.6 (2012): 507–36.

166 See D.E. Harrison, D.D. Harrison, and S.J. Troyanovich, "The Sacroiliac Joint: A Review of Anatomy and Biomechanics with Clinical Implications," *Journal of Manipulative and Physiological Therapeutics* 20.9 (1997): 607–17.

167 Both terms are from the Greek: *synarthrosis* means fixed or immoveable, while *diarthrosis* means freely moving.

168 The word *amphiarthrosis* comes from the Greek: *amphi* means "on both sides," and *arthrosis* means "articulation."

169 See V. Bowen and J.D. Cassidy, "Macroscopic and Microscopic Anatomy of the Sacroiliac Joint from Embryonic Life to the Eighth Decade," *Spine* 6 (1981): 620–8.

170 See A. Vleeming, R. Stoeckart, A.C. Volkers, and C.J. Snijders, "Relation between Form and Function in the Sacroiliac Joint. Part I: Clinical Anatomical Aspects," *Spine* 15 (1990): 130–2.

171 This picture is of a fused sacrum and L5 vertebra from a 65-year-old European-American male who died of heart disease (as a complication of alcoholism), as documented at the time of the individual's death. The image is courtesy of Bone Clones: ©Bone Clones, https://boneclones.com/product/human-sacrum-and-l-5-fused-FM-529.

172 Sometime between the second and fifth years, the costal elements of each sacral vertebra unite with its vertebral arch. By the eighth year, these then unite with the centrum anteriorly and with each other. Just after puberty, the vertebral arches that have become fused unite with each other, first inferiorly and later superiorly. The sacral bodies do not fuse until our 20s. The majority of the sacral intervertebral discs do not ossify until middle age or later. See Gray et al., *Gray's Anatomy*, 751–4.

173 These old sacral hills and valleys are the fused remains of the processes of the sacral vertebrae: the small ridge in the middle is what is left of the sacral vertebral spinous processes; the lateral ridges are the fused remnants of the transverse and costal processes. Some of the valleys and depressions mark the sites of fused articulating facets.

174 See Gray et al., *Gray's Anatomy*, 749.

175 See Gray et al., *Gray's Anatomy*, 750.

176 The sacral auricular surface is formed through the fusion of the ends of the transverse and costal processes of S1 to S3.

177 See A. Vleeming et al., "The Sacroiliac Joint: An Overview of its Anatomy, Function and Potential Clinical Implications," *Journal of Anatomy* 221 (2012): 537–67.

178 See J.D. Cole, D.A. Blum, and L.J. Ansel, "Outcome after Fixation of Unstable Posterior Pelvic Ring Injuries," *Clinical Orthopaedics and Related Research* 329 (1996): 160–79.

179 See Rick Serola's video demonstration of the sacrum modelled as a cone, at his website: http://www.serola.net/research-entry/sacrum-compared-to-a-cone/.

180 See Vleeming et al., "The Sacroiliac Joint: An Overview."

181 See Vleeming et al., "Relation between Form and Function in the Sacroiliac Joint. Part I" and A. Vleeming, A.C. Volkers, C.J. Snijders, and R. Stoeckart, "Relation between Form and Function in the Sacroiliac Joint. Part II: Biomechanical Aspects," *Spine* 15.2 (1990): 133–6.

182 See Vleeming et al., "Relation between Form and Function in the Sacroiliac Joint," parts I and II.

183 See Gray et al., *Gray's Anatomy*, 754.

184 See Jason Woon and Mark Stringer, "Clinical Anatomy of the Coccyx: A Systematic Review," *Clinical Anatomy* 25 (2012):158–67.

185 See Gray et al., *Gray's Anatomy*, 754.

186 See S.E. Esses and D.J. Botsford, "Surgical Anatomy and Operative Approaches to the Sacrum," in J.W. Frymoyer (ed.), *The Adult Spine: Principles and Practice,* 2nd ed. (Philadelphia, PA: Lippincott-Raven, 1997), vol. 2, 2329–41.

187 See Harrison et al., "The Sacroiliac Joint."

188 See B. Sturesson, G. Selvik, and A. Uden, "Movement of the Sacroiliac Joints: A Roentgen Stereophotogrammetric Analysis," *Spine* 14 (1989): 162–5; B. Sturesson, A. Uden, and A. Vleeming, "A Radiostereometric Analysis of Movements of the Sacroiliac Joints during the Standing Hip Flexion Test," *Spine* 25 (2000): 364–8; B. Sturesson, A. Uden, and A. Vleeming, "A Radiostereometric Analysis of Movements of the Sacroiliac Joints in the Reciprocal Straddle Position," *Spine* 25 (2000): 214–17.

189 See R.M. Rusk and S.D. Ousley, "An Evaluation of Sex- and Ancestry-Specific Variation in Sacral Size and Shape Using Geometric Morphometrics," in *American Journal of Physical Anthropology* 159 (2016): 646–54.

190 Miller et al. reported that the average SI joint auricular surface area for women ranges from 10.7 to 14.2 cm^2, but in males the average area is 22.3 cm^2; see J.A. Miller, A.B. Schultz, and G.B. Andersson, "Load-Displacement Behavior of Sacroiliac Joints," in *Journal of Orthopaedic Research* 5 (1987): 92–101. See also Gray et al., *Gray's Anatomy*, 1431.

191 See I. Stoev, A.K. Powers, J.A. Puglisi, R. Munro, and J.R. Leonard, "Sacroiliac Joint Pain in the Pediatric Population," *Journal of Neurosurgery. Pediatrics* 9 (2012): 602–7.

192 See Vleeming et al., "The Sacroiliac Joint: An Overview."

193 Vleeming et al., in "The Sacroiliac Joint: An Overview," cite several sources (but none later than 1957) for the claim that the average woman's sacrum is projected more horizontally, and yet several other studies show that the sacral slope in men is slightly larger than in women, and not really significantly so, implying that there is no real differences between genders in the orientation of the sacrum. I am not sure how to reconcile these different viewpoints, other than to say—who cares what the average is? What is important is what *your* sacrum is doing. See J. Legaye, G. Duval-Beaupère, J. Hecquet, and C. Marty, "Pelvic Incidence: A Fundamental Pelvic Parameter for Three-Dimensional Regulation of Spinal Sagittal Curves," *European Spine Journal* 7.2 (1998): 99–103; J.C. Le Huec, S. Aunoble, L. Philippe, and P. Nicolas, "Pelvic Parameters: Origin and Significance," *European Spine Journal* 20, supp. 5 (2011): S564–S571, doi:10.1007/s00586-011-1940-1.

194 These pictures are of a 39-year-old European-American female's sacrum and an adult Asian male's sacrum (age approximately 40, +/– 10 years). Images are courtesy of Bone Clones: ©Bone Clones: https://boneclones.com/product/human-39-year-old-female-sacrum-FM-536 and https://boneclones.com/product/human-male-asian-sacrum-SC-092-77.

195 See R. Brooke, "The Sacroiliac Joint," *Journal of Anatomy* 58 (1924): 299–305; Bowen and Cassidy, "Macroscopic and Microscopic Anatomy."

196 See T.J. Kibsgård, O. Røise, B. Stuge, and S.M. Röhrl, "Precision and Accuracy Measurement of Radiostereometric Analysis Applied to Movement of the Sacroiliac Joint," *Clinical Orthopaedics and Related Research* 470.11 (2012): 3187–94, doi:10.1007/s11999-012-2413-5.

197 See Takeshi Imamura et al., "Characterization of Individuals with Sacroiliac Joint Bridging in a Skeletal Population: Analysis of Degenerative Changes in Spinal Vertebrae," *BioMed Research International* 2014 (2014): Article ID 879645, doi:10.1155/2014/879645.

198 See G. Dar and I. Hershkovitz, "Sacroiliac Joint Bridging: Simple and Reliable Criteria for Sexing the Skeleton," *Journal of Forensic Science* 51 (2006): 480–3.

199 Only 38.6% of individuals with a bridge had them bilaterally; see G. Dar et al., "Sacroiliac Joint Bridging: Demographical and Anatomical Aspects," *Spine* 30.15 (2005): E429–32.

200 See A.L. Rosatelli, A.M. Agur, and S. Chhaya, "Anatomy of the Interosseous Region of the Sacroiliac Joint," *Journal of Orthopaedic and Sports Physical Therapy* 36.4 (2006): 200–8.

201 See J. Maigne, V. Molinié, and B. Fautrel, "Anatomie des disques coccygiens," *Revue de Medecine Orthopedique* 28 (1992): 34–5.

202 See Jason Woon and Mark Stringer, "Clinical Anatomy of the Coccyx: A Systematic Review," *Clinical Anatomy* 25 (2012): 158–67.

203 See R.G. Tague, "Fusion of Coccyx to Sacrum in Humans: Prevalence, Correlates, and Effect on Pelvic Size, with Obstetrical and Evolutionary Implications," *American Journal of Physical Anthropology* 145.3 (2011): 426–37, doi:10.1002/ajpa.21518.

204 See Vleeming et al., "The Sacroiliac Joint: An Overview."

205 See Tague, "Fusion of Coccyx to Sacrum in Humans."

206 See G.P. Konin and D.M. Walsh, "Lumbosacral Transitional Vertebrae: Classification, Imaging Findings, and Clinical Relevance," *American Journal of Neuroradiology* 10 (2010): 1778–86, doi:10.3174/ajnr.A2036.

207 See Tubbs et al., *Bergman's*, 36.

208 This image is of a 65-year-old European-American male. Courtesy of Bone Clones: ©Bone Clones https://boneclones.com/product/human-65-year-old-male-manubrium-sacrum-vertebra-set-FM-528-SET.

209 See Tubbs et al., *Bergman's*, 37.

210 This is part of a condition known as *sacral agenesis syndrome*. In these cases, part or all of the sacral vertebrae may be missing. Sometimes the two ilia will fuse together where the sacrum would have been. It happens in about one out of 100,000 births. It is a subset of a more generally defined condition called *caudal regression syndrome*, which is an abnormal development of the lower (caudal) end of the spine. It occurs far more frequently to babies of diabetic mothers, but even then it is still rare.

211 See Tubbs et al., *Bergman's*, 37.

212 See F. Postacchini and M. Massobrio, "Idiopathic Coccygodynia. Analysis of Fifty-one Operative Cases and a Radiographic Study of the Normal Coccyx," *Journal of Bone and Joint Surgery. American Volume* 65 (1983): 1116–24.

213 See M. Rashid, M. Khlaid, and N. Malik, "Sacral Rib: A Rare Congenital Anomaly," *Acta Orthopaedica Belgica* 74.3 (2008): 429–31.

214 See N. Miyakoshi, A. Kobayashi, M. Hongo, and Y. Shimada, "Sacral Rib: An Uncommon Congenital Anomaly," *Spine Journal* 15.6 (2015): e35–8, doi:10.1016/j.spinee.2013.08.055.

215 See *Your Body, Your Yoga*, 100–16.

216 The drawing is from OpenStax: Anatomy and Physiology, ©2017 Rice University. Download for free at https://openstax.org/details/books/anatomy-and-physiology.

217 See "Age of Pelvic Bone Fusion," from The Center for Academic Research and Training in Anthropogeny, University of California, San Diego, https://carta.anthropogeny.org/moca/topics/age-pelvic-bone-fusion, retrieved on September 8, 2016.

218 The drawing is from OpenStax: Anatomy and Physiology, ©2017 Rice University. Download for free at https://openstax.org/details/books/anatomy-and-physiology.

219 See Vleeming et al., "The Sacroiliac Joint: An Overview."

220 Ibid.

221 See W.U. Kampen and B. Tillmann, "Age-related Changes in the Articular Cartilage of Human Sacroiliac Joint," in *Anatomy and Embryology* 198 (1998): 505–13.

222 This ridge on the upper surface of the pubis (the superior rami) is where the pectineus muscle attaches to the pelvis.

223 See Diane G. Lee, *The Pelvic Girdle: An Integration of Clinical Expertise and Research*, 4th ed. (London, UK: Churchill Livingstone Elsevier), 14. The iliopectineal line is also the dividing line between the greater and lesser pelvic bowls, described in *Your Body, Your Yoga* Volume 2, page 101.

224 *Pubis* is Latin for "groin," so these are the groin bones. *Symphysis* is from the Greek and means "to grow together," which is what the ends of these two rami do. *Ramus* is Latin for a "branch."

225 See Andrew Biel, *Trail Guide to the Body: A Hands-on Guide to Locating Muscles, Bones and More*, 4th ed. (Boulder, CO: Books of Discovery, 2010), 286.

226 One study found the range to be 1.4 mm for men and 1.6 mm for women who had never delivered a baby; see D.N. Garras, J.T. Carothers, and S.A. Olson, "Single-leg-stance (Flamingo) Radiographs to Assess Pelvic Instability: How Much Motion Is Normal?" *Journal of Bone and Joint Surgery. American Volume* 90 (2008): 2114–18.

227 See Beatrix Dudzik and Natalie R. Langley, "Estimating Age from the Pubic Symphysis: A New Component-based System," *Forensic Science International*, 257 (2015): 98–105.

228 See *Your Body, Your Yoga*, 105–10 and 114–15.

229 See C. O'Haire and P. Gibbons, "Inter-Examiner and Intra-Examiner Agreement for Assessing Sacroiliac Anatomical Landmarks Using Palpation and Observation: Pilot Study," *Manual Therapy* 5 (2000): 13–20

230 See H.W. Kim et al., "Interexaminer Reliability and Accuracy of Posterior Superior Iliac Spine and Iliac Crest Palpation for Spinal Level Estimations," *Journal of Manipulative and Physiological Therapeutics* 30.5 (2007): 386–9.

231 See Stephen J. Preece et al., "Variation in Pelvic Morphology May Prevent the Identification of Anterior Pelvic Tilt," *Journal of Manual and Manipulative Therapy* 16.2 (2008): 113–17.

232 Again, these situations are described in more detail in Volume 2 of *Your Body, Your Yoga*.

233 The images are reproduced with kind permission from J.C. Le Huec, S. Aunoble, L. Philippe, and P. Nicolas, "Pelvic Parameters: Origin and Significance," *European Spine Journal* 20, Suppl. 5 (2011): S564–71, doi:10.1007/s00586-011-1940-1.

234 The drawings are based on the images in figure 3.112, which are from Le Huec et al., "Pelvic Parameters."

235 See Preece et al., "Variation in Pelvic Morphology."

236 See A. Kiapour et al., "Relationship between Limb Length Discrepancy and Load Distribution across the Sacroiliac Joint – A Finite Element Study," *Journal of Orthopaedic Research* 30 (2012): 1577–80.

237 See M.R. Petrone et al., "The Accuracy of the Palpation Meter (PALM) for Measuring Pelvic Crest Height Difference and Leg Length Discrepancy," *Journal of Orthopaedic and Sports Physical Therapy* 33 (2003): 319–25.

238 See Gray et al., *Gray's Anatomy*, 1431.

239 See Vleeming et al., "The Sacroiliac Joint: An Overview."

240 See Harrison et al., "The Sacroiliac Joint."

241 See T.D. Stewart, "Pathologic Changes in Aging Sacroiliac Joints," *Clinical Orthopaedics and Related Research* 183 (1984): 188–96.

242 Further pelvic differences by gender are examined in *Your Body, Your Yoga*, Volume 2, Appendix B, 257–8.

243 See A.A. Berger, R. May, J.B. Renner, N. Viradia, and L.E. Dahners, "Surprising Evidence of Pelvic Growth (Widening) after Skeletal Maturity," *Journal of Orthopaedic Research* 29 (2011): 1719–23.

244 It can be challenging to remember such long, strange terms such as *pars interarticularis*, but it is easier if we understand the meaning of the words: *pars* is the "part" *inter* "between" *articularis*, the "articulating" facets. So *pars interarticularis* is the "part between the facets."

245 See Niladri Kumar Mahato, "Pars Inter-Articularis and Laminar Morphology of the Terminal Lumbar Vertebra in Lumbosacral Transitional Variations," *North American Journal of Medical Sciences* 5.6 (2013): 357–61.

246 The drawing in (a) is from Henry Gray, *Anatomy of the Human Body* (1918), plate 94; (b) is from ibid., plate 93; available at http://www.bartleby.com/107/23.html.

247 See Jeremy D. Shaw et al., "Characterization of Lumbar Spinous Process Morphology: A Cadaveric Study of 2,955 Human Lumbar Vertebrae," *The Spine Journal* 15 (2015): 1645–52, doi:10.1016/j.spinee.2015.03.007.

248 See Gray et al., *Gray's Anatomy*, 748–9.

249 See Shaw et al., "Characterization of Lumbar Spinous Process Morphology."

250 See Berger et al., "Surprising Evidence."

251 See Mahato, "Pars Inter-Articularis."

252 Ibid.

253 See Bowen and Cassidy, "Macroscopic and Microscopic Anatomy."

254 See Harrison et al., "The Sacroiliac Joint."

255 See Vleeming et al., "The Sacroiliac Joint: An Overview."

256 See L. Testut and A. Latarjet, *Traite d'Anatomie Humaine* (Paris: G. Doin and Cie, 1949).

257 See Vleeming, "The Sacroiliac Joint: An Overview."

258 See Kampen and Tillmann, "Age-related Changes."

259 This happens in 61% of people; see J.D. Fortin, R.O. Kissling,

B.L. O'Connor, and J.A. Vilensky, "Sacroiliac Joint Innervation and Pain," in *American Journal of Orthopaedics* 28 (1990): 687–90.

260 See Vleeming et al., "The Sacroiliac Joint: An Overview."

261 See F.H. Willard, "The Anatomy of the Lumbosacral Connection," *Spine, State of the Art Review* 9 (1995): 333–55.

262 See F.H. Willard, "The Muscular, Ligamentous, and Neural Structure of the Lumbosacrum and its Relationship to Low Back Pain," in A. Vleeming, V. Mooney, and R. Stoeckart (eds.), *Movement, Stability and Lumbopelvic Pain,* 2nd ed. (Edinburgh, UK: Churchill Livingstone Elsevier, 2007), 5–45.

263 See Nikolai, *Clinical and Radiological Anatomy of the Lumbar Spine*, 5th ed. (London, UK: Churchill Livingstone, 2012), 44–5; N. Hammer et al., "Description of the Iliolumbar Ligament for Computer-Assisted Reconstruction," *Annals of Anatomy* 192 (2010): 162–7.

264 Not all researchers agree that the iliolumbar ligament spans L4. This is not mentioned, for example, in *Gray's Anatomy*. Vleeming et al. comment that this may be due to individual variations: in some individuals it does indeed connect to L4, but not in all cases; see Vleeming et al., "The Sacroiliac Joint: An Overview."

265 See J.C. Leong, K.D. Luk, D.H. Chow, and C.W. Woo, "The Biomechanical Functions of the Iliolumbar Ligament in Maintaining Stability of the Lumbosacral Junction," *Spine* 12.7 (1987): 669–74.

266 Ibid.

267 See Vleeming et al., "The Sacroiliac Joint: An Overview."

268 See Gray et al., *Gray's Anatomy*, 761; Bogduk, *Clinical and Radiological Anatomy of the Lumbar Spine*, 5th ed., 45.

269 See J.C.Y. Leong, K.D. Luk, D.H. Chow, and C.W. Woo, "The Biomechanical Functions of the Iliolumbar Ligament in Maintaining Stability of the Lumbosacral Junction," *Spine* 12 (1987): 669–74.

270 See Vleeming et al., "The Sacroiliac Joint: An Overview."

271 We are deliberately ignoring several small ligaments that join the coccyx to the sacrum, because they do not play a significant role in movement of or within the sacral complex.

272 See Neumann, *Kinesiology of the Musculoskeletal System* (Maryland Heights, MO: Mosby, 2002), 305.

273 See Harrison et al., "The Sacroiliac Joint."

274 See Kapandji, *The Physiology of the Joints: Volume Three*, 62.

275 See Joan M. Walker, "The Sacroiliac Joint: A Critical Review," *Physical Therapy* 72.12 (1992): 903–16.

276 See Harrison et al., "The Sacroiliac Joint."

277 See Gray et al., *Gray's Anatomy*, 1439.

278 See Anne M. Gilroy, Brian R. MacPherson, and Lawrence M. Ross, *Atlas of Anatomy*, corrected reprint (Harrogate, UK: Thieme, 2010), 117.

279 See Gray et al., *Gray's Anatomy*, 1439.

280 See P.J. Barker, C.A. Briggs, and G. Bogeski, "Tensile Transmission across the Lumbar Fascia in Unembalmed Cadavers: Effects of Tension to Various Muscular Attachments," *Spine* 29 (2004): 129–38.

281 See Harrison et al., "The Sacroiliac Joint."

282 See Ines Becker, S.J. Woodley, and M.D. Stringer, "The Adult Human Pubic Symphysis: A Systematic Review," *Journal of Anatomy* 217 (2010): 475–87.

283 Ibid.

284 See Testut and Latarjet, *Traite d'Anatomie Humaine*.

285 See V.A. Vix and C.Y. Ryu, "The Adult Symphysis Pubis: Normal and Abnormal," *American Journal of Roentgenology* 112 (1971): 517–25, doi:10.2214/ajr.112.3.517.

286 See Becker et al., "The Adult Human Pubic Symphysis."

287 See Robinson et al., "Cadaveric and MRI Study of the Musculotendinous Contributions to the Capsule of the Symphysis Pubis," *American Journal of Roentgenology* 188 (2007): W440–5.

288 See Becker et al., "The Adult Human Pubic Symphysis."

289 The full list, from Physiopedia (retrieved September 20, 2016, from http://www.physio-pedia.com/Sacroiliac_joint), is:

Adductor brevis
Adductor longus
Adductor magnus
Biceps femoris – long head
Coccygeus
Erector spinae
External oblique
Gluteus maxiumus
Gluteus medius
Gluteus minimus
Gracilis
Iliacus
Inferior gemellus
Internal oblique
Latissimus dorsi
Levator ani
Multifidi
Obturator internus
Obturator externus
Pectineus
Piriformis
Psoas minor
Pyramidalis
Quadratus femoris
Quadratus lumborum
Rectus abdominis
Rectus femoris
Sartorius
Semimembranosus
Semitendonosus

Sphincter urethrae
Superficial transverse perineal ischiocavernous
Superior gemellus
Tensor fascia lata
Transversus abdominis

Some researchers count 36 muscles attaching to the sacrum and pelvis, but for our purposes, 35 is plenty; see R. Richard, *Osteopathic Lesions of the Sacrum: Physio-pathological and Corrective Techniques* (D. Louch, Trans.; Wellingborough, UK: Thorsons, 1986).

There is some debate about whether the muscles crossing the sacrum can cause sacral movement. Many researchers believe that no muscle can directly move the sacrum at the SI joints. However, some movement at the SI joints can occur due to contraction of up to 22 muscles, including distant muscles such as the latissimus dorsi and the sartorius. Another example is the coccygeus muscle, which can pull the tailbone down and forward when contracting, potentially causing counternutation at the SI joints; see D.G. Lee, "Intra-articular Versus Extra-articular."

290 Figure 3.117a is by "Beth ohara," CC BY-SA, accessed via Wikipedia: https://commons.wikimedia.org/wiki/File%3AAnterior_Hip_Muscles_2.PNG. Figure 3.117b is from the 20th U.S. edition of *Gray's Anatomy of the Human Body*, originally published in 1918, accessed via Wikipedia: https://commons.wikimedia.org/wiki/File:Gluteus_maximus_muscle.PNG.

291 See Gilroy et al., *Atlas of Anatomy*, 120.

292 Ibid.

293 Ibid.

294 See Gray et al., *Gray's Anatomy*, 1446.

295 Ibid.

296 See Gray et al., *Gray's Anatomy*, 1358.

297 The drawings of the sacra are from the 20th U.S. edition of *Gray's Anatomy of the Human Body*, originally published in 1918: a) https://upload.wikimedia.org/wikipedia/commons/e/ec/Gray95.png; b) https://upload.wikimedia.org/wikipedia/commons/e/e7/Gray96.png.

298 See L.S. Lirette, G. Chaiban, R. Tolba, and H. Eissa, "Coccydynia: An Overview of the Anatomy, Etiology, and Treatment of Coccyx Pain," *Ochsner Journal* 14.1 (2014): 84–7.

299 See V. Raizada and R.K. Mittal, "Pelvic Floor Anatomy and Applied Physiology," *Gastroenterology Clinics of North America* 37.3 (2008): 493–509, doi:10.1016/j.gtc.2008.06.003.

300 See N. Price, R. Dawood, and S.R. Jackson, "Pelvic Floor Exercise for Urinary Incontinence: A Systematic Literature Review," *Maturitas* 67.4 (2010): 309–15, doi:10.1016/j.maturitas.2010.08.004.

301 Some anatomists would add the obturator internus and piriformis to this list.

302 Figure (a) is from OpenStax: Anatomy and Physiology, ©2017 Rice University. Download for free at https://openstax.org/details/books/anatomy-and-physiology.

303 Not all anatomists agree; some make a distinction between the pelvic floor and the pelvic diaphragm, with the latter including the deep perineal pouch and perineal membrane. See R.L. Drake, W. Vogl, and A.W.M. Mitchell, *Gray's Anatomy For Students* (London, UK: Churchill Livingstone, 2005), 391.

304 See Raizada et al., "Pelvic Floor."

305 Bergman and others would rather call the pubococcygeus the puboviscerails, which would include the pubouriethialis in men or pubovaginalis in women; see Tubbs et al., *Bergman's*, 381.

306 Figure 3.120a is adapted from P. Thompson, *The Myology of the Pelvic Floor* (London, UK: McCorquodale, 1899). Figures 3.120b and 3.120c are adapted from OpenStax: Anatomy and Physiology, ©2017 Rice University. Download for free at https://openstax.org/details/books/anatomy-and-physiology.

307 See Raizada et al., "Pelvic Floor."

308 See Price et al., "Pelvic Floor Exercise."

309 See Snijders et al., "Transfer of Lumbosacral Load to Iliac Bones and Legs. Part 1"; C.J. Snijders, A. Vleeming, and R. Stoeckart, "Transfer of Lumbosacral Load to Iliac Bones and Legs. Part 2: Loading of the Sacroiliac Joint When Lifting in Stooped Posture," *Clinical Biomechanics* 8 (1993): 295–301.

310 See Pool-Goudzwaard et al., "Contribution of Pelvic Floor Muscles."

311 See Snijders et al., "Transfer of Lumbosacral Load to Iliac Bones and Legs," Parts 1 and 2.

312 See Gray et al., *Gray's Anatomy*, 1365. Note, however, that not all anatomists share this definition. Some include the pelvic floor muscles in their definition of the perineum; see S. Daftary and S. Chakravarti, *Manual of Obstetrics*, 3rd ed. (Gurgaon, India: Elsevier, 2011), 1–16.

313 From the Greek *inein*, which means "to empty out or excrete," and *peri*, which means "around, about, near or enclosing."

314 See Gray et al., *Gray's Anatomy*, 1365.

315 These are also called the Bartholin's glands. They are two pea-sized glands located slightly posterior to and on either side of the opening of the vagina. They secrete a mucus-like fluid that lubricates the vagina when a woman is sexual aroused; see Daftary and Chakravarti, *Manual of Obstetrics,* 1–16.

316 See Gray et al., *Gray's Anatomy*, 1366–9.

317 See Gray et al., *Gray's Anatomy*, 1367.

318 HYPIII-63,64. See also Swami Muktibodhananda, *Hatha Yoga Pradipika* (Bihar, India: Yoga Publication Trust, 2001), 340–51.

319 See Swami Buddhananda, *Moola Bandha: The Master Key* (Bihar, India: Bihar School of Yoga, 1998), 2.

320 For a more extensive list of meanings, see Buddhananda,

Moola Bandha, 1 and 9.

321 HYPIII-60. See Pancham Sinh (trans.), *The Hatha Yoga Pradipika* (New Delhi: Oriental Books Reprint, 1980), 37.

322 See Buddhananda, *Moola Bandha*, 13.

323 See Buddhananda, *Moola Bandha*, 14.

324 The Sanskrit word *gudam* also has a variety of meanings: rectum, anus, bowels or lower intestines; see Muktibodhananda, *Hatha Yoga Pradipika*, 340.

325 Vajroli mudra appears to be solely a male practice; women have no semen to preserve and thus do not need to practice it. See Muktibodhananda, *Hatha Yoga Pradipika*, 370.

326 This version of sahajoli mudra is distinct from another form, which involves mixing the ash of burnt cow dung and water and smearing it on the body, specifically the forehead; see Muktibodhananda, *Hatha Yoga Pradipika*, 390.

327 This drawing is inspired by Muktibodhananda, *Hatha Yoga Pradipika*, 341.

328 See Buddhananda, *Moola Bandha*, 16.

329 See Muktibodhananda, *Hatha Yoga Pradipika*, 341–3.

330 See Buddhananda, *Moola Bandha*, 34–6.

331 See S. Hagen, D. Stark, C. Maher, and E. Adams, "Conservative Management of Pelvic Organ Prolapse in Women," *Cochrane Database of Systematic Reviews* 4 (2006): CD003882, doi:10.1002/14651858.CD003882.pub3.

332 See N. Golmakani, Z. Zare, N. Khadem, H. Shareh, and M.T. Shakeri, "The Effect of Pelvic Floor Muscle Exercises Program on Sexual Self-efficacy in Primiparous Women after Delivery," *Iranian Journal of Nursing and Midwifery Research* 20.3 (2015): 347–53.

333 See S. Lara et al., "Is the Sexual Satisfaction of Postmenopausal Women Enhanced by Physical Exercise and Pelvic Floor Muscle Training," *Journal of Sexual Medicine* 9 (2012): 218–23.

334 See M. Modarres, F. Rahimikian, and E. Booriaie, "Effect of Pelvic Muscle Exercise on Sexual Satisfaction among Primiparous Women," *Hayat* 18.4 (2013), retrieved from http://hayat.tums.ac.ir/browse.php?a_id=10&sid=1&slc_lang=en.

335 See Golmakani, et al., "The Effect of Pelvic Floor Muscle Exercises Program."

336 Adapted from http://www.mayoclinic.org/healthy-lifestyle/womens-health/in-depth/kegel-exercises/art-20045283, retrieved on September 26, 2016.

337 Of course, you could do a version of the Kegel exercises focusing solely on strengthening the anal triangle; in that case, you would engage the muscles of your anus. This is ashwini mudra. It may help with fecal incontinence.

338 In one formal study, subjects were asked to contract the pelvic floor muscles during examination of the vagina. Once they had learned the proper contraction of the muscle, they were asked to do 15–20 repetitions for between five and 10 seconds, then relax for five to 10 seconds (for about five minutes in total). After two minutes of rest, they repeated the sequence three more times for a total of 20 minutes of exercise each session. This was done twice a day; see Golmakani, et al., "The Effect of Pelvic Floor Muscle Exercises Program."

339 See "Kegel Exercises for Men" at http://urology.ucla.edu/workfiles/Prostate_Cancer/Kegel_Exercises_for_Men.pdf, retrieved on September 26, 2016.

340 See Grace Dorey et al., "Randomised Controlled Trial of Pelvic Floor Muscle Exercises and Manometric Biofeedback for Erectile Dysfunction," *British Journal of General Practice* 1 (2004): 819–25.

341 See C.J. Snijders, M.T. Ribbers, H.T. de Bakker, R. Stoeckart, and H.J. Stam, "EMG Recordings of Abdominal and Back Muscles in Various Standing Positions. Validation of a Biomechanical Model on Sacroiliac Joint Stability," *Journal of Electromyography and Kinesiology* 8 (1998): 205–14.

342 See Neumann, *Kinesiology of the Musculoskeletal System*, (Maryland Heights, MO: Mosby, 2002), 308.

343 See Bogduk *Clinical and Radiological Anatomy of the Lumbar Spine*, 3rd ed.

344 See Richardson et al., "The Relationship between the Transversus Abdominis Muscles, Sacroiliac Joint Mechanics and Low Back Pain," *Spine* 27 (2002): 399–405.

345 See Vleeming et al., "The Sacroiliac Joint: An Overview."

346 See Gray et al., *Gray's Anatomy*, 768.

347 But as always, not always. In about 10% of cases examined in one study, there was no connection between the piriformis and the sacrotuberous ligament; see A. Vleeming, R. Stoeckart, and C.J. Snijders, "The Sacrotuberous Ligament: A Conceptual Approach to Its Dynamic Role in Stabilizing the Sacroiliac Joint," *Clinical Biomechanics* 4 (1989): 201–3.

348 See V.K. Stevens et al., "Electromyographic Activity of Trunk and Hip Muscles During Stabilization Exercises in Four-point Kneeling in Healthy Volunteers," *European Spine Journal* 16 (2007): 711–18.

349 See Pool-Goudzwaard, A. Vleeming, R. Stoeckart, C.J. Snijders, and J.M. Mens, "Insufficient Lumbopelvic Stability: A Clinical, Anatomical and Biomechanical Approach to 'A-specific' Low Back Pain," *Manual Therapy* 3.1 (1998): 12–20.

350 See Willard et al., "The Thoracolumbar Fascia."

351 Ibid.

352 Ibid.

353 See T.A. Dorman and A. Vleeming, "Self-locking of the Sacroiliac Articulation," *Spine* 9 (1995): 407–18.

354 See Andry Vleeming, "The Thoracolumbar Fascia," in R. Schleip, T. Findley, and P. Huijing, eds., *Fascia: The Tensional Network of the Human Body* (London, UK: Churchill Livingstone, 2012), 42.

355 Movements of the pelvis relative to the lower body were

already investigated in Volume 2 of *Your Body, Your Yoga*.

356 See Gray et al., *Gray's Anatomy*, 1995.

357 See I.A. Kapandji, *The Physiology of the Joints, Volume 3: Trunk and Vertebral Column*, 2nd ed. (New York: Churchill Livingstone, 1974).

358 See B. Sturesson, "Movements of the Sacroiliac Joints: A Roentgen Stereophotogrammetric Analysis," *Spine* 14 (1989): 162–5.

359 Therapists working clinically with a client may have to account for these other kinds of movement, but in a normal yoga class, it is safe to focus only on nutation and counternutation.

360 If we were to assume that the sacrum followed the pelvis, then no movement at the SI joints would be occurring at all, and thus no nutation or counternutation would happen. It makes sense to focus on how the spine moves the sacrum, rather than on how the pelvis moves the sacrum.

361 Some clinicians, however, believe the opposite movements occurs! This disagreement may be due to the difficulty in sensing SI joint movement through palpation, and the small amount of movement clinicians are trying to detect. More work is needed to make sure we understand the coupled movements of the sacrum and lumbar, and how these vary between individuals and their particular movement patterns. See Joseph D. Kurnik, "The AS Ilium Fixation, Nutation, and Respect," *Dynamic Chiropractic* 14.26 (1996), http://www.dynamicchiropractic.com/mpacms/dc/article.php?id=39525, retrieved October 26, 2016.
Some researchers speculate that at the extreme ranges of lumbar flexion, the sacrum may, paradoxically, counternutate. It should be noted that these end-of-range movements are hypotheses and have not actually been observed; see G.J. Alderink, "The Sacroiliac Joint: Review of Anatomy, Mechanics, and Function," *Journal of Orthopaedic and Sport Physical Therapy* 13.2 (1991): 71–84.

362 See Ludwig Ombregt, *A System of Orthopaedic Medicine*, 3rd ed. (London, UK: Churchill Livingston, 2013), 594.

363 Kapandji suggests that the hips should be neutral (i.e., without flexion) in the initial stages of labor to help the baby's head enter the upper pelvic bowl, because being supine with legs straight and hips neutral assists with counternutation of the sacrum. However, during the expulsion stage of final labor, the hips should be flexed, knees to the chest and apart to assist with nutation of the sacrum. See Kapandji, *The Physiology of the Joints, Volume 3*, 70.

364 See Sturesson et al., "A Radiostereometric Analysis of Movements of the Sacroiliac Joints During the Standing Hip Flexion Test"; Sturesson, A. Uden, and A. Vleeming, Spine 25 (2000): 214–17; "A Radiostereometric Analysis of the Movements of the Sacroiliac Joints in the Reciprocal Straddle Position," *Spine* 25 (2000): 364-368.

365 See Vleeming et al., "The Sacroiliac Joint: An Overview of its Anatomy, Function and Potential Clinical Implications," *Journal of Anatomy* 221.6 (2012): 537–567, doi:10.1111/j.1469-7580.2012.01564.x.

366 Ibid.

367 For a review of the complexity of sacral movement, see Jerry Hosch's chapter, "Sacral Torsion About an Oblique Axis: A New Approach to an Old Problem," in Erik Dalton (ed.), *Dynamic Body: Exploring Form, Expanding Function* (Oklahoma City, OK: Freedom From Pain Institute, 2011), 210.

368 See Tubbs et al., *Bergman's*, 172.

369 Kapandji estimates the total sacral movement between hip extension to flexion to be 5.6 mm; see *The Physiology of the Joints, Volume 3*, 70.

370 Interestingly, a 2012 study states quite categorically that the maximum movement of the SI joint is 3.6° and the maximum translation is 2 mm; see T.J. Kibsgård, et al., "Precision and Accuracy Measurement of Radiostereometric Analysis Applied to Movement of the Sacroiliac Joint," *Clinical Orthopaedics and Related Research* 470 (2012), 3187–94.

371 See Sturesson et al., "Movements of the Sacroiliac Joints."

372 See Alderink, "The Sacroiliac Joint: Review of Anatomy, Mechanics, and Function."

373 "Perhaps the term 'play' should be used when referring to the SIJ, as 'motion' connotes the idea of a quantity of motion similar to other synovial joints, which does not appear to be the case" (Walker, "The Sacroiliac Joint: A Critical Review").

374 See A. Vleeming, *The Sacro-iliac Joint: A Clinical-Anatomical, Biomechanical and Radiological Study* (PhD diss., Erasmus University, Rotterdam, 1990).

375 To be more detailed: If the right leg is moving forward, the right hip is flexing and the right ilium is tilting backward, so the right side of the sacrum moves relatively in the opposite direction, which is nutation—forward. The left leg, which is behind the pelvis, puts the left hip into extension, so the left ilium moves forward, which causes the sacrum on that side to counternutate backward. See James Earl, *Born to Walk* (Chichester, UK: Lotus Publishing, 2014), 138.

376 See Vleeming et al., "The Sacroiliac Joint: An Overview."

377 Ibid.

378 See B. Sturesson et al., "Movements of the Sacroiliac Joints"; Sturesson et al., "A Radiostereometric Analysis of Movements of the Sacroiliac Joints During the Standing Hip Flexion Test"; Sturesson et al., "A Radiostereometric Analysis of the Movements of the Sacroiliac Joints in the Reciprocal Straddle Position."

379 See Vleeming, *The Sacro-iliac Joint: A Clinical-Anatomical, Biomechanical and Radiological Study*.

380 See H.C. Pitkin and H.C. Pheasant, "Sacrarthrogenetic Telalgia. II: A Study of Sacral Mobility," *Journal of Bone and Joint Surgery* 18 (1936): 365–74.

381 See Judith Hanson Laseter, *Yogabody: Anatomy, Kinesiology and Asana* (Berkeley, CA: Rodmell Press, 2009), 84–5; David

Coulter, *Anatomy of Hatha Yoga: A Manual for Students, Teachers, and Practitioners*, 1st ed. (Marlboro, VT: Body and Breath, 2010), 330–2.

382 See Kaminoff and Matthews, *Yoga Anatomy*, 2nd ed. They state that in spinal extensions such as in the Up Dog and Wheel Poses, the sacrum is in counternutation. See also David Keil, "Simplifying Nutation Counternutation," at Yoganatomy, https://www.yoganatomy.com/nutation-counter-nutation/, retrieved on October 29, 2016.

383 See Alderink, "The Sacroiliac Joint."

384 Diane Lee states that "the sacrum *should* remain nutated relative to the innominate" when doing a standing backbend. (Emphasis added.) Even if this is a good idea, it does not mean that everyone does this; it is something that we *should* do, but the question is—do you? See Diane Lee, *The Pelvic Girdle*, 4th ed. (London, UK: Churchill Livingstone/Elsevier, 2011), 87.

385 See Richardson et al., "The Relationship between the Transversely Oriented Abdominal Muscles."

386 See Lee, *The Pelvic Girdle*, 73.

387 See Vleeming et al., "The Sacroiliac Joint: An Overview."

388 See J.P. van Wingerden, A. Vleeming, H.M. Buyruk, and K. Raissadat, "Stabilization of the Sacroiliac Joint in Vivo: Verification of Muscular Contribution to Force Closure of the Pelvis," *European Spine Journal* 13.3 (2004): 199–205, doi:10.1007/s00586-003-0575-2.

389 See Lee, *The Pelvic Girdle*, 73.

390 See Vleeming et al., "The Sacroiliac Joint: An Overview."

391 Ibid.

392 See "Authors' Response to the Letter to the Editors by Professor M. T. Cibulka: A Critical Interpretation of Sacroiliac Joint Movement Studies," *Journal of Anatomy* 222 (2013), 391–5.

393 See Vleeming, *The Sacro-iliac Joint: A Clinical-Anatomical, Biomechanical and Radiological Study*.

394 See Ludwig Ombregt, *A System of Orthopaedic Medicine*, 3rd ed. (London, UK: Churchill Livingstone, 2013), 594.

395 See Alderink, "The Sacroiliac Joint."

396 This drawing is based upon a figure in J.Y. Maigne and B. Tamalet, "Standardized Radiologic Protocol for the Study of Common Coccygodynia and Characteristics of the Lesions Observed in the Sitting Position. Clinical Elements Differentiating Luxation, Hypermobility, and Normal Mobility," *Spine* 21 (1996): 2588–93.

397 See C.F. Smout, F. Jacoby, and E.W. Lillie, *Gynaecological and Obstetrical Anatomy*, 12th ed. (Oxford, UK: Oxford University Press, 1969).

398 See Jean-Yves Maigne, "Management of Common Coccygodynia," published on the Société Française de Médecine Manuelle (Orthopédique et Ostéopathique) website, 2002, http://sofmmoo.org/coccyx_management.htm.

399 A greater body mass index (which people with plus-sized bodies have) can also lead to more flexion, as this body morphology can lead to more slouching in the sitting posture.

400 See Maigne, "Management of Common Coccygodynia."

401 Ibid. However, in another study of a group of 47 healthy individuals, the average amount of movement between full flexion and full extension was 9.3,° with one standard deviation of 5.7°. The observed range for these 47 people was from 0° (no movement) to 22°; see J.Y. Maigne, S. Guedj, and C. Straus, "Idiopathic Coccygodynia: Lateral Roentgenograms in the Sitting Position and Coccygeal Discography," *Spine* 19 (1994): 930–4.

402 See Maigne et al., "Idiopathic Coccygodynia."

403 See Jason Woon and Mark Stringer, "Clinical Anatomy of the Coccyx: A Systematic Review," *Clinical Anatomy* 25 (2012): 158–67.

404 See A. Vleeming, J.P. Van Wingerden, C.J. Snijders, R. Stoeckart, and T. Stijnen, "Load Application to the Sacrotuberous Ligament: Influences on Sacroiliac Joint Mechanics," *Clinical Biomechanics* 4.4 (1989): 204–9.

405 See Harrison et al., "The Sacroiliac Joint."

406 See Walker, "The Sacroiliac Joint: A Critical Review."

407 See Vleeming et al., "The Sacroiliac Joint: An Overview."

408 Jerry Hosch, a physical therapist with a master's in health science, states, "Palpation of the sacral sulci can be problematic... [because] it only gives information about a relationship of the PSISs and the sacrum, with a considerable amount of deformable soft tissue in between." Any noticeable features could be due to an altered ilium and a normal sacrum, or to an altered sacrum and a normal ilium. Muscle and tendon sizes are also variable, and that may be what the therapist is sensing move, thicken or thin; see "Sacral Torsion About an Oblique Axis: A New Approach to an Old Problem," in Erik Dalton (ed.), *Dynamic Body: Exploring Form, Expanding Function* (Oklahoma City, OK: Freedom From Pain Institute, 2011), 210.

409 Judith Laseter, in her book *Yogabody*, offers a process for feeling movement at the SI joints while standing and sitting; see *Yogabody*, 84–5. However, she may be confusing movement of the pelvis (which would include the sacrum) with movement of the sacrum in isolation from the pelvis. It is easy to feel the pelvis rotate; it is another thing to feel the slight movement of the sacrum in relation to the ilia.

410 See Diane Lee's comments on the "Stop Chasing Pain" podcast with Perry Nickleson, November 7, 2016; retrieved January 19, 2017, from http://www.stopchasingpain.com/one-on-one-with-diane-lee/.

411 See Braille Authority of North America, "Size and Spacing of Braille Characters," retrieved January 18, 2017, from http://www.brailleauthority.org/sizespacingofbraille/sizespacingofbraille.pdf.

412 See Alderink, "The Sacroiliac Joint."

413 One small study found a 1.0–1.5mm displacement of the iliac bones under such loads; see S. Vukicević, W. Plitz, D. Vukicević, I. Vinter, and M. Bergmann, "Holographic Study of the Stresses in the Normal Pelvis with Particular Reference to the Movement of the Sacrum," in Rik Huiskes, Dick H. van Campen, and Joost R. de Wijn (eds.), *Biomechanics: Principles and Applications* (The Hague: Martinus Nijhoff Publishers, 1982), 233–9.

414 See H. Weisl, "The Movements of the Sacroiliac Joint," in *Acta Anatomica* 23.1 (1955): 80–91. This study included 27 males and 30 females, aged between 17 and 28, all with healthy SI joints. Additionally, 26 women aged 17–40 who had just given birth within the last 4–10 days were examined in a supine position. Whatever changes found were increased in the women who had just given birth. The study was done at a time when the harmful effects of X-ray radiation were underappreciated; the study involved multiple X-rays of the participants' pelvises. This experiment would not be allowed today!

415 The study examined 12 positions, but not all of these have yoga asana equivalences. I have shown only the nine positions that are similar to standard yoga postures.

416 Data are from Weisl, "The Movements of the Sacroiliac Joint."

417 Not for everyone! In general, the front leg's ilium will tend to roll backward due to the stress of the gluteus maximus and hamstrings pulling it that way, while the spine will pull the sacrum forward; that is nutation. However, if the spine is extending backward a lot, then the nutation may be lost. The back leg's ilium will tend to roll forward, to come out of the deep extension at the back hip due to the stress of that hip socket's capsular ligaments; that is counternutation. However, if the student is doing a Sleeping Pigeon and lying on the floor, then the spinal extension will be lost, and this will probably lead to nutation.

418 Again, we can make no absolute claims; it may be possible that even in a perfectly symmetric posture, asymmetries in the joints, fascia or muscles are causing asymmetric stresses. For example, tight hamstrings on one side may cause more stress in one SI joint than in the other.

419 Remember, we would rather not have counternutation here, so if you are doing a deep standing backbend, it is a good idea to create some nutation before bending backward.

420 Leslie Kaminoff and Amy Matthews believe that the back leg does cause counternutation on that side's SI joint; see *Yoga Anatomy,* 70.

421 Since there is only a small amount of nutation available, it may be that both sides of the sacrum have reached maximum nutation—but regardless, the front leg's SI joint will experience more stress than the back one's.

422 It is not quite as simple as described, because the torque may be felt by a cog further along the spine even before the lower cog has reached its limit, due to tensile forces more remote than in the local cog. Also, complicating this analysis is the role of the muscles below the shoulder, which can also enhance or decrease the amount and location of the torque.

423 See Laseter, *Yoga Body*, 89.

424 Ibid.

425 See Vleeming et al., "The Sacroiliac Joint: An Overview."

426 Ibid.

427 See Pool-Goudzwaard et al., "Contribution of Pelvic Floor Muscles."

428 See J.M. Mens, L. Damen, C.J. Snijders, and H.J. Stam. "The Mechanical Effect of a Pelvic Belt in Patients with Pregnancy-Related Pelvic Pain," *Clinical Biomechanics* 21 (2006): 122–7; A. Vleeming, H.M. Buyruk, R, Stoeckart, "An Integrated Therapy for Peripartum Pelvic Instability: A Study of the Biomechanical Effects of Pelvic Belts," *American Journal of Obstetrics and Gynecology* 166 (1992): 1243–7.

429 See Vleeming et al., "The Sacroiliac Joint: An Overview."

430 Noises are not just a part of life; they are also a part of death. Corpses can create noises when they are moved.

431 See R. Brodeur, "The Audible Release Associated with Joint Manipulation," *Journal of Manipulative and Physiological Therapeutics* 18.3 (1995): 155–64.

432 The pressure inside a joint is about 3 mm of mercury less than the outside atmospheric pressure, so the difference is slight; see "Synovial Fold -Noise- and Suction," Dynamic Disc Designs, retrieved November 6, 2016, from https://dynamicdiscdesigns.com/synovial-fold-noise-suction.

433 See Brodeur, "The Audible Release."

434 Ibid.

435 See M.J. Stokes and R.G. Cooper, "Muscle Sounds During Voluntary and Stimulated Contractions of the Human Adductor Pollicis Muscle," *Journal of Applied Physiology* 72.5 (1992): 1908–13.

436 Dr. Jean Claude Guimberteau called these bubbles "the Multimicrovacuolar Collagenic Absorbing System," or simply "the microvacuolar system"; see his book *Architecture of Human Living Fascia: Cells and Extracellular Matrix as Revealed by Endoscopy* (Pencaitland, UK: Handspring Publishing, 2015).

437 See Harrison et al., "The Sacroiliac Joint."

438 See Gregory D. Cramer et al., "Distribution of Cavitations as Identified with Accelerometry During Lumbar Spinal Manipulation," *Journal of Manipulative and Physiological Therapeutics* 34.9 (2011): 572–83.

439 See J. Kim Ross, David E. Bereznick, and Stuart M. McGill, "Determining Cavitation Location During Lumbar and Thoracic Spinal Manipulation: Is Spinal Manipulation Accurate and Specific?" *Spine* 29.13 (2004): 1452–57, doi:10.1097/01.BRS.0000129024.95630.57.

440 See David E. Bereznick, et al., "The Refractory Period of the

Audible 'Crack' After Lumbar Manipulation: A Preliminary Study," *Journal of Manipulative and Physiological Therapeutics* 31.3 (2008): 199–203.

441 I can't vouch for the veracity of this story, but I heard it from Leslie Kaminoff. If I have the story wrong, my memory is faulty, not his.

442 See G.P. Grieve, *Common Vertebral Joint Problems,* 2nd ed. (New York: Churchill Livingstone, 1989), 787.

443 See T.W. Flynn, J.M. Fritz, R.S. Wainner, and J.M. Whitman, "The Audible Pop is Not Necessary for Successful Spinal High-Velocity Thrust Manipulation in Individuals with Low Back Pain," *Archives of Physical Medicine and Rehabilitation*, 84.7 (2003): 1057–60.

444 See R. Sandoz, "Some Physical Mechanisms and Effects of Spinal Adjustments," *Annals of the Swiss Chiropractors' Association* 6 (1976): 91–138.

445 See R. Beffa and R. Matthews, "Does the Adjustment Cavitate the Targeted Joint? An investigation into the Location of Cavitation Sounds," *Journal of Manipulative and Physiological Therapeutics* 27.3 (2004): e2, doi:10.1016/j.jmpt.2003.12.014.

446 See Neumann, *Kinesiology of the Musculoskeletal System* (Maryland Heights, MO: Mosby, 2002), 404.

447 See Lee, *The Pelvic Girdle.*

448 The range, however, for a normal population goes from 98° to 146°! This means that some people can just barely sit with their hips flexed 90°; see *Your Body, Your Yoga*, 118.

449 See K.M. Black, P. McClure, and M. Polansky, "The Influence of Different Sitting Positions on Cervical and Lumbar Posture," *Spine* 21 (1996): 65–70.

450 These drawings are inspired by figures 9-68a,b, 9-70a,b and 12-25a,b in Neumann, *Kinesiology of the Musculoskeletal System*, 1st ed. (Maryland Heights, MO: Mosby, 2002), 300, 302 and 405.

451 See Neumann, *Kinesiology of the Musculoskeletal System*, 1st ed. (Maryland Heights, MO: Mosby, 2002), 301.

452 See Hans–Joachim Wilke, Peter Neef, Marco Caimi, Thomas Hoogland, and Lutz E. Claes, "New In Vivo Measurements of Pressures in the Intervertebral Discs in Daily Life," *Spine* 24 (1999): 775–62.

453 This has confused many yoga students and teachers because they have been told they should maintain a "neutral" spine when folding forward. In reality, the lumbar also flexes when folding forward, no matter how hard we try, so the spine does not remain neutral for very long. A flexed spine would normally create a posterior tilt of the pelvis if we were standing or sitting, but when we fold forward, the pelvis rotates forward in order to flex at the hips, so we cannot have a posterior tilt of the pelvis when it is flexing.

454 The drawings are inspired by figure 9-66 in Neumann, *Kinesiology of the Musculoskeletal System* (Maryland Heights, MO: Mosby, 2002), 298.

455 See Kiyotaka Hasebe et al., "The Effect of Dynamic Stretching on Hamstrings Flexibility with Respect to the Spino-pelvic Rhythm," *Journal of Medical Investigation* 63 (2016): 85–90, doi:10.2152/jmi.63.85.
Esola et al. found that "the lumbar spine had a greater contribution to early forward bending, the lumbar spine and hips contributed almost equally to middle forward bending, and the hips had a greater contribution to late forward bending"; see M.A. Esola, P.W. McClure, G.K. Fitzgerald, and S. Siegler, "Analysis of Lumbar Spine and Hip Motion During Forward Bending in Subjects With and Without a History of Low Back Pain," *Spine* 21.1 (1996): 71–8.
In yet another study, the phases were divided into four time intervals: in the initial and final interval, the lumbar spine flexed more than the pelvis, and in the middle two intervals, the pelvis flexed more than the lumbar; see Milad Vazirian, L. Van Dillen, and B. Bazrgari, "Lumbopelvic Rhythm During Trunk Motion in the Sagittal Plane: A Review of the Kinematic Measurement Methods and Characterization Approaches," *Physical Therapy and Rehabilitation* 3 (2016): Article 5.

456 Ibid.

457 See Hasebe et al., "Spino-pelvic Rhythm With Forward Trunk Bending in Normal Subjects Without Low Back Pain," *European Journal of Orthopaedic Surgery and Traumatology* 24, Suppl. 1 (2014): S193–9.

458 See S.J. Edmondston et al., "Clinical and Radiological Investigation of Thoracic Spine Extension Motion During Bilateral Arm Elevation," *Journal of Orthopaedic and Sports Physical Therapy* 42.10 (2012): 861–9, doi:10.2519/jospt.2012.4164.

459 See Hasebe et al., "Spino-pelvic Rhythm."

460 See Esola et al., "Analysis of Lumbar Spine and Hip Motion."

461 Ibid.

462 Ibid.

463 See Hasebe et al., "The Effect of Dynamic Stretching."

464 See J.M. Nelson, R.P. Walmsley, and J.M. Stevenson, "Relative Lumbar and Pelvic Motion During Loaded Spinal Flexion/Extension," *Spine* 20.2 (1995): 199–204.

465 See A. Tafazzol, N. Arjmand, A. Shirazi-Adl, and M. Parnianpour, "Lumbopelvic Rhythm During Forward and Backward Sagittal Trunk Rotations: Combined In Vivo Measurement with Inertial Tracking Device and Biomechanical Modeling," *Clinical Biomechanics* 29 (2014): 7–13.

466 See Neumann, *Kinesiology of the Musculoskeletal System* (Maryland Heights, MO: Mosby, 2002), 298–9.

467 See Serge Gracovetsky, "How Humans Move," seminar, American Academy of Osteopathy, Louisville, Kentucky, March 2015, retrieved October 28, 2016, from http://files.academyofosteopathy.org/convo/2015/Handouts/Gracovetsky_HowHumansMove.pdf.

468 The drawings are inspired by figure 9-67 in Neumann, *Kine-*

siology of the Musculoskeletal System (Maryland Heights, MO: Mosby, 2002), 299.

469 See A. Tafazzol et al., "Lumbopelvic Rhythm."

470 See McGill, *Low Back Disorders*, 136–9.

471 See B.K.S. Iyengar, *Light on Yoga* (New York: Schocken Books, 1979), 88–9.

472 See Paul Grilley's article "Debunking the Tucked Pelvis," *Yoga Journal*, August 28, 2007, retrieved October 22, 2016, from http://www.yogajournal.com/article/teach/debunking-the-tucked-pelvis/.

473 Which capsular ligaments create the most restriction depends upon the degree of flexion already occurring at the hips. For flexions deeper than 160°, all joint capsule ligaments tighten and restrict further movement; see *Your Body, Your Yoga*, 119–21.

474 Note that earlier researchers would have included the interspinous ligament here, but as mentioned earlier, the orientation of its fibers does not restrict flexion.

475 The drawings in (a) and (b) are inspired by figure 12-25b in Neumann, *Kinesiology of the Musculoskeletal System* (Maryland Heights, MO: Mosby, 2002), 405.

476 The pubofemoral ligament can restrict the range of abduction in the hip socket; see *Your Body, Your Yoga*, 118–30.

477 See Neumann, *Kinesiology of the Musculoskeletal System* (Maryland Heights, MO: Mosby, 2002), 406.

478 The drawings are inspired by figure 12-25c in Neumann, *Kinesiology of the Musculoskeletal System* (Maryland Heights, MO: Mosby, 2002), 405.

479 See *Your Body, Your Yoga*, 118.

480 Ibid.

481 This cueing was offered for many years, especially in the early Iyengar tradition. Students were instructed to square their hips to the side of the room. Another cueing image used is to "imagine your torso fitting between two planes of glass." However, it is not possible for most students to do this. They must allow their face to move slightly forward or down to the floor, due to their inability to externally rotate at the hip 90°. The cueing of hips square to the side of the room is no longer prevalent today.

482 *Your Body, Your Yoga* describes the other contributors to external rotation, which can come from acetabular anteversion, femoral torsion, tibial torsion and movements at the ankle. So not all of the rotation of the front leg in Triangle Pose has to come from the hip sockets.

483 Excerpt from Stuart McGill, *Back Mechanic*, page 17.

484 Different studies come up with different averages, which is to be expected. For the 49° average, see G. Sudhir et al., "Radiographic Analysis of the Sacropelvic Parameters."

485 Part of the reason for these different findings is the great variety of ways to measure lordosis; different techniques come up with different averages.

486 For a summary of gender differences, see L.H.F. Damasceno, S.R.G. Catarin, A.D. Campos, and H.L.A Defino, "Lumbar Lordosis: A Study of Angle Values and of Vertebral Bodies and Intervertebral Discs Role," *Acta Ortopédica Brasileira*, 14.4 (2006), doi:10.1590/S1413-78522006000400003.

487 See Masharawi et al., "Vertebral Body Shape Variation."

488 See Been et al., "Vertebral Bodies or Discs."

489 See C.J. Sparrey, "Etiology of Lumbar Lordosis and Its Pathophysiology: A Review of the Evolution of Lumbar Lordosis, and the Mechanics and Biology of Lumbar Degeneration," *Neurosurgical Focus* 36.5 (2014), doi:10.3171/2014.1.FOCUS13551.

490 One estimate claims that if the center of gravity were right over the hip sockets, the torque there would be eight times higher than for a woman with a normal amount of lordosis; see D.M.G. Lewis, E.M. Russell, L. Al-Shawaf, and D.M. Buss, "Lumbar Curvature: A Previously Undiscovered Standard of Attractiveness," *Evolution and Human Behavior* 36.5 (2015): 345–50. doi:10.1016/j.evolhumbehav.2015.01.007.

491 See R. Fernand and D.E. Fox, "Evaluation of Lumbar Lordosis: A Prospective and Retrospective Study," *Spine* 10 (1985): 799–803, doi:10.1097/00007632-198511000-00003.

492 See Lewis et al., "Lumbar Curvature."

493 Drawing is based, with kind permission, upon the illustration in Lewis et al., "Lumbar Curvature."

494 See Ella Been and Leonid Kalichman, "Lumbar Lordosis," *The Spine Journal* 14.1 (2014): 87–97.

495 A systematic review of the proposition that posture caused musculoskeletal problems showed a causal link was possible, but only in cases where the postures were held for long periods of time; see Westgaard and Winkel, "Ergonomic Intervention." For a review of posture and back pain, see Lederman, "The Fall of the Postural–Structural–Biomechanical Model in Manual and Physical Therapies: Exemplified by Lower Back Pain."

496 In general, swayback is characterized as a 3 cm or larger forward displacement of the pelvis; see Zahra Abdolvahabi et al., "The Effect of Sway Back Abnormality on Body Segments Follow-up Changes," *Annals of Biological Research* 3.1 (2012): 140–8.

497 There remains debate over whether swayback results in a less than normal or a greater lordotic curve. Some therapists believe that swayback causes the lumbar spine to flatten, while other researchers believe it creates greater lordosis; see Abdolvahabi, "The Effect of Sway Back."

498 See ibid.

499 As I've noted, the average human lumbar spine has a lordotic angle of 49° ± 10°; the angle of an average ape's is 22° ± 3°; see Sparrey et al., "Etiology of Lumbar Lordosis." (Note that in this study, they state the average for human lumbar lordosis to be 51° ± 11°, which is slightly more than what I have cited. Again, not all studies agree!)

500 See M.W. Whittle and D. Levine, "Three-dimensional Relationships Between the Movements of the Pelvis and Lumbar Spine During Normal Gait," *Human Movement Science* 18.5 (1999): 681–92.

501 See G. Ohlen, T. Wredmark, and E. Spangfort, "Spinal Sagittal Configuration and Mobility Related to Low-Back Pain in the Female Gymnast," *Spine* 14.8 (1989): 847–50.

502 See W.W. Orrison, Jr. and T.G. Perkins, "Dynamic Whole-Spine MRI of Contortionists," *Medicamundi* 53.2 (2009): 37–40.

503 See E.M. Wojtys, J.A. Ashton-Miller, L.J. Huston, and P.J. Moga. "The Association Between Athletic Training Time and the Sagittal Curvature of the Immature Spine," *American Journal of Sports Medicine* 28.4 (2000): 490–8.

504 See Y. Takemitsu, Y. Harada, T. Iwahara, M. Miyamoto, and Y. Miyatake, "Lumbar Degenerative Kyphosis. Clinical, Radiological and Epidemiological Studies," *Spine* 13.11 (1998): 1317–26, 1988; D.L. Belavý, G. Armbrecht, C.A. Richardson, D. Felsenberg, and J.A. Hides, "Muscle Atrophy and Changes in Spinal Morphology: Is the Lumbar Spine Vulnerable After Prolonged Bed-Rest?," *Spine* 36.2 (2011): 137–45, doi:10.1097/BRS.0b013e3181cc93e8.

505 See J.D. Rath and W. Rath, "Mechanical Low Back Pain in Pregnancy—Preliminary Findings in a Consecutive Cases Series Investigation," paper presented at the Fifth International McKenzie Conference, Philadelphia, PA, retrieved from http://duffyrath.com/pdf/Mechanical%20Low%20Back%20Pain%20in%20Pregnancy.pdf. However, not all researchers believe that the shape of the spine is a cause of back pain; rather, it could be a consequence of it.

506 See P.F. Heini, "The Current Treatment—A Survey of Osteoporotic Fracture Treatment. Osteoporotic Spine Fractures: The Spine Surgeon's Perspective," *Osteoporosis International* 16, Suppl. 2 (2005): S85–92.

507 See I. Obeid, O. Hauger, S. Aunoble, A. Boughli, N. Pellet, and J.M. Vital, "Global Analysis of Sagittal Spinal Alignment in Major Deformities: Correlation Between Lack of Lumbar Lordosis and Flexion of the Knee," *European Spine Journal* 20, Suppl. 5 (2011): S681–5.

508 See Neumann, *Kinesiology of the Musculoskeletal System* (Maryland Heights, MO: Mosby, 2002), 256–7.

509 See J.L. Jouve, V. Pomero, P. Adalian, K. Chaumoitre, and M. Panuel, "Lumbosacral Lordosis in Fetal Spine: Genetic or Mechanic Parameter," *European Spine Journal* 18 (2009): 1342–8.

510 See Been and Kalichman, "Lumbar Lordosis."

511 Ibid.

512 See Sparrey et al., "Etiology of Lumbar Lordosis."

513 Not all researchers agree with this. For those who do, see Ori Hay et al., "The Lumbar Lordosis in Males and Females, Revisited," in *PLoS One* (2015), doi:10.1371/journal.pone.0133685. Those who do not agree that there is a difference in lordosis between men and women feel that the difference is only apparent because of the woman's larger buttocks, which make it look like she has a greater lumbar curve; see P. Stagnara et al., "Reciprocal Angulation of Vertebral Bodies in a Sagittal Plane: Approach to References for the Evaluation of Kyphosis and Lordosis," *Spine* 7.4 (1982): 335–42.

514 See J.F. Bailey, C.J. Sparrey, E. Been, and P.A. Kramer, "Morphological and Postural Sexual Dimorphism of the Lumbar Spine Facilitates Greater Lordosis in Females," *Journal of Anatomy* 229.1 (2016): 82–91, doi:10.1111/joa.12451.

515 See K.K. Whitcome, L.J. Shapiro, and D.E. Lieberman, "Fetal Load and the Evolution of Lumbar Lordosis in Bipedal Hominins," *Nature* 450 (2007): 1075–8.

516 See Sparrey et al., "Etiology of Lumbar Lordosis."

517 See Masharawi et al., "Vertebral Body Shape Variation."

518 However, the height of the lumbar vertebra in the middle of its body is not greatest in L5: L2 and L3 tend to be thicker in the middle. This reflects the fact that L5 has the greatest concavity to its superior and inferior surfaces, while the L1 has less. The concave nature of the disc's surface is important for how the disc and the vertebra interact; see N. Gocmen-Mas, H. Karabekir, T. Ertekein, M. Edizer, Y. Canan, and I. Duyar, "Evaluation of Lumbar Vertebral Body and Disc: A Stereological Morphometric Study," *International Journal of Morphology* 28.3(2010): 841–7.

519 Shaw et al., "Characterization of Lumbar Spinous Process Morphology."

520 See *Gray's Anatomy*, pages 748-749.

521 Drawings are inspired by Bogduk, page 252.

522 Data are from Shaw et al., "Characterization of Lumbar Spinous Process Morphology." However, the data on posterior width are from B. Ran, Q. Li, B. Yu, X. Chen, and K. Guo, "Morphometry of Lumbar Spinous Process via Three Dimensional CT Reconstruction in a Chinese Population," *International Journal of Clinical and Experimental Medicine* 8.1 (2015): 1129–36.

523 Drawings are inspired by Shaw et al., "Characterization of Lumbar Spinous Process Morphology."

524 Slope actually decreases with age while length and width increases; see Shaw et al., "Characterization of Lumbar Spinous Process Morphology."

525 See B. Cai et al., "A Morphometric Study of the Lumbar Spinous Process in the Chinese Population," *Brazilian Journal of Medical and Biological Research* 48.1 (2015): 91–5.

526 See Masharawi et al., "A Morphological Adaptation of the Thoracic and Lumbar Vertebrae to Lumbar Hyperlordosis in Young and Adult Females," *European Spine Journal* 19 (2010): 768–73.

527 See Ran et al., "Morphometry of Lumbar Spinous Process."

528 Drawing is inspired by figure 2 in the article by Jeffrey Burch, "Lordosis: Assessment and Care," *Massage Therapy*

Journal, Summer 2002, www.jeffreyburch.com/resources/structural-integration/lordosis-assessment-care/.

529 See Tubbs et al., *Bergman's*, 35.

530 Data are averaged from Masharawi et al., "Facet Orientation."

531 Data from T. Horowitz and R.M. Smith, "An Anatomical, Pathological and Roentgenological Study of the Intervertebral Joints of the Lumbar Spine and the Sacroiliac Joints," *American Journal of Roentgenology* 43 (1940): 173–86.

532 See Sparrey et al., "Etiology of Lumbar Lordosis."

533 For more on this particular theory, see Serge Gracovetsky's work on the "spinal engine": "We do have gears with teeth, but we call them facets. Facets do not impede axial rotation. Facets enhance axial rotation"; from the seminar "How Humans Move," March 7, 2015, http://files.academyofosteopathy.org/convo/2015/Handouts/Gracovetsky_HowHumansMove.pdf, accessed on January 13, 2017.

534 When we are young adults, our nucleus pulposus is 65% proteoglycans (which are the water-loving molecules that keep our body hydrated), but by our 60s that has dropped to 30%; thus, we have dried up; see Jim Borowczyk, "Spondylosis, Facet Joint Arthropathy and Pain," presentation at the General Practice Conference and Medical Exhibition South, August 4–8, 2010, Christchurch, New Zealand, www.gpcme.co.nz/pdf/GP%20CME/Friday/C5%201630%20Borowczyk.pdf.

535 See Chang Hwa Hong, Jong Seok Park, Ki Jin Jung, and Woo Jong Kim, "Measurement of the Normal Lumbar Intervertebral Disc Space Using Magnetic Resonance Imaging," *Asian Spine Journal* 4.1 (2010): 1–6, doi:10.4184/asj.2010.4.1.1.

536 People who have naturally higher discs relative to the vertebrae probably also have longer ligaments to accommodate this structure—but not necessarily! Everyone is different, and disc height is but one factor to consider in what allows greater or lesser spine mobility.

537 The data here are from Korean men and women, but the point, as always, is the fact that everyone is different; see Hong et al., "Measurement of the Normal Lumbar Intervertebral Disc Space."

538 See John M. Peloquin et al., "Human L3L4 Intervertebral Disc Mean 3D Shape, Modes of Variation, and Their Relationship to Degeneration," *Journal of Biomechanics* 47.10 (2014): 2452–9, doi:10.1016/j.jbiomech.2014.04.014.

539 See Chad Waterbury, "An Interview with Dr. Stuart McGill – Part 1," www.t-nation.com/training/interview-with-dr-stuart-mcgill-part-1, accessed January 30, 2017.

540 See J.P. Yates, L. Giangregorio, and S.M. McGill, "The Influence of Intervertebral Disc Shape on the Pathway of Posterior/Posterolateral Partial Herniation," *Spine* 35.7 (2010): 734–9. doi:10.1097/BRS.0b013e3181ba3a60.

541 See the November 15, 2013, interview with Stuart McGill by Brent Contreras at https://bretcontreras.com/transcribed-interview-with-stu-mcgill/, accessed March 29, 2017.

542 See McGill, *Low Back Disorders*, 3rd ed., 62.

543 See Thomas Dwight, "The Anatomy of the Contortionist," *Scribners Magazine*, April 1889.

544 See Alter, *Science of Flexibility*, 112.

545 See P. Beighton, "A Clinical Look at How Contortionists Contort," *Medical Times* 99.4 (1971): 181–4.

546 See Alter, *Science of Flexibility*, 110.

547 For more on the unique abilities of Julia Guenthel (Zlata), see the Discovery Channel documentary, "Is It Possible? Super Human Elasticity," at www.discovery.com/tv-shows/other-shows/videos/is-it-possible-super-human-elasticity/, accessed February 10, 2017.

548 According to Randal Peoples, a brain and spine neurosurgeon experienced with Cirque du Soleil contortionists, parents in Mongolia test newborn babies to see whether they have the potential to become contortionists, which is considered an honor. If your baby does have that innate potential, he or she is sent off to a special school right away (personal conversation with Randal Peoples).

549 Many scientists don't bother with this question anymore; it is like asking, "Which is more important in determining the area of a rectangle, length or width?" Both factors are important.

550 Photos of Zlata are with the kind permission of Fraab UG, www.zlata.de/archive.php.

551 See Robert Bogdan, *Freak Show: Presenting Human Oddities for Amusement and Profit* (Chicago, IL: University of Chicago Press, 1988), 229.

552 See Beighton, "A Clinical Look at How Contortionists Contort."

553 See Jim Pickles, "The Science of Contortion," at www.jimpflex.com.au/otherlife/contortion/Science%20of%20contortion%2012a.pdf, accessed on February 9, 2017.

554 See Peoples et al., "Whole-Spine Dynamic Magnetic Resonance Study"; Sands et al., "Stretching the Spines of Gymnasts: A Review."

555 As always, not always: two contortionists in Dr. Peoples' study were able to hold a deep hyperextended position for five minutes.

556 See Peoples et al., "Whole-Spine Dynamic Magnetic Resonance Study."

557 Ibid.

558 The images seem vertical, but the subjects were lying on their backs in the MRI machines. Images from Peoples et al. "Whole-Spine Dynamic Magnetic Resonance Study." According to Randal Peoples, these contortionists can give you whatever curve you ask for. Lordosis? No problem. Kyphosis? Yep, can do that too. So this is not to say that these contortionists don't have a lordotic curve… They could if

they wanted to, but they didn't while lying down in the MRI scanner. (From a personal conversation.)

559 I know of no *in vivo* studies examining their connective tissues at a molecular level, so we can only speculate whether there is a significant difference or not. One contortionist teacher and researcher, Jim Pickles of Queensland University in Australia, believes that the crimp structure of the contortionist's collagen is different—it is as strong as a normal person's but much more extensible; see Pickles, "The Science of Contortionism."

560 These images are from a study of five Mongolian contortionists from a circus school. That is a very small sample size, so we are not able to categorically say that all contortionists have straight spines. The five women in this study ranged in ages from 20 to 49. Their spines' straightness may be due to genetics or to constant training at a very young age. The ultimate reason is unknown.

561 One study found that each extra 1° of lordosis reduced extension range of motion by 1°; see Ohlen et al., "Spinal Sagittal Configuration and Mobility."

562 See figure 4 of Peoples et al., "Whole-Spine Dynamic Magnetic Resonance Study."

563 The author and photographer of these pictures, Randall Peoples, told me in a private conversation that the spinous processes of the lumbar of these contortionists have become bifid: there is a groove in the bones, carved out from years of compression contact. These grooves allow for more extension because the processes can extend further.

564 The MRI image is provided courtesy of Peoples et al., "Whole-Spine Dynamic Magnetic Resonance Study."

565 See D. Kourtis, M.L. Magnusson, F. Smith, A. Hadjipavlou, and M.H. Pope, "Spine Height and Disc Height Changes as the Effect of Hyperextension Using Stadiometry and MRI," *Iowa Orthopaedic Journal* 24 (2004): 65–71.

566 If we assume the average anterior height of the lumbar disc in its unextended position is 30% of the height of the vertebra above, then the contortionists' lengthening of 48–86% represents an increase in anterior disc height of 60–286%.

567 See G-P. Bruggemann, "Neuromechanical Load of the Biological Tissue and Injury in Gymnastics," *Proceedings of the 28th Conference of the International Society of Biomechanics in Sports*, 2010, retrieved from https://ojs.ub.uni-konstanz.de/cpa/article/viewFile/4394/4085 on April 2, 2018.

568 Photo and description courtesy of Carla Stecco, *Functional Atlas of the Human Fascial System* (London, UK: Churchill Livingstone, 2015), 186.

569 This is shown in figure 1.29D of the first volume of *Your Body, Your Yoga* on page 42.

570 See M.F. Abu-Hijileh, A.L. Roshier, Q. Al-Shboul, A.S. Dharap, and P.F. Harris, "The Membranous Layer of Superficial Fascia: Evidence for Its Widespread Distribution in the Body," *Surgical and Radiologic Anatomy* 28.6 (2006): 606–19.

571 See H. Saito and T. Tamura, "Subcutaneous Fat Distribution in Japanese Women. Part 1. Fat Thickness of the Trunk," *Annals of Physiological Anthropology* 11.5 (1991): 495–505; M. Murakami, R. Hikima, S. Arai, K. Yamazaki, S. Iizuka, and Y. Tichihara, "Short-term Longitudinal Changes in Subcutaneous Fat Distribution and Body Size Amount in Japanese Women in the Third Decade of Life," *Applied Human Science* 18.4 (1999): 141–9.

572 See Stecco, *Functional Atlas of the Human Fascial System*, 59.

573 See Stecco, *Functional Atlas of the Human Fascial System*, 188.

574 See Willard, "The Muscular, Ligamentous, and Neural Structure of the Lumbosacrum."

575 This is analogous to the shirt example given in Volume 1 (see page 43 of *Your Body, Your Yoga*), where a restriction in one area of your shirt can interfere with movement of the arm at the shoulder.

576 Photo courtesy of Stecco, *Functional Atlas of the Human Fascial System*, 191.

577 See G. Wavreille, "Anatomical Basis of the Free Posterior Brachial Fascial Flap," *Surgical and Radiologic Anatomy* 32.4 (2010): 393–9.

578 See Stecco, *Functional Atlas of the Human Fascial System*, 54.

579 Ibid., 16.

580 Ibid., 67.

581 Ibid., 72.

582 The drawing is from Gray's 1918 *Anatomy of the Human Body* as shown on Wikipedia: https://commons.wikimedia.org/wiki/File:Lumbar_aponeurosis.jpg.

583 See P.J. Barker and C.A. Briggs, "Anatomy and Biomechanics of the Lumbar Fasciae: Implications for Lumbopelvic Control and Clinical Practice," in Vleeming et al. (eds.), *Movement, Stability and Lumbopelvic Pain*, 64–73.

584 See J. Tesarz, U. Hoheisel, B. Wiedenhofer, and S. Mense, "Sensory innervation of the thoracolumbar fascia in rats and humans," *Neuroscience* 194 (2011): 302e308.

585 See pages 161 and 211 of *Your Body, Your Yoga*.

586 See A. Viladot, J.C. Lorenzo, J. Salazar, and A. Rodríguez, "The subtalar joint: embryology and morphology," *Foot Ankle* 5 (1984): 54-66.

587 See Stecco, *Functional Atlas of the Human Fascial System,* 76.

588 See Pisani G. (2004) Trattato di chirurgia del piede. Minerva medica, Torino.

589 See Stecco, *Functional Atlas of the Human Fascial System,* 76.

590 See McGill, *Low Back Disorders*, 2nd ed., 67.

591 White and Panjabi describe seven main layers, while in his 1974 book, Kapandji described 10 elements. To reach 10 layers, Kapandji included three layers of the intervertebral discs: the nucleus pulposus and the inner and outer fibers of the annulus. It is possible to divide the facets' capsular

ligament into both posterior and anterior fibers, which would bring the total to 11. Theime's *Atlas of Anatomy* posits six layers, ignoring the capsular ligaments and elements of the disc; see Gilroy et al., *Atlas of Anatomy*; White and Panjabi, *Clinical Biomechanics of the Spine* (Philadelphia, PA: J.B. Lippincott, 1990) and *The Physiology of the Joints: Volume 3—The Truck and Vertebral Column*, 2nd ed. (London, UK: Churchill Livingstone, 1974).

592 In *Your Body, Your Yoga*, Volume 2, on page 182, we defined a newton of force to be equal to 0.225 lb of force due to gravity.

593 See White and Panjabi, *Clinical Biomechanics of the Spine*.

594 Gray et al., *Gray's Anatomy*, 755.

595 See McGill, *Low Back Disorders*, 2nd ed., 63.

596 See Bogduk, *Clinical and Radiological Anatomy of the Lumbar Spine*, 5th ed., 41.

597 Ibid., 42.

598 See Gilroy et al., *Atlas of Anatomy*, 95.

599 See Gray et al., *Gray's Anatomy*, 755.

600 See Bogduk, *Clinical and Radiological Anatomy of the Lumbar Spine*, 5th ed., 42–3.

601 See Neumann, *Kinesiology of the Musculoskeletal System*, 3rd ed., 326. *Gray's Anatomy* (2005 ed., page 769) states that the ligamentum flavum can stretch 80% without damage.

602 A young, healthy ligamentum flavum will create about 18 N of force (about 4 lb) when it is in a neutral spine, but in an elderly spine, this tension is reduced to about 5 N; see White and Panjabi, *Clinical Biomechanics of the Spine*.

603 See Neumann, *Kinesiology of the Musculoskeletal System*, 3rd ed., 326.

604 The thickening of the flavum may be due to chronic inflammation; see K. Sairyo et al., "Lumbar Ligamentum Flavum Hypertrophy Is Due to Accumulation of Inflammation-Related Scar Tissue," *Spine* 32.11 (2007): E340–7.

605 Note that this direction was not shown in earlier anatomy books! The error is believed to have arisen from a drawing by an artist around 1900 who may have held the section of the spine he was drawing upside down. Other anatomists copied this original, incorrect representation until D. Heylings in 1978 showed the correct orientation; see D. Heylings, "Supraspinous and Interspinous Ligaments of the Human Lumbar Spine," *Journal of Anatomy* 125.1 (1978): 129.

606 See McGill, *Low Back Disorders*, 2nd ed., 64.

607 See Heylings, "Supraspinous and Interspinous Ligaments of the Human Lumbar Spine."

608 See McGill, *Low Back Disorders*, 2nd ed., 64.

609 See Neumann, *Kinesiology of the Musculoskeletal System*, (Maryland Heights, MO: Mosby, 2002), 258.

610 See Gray et al., *Gray's Anatomy*, 756.

611 See M.A. Adams, W.C. Hutton, and J.R. Stott, "The Resistance to Flexion of the Lumbar Intervertebral Joint," *Spine* 5 (1980): 245–53.

612 See Bogduk, *Clinical and Radiological Anatomy of the Lumbar Spine*, 5th ed., 43.

613 See Michael A. Adams, Kim Burton, and Nikolai Bogduk, *The Biomechanics of Back Pain*, 3rd ed. (London, UK: Churchill Livingstone, 2012), 133.

614 See N. Bogduk and L. Twomey, *Clinical Anatomy of the Lumbar Spine*, 2nd ed. (New York: Churchill, 1991).

615 See Gray et al., *Gray's Anatomy*, 756.

616 See Bogduk, *Clinical and Radiological Anatomy of the Lumbar Spine*, 5th ed., 45; Adams et al., *The Biomechanics of Back Pain*, 133.

617 See D. Steilen, R. Hauser, B. Woldin, and S. Sawyer, "Chronic Neck Pain: Making the Connection Between Capsular Ligament Laxity and Cervical Instability," *Open Orthopaedics Journal* 8 (2014): 326–45.

618 See Gray et al., *Gray's Anatomy*, 758.

619 See Neumann, *Kinesiology of the Musculoskeletal System*, (Maryland Heights, MO: Mosby, 2002), 261.

620 Moment arm data and the value for the thoracolumbar fascia are taken from J.B. Mykelbust et al., "Tensile Strength of Spinal Ligaments," *Spine* 5 (1988): 96–9. One complaint levelled against this study is that it used cadavers, and old ones at that. In a cadaver, the discs naturally swell as they take in embalming fluids, and this creates stress in the surrounding ligaments that is not present in living bodies. For this reason, I did not use the force-to-failure data from this study and kept only the size of the moment arms. Data for the force to failure are from Adams et al., *The Biomechanics of Back Pain*, 124.

621 See Vleeming et al., "The Sacroiliac Joint."

622 See Bogduk, *Clinical and Radiological Anatomy of the Lumbar Spine*, 5th ed., 80.

623 See M.A. Adams, "Spine Update. Mechanical Testing of the Spine: An Appraisal of Methodology, Results, and Conclusions," *Spine* 20 (1995): 2151–6.

624 See Michael Putzer, Stefan Auer, William Malpica, Franz Suess, and Sebastian Dendorfer, "A Numerical Study to Determine the Effect of Ligament Stiffness on Kinematics of the Lumbar Spine During Flexion," *BMC Musculoskeletal Disorders* 17 (2016), doi:10.1186/s12891-016-0942-x.

625 See Neumann, *Kinesiology of the Musculoskeletal System*, (Maryland Heights, MO: Mosby, 2002), 317.

626 Drawings from OpenStax: Anatomy and Physiology, ©2017 Rice University. Download for free at https://openstax.org/details/books/anatomy-and-physiology.

627 See W.B. Kibler, J. Press, and A. Sciascia, "The Role of Core Stability in Athletic Function," *Sports Medicine* 36 (2006):189–98.

628 See V. Akuthoa, A. Ferreiro, T. Moore, and M. Fredericson, "Core Stability Exercise Principles," *Current Sports Medicine Reports* 7.1 (2008): 39–44.

629 See Neumann, *Kinesiology of the Musculoskeletal System*, (Maryland Heights, MO: Mosby, 2002), 318.

630 See G.A. Mawston and M.G. Boocock, "The Effect of Lumbar Posture on Spinal Loading and the Function of the Erector Spinae: Implications for Exercise and Vocational Rehabilitation," *New Zealand Journal of Physiotherapy* 40.3 (2012): 135–40.

631 Ibid.

632 See Gilroy et al., *Atlas of Anatomy*, 120–1.

633 Ibid.

634 See N. Bogduk, "A Reappraisal of the Anatomy of the Human Lumbar Erector Spinae," *Journal of Anatomy* 131.3 (1980): 525.

635 See A. Sirca and V. Kostevc, "The Fiber Type Composition of Thoracic and Lumbar Paravertebral Muscles in Man," *Spine* 23 (1985): 2552–62.

636 See Akuthota et al., "Core Stability Exercise Principles."

637 See McGill, *Low Back Disorders*, 2nd ed., 51.

638 Ibid., 52.

639 Ibid., 54.

640 Eccentric activation of muscles was discussed in Volume 1, page 36. The muscles are trying to contract but undergo lengthening to help slow down and control movement.

641 See K. Watanabe, K. Miyamoto, T. Masuda, and K. Shimizu, "Use of Ultrasonography to Evaluate Thickness of the Erector Spinae Muscle in Maximum Flexion and Extension of the Lumbar Spine," *Spine* 29.13 (2004): 1472–7.

642 See G.L. Moseley, P.W. Hodges, and S.C. Gandevia, "Deep and Superficial Fibers of the Lumbar Multifidus Muscle Are Differentially Active During Voluntary Arm Movements," *Spine* 27.2 (2002): E29–36.

643 See J. Cholewicki, M.M. Panjabi, and A. Khachatryan, "Stabilizing Function of Trunk Flexor-Extensor Muscles Around a Neutral Spine Posture," *Spine* 22 (1997): 2207–12.

644 See L. Danneels et al., "Differences in Electromyographic Activity in the Multifidus Muscle and the Iliocostalis Lumborum Between Healthy Subjects and Patients With Subacute and Chronic Low Back Pain," *European Spine Journal* 11.1 (2002): 13–19.

645 See Gray et al., *Gray's Anatomy*, 768.

646 See McGill, *Low Back Disorders*, 2nd ed., 52.

647 See Gray et al., *Gray's Anatomy*, 768.

648 Ibid.

649 See McGill, *Low Back Disorders*, 2nd ed., 49–51.

650 See A.J. Nitz and D. Peck, "Comparison of Muscle Spindle Concentration in Large and Small Human Epaxial Muscles Acting in Parallel Combinations," *American Surgeon* 52 (1986): 273–7.

651 See McGill, *Low Back Disorders*, 2nd ed., 54, and McGill, *Ultimate Back Fitness and Performance*, 4th ed. (Waterloo, Canada: Backfitpro, 2009), 74.

652 See J.P. Callaghan, J.L. Gunning, and S.M. McGill, "The Relationship Between Lumbar Spine Load and Muscle Activity During Extensor Exercises," *Physical Therapy* 78.1 (1998): 8–18.

653 See T. McNeill et al., "Trunk Strength in Attempted Flexion, Extension, and Lateral Bending in Healthy Subjects and Patients with Low Back Disorders," *Spine* 5 (1980): 529–38.

654 See Bogduk, *Clinical and Radiological Anatomy of the Lumbar Spine*, 5th ed., 108.

655 Ibid., 108–9.

656 See J.E. Macintosh, N. Bogduk, and M.J. Pearcy, "The Effects of Flexion on the Geometry and Actions of the Lumbar Erector Spinae," *Spine* 18 (1993): 884–93.

657 See Macintosh et al., "The Effects of Flexion."

658 For this reason, some yoga teachers believe the state of our psoas can have a large effect on our nervous system. Liz Koch calls the psoas "the muscle of the soul" because of its intimacy with the nervous system and the diaphragm. While there may be no scientific evidence for this claim, it does have a nice poetic ring to it; see www.coreawareness.com/about/lizkoch/.

659 See Neumann, *Kinesiology of the Musculoskeletal System*, (Maryland Heights, MO: Mosby, 2002), 410.

660 See McGill, *Low Back Disorders*, 2nd ed., 61.

661 Ibid., 60–1.

662 Not everyone has a single iliopsoas tendon! One study found only 28.8% of people have a single tendon, 64.2% have two tendons (with a more medial psoas tendon and an iliacus tendon lateral to that) and 7.5% have three! See M.J. Philippon et al. "Anatomic Variance of the Iliopsoas Tendon," *American Journal of Sports Medicine* 42 (2014): 807–11.

663 See McGill, *Low Back Disorders*, 2nd ed., 60–1.

664 See Neumann, *Kinesiology of the Musculoskeletal System*, (Maryland Heights, MO: Mosby, 2002), 410.

665 The drawings are from OpenStax: Anatomy and Physiology, ©2017 Rice University. Download for free at https://openstax.org/details/books/anatomy-and-physiology.

666 Often, the psoas minor only appears on one side. See Tubbs et al., *Bergman's*, 378.

667 See S.D. Joshi, S.S. Joshi, U.K. Dandekar, and S.R. Daini, "Morphology of Psoas Minor and Psoas Accessorius," *Journal of Anatomical Society of India* 59.1 (2010): 31–4.

668 See Gray et al., *Gray's Anatomy*, 1116.

669 Ibid.

670 See McGill, *Low Back Disorders*, 2nd ed., 61–2.

671 I am ignoring the rather vestigial pyramidalis muscles. They are a pair of small, triangular-shaped muscles between the anterior surface of the rectus abdominis and the posterior surface of the rectus sheath. Why we have them is not fully understood, although in marsupials, they help form the pouch in which they rear their young. In mammals, they are believed to tense the linea alba. Not everyone has pyramidalis, and when they are present, there is a lot of variability; see R.M. Lovering and L.D. Anderson, "Architecture and Fiber Type of the Pyramidalis Muscle," *Anatomical Science International* 83.4 (2008): 294–7, doi:10.1111/j.1447-073X.2007.00226.x.

672 See McGill, *Low Back Disorders*, 2nd ed., 60–1.

673 See F.J.J. Reis and A.R. Macedo, "Influence of Hamstring Tightness in Pelvic, Lumbar and Trunk Range of Motion in Low Back Pain and Asymptomatic Volunteers during Forward Bending," *Asian Spine Journal* 9.4 (2015): 535–40.

674 See McGill, *Low Back Disorders*, 2nd ed., 68.

675 Ibid., 54.

676 Venous return through the abdomen is reduced when the intra-abdominal pressure increases, and direct pressure is placed on the heart due to the rise in thoracic pressure, which also constricts the amount of blood flowing through the aorta. The diaphragm is pushed upward as well, which can press against not only the heart but also the pulmonary arteries, leading to possible respiratory dysfunction; see T.S. Papavramidis, A.D. Marinis, I. Pliakos, I. Kesisoglou, and N. Papavramidou, "Abdominal Compartment Syndrome – Intraabdominal Hypertension: Defining, Diagnosing, and Managing," *Journal of Emergencies, Trauma, and Shock* 4.2 (2011): 279–91.

677 See Paul R. Forfia et al., "Blood Pressure Response to the Valsalva Maneuver," *Journal of the American College of Cardiology* 56.16 (2010), doi:10.1016/j.jacc.2010.03.095.

678 Negative effects of chronically elevated IAP can show up anywhere from the bowels to the brain.

679 A normal range of values for IAP is 5–7 mm Hg, but the maximum healthy amount may be as high as 12 mm Hg. Once the pressure exceeds 12 mm Hg, we have intra-abdominal hypertension. Between 10 and 15 mm Hg, reductions in blood flow can starve the organs of the abdomen; see M. Sugrue, "Abdominal Compartment Syndrome," *Current Opinion in Critical Care* 11.4 (2005): 333–8; D.M. Lambert, S. Marceau, and R.A. Forse, "Intraabdominal Pressure in the Morbidly Obese," *Obesity Surgery* 15 (2005): 1225–32; A. Carlotti and W. Carvalho, "Abdominal Compartment Syndrome: A Review," *Pediatric Critical Care Medicine* 10 (2009): 115–20.

680 See Papavramidis et al., "Abdominal Compartment Syndrome."

681 For the anatomy geeks who love details, here is how to calculate the moment. The upper trunk of the man weighs about 40 kg; the moment arm for its center of mass is about 30 cm in front of the lumbar spine; the moment arm of the 30 kg weight being lifted is 45 cm. The flexion moment then is the sum of two individual moments: (40*.30*9.8) + (30*.45*.9.8) = 149.8 N·m (9.8 is the force of gravity). The data above are from Bogduk, *Clinical and Radiological Anatomy of the Lumbar Spine*, 5th ed., 110.

682 See T. McNeill, D. Warwick, G. Andersson, and A. Schultz, "Trunk Strengths in Attempted Flexion, Extension, and Lateral Bending in Healthy Subjects and Patients with Low-Back Disorders," *Spine* 5.6 (1980): 529–38.

683 The theory was developed by D.L. Bartelink; see D.L. Bartelink, "The Role of Abdominal Pressure in Relieving the Pressure on the Lumbar Intervertebral Discs," *Journal of Bone and Joint Surgery* 39B (1957): 718–25.

684 See A.L. Nachemson, B.J. Andersson, and A.B. Schultz, "Valsalva Maneuver Biomechanics. Effects on Lumbar Trunk Loads of Elevated Intraabdominal Pressures," *Spine* 11 (1986): 476–9.

685 See B. Hemborg and U. Moritz, "Intra-abdominal Pressure and Trunk Muscle Activity During Lifting. II. Chronic Low-Back Patients," *Scandinavian Journal of Rehabilitation Medicine* 17.1 (1985): 5–13.

686 Bartelink had the same concern in his original formation of the theory; see Bogduk, *Clinical and Radiological Anatomy of the Lumbar Spine*, 5th ed., 111.

687 See S. Gracovetsky et al., "Mechanism of the Lumbar Spine," *Spine* 6.1 (1981): 249; H. Farfan and S. Gracovetsky, "The Abdominal Mechanism," paper presented at the International Society of the Lumbar Spine Meeting, Paris, 1981. They later modified the theory; see S. Gracovetsky, H. Farfan, and C. Helleur, "The Abdominal Mechanism," *Spine* 10.4 (1985): 317–24.

688 Arguably, their strength is less than 70 N·m, because the interspinous ligament's fibers are not oriented in a direction that resists flexion or anterior shear; they resist posterior shear. So they may not contribute to the overall force discussed here.

689 See Bogduk, *Clinical and Radiological Anatomy of the Lumbar Spine*, 5th ed., 113.

690 Not covered in this short summary are a few other theories that have been suggested, but none of these have any solid evidence to support them. One theory is that we use hydraulic amplification to increase the effective strength of the back muscles. This was proposed by Serge Gracovetsky in 1977. Another idea is that our use of the abdominal muscles is not to help us extend the spine, but rather to control the tendency for the spine to twist when bearing a load. Unless a load is perfectly centered under the spine, there will be an axial torque applied by the load. So perhaps the reason we engage the abdominal muscles is to keep the load centered and the spine from rotating. For a discussion of these ideas, see Bogduk, *Clinical and Radiological Anatomy of the Lumbar*

Spine, 5th ed., 111–13.

691 See N. Arjmand and A. Shirazi-Adl, "Role of Intra-abdominal Pressure in the Unloading and Stabilization of the Human Spine During Static Lifting Tasks," *European Spine Journal* 15 (2006): 1265–75.

692 Ibid.

693 See McGill, *Ultimate Back Fitness and Performance,* 50–1.

694 Ibid., 119.

695 This is a generalization. Some elite lifters do have a slight flexion in their lumbar when lifting, usually because of their proportions; if their upper body length is too short relative to their lower body length, they may find it impossible to flex the hips enough to get their hands down to the bar without some minor lumbar flexion. In these situations, the lifters are very careful to ensure they do not move their lumbar at all during the lift. They "lock it down." See Waterbury, "An Interview with Dr. Stuart McGill – Part 1."

696 See D. Lucas and B. Bresler, "Stability of the Ligamentous Spine," *Tech Report No. 40*, Biomechanics Library, University of California, San Francisco, 1961.

697 See McGill, *Low Back Disorders*, 2nd ed., 114.

698 The drawings of a fishing pole are inspired by a photo in McGill, *Low Back Disorders*, 2nd ed., 114.

699 Ibid., 119.

700 Ibid., 118.

701 The NIOSH is a department in the Centers for Disease Control and Prevention. See the NIOSH document *Applications Manual for the Revised NIOSH – CDC*, accessed at www.cdc.gov/niosh/docs/94-110/pdfs/94-110-h.pdf on March 5, 2017.

702 Ibid.

703 See M. Jäger and A. Luttmann, "Biomechanical Analysis and Assessment of Lumbar Stress During Load Lifting Using a Dynamic 19-Segment Human Model," *Ergonomics* 32.1 (1989): 93–112.

704 Another study found the range of tolerance to compressive stress was 2,100–9,600 N; see P. Brinckmann, M. Biggemann, and D. Helweg, "Fatigue Fracture of Human Lumbar Vertebrae," *Clinical Biomechanics* 3, Suppl. 1 (1988): S1–23.

705 See McGill, *Low Back Disorders*, 2nd ed., 82.

706 Data are from Jäger and Luttmann, "Biomechanical Analysis and Assessment."

707 See S. Gallagher and W.S. Marras, "Tolerance of the Lumbar Spine to Shear: A Review and Recommended Exposure Limits," *Clinical Biomechanics* 27.10 (2012): 973–8.

708 Cyclical forces between 380 N and 760 N can cause fractures; see B.M. Cyron and W.D. Hutton, "The Fatigue Strength of the Lumbar Neural Arch in Apondylolysis," *Journal of Bone and Joint Surgery* 60-B (1978): 234–8.

709 See W.S. Marras, K.G. Davis, C.A. Heaney, A.B. Maronitis, and W.B. Allread,"The Influence of Psychosocial Stress, Gender, and Personality on Mechanical Loading of the Lumbar Spine," *Spine* 25.23 (2000): 3045–54.

710 See M. Hajihosseinali, N. Arjmand, and A. Shirazi-Adl, "Effect of Body Weight on Spinal Loads in Various Activities: A Personalized Biomechanical Modeling Approach," *Journal of Biomechanics* 48.2 (2015): 276–82.

711 See W.S. Marras, K.G. Davis, S.A. Ferguson, B.R. Lucas, and P. Gupta, "Spine Loading Characteristics of Patients with Low Back Pain Compared with Asymptomatic Individuals," *Spine* 26.23 (2001): 2566–74.

712 Table 3.210 is based on R.C. Schafer, *Symptomatology and Differential Diagnosis*, 1st ed., Chapter 12 (Arlington, VA: Associated Chiropractic Academic Press, for the American Chiropractic Association, 1986), and Leslie Kaminoff and Amy Matthews, *Yoga Anatomy*, 2nd ed. (Champaign, IL: Human Kinetics, 2011).

713 See McGill, *Low Back Disorders*, 2nd ed., 60–1.

714 Data for the separate values of the lumbar are from two studies: Pearcy et al., "Three-dimensional X-ray Analysis"; Pearcy and Tibrewal, "Axial Rotation." Other studies have given estimates for lumbar flexion/extension values close to those of Pearcy et al. but with reported standard deviations of 8–10° in flexion and 6–11° in extension. Again, this shows a fairly large amount of variation. See G. Van Herp et al., "Three-dimensional Lumbar."

715 The majority of the compressive load (75–97%) is borne by the discs, with the rest (3–25%) being borne by the facets; see Nicolas V. Jaumard et al., "Spinal Facet Joint Biomechanics."

716 Graphic inspired by Olga Kabel's SequenceWiz, http://sequencewiz.org/2015/12/23/stress-on-the-intervertebral-disks/.

717 See M. Troke, A.P. Moore, F.J. Maillardet, and E. Cheek, "A Normative Database of Lumbar Spine Ranges of Motion," *Manual Therapy* 10.3 (2005): 198–206, https://issuu.com/qualifiedphysio/docs/sdarticle__25_.

718 See Bogduk, *Clinical and Radiological Anatomy of the Lumbar Spine*, 5th ed., 76–7.

719 See P. Adams, D.R. Eyre, and H. Muir, "Biochemical Aspects of Development and Ageing of Human Lumbar Intervertebral Discs," *Rheumatology and Rehabilitation* 16.2 (1977): 22–9.

720 See L.T. Twomey, "Sustained Lumbar Traction. An Experimental Study of Long Spine Segments," *Spine* 10.2 (1985): 146–9.

721 See Bogduk, *Clinical and Radiological Anatomy of the Lumbar Spine*, 5th ed., 77.

722 See R.J. Hindle and M.J. Pearcy, "Rotational Mobility of the Human Back in Forward Flexion," *Journal of Biomedical Engineering* 11.3 (1989): 219–23.

723 See M.J. Pearcy, "Twisting Mobility of the Human Back in Flexed Positions," *Spine* 18 (1993): 114–19.

724 See Pearcy et al., "Three-dimensional X-ray Analysis."

725 This table is based mostly on Neumann, *Kinesiology of the Musculoskeletal System* (Maryland Heights, MO: Mosby, 2002), 329, but I have omitted the rotators due to their small size and small moments; it is likely that they serve a proprioceptive role only.

726 See B.M. Cyron and W.C. Hutton, "The Tensile Strength of Capsular Ligaments of the Apophyseal Joints," *Journal of Anatomy* 132 (1981): 145–50.

727 See T.P. Green, J.C. Allvey, and M.A. Adams, "Spondylolysis: Bending of the Inferior Articulating Process of Lumbar Vertebrae During Simulated Spinal Movements," *Spine* 19 (1994): 2683–91.

728 See Bogduk, *Clinical and Radiological Anatomy of the Lumbar Spine*, 5th ed., 78.

729 See I.A.F. Stokes, "Surface Strain on Human Intervertebral Discs," *Journal of Orthopaedic Research* 5 (1987): 348–55.

730 See M.A. Adams, T.P. Green, and P. Dolan, "The Strength in Anterior Bending of Lumbar Intervertebral Discs," *Spine* 19 (1994): 2197–203.

731 These figures are for sagittal rotation of the vertebrae and ignore forward translation, which is resisted by the bony blockage of the facets; see M.A. Adams et al., "The Resistance to Flexion."

732 Unfortunately, this study does not differentiate between the supraspinous and interspinous ligaments. This leads to a view that the interspinous ligament individually contributes to flexion resistance, but due to its fibers' diagonal orientation, this may not actually happen. It may be that the supraspinous ligament alone contributes 19% to flexion resistance.

733 See M.J. Schendel, K.B. Woo, G.R. Buttermann, J.L. Lewis, and J.W. Ogilvie, "Experimental Measurement of Ligament Force, Facet Force, and Segment Motion in the Human Lumbar Spine," *Journal of Biomechanics* 26.4–5 (1993): 427–38.

734 See T.R. Haher, et al., "The Role of the Lumber Facet Joints in Spinal Stability: Identification of Alternate Paths of Loading," *Spine* 19 (1994): 2667–71.

735 See K.L. Markolf, "Deformation of the Thoracolumbar Intervertebral Joints in Response to External Loads," *Journal of Bone and Joint Surgery* 54A (1972): 511–33.

736 See Bogduk, *Clinical and Radiological Anatomy of the Lumbar Spine*, 5th ed. 83.

737 See *Anatomy Atlases*, curated by Ronald A. Bergman: www.anatomyatlases.org/AnatomicVariants/SkeletalSystem/Text/Ribs.shtml, accessed January 12, 2018.

738 See Bogduk, *Clinical and Radiological Anatomy of the Lumbar Spine*, 5th ed. 78.

739 Ibid., 77–8.

740 See Alister du Rose and Alan Breen, "Relationships Between Lumbar Intervertebral Motion and Lordosis in Healthy Adult Males: A Cross-sectional Cohort Study," *BMC Musculoskeletal Disorders* 17 (2016): 121, doi:10.1186/s12891-016-0975-1.

741 Figure is inspired by figure 8.5 on page 79 of Bogduk, *Clinical and Radiological Anatomy of the Lumbar Spine*, 5th ed.

742 See Marc-Antoine Rousseau et al., "The Instant Axis of Rotation Influences Facet Forces at L5/S1 During Flexion/Extension and Lateral Bending," *European Spine Journal* 15 (2006): 299–307.

743 See M.J. Schendel et al., "Experimental Measurement of Ligament Force."

744 See H.F. Farfan, J.W. Cossette, G.H. Robertson, R.V. Wells, and H. Kraus, "The Effects of Torsion on the Lumbar Intervertebral Joints: The Role of Torsion in the Production of Disc Degeneration," *Journal of Bone and Joint Surgery* 52A (1970): 468–97.

745 See S. Asano, K. Kaneda, S. Umehara, and S. Tadano, "The Mechanical Properties of the Human L4-L5 Functional Spinal Unit During Cyclic Loading: The Structural Effects of the Posterior Elements," *Spine* 17 (1992): 1343–52.

746 This figure is inspired by figure 8.9 on page 82 of Bogduk, *Clinical and Radiological Anatomy of the Lumbar Spine*, 5th ed.

747 See Schendel et al., "Experimental Measurement of Ligament Force."

748 See Robert A. Laird, Jayce Gilbert, Peter Kent, and Jennifer L. Keating, "Comparing Lumbo-pelvic Kinematics in People With and Without Back Pain: A Systematic Review and Meta-analysis," *BMC Musculoskeletal Disorders* 15 (2014): 229.

749 See M.J. Pearcy, "Stereo-radiography of Lumbar Spine Motion," *Acta Orthopaedica Scandinavica Supplementum* 212 (1985): 1–41; Pearcy et al., "Three-dimensional X-ray Analysis."

750 See Thomas Dwight, "The Anatomy of a Contortionist."

751 The drawing of Tittibhasana is from Dwight, "The Anatomy of a Contortionist."

752 See Adams, "Spine Update."

753 See Bogduk, *Clinical and Radiological Anatomy of the Lumbar Spine*, 5th ed., 80.

754 See Adams, "Spine Update."

755 If a force of 380–760 N is repeated 100 times a minute, failure of the pars interarticularis can result—not always, and not for everyone, but for some people all it takes is experiencing that constant repetition a few hundred times and the bone will break. Others' bones can withstand this stress repeated hundreds of thousands of time; see Bogduk, *Clinical and Radiological Anatomy of the Lumbar Spine*, 5th ed., 80.

756 This is 2.5% of the 2.5%. These students will naturally be able to do advanced backbend postures, which is one reason you may see them more often in yoga classes than the man in figure 3.241a, who may be too embarrassed to come to a yoga

class.

757 See McGill, *Low Back Disorders*, 2nd ed., 119.

758 High-risk/low-reward postures are ones that may be quite safe for some people but aren't for most. The risk of injury is high on average, while the benefits from doing the postures are relatively low, or there are other, less risky postures that offer similar or better benefits.

759 These four regions are the thoracic erector spinae on the left and right sides as well as the lumbar erector spinae on the left and right sides; see McGill, *Low Back Disorders*, 2nd ed., 91.

760 The lower tolerance limit for a functional spinal unit for a man is around 3,400 N and 2,550 N for a woman; see Harry N. Herkowitz, *The Lumbar Spine: Official Publication of the International Society for the Study of the Lumbar Spine*, 3rd ed. (Gothenburg, Sweden: ISSLS, 2004), 182.

761 See McGill, *Low Back Disorders*, 2nd ed., 88–9.

762 These are often referred to as Stuart McGill's "Big 3" exercises. For more information about McGill's teaching and training, including his articles, interviews, books and videos, visit his website at www.backfitpro.com.

763 See McGill, *Low Back Disorders*, 2nd ed., 88.

764 See McGill, *Back Mechanic*, 118.

765 See McGill, *Ultimate Back Fitness and Performance*, 215–16.

766 Ibid., 47.

767 Back problems are more likely to arise in people who have higher endurance in their flexor muscles (the abdominals) than in their extensors (erector spinae), so focus on building the endurance of your back muscles more than that of the abdominal muscles.

768 According to Stuart McGill, limiting the holds to 10 seconds will help to minimize the risk of muscle cramps and restore the oxygen/acid balance; see McGill, *Back Mechanic*, 103.

769 See McGill, *Ultimate Back Fitness and Performance*, 229–32.

770 See McGill, *Low Back Disorders*, 2nd ed., 226.

771 Ibid., 90.

772 All data from ibid., 90–1.

773 Interestingly, dorsiflexion of the ankle can help reduce chronic low back pain! See Rebecca Gordon and Saul Bloxham, "A Systematic Review of the Effects of Exercise and Physical Activity on Non-Specific Chronic Low Back Pain," *Healthcare* 4.2 (2016): 22, doi:10.3390/healthcare4020022.

774 See McGill, *Back Mechanic*, 110.

775 Stuart McGill suggests this pose for those suffering sciatica, to eliminate leg numbness or to reestablish their lordotic curve. His version is lower than the Sphinx shown here; he suggests resting the head on the fists instead of being propped up on the elbows. He does suggest holding it for up to three minutes, if there is no discomfort, which is similar to the directions for the Sphinx Pose in yin yoga; see McGill, *Back Mechanic*, 77.

776 For a more complete description of Sphinx/Seal, see Bernie Clark, *The Complete Guide to Yin Yoga* (Vancouver, Canada: Wild Strawberry Productions, 2012), 118–20.

777 This form of therapy was developed by Robin McKenzie when in 1956, he serendipitously observed a patient in this posture. The patient reported significant relief from his back pain. Over the years, McKenzie codified this position into a body of therapy called McKenzie Therapy. Of course, this therapy does not work for every body, and the therapist has to distinguish which pathology the patient is presenting before prescribing extension exercises. See Ronald Donelson, *Rapidly Reversible Low Back Pain: An Evidence-Based Pathway to Widespread Recoveries and Savings* (Indianapolis, IN: Self Care First, 2006); an excerpt can be found at www.spineuniverse.com/conditions/back-pain/origin-mckenzie-method, accessed March 3, 2017.

778 For more information about Child's Pose, see Clark, *The Complete Guide to Yin Yoga*, 87.

779 For more information about the Long-Legged Butterfly, see Clark, *The Complete Guide to Yin Yoga*, 72.

780 For more information about Bananasana, see Clark, *The Complete Guide to Yin Yoga*, 70.

781 See Y-H. Lu, B. Rosner, G. Chang, and L.M. Fishman, "Twelve-Minute Daily Yoga Regimen Reverses Osteoporotic Bone Loss," *Topics in Geriatric Rehabilitation* 32.2 (2016): 81–7.

782 See Fishman et al., "Twelve-Minute Daily Yoga Regimen."

783 See Mawston and Boocock, "The Effect of Lumbar Posture."

784 See S. McGill, "The Biomechanics of Low Back Injury: Implications on Current Practice in Industry and the Clinic," *Journal of Biomechanics* 30 (1997): 465–75.

785 The photo is courtesy of Mawston and Boocock, "The Effect of Lumbar Posture."

786 See Ibid.

787 See P. Dolan, M. Earley, and M.A. Adams, "Bending and Compressive Stresses Acting on the Lumbar Spine During Lifting Activities," *Journal of Biomechanics* 27.10 (1994): 1237–48. Indeed, when weights were lifted off the floor using either a stooped posture or a squat technique, for some people, bending the knees got in the way of doing a squat lift. The researchers found that a stooped lift (bent over with a fully flexed spine) actually reduced the extensor moment, but it did increase the bending torque.

788 The photo is courtesy of Mawston and Boocock, "The Effect of Lumbar Posture."

789 See Jäger and Luttmann, "Biomechanical Analysis and Assessment."

790 Ibid.

791 I count 19, to be precise. In a full primary series class there are five A-series Sun Salutations and five B-series Sun Sal-

utations, each with a beginning forward fold and an ending rising up. Then there are the forward folds accompanying the Padahastasana/Padangusthasana Poses, the four Prasaritapadottanasanas, Parsvottanasana on two sides, and Ardhabaddhapadmottanasana on two sides. I am assuming that the student does not do a full vinyasa back to standing after each seated posture.

792 See Dolan et al., "Bending and Compressive Stresses."

793 See the presentation by Serge Gracovetsky, "Is the Lumbodorsal Fascia Necessary?" given at the First International Fascia Research Congress, October 4–5, 2007, Harvard Medical School, Boston, MA, accessed at www.youtube.com/watch?v=B-SMUA3QfVw on March 5, 2017.

794 See Neumann, *Kinesiology of the Musculoskeletal System*, (Maryland Heights, MO: Mosby, 2002), 348.

795 One study discovered that the strength of the quadriceps limited the ability to lift with knees flexed. Lifters tended to use straighter legs as the amount of weight being lifted increased; see O.D. Schipplein, J.H. Trafimow, G.B. Andersson, and T.P. Andriacchi, "Relationship Between Moments at the L5/S1 Level, Hip and Knee Joint When Lifting," *Journal of Biomechanics* 23.9 (1990): 907–12.

796 See Clark, *Your Body, Your Yoga*, 176–80.

797 See Mawston and Boocock, "The Effect of Lumbar Posture."

798 See I.S. Foss, I. Holme, and R. Bahr , "The Prevalence of Low Back Pain Among Former Elite Cross-country Skiers, Rowers, Orienteerers, and Nonathletes: A 10-Year Cohort Study," *American Journal of Sports Medicine* 40.11 (2012): 2610–16.

799 See F. Maselli et al., "Low Back Pain Among Italian Rowers: A Cross-sectional Survey," *Journal of Back and Musculoskeletal Rehabilitation* 28.2 (2015): 365–76, doi:10.3233/BMR-140529.

800 See Beth Spindler, "Is It Safe to Roll Up from a Forward Fold?" *Yoga International*, November 29, 2016, https://yogainternational.com/article/view/is-it-safe-to-roll-up-from-a-forward-fold, accessed April 17, 2018.

801 See Mawston and Boocock, "The Effect of Lumbar Posture."

802 See Adams et al., *The Biomechanics of Back Pain*, 152.

803 See Allan Menezes, *The Complete Guide to Joseph H. Pilates' Techniques of Physical Conditioning*, 2nd ed. (Alameda, CA: Hunter House, 2004), 63.

804 Greg Lehman is a physiotherapist and chiropractor treating musculoskeletal disorders within a biopsychosocial model. See his website at www.greglehman.ca/bio/.

805 I personally am not a fan of 108 Sun Salutations due to the repetitive stress under load on the wrists during the transitions to Up Dog and Down Dog, but not because of fear for the spine.

806 See Neumann, *Kinesiology of the Musculoskeletal System*, (Maryland Heights, MO: Mosby, 2002), 349.

807 Far more verses are spent describing pranayama than asana in the ancient hatha texts, such as the *Hatha Yoga Pradipika* and the *Yoga Sutra of Patanjali*.

808 The dangers of improper or premature pranayama practice can range from psychological harm to physiological problems relating to blood chemistry changes and nervous system impairments.

809 See Sudhir et al., "Radiographic Analysis of the Sacropelvic Parameters." In this study, the curve was measured between the 3rd thoracic vertebrae (T3) and the 12th (T12). Different researchers have chosen other landmarks, which of course resulted in different ranges of values. Once more we find that the important aspect of all these studies is not the absolute values they discover but the fact that there is a range of values.

810 These joints go by the proper anatomical, but unpronounceable, names of apophyseal or zygapophyseal joints, from the Greek *zygon*, meaning yoke, and *apophysis*, meaning bony outgrowth.

811 See I. Busscher, J.J. Ploegmakers, G.J. Verkerke, and A.G. Veldhuizen, "Comparative Anatomical Dimensions of the Complete Human and Porcine Spine," *European Spine Journal* 19.7 (2010): 1104–14.

812 Ibid.

813 The data shown are from a study of an Indian population. The researchers felt there was a statistically significant gender difference only at T6. The greater the angle, the less room there is for backbending, so these data would imply that an average woman has slightly more range of extension in her thoracic spine than the average man; see Roop Singh et al., "Morphometric Measurements of Cadaveric Thoracic Spine in Indian Population and Its Clinical Applications," *Asian Spine Journal* 5.1 (2011): 20–34.

814 See Gray et al., *Gray's Anatomy*, 770.

815 Ibid.

816 See Francois Bellemare, Alphonse Jeanneret, and Jacques Couture, "Sex Differences in Thoracic Dimensions and Configuration," *American Journal of Respiratory and Critical Care Medicine* 168.3 (2003): 305–12.

817 See M. Bastir, A. Higuero, L. Ríos, and D. García Martínez, "Three-Dimensional Analysis of Sexual Dimorphism in Human Thoracic Vertebrae: Implications for the Respiratory System and Spine Morphology," *American Journal of Physical Anthropology* 155.4 (2014): 513–21, doi:10.1002/ajpa.22604.

818 Women's articulating facets for the ribs' tubercles are slightly more upwardly oriented, which seems to create the greater downward slope of the lower ribs; see Bastir et al., "Three-Dimensional Analysis."

819 See Bellemare et al., "Sex Differences."

820 See Bastir et al. "Three-Dimensional Analysis."

821 For example, the thoracic index mean for men is 0.61 with a standard deviation (SD) of 0.06. For women, the index is

0.59 with an SD of 0.05. So the normal range for men is from 0.49 to 0.73 and for women is from 0.49 to 0.69. There is plenty of room for overlap. Similarly, the obliquity angles are 51.78 +/–8.26 for men and 47.16 +/–4.22 for women; see Bellemare et al., "Sex Differences."

822 See Gray et al., *Gray's Anatomy*, 957.

823 See Neumann, *Kinesiology of the Musculoskeletal System*, 3rd ed. (Maryland Heights, MO: Mosby, 2017), 455.

824 See Bastir et al., "Differential Growth and Development of the Upper and Lower Human Thorax," *PLoS One* 8.9 (2013): e75128, doi:10.1371/journal.pone.0075128.

825 There is disconcerting variability in the way researchers define the thoracic index. For most researchers, it is the width divided by depth times 100, while for others it is depth divided by width times 100. I am using this latter formula because I will be citing results from this study: Ashley A. Weaver et al., "Morphometric Analysis of Variation in the Ribs With Age and Sex," *Journal of Anatomy* 225.2 (2014): 246–61. For an example of the first approach, see Lap Ki Chan, "The Thoracic Shape of Hominoids," *Anatomy Research International* (2014), doi:10.1155/2014/324850.

826 See N. Chernoff and J.M. Rogers, "Supernumerary Ribs in Developmental Toxicity Bioassays and in Human Populations: Incidence and Biological Significance," *Journal of Toxicology and Environmental Health, Part B: Critical Reviews* 7.6 (2004): 437–49.

827 See Tubbs et al., *Bergman's*, 78.

828 See William J. Foley and Walter M. Whitehouse, "Supernumerary Thoracic Ribs," *Radiology* 93 (1969): 1333–4, doi:10.1148/93.6.1333.

829 See Jessica Bots et al. "Analysis of Cervical Ribs in a Series of Human Fetuses," *Journal of Anatomy* 219.3 (2011): 403–9.

830 See Chernoff and Rogers, "Supernumerary Ribs."

831 This seems to occur more often in males than females; see P.J. Macaluso and J. Lucena, "Morphological Variations of the Anterior Thoracic Skeleton and Their Forensic Significance: Radiographic Findings in a Spanish Autopsy Sample," *Forensic Science International 241.220* (2014): e1–7, doi:10.1016/j.forsciint.2014.05.009.

832 See Tubbs et al., *Bergman's*, 76.

833 See Weaver et al., "Morphometric Analysis."

834 See Bellemare et al., "Sex Differences."

835 See Weaver et al., "Morphometric Analysis."

836 Ibid.

837 Ibid.

838 See Bastir et al., "Three-Dimensional Analysis."

839 The body of the sternum is formed from the ossification of four cartilaginous regions called *sternebrae*. They become one bone around puberty. However, in some people these areas do not congeal completely and often holes (called foramen) may be present in the sternum. See *Gray's Anatomy*, page 952.

840 Much of this description of the sternum is from OpenStax: Anatomy & Physiology, ©2017 Rice University. Download for free at https://openstax.org/details/books/anatomy-and-physiology.

841 See Bastir et al., "Differential Growth and Development."

842 This illustration of the sternum is from OpenStax: Anatomy & Physiology, ©2017 Rice University. Download for free at https://openstax.org/details/books/anatomy-and-physiology.

843 See Tubbs et al., *Bergman's*, 79.

844 Ibid.

845 See Gray et al., *Gray's Anatomy*, 953.

846 See Weaver et al., "Morphometric Analysis."

847 See Gray et al., *Gray's Anatomy*, 757.

848 See Kapandji, *The Physiology of the Joints*; J.O. Galante, "Tensile Properties of the Human Lumbar Annulus Fibrosis," *Acta Orthopaedica Scandinavica* Suppl. 100 (1967): 1–91.

849 See Kapandji, *The Physiology of the Joints: Volume Three*, 162.

850 See E. Saker et al. "Ligaments of the Costovertebral Joints Including Biomechanics, Innervations, and Clinical Applications: A Comprehensive Review with Application to Approaches to the Thoracic Spine," *Cureus* 8.11 (2016): e874, doi:10.7759/cureus.874.

851 Ibid.

852 See Gilroy et al., *Atlas of Anatomy*, 111.

853 Often there is an accessory ligament located just medially to the superior costotransverse ligament; see Gray et al., *Gray's Anatomy*, 960.

854 See A.F. Ibrahim and H.H. Darwish, "The Costotransverse Ligaments in Human: A Detailed Anatomy Study," *Clinical Anatomy* 18 (2005): 340–5, doi:10.1002/ca.20102.

855 See Gray et al., *Gray's Anatomy*, 960.

856 See C. Rosse and P. Gaddum-Rosse, *Hollinshead's Textbook of Anatomy* (New York: Harper & Row, 1974).

857 See Kapandji, *The Physiology of the Joints*, 162.

858 See Gray et al., *Gray's Anatomy*, 960.

859 See ibid. for the view that sternocostal joints 2 to 7 are synovial. See Gilroy et al., *Atlas of Anatomy*, 108 for the view that only ribs 2 to 5 are synovial.

860 See Gray et al., *Gray's Anatomy*, 957–61.

861 Ibid., 960.

862 Ibid., 961.

863 See *Kinesiology of the Musculoskeletal System*, 3rd ed., 457–8.

864 See Frank Willard, "Somatic Fascia," in R. Schleip, T. Findley, and P. Huijing, eds., *Fascia: The Tensional Network of the Human Body* (London, UK: Churchill Livingstone, 2012), 11–17.

865 See Stecco, *Functional Atlas of the Human Fascial System*, 141–7.

866 Ibid., 147.

867 See Gray et al., *Gray's Anatomy*, 969.

868 See Stecco, *Functional Atlas of the Human Fascial System*, 152.

869 Many men and women have more than two nipples (called *polythelia* or *supernumerary nipples*, occurring in about one in 8,000 people) or, more rarely, more than two breasts (called *polymastia* or *supernumerary breasts*). Extra breasts are portrayed often in both Eastern and Western depictions of goddesses who have several extras breasts, perhaps as a sign of heightened fertility. For the rates of occurrences, see Ronald P. Rapini, Jean L. Bolognia, and Joseph L. Jorizzo, *Dermatology* (St. Louis, MO: Mosby, 2007).

870 See Gray et al., *Gray's Anatomy*, 969.

871 See April Cashin-Garbutt, "How to Avoid Breast Damage When Exercising: An Interview with Professor Joanna Scurr," at www.news-medical.net/news/20160223/How-to-avoid-breast-damage-when-exercising-an-interview-with-Professor-Joanna-Scurr.aspx, accessed April 10, 2018.

872 Women with D-cup breasts can experience movements of 4 cm while walking, and up to 15 cm when running; see J.C. Scurr, J.L. White, and W. Hedger, "Supported and Unsupported Breast Displacement in Three Dimensions Across Treadmill Activity Levels," *Journal of Sports Sciences* 29.1 (2011): 55–61.

873 See Gray et al., *Gray's Anatomy*, 969.

874 See Cashin-Garbutt, "How to Avoid Breast Damage When Exercising."

875 It is not a true ligament.

876 See Cashin-Garbutt, "How to Avoid Breast Damage When Exercising."

877 The risk of ptosis (drooping) is greater with each pregnancy, but not because of breast feeding, which is uncorrelated to breast appearance; see B. Rinker, M. Veneracion, and C.P. Walsh, "The Effect of Breastfeeding on Breast Aesthetics," *Aesthetic Surgery Journal* 28.5 (2008): 534–7.

878 See Stecco, *Functional Atlas of the Human Fascial System*, 120.

879 Unfortunately, I was unable to find any studies that prove this actually works. For speculation on why it might work, see Stecco, *Functional Atlas of the Human Fascial System*, 156.

880 This layer is sometimes referred to as the clavipectoral fascia. See A. Stecco et al., "The Pectoral Fascia: Anatomical and Histological Study," *Journal of Bodywork and Movement Therapies* 13.3 (2009): 255–61.

881 See Stecco, *Functional Atlas of the Human Fascial System*, 167.

882 See A. Stecco et al., "The Pectoral Fascia."

883 See Stecco, *Functional Atlas of the Human Fascial System*, 160. The pectoral fascia is formed of both elastic fibers (15%) and undulated collagen fibers (85%) in an irregular mesh. Its thickness increases as it goes downward, with the lowest section being over four times thicker; see A. Stecco et al., "The Pectoral Fascia."

884 See Stecco, *Functional Atlas of the Human Fascial System*, 167.

885 See Stecco, *Functional Atlas of the Human Fascial System*, 167.

886 See Neumann, *Kinesiology of the Musculoskeletal System*, 3rd ed., 456.

887 Leslie Kaminoff, along with Amy Matthews, wrote the best-selling yoga book *Yoga Anatomy*.

888 From a personal conversation.

889 See Gray et al., *Gray's Anatomy*, 1081.

890 Figure (a) is from OpenStax, Axial Muscles of the Abdominal Wall and Thorax, ©2017 Rice University. Download for free at http://cnx.org/contents/6f7606e8-f229-46a7-9ff2-aceb7f0179a3@6. Figure (b) is a modified drawing from OpenStax, Anatomy & Physiology, ©2017 Rice University. Download for free at http://cnx.org/contents/14fb4ad7-39a1-4eee-ab6e-3ef2482e3e22@6.27.

891 See A.L. Hudson, J.E. Butler, S.C. Gandevia, and A. De Troyer, "Role of the Diaphragm in Trunk Rotation in Humans," *Journal of Neurophysiology* 106.4 (2011): 1622–8, doi:10.1152/jn.00155.2011.

892 This figure is from OpenStax: Anatomy & Physiology, ©2017 Rice University. Download for free at https://openstax.org/details/books/anatomy-and-physiology.

893 See A.L. Hudson, J.E. Butler, S.C. Gandevia, and A. De Troyer, "Interplay Between the Inspiratory and Postural Functions of the Human Parasternal Intercostal Muscles," *Journal of Neurophysiology* 103.3 (2010): 1622–9.

894 To understand this, imagine two hoops connected by two fibers running perpendicular to each other, crossing like the letter X. If the lower hoop is fixed (representing our lower rib), then the contraction of one arm of the X will pull the top hoop toward the bottom of that leg, which will stretch the other arm of the X longer; see W.A. Whitelaw, G.T. Ford, K.P. Rimmer, and A. De Troyer, "Intercostal Muscles Are Used During Rotation of the Thorax in Humans," *Journal of Applied Physiology* 72.5 (1992): 1940–4.

895 See Hudson et al., "Interplay Between the Inspiratory and Postural Functions."

896 See A. De Troyer, P.A. Kirkwood, and T.A. Wilson, "Respiratory Action of the Intercostal Muscles," *Physiology Review* 85.2 (2015): 717–56.

897 See Whitelaw et al., "Intercostal Muscles."

898 See Neumann, *Kinesiology of the Musculoskeletal System*, 3rd ed., 458.

899 Ibid.

900 See Gray et al., *Gray's Anatomy*, 963.

901 Ibid.

902 Ibid.

903 See Neumann, *Kinesiology of the Musculoskeletal System*, 3rd ed., 460. In contrast, in Kaminoff and Matthews, *Yoga Anatomy*, 2nd ed., the authors feel that the serratus posterior inferior muscles assist exhalation, not inhalation. It's complicated!

904 See Gray et al., *Gray's Anatomy*, 963.

905 In *Gray's Anatomy*, 770, the thoracic is broken down into sub-regions, with the highest, middle and lower regions having 7.8–9.5°, 10–11.4° and 12.5–12.8° of flexion. Extension is more consistent at 7.1–9.7° all along the spine. Lateral flexion ranges from 5.6–6.2°, 7.9–8.1° and 11.9–13.2° in the upper, middle and lower thoracic. Rotation is reported to be 11.8–15.9°, 21.5–25.3° and 8.3–11.8° in the upper, middle and lower thoracic. Thus, in this report, the amount of twist is not steadily declining along the spine; it reaches maximum in the mid-thoracic but is still minimal in the lower segment.

906 See Neumann, *Kinesiology of the Musculoskeletal System*, 3rd ed., 370; Gray et al., *Gray's Anatomy*, 770.

907 See White and Panjabi, *Clinical Biomechanics of the Spine*.

908 See Masharawi et al., "Facet Orientation."

909 See B. Boszczyk et al., "An Immunohistochemical Study of the Dorsal Capsule of the Lumbar and Thoracic Facet Joints," *Spine* 26.15 (2001): E338–43.

910 See Sudhir et al., "Radiographic Analysis of the Sacropelvic Parameters."

911 See White and Panjabi, *Clinical Biomechanics of the Spine*.

912 See Neumann, *Kinesiology of the Musculoskeletal System*, 3rd ed., 355.

913 Donald Neumann states the amount of flexion is twice that of extension and cites a range of 30–40° for flexion and only 15–20° for extension; see Neumann, *Kinesiology of the Musculoskeletal System*, 3rd ed., 355.

914 As always, not all researchers agree, and it is difficult to separate flexion from extension movements of the thoracic spine. One study claims that the range of flexion for the thoracic is 20–45° and the range of extension is 25–45°; see K.D. Johnson and T.L. Grindstaff, "Thoracic Region Self-Mobilization: A Clinical Suggestion," *International Journal of Sports Physical Therapy* 7.2 (2012): 252–6.

915 See Chad Cook, *Orthopedic Manual Therapy: An Evidence-Based Approach*, 2nd ed. (Upper Saddle River, NJ: Pearson Education, 2012).

916 See D. Lee, "Biomechanics of the Thorax: A Clinical Model of In Vivo Function," *Journal of Manual and Manipulative Therapy* 23.3 (2015): 128–38.

917 See Stephen Edmondston et al., "Clinical and Radiological Investigation."

918 See M. Kebaetse, P. McClure, and N.A. Pratt, "Thoracic Position Effect on Shoulder Range of Motion, Strength, and Three-Dimensional Scapular Kinematics," *Archives of Physical Medicine and Rehabilitation* 80.8 (1999): 94–5.

919 See Edmondston et al., "Clinical and Radiological Investigation."

920 See Lee, "Biomechanics of the Thorax."

921 See Neumann, *Kinesiology of the Musculoskeletal System*, 3rd ed., 356.

922 See Johnson and Grindstaff, "Thoracic Region Self-Mobilization."

923 See Gray et al., *Gray's Anatomy*, 770, but also see P.S. Sizer Jr., M. Brismée, and C. Cook, "Coupling Behavior of the Thoracic Spine: A Systematic Review of the Literature," *Journal of Manipulative and Physiological Therapeutics* 30.5 (2007): 390–9. This latter study cast some doubt on the predictability of coupled movements.

924 See Neumann, *Kinesiology of the Musculoskeletal System*, 3rd ed., 356.

925 See Johnson and Grindstaff, "Thoracic Region Self-Mobilization."

926 *Gray's Anatomy* claims lateral flexion always causes coupled rotation (see page 769).

927 See Sizer et al., "Coupling Behavior."

928 Some researchers use a 40° kyphotic angle as the beginning of the condition of hyperkyphosis.

929 See W.B. Katzman, L. Wanek, J.A. Shepherd, and D.E. Sellmeyer, "Age-Related Hyperkyphosis: Its Causes, Consequences, and Management," *Journal of Orthopaedic and Sports Physical Therapy* 40.6 (2010): 352–60, doi:10.2519/jospt.2010.3099.

930 See D.M. Perriman et al., "Thoracic Hyperkyphosis: A Survey of Australian Physiotherapists," *Physiotherapy Research International* 17.3 (2012): 167–78.

931 See E.G. Culham, J.A. Jimenez, and C.E. King, "Thoracic Kyphosis, Rib Mobility, and Lung Volumes in Normal Women and Women With Osteoporosis," *Spine* 19.11 (1994): 1250–5.

932 See K.E. Ensrud, D.M. Black, F. Harris, B. Ettinger, and S.R. Cummings, "Correlates of Kyphosis in Older Women: The Fracture Intervention Trial Research Group," *Journal of the American Geriatrics Society* 45.6 (1997): 682–7.

933 See W.B. Katzman et al. "Study of Hyperkyphosis, Exercise and Function (SHEAF) Protocol of a Randomized Controlled Trial of Multimodal Spine-Strengthening Exercise in Older Adults With Hyperkyphosis" *Physical Therapy* 96.3 (2016): 371–81, doi:10.2522/ptj.20150171.

934 See the Vrije Universiteit Brussel page on "Thoracic Hyperkyphosis" at www.physio-pedia.com/Thoracic_Hyperkyphosis, accessed September 6, 2017.

935 See Gail A. Greendale, Anna McDivit, Annie Carpenter, Leanne Seeger, and Mei-Hua Huang, "Yoga for Women With Hyperkyphosis: Results of a Pilot Study," *American Journal of Public Health* 92.10 (2002): 1611–14.

936 See G.A. Greendale, M.H. Huang, A.S. Karlamanga, L. Seeger, and S. Crawford, "Yoga Decreases Kyphosis in Senior

Women and Men With Adult Onset Hyperkyphosis: Results of a Randomized Controlled Trial," *Journal of the American Geriatrics Society* 57.9 (2009): 1569–79, doi:10.1111/j.1532-5415.2009.02391.x.

937 See Katzman et al., "Study of Hyperkyphosis."

938 The traction image is based on figure 4 in Jason E. Miller, Paul A. Oakley, Scott B. Levin, and Deed E. Harrison, "Reversing Thoracic Hyperkyphosis: A Case Report Featuring Mirror Image® Thoracic Extension Rehabilitation," *Journal of Physical Therapy Sciences* 29 (2017): 1264–7.

939 See Jean Legaye and G. Duval-Beaupère, "Sagittal Plane Alignment of the Spine and Gravity: A Radiological and Clinical Evaluation," *Acta Orthopaedica Belgica* 71 (2005): 213–20.

940 See Paul M. Gold, Brianna Albright, Sabine Anani, and Heather Toner, "Straight Back Syndrome: Positive Response to Spinal Manipulation and Adjunctive Therapy – A Case Report," *Journal of the Canadian Chiropractic Association* 57.2 (2013): 143–9.

941 See Serkan Erkan, "The Influence of Sagittal Cervical Profile, Gender and Age on the Thoracic Kyphosis," *Acta Orthopaedica Belgica* 76 (2010): 675–80. However, some researchers dispute this conclusion; see Masharawi et al., "A Morphological Adaptation."

942 See Katzman et al., "Age-Related Hyperkyphosis."

943 See D.E. Gelb, L.G. Lenke, K.H. Bridwell, K. Blanke, and K.W. McEnery, "An Analysis of Sagittal Spinal Alignment in 100 Asymptomatic Middle and Older Aged Volunteers," *Spine* 20 (1995): 1351–8; J.W. Hardacker, R.F. Shuford, P.N. Capicotto, and P.W. Pryor, "Radiographic Standing Cervical Segmental Alignment in Adult Volunteers Without Neck Symptoms," *Spine* 22 (1997): 1472–80.

944 See G.T. Fon, M.J. Pitt, and A.C. Thies Jr., "Thoracic Kyphosis: Range in Normal Subjects," *American Journal of Roentgenology* 134 (1980): 979–83.

945 One report indicates that beyond 40, the kyphosis angle increases more quickly in women than men. It cites an average of 43° for women aged 55–60 and 52° for 76–80; see Ensrud et al., "Correlates of Kyphosis in Older Women."

946 See Katzman et al., "Age-Related Hyperkyphosis."

947 D.M. Kado, M.H. Huang, A.S. Karlamangla, E. Barrett-Connor, and G.A. Greendale, "Hyperkyphotic Posture Predicts Mortality in Older Community-Dwelling Men and Women: A Prospective Study," *Journal of the American Geriatrics Association* 52 (2004): 1662–7.

948 See Tüzün et al., "Low Back Pain and Posture."

949 See Neumann, *Kinesiology of the Musculoskeletal System*, 3rd ed., 459.

950 See Kaminoff and Matthews, *Yoga Anatomy*, 98.

951 See B. Smoot, M. Wampler, and K.S. Topp, "Breast Cancer Treatments and Complications: Implications for Rehabilitation," *Rehabilitation Oncology* 27.3 (2009): 16–26.

952 See Kapandji, *The Physiology of the Joints: Volume Three*, 134.

953 See Matt Brzycki, "4 Genetic Factors That Determine Your Success," *TNation*, November 16, 2012, www.t-nation.com/training/4-genetic-factors-that-determine-your-success, accessed September 3, 2017.

954 Since the right side facets face more anteriorly, the facets can slide further to the right. Facets sliding to the right at the back of the body create a twist to the left.

955 See Masharawi et al., "Facet Orientation."

956 Illustration based on figure 2 and data from Masharawi et al., "Facet Orientation."

957 See O.D. Carter and S.G. Haynes, "Prevalence Rates for Scoliosis in US Adults: Results from the first National Health and Nutrition Examination Survey," *International Journal of Epidemiology* 16.4 (1987): 537–44.

958 One study found an occurrence rate of only 2% in people under 45 but 15% for people over 65; see D. Pérennou, C. Marcelli, C. Hérisson, and L. Simon, "Adult Lumbar Scoliosis: Epidemiologic Aspects in a Low-Back Pain Population," *Spine* 19.2 (1994): 123–8.

959 See Jack C. Cheng et al., "Adolescent Idiopathic Scoliosis," *Nature Reviews. Disease Primers* 1 (2015), doi:10.1038/nrdp.2015.30.

960 See Carter and Haynes, "Prevalence Rates."

961 See Hans-Rudolf Weiss et al., "Postural Rehabilitation for Adolescent Idiopathic Scoliosis During Growth," *Asian Spine Journal* 10.3 (2016): 570–81.

962 Okay, not strictly true: "idio" is from the Greek and means "one's own," so the word refers to one's own problem or pathology, but the modern usage of the word "idiopathic" implies an unknown cause.

963 See Sandra Nicht, "Incorporating Yoga Therapy into Standard Treatments for Scoliosis," MUIH Yoga Therapy Program, Yoga 635 Class Project at www.researchgate.net/publication/281102614_scoliosis_635_project, accessed April 11, 2018.

964 See T.P. Schlösser et al. "Differences in Early Sagittal Plane Alignment Between Thoracic and Lumbar Adolescent Idiopathic Scoliosis," *The Spine Journal* 14 (2014): 282–90.

965 The photo of a woman with scoliosis is by Dmitry Lobanov, courtesy of Shutterstock, photo ID: 113335180. The drawing is inspired by Loren Fishman, Karen Sherman, and Eric Groessl, "Serial Case Reporting for Idiopathic and Degenerative Scoliosis," *Global Advances in Health and Medicine* 3.5 (2014): 16–21.

966 See Weiss et al., "Postural Rehabilitation"; L.G. Lenke, "Commentary: Continuing the Quest for Identifying Specific Criteria for the Progression of Adolescent Idiopathic Scoliosis," *The Spine Journal* 12.11 (2012): 996–7.

967 A Cochrane report on surgery versus other modalities

concluded that there was no evidence showing surgery was better or worse than nonsurgical interventions. No conclusions were reached regarding the benefits of these treatments; see J. Bettany-Saltikov et al., "Surgical Versus Non-surgical Interventions in People With Adolescent Idiopathic Scoliosis," *Cochrane Database of Systematic Reviews* 4 (2015): Art. No. CD010663, doi:10.1002/14651858.CD010663.pub2.

968 See M. Romano et al., "Exercises for Adolescent Idiopathic Scoliosis," *Cochrane Database of Systematic Reviews* 8 (2012): Art. No. CD007837, doi:10.1002/14651858.CD007837.pub2.

969 See Weiss et al., "Postural Rehabilitation."

970 See Cheng et al., "Adolescent Idiopathic Scoliosis."

971 See Romano et al., "Exercises for Adolescent Idiopathic Scoliosis."

972 See Fishman et al., "Serial Case Reporting."

973 Drawings are based on the figures in the study by Fishman et al., "Serial Case Reporting."

974 See Alice Fisher, "Why Are British Women's Breasts Getting Bigger?" *The Guardian*, May 16, 2010, www.theguardian.com/lifeandstyle/2010/may/16/womens-breasts-are-getting-bigger, accessed August 11, 2017.

975 See Dr. Ian Fentiman's remarks in Fisher, "Why Are British Women's Breasts Getting Bigger?"

976 See the research by Professor Joanna Scurr of the Research Group in Breast Health, University of Portsmouth, UK, www.port.ac.uk/breastresearch.

977 This list and the suggestions of what to do when a pose is uncomfortable come from an informal survey I conducted via the Facebook page "Yoga and Movement Research Community" on August 8, 2017.

978 Three sports bra options are suggested: (1) encapsulating sports bras that enclose each breast separately, holding both in place without compressing the tissues (similar to normal bras); (2) compression sports bras that compress the breast tissue against the chest, repositioning the breast mass closer to the core of the chest, thus minimizing breast forces and movement; and (3) the combination sports bra, which blends the encapsulating and compression bras. There are pros and cons for each type, with some being better for certain activities than others. Professional fitting is highly recommended. See Cashin-Garbutt, "How to Avoid Breast Damage When Exercising."

979 See Julia Stuart, "Don't Burn Your Bra Just Yet," *The Independent*, November 2, 2000.

980 Joanna Scurr reports three main negative consequences from the breasts moving too much: (1) such movements can permanently stretch/elongate the skin and Cooper's ligaments, which is probably the source of much of the breast pain experienced by women in sports; (2) they can impact and change movement patterns, affecting sports performance; and (3) they can have negative psychological effects: bouncing breasts are often a deterrent to exercise; see Cashin-Garbutt, "How to Avoid Breast Damage When Exercising."

981 Figure is from OpenStax: Anatomy & Physiology, ©2017 Rice University. Download for free at https://openstax.org/details/books/anatomy-and-physiology.

982 See Neumann, *Kinesiology of the Musculoskeletal System*, 3rd ed., 457.

983 From a personal conversation with Leslie Kaminoff.

984 See Gray et al., *Gray's Anatomy*, 1085.

985 Ibid.

986 The first person to notice that the heart moved as we breathed was Willem Einthoven, in 1913. He found that the heart rotates in the frontal plane with respiration; see J. Dougherty, "Change in the Frontal QRS Axis With Changes in the Anatomic Positions of the Heart," *Journal of Electrocardiology* 3.3–4 (1970): 299–308. The movement of the heart with the breath is well known in cardiac imaging circles. It has proven challenging to take MRIs of the heart due to its constant movement as we breathe and as it beats. Even holding the breath does not stop the diaphragm or the heart from moving slightly, all of which can blur the resulting image; see Y. Wang, S.J. Riederer, and R.L. Ehman, "Respiratory Motion of the Heart: Kinematics and the Implications for the Spatial Resolution in Coronary Imaging," *Magnetic Resonance in Medicine* 33.5 (1995): 713–19. Wang et al. discovered that the heart moves inferiorly and superiorly, just as the diaphragm does, but only about 60–70% as much. They noted a high degree of variability between subjects.

987 See A.D. Scott, J. Keegan, and D.N. Firmin, "Motion in Cardiovascular MR Imaging," *Radiology* 250.2 (2009): 331–51.

988 To be more accurate, the heart not only descends inferiorly but also moves posteriorly and rotates slightly to the right and becomes more narrow and vertical; see Alan Macy, "Respiration and ECG," BIOPAC Systems, July 18, 2016, https://blog.biopac.com/respiration-and-ecg/, accessed September 9, 2017.

989 See Gray et al., *Gray's Anatomy*, 1085.

990 See R. Takazakura, M. Takahashi, N. Nitta, and K. Murata, "Diaphragmatic Motion in the Sitting and Supine Positions: Healthy Subject Study Using a Vertically Open Magnetic Resonance System," *Journal of Magnetic Resonance Imaging* 19 (2004): 605–9.

991 See Kapandji, *The Physiology of the Joints: Volume Three*, 148.

992 See Takazakura et al., "Diaphragmatic Motion."

993 See Gray et al., *Gray's Anatomy*, 1085.

994 See J.C. Leong, W.W. Lu, K.D. Luk, and E.M. Karlberg, "Kinematics of the Chest Cage and Spine During Breathing in Healthy Individuals and in Patients With Adolescent Idiopathic Scoliosis," *Spine* 24.13 (1999): 1310–15.

995 For a discussion of these various techniques, see a dialogue between Leslie Kaminoff, Mukunda Stiles, Larry Payne and

many others at https://yogaanatomy.org/breath-flow-in-yoga-practice/, accessed September 10, 2017.

996 COPD stands for chronic obstructive pulmonary disease and includes chronic bronchitis and emphysema. Most of these problems are caused by smoking, but there are many other causes as well.

997 See Bellemare et al., "Sex Differences."

998 Ibid.

999 See Bastir et al., "Differential Growth and Development."

1000 See Weaver et al., "Morphometric Analysis."

1001 See Neumann, *Kinesiology of the Musculoskeletal System*, 3rd ed., 456.

1002 Unfortunately, there are times when a lung may collapse, a condition known as *pneumothorax*. If a puncture allows air to get into the space between the pleural layers or between the lung and the ribs, then the vacuum seal is lost and the natural elasticity of the lung's balloon forces almost all the air out. In cases of complete lung collapse, the diaphragm loses its ability to inflate the lungs because any vacuum created by the diaphragm's movement is destroyed by air coming into the thorax through the puncture site. A collapsed lung is quite dangerous and requires urgent medical treatment. There are several causes of a collapsed lung, including trauma, surgery and disease, or it may happen spontaneously, especially to smokers and drug users.

1003 See Mohamed Faisal Lutfi, "The Physiological Basis and Clinical Significance of Lung Volume Measurements," *Multidisciplinary Respiratory Medicine* 12.3 (2017), doi:10.1186/s40248-017-0084-5.

1004 This image is a modification of a diagram in the Wikipedia article "Tidal volume," https://en.wikipedia.org/wiki/Tidal_volume#/media/File:Lungvolumes_Updated.png, accessed on September 12, 2017.

1005 See G. Sharma and J. Goodwin, "Effect of Aging on Respiratory System Physiology and Immunology," *Clinical Interventions in Aging* 1.3 (2006): 253–60.

1006 See Bellemare et al., "Sex Differences."

1007 See Sharma and Goodwin, "Effect of Aging."

1008 Ibid.

1009 See T. Pavlica, V. Bozic-Krstic, and R. Rakic, "Correlation of Vital Lung Capacity with Body Weight, Longitudinal and Circumference Dimensions," *Biotechnology and Biotechnical Equipment* 24, Suppl. 1 (2010): 325–8.

1010 The study was done on 1,965 Serbian men and 2,539 women between 2001 and 2006; see Pavlica et al., "Correlation of Vital Lung Capacity."

1011 See Sharma and Goodwin, "Effect of Aging."

1012 There are many complicated reasons why our TLC remains constant with age, and stiffness of the ribs is just one of them. In many people, the size of the ribcage does decrease, but other factors arise that offset this effect, which maintains the TLC; see Sharma and Goodwin, "Effect of Aging"; Lutfi, "Physiological Basis and Clinical Significance."

1013 I wish I could cite a study that proves this exercise works to maintain our VC as we get older, but alas, I could find no such research. The value of this exercise will have to remain a conjecture for now, but I suggest you try it to see whether you think it benefits you.

1014 See Ivana Antelmi et al., "Influence of Age, Gender, Body Mass Index, and Functional Capacity on Heart Rate Variability in a Cohort of Subjects Without Heart Disease," *American Journal of Cardiology* 93.3 (2004): 381–5, doi:10.1016/j.amjcard.2003.09.065.

1015 See Shailaja Moodithaya and Sandhya T. Avadhany, "Gender Differences in Age-Related Changes in Cardiac Autonomic Nervous Function," *Journal of Aging Research* (2012), Article ID 679345, doi:10.1155/2012/679345.

1016 See S. Laborde, E. Mosley, and J.F Thayer, "Heart Rate Variability and Cardiac Vagal Tone in Psychophysiological Research – Recommendations for Experiment Planning, Data Analysis, and Data Reporting," *Frontiers in Psychology* (February 20, 2017): Article 213, doi:10.3389/fpsyg.2017.00213.

1017 See Takehiko Yukishita et al., "Age and Sex-Dependent Alterations in Heart Rate Variability: Profiling the Characteristics of Men and Women in Their 30s," *Anti-Aging Medicine* 7.8 (2010): 94–9.

1018 Most yoga teachers divide pranayama into two words: *prana* (which means breath or life force) and *yama* (which means restraint or control). However, other yoga teachers believe the second "a" in pranayama is a long a, which means the two words should be prana and ayama. *Ayama* means to *not* restrain, so this translation of pranayama means to free the breath; see Richard Freedman, *The Mirror of Yoga: Awakening the Intelligence of the Body and Mind* (Boulder, CO: Shambhala, 2012), 54.

1019 See C. Zelano et al., "Nasal Respiration Entrains Human Limbic Oscillations and Modulates Cognitive Function," *Journal of Neuroscience* 36.49 (2016): 12448–67, doi:10.1523/JNEUROSCI.2586-16.2016.

1020 See Xun-Chao Liu et al., "Effects of Yoga Training in Patients with Chronic Obstructive Pulmonary Disease: A Systematic Review and Meta-analysis," *Journal of Thoracic Disease* 6.6 (2014): 795–802.

1021 See P. Lehrer, E. Vaschillo, and B. Vaschillo, "Resonant Frequency Biofeedback Training to Increase Cardiac Variability: Rationale and Manual for Training," *Applied Psychophysiology and Biofeedback* 25.3 (2000): 177–191.

1022 See Luciano Bernardi et al., "Effect of Rosary Prayer and Yoga Mantras on Autonomic Cardiovascular Rhythms: Comparative Study" *British Medical Journal* 323 (2001): 1446–9.
For a summary of research showing that slow breathing leads to personal, social and global health benefits, see Laborde et al., "Heart Rate Variability."

1023 See T.K.V. Desikachar, *The Heart of Yoga: Developing a Personal Practice*, 2nd ed. (Rochester, VT: Inner Traditions, 1999), 64.

1024 In one study, breathing 5.5 times a minute, which is about 11 seconds/breath, created a slightly better HRV than breathing six times a minute, but the differences were small. In both cases, the 1:1 ratio was significantly better than a 4:6 ratio (breathing in for four seconds and out for six or seven seconds). In this study, the inhalation/exhalation ratio had a greater effect on HRV than the breath rate; see I.M. Lin et al., "Breathing at a Rate of 5.5 Breaths per Minute with Equal Inhalation-to-Exhalation Ratio Increases Heart Rate Variability," *International Journal of Psychophysiology* 91.3 (2014): 206–11, doi:10.1016/j.ijpsycho.2013.12.006.

1025 See K. Upadhyay Dhungel, V. Malhotra, D. Sarkar, and R. Prajapati, "Effect of Alternate Nostril Breathing Exercise on Cardiorespiratory Functions," *Nepal Medical College Journal* 10.1 (2008): 25–7.

1026 There are other ways to categorize and divide the regions of the neck. White and Panjabi use only two regions, while Bogduk prefers to use four: the cradle (the skull on the atlas—C0/C1), the axis (C1/C2), the root (C2/C3) and the column (C3 to C7). See White and Panjabi, *Clinical Biomechanics of the Spine*, 2nd ed.; N. Bogduk and S. Mercer, "Biomechanics of the Cervical Spine, I: Normal Kinematics," *Clinical Biomechanics* 15 (2000): 633–48.

1027 See Daniel E. Lieberman, *The Story of the Human Body* (New York: Pantheon Books, 2013), 36.

1028 See Gray et al., *Gray's Anatomy*, 736.

1029 Generally, the head is considered level when the "bite" is level. If you hold a card between your teeth, then when the card is horizontal, your bite is considered level, along with your head.

1030 At 9.5 weeks after conception, 83% of fetuses have cervical lordosis, 6% have a kyphotic curve, and the final 11% do not yet have any curve; see K.M. Bagnall, P.F. Harris, and P.R. Jones, "A Radiographic Study of the Human Fetal Spine. 1. The Development of the Secondary Cervical Curvature," *Journal of Anatomy* 123 (1977): 777–82.

1031 See Erkan et al., "The Influence of Sagittal Cervical Profile."

1032 See D.R. Gore, S.P. Sepic, and G.M. Gardner, "Roentgenographic Findings of the Cervical Spine in Asymptomatic People," *Spine* 11 (1986): 521–4; M. Matsumoto, Y. Fujimura, N. Suzuki, Y. Toyama, and H. Shiga, "Cervical Curvature in Acute Whiplash Injuries: Prospective Comparative Study with Asymptomatic Subjects," *Injury* 29 (1998): 775–8; T. Takeshima et al., "Sagittal Alignment of Cervical Flexion and Extension: Lateral Radiographic Analysis," *Spine* 27 (2002): E348–55.

1033 See Takeshima et al., "Sagittal Alignment."

1034 See P.S. Helliwell, P.F. Evans, and V. Wright, "The Straight Cervical Spine: Does It Indicate Muscle Spasm?" *Journal of Bone Joint Surgery* 76-B (1994): 103–6.

1035 See Erkan et al., "The Influence of Sagittal Cervical Profile."

1036 See Phil Page, "Cervicogenic Headaches: An Evidence-Led Approach to Clinical Management," *International Journal of Sports Physical Therapy* 6.3 (2011): 254–66.

1037 Kapandji, *The Physiology of the Joints: Volume Three*.

1038 See Catee Ingwersen, "Forward Head Position," The Posture Clinic, Nov. 5, 2011, www.posture4life.net/blog/forward-head-position, accessed on April 18, 2018.

1039 See Kenneth K. Hansraj, "Assessment of Stresses in the Cervical Spine Caused by Posture and Position of the Head," *Surgical Technology International* 25 (2014): 277–9.

1040 Not all texts agree about 22; some claim 23, some 28! It depends upon the naming convention adopted. *Gray's Anatomy* (39th edition, 2005, 455) identifies 28. Biel's *Trail Guide to the Body* (4th edition, 2010, 228) states 22.

1041 Research in the 1920s by a young osteopath, William Sutherland, determined that the joints between the skull bones do allow some movement. This discovery gave rise to the practice of cranial osteopathy (also known as craniosacral therapy). The claim that movement of the skull bones can affect our health is contentious, and most neurosurgeons deny that applying moderate pressure to the skull will cause movement of the bones; see Steve E. Hartman and James M. Norton, "Interexaminer Reliability and Cranial Osteopathy," *The Scientific Review of Alternative Medicine* 6.1 (2002): 23–34.

1042 These drawings are from stihii of Shutterstock; see https://www.shutterstock.com/g/stihii.

1043 To be more precise, seven bones form the orbit: the frontal, lacrimal, ethmoid, zygomatic, maxillary, sphenoid and palatine.

1044 Gray et al., *Gray's Anatomy*, 455.

1045 Drawings are from OpenStax: Anatomy & Physiology, ©2017 Rice University. Download for free at https://openstax.org/details/books/anatomy-and-physiology.

1046 The five bones that make up the base of the skull are the ethmoid, sphenoid, occipital, frontal and temporal.

1047 See Tubbs et al., *Bergman's*, 5.

1048 Researchers have discovered that lions raised in captivity have a smaller foramen magnum than their wild and free cousins. In captive animals, the smaller hole can squeeze the areas of the brain that control movement and balance. One possible reason for the diminutive size of their foramen magnum is that the captive individuals' diet is too soft. Wild cubs have to struggle to devour a carcass, which requires the crunching of hard bones. The stress on the jaw and skull from tough chewing affects the growing skull more than a diet of zoo food; see Joseph Saragusty et al., "Comparative Skull Analysis Suggests Species-Specific Captivity-Related Malformation in Lions (*Panthera leo*)," *PLoS One* 9.4 (2014): e94527, doi:10.1371/journal.pone.0094527.

1049 The drawing is from stihii of Shutterstock; see https://www.

shutterstock.com/g/stihii.

1050 The bulk of this paragraph and the description of the hyoid bone, as well as the drawings in figure 3.406, are from OpenStax: Anatomy & Physiology, ©2017 Rice University. Download for free at https://openstax.org/details/books/anatomy-and-physiology.

1051 The drawing is from stihii of Shutterstock; see https://www.shutterstock.com/g/stihii.

1052 See Gray et al., *Gray's Anatomy*, 743–4.

1053 See Neumann, *Kinesiology of the Musculoskeletal System*, 3rd ed., 331.

1054 See Gray et al., *Gray's Anatomy*, 744.

1055 See Biel, *Trail Guide to the Body*, 176.

1056 At least in an Indian population; see G.P. Pal et al., "The Orientation of the Articular Facets of the Zygapophyseal Joints at the Cervical and Upper Thoracic Region," *Journal of Anatomy* 198 (2001): 431–41, doi:10.1046/j.1469-7580.2001.19840431.x.

1057 See Tubbs et al., *Bergman's*, 28.

1058 Cervical ribs appear in women twice as often as in men; see Tubbs et al., *Bergman's*, 78.

1059 See Gray et al., *Gray's Anatomy*, 744.

1060 See Tubbs et al., *Bergman's*, 26.

1061 The drawing is from stihii of Shutterstock; see https://www.shutterstock.com/g/stihii.

1062 When this occurs, it can look like the dens is fractured, but it is a normal variation; see L.E. Swischuk et al., "The Posteriorly Tilted Dens. A Normal Variation Mimicking a Fractured Dens," *Pediatric Radiology* 8.1 (1979): 27–8.

1063 The range of retroversion is up to 14°, while the range of lateral tilting is up to 10°; see Gray et al., *Gray's Anatomy*, 745.

1064 See William C. Thomeier, D.C. Brown, and S.E. Mirvis, "The Laterally Tilted Dens: A Sign of Subtle Odontoid Fracture on Plain Radiography," *American Journal of Neuroradiology* 11.3 (1990): 605–8.

1065 This table is inspired by the table in Neumann, *Kinesiology of the Musculoskeletal System* (Maryland Heights, MO: Mosby, 2002), 263.

1066 Values of the angle are from Pal et al., "The Orientation of the Articular Facets."

1067 See Joshua A. Waxenbaum and Bennett Futterman, *Anatomy, Back, Vertebrae, Cervical* (StatPearls Publishing, 2017), accessed at https://www.ncbi.nlm.nih.gov/books/NBK459200/ on April 14, 2018.

1068 See Gray et al., *Gray's Anatomy*, 757.

1069 The vertical fibers are not quite parallel but follow a tapering direction toward a common pivot point high above the disc, so there is a slight angle to them; see Bogduk and Mercer, "Biomechanics of the Cervical Spine, I: Normal Kinematics."

1070 Ibid.

1071 In general, if you have a degenerated disc in one area of your spine, you probably have others elsewhere. Cervical disc degeneration is usually coupled with lumbar disc degeneration; see M. Matsumoto et al., "Tandem Age-Related Lumbar and Cervical Intervertebral Disc Changes in Asymptomatic Subjects," *European Spine Journal* 22.4 (2013): 708–13, doi:10.1007/s00586-012-2500-z.

1072 These statistics are from M. Teraguchi et al., "Prevalence and Distribution of Intervertebral Disc Degeneration Over the Entire Spine in a Population-Based Cohort: The Wakayama Spine Study," *Osteoarthritis and Cartilage* 22.1 (2014): 104–10.

1073 See Geoffrey West, *Scale* (New York: Penguin, 2017), 36–42.

1074 Compared to the lumbar segment, the cervical spine has about 20% of the bending strength and 45% of the compressive strength. It is not designed to bear as much weight as the lumbar, but it is much more mobile; see A.S. Przybyla, D. Skrzypiec, P. Pollintine, P. Dolan, and M.A. Adams, "Strength of the Cervical Spine in Compression and Bending," *Spine* 32.15 (2007): 1612–20.

1075 See M.M. Panjabi et al., "Critical Load of the Human Cervical Spine: An In Vitro Experimental Study," *Clinical Biomechanics* 13.1 (1998): 11–17.

1076 See J.J. Crisco and M.M. Panjabi, "Postural Biomechanical Stability and Gross Muscular Architecture in the Spine," in J.M. Winters and S. Woo, eds., *Multiple Muscle Systems: Biomechanics and Movement Organization* (New York: Springer, 1990), chapter 26.

1077 See Steilen et al., "Chronic Neck Pain."

1078 The drawing is from stihii of Shutterstock; see https://www.shutterstock.com/g/stihii.

1079 See Steilen et al., "Chronic Neck Pain."

1080 See Paul C. Ivancic et al., "Dynamic Mechanical Properties of Intact Human Cervical Spine Ligaments," *Spine Journal* 7.6 (2007): 659–65, doi:10.1016/j.spinee.2006.10.014.

1081 Ibid.

1082 Ibid.

1083 See Lieberman, *The Story of the Human Body*, 87.

1084 The drawing is from stihii of Shutterstock; see https://www.shutterstock.com/g/stihii.

1085 See Steilen et al., "Chronic Neck Pain."

1086 The drawing is from stihii of Shutterstock; see https://www.shutterstock.com/g/stihii.

1087 In some people, these two synovial cavities form one synovial joint surrounding the dens; see Gray et al., *Gray's Anatomy*, 759–61.

1088 See Neumann, *Kinesiology of the Musculoskeletal System*, 3rd ed., 346.

1089 See Steilen et al., "Chronic Neck Pain." Together with the ligamentum flavum, the capsular ligaments have been measured in cadavers of 80-year-olds to withstand 220 N and 240 N, respectively (about 50–54 lb) at high rates of stress, but lower speeds of stress put the tolerance much lower—between 5 and 100 N; see Ivancic et al., "Dynamic Mechanical Properties."

1090 See Steilen et al., "Chronic Neck Pain."

1091 These crossed arms of the transverse ligament have given it the alternate names cruciform or cruciate ligament; see Gray et al., *Gray's Anatomy*, 760–1.

1092 The tectorial membrane blends with, or becomes, the dura matter of the cranium.

1093 See Neumann, *Kinesiology of the Musculoskeletal System*, 3rd ed., 346–7.

1094 Ibid., 347.

1095 Drawings are from OpenStax: Anatomy & Physiology, ©2017 Rice University. Download for free at https://openstax.org/details/books/anatomy-and-physiology.

1096 This and the next table are inspired by figure 10.29 in Neumann, *Kinesiology of the Musculoskeletal System*, 3rd ed., 415.

1097 Drawing inspired by Wikipedia user Anatomography's animated image "Suboccipital triangle," https://commons.wikimedia.org/wiki/File:Suboccipital_triangle_-_animation01.gif, accessed April 22, 2018.

1098 Large, bulky muscles, such as the gluteus maximus, have about 0.7 spindles per gram of muscle tissue, but the suboccipitals have 36 spindles per gram: 90 times more! See D. Peck, D.F. Buxton, and A. Nitz, "A Comparison of Spindle Concentrations of Large and Small Muscles," *Journal of Morphology* 180.3 (1984): 243–52.

1099 See B. Armstrong, P. McNair, and D. Taylor, "Head and Neck Position Sense," *Sports Medicine* 38.2 (2008): 101–17.

1100 See Gilroy et al., *Atlas of Anatomy*, 120.

1101 See Neumann, *Kinesiology of the Musculoskeletal System*, 3rd ed., 414.

1102 Ibid.

1103 See Kapandji, *The Physiology of the Joints: Volume Three*, 240.

1104 See A.N. Vasavada, S. Li, and S.L. Delp, "Influence of Muscle Morphometry and Moment Arms on the Moment-Generating Capacity of Human Neck Muscles," *Spine* 23.4 (1998): 412–22.

1105 See Kapandji, *The Physiology of the Joints: Volume Three*, 238.

1106 Drawings are from OpenStax: Anatomy & Physiology, ©2017 Rice University. Download for free at https://openstax.org/details/books/anatomy-and-physiology.

1107 See Gray et al., *Gray's Anatomy*, 765–6.

1108 Ibid.

1109 See Neumann, *Kinesiology of the Musculoskeletal System*, (Maryland Heights, MO: Mosby, 2002), 322.

1110 See Gray et al., *Gray's Anatomy*, 766.

1111 See Vasavada et al., "Influence of Muscle Morphometry."

1112 See Gray et al., *Gray's Anatomy*, 766.

1113 See Vasavada et al., "Influence of Muscle Morphometry."

1114 See Neumann, *Kinesiology of the Musculoskeletal System*, 3rd ed., 413.

1115 Sometimes the longus colli is referred to as the longus cervicis.

1116 Image is modified from Henry Gray, *Anatomy of the Human Body*, 20th ed. (Philadelphia, PA: Lea & Febiger, 1918), accessed at www.bartleby.com/107/illus384.html.

1117 See Tubbs et al., *Bergman's*, 266.

1118 See Stecco, *Functional Atlas of the Human Fascial System*, 103.

1119 Ibid., 113.

1120 The deep adipose tissue is missing over the zygomatic arch, the parotid glands and the anterior border of the master muscle; see Stecco, *Functional Atlas of the Human Fascial System*, 104.

1121 See Stecco, *Functional Atlas of the Human Fascial System*, 131.

1122 Inside this space are several layers of visceral fascia, such as the pretracheal fascia, which envelops the thyroid and connects to the pericardium of the heart. The model of cervical fascia that proposes spaces within the fascia is somewhat controversial. Do such "spaces" really exist? Not everyone agrees. See A.K. Guidera, P.J. Dawes, A. Fong, and M.D. Stringer, "Head and Neck Fascia and Compartments: No Space for Spaces," *Head & Neck* 36.7 (2014): 1058–68, doi:10.1002/hed.23442.

1123 See Stecco, *Functional Atlas of the Human Fascial System*, 137.

1124 A fascial researcher named Carla Stecco discovered that people who suffer chronic neck pain have an excess of fascia around the sternocleidomastoid and scalene muscles. If there is too much loose connective tissue here, which may be a sign of too much hyaluronic acid in the fascia, the tissue becomes quite viscous and does not allow easy gliding of the fibers within the fascia. Her theory is that this decreased mobility is perceived as muscular stiffness and alters the response of the sensory nerves inside the fascia, resulting in poor proprioception and pain; see Stecco, *Functional Atlas of the Human Fascial System*, 138.

1125 Normally, only the vertebral vein and sympathetic nerves run through the transverse foramen of C7, but for about 4% of the population, the vertebral artery also runs through it; see Tubbs et al., *Bergman's*, 27.

1126 See H.G. Bogren, M.H. Buonocore, and W.Z. Gu, "Carotid and Vertebral Artery Blood Flow in Left- and Right-Handed Healthy Subjects Measured With MR Velocity Mapping," *Journal of Magnetic Resonance Imaging* 4.1 (1994): 37–42.

1127 See J.A. Mitchell, "Changes in Vertebral Artery Blood Flow Following Normal Rotation of the Cervical Spine," *Journal of Manipulative and Physiological Therapeutics* 26.6 (2003): 347–51.

1128 See T.A. Kuether, G.M. Nesbit, W.M. Clark, and S.L. Barnwell, "Rotational Vertebral Artery Occlusion: A Mechanism of Vertebrobasilar Insufficiency," *Neurosurgery* 41 (1997): 427–32; P.J. Yang et al., "Rotational Vertebral Artery Occlusion at C1-C2," *American Journal of Neuroradiology* 6 (1985): 96–100.

1129 See Hai-Chao Han, "Twisted Blood Vessels: Symptoms, Etiology and Biomechanical Mechanisms," *Journal of Vascular Research* 49.3 (2012): 185–97, doi:10.1159/000335123.

1130 See Hong-tao Zhang, Shu-ling Zhang, and Dao-pei Zhang, "Two Case Reports of Bilateral Vertebral Artery Tortuosity and Spiral Twisting in Vascular Vertigo," *BMC Neurology* 14 (2014): 14, doi:10.1186/1471-2377-14-14.

1131 Studies vary dramatically, and many alternative tables could be have been created. For example, Kapandji, writing in 1974, claimed that no lateral flexion was possible between C1 and C2 (see *The Physiology of the Joints*, 184). The data used in this table come from studies reported in 1990 by White and Panjabi (*Clinical Biomechanics of the Spine*). There has been a plethora of studies since then, so many that Bogduk bemoans the fact that each year brings new contributions to the ranges of motion of the neck. Given that there cannot be one definitive table, I was content to use Panjabi's figures as illustrative rather than authoritative; see Bogduk and S. Mercer, "Biomechanics of the Cervical Spine, I."

1132 From Pal et al., "The Orientation of the Articular Facets."

1133 The data in the table were derived from White and Panjabi, *Clinical Biomechanics of the Spine*.

1134 See Gilroy et al., *Atlas of Anatomy*, 101.

1135 See Neumann, *Kinesiology of the Musculoskeletal System*, 3rd ed., 348.

1136 See Y. Yukawa, F. Kato, K. Suda, M. Yamagata, and T. Ueta, "Age-Related Changes in Osseous Anatomy, Alignment, and Range of Motion of the Cervical Spine. Part I: Radiographic Data from Over 1,200 Asymptomatic Subjects," *European Spine Journal* 21.8 (2012): 1492–8.

1137 The actual amount is 80%; see S.J. Edmondston, S.E. Henne, W. Loh, and E. Ostvoid, "Influence of Cranio-cervical Posture on Three-Dimensional Motion of the Cervical Spine," *Manual Therapy* 10.2 (2005): 44–51.

1138 This drawing is inspired by figure 9.47 in Neumann, *Kinesiology of the Musculoskeletal System*, 3rd ed., 350.

1139 Slumped sitting causes flexion of the head and neck, which requires constant activation of the erector spinae in the neck; see J.P. Caneiro et al., "The Influence of Different Sitting Postures on Head/Neck Posture and Muscle Activity," *Manual Therapy* 15.1 (2010): 54–60, doi:10.1016/j.math.2009.06.002. The chronically protracted head position can also be a risk factor for myofascial pain syndrome, cervical radiculopathy, tenosynovitis, and dry eye syndrome; see So Hyun Park, "Kinematic Analysis of the Lower Cervical Spine in the Protracted and Retracted Neck Flexion Positions," *Journal of Physical Therapy Science* 27.1 (2015): 135–7.

1140 See Park, "Kinematic Analysis."

1141 See Gregory Myer et al., "The Back Squat: A Proposed Assessment of Functional Deficits and Technical Factors That Limit Performance," *Strength and Conditioning Journal* 36.6 (2014): 4–27.

1142 See Bogduk and Mercer, "Biomechanics of the Cervical Spine, I."

1143 See W. Salem, C. Lenders, J. Mathieu, N. Hermanus, and P. Klein, "In Vivo Three-Dimensional Kinematics of the Cervical Spine During Maximal Axial Rotation," *Manual Therapy* 18.4 (2013): 339–44, doi:10.1016/j.math.2012.12.002.

1144 Rotation of the head can create lateral flexion of 13–18% of the rotational movement, and flexion or extension movements of 4–12%. Lateral flexions can create neck rotation of almost 90% of the side-bend angle, along with extension movement of up to 40% of the side-bend angle. Even flexion or extension is accompanied by about 5% lateral flexion and rotation movements; see V.F. Ferrario, C. Sforza, G. Serrao, G. Grassi, and E. Mossi, "Active Range of Motion of the Head and Cervical Spine: A Three-Dimensional Investigation in Healthy Young Adults," *Journal of Orthopaedic Research* 20 (2002): 122–9.

1145 See Edmondston et al., "Clinical and Radiological Investigation."

1146 See Neumann, *Kinesiology of the Musculoskeletal System*, 3rd ed., 352–4.

1147 See S.E. Bennett, R.J. Schenk, and E.D. Simmons, "Active Range of Motion Utilized in the Cervical Spine to Perform Daily Functional Tasks," *Journal of Spinal Disorders and Techniques* 15.4 (2002): 307–11.

1148 This table is from W.D. Bandy and N.B. Reese, *Joint Range of Motion and Muscle Length Testing*, 2nd ed. (St. Louis, MO: Saunders, 2009), 473, and Ferrario et al., "Active Range of Motion." Ranges are due to different measurement techniques.

1149 See Ferrario et al., "Active Range of Motion."

1150 See C. Lansade et al., "Three-Dimensional Analysis of the Cervical Spine Kinematics: Effect of Age and Gender in Healthy Subjects," *Spine* 34.26 (2009): 2900–6, doi:10.1097/BRS.0b013e3181b4f667.

1151 See Yukawa et al., "Age-Related Changes in Osseous Anatomy."

1152 This chart is from Yukawa et al., "Age-Related Changes in Osseous Anatomy."

1153 See G.J. Bergman et al., "Variation in the Cervical Range of Motion Over Time Measured by the 'Flock of Birds' Electromagnetic Tracking System," *Spine* 30.6 (2005): 650–4.

1154 There are exceptions to every rule, including the statement that yoga does not have weight-bearing postures that twist or lateral flex the neck. Normally, students are directed to keep their head and neck neutral in the frontal and horizontal planes when doing Shoulder Stand (Salambasarvangasana) and Plough Pose (Halasana). The reason for this cue is that any lateral flexion or twisting in these poses while the neck is bearing a significant load can be dangerous. It makes sense to keep the head and neck aligned while bearing lots of weight. However, there is a series of movements in the fourth series of ashtanga called Mandalasana A, in which the student "runs around" while keeping her head on the floor in Headstand position. Moving the legs through a 360° revolution around the head puts the neck into extremes of flexion, lateral flexion and extension. To get to these positions, the neck is also experiencing a lot of twisting. All the while, the head is bearing more than its normal weight. A few young Ashtangis may have no problem with this movement, but as we get older, this flow is probably not a great idea.

1155 See S.M. Tsang, G.P. Szeto, and R.Y. Lee, "Normal Kinematics of the Neck: The Interplay Between the Cervical and Thoracic Spines," *Manual Therapy* 18.5 (2013): 431–7, doi:10.1016/j.math.2013.03.002.

1156 See X. Wang, R. Lindstroem, N.P.B. Carstens, and T. Graven-Nielsen, "Cervical Spine Reposition Errors After Cervical Flexion and Extension," *BMC Musculoskeletal Disorders* 18.1 (2017): 102, doi:10.1186/s12891-017-1454-z.

1157 Ibid.

1158 See Kapandji, *The Physiology of the Joints: Volume Three*, 176.

1159 See Bogduk and Mercer, "Biomechanics of the Cervical Spine, I."

1160 This drawing is inspired by figure 1 in Bogduk and Mercer, "Biomechanics of the Cervical Spine, I."

1161 See Kapandji, *The Physiology of the Joints: Volume Three*, 184.

1162 This image is from Wikipedia user Stillwaterising and is made available under the Creative Commons CC0 1.0 license, Universal Public Domain Dedication: https://commons.wikimedia.org/wiki/File:Cervical_Xray_Extension.jpg.

1163 See Bogduk and Mercer, "Biomechanics of the Cervical Spine, I."

1164 This drawing is inspired by figure 1 in Bogduk and Mercer, "Biomechanics of the Cervical Spine, I."

1165 See Bogduk and Mercer, "Biomechanics of the Cervical Spine, I."

1166 See Kapandji, *The Physiology of the Joints : Volume Three*, 196.

1167 See Bogduk and Mercer, "Biomechanics of the Cervical Spine, I."

1168 In neck extension, the upper vertebra slides downward and backward, which can bring the lower edge of the transverse process onto the upper lip of the articulating facet of the lower vertebra; see Kapandji, *The Physiology of the Joints: Volume Three*, 196.

1169 This drawing is inspired by Paul Grilley's DVD *Anatomy*, published by Pranamaya, 2003.

1170 See Bogduk and Mercer, "Biomechanics of the Cervical Spine, I."

1171 This fact was brought to my attention in a personal correspondence with Stuart McGill. He pointed out: "I have also seen spines where more than 50% of the twist is due to the neural arch flexing—at least in the neck! So the bones are flexible. I suspect it would help to be a smaller-framed skeleton for this to occur." For more details, see J.K. Ross, D. Bereznik, and S.M. McGill, "Atlas-Axis Facet Asymmetry: Implications for Manual Palpation," *Spine* 24.12 (1999): 1203–9.

1172 See Bogduk and Mercer, "Biomechanics of the Cervical Spine, I."

1173 See Kapandji, *The Physiology of the Joints: Volume Three*, 178.

1174 Drawings are inspired by Neumann, *Kinesiology of the Musculoskeletal System*, 3rd ed., figures 9.48 and 9.49.

1175 There is one possible source of bony compression here: the superior facet of the lower vertebra can come into contact with the bottom of the contralateral transverse process of the upper vertebra. Unfortunately, there are nerves exiting through the sulcus (which is Latin for a groove) formed by the transverse process, and it is likely that before bony compression can arise, these nerves will be pinched.

1176 See C.R. Clark, T.B. Ducker, and the Cervical Spine Research Society Editorial Committee, Eds., *The Cervical Spine*, 3rd ed. (Philadelphia, PA: Lippincott-Raven, 1998), 1003.

1177 See J.J. Crisco et al., "Transections of the C1±C2 Joint Capsular Ligaments in the Cadaveric Spine," *Spine* 16 (1991): S474–9.

1178 See Bogduk and Mercer, "Biomechanics of the Cervical Spine, I."

1179 Normally, rotation is accompanied by some lateral flexion as well, due to the oblique angle of the facets. Keeping the head level during a twist, however, may have more to do with compensatory movements of the head on the atlas and axis than with compression between the lower cervical vertebral facets.

1180 See Bogduk and Mercer, "Biomechanics of the Cervical Spine, I."

1181 Ibid.

1182 Ibid.

1183 See H. Van Mameren, J. Drukker, H. Sanches, and J. Beursgens, "Cervical Spine Motion in the Sagittal Plane. (I). Range of Motion of Actually Performed Movements, An X-ray Cinematographic Study," *European Journal of Morphology* 28 (1990): 47–68.

1184 This is a simplified version of what happens during flexion of the neck. Within each segment, there are patterns of individual vertebral movements that can vary from person to person and from time to time. For a more complete picture of these movements, see H. Van Mameren, *Motion Patterns in the Cervical Spine*, PhD dissertation, University of Limburg, Maastricht, Germany 1988.

1185 See Bogduk and Mercer, "Biomechanics of the Cervical Spine, I."

1186 This value was arrived at by taking the worst-case-scenario range of flexion/extension of 68° and applying the 1:5:1 ratio of extension to flexion cited by Neumann (*Kinesiology of the Musculoskeletal System*, 3rd ed., 348).

1187 Unfortunately, I could find no studies of neck angles in these postures. So I made approximate measures based on a line from the lowest part of the ear (which is a proxy for the atlas), the middle of the shoulder (a proxy for C7/T1) and the middle of the thorax. This approximation is not precise for many reasons, including that the upper thorax also has a bit of a curve to it, which I am ignoring because in many of these postures, the thoracic spine moves into extension, which reduces the kyphotic angle.

1188 You can do a simple test to verify this: stand against a wall with your shoulders and head pressed against it. Have your chin tucked toward your chest and place a finger between your neck and the wall, if you can fit it in. Now lift your chin away from the chest and notice how the neck arches, increasing lordosis.

1189 Assuming an average neck of 12.5 cm, and an average increase in shoulder height of 4 cm with a blanket, (which allows from some compression of the material), the angle reduction of neck flexion is about 20°.

1190 However, Mr. Iyengar did recommend that someone with high blood pressure do the Plough Pose (Halasana) before Shoulder Stand; see *Light on Yoga*, 213.

1191 See *Light on Yoga*, page 212–13 and *Yoga: The Path to Holistic Health* (London, UK: Dorling Kindersley, 2001), 125.

1192 They were not looking at Shoulder Stand specifically but yoga in general; see the Cochrane Library's special collection "Yoga for Improving Health and Well-Being," November 6, 2017, www.cochranelibrary.com/app/content/special-collections/article/?doi=10.1002/14651858.YFIHWB, accessed on December 5, 2017.

1193 The one study found on Pubmed.com that cited the dangers of Shoulder Stand was H. Cramer, C. Krucoff, and G. Dobos, "Adverse Events Associated with Yoga: A Systematic Review of Published Case Reports and Case Series," *PLoS One* 8,10 (2013): e75515, doi:10.1371/journal.pone.0075515.

1194 Benefits claimed for Legs-Up-the-Wall Pose are blood pressure regulation as well as the treatment of: eye and ear problems, migraines, stress-caused headaches, heart palpitations, breathlessness, asthma, throat problems, bronchitis, arthritis, indigestion, nausea, diarrhea, kidney problems and varicose veins; see *Yoga: The Path to Holistic Health*, 217.

1195 This posture involves placing the hands besides the head while in a version of Plough Pose (Halasana) and pushing up into a Down Dog (Adhomukhasvanasana) or Plank Pose (Chaturanga). To manage this transition, many students use momentum to help them roll over backward, and that extra speed increases the dynamic stress on the flexed neck. Stronger and more flexible students slowly push up and roll over, which is much safer.

1196 See R.W. Nightingale et al., "Comparative Strengths and Structural Properties of the Upper and Lower Cervical Spine in Flexion and Extension," *Journal of Biomechanics* 35 (2002): 725–32.

1197 The Bihar school of yoga considers the purpose of bandha work to be the piercing of the three great knots (granthis) that prevent prana or kundalini energy from flowing through the sushumna nadi; see Swami Satyananda Saraswati, *Asana Pranayama Mudra Bandha* (Munger, Bihar, India: Bihar School of Yoga, 1999), 407–8.

1198 See Georg Feuerstein, *The Shambhala Encyclopedia of Yoga* (Boston, MA: Shambhala, 2000).

1199 See Saraswati, *Asana Pranayama Mudra Bandha*, 411.

1200 These directions are from Saraswati, *Asana Pranayama Mudra Bandha*, 409.

1201 See Saraswati, *Asana Pranayama Mudra Bandha*, 410.

1202 See *Chakra Theory and Meditation*, a DVD by Paul Grilley, published by Pranamaya, 2007.

1203 See R. Hector and J. Jensen, "Sirsasana (Headstand) Technique Alters Head/Neck Loading: Considerations for Safety," in *Journal of Bodywork and Movement Therapy* 19.3 (2015): 434–41, doi:10.1016/j.jbmt.2014.10.002.

1204 Hyperflexion injuries can happen as well, but these are limited by the chin hitting the chest. Hyperextension, however, can be much larger; see Neumann *Kinesiology of the Musculoskeletal System*, 3rd ed., 418.

1205 This takes about 60 milliseconds (ms) after impact. The head starts to roll backward after that and reaches its peak extension around 100–130 milliseconds. By ~ 200 ms, the torso has reached its maximum upward movement, which is about 9 cm. At this time, the head is pulled forward into flexion. By 250 ms, the torso and head begin to descend, finishing this movement by 300 ms. By 400 ms, the head is furthest forward and starts to rebound back again. At higher-speed impacts, there are greater forces on the neck, but the order of movement remains the same; see N. Bogduk and N. Yoganandan, "Biomechanics of the Cervical Spine Part 3: Minor Injuries," *Clinical Biomechanics* 16 (2001): 267–75.

1206 If the head was resting against the headrest at the time of the rear-end accident, this movement would not occur and neck damage would be avoided, but who drives with their head constantly against the headrest? (Well, I know of at least one person who has trained himself to drive this way, but he is special. Still, if he can do it, maybe you can too!)

1207 See Bogduk and Yoganandan, "Biomechanics of the Cervical Spine Part 3: Minor Injuries."

1208 See Erik E. Swartz et al., "Cervical Spine Functional Anatomy and the Biomechanics of Injury Due to Compressive Loading," *Journal of Athletic Training* 40.3 (2005): 155–61.

1209 See Steilen et al., "Chronic Neck Pain."

1210 See Ivancic et al., "Dynamic Mechanical Properties."

1211 See Steilen et al., "Chronic Neck Pain."

1212 See Paul C. Ivancic, "Biomechanics of Sports-Induced Axial-Compression Injuries of the Neck," *Journal of Athletic Training* 47.5 (2012): 489–97.

1213 See James T. Eckne, J.K. Oh, M.S. Joshi, J.K. Richardson, and J.A. Ashton-Miller, "Effect of Neck Muscle Strength and Anticipatory Cervical Muscle Activation on the Kinematic Response of the Head to Impulsive Loads," *American Journal of Sports Medicine* 42.3 (2014): 566–76, doi:10.1177/0363546513517869.

1214 See Ivancic, "Biomechanics of Sports-Induced Axial-Compression Injuries of the Neck."

1215 See J.S. Torg, J.J. Vegso, M.J. O'Neill, and B. Sennett, "The Epidemiologic, Pathologic, Biomechanical, and Cinematographic Analysis of Football-Induced Cervical Spine Trauma," *American Journal of Sports Medicine* 18.1 (1990): 50–7; J.S. Tor, *Athletic Injuries to the Head, Neck, and Face*, 2nd ed. (St Louis, MO: Mosby-Year Book, 1991).

1216 See Nightingale, J.H. McElhaney, W.J. Richardson, and B.S. Myers, "Dynamic Responses of the Head and Cervical Spine to Axial Impact Loading," *Journal of Biomechanics* 29.3 (1996): 307–18.

1217 See B.D. Stemper, F.A. Pintar, and R.D. Rao, "The Influence of Morphology on Cervical Injury Characteristics," *Spine* 36.25 Suppl. (2011): S180–6, doi:10.1097/BRS.0b013e3182387d98.

1218 See Bogduk et al., "Biomechanics of the Cervical Spine Part 3: Minor Injuries."

1219 See L.J. Carroll et al., "Course and Prognostic Factors for Neck Pain in Whiplash-Associated Disorders (WAD): Results of the Bone and Joint Decade 2000–2010 Task Force on Neck Pain and Its Associated Disorders," *Spine* 33.4 Suppl. (2008): S83–92.

1220 This value was arrived at by taking the worst-case-scenario range of flexion/extension of 68° and applying the 1:5:1 ratio of extension to flexion cited by Neumann. See Neumann, *Kinesiology of the Musculoskeletal System*, 3rd ed., 348.

1221 See C. Muhle et al., "In Vivo Changes in the Neuroforaminal Size at Flexion-Extension and Axial Rotation of the Cervical Spine in Healthy Persons Examined Using Kinematic Magnetic Resonance Imaging," *Spine* 26.13 (2001): E287–93.

1222 See Neumann, *Kinesiology of the Musculoskeletal System*, 3rd ed., 353.

1223 See A. Woolery, H. Myers, B. Sternlieb, and L. Zeltzer, "A Yoga Intervention for Young Adults with Elevated Symptoms of Depression," *Alternative Therapies in Health and Medicine* 10 (2004): 60–3.

1224 See S. Rao, "Respiratory Responses to Head Stand Posture," *Journal of Applied Physiology* 24 (1968): 697–9.

1225 At least in men who did the posture for two minutes; see N.K. Manjunath and S. Telles, "Effects of Sirsasana (Headstand) Practice on Autonomic and Respiratory Variables," *Indian Journal of Physiology and Pharmacology* 47.1 (2003): 34–42.

1226 He also advises women to not do this pose when they are menstruating; see *Yoga: The Path to Holistic Health*, 118–23.

1227 See *Light on Yoga*, 187.

1228 Iyengar's claimed benefits to Shoulder Stand include alleviating high blood pressure, insomnia, asthma, bronchitis, heart palpitations, hemorrhoids, hernia, prolapsed organs and menstrual cramps, to name a few. The main contraindication he offers is for people with diarrhea. He suggests that students with high blood pressure can do this pose if they first do Plough Pose (Halasana) for three minutes; see *Yoga: The Path to Holistic Health*, 124–5.

1229 See J.F. Cusick and N. Yoganandan, "Biomechanics of the Cervical Spine 4: Major Injuries," *Clinical Biomechanics* 17 (2002): 1–20.

1230 See F.A. Pintar, N. Yoganandan, and L. Voo, "Effect of Age and Loading Rate on Human Cervical Spine Injury," *Spine* 23(1998): 1957–62.

1231 My first yoga teacher, shakti mhi, who studied for many years in the Sivananda tradition, taught that there should be enough space between the crown of the head and the floor so that a piece of paper could be slid between them.

1232 The study involved 45 experienced yoga students 18 and older; see Hector and Jensen, "Sirsasana (Headstand) Technique."

1233 This is one reason why B.K.S. Iyengar suggested Headstand should be done early in your yoga practice; if you wait until later, you may be too tired to take the weight into your arms. Technique suffers when we tire. However, in the ashtanga style taught by Pattabhi Jois, Headstand is left to the end of the practice, which increases the risk of injury.

1234 See Timothy McCall, *Yoga as Medicine* (New York: Bantam Bell, 2007), 90.

1235 See Bergman et al., "Variation in the Cervical Range of Motion."

1236 See Steilen et al., "Chronic Neck Pain."

1237 Some therapists prescribe neck circles for patients with neck pain or tension headaches with the caveats of using only the pain-free range of motion and avoiding deep extensions if they feel distress. See "Neck Circles" at PainScience.com, accessed on December 11, 2017. https://www.painscience.com/rx.php?nc.

1238 See Iyengar, *Light on Yoga*, 381–5. He claims this movement will increase health and longevity. I am not convinced.

1239 Sure, some extraordinary people will still be able to roll their head, but they are the exceptions.

1240 See Steilen et al., "Chronic Neck Pain."

1241 The appearance of the superficial front line as a resistor to flexion of the upper cervical segment may be surprising, but this is due to its attachment at the back of the head, posterior to the mastoid process; see Thomas Myers, *Anatomy Trains: Myofascial Meridians for Manual and Movement Therapists*, 3rd ed. (New York: Elsevier, 2014), 111.

1242 See Neumann, *Kinesiology of the Musculoskeletal System*, 3rd ed., 349.

1243 Ibid.

1244 The appearance of the superficial front line as a resistor to flexion of the upper cervical segment may be surprising, but this is due to its attachment at the back of the head, posterior to the mastoid process; see Myers, *Anatomy Trains*, 111.

1245 See Bogduk and Mercer, "Biomechanics of the Cervical Spine, I."

1246 See Neumann, *Kinesiology of the Musculoskeletal System*, 3rd ed., 349.

1247 See Bogduk and Mercer, "Biomechanics of the Cervical Spine, I."

1248 See Neumann, *Kinesiology of the Musculoskeletal System*, 3rd ed., 348.

1249 Ibid.

1250 According to Bogduk, we have not really determined the true source of ligamentous or bony restrictions to rotation. The areas shown here are theoretical restraints, not proven through experiments; see Bogduk and Mercer, "Biomechanics of the Cervical Spine, I."

1251 Rotation occurs around an axis parallel to the slope of the facets, which means if we tried to rotate a superior vertebra over its inferior neighbor in a purely horizontal plane, the two facet surfaces would impinge on each other. This restricts rotation to the plane of the facets.

1252 See Neumann, *Kinesiology of the Musculoskeletal System*, 3rd ed., 344.

1253 See Gray et al., *Gray's Anatomy*, 743–4.

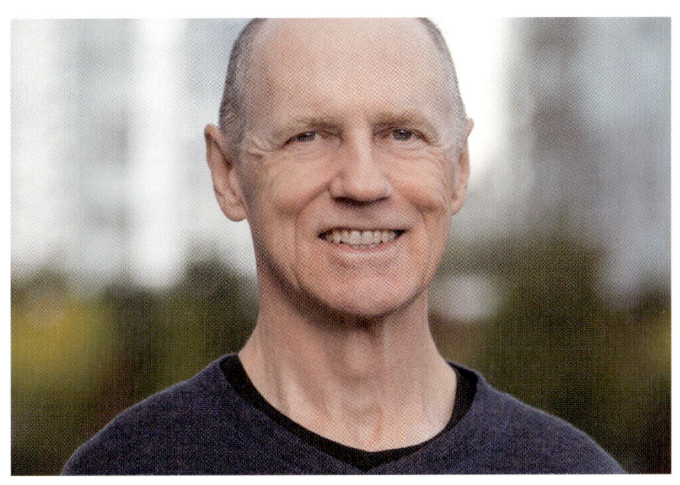

저자에 대하여

버니 클락은 자신을 매료시키는 것에 대해 배우고 공유하는 것을 좋아한다. 어렸을 때 그는 세상 자체와 그것이 어떻게 작동하는지 연구하는 것을 즐겼고 십대 때 그는 마음과 영혼에 대해 생각하는 것을 좋아했다. 과학과 영성에 대한 얼핏 모순되어 보이는 분야에 대한 관심이 그의 삶의 철학을 형성했다. 한쪽 발은 우주와 컴퓨터 기술의 상업 세계에, 다른 한 발은 명상과 요가의 영역에 두면서 동양과 서양의 현실 지도 사이의 다리를 찾았다. 이 지도와 다리는 그의 가르침과 글에서 찾아볼 수 있으며, 그와 같은 관심을 공유하는 다른 사람들이 자세한 연구를 거치지 않고도 그가 배운 것을 즐길 수 있기를 바란다.

버니는 과학 분야의 학위를 가지고 있으며 첨단 기술/우주 산업에서 고위 임원으로 30년을 보냈다. 그는 1970년대에 명상을 시작했고 1990년대에 요가를 가르치기 시작했다. 그는 캐나다 밴쿠버에서 1년에 여러 차례 요가 강사들을 위한 교육을 운영하고 있다. 버니의 활동에 대한 최신 정보를 얻으려면 그의 웹사이트 www.YinYoga.com을 방문하여 그의 Yinsights 뉴스레터를 구독할 수 있다.

유어 스파인 유어 요가
Your Spine Your Yoga

1판 1쇄 펴냄: 2023년 9월 22일

지은이: 버니 클락
옮긴이: 김도연, 정재화, 차민기, 황현지
펴낸이: 권오현
펴낸곳: 대성의학사

출판등록 2009년 6월 22일(제301-2013-095호)
서울특별시 중구 을지로 126-1 (을지로3가, 3층)
전화 02)2279-3444 / 팩스 02)2285-0108
Homepage www.medibook.co.kr

값 53,000원

ISBN 979-11-90868-36-5(13690)